U0395953

国家自然科学基金项目资助出版

（编号：81473691、82074467、82004393）

Report of Case Studies of Combined Traditional
and Western Medicine Treatment of Massive
and Sequestrated Lumbar Disc Herniation(2/e)

巨大/游离型腰椎间盘突出症中西医结合治疗的病例研究

（第二版）

名誉主编	施杞　龚正丰　肖鲁伟　朱立国
主　编	马智佳　刘锦涛　俞鹏飞　许耀丰　姜　宏
编　委	（按姓氏笔画排序）
	于　杰　马奇翰　王　震　尤君怡　付志辉
	李宇卫　李红卫　邹吉林　张志刚　陈　华
	陈咏真　孟祥奇　段星星　夏凯文　顾　纯
	顾庚国　徐坤林　徐甄理　韩　松　蔡　鑫
编写人员	（按姓氏笔画排序）
	刁志君　王　琦　王江平　王志强　王晋桓
	冯秋香　吉万波　朱　宇　刘冠虹　孙书龙
	李千千　李晓春　吴黎明　宋　奕　张　葛
	张国栋　张潇潇　陆斌杰　陈　欣　陈小微
	陈梦菲　周孝文　俞振翰　姜程帆　钱　祥
	徐　铭　高春鹏　陶　帅　黄浦泳　董　磊
	蔡学峰　裴　帅　熊晓扬　戴　锋
主编助理	钟　鸣　王青华　马　岗　沈晓峰　戴宇祥
	陈金飞　高　锋　沈学强
英语校译	姜程帆

苏 州 大 学 出 版 社

图书在版编目(CIP)数据

巨大/游离型腰椎间盘突出症中西医结合治疗的病例研究 / 马智佳等主编. —2版. —苏州:苏州大学出版社,2020.10
 国家自然科学基金项目资助出版
 ISBN 978-7-5672-2918-1

Ⅰ.①巨… Ⅱ.①马… Ⅲ.①腰椎—椎间盘突出—中西医结合疗法—病案—研究 Ⅳ.①R274.915

中国版本图书馆 CIP 数据核字(2020)第 193214 号

巨大/游离型腰椎间盘突出症中西医结合治疗的病例研究(第二版)
马智佳　刘锦涛　俞鹏飞　许耀丰　姜　宏　主编
责任编辑　倪　青

苏州大学出版社出版发行
(地址:苏州市十梓街 1 号　邮编:215006)
苏州恒久印务有限公司印装
(地址:苏州市东吴南路 1 号　邮编:215128)

开本 889 mm×1 194 mm　1/16　印张 38.5　字数 904 千
2020 年 10 月第 2 版　2020 年 10 月第 1 次印刷
ISBN 978-7-5672-2918-1　定价:258.00 元

若有印装错误,本社负责调换
苏州大学出版社营销部　电话:0512-67481020
苏州大学出版社网址　http://www.sudapress.com
苏州大学出版社邮箱　sdcbs@suda.edu.cn

主 编 简 介

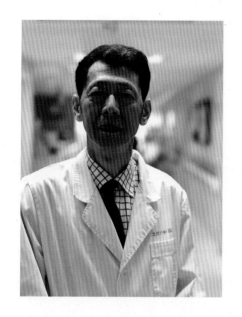

　　姜宏，男，1958 年 6 月生，江苏苏州人，医学博士，主任医师（二级），教授，博士生导师，曾任国家卫生健康委员会国家重点临床专科苏州市中医医院骨伤科主任。先后毕业于南京中医学院、上海中医学院和上海中医药大学。全国五一劳动奖章获得者，全国卫生计生系统先进工作者，享受国务院政府特殊津贴，从事骨伤科临床工作 38 年，主要侧重于脊柱、关节和创伤的中西医结合治疗与手术治疗。2019 年被评为江苏省名中医。江苏省有突出贡献中青年专家，江苏省优秀科技工作者。江苏省中西医结合学会骨伤科专业委员会主任委员，中华中医药学会骨伤科分会常务委员，中国康复医学会颈椎病专业委员会常务委员，中华医学会骨科学分会中西医结合学组委员，中国中西医结合学会骨伤科专业委员会委员，《中医正骨》《颈腰痛杂志》编委。主持完成和在研国家自然科学基金面上项目各 1 项，获国家中医药管理局等省部级科学技术奖 13 项、国家专利 1 项。发表论文 90 多篇，其中 SCI 收录论文 9 篇。主编《腰椎间盘突出症——重吸收现象与诊疗研究》《破裂型腰椎间盘突出症——MRI 分析/临床转归预测/治疗策略》等专著 5 部。

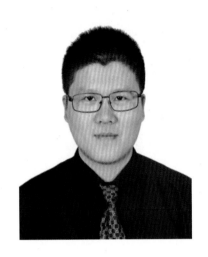

马智佳，男，医学博士在读，主治中医师，硕士毕业于南京中医药大学。现工作于苏州市中医医院骨伤科，骨伤科教学秘书，主要从事关节疾患与创伤骨折的中西医结合临床治疗与腰椎间盘突出后重吸收的研究工作。于2018年4月至12月在解放军第401医院手外科与显微外科进修。近5年来，获得2019年中华中医药学会科学技术三等奖，参与国家自然科学基金面上项目1项，参与江苏省自然科学基金项目、江苏省自然科学青年基金项目各1项，主持完成苏州市科技局青年课题1项，主持苏州市中西医结合学会课题1项，在国内外杂志发表论文10余篇，主编著作1部、参编著作4部。参与省市级课题共10余项。

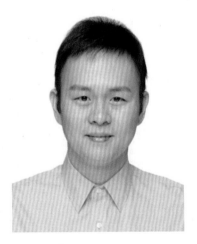

俞鹏飞，男，医学博士，副主任中医师。江苏省青年医学重点人才，苏州市青年医学拔尖人才。江苏省中西医结合学会骨伤科专业委员会青年委员，苏州市医学会手外科专业委员会委员，苏州市中西医结合学会骨伤专业委员会青年委员，苏州市中西医结合学会脊柱医学专业委员会青年委员，中国中西医结合学会慢病防治管理委员会青年委员。主要从事脊柱与创伤疾患的中西医结合临床诊疗工作，以及中医药促进腰椎间盘突出后重吸收的基础与临床研究。2013年5月至2013年12月在中国人民解放军第401医院手外科与显微外科进修，2019年10月至2020年6月在北京大学第三医院脊柱外科进修。近年来，在国内外杂志发表论文40余篇，其中以第一作者发表SCI收录论文3篇、国内核心期刊10余篇。主编著作3部，参编著作9部，目前主持国家自然科学青年基金1项，江苏省自然科学青年基金1项，江苏省卫健委青年课题1项，主持完成苏州市科技局青年课题1项，参与包括国家自然科学基金在内的课题10余项。获中国中西医结合学会科学技术二等奖1项，中华中医药学会科学技术三等奖1项，江苏省中医药科学技术奖2项及其他市级奖励4项。

刘锦涛，男，医学博士，副主任医师，硕士研究生导师，毕业于上海中医药大学，现任苏州市中医医院骨伤科髋创外科副主任。曾先后在上海市第六人民医院、中国人民解放军总医院创伤骨科与关节外科进修。中华中医药学会骨伤科分会青年委员，中国康复医学会颈椎病专业委员会青年委员，江苏省中医药学会青年中医研究委员会常委，江苏省中西医结合学会脊柱专业委员会青年委员，苏州市医学会骨质疏松与骨矿盐疾病专业委员会青年委员会委员，苏州市医学会骨科专业委员会创伤学组组员。先后入选江苏省青年医学人才计划、苏州市姑苏卫生青年拔尖人才计划、江苏省第五期

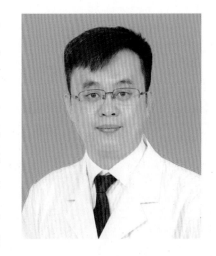

"333 工程"培养对象。现主要从事关节疾患与创伤骨折的中西医结合临床治疗与腰椎间盘突出后重吸收的基础研究工作。近年来，在国内外杂志发表论文 20 余篇，其中以第一作者发表 SCI 收录论文 7 篇。参编著作 10 部，主编著作 4 部。以主要完成人身份获得中国中西医结合学会科学技术奖二等奖、中华中医药学会科学技术奖三等奖，以及江苏省、苏州市各级奖励 10 项。主持国家自然科学基金面上项目、江苏省自然科学基金面上项目各 1 项，以及其他省市级课题 10 余项。

许耀丰，男，博士在读，副主任医师。专业方向为关节、运动医学。苏州市中西医结合学会运动医学专业委员会委员，运动微创学组副组长。曾在中国人民解放军总医院（301 医院）进修，在北京积水潭医院、复旦大学附属华山医院、上海市第六人民医院、安徽医科大学第一附属医院等国内知名医院运动医学科进修学习运动医学。在《中华创伤杂志》《临床骨科杂志》等国家级及省级期刊上发表学术论文多篇。专长为运动损伤、关节置换及肌肉骨骼的影像诊断。

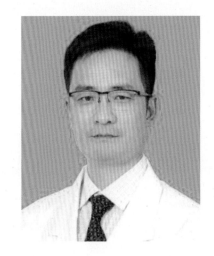

内 容 提 要

　　本书介绍了一组巨大/游离型腰椎间盘突出症通过以中医为主的中西医结合治疗后发生重吸收的典型成功病例。并着重通过医案医话、循证分析、影像对比、文献佐证，分析了其安全性、有效性和风险性，探索了临床诊疗策略。书中图文并茂，附有大量磁共振成像（MRI）图片及病例随访资料，为巨大型与游离型这种特殊类型的腰椎间盘突出症的中西医结合治疗提供了临证科学依据。全书内容新颖，论述丰富，回答了临床难点疑点问题，反映了国内外该领域的最新进展，可供骨科、康复医学科、运动医学科、推拿科和针灸科等科室的医师及研究生参阅。

Abstract

This book introduces typical case studies of massive and sequestrated types of lumbar disc herniation which have achieved successful resorption results using traditional Chinese medicine as the main form of combined traditional and western medicine treatment. The book also emphasizes using medical case studies, medical records and notes, evidence-based analysis, comparison of diagnostic images, and literature reviews to analyze the safety, efficacy, and risks of such a treatment in order to explore clinical diagnosis and treatment options. This book comprises of both words and imagery, such as large amounts of magnetic resonance imaging (MRI) images as well as information on case notes with follow-ups. This information provides clinical, scientific evidence for using non-operative treatment methods on special cases of lumbar disc herniation, such as the massive type and the sequestrated type. The book consists of new theories and in-depth discussions which address clinical difficulties and questions faced. It reflects the newest developments in the relevant fields of expertise, both locally and internationally. It can be used as reference material for doctors and postgraduate students in the orthopaedic, rehabilitation, sports medicine, massage, and acupuncture fields of study.

大医精诚

九三老人顾明远

景宜书

中国教育学会原会长、北京师范大学原副校长、中国著名教育学家顾明远教授题词。

姜宏博士

传承精华

守正创新

韦贵康

庚子年春

广西中医药大学原校长、中华中医药学会骨伤科分会副会长、国医大师韦贵康教授题词。

第二版 **序一**

　　腰椎间盘突出症是骨科常见疾病。巨大/游离型腰椎间盘突出症的治疗一直是难点、热点。南京中医药大学苏州附属医院骨伤科主任姜宏教授团队对这一难题从中西医结合的角度进行了深入研究，给出了颇具中国特色的"答案"。

　　姜宏教授团队长期致力于探索如何用中西医结合手段保守治疗那些有手术指征的巨大/游离型腰椎间盘突出症。1998年，他们率先在《中华骨科杂志》上发表了《腰椎间盘突出后的自然吸收及其临床意义》，成为国内率先关注突出椎间盘重吸收的临床医生。2014年，姜宏教授团队在这一领域取得了新的研究成果，凝结多年心血的《腰椎间盘突出症——重吸收现象与诊疗研究》付梓。

　　在二十多年的临床实践中，姜宏教授团队取得了一定的学术研究进展。在第一版的基础上，他们经过两年的临床实践和病例积累，深入研究，旁征博引，最终结文成集。这是我第三次欣然为他们的专著作序。

　　该书以事实为依据，以问题为导向，针对巨大/游离型腰椎间盘突出症这一面临着很大风险和挑战——神经功能不可逆受损甚至影响二便功能——的骨科难题，在进行有效临床评估的基础上，总结出中西医结合保守诊疗的成功经验，提出了能否进行保守治疗的临床预测因素。这对降低保守治疗的风险系数，提高保守治疗的成功率，具有重要的临床价值。该项研究为此类患者的治疗提供了全新思路和治疗选择，也对逐渐宽松的手术指征吹响了哨声。

　　科学技术总是在"否定之否定"中不断得到创新和发展，不断开拓人类的视野，但对于自然界，我们仍应保持敬畏之心，认识到认知的局限性。纵观这次举国众志成城抗击新型冠状病毒肺炎疫情的走势，不难看出，高科技的发展使得病毒测序很快完成，特效药的临床验证、疫苗的研发都在快速推进，但传统的隔离、病毒学的基本知识及中医中药仍在抗击疫情中发挥了重要作用。为此，我们需要对中医药这一祖国传统医学手段进行深入的了解，以严谨科学的态度去研究、去实践，这样才能与时俱进，响应习总书记关于"传承精华，守正创新"和"坚持中西医并重"的指示，在中医药领域去芜存菁，中学西用，西学中用，中西并重，合作共赢，以科学的姿态，走出国门，走向世界。

　　最后，感谢姜宏教授及各位编者对系列创新性研究成果的总结。该书为广大读者提供了非常有价值的参考资料，对骨科医师的临床实践有所帮助，诚为一本难得的佳作。

邱贵兴

2020年4月

（邱贵兴教授系中国工程院院士、中华医学会骨科学分会原主任委员、《中华骨与关节外科杂志》主编、白求恩公益基金会理事长、国际矫形与创伤外科学会中国部主席、国际华人脊柱学会主席、香港骨科医学院荣誉院士）

第二版**序二**

腰痛是临床上的常见病症，腰痛病也是一种古老的疾病。我国医籍《五十二病方》（成书于战国时期）中即有类似腰椎间盘突出症临床症状的描述："病足小指（趾）废，喘痛，脚挛，椎痛，腰痛，夹脊痛，项痛。"《黄帝内经》对腰痛病有了进一步的描述："脊痛，腰似折，髀不可以屈，腘如结。"关于腰痛病的病因病机及防治经验，祖国医药学数千年来有着极其丰富的记载，为我们留下了宝贵的遗产。

自从 1934 年 Mixter 和 Barr 报告了关于椎间盘破裂的研究以来，全世界关于腰椎间盘突出症的临床和发病机制的研究不断深入，取得了大量的研究成果。我国外科学先驱沈克非教授于 1956 年出版了由他主编的我国第一部《外科学》，该书指出有 50 多种疾病可以出现腰痛症，而椎间盘病变则是最基本、最常见的因素。中华人民共和国成立后，随着我国神经外科及骨科的日益发展繁荣，有关腰椎间盘突出症的手术治疗技术日臻完善并迅速普及，并随着 CT、MRI 技术在临床的普及应用，腰椎间盘突出症可得到早期诊断，因而逐渐形成了腰椎间盘突出症一经诊断明确即以手术治疗为第一选择的定论。

其实，早在 20 世纪 50 年代末及 60 年代初，在毛泽东主席关于"中国医药学是一个伟大的宝库，应当努力发掘，加以提高"的号召下，我国许多著名的中西医骨伤科专家团结合作，开展了众多疾病的中西医结合临床和基础研究并取得了丰硕成果，其中关于腰椎间盘突出症运用推拿手法、中药内服外用、导引康复等所形成的中西医结合非手术疗法体系，不仅中医药特色明显，而且疗效显著，成为众多成果中的一大亮点。

历经 60 年一个甲子的奋争，我国中医药事业得到了历史性发展与繁荣。现在有关中医药治疗腰椎间盘突出症的特色技术得到了充实与完善，成为上至省市级中医医院，下至县区级中医医院乃至社区卫生中心的中医特色品牌技术，为中医院业绩增长的基点之一。这也使 85%～90% 的腰椎间盘突出症患者可以免受手术之苦。患者经中西医结合保守治疗后 6～12 个月的随访，临床残留症状、体征及生活质量指标均不低于甚至优于手术患者。

姜宏博士所在的江苏省苏州市中医医院在中医、中西医结合治疗腰椎间盘突出症方面，自 20 世纪 60 年代始，历经三代人的努力，打下了坚实的基础，并形成了系列治疗经验，闻名遐迩。学无止境，学科的发展不仅需要临床技术的不断改进与积累，更需要通过科学研究深入探索，从而实现创新性发展、创造性转化，由低级向高级攀登。

作为学科带头人，姜宏博士深知一所中医药大学附属医院在践行医疗、教学、科研中所应肩负的历史责任和时代使命，于是近 30 年来，他率领团队和弟子们以积跬步而至千里、积小流而成江海的信心和勇气，不断开创中医骨伤学科建设新局面，实现了学科的多方面多层次发展。中医、中西医结合防治腰椎间盘突出症的临床研究便是他们的亮点之一。

早在 20 世纪 70 年代，学界已认识到该病的发生缘于物理性压迫、化学性炎症，以及髓核破裂自身抗原诱发的免疫反应。在相继近半个世纪里，由于现代骨科技术及医疗器械的超强发展，治疗技术的创新突破多聚焦在物理性压迫的解除方面，因而往往手术有增无减乃至扩大化。而中医药防治的学术特色则坚持整体观和辨证论治。在宏观上以八纲统领，注重阴阳平衡；中观则强调气血经络、脏腑三焦的摄养与调畅，坚守扶正祛邪；微观上筋骨并重，辨病辨证辨型，从痹痉痿论治。在中西医结合思路指引下，逐步实现了宏观辨证与微观辨病的结合。随着应用基础研究的不断深入，有关椎间盘退变三期变化的轨迹逐渐明晰，并且对中医药在三期变化不同阶段的作用机制也有了明确认识，这推动了我国运用中医药防治椎间盘突出症整体水平的提高，逐渐达到不仅能知其然，亦能知其所以然的水平。

姜宏教授以"一生做好一件事"的科学精神，20 多年来聚焦椎间盘突出后的重吸收，尤其是对巨大/游离型腰椎间盘突出的重吸收开展了一系列深入研究，并在国内外同类研究中取得了具有开拓性的研究成果。尤其是借助 MRI 诊断技术对腰椎间盘突出的征象进行了全面多角度的观察与剖析，证实了大多数椎间盘突出后可发生重吸收，呈现良性转归或自愈。手术和非手术治疗方法都是闪耀着科学光芒的人类文明结晶。对突出的椎间盘尤其是巨大/游离型突出的腰椎间盘，如何预判其是否可以发生重吸收并出现良性转归，从而优选中医药非手术治疗方案，仍是当今临床上的一个难题。对此，20 余年中，他们以"锲而不舍，金石可镂"的精神，运用平扫结合增强 MRI 进行临床转归预判，结果发现，突出物出现周围环形强化（即"牛眼征"）、Komori 分型 3 型和 Iwabuchi 分型 1 型等特征性表现是可以优选进行非手术治疗的前提条件，并且发现腰椎间盘突出的重吸收往往存在于巨大/游离型腰椎间盘突出病例中。正是在这样的研究基础上，姜宏教授传承石氏伤科有关气血痰瘀理论研制出了"消髓化核汤"，不仅在临床上取得了显著疗效，而且实现了中医药治疗腰椎间盘突出症在理论上的创新与突破，将中医药学的宏观辨证与现代病理（影像学征象）微观剖析有机结合，探索了一条中西医结合新路，为中医骨伤科学的创新性发展做出了贡献。

《巨大/游离型腰椎间盘突出症中西医结合治疗的病例研究》第二版由姜宏教授及其弟子马智佳、俞鹏飞、刘锦涛、许耀丰等四位博士担任主编。全书分上篇、中篇和下篇三部分。上篇对腰椎间盘突出症的 MRI 表现及巨大/游离型腰椎间盘突出症的相关知识、消髓化核汤的发明与研究做了全面概述。中篇则是对运用中医学理论治疗巨大/游离型腰椎间盘突出症 85 则典型病例进行科学分析。每一例病案分析包括病史、MRI 表现、诊断、中医药治疗方案、复诊、随访、按语等部分，可谓既全面又精练，以无可辩驳的事实证实了其疗效的可靠性与科学性，是该书极其精彩的亮点部分。下篇是对巨大/游离型腰椎间盘突出症非手术治疗相关策略的研究及中医药治疗相关病理机制的研究。全书内容丰富、文句简练、条分缕析，充分体现了姜宏教授和他所率领的团队严谨求实、艰苦奋斗的探索精神。大道岐黄，薪火相传，他们正是以如此百折不回的精神前行着。

唐代李白有《行路难》诗句曰："欲渡黄河冰塞川，将登太行雪满山。闲来垂钓碧溪上，忽复乘舟梦日边。……长风破浪会有时，直挂云帆济沧海。"这些耀灿千古的名句展示了中国古代知识分子不畏艰难的执着精神、乐观追梦的浪漫情怀、坚定自信的理想境界。如今，在姜宏教授团队和他们开启的航程中，正映照着这样的精神境界和理想缩影，我为此而点赞！

值该书面世前夕，喜讯传来，姜宏教授荣获"江苏省名中医"荣誉称号，实至名归，一并志贺，斯以为序！

施杞

2020 年五一节

第一版 **序一**

　　腰椎间盘突出症在临床中并不少见，患者往往因腰腿痛而影响生活质量，部分患者甚至会影响二便功能，因此腰椎间盘突出症成为危害广大人民群众健康的常见疾病之一。大部分腰椎间盘突出症患者可通过保守治疗而好转，少部分患者需要进行手术治疗。对于巨大/游离型腰椎间盘突出症，多数学者主张手术治疗。姜宏博士团队对此进行了大量研究，发掘中医瑰宝，结合自己的临床实践，采用中西医结合方法对此类患者进行保守治疗，取得了较好的治疗效果。

　　既往研究报告显示，椎间盘髓核突出后发生吸收的病例数很少，姜宏博士团队较早注意到此现象，并对此开展了详细的基础与临床研究，成功治疗了大量此类患者。他们通过对此类患者的临床表现、影像学及分子生物学研究，分析出中西医结合保守治疗下游离型腰椎间盘突出患者的预后转归，并提出了进行保守治疗能否成功的预测因素。这是对此类患者治疗的新思路，为患者及临床医生提供了此类疾病治疗的新选择。

　　本书是姜宏博士团队对此进行的深入研究与经验的总结，它为广大读者提供了非常有价值的参考资料，也是对临床骨科医师很有实用价值的参考书。

2018 年 4 月 26 日

　　（邱贵兴教授系中国工程院院士、中国协和医科大学北京协和医院外科学系主任、中华医学会骨科学分会原主任委员、《中华骨科杂志》总编、*Spine* 杂志副主编、国际脊柱畸形矫形研究组中国部主席、国际脊柱功能重建学会中国分会主任委员）

第一版**序二**

　　腰痛是临床常见病，涉及多个学科，而椎间盘退行性变化是最重要的病理基础。对腰痛的治疗，从《黄帝内经》问世两千多年来的中医药已经积累了众多非手术治疗的方法和经验。随着现代科学的飞跃发展，西医的诊断水平不断提高，尤其在影像学方面，MRI的引入对椎间盘突出的形态及相关病理特征均有着清晰的显示。自20世纪50年代以来，我国众多西医骨科学者积极响应毛泽东主席关于"中国医药学是一个伟大的宝库，应当努力发掘，加以提高"的号召，向中医学习，将中医用手法治疗腰痛的经验进行科学剖析，加以规范化、系统化，并移植于腰椎间盘突出症的治疗，取得了可靠的疗效，从而降低了手术治疗率。中医骨伤科将传统与现代结合，采用中药内服、外用、手法、针灸、导引等多种方法单独或综合治疗，疗效更加显著，85％以上的腰椎间盘突出症患者获得了临床痊愈，且3～5年的近期随访疗效更高于手术治疗的患者，这就打破了"椎间盘突出一经诊断明确，必须手术治疗"的定论。但是对巨大/游离型腰椎间盘突出症该如何处理？手术治疗几乎已成为中西医的公论。

　　能否运用中医药的方法进行施治，给中医骨伤科同道提出了新的挑战！世上无难事，只怕有心人！江苏省苏州市中医医院姜宏教授从医近40年，在中医骨伤科临床、科研、教学中均颇有建树，在中西医结合治疗腰椎间盘突出症方面积累了丰富的临床经验。面对这一挑战，他以求实与创新的科学精神，锲而不舍地于细微深处探索奥秘！从个案观察到系统剖析，以椎间盘基本病理变化为基础，以影像学观察为依据，以临床症状与体征改变为疗效评判标准，形成以中医药内服为核心内容的非手术治疗体系，取得了客观的显著疗效，且疗效具有可靠性和可重复性。中药内服所运用的自拟消髓化核汤，诸药气味协同，君臣佐使分明，深刻体现了病症结合、扶正祛邪、"三点"相参的原则。既要重视靶点（椎间盘）的变化，借鉴中医药现代化的研究成果转化运用，探索消髓化核汤的可及性；同时又要克服围靶点论，把改善临床症状和体征（即围靶点病况）作为主攻点，方中汇聚历代治疗经验，每每中的，药到病缓。中医学历来强调整体观、辨证论治，因而注重全身的整体体质特点，该方以调和气血、补养肝肾、祛瘀化痰为总则，达到局部和整体统一，互相参合，彰显了中医药个体化治疗的特色优势。

　　我国正步入人口老龄化社会，慢性退行性病患者日益增多，发病率不断上升，中医骨伤科的疾病谱正在由以创伤为主体向以慢性退行性疾病为主体转化，腰椎间盘突出症便是其中一类常见疾病。我认为姜宏教授所研究的课题及其所获得的重要成果给同道以启迪，有着重要的意义。首先，该项研究体现了他面对社会和"健康中国"战略实施的国家需求服务于大众的人文精神，这是另辟蹊径让患者免于手术之苦。姜宏博士学贯中西，却从不为自己善工手术而沾沾自喜，更不以此为傲，不愧是人民的好医生。其次，研究设计严格、观察严密、总结严肃，体现了他严谨的治学精神。全书以病案为实例，以证据为准绳，客观显示疗效，毫无虚假。再次，我们在学科建设中，如何实现"继承、创新、现代化、国际化"，做到"传承不泥古，创新不离宗"，姜宏博士团队的创新精神及《巨大/游离型腰椎间盘突出症非手术治疗的病例研究》一书的出版将是一种示范。宋代杨万里《探梅》诗曰："山间幽步不胜奇，正是深寒浅暮时。一树梅花开一朵，恼人偏在最高枝。"在当前全国中医药事业创造性发展、创新性转化的广阔天地里，姜宏博士和他的团队在中医骨伤界犹如一朵引领风骚的梅花，亦将带动满树梅花盛开！

斯以为序。

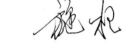

2018 年 5 月 1 日前夕

（施杞教授为上海中医药大学终身教授、上海中医药大学首任校长、中华中医药学会骨伤科分会原会长、上海市卫生局原副局长）

第一版**序三**

我非常有幸看到姜宏教授以独特视角对腰椎间盘突出症有着全新的认知，对以腰椎退行性病变为主要病理变化的腰椎间盘突出症提出令人耳目一新的概念，是对沿革几十年的认知做出了挑战。腰椎间盘突出症一旦临床发病，将成为危害人类健康的重大疾患，其临床诊断已经不存在任何困难。长期以来，脊柱外科医生对巨大/游离型腰椎间盘突出症采用开放或微创手术治疗并成为临床治疗的金标准；而姜宏教授却另辟蹊径，对其自然转归及非手术治疗进行了深入的临床研究，他们通过以 MRI 结合临床的预测手段，发现并非所有巨大/游离型腰椎间盘突出都需要实施外科干预，相反，他们通过对突出的椎间盘进行转归预测，有选择性地以中医药为主的非手术治疗使突出的椎间盘获得重吸收。这项研究此前已出版《腰椎间盘突出症——重吸收现象与诊疗研究》《破裂型腰椎间盘突出症——MRI 分析/临床转归预测/治疗策略》等专著。

事实上，经过长时间缜密细致的研究，作者发现退变的椎间盘具有生物学动态变化，突出的椎间盘可以发生重吸收。1984 年，Guinto 等第一次报道了 1 例腰椎间盘突出经保守治疗 18 周后，经 CT 复查发现了"自发性消退"现象。1990 年，Saal 在 *Spine* 杂志发表了《腰椎间盘突出症非手术疗法的自然病程》，首次通过 MRI 前后对照，证实了突出的椎间盘有自发性吸收现象。

对此，姜宏教授及其团队以其犀利的眼光认识到，这是深入研究以中医药为主的非手术治疗腰椎间盘突出症的极好契机。本专著作者 1998 年在《中华骨科杂志》上率先发表了《腰椎间盘突出后的自然吸收及其临床意义》的学术论文。其后又经过 20 多年的努力探索，取得了不少的成绩。仅自 2011 年以来，已连续出版了 5 部专著，发表了包括 5 篇 SCI 收录论文在内的论文 40 多篇，获得了国家自然科学基金项目，从而确立了这个团队在椎间盘突出物吸收研究领域的国内领先地位。

早年，我在临床工作中也已经发现突出的椎间盘在观察过程中逐渐被吸收的病例，曾经以"椎间盘吸收症"为题发表论文，而遗憾的是，我并没有像姜宏教授一样如此执着地做进一步研究；值得一提的是，国际上学术界已关注到了腰椎间盘突出后的自然吸收现象，而国内真正对重吸收现象进行长期临床观察的研究却鲜见。对此，他们利用中西医结合骨伤科的独特优势，总结了自己手术和非手术的临床经验，研制出消髓化核汤来缓解临床症状，促进突出物重吸收。特别是对于巨大/游离型腰椎间盘突出症进行预后转归分析，从中确定以中医药为主的非手术治疗适应证。因此，姜宏教授团队主编了《巨大/游离型腰椎间盘突出症非手术治疗的病例研究》这部专著。本书将姜宏教授团队近十年来收集的经保守治疗成功的典型病案详细地展示给读者，用切切实实的病例来证明中医药治疗的有效性、科学性，以及如何规避风险与如何选择病例，这为临床治疗提供了新的选择。

　　我非常感谢姜宏教授及各位编者，正是他们的辛勤工作为广大骨科医生奉献上了一本难得的参考书，由衷地祝贺本书的顺利出版。我借用刘禹锡《浪淘沙》诗句与姜宏教授团队共勉："千淘万漉虽辛苦，吹尽狂沙始到金。"采用以中医药为主的非手术方法治疗巨大/游离型腰椎间盘突出症与研究重吸收机制的道路还很艰辛，但前途无疑是光明的。我期待姜宏教授能够不忘初心，砥砺前行，进一步开展循证医学研究及多中心的科学研究，以取得更大的成绩。

2018 年 5 月 21 日

　　（贾连顺教授为第二军医大学附属长征医院原骨科主任、全军骨科研究所所长兼全军骨科专业委员会副主任委员、中华医学会上海骨科学会原副主任委员、国际截瘫学会中国分会副主任委员）

第一版**序四**

　　自 1934 年 Mixter 和 Barr 在《新英格兰医学杂志》上发表了论文《累及椎管的椎间盘破裂》，首次提出腰椎间盘突出症是腰腿痛的原因，至今已有八十多年。这八十多年来，对本病的发病机制、病理生理、生物力学、保守与手术治疗方法等方面的研究从未停止。近年来，对巨大/游离型腰椎间盘突出症，学术界从注重开放手术开始转向热衷于实施微创手术，而对非手术的坚持与研究则陷入了边缘化地带。随着 CT、MRI 等影像学技术的发展，"腰椎间盘突出症"这一诊断变得越来越常见，巨大/游离型腰椎间盘突出作为本病中比较严重的一类，多数临床医生主张尽快手术治疗，防止症状进行性加重甚至发生马尾综合征。而采用非手术治疗，特别是中医药治疗具有一定的风险，面临很大的挑战。但姜宏主任的团队迎难而上，依据国际上的研究动态，二十年如一日，对突出椎间盘的重吸收现象进行了深入的临床观察与研究，取得了显著的成绩。他们通过多年研究而成的 MRI 结合临床的预测手段及评估方法，对符合纳入标准的巨大/游离型腰椎间盘突出症采用以中医药为主的辨证施治与个体化治疗，获得了症状缓解乃至治愈及重吸收的临床疗效，这种持之以恒的精神，值得发扬与提倡。临床研究需要具有质疑精神的思维方法去观察和总结，要把每个病例作为研究对象。只有这样，才能不断加深认识，不断提高。

　　本书上篇系统地介绍了腰椎间盘突出后的 MRI 表现以及巨大/游离型腰椎间盘突出症的概念；中篇用一组巨大/游离型突出的典型病例来说明突出物的重吸收现象并非偶然，并列举了国际上比较重要的相关个案报道和样本报道文献；下篇结合作者自己的用药经验对本病的治疗进行了探讨，并嗅探到了目前在巨大/游离型腰椎间盘突出症基础研究上的新动向。全书条理清晰，内容翔实，病史资料完整，随访观察仔细，其对腰椎间盘突出症的规范化治疗具有一定的临床指导意义。

　　相信本书的出版必将拓宽广大脊柱外科、康复科、针灸推拿科医生的学术视野，为提高腰椎间盘突出症非手术治疗的疗效与机制研究开辟新的探索领域。最后，再次感谢姜宏教授及所有编者，他们通过长期执着的钻研给读者带来了一本不可多得的参考书。

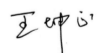

2018 年 5 月 21 日

（王坤正教授为西安交通大学医学院第二附属医院骨一科主任、中华医学会骨科分会副主任委员兼关节外科学组组长、中国医师协会骨科分会副会长兼关节外科专业委员会主任委员、中华医学会骨科分会候任主任委员）

第二版 **前言**

在第一版的基础上，第二版增加收录了 34 例典型病例，共计 85 例，主要以医案医话形式，在与国内外文献纵横对比中，将这组巨大/游离型腰椎间盘突出症通过以中医为主的保守治疗后发生重吸收的案例展现给读者，是一组中西荟萃、各有特色的个案集群。

实话实说，书中收集的这些巨大/游离型腰椎间盘突出症病例大多有绝对手术指征，但我们首选以中医药为主的保守治疗方法，结果大多数患者临床症状明显改善甚至治愈，并发生了突出椎间盘的重吸收。而与此同时，对与其相似的一些病例，当手术指征明确，首选或最终施行了微创手术或开放手术，每每摘除出来的突出组织均是一大块或很多块，肉眼所见之大之多，令人感到非手术治疗不可。

我们对巨大/游离型腰椎间盘突出症采用中医保守治疗与手术治疗，方法虽大相径庭，但对部分患者的疗效却异曲同工。反观对这些巨大/游离型腰椎间盘突出症患者，采用中医保守治疗方法，能否规避巨大的临床风险，是否有悖最新临床指南，是否安全可行？还有很长很大的一连串问号。

除了 1990 年 Saal 最早在 *Spine* 期刊上报告一组样本之外，近年来 Cribb 在 *JBJS*（Br）、Benson 在 *Ann R Coll Surg Engl* 和 Chiu 在 *Clinical Rehabilitation* 期刊上分别报道了他们的样本研究，非手术治疗巨大/游离型腰椎间盘突出一般都会出现体积缩小，且大多在 6 个月内缩小到原来的 1/3。

2014 年，北美脊柱外科学会（NASS）循证医学临床指南发展委员会下属的腰椎间盘突出症神经根病工作组，即 Kreiner 和 Hwang 等 24 位研究腰痛的美国医学专家在 *The Spine Journal* 杂志上联合发表的《腰椎间盘突出症神经根病的临床诊疗指南》中指出：（1）腰椎间盘突出症随着时间的推移，突出物大多可发生缩小或萎缩/退变；（2）很多研究（但并非所有）显示，随着椎间盘突出程度的减轻，临床症状逐渐改善。2017 年，Panagopoulos 在 *Spine* 杂志上发表的研究表明，对于腰椎间盘突出者，1 年内复查 MRI 结果（7 篇论文）显示，15%～93% 的椎间盘突出缩小或消失；对于伴有神经根受压者，1 年内复查 MRI 结果（2 篇论文）显示，17%～91% 的椎间盘突出缩小或消失，但目前还缺乏证据来证实 MRI 改变与临床表现具有相关性。

此外，从哲学角度来看，这些病例的保守治疗成功，主要是抓住了客观事物内部矛盾的特殊性，即抓住了巨大/游离型腰椎间盘突出的特殊现象——部分患者可良性转归，发生不同程度的重吸收。我们一直在寻找发生这些特殊现象的影像学特征，如运用增强 MRI 进行临床转归预测，影像学表现为突出物周围环形强化（即"牛眼征"）、Komori 分型 3 型和 Iwabuchi 分型 1 型等，是进行非手术治疗的前提条件，这些特殊影像学表现非常有助于临床转归预测和选择治疗方法。而一个未被充分认识的临床特殊现象——腰椎间盘突出后的重吸收，恰恰多存在于巨大/游离型腰椎间盘突出症患者中。这也是我们脊柱外科医生难以想象的、不可思议的"黑洞"，但同时又确实给保守治疗带来了良机。真是机遇和风险共存，关键在于如何进行医疗决策。

临床治疗的策略，可谓是医患双方的共同生命。治疗策略要实现两大目标：患者受益最大化；医疗风险最小化。近年来，随着 MRI 的普及运用，一方面巨大/游离型腰椎间盘突出症的发现率提高，另一方面也不可避免地带来了一些过度治疗问题。任何一项技术都是一把双刃剑，这把剑是利是害，完全取决于持剑之人。我们不能单纯、盲目地依赖高科技的影像学诊断，还要有自己的临床判断能力。对腰椎间盘突出症的治疗，不能忽略患者的体质状况、心理状态和社会背景。

我们通过研究发现，突出椎间盘重吸收与否，在一定程度上是可以被预测的。如何处理一个有手术指征但预测可能发生重吸收的患者，并对其采用中医保守治疗方法，临床上非常棘手。非甾体消炎镇痛药物能够缓解根性刺激症状，但又可因抑制炎症介质而阻碍重吸收的发生（炎症反应有利于重吸收机制的启动）。对此，是以消除炎症缓解症状，还是忽略炎症刺激取而代之以中医中药或加上肌松剂、脱水剂、物理治疗和绝对卧床休息来缓解症状，以及保守方案是否安全、可行、有效，值得重新考量。

1998 年，作者团队率先在国内《中华骨科杂志》上发表了《腰椎间盘突出后的自然吸收及其临床意义》。其后，根据国内外研究进展，作者团队不断深入进行临床研究与实验研究，旨在寻找这些特殊现象的内在机制。正如世界上没有两片完全相同的树叶一样，临床上也没有完全相同的两个病例。因此，本书的病例医案，既有相同，更有不同。每个病例都是独一无二的。如何对有手术指征的部分巨大/游离型腰椎间盘突出症患者首选中医保守治疗，如何进行医疗决策和规避风险，本书均予以条分缕析、图文并茂地进行了个体化的总结，突出了中医中药的特色与优势。但由于病例样本量较少，在科学性、逻辑性和严谨性方面，也难免以偏概全，挂一漏万。

作者坚持从哲学层面分析问题，认为突出椎间盘重吸收的现象属于客观事物内部矛盾的特殊性表现。我们采用保守治疗干预以促进重吸收的发生发展，将其纳入部分巨大/游离型腰椎间盘突出症的首选治疗方法，揭示其安全性、有效性和风险系数，有着重要的临床意义。

值得一提的是，作者或许坐井观天，片面分析，肤浅地发现了其中的万一，尚未真正透过现象看到本质。中医保守治疗部分巨大/游离型腰椎间盘突出症的有效成功，是否为小概率事件，是可遇不可求？还是可遇还可求？如何选择好病例，规范好方案，有待深入研究。

毋庸置疑，腰椎间盘突出后大多可发生良性转归或自愈，特别是可发生重吸收。若按照黑格尔的"存在即合理"理论，那它的合理性（科学性）究竟在哪里？实践是检验真理的唯一标准。这需要我们不遗余力地去研究，需要大宗病例、双盲、随机和对照观察，遵循国际通行的研究规范，采用公认的评价指标，开展高质量的临床评价研究，形成高级别的临床证据，来反思现有的临床指南。

2015 年，土耳其 Pamukkale 大学神经外科的 Çitişli 在 *Korean J Spine* 杂志上发文指出："The most important aspect is the application of the suitable conservative or surgical treatment to the right patient at the right time."（不管采取保守治疗还是手术治疗，最重要的是选择好合适的病人，把握好最佳的时机。）我们理解这是"三准"治疗，即选准患者、找准时机、用准合适的保守或手术治疗，这样才可获得较好

的临床疗效。

对于巨大/游离型腰椎间盘突出症，临床转归预测判断甚为重要，要把握好非手术和手术适应证，既不可贻误治疗时机，又不可过度治疗（单凭影像学表现选择手术治疗，过犹不及），这是治疗策略上的金科玉律。有鉴于当下缺乏对巨大/游离型腰椎间盘突出症自然转归的深刻认识，本书可否对临床上的保守治疗提供些许参考价值或另类思路，读者可拭目以待。

尽管本书改进了第一版的不足之处，增删了部分章节，突出了中篇病例介绍，也做了统筹安排，但为了阐述方便，衔接得当，前后部分章节的有些内容难免还有交叉或重复，恕不在书中逐一注明。此外，由于我们知识的局限、研究的肤浅、观察的缺位、资料的不全、影像的模糊，虽经竭诚努力，书中疏误在所难免，恳请读者不吝赐教为盼。

当然，我们应将是书的对错、阅读后的思考，留给诸位读者。

姜 宏

2020 年 4 月 19 日

第一版 **前言**

邓小平同志提出"一国两制"方针，解决了历史遗留的香港问题。同理，对腰椎间盘突出症，也可采用"一病两治""同病异治"，即非手术治疗和手术治疗、中医治疗和西医治疗。80多年来现代医学的发展，已充分证明了这一治疗观的可行性、实用性和科学性。

本书主要以医案医话的形式将一组巨大/游离型腰椎间盘突出症病例通过以中医为主的保守治疗后发生重吸收的转归预后展现给读者，是一组中西荟萃、各有特色的病例研究。

实话实说，书中收集的这些巨大/游离型腰椎间盘突出症病例都有手术指征，首选微创或开放手术进行摘除无可非议，是治疗的金标准。但作者却逆势而上，首选以中医药为主的保守治疗方法，最终大多发生了不同程度的重吸收，临床症状明显改善甚至治愈。与此同时，对同样一些病例，当手术指征明确，首选或最终施行了微创手术或开放手术，每每摘除出一大块或很多块突出组织，肉眼所见令人感到非手术治疗不可。两者比较，让人难免有所思考。

世界上无奇不有。我们对巨大/游离型腰椎间盘突出症分别采用保守与手术治疗，方法虽大相径庭，但对部分患者的疗效却异曲同工。反观对这些巨大/游离型腰椎间盘突出症患者采取保守治疗，能否规避巨大的临床风险，是否有悖最新临床指南，是否安全可行？还有很长很大的一连串问号。若要现在回答，这是非常容易被否定的问题，但又是非常值得研究的问题。

除了1990年Saal最早在 *Spine* 杂志上报告一组病例样本之外，2007年Cribb在 *JBJS*（Br）、2010年Benson在 *Ann R Coll Surg Engl* 和2015年Chiu在 *Clinical Rehabilitation* 杂志上分别报道了他们的病例样本研究，非手术治疗巨大/游离型腰椎间盘突出一般都会出现体积缩小，且大多数在6个月内缩小到原来的1/3。此外，我们分别于2013年在 *Acta Orthop Belg* 上报道了89例样本、2015年在《中国脊柱脊髓杂志》上报道了107例样本，其中30%～40%的病例在运用以中医药为主的治疗后发生了突出椎间盘的重吸收，并以巨大/游离型突出的吸收率更为明显。

2014年，北美脊柱外科学会（NASS）循证医学临床指南发展委员会下属的腰椎间盘突出症神经根病工作组，即Kreiner和Hwang等美国24位腰痛问题研究专家在 *The Spine Journal* 杂志上联合发表的《腰椎间盘突出神经根病的临床诊疗指南》中指出：（1）腰椎间盘突出症随着时间的推移，突出物大多可发生缩小或萎缩/退变；（2）很多研究（但并非所有）显示，随着椎间盘突出程度的减少，临床症状逐渐改善。2017年，Panagopoulos在 *Spine* 杂志上发表的研究表明，对于腰椎间盘突出者，1年内复查MRI结果（7篇论文）显示，15%～93%的椎间盘突出缩小或消失；对于伴有神经根受压者，1年内复查MRI结果（2篇论文）显示，17%～91%的椎间盘突出缩小或消失，但目前还缺乏证据来证实MRI改变与临床表现具有相关性。

此外，从哲学角度来看，这些病例的保守治疗成功，主要是抓住了客观事物内部矛盾的特殊性。说白了，就是抓住了巨大/游离型腰椎间盘突出的特殊现象——突出的椎间盘被免疫炎症反应吞噬溶解凋亡，部分患者可良性转归，发生不同程度的重吸收。我们一直在寻找发生这些特殊现象的影像学特征，如运用增强 MRI 进行临床转归预测，发现突出物周围环形强化（ring enhancement），即"牛眼征"（bull's-eye configuration）阳性、Komori 分型3 型和 Iwabuchi 分型 1 型等是可以进行非手术治疗的前提条件，这对临床转归预测和选择治疗方法非常给力。而一个未被充分认识的临床特殊现象——腰椎间盘突出后的重吸收，恰恰多存在于巨大/游离型腰椎间盘突出症患者。这也是我们脊柱外科医生难以想象的、不可思议的"黑洞"，但同时又确实给保守治疗带来了可乘之机。真是机遇和风险共存，希望与困难同在，关键在于如何进行医疗决策。

矛盾的普遍性即矛盾的共性，矛盾的特殊性即矛盾的个性。矛盾的共性是无条件的、绝对的，矛盾的个性是有条件的、相对的。突出椎间盘的重吸收，可视作矛盾的特殊性。科学认识突出椎间盘重吸收现象的偶然性与必然性之间的关系，对于研究腰椎间盘突出症的自然史、临床转归及其治疗策略的定夺，具有重要的临床意义。

临床治疗的策略可谓是医患双方的共同生命。治疗策略的根本目的在于实现两大目标：患者受益最大化与医疗风险最小化。近年来，随着 MRI 的普及运用，一方面提高了巨大/游离型腰椎间盘突出症的发现率，另一方面也不可避免地带来了一些过度治疗问题。从某种意义而言，任何一项新技术都是一把双刃剑，这把剑是利是害，完全取决于持剑之人。我们不能单纯、盲目地依赖高科技的影像学诊断，还要有自己的临床判断能力。对腰椎间盘突出症的治疗，不能忽略患者的体质状况、心理状态和社会背景。

我们通过研究发现，突出椎间盘重吸收与否，在一定程度上是可以被预测的。如何处理一个有手术指征但预测可能会发生重吸收的患者并对其采取保守治疗，临床上非常棘手。非甾体消炎镇痛药物虽然能够缓解根性刺激症状，但又可因抑制炎症介质而阻碍重吸收的发生（炎症反应有利于重吸收机制的启动）。对此，是以传统的消除炎症的方法来缓解症状，还是忽略炎症刺激取而代之以中医中药、肌松剂、脱水剂、物理治疗和绝对卧床来缓解症状，值得重新考量。

1998 年，笔者在国内率先在《中华骨科杂志》上发表了《腰椎间盘突出后的自然吸收及其临床意义》。其后，根据国内外研究进展，我们不断深入进行临床研究与实验研究，旨在寻找这些特殊现象的内在机制。正如世界上没有两片完全相同的树叶一样，临床上也没有完全相同的两个病例。因此，本书的病例医案，既有相同，更有不同。每个病例都是独一无二的。如何对有手术指征的部分巨大/游离型腰椎间盘突出症患者首选保守治疗，如何进行医疗决策和规避风险，本书均予以条分缕析，图文并茂地进行了个体化的总结，突出了中医中药的特色与优势。但由于病例样本量较少，在科学性、逻辑性和严谨性方面难免以偏概全，挂一漏万。

对巨大/游离型腰椎间盘突出症，如果没有对 MRI 与临床结合起来的综合分析判断、医患合作、知情同意及动态随访，就无法采用保守治疗方法。

我们采用保守治疗方法干预促进重吸收的发生发展，将其纳入部分巨大/游离型腰椎间盘突出症的首选治疗方式，揭示其安全性、有效性和风险系数，有着重要的临床意义。值得一提的是，以小宗病例随访研究或许坐井观天，片面分析，肤浅地发现了其中的万一，尚未真正透过现象看到本质。保守治疗部分巨大/游离型腰椎间盘突出症的有效成功是否为小概率事件，是可遇不可求还是可遇还可求？如何选择好病例，规范好方案，采取慎重的科学态度来指导我们的临床工作？这些问题均值得深入探索。

毋庸置疑，腰椎间盘突出后大多可发生良性或自愈转归，特别是巨大/游离型腰椎间盘突出症中医药治疗可发生重吸收。按照黑格尔的"存在即合理"，那它的合理性（科学性）究竟在哪里？实践是检验真理的唯一标准。这需要我们不遗余力地去研究，需要大宗病例、双盲、随机和对照观察，遵循国际通行的研究规范，采用公认的评价指标，长期随访，开展高质量的循证医学研究，形成高级别的临床证据，来证明非手术治疗的积极、有效的一面，反思现有的临床指南。

2015 年，土耳其帕姆卡莱（Pamukkale）大学神经外科的 Çitişli 在 *Korean J Spine* 杂志上发文指出："The most important aspect is the application of the suitable conservative or surgical treatment to the right patient at the right time.（不管采取保守治疗还是手术治疗，最重要的是选择好合适的病人，把握好最佳的时机。）"我们理解这是"三准"治疗，即选准患者、找准时机、用准合适的保守或手术治疗，这样才可获得较好的临床疗效。

对于巨大/游离型腰椎间盘突出症，临床转归预测判断甚为重要，要把握好非手术和手术适应证，既不可贻误治疗，又不可过度治疗（单凭影像学表现选择手术治疗，过犹不及），这是治疗策略上的金科玉律。有鉴于当下缺乏对巨大/游离型腰椎间盘突出症自然转归的深刻认识，本书可否对临床上的保守治疗提供些许参考或另类思路，读者可拭目以待。

尽管本书对各章节做了统筹安排，但为了阐述方便，衔接得当，前后部分章节内容难免还有交叉或重复，恕不在书中逐一注明。此外，由于我们知识的局限，研究的肤浅，观察的缺位，资料的不全，影像的模糊，一孔之见虽经竭诚努力，错误在所难免。不足之处，恳请读者不吝赐教为盼。

我们应将是书的对错、阅读的思考留给诸位读者。

姜　宏

2018 年 4 月 9 日

honghong751@126．com

目录
CONTENTS

上　篇

中　篇

MRI平扫显示发生重吸收病例44例

下　篇

第四章　巨大型与游离型腰椎间盘突出症非手术治疗与微创治疗研究

第五章　附　录

上 篇

第一章

腰椎间盘突出症的 MRI 表现

第一节　正常腰椎 MRI 断层解剖

一、腰椎 MRI 一般检查技术

患者取仰卧位，将髂骨嵴上 2 cm 对准表面线圈中心，双腿垫高，先以冠状位定位，选择脊椎清楚的图像拟定矢状位扫描，然后在病变处定位，做轴位扫描。

脊髓扫描时，应以矢状位和轴位为基本扫描方位。一般选用自旋回波（spine echo，SE）序列的 T1 加权（T1-weighted image，T1WI）和 T2 加权（T2-weighted image，T2WI）做矢状位扫描，T2 加权做轴位扫描[1]。

二、正常腰椎的 MRI 表现

通常有 5 个腰椎，但第 5 腰椎（L5）的骶椎化（sacralization）和第 1 骶椎（S1）的腰椎化（lumbarization）也不少见，仅从图像上的形态难以正确判断腰椎的水平。腰椎椎体比其他椎体大，棘突呈平板状，椎弓根也随椎体的增大而变大。

轴位上，上段椎管呈略宽的椭圆形，下段由于关节突间部的膨出而呈三角形。外侧是有神经根走行的侧隐窝（lateral recess）。T1 加权像上，在硬膜外脂肪的高信号区，神经根呈低信号。对于好发椎间盘突出的下段腰椎至骶椎，重要的是把握椎体和对应神经根的位置关系。侧隐窝的前面是椎间盘和椎体的上半部，外侧面是椎弓根，后外侧面是上关节突和关节突间部，后内侧面是黄韧带。神经根在硬膜囊内向前外侧走行，在椎间盘的上方下行进入侧隐窝，在椎弓根的下方穿过神经孔。

脊髓的腰段膨大增粗，于第 1 至第 2 腰椎水平变细，形成脊髓圆锥，最终移行为马尾。马尾随重力可移动，在通常仰卧位的磁共振成像中，走行于蛛网膜下腔的背侧。

骶椎由 5 个椎体融合而成，可有腰椎化、骶椎化等正常变异，仅从形态上很难做出正确诊断。通常第 1 骶椎上缘有骶骨底，与 L5 的下缘构成岬。骶骨前面和后面各有 4 对神经孔，称为骶前孔和骶后孔。骶神经前支从骶前孔穿出，骶神经后支从骶后孔穿出。

三、各组织的解剖

1. 椎间盘

正常椎间盘呈蚕豆形，由软骨终板、纤维环和髓核构成。软骨终板是覆盖椎体上缘和下缘的玻璃软骨，纤维环是包绕髓核的纤维性组织，分内、外两层，髓核是脊索残留的胶冻状物质，位于椎间盘的中央。在 T1 加权像上，椎间盘中间部分比周围部分信号低，整个髓核及纤维环呈低信号；T2 加权像正好相反。

后纵韧带与椎间盘广泛地紧密联结，而前纵韧带与椎间盘联结松散。

T2 加权像上髓核内出现低信号，即髓核内裂（intranuclear cleft），是椎间盘老化的早期象征。随着变性的加重，含水量逐渐减少，椎间盘全部变为低信号，且从圆盘状至逐渐变扁、变薄（图 1-1-1）。

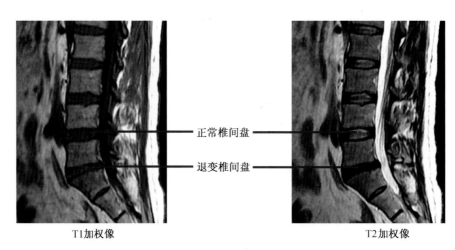

T1加权像　　　　　　　　　　　　　　　　　T2加权像

图 1-1-1　正常椎间盘与退变椎间盘 MRI 图像

（图中标注：正常椎间盘、退变椎间盘）

2. 脊髓

蛛网膜下腔的脑脊液在 T1 加权像上呈低信号，在 T2 加权像上呈高信号。脊髓位于脑脊液中，脊髓和神经根呈中等信号。

脊髓位于椎管内，上端与延髓相连，下端至第 1 腰椎水平。由于支配上下肢的神经元数量较多，与第 5～6 颈椎水平以及从第 9～10 胸椎水平至第 1～2 腰椎水平形成两个膨大部，分别称作颈膨大和腰膨大。脊神经从脊髓的左、右两侧发出，发出的部分称神经根（nerve root）。前外侧沟发出前根（ventral root），后外侧沟发出后根（dorsal root），两者在椎间孔合并后离开椎管。脊神经共31 对，其中颈神经 8 对（第 1 颈神经经枕骨和寰椎之间穿出椎管），胸神经 12 对，腰神经 5 对，骶神经 5 对，尾神经 1 对。椎骨和脊髓节段呈非对应关系，脊髓圆锥在成人位于第 1～2 腰椎水平（出生时位于第 3 腰椎椎体水平）。第 2 腰椎椎体以下

的椎管内已无脊髓，只有被称作马尾的神经纤维向相应脊椎的椎间孔走行。终丝（filum terminale）是连接脊髓圆锥和硬膜囊最下端的线状结构，由于它在 T1 加权像上呈与脊髓相同信号或低信号，所以很难与马尾神经相区别，但少数含有较多脂肪而呈高信号。

脊髓的平均长度，成年男性是 45 cm，成年女性是 43 cm。脊柱的平均长度是 70 cm，脊髓仅占脊柱上部的 2/3。

脊髓轴位的中心有中央管，非常细，普通的 MRI 无法显示。围绕中央管可见 H 型的灰质，最外面围绕的是白质。向前伸出的灰质叫前角（anterior horn），向后伸出的灰质叫后角（posterior horn）。左、右灰质连接处叫灰质连合（commissuragrisea）。

在椎管内，脊髓由硬脊膜（dura mater）、蛛网膜（arachnoid）、软脊膜（pia mater）3 层结缔组织的被膜包裹。硬脊膜位于最外层，下端形成

硬膜囊，包裹马尾，最末端变细，与终丝一起附于尾骨的骨膜。硬脊膜内面紧贴蛛网膜，包围蛛

网膜下腔。硬脊膜和蛛网膜包裹脊神经根进入椎间孔（图 1-1-2 至图 1-1-4）。

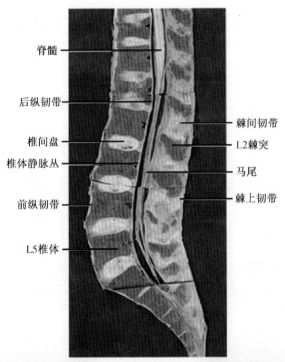

脊髓
后纵韧带
椎间盘
椎体静脉丛
前纵韧带
L5椎体

棘间韧带
L2棘突
马尾
棘上韧带

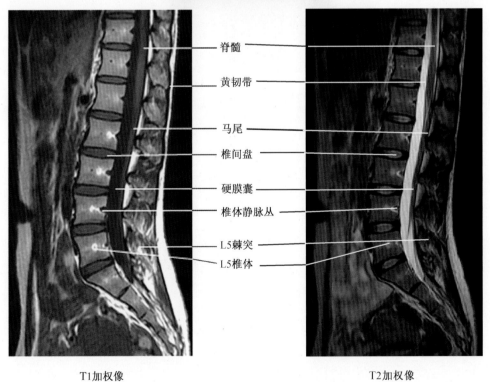

脊髓
黄韧带
马尾
椎间盘
硬膜囊
椎体静脉丛
L5棘突
L5椎体

T1加权像　　　　　　　　　　　　　　　　T2加权像

图 1-1-2　腰椎正中矢状断面尸体解剖图像及对应的 MRI 图像

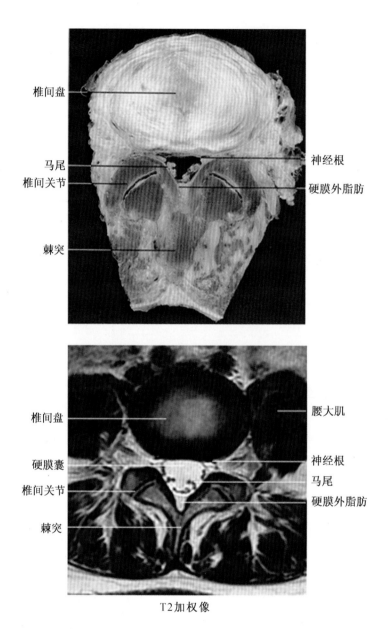

椎间盘
马尾
椎间关节
棘突
神经根
硬膜外脂肪

椎间盘
硬膜囊
椎间关节
棘突
腰大肌
神经根
马尾
硬膜外脂肪

T2加权像

图 1-1-3　L4／L5 椎间盘横断面尸体解剖图像及对应的 MRI 图像

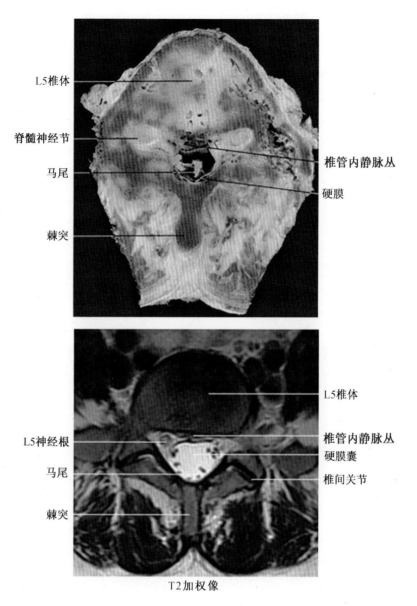

图 1-1-4 L5椎体横断面尸体解剖图像及对应的MRI图像

3. 骨髓

椎体内骨髓丰富，分为有造血功能的红骨髓和失去造血功能的黄骨髓。红骨髓丰富的年轻人，椎体内骨髓在T1加权像上显示与肌肉几乎相同程度的低信号。2岁以下的幼儿在给予造影剂后骨髓和软骨明显增强，骨髓的增强效应随年龄增长逐渐减弱，7岁左右几乎消失。从7岁到青春期，红骨髓逐渐变成黄骨髓。黄骨髓的脂肪含量多，在T1加权像上呈高信号。这个时期，在T1加权像

上椎体内部的信号不均匀，由于脂肪的沉淀，可见局部高信号影。青春期后的成年人几乎见不到骨髓的增强效应。

4. 韧带

主要有位于椎体前面和后面的前纵韧带和后纵韧带、椎管内背面两侧的黄韧带、棘突间的棘间韧带、棘突后方的棘上韧带等。椎管内外的韧带在T1加权像和T2加权像上均呈低信号。

前纵韧带与椎体的上、下缘紧密连接，而与

椎间盘和椎体中央结合较为疏松。后纵韧带在椎间盘水平呈放射状分布，附着于纤维环和椎体边缘。在椎体的中央，后纵韧带较窄且不与椎体连接，椎体和后纵韧带间有与椎静脉相通的椎静脉丛。

黄韧带是位于椎管内背面两侧的黄色弹性纤维，联结相邻上、下椎弓内侧面，各自独立。

此外，齿状韧带位于脊髓两侧脊神经前、后根之间，附着于硬脊膜的内面，限制脊髓上下移动。蛛网膜中隔可限制脊髓前后移动，这些结构均无法在 MRI 图像上显示出来。

脊椎的各韧带随着年龄的增长可出现肥厚和骨化，其中，后纵韧带和黄韧带可使椎管变窄，应当引起重视[2]。

参考文献

[1] 张彦，屈辉.骨伤科影像读片解析——颈腰椎疾病［M］.北京：人民卫生出版社，2004：133-134.

[2] 前原忠行. 脊椎·脊髓 MRI［M］. 何志义，主译. 沈阳：辽宁科学技术出版社，2005：21-28.

第二节 腰椎间盘突出症的 MRI 检查特点

一、MRI 检查的优缺点

1. 优点

（1）有多个成像参数，能提供丰富的诊断信息。

（2）对患者几乎没有侵袭性；不存在放射性损伤等危害。

（3）能够十分清楚地描绘出以神经组织为主的软组织；图像除了可用于形态学诊断外，还具有一定的定性诊断作用。

（4）磁共振成像（MRI）几乎没有骨伪影；能对细长的脊椎和脊髓进行矢状位成像，甚至能在任意轴位和冠状位成像，且软组织分辨率高，在门诊方便进行。

2. 缺点

（1）最大的缺点是不利于显示骨皮质和钙化，这需要由 CT 检查补充。

（2）检查费用高，患者不易接受。

（3）对体内有金属等异物者不能进行 MRI 检查[1-3]。

二、MRI 检查的适应证与禁忌证

1. 适应证

适合腰椎任何病变的检查，如退行性病变、肿瘤、结核、外伤、感染、血管病变、积水及先天性发育畸形等。

2. 禁忌证

携带电子装置（如心脏起搏器、助听器、神经刺激器等）的患者不能应用；体内因手术而有金属（钛合金除外），如人工关节、人工心脏瓣膜、眼球异物及大动脉瘤术后有银夹者也应禁用；患者身上佩戴的所有金属活动物品，如活动假牙、装饰品（发夹等）、钥匙、金属拉锁、手机、寻呼机、磁卡等都不能带入磁场内，以避免检查中引起对患者的损伤和产生图像伪影。对婴幼儿及检查不配合者应给予适当的镇静剂[4]。

三、增强 MRI 检查

目前临床使用最多的 MRI 对比剂是钆喷酸葡甲胺盐（Gd-DTPA），它是金属离子钆的螯合物。金属离子钆的原子具有几个不成对的电子，未成对电子产生较大的磁矩，改变了局部磁场，有利于质子之间或者质子向周围环境传递能量，使邻近水分子质子弛豫时间缩短。对比剂 Gd-DTPA 在正常情况下不能通过血脑屏障，所以脊髓在增强前后其信号可相仿，但当血脑屏障异常时则可进入，并明显缩短病变组织的 T1 弛豫时间，以致在 T1 加权像上病变组织信号增高。无血管组织与不存在血脑屏障区域的含血管组织相比，在注射造影剂后无血管组织的信号不增强，可用来鉴别无血管的椎间盘物质和纤维化组织。腰椎 MRI 增强检查必须做矢状位、冠状位及轴位三个方位的 SE 序列 T1 加权及脂肪抑制序列扫描。延迟扫描应在注射造影剂 40 分钟以后进行[3,5]。

参考文献

[1] 前原忠行. 脊椎·脊髓 MRI [M]. 何志义，主译. 沈阳：辽宁科学技术出版社，2005：16.

[2] 张晓阳. 腰痛与椎间盘突出 [M]. 2 版. 北京：人民军医出版社，2015：116.

[3] 胡有谷. 腰椎间盘突出症 [M]. 3 版. 北京：人民卫生出版社，2004：302-303.

[4] 张彦，屈辉. 骨伤科影像读片解析——颈腰椎疾病 [M]. 北京：人民卫生出版社，2004：134.

[5] 梁福民，殷好治. 腰椎疾病比较影像学 [M]. 济南：山东科学技术出版社，2005：49.

第三节　腰椎间盘突出症的 MRI 分型

虽然腰椎间盘突出症为骨科临床最常见病种之一，但对其分型，国际上一直缺乏统一的标准。有人曾对 48 名脊柱外科医师就 8 种椎间盘及纤维环病变的描述做问卷调查，结果发现居然有 53 种不同的称谓[1]，可见椎间盘突出的类型名称之多、之杂。根据临床需要选择合理的分型方法，对科学研究、临床的治疗与预后有着重要的指导意义。同时，对腰椎间盘突出后重吸收研究来说，一个好的分型方法将更有利于解释其病变的内在规律。下面分别从病理学、形态学等角度对腰椎间盘突出的 MRI 分型进行介绍。

一、病理学分型

腰椎间盘突出症的病理学分型方法有很多，有的是以后纵韧带（posterior longitudinal ligament，PLL）、纤维环是否破裂来划分的，如很多文献中提到的突出型与脱出型、非包含型和包含型、韧带下型和穿韧带型、破裂型和未破裂型等；有的是根据突出物与周围解剖结构的位置关系来划分的，如椎体型、椎管型等。

（一）Macnab 分型

Macnab 曾在其专著《麦氏腰背痛》中将腰椎间盘突出分为 4 型，其中 P 型和 SE 型为未破裂型，TE 型和 SQ 型为破裂型（图 1-3-1）。

1. P 型（凸起型，protrusion）

椎间盘单纯凸起，即纤维环膨出，又分为周围性凸起和局限性凸起 2 型。

2. SE 型（后纵韧带下突出型，subligamentous extrusion）

突出物未穿破后纵韧带，纤维环可能已大部分破裂或完全破裂。

3. TE 型（后纵韧带后突出型，transligamentous extrusion）

突出物继续向外扩展，穿破后纵韧带。

4. SQ 型（游离突出型，sequestration）

突出的椎间盘组织脱离原椎间盘，游离于椎管内或椎间孔内，可压迫神经根或马尾。

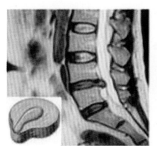 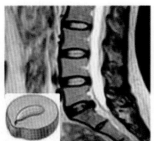 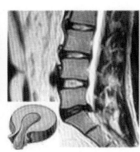 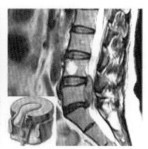

| P型 | SE型 | TE型 | SQ型 |

图 1-3-1　Macnab 分型

（二）ISSLS 与 AAOS 分型

与 Macnab 分型法类似的还有国际腰椎研究会（ISSLS）与美国矫形外科学会（AAOS）提出的分型方法，即根据后纵韧带的完整程度将腰间盘突出分为退变型（degeneration）、膨出型（bulging）、突出型（protrusion）、后纵韧带下型（subligamentous extrusion）、后纵韧带后型（transligamentous extrusion）、游离型（sequestration）6型，前4型属于后纵韧带未破裂型，后2型属于破裂型（图1-3-2）。

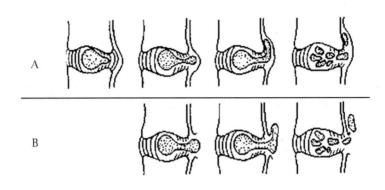

A 为未破裂型，包括退变型、膨出型、突出型及后纵韧带下型；B 为破裂型，包括后纵韧带后型和游离型。

图 1-3-2　ISSLS 与 AAOS 分型

另外，胡有谷[3]根据纤维环及后纵韧带的病理改变将腰椎间盘突出分为6型：A型为正常椎间盘；B型为整个纤维环均匀向外膨出；C型为纤维环内层断裂，髓核部分局限性突出；D型为纤维环大部分断裂，仅外层完整；E型为纤维环完全断裂，椎间盘脱出，为后纵韧带所约束；F型为后纵韧带破裂，髓核游离于椎管内。A、B、C型又称幼弱型（隐藏型），D、E型又称成熟型，F型又称移行型。

（三）赵定麟分型

赵定麟在《现代脊柱外科学》中根据髓核突出的部位与方向不同，将腰椎间盘突出分为椎体型和椎管型2型[4]。

1. 椎体型

椎体型又称经骨突出型，指变性的髓核穿过下方或上方的纤维环（下方相对多见），再穿过软骨终板进入椎体。若斜向进入椎体前缘，称为前缘型；若呈垂直状进入椎体中部，称为正中型（图1-3-3）。正中型最早由 Schmorl 在尸体解剖中发现，故又称 Schmorl 结节。虽在临床上这种类型因通常不引起症状而被人们忽视，但事实上，根据尸体解剖结果，此型的发生率高达38%。

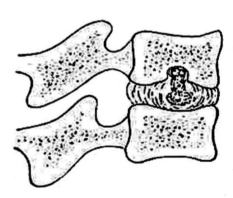

图 1-3-3　赵定麟分型之椎体型（正中型）

2. 椎管型

椎管型是指髓核穿过纤维环向椎管方向突出者。根据突出物所处的解剖位置不同又可分为以下5型（图1-3-4）。

（1）中央型：突出物位于椎管前方正中，主要对马尾神经造成刺激或压迫。

（2）中央旁型（旁中央型）：突出物位于中央，但略偏向一侧，以压迫马尾为主，同时可伴有对神经根的刺激。

（3）侧型：突出物位于脊神经根前方中部者，可略有偏移，主要压迫神经根。临床上该型最为多见，约占80%，可为单侧突出或双侧同时突出。

（4）外侧型：突出物位于脊神经根外侧，由于后纵韧带多已破裂，因此不仅可能压迫同节（内下方）脊神经根，髓核亦有机会沿椎管前壁上移而压迫上一节段脊神经根。

（5）最外侧型（极外侧型）：脱出的髓核移行至椎管前侧方，甚至进入神经根管或椎管侧壁，最容易被漏诊或被忽略。

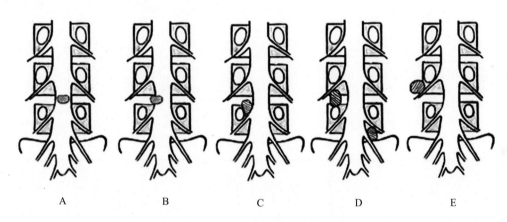

A为中央型；B为中央旁型（旁中央型）；C为侧型；D为外侧型；E为最外侧型（极外侧型）。

图1-3-4　赵定麟分型之椎管型

Jackson等[5]将腰椎间盘突出症分为4型：中央型、后外侧型、椎间孔型和椎间孔外型。其中椎间孔型及椎间孔外型相当于图1-3-4中的最外侧型，突出的椎间盘组织位于椎弓根切迹内外缘之间者被称为椎间孔型，位于椎弓根切迹外缘以外者被称为椎间孔外型。此种分型对腰椎间盘突出的手术治疗具有重要意义。

鲁玉来等[6]在Macnab分型的基础上加以修改扩充，将腰椎间盘突出症分为5型：椎间盘膨隆型、椎间盘突出型、椎间盘脱出型、椎间盘游离型、Schmorl结节及经骨突出型。还有人根据突出物与神经根的上下位置关系，将其分为肩上型、腋下型等。

此外，《骨伤科影像读片解析——颈腰椎疾病》的作者张彦等[7]根据椎间盘突出的方向及CT的图像将腰椎间盘突出分为3型：① 中央型椎间盘突出：指突出的间盘组织位于椎管后正中线上。② 侧后型椎间盘突出：指突出的间盘组织位于中线两侧中管内者。③ 外侧型椎间盘突出：指突出的间盘组织位于椎管外者，如向椎体两侧和椎体前方突出者。张晓阳[8]根据桥本等的分类，将腰椎间盘突出在MRI上的影像分成5型：Ⅰ型是正常的髓核像；Ⅱ型是髓核扁平状退化像；Ⅲ型是髓核的后侧部分变成窄细状；Ⅳ型是髓核后侧部分呈棒槌状或分节状，其与椎间盘后缘的后纵韧带相连，后纵韧带在MRI像上呈低密度线（low density line）；Ⅴ型表现为后纵韧带即低密度线断开，髓核的一部分有破口突出。

（四）MSU分区分型

Mysliwiec等[9]曾报道腰椎间盘突出症的MSU分区分型。MSU分区分型是以三个精确的增量来报告突出物的大小和位置，简单描述为1-2-3和A-B-C，且均取自单线面内的单次测量。这种分类考虑到椎间盘的大小及其在局部解剖结构中的具体位置，以最大挤压水平测量腰椎间盘突出症，描述其对神经结构的影响。同时以更精确的术语定义，客观地对突出物进行描述，从而提高诊断的可靠性。

MSU 分区分型方法：为了描述突出物的大小，病变部位被描述为 1、2 或 3；为了进一步确定突出物的位置，病变部位被描述为 A、B 或 C，以更精确地定位（图 1-3-5）。

在 MSU 分区分型中，2-B 型通常会有根性症状，3-A 型通常会有马尾损伤，2-C 型对椎间孔造成卡压，2-AB 型更为常见，突出物同时在 A 区和 B 区，MSU-C 区（尤其是 2-C 型）一般为手术指征（图 1-3-6）。

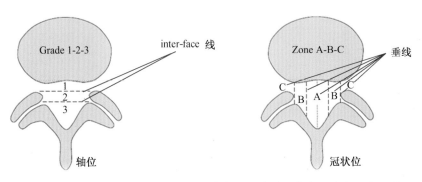

在轴位上，在左右关节突关节处做两条 inter-face 线横穿过椎管作为参考，将病变定义为 1、2、3 级；根据 inter face 线，可以判断突出物是否超过椎管管径的 50%，若完全超过了 inter face 线，则定位为 size 3 类病变。

在冠状位上，inter-face 线将设置 3 个点，将 inter-face 线 4 等分，并在每个点处做相应垂线，将其分为 4 个区域：中央垂线两侧为 A 区域，表示中央区域；左右两侧垂线外、左右关节突内侧区域为 B 区域，表示外侧区域；左右关节突外侧区域为 C 区域，表示远侧区域。根据突出物入侵最远的区域，确定将病变定为 A、AB、B 或 C。

图 1-3-5　MSU 分区分型（1）

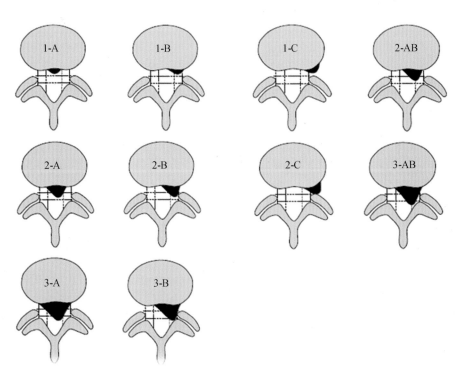

图 1-3-6　MSU 分区分型（2）

（五）FARDON 分型

Williams 等[10] 曾报道 FARDON 分型，将腰椎间盘突出分为 6 型。

1. 正常椎间盘

正常椎间盘由中央的髓核和外周的纤维环构成，完全处于椎间隙边界内，近端和远端为终板包裹，外周处于椎体隆起外缘内，没有骨赘(图 1-3-7)。

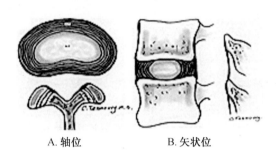

A. 轴位　　　　B. 矢状位

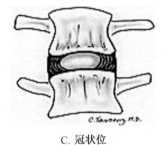

C. 冠状位

图 1-3-7　正常椎间盘

2. 纤维环裂隙 （fissures of the annulus fibrosis）

纤维环裂隙可为放射状（R）、横行（T）和环形（C），为纤维环纤维的分裂。图中的横行裂隙为发展完全，垂直于放射状裂隙，横行裂隙常用于描述延伸性限于外周纤维环和骨性附着点的分裂（图 1-3-8）。

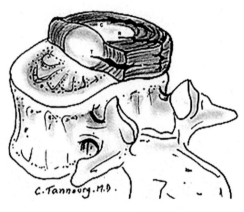

图 1-3-8　纤维环裂隙

3. 椎间盘膨出 （bulging disc）

正常椎间盘均处于虚线所示的边界内；对称性椎间盘膨出是指纤维环对称性地膨出椎间盘边界小于 3 mm；不对称性椎间盘膨出是指纤维环不对称性地膨出椎间盘边缘大于 25%（图 1-3-9）。

4. 突出 （herniated disc：protrusion）

轴位（A）和矢状位（B）图像显示，椎间盘突出物小于椎间盘的 25%，而且任何平面突出物最大测量值均低于移位椎间盘来源的基底部（图 1-3-10）。

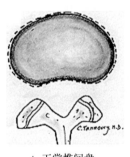 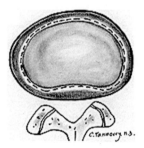 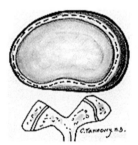

A. 正常椎间盘　　　B. 对称性椎间盘膨出　　　C.不对称性椎间盘膨出

图 1-3-9　椎间盘膨出

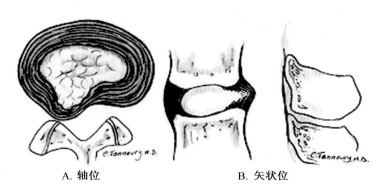

A. 轴位　　　　　　　　　　　B. 矢状位

图 1-3-10　突出

5. 挤出（herniated disc：extrusion）

轴位（A）和矢状位（B）图像显示：同一平面内，移位椎间盘最大测量值大于其来源的基底部（图 1-3-11）。

6. 游离（herniated disc：sequestration）

轴位（A）和矢状位（B）图像显示，游离椎间盘为椎间盘脱出，与母盘无任何联系（图 1-3-12）。

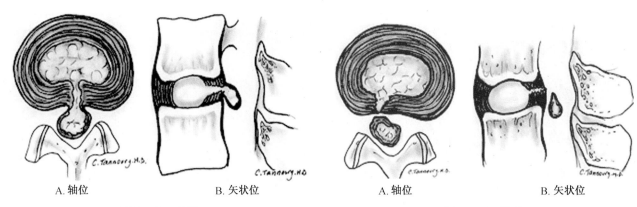

A. 轴位　　　　　　　B. 矢状位

图 1-3-11　挤出

A. 轴位　　　　　　　B. 矢状位

图 1-3-12　游离

注：图 1-3-7 至图 1-3-12 引自 WILLIAMS A L，MURTAGH F R，ROTHMAN S，et al. Lumbar disc nomenclature：version 2.0 [J]. AJNR，2014，35（11）：2029.

二、形态学分型

根据 CT、MRI 等影像学表现，按突出物的形态、大小及椎管的形态等提出的腰椎间盘突出的形态学分型，同样具有一定的临床研究价值。

（一）根据突出物的形态分型

孔庆奎等[11]根据 CT 矢状位图像将腰椎间盘突出分为以下 3 型：

（1）铆钉型：其形状像一横置铆钉，突出的髓核仍然与原椎间盘相连，纵径长度已超过原椎间盘的厚度。

（2）水滴型：突出的髓核向下，远端膨大或与椎体后缘间出现间隙，呈水滴或烛泪状。

（3）游离型：突出的髓核与原椎间盘母体分离，游离于椎管内。

董霖等[12]根据 MRI 矢状面上的椎间盘突出影像，椎间型分为惊叹号形、铆钉形、杵状、楔形 4 种，椎体后型则分为水滴形和不规则团块形 2 种。

日本学者小森博达等[13]根据 MRI 表现将腰椎间盘突出分为以下 3 型（图 1-3-13）：

（1）Ⅰ型：突出物未穿越后纵韧带，相当于膨出型（P 型），即未破裂型。

（2）Ⅱ型：突出物不超过椎体的 1/2，相当于纤维环破裂型（SE 型）或后纵韧带破裂型（TE 型）。

（3）Ⅲ型：突出物上下游离的距离超过椎体的 1/2，相当于游离型（SQ 型）。

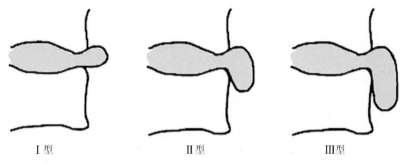

Ⅰ型　　　　　　　　Ⅱ型　　　　　　　　Ⅲ型

图 1-3-13 小森博达分型

（二）根据椎管的形态分型

此种分型并非直接的腰椎间盘突出的分型，但对于腰椎间盘突出症患者的临床症状及重吸收的研究具有重要意义。根据椎管管径的大小，将椎间盘突出后椎管的形态分为椭圆型、三角型、三叶型 3 型。胡有谷在《腰椎间盘突出症》一书中对此有所描述（图 1-3-14）。高凌云等[14]首次将其用于椎间盘突出后重吸收的研究。

（1）椭圆型：椎管宽大，关节突未见明显增生，小关节突间距、椎弓根间距均正常，形态接近椭圆形。

（2）三角型：关节突向椎管外轻度增生，小关节间距正常，形态类似于三角形。

（3）三叶型：关节突膨胀性肥大增生，小关节突内聚、间距变小，形态类似三叶草状，多数伴有侧隐窝狭窄。

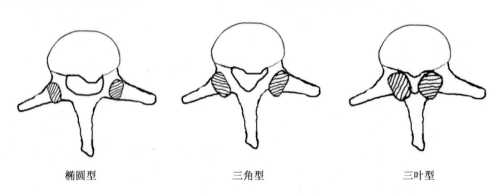

椭圆型　　　　　　　　三角型　　　　　　　　三叶型

图 1-3-14　根据椎管形态分型

此外，胡有谷等[15]还提出过腰椎间盘突出的区域定位分型，从三维立体图像中将突出椎间盘组织矢状位、轴位、冠状位分为若干区域，当突出物冠状位突出超过了椎管前后径的 1/2 时，称为巨大型突出。

参考文献

[1] FARDON D，PINKERTON S，BALDER-STON R，et al. Terms used for diagnosis by English speaking spine surgeons [J]. Spine，1993，18 (2)：274-277.

[2] WONG D A，TRANSFELDT E，MACNAB I，et al. Macnab's backache [M]. 4th ed. Philadelphia，USA：Lippincott Williams & Wilkins，2007：79.

[3] 胡有谷. 腰椎间盘突出症 [M]. 3 版. 北京：人民卫生出版社，2004：166-182，309.

[4] 赵定麟. 现代脊柱外科学 [M]. 上海：上海世界图书出版公司，2006：671-680.

[5] JACKSON R P，GLAH J J. Foraminal and extraforaminal lumbar disc herniation：diagnosis and treatment [J]. Spine，1987，12 (6)：577-585.

[6] 鲁玉来，刘晓光. 腰椎间盘突出症 [M]. 3 版. 北京：人民军医出版社，2014.

[7] 张彦，屈辉. 骨伤科影像读片解析——颈腰椎疾病 [M]. 北京：人民卫生出版社，2004：160.

[8] 张晓阳. 腰痛与椎间盘突出 [M]. 2 版. 北京：人民军医出版社，2015：125.

[9] MYSLIWIEC L W，CHOLEWICKI J，WINKELPLECK M D，et al. MSU classification for herniated lumbar discs on MRI：toward developing objective criteria for surgical selection [J]. Eur Spine J，2010，19 (7)：1087-1093.

[10] WILLIAMS A L，MURTAGH F R，ROTHMAN S L G，et al. Lumbar disc nomenclature：version 2.0 [J]. AJNR，2014，35 (11)：2029.

[11] 孔庆奎，谢元忠，万大兰，等. CT 多平面重建对腰椎间盘突出症的诊断 [J]. 中华骨科杂志，2001，21 (8)：508-509.

[12] 董霖，刘明忱. 腰椎间盘突出症 MRI 部位和形态分型同病理类型的相关性研究 [J]. 中国医药导刊，2008，10 (7)：1016-1017，1019.

[13] 小森博达，中井修，山浦，等. 画像における腰椎間板ヘルニアの自然経過 [J]. 臨整外，1994，29 (4)：457-463.

[14] 高凌云，崔惠云，田庄，等. 腰椎间盘突出后自然吸收及其相关因素的研究 [J]. 中国中医骨伤科杂志，2004，12 (5)：17-19.

[15] 胡有谷，吕成昱，陈伯华. 腰椎间盘突出症的区域定位 [J]. 中华骨科杂志，1998，18 (1)：14-16.

第四节　破裂型腰椎间盘突出的 MRI 特点与测量

国际腰椎研究会（ISSLS）和美国矫形外科学会（AAOS）提出的分类法根据后纵韧带的完整程度将腰椎间盘突出分为退变型（degeneration）、膨出型（bulging）、突出型（protrusion）、后纵韧带下型（subligamentous extrusion）、后纵韧带后型（transligamentous extrusion）、游离型（sequestration）6 型，前 4 型属于后纵韧带未破裂型，后 2 型属于破裂型。

一、破裂型腰椎间盘突出的 MRI 表现

1. 非破裂型腰椎间盘突出

非破裂型腰椎间盘突出是不容易发生重吸收的类型，包括退变型、膨出型以及后纵韧带下型等分型。其主要特点为后纵韧带未破裂，突出物未突破后纵韧带，未与周围血运接触（图 1-4-1）。

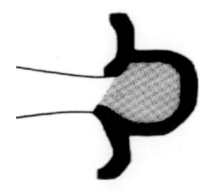

图 1-4-1　非破裂型腰椎间盘突出

2. 破裂型腰椎间盘突出

破裂型腰椎间盘突出是容易发生重吸收的类型，包括突破后纵韧带型及游离型。其主要特点为后纵韧带破裂，突出物已接触血运（图 1-4-2）。

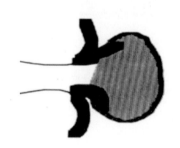

后纵韧带破裂，髓核未发生游离

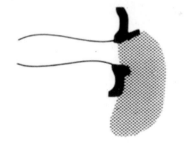

后纵韧带破裂，髓核游离

图 1-4-2　破裂型腰椎间盘突出

3. 如何鉴别破裂型与非破裂型

破裂型腰椎间盘突出与非破裂型腰椎间盘突出在影像学，特别是 MRI 表现上有一定区别。我们根据自己的临床观察与文献报道总结如下：

当后纵韧带撕裂，部分髓核穿过后纵韧带时，此薄层低信号带往往失去连续性或显示不清晰。当穿过后纵韧带髓核形成游离碎片时，矢状位图像上往往更易显示病变椎。间盘层面上或下椎管内游离的椎间盘突出，T2 加权图像上突出的椎间盘信号往往比相应节段脑脊液及脂肪信号低，因此较易显示硬膜外脂肪、神经根及脊髓受压情况，表现为硬膜囊外脂肪移位、消失，神经根受压向背侧移位，硬膜囊变形，脊髓组织明显受压。我们将破裂型腰椎间盘突出的 MRI 总结为以下 7 点[1]：① T1、T2 加权像及抑脂像均显示突出物较大，超过椎体后缘 5 mm 以上；② 突出物椎体后

缘接触部位黑线（Blackline）中断；③ 突出的髓核组织信号出现边缘毛糙、不整齐；④ 如果髓核发生游离，则信号中断；⑤ 突出物离开原椎间隙下移或上移，呈游离状，为圆形或卵圆形孤立团块；⑥ 在轴位上，破裂型突出一般也较大；⑦ 若行造影增强，则在冠状位、矢状位及轴位图像上均可看到突出物边缘环状高信号，一般认为是新生血管的标志[2]（图1-4-3）。

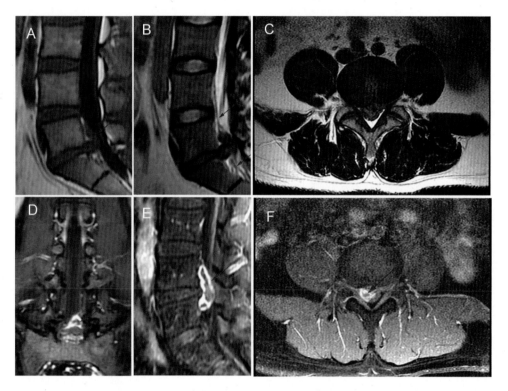

A、B为MRI平扫T1、T2加权矢状位像，突出物超过椎体轴后缘5 mm以上并向上移动，边缘毛糙、不整齐，其中B图可见椎体后缘黑线（Blackline）中断；C为T2加权轴位像，显示突出物较大，压迫硬膜囊及神经根；D、E、F为冠状位、矢状位及轴位增强MRI图像，可见突出物边缘环状高信号，即"牛眼征"阳性。

图1-4-3　破裂型腰椎间盘突出MRI图像

二、破裂型腰椎间盘突出的MRI测量

1. 突出椎间盘的测量方法

椎间盘突出后，突出物大小常是引起症状的重要因素之一，而研究椎间盘突出后的重吸收，更离不开对突出物的测量。从能查阅到的文献分析，最早关于测量突出物大小的文献是1993年Bernhardt等[3]关于CT显示的髓核脱出率的测定，主要是测量髓核脱出于椎管内骨性部分的最大前后径a、硬膜的矢状径b，以及两者之间的比值，即髓核脱出率。随后，Thelander等[4]报道了在CT上利用矢状径指数来评估突出物大小：椎管前后径为EF，椎管最短径为$(EF-AB)$，则矢状径指数（SI）为$AB/EF×100\%$，并用正交直线乘积计算矢状径/横径指数（STI），更准确地测量突出物大小与椎管管径的比值。国内周仪等[5]利用这两个指标评估颈椎间盘突出和脊髓受压的程度。刘延青等[6]将Thelander法运用于颈椎间盘突出MRI轴位图像上突出物大小的测量，并提出了用椎管矢状径比减少值（ΔSR）来评估椎管内的通畅情况（图1-4-4）。

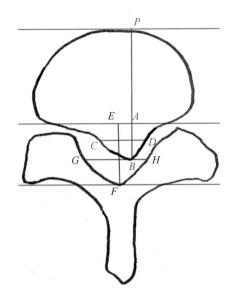

计算公式:

(1) 矢状径/横径指数

$$STI = (AB \cdot CD) / (EF \cdot GH)$$

(2) 矢状径指数

$$SI = AB/EF$$

(3) 矢状径比减少值

$$\Delta SR = EF/PA - (EF - AB)/PB$$

图 1-4-4　突出物大小的 CT 测量

MRI 轴位图像的测量方法都是从 CT 测量上演变过来的,而在矢状位对突出物的测量更能显示 MRI 的优势。日本学者富田庄司等[7]提出了矢状位测量腰椎间盘突出物大小及吸收率的方法(图 1-4-5):设上位椎体后缘的中点到椎管后壁长度为 a(椎管直径),突出物最高点到椎管后壁距离为 b,则突出率=[$(a-b)/a$]×100%,吸收率为治疗前后突出率的差与治疗前突出率的比值。国内宋兴华等[8]的测量方法则为在 MRI 矢状位5/9平面上,自上位椎体下缘至下位椎体上缘作一垂线,测量椎间盘突出最高点至此垂线的最短距离,此值可反映出突出物的大小。刘建兴等[9]从矢状位和轴位同时评价腰椎间盘突出的大小,提出下列计算公式:椎管狭窄率(矢状位)=突出椎间盘最大矢状径/椎管总矢状径×100%;椎间盘占位率(轴位)=突出椎间盘的面积/椎管总面积×100%。但作者未描述其面积的测量方法。

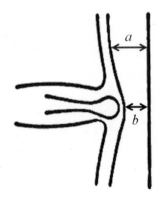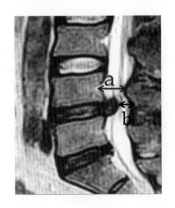

a 表示上位椎体后缘的中点到椎管后壁长度(椎管直径);b 表示突出物最高点到椎管后壁距离;突出率=[$(a-b)/a$]×100%。

图 1-4-5　富田法 MRI 测量突出率

当然，富田法因单纯依靠距离测量的方法而逐渐落后。随着计算机影像诊断技术的发展，医学影像存储和传输系统（picture archiving and communication systems，PACS）及类似软件已开发并广泛运用于国内各大医院，图像处理的精确程度不断提高。利用这类软件通过对突出物的直观描计能直接算出其突出面积。由于突出物在每一层的大小可能都不同，将磁共振图像上每一层的［（层距＋层厚）×突出面积］相加，即可得出突出物的体积（根据具体参数设置不同，确定是否减去重叠扫描部分）。Autio 等[2]的一项大规模临床研究就在轴位图像上采用了这种方法。笔者认为，因为一般腰椎 MRI 在矢状位上切割层数较多，如无特殊要求，也可先在矢状位图像上描计出突出物面积，再用此法算出体积。但这种方法仍较粗略，且不简便。当前，更为精确的利用图像分割算法对 MRI 图像的三维重建及体积计算的研究正悄然进行，并取得了一些进展[10]，但临床上对突出物体积的计算仍鲜有报道。

2. 我们目前的测量方法

采用西门子 1.5T 磁共振成像仪，自旋回波序列，观察经治疗后 MRI 上突出物的大小变化。T1与 T2 加权矢状位均扫描 11 层，层间距 1.25 mm，层厚 5 mm。图像数据运用医学影像存储和传输系统（picture archiving and communication systems，PACS）描计并处理。突出物体积及吸收率的计算采用 Autio 所描述的方法并进行以下改良[11-12]。在 T2 加权矢状位图像上，以上位椎体后下缘及下位椎体后上缘连线作为内边界，突出物边缘作为外边界，固定一名熟练的 MRI 操作人员进行描计，得出突出物面积。突出物体积/mm³＝（层间距＋层厚）/mm × $\sum$ 各层突出物面积/mm²，吸收率（resorption rate，RR）＝［（治疗前突出物体积－治疗后突出物体积）/治疗前突出物体积］×100%（图 1-4-6）。

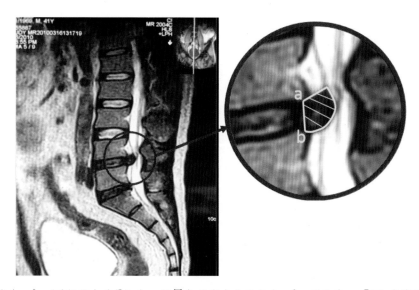

突出物体积/mm³＝（层间距＋层厚）/mm×$\sum$各层突出物面积/mm²，吸收率＝［（治疗前突出物体积－治疗后突出物体积）/治疗前突出物体积］×100%。

图 1-4-6　突出物体积测量方法

3. MRI测量中存在的问题探讨

常规MRI扫描采用的是矢状位、轴位扫描，因此MRI不仅可以精确地定位游离髓核，而且还能完整地清晰显示游离髓核，提供了准确的术前定位诊断和定性诊断，避免了误诊和漏诊，从而为手术方法的选择提供有力的依据[13-14]。

对于利用MRI随访，众多学者存在的最大疑问是两次磁共振图像的可比性及突出物面积、体积及突出率测量的准确性，有以下几个相关问题值得注意[1]：

第一，突出物描计范围的界定。Autio等[2]在增强MRI的轴位上把新生血管环作为突出范围，这种方法仅适用于后纵韧带破裂且形成新生血管的突出，显然有一定的局限性。可参照富田庄司等[7]的方法，以上位椎体后下缘和下位椎体后上缘两点连线作为前方的分界线，这样就能较容易地描计突出物体积范围。

第二，在重吸收的研究中，通过治疗前后对比MRI计算吸收率非常重要，最大的问题就是这两次图像的可比性，应当选用同一台机器检测，各参数设置相同，同一体位，同一磁共振机操作者，并选择相同层面（若只比较一个层面，可选择突出物最大的层面）进行对比，最后由两人测量，取平均值[15]。

第三，后纵韧带破裂的椎间盘突出在影像学上比较容易被发现，但是否容易重吸收还要仔细观察。例如，突出椎间盘的MRI图像中往往会出现一些点状或环状的高信号改变：增强MRI轴位上的环状高信号为新生血管长入，是重吸收的有利因素；而T2加权矢状位上椎间盘后方的点状高信号影为纤维环破裂的征象，常由椎间盘退变导致，有可能是重吸收的不利因素。

第四，虽然MRI能较清晰地显示腰椎间盘突出后局部的具体情况，但对于突出物体积的精确测量却迟迟未普遍运用于临床。其原因是信号强度（辉度）的变化与突出物性质之间的关系尚缺乏精确的定性分析，对于某些突出物的性质、范围存在界定不清的现象。

鉴于上述因素，是否能够设计一种程序，利用计算机对影像学资料进行分析，以便精确、快速地测量影像学突出物的大小，精确观测辉度的改变。这是亟待解决的问题，也是我们研究MRI图像改变进而指导临床的方向之一。

参考文献

[1] 俞鹏飞，姜宏，刘锦涛，等. 破裂型腰椎间盘突出的MRI表现及测量方法探讨 [J]. 颈腰痛杂志，2012，33 (2)：130-132.

[2] AUTIO R A，KARPPINEN J，NIINIMAKI J，et al. Determinants of spontaneous resorption of intervertebral disc herniation [J]. Spine，2006，31 (11)：1247-1252.

[3] BERNHARDT M，GURGANIOUS L R，BLOOM D L，et al. Magnetic resonance imaging analysis of percutaneous discectomy. A preliminary report [J]. Spine，1993，18 (2)：211-217.

[4] THELANDER U，FAGERLUND M，FRIBERG S，et al. Describing the size of lumbar disc herniation using computed tomography. A

comparison of different size index calculations and their relation to sciatica [J]. Spine，1994，19 (17)：1979-1984.

[5] 周仪，李加斌，刘其凤，等. 颈椎间盘突出的 MRI 测量及 MRI 临床应用价值 [J]. 颈腰痛杂志，2003，24 (5)：268-272.

[6] 刘延青，张凤山，孙宇. 颈椎病患者突出椎间盘的 MRI 测量及临床意义 [J]. 中国脊柱脊髓杂志，2004，14 (3)：147-149.

[7] 富田庄司，古府照男，阪元正郎，等. 腰椎椎間板ヘルニアにおけるMR画像の検討—保存療法例と手術療法例の比較 [J]. 整形外科，1997，48 (10)：1323-1325.

[8] 宋兴华，欧阳甲，王宏伟，等. 颈椎间盘突出的动态 MRI 测量及意义 [J]. 中国脊柱脊髓杂志，1999，9 (2)：77-80.

[9] 刘建兴，张晓阳，徐俊. 腰椎间盘突出自然演变的 MRI 观察 [J]. 广东医学，2010，31 (5)：576-577.

[10] 李兴良，徐华明，刘锦涛. 腰椎间盘突出症 MR 图像分割新算法 [J]. 江南大学学报：自然科学版，2009，8 (5)：539-542.

[11] YU P F，JIANG F D，LIU J T，et al. Outcomes of conservative treatment for ruptured lumbar disc herniation [J]. Acta Orthop Belg，2013，79 (6)：726-730.

[12] 俞鹏飞，姜宏，刘锦涛. 破裂型腰椎间盘突出症非手术治疗后的转归 [J]. 中国脊柱脊髓杂志，2015，25 (2)：109-114.

[13] KANG S H，CHOI S H，SEONG N J，et al. Comparative study of lumbar magnetic resonance imaging and myelography in young soldiers with herniated lumbar disc [J]. J Korean Neurosurg Soc，2010，48 (6)：501-505.

[14] OKADA E，MATSUMOTO M，FUJIWARA H，et al. Disc degeneration of cervical spine on MRI in patients with lumbar disc herniation：comparison study with asymptomatic volunteers [J]. Eur Spine J，2011，20 (4)：585-591.

[15] 刘锦涛，姜宏，徐坤林，等. 非手术疗法对腰椎间盘突出后重吸收的影响 (附30例分析) [J]. 中国骨与关节损伤杂志，2010，25 (11)：978-980.

第二章
巨大型与游离型腰椎间盘突出症

第一节　巨大型与游离型腰椎间盘突出症的定义

随着 MRI 技术的发展，腰椎 MRI 检查已成为诊断腰椎间盘突出症最重要的影像学依据。通过观察腰椎 MRI 上后纵韧带的连续性存在与否，可将腰椎间盘突出分为破裂型与非破裂型两大类。最新研究发现，破裂型突出更容易发生重吸收现象，而且在破裂型突出中，突出组织越大、髓核游离得越远，越易发生重吸收现象[1]。因此，我们将巨大型与游离型腰椎间盘突出患者作为我们的主要研究对象，无论是采用手术（微创和开放）治疗还是非手术治疗，一经发现突出物较大，均再做增强 MRI 检查，以进一步明确诊断。

一、定义

巨大型突出是指突出率大于 50％ 的椎间盘突出[2]或突出的椎间盘超过椎管矢状中线的 50％[3]。

游离型突出是指 MRI 上突出物超过或离开原椎间隙下移或上移，可与母盘狭颈相连或呈游离状，为圆形或卵圆形孤立团块。

二、临床表现

巨大型与游离型腰椎间盘突出症患者常有比较典型的腰腿痛主诉，且下肢疼痛较为剧烈，可伴有下肢麻木、无力、腰部活动受限、行走困难

或足下垂等，严重者可出现马尾综合征表现，如马鞍区皮肤麻木感、大小便功能障碍、男性性功能障碍等。

三、体格检查

腰椎反应性侧弯、生理弧度变直。突出节段对应棘突附近压痛（＋）、单侧或双侧下肢放射痛（＋），直腿抬高试验及 Lasegue 征（＋），直腿抬高度数常小于 40°，伴或不伴下肢受累神经根节段相对应的肌力减退、感觉异常、腱反射减弱或消失等[4]。若合并马尾综合征，则可出现下肢软瘫，肛周及会阴部皮肤浅感觉减退，肛门反射减弱或消失等。

四、影像学表现

影像学表现必须满足三个条件：第一为腰椎间盘突出；第二为破裂型（穿破后纵韧带进入椎管）突出；第三为巨大型或者游离型突出，甚至在椎管内高度游离或脱垂。具体影像学诊断标准如下：

1. 影像学表现符合腰椎间盘突出的诊断标准[4]

CT 或 MRI 表现与临床表现、体格检查所对应神经损害节段相一致的腰椎间盘突出，突出物

压迫硬膜囊或神经根。

2. 影像学表现符合破裂型突出的诊断标准[5]

（1）MRI 显示突出物椎体后缘接触部位黑线（Blackline）中断，突出的髓核组织信号出现边缘毛糙、不整齐。

（2）若行增强 MRI 检查，在冠状位、矢状位及轴位图像上均可看到突出物边缘环状高信号（ring enhancement）——"牛眼征"。

3. 影像学表现符合巨大型或者游离型突出的诊断标准

（1）巨大型突出：CT 或 MRI 显示节段椎间盘突出率（herniated rate，HR）≥50%[2] 或突出的椎间盘超过椎管矢状中线的 50%[3]。

（2）游离型突出：CT 或 MRI 显示突出物超过或离开原椎间隙下移或上移，或者高度游离或脱垂，可与母盘狭颈相连或呈游离状，为圆形或卵圆形孤立团块，且应当注意与椎管内肿瘤相鉴别。

巨大型与游离型腰椎间盘突出症是腰椎间盘突出症中比较严重的类型，少数患者容易出现马尾综合征。我们首选中医药非手术治疗的病例均无马尾综合征和进行性运动神经损伤症状与体征，如果在治疗过程中出现这些情况，则及时手术，不能因为盲目等待突出物重吸收而延误了手术治疗的有利时机。

参考文献

[1] 姜宏，施杞，郑清波. 腰椎间盘突出后的自然吸收及其临床意义 [J]. 中华骨科杂志，1998，18（12）：755-757.

[2] SPLENDIANI A，PUGLIELLI E，DE AMICIS R，et al. Spontaneous resolution of lumbar disk herniation：predictive signs for prognostic evaluation [J]. Neuroradiology，2004，46（11）：916-922.

[3] 胡有谷，吕成昱，陈伯华. 腰椎间盘突出症的区域定位 [J]. 中华骨科杂志，1998（1）：14-16.

[4] ATLAS S J，TOSTESON T D，BLOOD E A，et al. The impact of workers' compensation on outcomes of surgical and nonoperative therapy for patients with a lumbar disc herniation：SPORT [J]. Spine（Phila Pa 1976），2010，35（1）：89-97.

[5] 姜宏，俞鹏飞，刘锦涛. 破裂型腰椎间盘突出症——MRI 分析/临床转归预测/诊疗研究 [M]. 南京：江苏凤凰科学技术出版社，2017.

第二节　巨大型与游离型腰椎间盘突出症的转归预测方法

根据本书前文所述观点，破裂型腰椎间盘突出更容易发生重吸收现象，而非破裂型由于突出物无法接触血运，不具备重吸收的条件。但目前国内外对于破裂型腰椎间盘突出突出物大小及疗效转归影响因素的研究还较少，尚未形成体系。我们根据之前的研究结果，直接或间接地推测出影响腰椎间盘突出后重吸收的可能因素，结合我们的临床观察综合评价，筛选出一些关键的预测因素，对临床判断破裂型腰椎间盘突出的转归具有一定的参考价值。

一、影响腰椎间盘突出后重吸收的因素预测

（一）根据临床特征预测

1. 病程

腰椎间盘突出症初期，髓核多因退变或损伤而破裂，经纤维环裂隙突出，突出物接触血运，各种炎性因子、免疫球蛋白阳性表达水平升高，生长活跃。随着病程逐渐变长，炎症反应消退，各种因子表达水平下降，受累的椎间盘、突出物和邻近组织可发生椎间隙狭窄、突出物纤维化或钙化、神经损伤、黄韧带皱褶增生、腰椎失稳、小关节骨质增生、退行性椎管狭窄、椎旁骨赘形成等一系列继发性病理改变。显然，突出初期为重吸收现象的发生提供了一个较好的内环境[1]。一氧化氮（NO）是一种重要的炎性因子，参与多种炎性反应。马巍等[2]的实验表明，NO与一氧化氮合酶（NOS）的变化和腰椎间盘突出症的发病病程明显相关：病程1年之内的腰椎间盘突出症患者血清中的NO与NOS含量较高，病程3年以上者的含量则明显降低。陈飞等[3]研究认为，碱性成纤维细胞生长因子（bFGF）在腰椎间盘组织退变、重吸收中有重要的促进作用。对手术中所取的椎间盘组织进行染色，发现破裂型突出组织中病程在1年以上者bFGF阳性率明显低于病程在1年之内者。这些实验研究证实了"病程越短，突出物越容易重吸收"这一观点。

2. 年龄与性别

人的椎间盘从20岁开始退变，随着年龄的增长，椎间盘内营养物质减少，细胞代谢废物堆积，降解的基质分子积累，进而影响盘内细胞的功能甚至导致细胞死亡，椎间盘逐渐发生不可逆的退变[4]。因此，随着年龄的增长，突出物发生重吸收的内环境逐渐变差。但对于年龄、性别与重吸收关系的研究文献并不多，根据Autio等[5]的研究结果，41～50岁的患者更易发生重吸收。Martinez-Quinones等[6]观察到37例腰椎间盘突出后重吸收患者中有29例为男性，故认为男性更容易发生重吸收现象，但显然样本量较小，也没有理论依据，缺乏说服力。

（二）根据突出程度预测

1. 突出率

突出物的重吸收现象发现后不久，就有学者研究发现一些突出程度重、体积大的椎间盘组织反而易于吸收[7]。富田庄司等[8]的观察显示，突出椎间盘的缩小过程与髓核组织作为异物接触血运后发生的免疫反应有关，突出率越高，吸收的可能性越大，并设计了突出率的计算方法（图2-2-1）：设上位椎体后缘的中点到椎管后壁长度为a（椎管直径），突出物最高点到椎管后壁距离为b，则突出率＝$[(a-b)/a]\times100\%$，吸收率为治疗前后突出

率的差与治疗前突出率的比值。实验方面，Le 等[9]的研究发现，突出的人椎间盘组织中 MMP-3

阳性细胞率显著高于正常对照组，而且与突出程度密切相关。

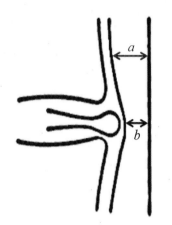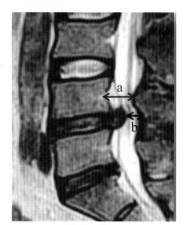

图 2-2-1　富田庄司关于突出率的计算方法

2. 小森博达（Komori）分型

日本学者小森博达[10]根据 MRI 图像上突出物的移位程度，将腰椎间盘突出分为 3 型（图 2-2-2）：Ⅰ型相当于膨出型，突出物不超过椎体上缘；Ⅱ型相当于纤维环破裂或后纵韧带破裂型，突出物上下游离距离不超过椎体高度的 1/2；Ⅲ型相当于游离型，突出物超过椎体高度的 1/2。Ⅰ型和Ⅱ型的区别在于突出的椎间盘组织后方黑线是否完整，

黑线中断或消失说明突出物已越过后纵韧带。Ⅱ型和Ⅲ型的区别在于突出后的椎间盘组织的主要部分是否有上下潜行移位。移位越大，就越有可能吸收。小森博达观察了 53 例腰椎间盘突出症患者，发现Ⅰ型最难发生重吸收，而Ⅲ型最容易发生重吸收：Ⅰ型突出的 26 例中，有 6 例出现重吸收；Ⅱ型突出的 12 例中，有 8 例出现重吸收；Ⅲ型突出的 15 例中，有 14 例出现重吸收。

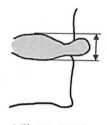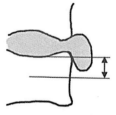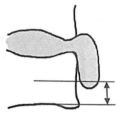

Ⅰ型 6/26（23%）　　　Ⅱ型 8/12（66%）　　　Ⅲ型 14/15（93%）

图 2-2-2　小森博达分型

Komori 等[11]于 1996 年在 *Spine* 杂志上发文改进了他的观察方法，突出物仍然分为 3 型（图 2-2-3）：1 型区别于 2 型的要点在于后方黑线连续性中断；而 3 型与 2 型的区别在于突出的椎间盘是否超过了母盘的高度。又根据突出程度将重吸收可能性较大的第 3 型分为 3 级（图 2-2-4）：1 级突出物不超过椎体高度的 1/3，2 级突出物介于椎

体高度的 1/3～2/3，3 级突出物超过椎体的 2/3 或呈游离型。突出物的吸收概率随着突出级别的升高而变大。后来，Autio 等[5]也参考 Komori 分型进行临床观察，将 1 型、2 型统称为 0 级，亦发现 3 型容易发生重吸收，其中 2 级与 3 级可能性更大。其机制可能与破裂的髓核接触血运的程度及面积较大有关。

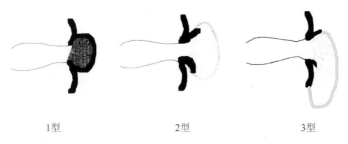

1型　　　　　　2型　　　　　　3型

图 2-2-3　Komori 改良分型示意图

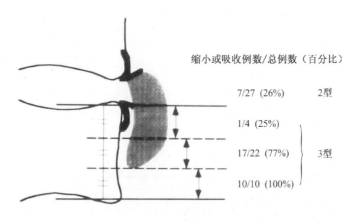

缩小或吸收例数/总例数（百分比）

7/27（26%）　　2型

1/4（25%）

17/22（77%）　　3型

10/10（100%）

图 2-2-4　Komori 改良分型 3 型的分级

3. Iwabuchi 的位移分型

Iwabuchi 等[12] 将突出物的位移分为两类（图 2-2-5）：以椎体高度的 1/4 为界，突出物超过椎体高度的 1/4 称为有位移（migration＋），而未超过 1/4 者则为无位移（migration－）。通过对 34 例腰椎间盘突出症患者进行 MRI 随访观察发现，共有 21 例出现重吸收现象，其中突出物有位移的 18 例。经统计学检验，有位移组与无位移组的差别具有显著统计学意义。故认为突出物的位移是判断是否会发生重吸收的一个预测因素。

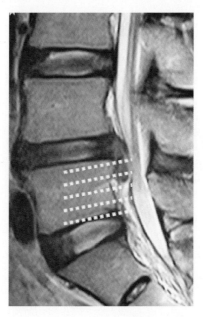

图 2-2-5　Iwabuchi 突出物位移分型

（三）根据组织成分特点及MRI信号改变预测

1. 突出物的成分——Iwabuchi分型

Iwabuchi等[12]为了研究突出物的成分对重吸收的预测价值，根据普通MRI图像上突出物的不同信号特点，在T1加权将突出髓核与相同节段椎间盘内髓核信号强度比较，T2加权则是突出髓核与相同节段椎间盘内纤维环信号强度比较，根据比较结果分为5型（表2-2-1、图2-2-6），结果发现，21例重吸收病例中，有19例1型、2例5型，而2、3、4型都没有被吸收。从而推测，1型和5型容易发生重吸收。在容易吸收的1型突出中，突出物成分大部分是髓核，含水量高，且变性程度小，故更容易发生血管长入及组织脱水，实现突出物的重吸收。

表2-2-1 Iwabuchi分型及其临床意义

分型	T1加权	T2加权	突出物成分	重吸收可能性
1型	等信号	高信号	大部分是髓核	大
2型	等信号	等信号	大部分是纤维环	小
3型	高信号	高信号	发生黏液样变	小
4型	高信号	等信号	肉芽组织增生	小
5型	低信号	等信号	部分是纤维环	较大

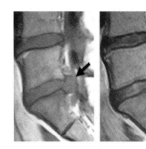 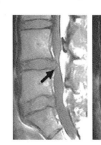 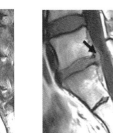

1型（T1等信号、T2高信号）　　2型（T1等信号、T2等信号）　　3型（T1高信号、T2高信号）

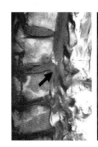 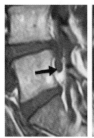 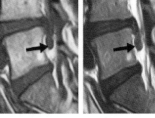

4型（T1高信号、T2等信号）　　5型（T1低信号、T2等信号）

图2-2-6　Iwabuchi MRI图像上突出物信号强度分型

2. 椎间盘变性

Yukawa等[13]通过对30名患者进行长达30个月的4次MRI随访观察发现，高度变性的椎间盘更容易发生重吸收现象。圆尾宗司[14]、小森博达等[15]的早期临床研究也有类似观点。然而，随着对椎间盘突出后组织成分的深入研究，我们又发现，椎间盘水分丢失、纤维成分增多又可能对重吸收有不利影响。为了便于对椎间盘变性程度进行研究，Pfirrmann 等[16]提出了根据 MRI T2 加权图像的分级系统（表 2-2-2），Ⅲ 级以上椎间盘信号变低，椎间盘明显变性，可称为"黑间盘"。

笔者认为 Pfirrmann 分级系统可用于对椎间盘变性程度与突出物重吸收的相关性研究，目前尚无相关文献报道。

表 2-2-2　Pfirrmann 椎间盘变性分级及其特点

	Ⅰ级	Ⅱ级	Ⅲ级	Ⅳ级	Ⅴ级
图像					
质地	均一	不均	不均	不均	不均
颜色	亮白	可有水平带	灰色	灰到黑	黑色
边界	清	清	不清	不清	消失
高度	正常	正常	正常至轻度降低	正常至中度降低	间盘间隙塌陷
信号强度	高于或等于脑脊液	高于或等于脑脊液	中等	中等至低信号	中等至低信号

3. 相邻椎体的 Modic 改变

椎体的 Modic 改变现象已逐渐被人们认识，其分类、分度及临床意义本书前文已有论述。组织学研究表明，在手术取出的突出椎间盘组织中，伴 Modic 改变者含软骨成分增多，髓核成分减少，毛细血管形成和巨噬细胞浸润较少，故不利于重吸收[17]。我们曾对 95 例经非手术治疗的腰椎间盘突出症患者进行 MRI 随访[18]，发现有 68 例出现黑间盘改变，22 例伴 Modic 改变，其中 Ⅰ 型 7 例，Ⅱ 型 14 例，Ⅲ 型 1 例；另外共有 10 例出现了明显的重吸收现象，在这 10 例中，仅有 1 例伴 Ⅱ 型 Modic 改变。

4. 增强 MRI 上突出物的边缘强化

突出物新生血管长入是重吸收的关键因素，许多组织学研究[19-23]支持了这一观点。Autio 等[5]利用 Gd-DTPA 对比增强 MRI 来预测破裂型突出的重吸收，发现 MRI 轴位图像上均可见突出物周围信号环形增强（图 2-2-7），而且边缘增强的厚度越大，即突出物周围血管化程度越高，越容易发生重吸收现象。因此认为这是一种较好的预测重吸收的方法。然而由于目前临床医师对重吸收现象的认识及经济条件等的限制，难以做到通过常规增强 MRI 检查来诊断腰椎间盘突出症。

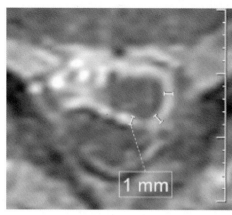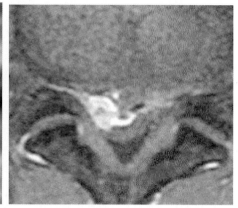

图 2-2-7　增强 MRI 突出物边缘信号强化

（四）根据其他因素预测

1. 椎管形态

高凌云等[24]将椎管形态分为 3 型（图 2-2-8）：① 椭圆型：椎管宽大，关节突未见明显增生，小关节突间距、椎弓根间距均正常，形态接近椭圆形；② 三角型：关节突向椎管外轻度增生，小关节间距正常，形态类似于三角形；③ 三叶型：关节突膨胀性肥大增生，小关节突内聚、间距变小，形态类似三叶草状，多数伴有侧隐窝狭窄。观察发现，椎管截面积越大，重吸收的概率越大。因此，椭圆型椎管最好，三角型次之，三叶型最差。我们认为，椎管容量大者出现高吸收率可能与血运较为丰富有关。

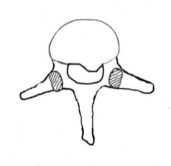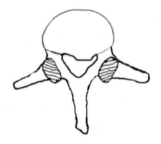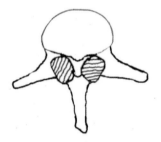

椭圆型　　　　　　　三角型　　　　　　　三叶型

图 2-2-8　椎管形态分型

2. 椎间隙狭窄

椎间隙狭窄多为椎间盘严重退变导致的结果，多伴有椎间盘变性（Pfirrmann 分级 V 级），并出现真空现象和椎间盘钙化。若突出物完全变性脱水，新生血管无法长入，则不容易发生重吸收现象。

3. 高信号区（HIZ）表现

关于磁共振 T2 加权像纤维环后方 HIZ 表现及其临床意义，本书前文已有论述，一般提示椎间盘内破裂，炎性活动增加，可能有利于发生重吸收，但同时突出物中纤维环的成分增多，又不利于重吸收，究竟何种原因占主导地位还有待进一步临床观察。目前尚未发现相关文献报道。

二、预测综合评价的临床研究

为了从临床上证实以上这些可能的预测因素对破裂型腰椎间盘突出后重吸收的影响，我们采用 Logistic 回归分析对这些因素进行相关性研究，最终筛选出病程、Komori 分型、Iwabuchi 分型、椎管形态这四个关键的预测因素，具体方法及结果如下。

（一）资料与方法

1. 一般资料

2008 年 6 月至 2012 年 6 月期间，选取苏州市中医医院骨伤科单纯接受保守治疗的 79 名破裂型腰椎间盘突出症患者进行临床疗效及 MRI 随访。在治疗后 2～24 个月进行 2～6 次 MRI 复查，取初末次 MRI 检查结果进行观察比较，平均间隔 6.52 个月。男 47 例，女 32 例；年龄 16～60 岁，平均 39.1 岁；病程 3 天至 10 年，平均 12.33 个月。突出节段：L3/L4 4 例，L4/L5 32 例，L5/S1 43 例。

2. 治疗方法

保守治疗方案包括卧床休息、佩戴腰围、短期口服非甾体药物与肌松剂、长期使用中药等。

3. 突出物体积测量

采用西门子 1.5T 磁共振成像仪，自旋回波序列，观察经治疗后 MRI 图像上突出物的大小变化。T1 与 T2 加权矢状位均扫描 11 层，层间距 1.25 mm，层厚 5 mm。图像数据用医学影像存储和传输系统（picture archiving and communication systems, PACS）描计并处理。突出物体积及吸收率的计算采用 Autio 等[5]所描述的方法并进行改良，以上位椎体后下缘及下位椎体后上缘连线作为内边界，突出物边缘作为外边界，由一名熟练的 MRI 操作人员描计得出突出物面积。在 T2 加权矢状位图像上，突出物体积/mm³＝（层间距＋层厚）/mm×Σ各层突出物面积/mm²，吸收率（resorption rate，RR）＝[（治疗前突出物体积－治疗后突出物体积）/治疗前突出物体积]×100%。将突出物吸收率≥30%者视为重吸收。

4. 统计学分析

应用 IBM SPSS Statistics 20.0 软件进行统计分析。重吸收的预测因素采用多因素非条件 Logistic 回归分析（后退逐步回归法），分析患者病程、年龄、性别、突出率、Komori 改良分型、Iwabuchi 分型、椎间盘变性、相邻椎体 Modic 改变、椎管形态分型、椎间隙狭窄共 10 项二分类变量与吸收率的关系，$P<0.05$ 为有统计学意义。

（二）结果

所有病例经随访共发现 31 例重吸收（吸收率≥30%），占 39.2%。各预测因素二分类变量及吸收比例如表 2-2-3 所示。Logistic 回归分析结果如表 2-2-4 所示，采用后退法逐步回归后，最终差异有统计学意义的变量是病程、Komori 改良分型、Iwabuchi 分型和椎管形态分型这四个因素。病程<1 年、Komori 改良分型为 3 型 2～3 级、Iwabuchi 分型 1 或 5 型、椎管形态分型为椭圆型的患者容易发生重吸收；而年龄、性别、突出率、Modic 改变、Pfirrmann 分级和椎间隙狭窄对重吸收的影响无统计学意义（$P>0.05$）。

表 2-2-3 预测因素的二分类变量及各自的重吸收比例

观察指标	分类	例数	吸收（RR≥30%）	未吸收（RR<30%）	吸收比例（%）
总数		79	31	48	39.2%
临床特征					
病程	≤1 年（1）	61	28	33	45.9%
（X1）	>1 年（0）	18	3	15	16.7%

观察指标	分类	例数	吸收 （RR≥30%）	未吸收 （RR<30%）	吸收比例 （%）
年龄 （X2）	41～50 岁（1）	29	15	14	51.7%
	≤40 岁或>50 岁（0）	50	16	34	32.0%
性别 （X3）	男（1）	47	20	27	42.6%
	女（0）	32	11	21	34.4%
突出程度					
突出率 （X4）	≥50%（1）	60	27	33	45.0%
	<50%（0）	19	4	15	21.1%
Komori 改良分型 （X5）	3 型（1）	26	17	9	65.4%
	1 型或 2 型（0）	53	14	39	26.4%
组织成分变化					
Iwabuchi 分型 （X6）	1 型或 5 型（1）	50	30	20	60.0%
	2～4 型（0）	29	1	28	3.4%
Modic 改变 （X7）	有（1）	16	3	13	18.8%
	无（0）	63	28	35	44.4%
Pfirrmann 分级 （X8）	Ⅲ～Ⅴ级（1）	34	9	25	26.5%
	Ⅰ～Ⅱ级（0）	45	22	23	48.9%
其他因素					
椎管形态分型 （X9）	椭圆型（1）	55	28	27	50.9%
	三角型或三叶型（0）	24	3	21	12.5%
椎间隙狭窄 （X10）	有（1）	30	9	21	30.0%
	无（0）	49	22	27	44.9%

表 2-2-4　Logistic 回归分析筛选出的预测因素

	B	S. E.	Wald	Sig.	Exp（B）	EXP（B）的 95%CI 下限	EXP（B）的 95%CI 上限
病程（X1）	2.305	0.909	6.432	0.011	10.029	1.688	59.573
Komori 改良分型（X5）	−1.823	0.838	4.732	0.030	0.162	0.031	0.835
Iwabuchi 分型（X6）	3.798	1.171	10.513	0.001	44.607	4.491	443.036
椎管形态分型（X9）	2.494	0.933	7.147	0.008	12.107	1.945	75.339
常量	−7.907	2.044	14.968	0.000	0.000		

注：回归方程为 $Y = -7.907 + 2.305X1 - 1.823X5 + 3.798X6 + 2.494X9$。

（三）讨论

破裂型腰椎间盘突出症患者经保守治疗后可发生突出物重吸收。病程＜1年、Komori改良分型3型、Iwabuchi分型1或5型、椎管形态分型为椭圆型是预测突出物发生重吸收的关键因素。而年龄41～50岁、男性、突出率≥50%、无Modic改变、Pfirrmann分级≥Ⅲ级和无椎间隙狭窄仅可作为参考因素。由于并非所有患者都行增强MRI检查，故无法对增强MRI图像上突出物的边缘强化进行统计；仅发现5例伴有HIZ现象，其中有1例发生重吸收，因病例数太少而未纳入统计。

本组研究结果综合了目前文献上大多数可能影响重吸收的因素，并做了Logistic回归分析，结果表明，各因素均对判断能否重吸收有一定价值，但并非单一因素起作用，综合相关因素评估可提高准确率，尤其要关注病程、Komori分型、Iwabuchi分型及椎管形态分型。但此项研究结果

的可重复性还有待进一步扩大样本量深入研究。

三、典型预测评价实例

病例1

陆某，男，48岁，右腰腿痛发作20天，经外院保守治疗后症状不减，拒绝手术，来我院就诊。

关键因素：病程20天，Komori改良分型3型3级，Iwabuchi分型1型，椭圆型椎管。

参考因素：男性，41岁，突出率100%，椎间盘信号Pfirrmann分级Ⅲ级，无Modic改变，伴椎间隙狭窄。

关键因素全部符合预测重吸收的有利因素，且对比增强MRI显示较典型的突出物周围环状信号强化，经中医药保守治疗4个月后复查MRI，见突出物大部分重吸收（图2-2-9）。预测成功。

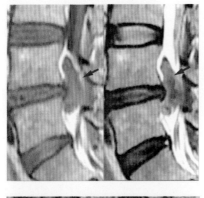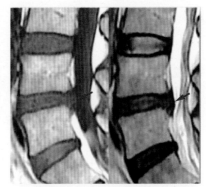
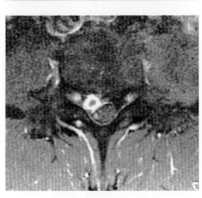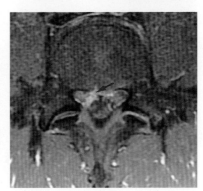

初次（治疗前）　　　　　　　　4个月后

图2-2-9　病例1中医药保守治疗前后MRI图像（预测发生重吸收，预测成功）

病例2

徐某，男性，腰痛牵及双下肢1个月来我院就诊。

关键因素：病程1个月，Komori改良分型3型1级，Iwabuchi分型1型，椭圆型椎管。

参考因素：男性，33岁，突出率50％，椎间盘信号Pfirrmann分级Ⅲ级，Ⅱ型1度Modic改变，伴椎间隙狭窄。

关键因素全部符合预测重吸收的有利因素，经中医药保守治疗，2.5个月后复查MRI，显示突出物大部分重吸收（图2-2-10）。预测成功。

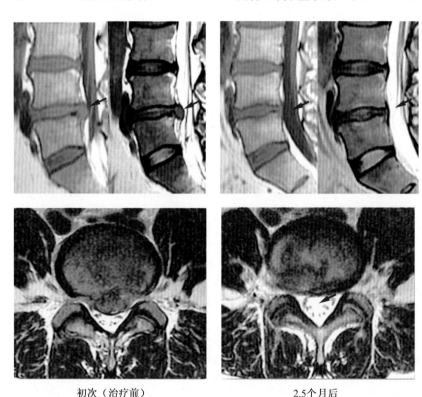

初次（治疗前）　　　　　2.5个月后

图2-2-10　病例2中医药保守治疗前后MRI图像（预测发生重吸收，预测成功）

病例3

张某，男性，48岁，腰痛牵及双下肢伴麻木反复发作4年来我院就诊。

关键因素：病程4年，Komori改良分型3型，Iwabuchi分型2型，三角型椎管。

参考因素：男性，48岁，突出率100％，椎间盘信号Pfirrmann分级Ⅳ级，Ⅱ型2度Modic改变，伴椎间隙狭窄。

预测不发生重吸收的因素占多数。曾建议患者手术治疗，但遭患者拒绝，经中医药保守治疗后，症状好转，但反复发作。随访2年，突出物未重吸收（图2-2-11）。预测成功。

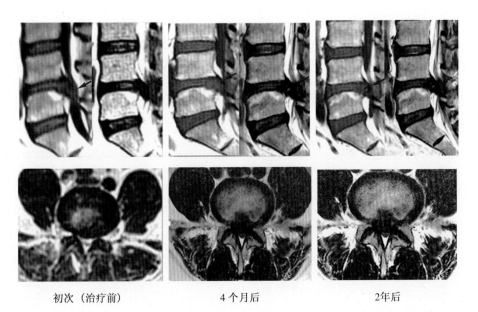

初次（治疗前）　　　　　4个月后　　　　　2年后

图 2-2-11　病例 3 中医药保守治疗前后 MRI 图像（预测不发生重吸收，预测成功）

参考文献

[1] 姜宏,施杞,郑清波.腰椎间盘突出后的自然吸收及其临床意义[J].中华骨科杂志,1998,18(12):755-757.

[2] 马巍,刘碧波,杨敏杰,等.一氧化氮、一氧化氮合酶和脊髓型颈椎病、腰椎间盘突出症的关系[J].西安医科大学学报(中文版),2000,21(2):146-149.

[3] 陈飞,李康华,吕国华.碱性成纤维细胞生长因子在正常及不同类型腰椎间盘突出组织中的表达及其意义[J].中国临床康复,2005,9(14):74-75.

[4] 安胜军,李恩.人类椎间盘退变与年龄的关系[J].中国矫形外科杂志,2000,7(4):379-381.

[5] AUTIO R A, KARPPINEN J, NIINIMAKI J, et al. Determinants of spontaneous resorption of intervertebral disc herniation[J]. Spine, 2006, 31(11): 1247-1252.

[6] MARTINEZ-QUINONES J V, ASO-ESCARIO J, CONSOLINI F, et al. Spontaneous regression from intervertebral disc herniation. Propos of a series of 37 cases[J]. Neurocirugia (Asturias, Spain), 2010, 21(2): 108-117.

[7] 崔全起,姜宏.国外椎间盘研究新进展[J].中国中医骨伤科,1998,6(6):52-55.

[8] 富田庄司,古府照男,阪元正郎,等.腰椎椎間板ヘルニアにおけるMR画像の検討保存療法例と手術療法例の比較[J].整形外科,1997,48(10):1323-1325.

[9] LE MAITRE C L, FREEMONT A J, HOYLAND J A. Localization of degradative enzymes and their inhibitors in the degenerate human intervertebral disc[J]. J Pathol, 2004, 204(1): 47-54.

[10] 小森博达，中井修，山浦，等. 画像における腰椎間板ヘルニアの自然経過[J]. 臨整外，1994，29(4)：457-463.

[11] KOMORI H，SHINOMIYA K，NAKAI O，et al. The natural history of herniated nucleus pulposus with radiculopathy [J]. Spine，1996，21(2)：225-229.

[12] IWABUCHI M，MURAKAMI K，ARA F，et al. The predictive factors for the resorption of a lumbar disc herniation on plain MRI [J]. Fukushima J Med Sci，2010，56(2)：91-97.

[13] YUKAWA Y，KATO F，MATSUBARA Y，et al. Serial magnetic resonance imaging follow-up study of lumbar disc herniation conservatively treated for average 30 months：relation between reduction of herniation and degeneration of disc [J]. Journal of spinal disorders，1996，9(3)：251-256.

[14] 園尾宗司. 腰椎間板ヘルニアの外來治療の限界[J]. 日整會志，1996，70：673-684.

[15] 小森博达，四宮謙一，大川淳，等. 画像における腰椎間板ヘルニアの自然経過[J]. 日整会志，1995，69(23)：377.

[16] PFIRRMANN C W，METZDORF A，ZANETTI M，et al. Magnetic resonance classification of lumbar intervertebral disc degeneration [J]. Spine，2001，26(17)：1873-1878.

[17] 赵凤东，谢清波，胡志军，等. 腰椎终板Modic改变对腰椎间盘脱出自发性吸收的影响[G]. 2009年浙江省骨科学学术年会论文汇编，2009：94-95.

[18] 俞鹏飞，姜宏，刘锦涛. 腰椎间盘突出与Modic改变相关性的研究——附95例临床观察[J]. 颈腰痛杂志，2011，32(6)：416-419.

[19] DOITA M，KANATANI T，HARADA T，et al. Immunohistologic study of the ruptured intervertebral disc of the lumbar spine [J]. Spine，1996，21(2)：235-241.

[20] KOBAYASHI S，FRCS A M，KOKUBO Y，et al. Ultrastructural analysis on lumbar disc herniation using surgical specimens：role of neovascularization and macrophages in hernias [J]. Spine，2009，34(7)：655-662.

[21] 刘锦涛，姜宏，王拥军，等. 破裂性椎间盘突出重吸收机制的研究[J]. 中国骨与关节损伤杂志，2009，24(11)：991-993.

[22] 李晓春，姜宏，刘锦涛，等. 血管内皮生长因子在突出椎间盘重吸收中的表达及其意义[J]. 颈腰痛杂志，2011，32(2)：88-91.

[23] RATSEP T，MINAJEVA A，ASSER T. Relationship between neovascularization and degenerative changes in herniated lumbar intervertebral discs[J]. Eur Spine J，2013，22(6)：1250-1255.

[24] 高凌云，崔惠云，田庄，等. 腰椎间盘突出后自然吸收及其相关因素的研究[J]. 中国中医骨伤科杂志，2004，12(5)：17-19.

第三节　巨大型与游离型腰椎间盘突出症非手术治疗的纳排标准

研究表明，非手术治疗巨大型与游离型腰椎间盘突出症容易发生重吸收现象，然而并非所有的巨大型与游离型突出都能首选非手术治疗，也并非所有的巨大型与游离型突出都容易发生重吸收。临床医生常常会面临以下困惑：哪些患者非手术治疗是安全的？哪些患者必须手术治疗？哪些患者首选非手术治疗后疗效不佳、突出物不容易重吸收？通过制定相应的纳入排除标准来解决这些困惑，可以提高非手术治疗的成功率，对临床具有较大的指导意义。

一、纳入标准

1. 符合腰椎间盘突出症的诊断标准

CT 或 MRI 等影像学检查确定腰椎间盘突出的存在，且伴有不同程度的下肢根性痛、直腿抬高试验（straight leg raise test，SLRT）及 Lasegue 征（＋），伴或不伴下肢受累神经根节段相对应的肌力减退、感觉异常等。

2. 影像学表现符合破裂型突出的诊断标准

（1）MRI 突出物椎体后缘接触部位黑线（Blackline）中断，突出的髓核组织信号出现边缘毛糙、不整齐。

（2）若行增强 MRI 扫描，可在冠状位、矢状位或轴位图像上看到突出物边缘环状高信号（"牛眼征"阳性）。

3. 影像学表现符合巨大型/游离型突出的诊断标准

（1）巨大型突出：CT 或 MRI 责任节段椎间盘突出率（HR）≥50％或突出的椎间盘超过椎管矢状中线的 50％。

（2）游离型突出：CT 或 MRI 突出物超过或离开原椎间隙下移或上移，可与母盘狭颈相连或呈游离状，形成圆形或卵圆形孤立团块。

巨大型及游离型腰椎间盘突出症临床表现如下：腰椎侧弯，腰椎生理弧度消失；腰痛伴下肢持续剧烈疼痛。体检：腰部压痛（＋）、叩痛（＋）、向单侧或双侧下肢放射痛（＋），腰部及下肢活动不利，下肢感觉减退或痛觉过敏；直腿抬高常小于 40°，跟腱反射、膝腱反射减弱或消失，足背伸力减弱。

4. 病程＜1 年

若病程＞1 年，症状反复发作，则非手术治疗疗效较差。

5. 患者依从性好

患者能遵医嘱服药、卧床休息等，能及时且如实反馈病情变化，并能接受 MRI 随访。

6. 无足下垂，无马尾综合征

患者若出现足下垂或马尾综合征，则须及时手术治疗。

二、排除标准

1. 治疗前接受过腰椎手术或椎管内注射治疗者

由于腰椎手术后突出物周围产生的炎性疤痕，椎管内注射后椎间盘变性，均不利于发生重吸收。

2. 合并有其他脊柱疾病需要手术或者影响预后者

脊柱侧弯畸形、脊柱肿瘤、炎症性疾病以及严重的脊柱退变性疾病，如严重椎管狭窄、骨关节炎、椎间盘囊肿、神经节囊肿等，以及其他影响预后的腰椎疾病，包括腰椎滑脱和峡部裂等。

3. 经规范的非手术方法治疗 3～6 个月，症状无法缓解者

患者卧床休息、中医药非手术方法治疗 3～6 个月，症状虽未加重但无法缓解，难以进行正常的工作生活，可选择手术治疗。

4. 治疗期间任何时间段出现进行性根性症状加重或伴马尾神经压迫症状者

马尾神经压迫表现为双下肢及会阴部麻木、感觉减弱或消失，括约肌功能障碍表现为排尿排便乏力、尿潴留、大小便失禁、性功能障碍等，须尽快手术治疗，不能因盲目等待突出物重吸收而拖延手术。

第四节　巨大型与游离型腰椎间盘突出症非手术治疗方法简述

腰椎间盘突出症的治疗主要根据该病的不同病理阶段和临床表现而采取相对应的治疗手段。手术和非手术疗法各有指征，多数腰椎间盘突出症患者能经非手术疗法缓解或治愈，对于巨大型与游离型突出也不例外。突出物的大小并不是决定治疗方案的依据。结合巨大型与游离型腰椎间盘突出症的自身特点以及姜宏教授多年临床治疗的经验，现将巨大/游离型腰椎间盘突出症的非手术治疗方法做如下简述。

一、基本原则

原则上，所有腰椎间盘突出症病例的治疗均应以非手术疗法为开端，这样不仅能避免患者遭受手术之苦，而且可观察病程发展，以求获得修正诊治方案的依据。符合巨大/游离型腰椎间盘突出症首选保守治疗的纳入排除标准的病例，均可选用以下治疗方法。

二、具体措施

非手术疗法的主要措施不外乎以下几点，可根据病情、职业、临床特点等不同酌情选择相应的方法：

（一）基础治疗

1. 卧床休息

休息是本病最基本的疗法，也是任何伤病恢复的基本条件。我们提倡将卧床休息作为腰椎间盘突出症急性发作期的一项基本治疗方法。一方面，卧床时椎间盘的压力载荷小，内压降低，有利于突出组织的回纳，减轻对周围组织的压迫，缓解症状；另一方面，卧床休息时腰部活动减少，

有利于改善局部微循环，促进水肿吸收、炎症消退，减少对抗炎镇痛药物的过度依赖，对于降低非手术治疗巨大破裂型腰椎间盘突出症的潜在风险亦存在积极意义。

可根据病情采取全身休息或局部休息，或两者兼有之，具体措施视病情不同而酌情选择。对于巨大型与游离型腰椎间盘突出症急性发作期或病情较重无法活动者，我们主张卧床休息：以木板床加软垫为宜，一般建议绝对卧床1～4周，相对卧床2～4周。当然，长期卧床可导致肌肉萎缩，影响远期疗效。因此，在症状改善后应于平卧位积极进行腰背部、下肢肌肉功能锻炼。

2. 腰围固定

腰围固定带作为一种腰背部的外固定支具，被常规用于腰椎间盘突出症的辅助治疗。我们建议使用软材质的腰围固定带。其作用主要包括两个方面：第一，通过弹力使腹壁靠近脊柱，增加脊柱的稳定性，限制腰部的活动及减小负荷，从而达到减轻疼痛的目的。第二，腰围具有一定的保暖作用，尤其适用于冬季，防寒保暖，从而缓解病情。当然，长期使用腰围固定带可能导致腰部肌肉的废用萎缩，因此我们不建议长期使用。

3. 功能锻炼

功能锻炼是腰椎间盘突出症非手术治疗的重要组成部分。严格正规的运动治疗，一方面可以加快疾病的康复，另一方面可以促使患者掌握正确的姿势，减少本病的复发等。由于腰椎间盘突出症急性发作期临床症状较为严重，因此我们通常建议在缓解期进行功能锻炼，包括骨盆的后倾训练、腰部回旋运动、"拱桥式"锻炼、"飞燕式"

锻炼等。此外，我们建议在进行功能锻炼时减少"两个50%"，即减小50%的运动强度和减少50%的运动时间。因为时间过长或者强度过高的运动不仅不利于病情的缓解，而且还可能导致疾病的加重与复发。

（二）药物治疗

1. 中药促进突出组织重吸收

我们的临床研究证实，益气活血通络的中药可以通过促进髓核周围新生血管化、激活免疫级联反应、动员多种炎性因子参与促进突出物的溶解吸收。我们研制的消髓化核汤经临床及实验研究证实，除了能有效缓解临床症状之外，还对巨大型与游离型腰椎间盘突出物的重吸收具有促进作用。因此，通过中医药的干预从而促进巨大/游离型腰椎间盘突出的重吸收，对于降低手术风险、减轻经济负担以及重新探讨非手术治疗原则无疑具有重要意义。消髓化核汤常用方及精简方组成如下：

消髓化核汤常用方：生炙黄芪各20 g、防己10 g、当归10 g、川芎15 g、白术10 g、地龙10 g、水蛭6 g、威灵仙10 g、木瓜10 g、白芥子6 g。

消髓化核汤精简方：炙黄芪60 g、当归20 g、地龙10 g、木瓜20 g、威灵仙30 g。

2. 减轻炎症反应，消除局部反应性水肿

局部炎症反应的化学刺激是导致巨大/游离型腰椎间盘突出症严重临床症状的一个重要方面。根袖处水肿不仅是引起剧烈根性痛的主要原因之一，而且易引起继发性蛛网膜粘连。此外，影像学上的巨大突出中也有组织水肿与血肿成分。因此通过药物治疗，设法使这些炎症反应、水肿尽快消退从而改善临床症状是非手术治疗的重点。

（1）口服非甾体抗炎药。

在腰椎间盘突出症的药物治疗中，非甾体类抗炎镇痛药物的使用是比较常见的，但是其使用

存在双刃剑效应。一方面，抗炎镇痛药物的使用能够及时且有效地缓解患者的临床症状；另一方面，抗炎镇痛药物可能会影响免疫级联反应及炎性细胞对突出组织的吞噬作用，从而可能阻碍重吸收的发生。因此，我们不建议腰椎间盘突出症患者常规使用抗炎镇痛药物。当然，对于临床症状很严重的患者，也可适当使用非甾体类抗炎镇痛药物。例如，美洛昔康7.5 mg，1次/日；塞来昔布200 mg，1次/日；醋氯芬酸肠溶胶囊0.1 g，1次/日。对伴有消化道疾病的患者注意用质子泵抑制剂等药物护胃。

（2）口服肌松药。

对腰椎间盘突出症患者不建议常规使用抗炎镇痛药物，但可以使用乙哌立松（50 mg，1次/日）等解除局部肌肉痉挛状态，从而部分缓解患者的临床症状。此外，还可选用氯唑沙宗等。

（3）口服脱水消肿药物。

可选用迈之灵片300 mg，2次/日；地奥司明片0.45 g，2次/日；草木樨流浸液片1 200 mg，3次/日。

3. 神经营养药物

巨大/游离型腰椎间盘突出患者在神经根受压或炎性刺激后发生损伤或功能障碍时，可使用神经营养药，如甲钴胺500 μg或呋喃硫胺片25～50 mg，3次/日，这样有助于减轻麻木等症状。此外还有腺苷钴胺、复合维生素B等。

4. 口服中药制剂

腰痛丸6 g，2次/日；内消片1.5 g，3次/日；祛风二号胶囊0.6 g，2次/日。这些药物均为苏州市中医医院院内制剂，有补肝肾、强筋骨、祛风除湿、散寒止痛、软坚散结、抑瘤消症等功效，可有效改善腰椎间盘突出症临床症状，可用于巨大/游离型腰椎间盘突出症的辅助治疗。

5. 静脉、肌注用药

绝大多数非手术治疗的巨大/游离型腰椎间盘突出症患者可采取门诊就诊及口服用药治疗，对于极少部分患者（包括症状严重、存在神经损害风险、复诊不便有住院治疗需求等）也可采取住院治疗。对于发作期症状严重的患者，在住院期间可予静脉及肌内注射用药。静脉用药：① 脱水消肿药物：甘露醇 100 mL，1 次/日；甘油果糖 250 mL，1 次/日。② 类固醇激素：地塞米松 5 mg，1 次/日。肌内注射用药：地佐辛 5 mg，临时肌注。

（三）理疗及针灸治疗

推拿按摩可使局部肌肉解痉，改善局部状态，促进血液循环，从而达到消除根部水肿的目的。但对于巨大/游离型腰椎间盘突出症，由于椎管内突出物占比较高，轻微的形变位移即有可能对硬膜囊及马尾神经造成挤压、损伤。因此，按摩手法必须轻柔，禁止重手法推拿、斜搬等。此外，理疗作用与局部按摩相似，各家医院均有不同的措施，可由理疗（康复）科医生选择。

针灸疗法是中医药治疗腰椎间盘突出症的一大特色，其疗效显著、副作用少，既可以单独使用，也可以作为中西医疗法的辅助治疗。有研究表明，针灸治疗可以通过改善局部神经根受压、调节炎症因子释放、调节免疫及神经递质、改善血供等来促进巨大/游离型腰椎间盘突出的重吸收，开拓了腰椎间盘突出症治疗的新思路。

第五节　消髓化核汤的组成、方解与研究

笔者总结了长期积累的临床经验，根据古方防己黄芪汤和补阳还五汤化裁成治疗腰椎间盘突出症的专方"消髓化核汤"，并提出黄芪、威灵仙、木瓜等为促进突出髓核重吸收的专药，尤其适用于巨大型与游离型腰椎间盘突出症。在辨病采用专方、专药论治的基础上，结合辨型、辨证、辨期论治，可改善临床症状，促进突出髓核的重吸收[1-2]。现介绍如下。

一、治法

益气利水，逐痰通络，消髓化核。

二、方药

1. 基础方

生炙黄芪各 20 g，防己 10 g，当归 10 g，川芎 15 g，白术 10 g，地龙 10 g，水蛭 6 g，威灵仙 10 g，木瓜 10 g，白芥子 6 g。

2. 精简方

为了便于临床实际运用及科研开发新药需要，我们设计出了消髓化核汤的精简方：炙黄芪 60 g，当归 20 g，地龙 10 g，木瓜 20 g，威灵仙 30 g。

三、方解

本方乃根据古方防己黄芪汤及补阳还五汤化裁而成。底方防己黄芪汤出自《金匮要略》，主要针对肺脾气虚、气不化津、水湿内停之证，为益气利水经方之代表。其路径与现代医学中的促进髓核吸收、减轻神经根水肿相一致。而补阳还五汤始载于清代医家王清任的《医林改错》，是王氏独创古今治疗气虚血瘀所致的半身不遂和痿证的

专方。此方将补气药与活血通络药配伍，振奋元气，鼓动血行，活血而不伤血，旨在消除麻木疼痛、肌肉无力等症状。

方中生炙黄芪补中益气，使气旺则血行，消瘀而不伤正，为君药，当重用；防己祛风除湿、利水消肿；当归活血化瘀通络，而不伤血；白芥子长于温化寒痰、利气散结，善驱皮里膜外之痰，共为臣药；而川芎为"血中之气药"，助当归活血祛瘀，并有行气止痛之效，此外川芎、当归为活血化瘀行气的经典药对，即《普济本事方》中的佛手散；白术健脾除湿、利水消肿，木瓜祛湿通络、柔肝转筋，同助防己利水。威灵仙在本方中的作用有二：其一，此药软坚、散结、消骨鲠，取象比类，对突出的髓核也具有"消融"作用；其二，其辛散走窜之性又可引诸药入络，具有一定的镇痛作用。水蛭、地龙助白芥子化痰散结通络，均为佐药。诸药合用，使外邪得除，水湿得行，痰瘀得消，气血运行通畅，通则不痛，诸症可愈。

四、随证加减

寒湿证　酌加桂枝、细辛、秦艽等，以散寒除湿。

湿热证　酌加连翘、薏苡仁、虎杖等，以清热利湿。

肝肾亏虚证　酌加淫羊藿（仙灵脾）、熟地、杜仲等，以补肝肾、强筋骨。

疼痛较甚者　可加制川草乌、制南星等，以行气、散结、止痛。

五、现代药理研究

全方通过多靶点的治疗，与近年来国内外腰椎间盘突出后重吸收的机制研究相吻合。君药黄芪可增强突出髓核组织吸引活性 T、B 淋巴细胞的作用，通过提高自身免疫效应，进而促进腰椎间盘突出后的重吸收[3]，神经功能的恢复需要依靠轴突的生长，而施旺细胞能调节多种促进轴突生长的营养因子的合成。以黄芪为君药的益气化瘀方剂同时能够促进施旺细胞增生及提高其再生功能，加快神经肌肉接合部的重建，缩短神经再生修复进程[4]。防己中的有效成分防己碱具有抗炎、利尿、消水肿作用，可减轻神经根水肿，消除因髓核周围水肿导致的影像学上突出物增大；当归多糖促进红细胞生成，刺激新生血管长入[5]；川芎中的有效成分川芎嗪可扩张血管，清除氧自由基[6]；白术健脾燥湿，也具有免疫调节和利尿消肿作用；地龙、水蛭有促进血小板聚集、抗凝、改善血液循环的作用[7]。威灵仙具有较强的镇痛作用[8]，并根据其散结、消鱼骨鲠功效推测其对突出的髓核也有一定溶解作用；而从木瓜中提取的木瓜凝乳蛋白酶早已被作为髓核溶解剂用于腰椎间盘突出症的微创治疗[9]；白芥子有刺激性，可刺激加快局部血液循环，改善血供，促进新生血管生成。

六、毒理试验

1. 实验方法

（1）预试验取 70 只小鼠，随机分成 7 组，每组 10 只，雌雄各半。在小鼠适应环境 2 d 并禁食 10 h（不禁水）后，分别一次性给予第 1～3 组动物灌胃上述不同浓度的"消髓化核汤"基础方；第 4～6 组灌胃不同浓度的"消髓化核汤"精简方；第 7 组给蒸馏水。给药后密切观察 48 h 内动物毒性反应及死亡情况，并连续观察 14 d。

（2）根据预试验结果，进一步摸索 LD50 剂量；或进行放大实验，进一步验证最大耐受量。

（3）对死亡动物及时进行尸检，如发现病变器官，做病理组织学检查。

2. 实验结果

"消髓化核汤"基础方大剂量组给药 10 min 后，部分小鼠出现活动减少、尾部血管发绀等中毒表现，1 h 后以上症状逐渐消失；中剂量组和小剂量组小鼠均未出现上述症状，行为、皮毛颜色、饮食及二便均正常。"消髓化核汤"精简方各剂量组动物均表现正常。处死动物后进行解剖，肉眼下未见脏器有明显异常。

由于"消髓化核汤"基础方和"消髓化核汤"精简方预试验均未出现动物死亡，且一日单次给药剂量已经达到最大，故正式实验只能在预试验的基础上进行放大实验，进一步验证最大耐受量。

正式实验结果与预试验相同，在最大给药剂量下也均未出现动物死亡。各组动物毒性反应与可能涉及的组织、器官或系统分别见表 2-5-1、表 2-5-2。

表 2-5-1 "消髓化核汤"基础方和"消髓化核汤"精简方急性毒性正式实验结果

组　别	动物数/只	剂量/($g \cdot kg^{-1}$)	死亡数/只
正常组	10	0	0
"消髓化核汤"基础方组	40	162.2	0
"消髓化核汤"精简方组	40	165.1	0

表 2-5-2 "消髓化核汤"基础方毒性反应可能涉及的组织、器官或系统的分析结果

毒性反应表现	可能涉及的组织、器官或系统
发绀	肺心功能不足、肺水肿
自发活动、运动减少	躯体运动、中枢神经系统

3. 结论

小鼠口服"消髓化核汤"基础方和"消髓化核汤"精简方在单次给药最大剂量下均未出现动物死亡现象。"消髓化核汤"基础方的最大耐受量为每千克体重 162.2 g 生药，相当于人临床给药量的 89.42 倍。"消髓化核汤"精简方的最大耐受量为每千克体重 165.1 g 生药，相当于人临床给药量的 82.55 倍。以上结果提示，"消髓化核汤"基础方和"消髓化核汤"精简方在目前临床用量下，病人口服是较为安全的。"消髓化核汤"基础方的急性毒性可能主要涉及呼吸系统和中枢神经系统。

4. 说明

我们分别进行了小鼠口服"消髓化核汤"基础方和"消髓化核汤"精简方的 24 h 内 2 次最大剂量给药试验（2 次间隔 10 h）。末次给药 15 min 后，小鼠陆续全部死亡。尸体解剖显示所有小鼠均表现为胃及肠道过分膨大，故小鼠的死亡不是药物的毒副作用所致，而是累积药物体积大大超过小鼠的承受能力所致。

参考文献

[1] 刘锦涛，俞鹏飞，李晓春，等. 姜宏教授治疗破裂型腰椎间盘突出症临床经验举隅 [J]. 中国中医骨伤科杂志，2010，18 (8)：57-58.

[2] 俞鹏飞，刘锦涛. 姜宏教授治疗破裂型腰椎间盘突出症经验 [J]. 湖南中医杂志，2010，26 (5)：48-49.

[3] 姜宏，刘锦涛，惠初华，等. 黄芪对破裂型椎间盘突出重吸收动物模型的影响 [J]. 中国骨伤，2009，22 (3)：205-207.

[4] 周重建，施杞，王拥军，等. 益气化瘀方对腰神经根压迫模型神经肌肉接合部施旺细胞的作用 [J]. 中国中医骨伤科杂志，2002，10 (6)：1-9.

[5] 胡晓琴，廖维靖，杨万同，等. 当归多糖对大鼠缺血性脑损伤后血管生成素表达的影响 [J]. 中国康复医学杂志，2006，21 (3)：204-206，230.

[6] 舒冰，周重建，马迎辉，等. 中药川芎中有效成分的药理作用研究进展 [J]. 中国药理学通报，2006，22 (9)：1043-1047.

[7] 刘秀艳. 地龙的药理研究 [J]. 辽宁中医杂志，2008，35 (1)：106-107.

[8] 杨少辉，乔志芬，侯玉义. 威灵仙及其制剂在骨伤科中的应用及研究进展 [J]. 中医正骨，2008，20 (12)：59-60.

[9] 金今，邱贵兴，王以朋，等. 经皮穿刺木瓜凝乳蛋白酶化学溶核术治疗腰椎间盘突出症 [J]. 中国脊柱脊髓杂志，1998，8 (4)：39-41.

中 篇

第三章
巨大型与游离型腰椎间盘突出症中西医结合治疗典型病例分析

总 论

（中西医结合治疗 409 例巨大/游离型腰椎间盘突出症临床总结）

近年来随着 MRI 的普及运用，巨大/游离型腰椎间盘突出症的发现率大大提高。脊柱外科医生对巨大/游离型腰椎间盘突出症多主张手术治疗，本书中我们收集的这些巨大/游离型腰椎间盘突出症病例，大多有绝对手术指征，但作者团队首选以中医药为主的保守治疗方法，结果大多数患者临床症状明显改善甚至治愈，并发生了突出椎间盘的重吸收。我们近年来在临床上发现，恰恰是巨大的、游离的椎间盘突出组织发生重吸收的概率高。其中，突出组织越大，髓核在椎管内游离得越远，越容易发生重吸收现象，这一特殊现象引起了我们的关注。

我们研究发现，突出椎间盘重吸收与否，在一定程度上是可以被预测的。如何处理一个有手术指征但预测又有可能发生重吸收的患者，并对其采用中医保守治疗方法，临床上非常棘手。对于巨大/游离型腰椎间盘突出症，临床转归预测判断甚为重要，要把握好非手术和手术适应证，既不可贻误治疗时机，又不可过度治疗。为此，我们对近 12 年来收治的一组首选保守治疗的巨大/游离型腰椎间盘突出症病例进行回顾性分析，并将其中发生重吸收现象的典型病例的随访资料与读者分享。

一、资料与方法

1. 研究对象

2008 年 1 月至 2020 年 1 月期间，苏州市中医医院骨伤科门诊与住院患者中首选非手术治疗的巨大/游离型腰椎间盘突出症病例共 409 例。

2. 巨大/游离型腰椎间盘突出症诊断标准

（1）符合腰椎间盘突出症的诊断标准[1]：不同程度的下肢根性痛，直腿抬高试验（straight leg raise test，SLRT）及 Lasegue 征（＋），伴或不伴下肢受累神经根节段相对应的肌力减退、感觉异常等。

（2）影像学表现符合巨大/游离型腰椎间盘突出（LDH）的定义：① 突出物超过或离开原椎间隙下移或上移，可与母盘狭颈相连或呈游离状，形成圆形或卵圆形孤立团块[2]；② 责任节段椎间盘突出率≥50％[3]或突出的椎间盘超过椎管矢状中线的 50％[4]。

3. 纳入标准

（1）符合巨大/游离型腰椎间盘突出症诊断标

准的门诊或住院患者。

（2）无马尾神经损伤表现，无进行性运动神经损伤症状与体征。

（3）愿意如实告知治疗期间出现的任何健康问题、服用的任何药物，并按要求定期来我院复诊。

（4）患者知情同意，愿意参与本项临床研究并同意提供准确的既往病史和当前病情信息，愿意按医嘱服用药物，并按要求完成随访。

（5）年龄 14～70 岁，男女不限。

（6）未参加其他医学研究。

4. 排除标准

（1）合并有重要器官的严重原发性疾病及精神病患者。

（2）孕妇或哺乳期妇女、备孕女性。

（3）治疗前接受过任何腰椎手术或椎管内注射治疗者。

（4）脊柱侧弯畸形、脊柱肿瘤、脊柱结核、炎症性疾病患者。

（5）严重的脊柱退变性疾病，如严重椎管狭窄、骨关节炎、椎间盘囊肿、软骨下囊肿、神经节囊肿等。

（6）其他影响预后的腰椎疾病，包括腰椎滑脱和峡部裂等。

（7）拒绝参与研究或被纳入研究后在任何时候改变主意退出研究者。

（8）存在马尾综合征表现或进行性运动神经损伤症状与体征者。

5. 中医辨证分型——辨证辨型辨期

（1）辨证方法。

根据国家中医药管理局颁布的《中医病证诊断疗效标准》[5]中腰椎间盘突出症的诊断依据、证候分类，分为 4 个证型进行论治：

① 血瘀证——腰腿痛如刺，痛有定处，日轻

夜重，腰部板硬，俯仰旋转受限，痛处拒按。舌质暗紫，或有瘀斑，脉弦紧或涩。

证机概要：外伤跌仆，瘀血阻滞，经脉痹阻，不通则痛。治法：行气活血，通络止痛。

② 寒湿证——腰腿冷痛重着，转侧不利，静卧痛不减，受寒及阴雨加重，肢体发凉。舌质淡，苔白或腻，脉沉紧或濡缓。

证机概要：外感寒湿，痹阻经络，气血不畅，经脉不利。治法：温经散寒，蠲痹止痛。

③ 湿热证——腰部疼痛，腿软无力，痛处伴有热感，遇热或雨天痛增，活动后痛减，恶热口渴，小便短赤。苔黄腻，脉濡数或弦数。

证机概要：外感湿热或寒湿久病从热化，致湿热壅遏，经气不畅，筋脉失舒。治法：清热利湿，除痹止痛。

④ 肝肾亏虚证——腰部酸痛，腿膝乏力，劳累更甚，卧则减轻。偏阳虚者面色白，手足不温，少气懒言，腰腿发凉，或有阳痿、早泄，妇女带下清稀，舌质淡，脉沉细。偏阴虚者，咽干口渴，面色潮红，倦怠乏力，心烦失眠，多梦或有遗精，妇女带下色黄味臭，舌红少苔，脉弦细数。

证机概要：素体肝肾不足，或久病及肾，肝肾阴虚，不能濡养腰脚，或肾阳不足，无以温煦筋脉。治法：偏阴虚者滋阴补肾，强筋壮骨；偏阳虚者温补肾阳，通痹止痛。

（2）辨型方法。

根据吴门医派络病理论，结合中医四诊和西医体格检查，分为痹证、痉证、痿证 3 个证型[6]：

① 痹证——腰部疼痛麻木牵及腿足，伴僵硬、活动不利，甚则卧床不能翻身，站立不能行走。偏寒湿者腰腿冷痛，阴雨天加重，舌质紫暗、苔白微腻，脉弦紧；偏湿热者腰腿痛伴有热感，遇热痛甚，口渴，舌质红、苔黄腻，脉濡数。

西医体格检查：腰部压痛（＋）、叩痛（＋）、单侧或双侧下肢放射痛（＋），腰部活动受限，直腿抬高 $30°\sim60°$，下肢感觉减退或痛觉过敏。

② 痉证——腰腿拘挛作痛，肌肉紧张；甚则疼痛拘急，由腰部引至腿足，不能活动。可伴有胸闷不适，腰痛连胁，目赤肿痛，头晕，血压升高等。舌质红、苔黄腻或白腻，脉弦。

西医体格检查：腰背强直、活动受限，腰部及下肢肌张力增高，直腿抬高 $<30°$，腱反射亢进，髌阵挛，踝阵挛等。

③ 痿证——腰肌无力、有空虚感；下肢麻木，行走无力，甚则半身不遂，半身无汗。可伴畏寒怕冷，纳食减少，耳鸣盗汗，腰膝酸软等。舌质淡、苔白，脉沉细或细弱。

西医体格检查：腰部活动后酸痛，下肢感觉减退、肌肉萎缩，蹰趾背伸及跖屈肌力减弱，腱反射消失。

痹证、痉证、痿证虽然临床特征分明，但并非一成不变，其时常兼杂合至。临床上时而三者并见，时而两两联合。若腰腿痛甚，下肢感觉减退或过敏且腱反射亢进，肌张力增高，则为痹证兼痉证；若下肢麻木并有肌力减退，则为痹证兼痿证；若腱反射亢进合并肌力减退，则为痉证兼痿证；若疼痛、麻木、肌张力增高、肌力减退并见，则为痹痉痿三证相夹杂。临床上，痹痉痿三证往往接踵而至，一般早期以痹证、痉证为主，病程发展到一定阶段可出现痿证，因此，先痹后痿、先痉后痿、先痹后痉后痿皆可发生。

（3）辨期方法。

本病的急性期和缓解期各有其特点，故在辨证、辨型的基础上，还应当注意辨期治疗。

① 急性期。急性期患者由于突出组织周围炎性反应强烈，或突出物周围水肿、神经根水肿，受压明显，常会出现腰腿疼痛剧烈，腰部活动明显受限，并可伴下肢肌力减退和皮肤感觉障碍。根据我们的临床观察，急性期一般持续 15 天以内。

② 缓解期。缓解期患者由于炎性反应减弱，组织水肿渐消，神经根受压情况可好转，症状趋于平稳。但由于神经根仍受突出髓核压迫或损伤后尚未恢复，患者可出现腰酸、下肢肌力感觉减退、麻木等神经损伤症状。15 天以后如无症状的反复，可认为是缓解期。

③ 恢复期。恢复期患者症状基本消失，应加强相关功能锻炼，巩固疗效，促进肢体功能康复。医生应为恢复期患者提供严格正规的运动治疗指导，使患者掌握正确的功能锻炼方法。

6. 治疗方法

（1）常用经验协定方。

① 吸收 1 号方（"消髓化核汤"常用方）。

组成药物：生炙黄芪各 20 g、防己 10 g、当归 10 g、川芎 15 g、白术 10 g、地龙 10 g、水蛭 6 g、威灵仙 10 g、木瓜 10 g、白芥子 6 g。

② 吸收 2 号方（"消髓化核汤"精简方）。

组成药物：炙黄芪 60 g、当归 20 g、地龙 10 g、木瓜 20 g、威灵仙 30 g。

小鼠口服"消髓化核汤"基础方和"消髓化核汤"精简方在单次给药最大剂量下均未出现死亡现象（表 3-1）。"消髓化核汤"基础方的最大耐受量为每千克体重 162.2 g 生药，相当于人临床给药量的 89.42 倍。"消髓化核汤"精简方的最大耐受量为每千克体重 165.1 g 生药，相当于人临床给药量的 82.55 倍。以上结果提示，"消髓化核汤"基础方和"消髓化核汤"精简方在目前临床用量下，病人口服是较为安全的。

表 3-1 "消髓化核汤"常用方和"消髓化核汤"
精简方急性毒性试验结果[2]

组　别	动物数/只	剂量/(g·kg⁻¹)	死亡数/只
正常组	10	0	0
"消髓化核汤"基础方组	40	162.2	0
"消髓化核汤"精简方组	40	165.1	0

③ 吸收 3 号方（消脱汤）。

组成药物：炙黄芪 30 g、防己 10 g、当归 10 g、木瓜 10 g、制川乌 10 g、制南星 20 g、肿节风 30 g、秦皮 10 g。

④ 腰突康 1 号方。

组成药物：炙黄芪 30 g、丹参 20 g、青风藤 30 g、鸡血藤 30 g、钩藤 30 g。

⑤ 腰突康 2 号方（乌星止痛汤）。

组成药物：制川乌 10 g、制南星 30 g、细辛 3 g、甘草 10 g、延胡索 10 g。

⑥ 腰痛丸。

组成药物：狗脊 10 g、细辛 3 g、威灵仙 10 g、肉桂 6 g、红花 10 g、秦艽 10 g、小茴香 6 g、桑寄生 10 g、木瓜 10 g、五加皮 10 g、延胡索 10 g、制草乌 3 g、怀牛膝 10 g、刘寄奴 10 g、制川乌 3 g。

⑦ 内消片。

组成药物：炙甲片 3 g、斑蝥 3 g、蜈蚣 6 g、地龙 10 g、制僵蚕 6 g、糯米 20 g、砂糖 20 g。

（2）古代名方临证加减运用。

① 独活寄生汤或三痹汤加减。

Ⅰ．独活寄生汤加减组成药物：独活 10 g、桑寄生 10 g、当归 10 g、盐杜仲 10 g、生地黄 10 g、川牛膝 10 g、秦艽 10 g、炒白芍 10 g、太子参 10 g、防风 10 g、桂枝 6 g、细辛 3 g、川芎 6 g、茯苓 10 g、生甘草 6 g。

Ⅱ．三痹汤加减组成药物：独活 10 g、当归 10 g、盐杜仲 10 g、生地黄 10 g、川牛膝 10 g、秦

艽 10 g、炒白芍 10 g、党参 10 g、防风 10 g、桂枝 6 g、细辛 3 g、川芎 6 g、茯苓 10 g、炙黄芪 30 g、续断 10 g。

② 八珍汤合小活络丹加减。

组成药物：党参 10 g、炒白术 10 g、茯苓 10 g、生甘草 6 g、当归 10 g、川芎 10 g、生地黄 10 g、炒白芍 10 g、制川乌 6 g、乳香 6 g、没药 6 g、制地龙 10 g、胆南星 10 g。

③ 圣愈汤合香砂六君子汤加减。

组成药物：春柴胡 6 g、生黄芪 30 g、党参 10 g、生地黄 10 g、当归 10 g、川芎 6 g、炒白芍 20 g、青木香 6 g、砂仁 3 g、茯苓 15 g、炒白术 10 g、生甘草 6 g。

④ 身痛逐瘀汤合金铃子散加减。

组成药物：桃仁 10 g、红花 10 g、当归 10 g、川芎 6 g、地龙 10 g、川牛膝 10 g、羌活 10 g、没药 6 g、五灵脂 10 g、醋香附 10 g、秦艽 10 g、生甘草 6 g、炒川楝子 10 g、醋延胡索 10 g。

⑤ 四七汤合失笑散、柴胡疏肝散加减。

Ⅰ．四七汤合失笑散组成药物：姜半夏 10 g、姜厚朴 10 g、茯苓 10 g、苏梗 10 g、干姜 3 g、五灵脂 6 g、蒲黄 6 g。

Ⅱ．四七汤合柴胡疏肝散加减组成药物：姜半夏 10 g、姜厚朴 10 g、茯苓 10 g、苏梗 10 g、干姜 3 g、春柴胡 6 g、炒白芍 10 g、川芎 6 g、麸炒枳壳 10 g、陈皮 6 g、生甘草 6 g、制香附 10 g。

⑥ 廓清饮合桃红四物汤加减。

组成药物：麸炒枳壳 10 g、姜厚朴 6 g、大腹皮 10 g、白芥子 6 g、茯苓 10 g、麸炒泽泻 10 g、陈皮 6 g、炒莱菔子 10 g、熟地黄 10 g、炒白芍 10 g、当归 10 g、川芎 6 g、桃仁 10 g、红花 10 g。

⑦ 枳壳甘草汤合二至丸加减。

组成药物：麸炒枳壳 10 g、甘草 6 g、当归 10 g、

丹参10 g、醋三棱 10 g、醋莪术 10 g、制黑白丑（牵牛子）各 6 g、酒女贞子 10 g、墨旱莲 10 g。

（3）辅助用药。

① 口服非甾体抗炎药：一般不用或仅用 1～2 周。可选用美洛昔康 0.75 g/醋氯芬酸钠 0.1 g，1 次/日，或塞来昔布 200 mg，2 次/日。

② 脱水消肿药物：迈之灵片 300 mg，2 次/日，2～3 周。

③ 肌松剂：乙哌立松片 50 mg，2 次/日，1～2 周。

④ 神经营养剂：甲钴胺片 500 μg 或呋喃硫胺片 50 mg，3 次/日，4～12 周。

（4）手术指征及手术方式。

① 手术指征：非手术治疗 3～6 个月无效；治疗期间出现症状或/及体征进行性加重；出现马尾神经受压症状。

② 手术方式：根据患者病情及腰椎退变情况，选用经皮椎间孔镜下髓核摘除术、椎板开窗减压髓核摘除术减压或植骨融合内固定术。

（5）不良反应及应急处理。

本书中所采用中西医结合治疗方法已有多年临床应用经验，临床实践证明其有较高的安全性，在治疗中有小部分患者可能出现药物过敏、胃肠道反应或病情突然加重需要手术的情况，我们在治疗中制定相应的应对处理措施给予患者安全保障。

① 过敏反应。有小部分患者服用中药后会出现轻度腹泻、红疹等症状。对于初次服用中药后出现轻度腹泻的患者，我们建议患者分次、小剂量服用中药，大部分患者 3 天后症状可缓解。如果症状未缓解，可请消化科协助诊治。对于服药后出现红疹的患者，应予以停药，并请皮肤科协助诊治。

② 胃肠道反应。患者服药后若出现胃部不适，应立即停药，给予胃黏膜保护剂，并在 24 小时内通知临床医生。如果患者胃部不适不能缓解，应请消化科协助治疗。

③ 肝肾功能损伤。"消髓化核汤"基础方和"消髓化核汤"精简方的小鼠急性毒理试验显示，在目前临床用量下，病人口服是安全的。但随着用药时间的增加及药效的累积，可能存在肝肾功能损伤风险。目前临床上尚未出现有因服用"消髓化核汤"而出现肝肾功能损伤的病例，但随着样本量的增加及随访时间的延长，不排除后期出现肝肾功能损伤可能。

④ 病情突然加重。巨大型腰椎间盘突出症患者如果出现进行性下肢肌力下降或者马鞍区皮肤感觉减退、马尾神经损伤症状等，可随时与医生联系。对出现严重马尾神经损伤者，可保证在 12 小时内予以手术治疗。

7. 影像学观察指标

（1）突出率与吸收率（图 3-1）。由于部分患者 MRI 资料仅保存了突出物最大层面图像，无法准确采集突出物体积，故采用富田庄司法计算突出率[7]：设上位椎体后缘的中点到椎管后壁长度为 a（椎管直径），突出物最高点到椎管后壁距离为 b，突出率＝［$(a-b)/a$］×100％，吸收率为治疗前后突出率的差与治疗前突出率的比值。

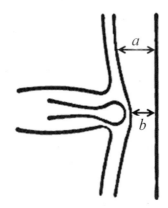
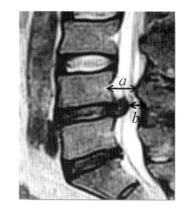

a：上位椎体后缘的中点到椎管后壁长度（椎管直径）；*b*：突出物最高点到椎管后壁距离，突出率＝〔（*a*－*b*）/*a*〕×100%

图 3-1　富田法 MRI 测量突出率

（2）突出物最大层面面积（图 3-2、图 3-3）。在突出物最大层面的 MRI 轴位图像上，于椎管前壁、椎间盘后方作一条基准线 *L*，描计出突出物面积 *a*，椎管面积 *b*，使用院内影像系统多边形测量工具直接描计出椎管最大层面面积及突出物最大层面面积，突出物占椎管最大层面面积比值＝*a*/*b*。

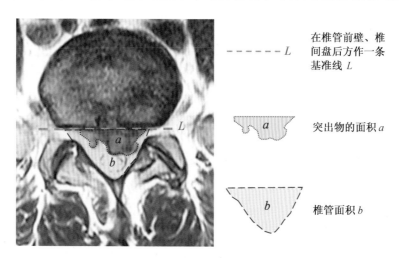

图 3-2　突出物最大层面面积占相应椎管面积百分比计算示意图

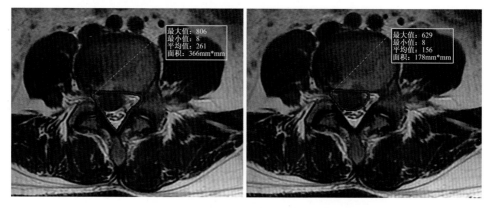

图 3-3　轴位突出物最大层面面积与椎管面积描计方法

（3）Komori 改良分型[8]。① 1 型：后方黑线完整；② 2 型：后方黑线连续性中断；③ 3 型：突出的椎间盘超过了母盘的高度（图 3-4）。

（4）MSU 分区分型[9]。在轴位、冠状位上分别将椎管三等分和四等分，根据突出物入侵最远的区域，确定其分区及类型（图 3-5）。

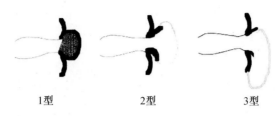

1型　　　　　2型　　　　　3型

图 3-4　Komori 改良分型

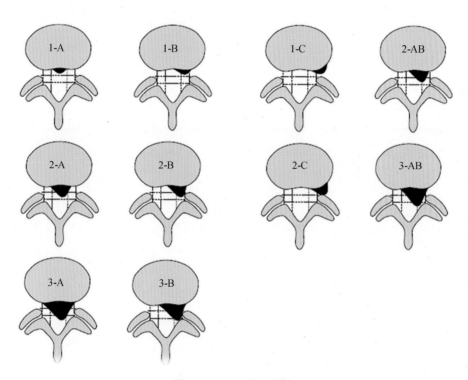

图 3-5　MSU 分区分型

（5）椎管形态：根据椎管管径、关节突增生、小关节突间距、椎弓根间距等情况不同将椎管形态分为椭圆型、三角型和三叶型 3 类（图 3-6）。

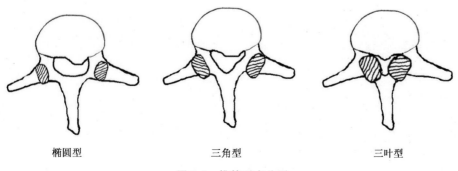

椭圆型　　　　　三角型　　　　　三叶型

图 3-6　椎管形态分型

（6）Iwabuchi 位移。Iwabuchi 等[10] 以椎体高度 1/4 为界，将突出物的位移分为有位移和无位移两类（图 3-7）。以椎体高度的 1/4 为界，突出物超过椎体高度的 1/4 称为有位移，即 Iwabuchi 位移（＋）；而未超过 1/4 者则为无位移，即 Iwabuchi 位移（－）。

（7）Iwabuchi 分型。根据 MRI 平扫图像上突出物的不同信号特点，在 T1 加权像上将突出髓核与相同节段椎间盘内髓核信号强度进行比较，在 T2 加权像上则将突出髓核与相同节段椎间盘内纤维环信号强度进行比较，根据比较结果分为 5 型（图 3-8，表 3-2）。

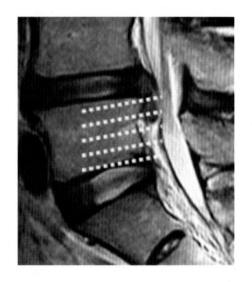

图 3-7　Iwabuchi 突出物位移

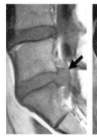 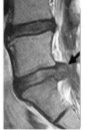 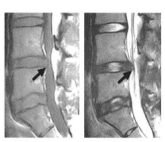 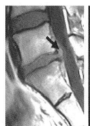 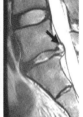

1 型　（T1 等信号、T2 高信号）　　　2 型　（T1 等信号、T2 等信号）　　　3 型　（T1 高信号、T2 高信号）

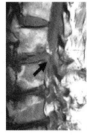 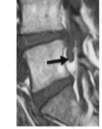 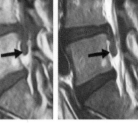

4 型　（T1 高信号、T2 等信号）　　　5 型　（T1 低信号、T2 等信号）

图 3-8　Iwabuchi MRI 突出物信号强度分型

表 3-2　Iwabuchi 分型及临床意义

分型	T1 加权	T2 加权	突出物成分	重吸收可能性
1 型	等信号	高信号	大部分是髓核	大
2 型	等信号	等信号	大部分是纤维环	小
3 型	高信号	高信号	发生黏液样变	小
4 型	高信号	等信号	肉芽组织增生	小
5 型	低信号	等信号	部分是纤维环	较大

（8）增强 MRI 图像上突出物的边缘强化（牛眼征）[11]。游离椎间盘至硬膜外间隙可引起自身免疫反应，导致炎性反应的发生，周围形成肉芽组织，表现为环形强化，中心游离椎间盘无强化，称为"牛眼征"（图 3-9）。

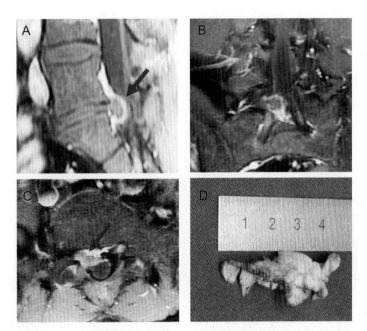

图 3-9 在矢状位（A）、冠状位（B）、轴位（C）突出物周围有环形增强信号（牛眼征），
从手术中取出的髓核（D）中可见新生血管长入

（9）巨大/游离型腰椎间盘突出 MRI 增强高信号区分型。选取增强 MRI 图像 T1 加权横断面上突出物最大的层面，根据突出物周围环形增强高信号区的多少将其分为Ⅰ、Ⅱ、Ⅲ 3 型（图 3-10）。

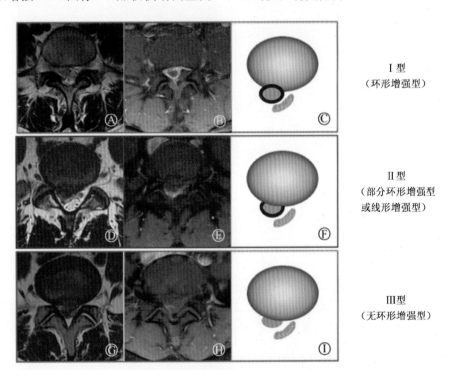

Ⅰ型
（环形增强型）

Ⅱ型
（部分环形增强型
或线形增强型）

Ⅲ型
（无环形增强型）

A、D、G 为 MRI 平扫 T2 加权横断面突出物最大层面，B、E、H 为同层次 MRI 增强 T1 加权横断面突出物最大层面，C、F、I 为示意图。

Ⅰ型（环形增强型）呈完整的"牛眼征"，即环形增强区域包围整个突出髓核（A、B、C）；Ⅱ型（部分环形增强型或线形增强型）环形增强区域部分包围突出髓核，或呈线形（D、E、F）；Ⅲ型（无环形增强型）突出髓核周围无明显环形增强（G、H、I）。

图 3-10 突出物环形增强高信号区分型

（10）相邻椎体的 Modic 改变[12]。Ⅰ型信号改变区域为 T1 加权低信号、T2 加权高信号；Ⅱ型信号改变区域为 T1 加权高信号、T2 加权为等信号或轻度高信号；Ⅲ型信号改变区域为 T1 和 T2 加权均呈低信号（图 3-11）。

（11）巨大/游离型腰椎间盘突出的 MRI 分型。

根据巨大/游离型腰椎间盘突出症的临床表现、影像学表现及手术所见，将巨大/游离型腰椎间盘突出症分为大块型（图 3-12）、碎块型（图 3-13）、部分破裂型（图 3-14）和硬膜囊内型四型（图 3-15）[13]。主要根据患者的临床表现、影像学检查提示纤维环破裂髓核直接突入椎管内压迫马尾神经和神经根以及术中所见进行分型，有时单凭影像学表现难以完全区分。

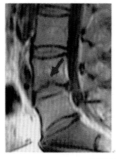 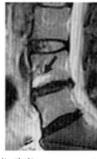 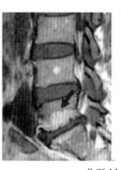 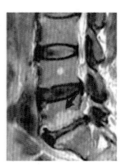

Ⅰ型 Modic 改变
（T1 加权低信号、T2 加权高信号）

Ⅱ型 Modic 改变
（T1 加权高信号、T2 加权高信号）

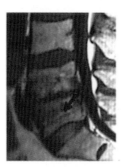 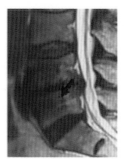

Ⅲ型 Modic 改变
（T1 加权低信号、T2 加权低信号）

图 3-11　Modic 改变分型

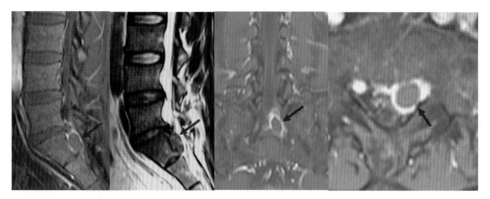

　　L5/S1 椎间盘髓核突破纤维环，后纵韧带连续性中断，整块突出物游离在椎管内，椎管前后径变窄，突出物下缘达 S1/S2 水平，相应水平硬膜囊受压，增强扫描显示突出物边缘呈环形线样强化，强化信号厚度约 1.0 mm，横断位椎管内偏左侧见面积约 1.8 cm² 的团块状异常信号，约占椎管面积的 45.2%，L5/S1 左侧神经根受压。

图 3-12　大块型腰椎间盘突出症

①大块型：整块椎间盘突出组织由纤维环裂口被挤入椎管内直接压迫神经根或马尾神经。

②碎块型：突出的椎间盘组织在椎管内呈数个大小不等的块状游离体压迫神经根或马尾神经。

③部分破裂型：椎间盘突出组织部分突破纤维环进入椎管，压迫一侧硬膜囊及神经根，临床

上较常见。

④硬膜囊内型。1942年Dandy[14]首先对硬膜囊内型椎间盘突出进行了描述：髓核突破后纵韧带进入硬膜囊内直接压迫马尾神经，临床上极少见。本书中的硬膜囊内型腰椎间盘突出症主要根据手术确诊病例的影像学特征进行类比分型。

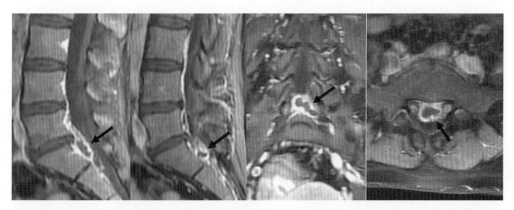

L5/S1椎间盘向后突出，突出髓核突破纤维环游离至椎管内，突出组织在椎管内分裂为数个块状游离体。增强扫描见数个分裂的游离体周围环形强化，厚度约0.9 mm。横断位椎管内见面积约1.9 cm²的团块状异常信号，约占椎管面积的41.6%。突出物压迫硬膜囊，相应神经根未明显受压。

图3-13 碎块型腰椎间盘突出症

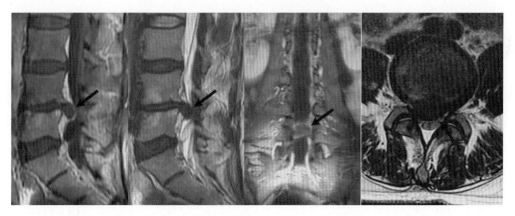

L4/L5椎间隙变窄，椎间盘向后突出，纤维环破裂，后纵韧带连续性中断，髓核脱出但未见游离，突出的椎间盘边缘信号部分强化。横断位见突出物面积约2.0 cm²的团块状异常信号，占椎管面积的51.6%，局部侧隐窝及椎管略变窄，硬膜囊与L4/L5水平神经根受压。

图3-14 部分破裂型腰椎间盘突出症

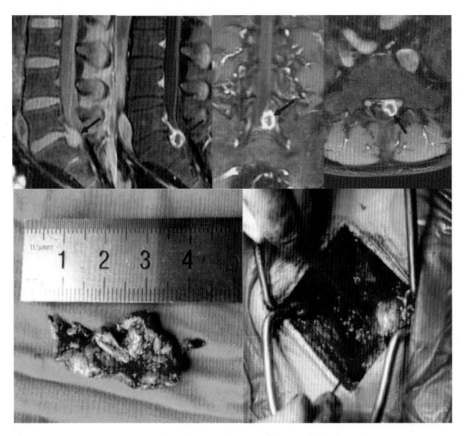

　　L5/S1 椎间盘向后突出，髓核突破纤维环游离脱入椎管内。增强扫描见脱出椎间盘突出物周围明显环形强化，强化信号边缘厚度约 1.5 mm，横断位见突出物面积约 1.6 cm² 的团块状异常信号，占椎管体积的 37.1%，突出物压迫左侧神经根。术中见大块髓核突破纤维环到达椎管内，脱出髓核大部分进入相应水平硬膜囊内，取出大块突出物体积约 4 cm×0.4 cm×1.0 cm。

图 3-15　硬膜囊内型腰椎间盘突出症

8. 临床观察指标

（1）JOA 评分[15]（表 3-3）：满分为 29 分，JOA 改善率＝[（治疗后评分－治疗前评分）/（29 分－治疗前评分）]×100%。

（2）直腿抬高试验角度：患者双下肢伸直仰卧，检查者一手扶住患者膝部使其膝关节伸直，另一手握住踝部并徐徐将之抬高，直至患者产生下肢放射痛为止，记录下此时下肢与床面的角度，即为直腿抬高角度。在此基础上可以进行直腿抬高加强试验，即检查者将患者下肢抬高到最大限度后，放下约 10°，在患者不注意时，突然将足背屈，能引起下肢放射痛即为阳性。

（3）指地距：患者直立，弯腰伸臂，测指尖与地面之间的距离。

表 3-3　**JOA 评分**

下腰痛 JOA 评分系列（29 分）				编号：			
项　目			评分	治疗前	复查 1	复查 2	复查 3
主观症状（最高 9 分）							
下腰痛							
无			3				
偶尔轻微疼痛			2				
经常轻微疼痛或偶尔严重疼痛			1				
经常或持续性严重疼痛			0				
腰痛和（或）麻刺感							
无			3				
偶尔轻微症状			2				
经常轻微疼痛或偶尔严重症状			1				
经常或持续性严重症状			0				
步态							
正常			3				
尽管能引起疼痛、麻刺感，但仍能步行超过 500 m			2				
由于疼痛、麻刺感和（或）肌肉无力行走不能超过 500 m			1				
由于疼痛、麻刺感和（或）肌肉无力行走不能超过 100 m			0				
临床体征（最高 6 分）							
直腿抬高试验（包括腘绳肌）							
正常			2				
30°～70°			1				
小于 30°			0				
感觉障碍							
无			2				
轻微			1				
明显			0				
肌力下降（MRC 分级）							
正常（5）			2				
轻微无力（4）			1				
明显无力（3—0）			0				
日常活动（最高 14 分）							
受限制	严重	中度	无				
卧位侧转身	0	1	2				
站立	0	1	2				
洗衣服	0	1	2				
向前俯身	0	1	2				
坐（约 1 小时）	0	1	2				
举或手持重物	0	1	2				
步行	0	1	2				

续表

项　　目	评分	治疗前	复查1	复查2	复查3
膀胱功能（−6分）					
正常	0				
轻度排尿困难	−3				
严重排尿困难（尿失禁、尿潴留）	−6				
总分（29分）					

9. 鉴别诊断

巨大型腰椎间盘突出症是导致腰背痛及腿痛的主要疾病。由于以腰腿痛为主的疾病种类繁多，因此腰椎间盘突出症的鉴别诊断也非常复杂。临床上出现腰腿痛症状时需要与其他可引起类似症状的疾病相鉴别。

（1）急性腰扭伤。

急性腰扭伤俗称"闪腰"，为腰部软组织包括肌肉、韧带、筋膜、关节、突关节的急性扭伤。急性腰扭伤多见于青壮年，主要原因为肢体超限度负重、姿势不正确、动作不协调、突然失足、猛烈提物、活动时没有准备、活动范围过大等。一旦出现腰扭伤，患者腰部僵直，弯曲与旋转陷入困境，疼痛剧烈且波及范围大，肌肉痉挛、咳嗽或打喷嚏会使疼痛加重，难以行走，有的患者需家属搀扶或抬至附近医院急诊。X线检查可见脊柱变直或有保护性侧凸。一般情况下患者无下肢放射痛，直腿抬高试验阴性，无下肢神经系统症状。

（2）腰椎管狭窄症。

腰椎管狭窄症是导致腰痛及腿痛的常见病症之一，主要表现为间歇性跛行，疼痛主要出现在腰臀部，包括大腿后、小腿外、足底、足背等。开始走路的时候不疼，之后逐渐加重，休息以后缓解，再走再疼。可表现为疼痛、麻木和胀痛。而骑自行车时不疼，因为骑车的时候椎管相对宽

敞，神经根缺血反而有所改善。

腰椎管狭窄目前主要有两种认识：一种认为主要为发育性因素，即椎管先天性狭窄（先天型）[16]；另一种认为本症系先天性狭窄的基础上，后天腰椎退变增生，导致椎管容量进一步减小，压迫其中的神经根及马尾产生病症（获得型）[17]。目前临床上大多赞同后一种观点。Arnoldi 等[18]又将获得性腰椎管狭窄分为两类：中心性腰椎管狭窄和周围性腰椎管狭窄，后者包括侧隐窝狭窄及椎间孔狭窄两类。中心性腰椎管狭窄的临床征象与中央型腰椎间盘突出症类似。周围性腰椎管狭窄与后外侧型腰椎间盘突出症类似。

（3）梨状肌综合征。

梨状肌起于 S2～S4 椎体前面，分布于小骨盆的内面，经坐骨大孔入臀部，止于股骨大粗隆。此肌因急、慢性损伤，或加上解剖变异，易发生损伤性炎性改变，刺激或压迫神经，引起腰腿痛，称为梨状肌综合征。

临床表现与损伤程度有关。轻者臀部酸胀、发沉，自觉患肢稍短，轻度跛行，大腿后外侧及小腿外侧有放射性疼痛，有时仅表现小腿后侧疼痛；重者臀部疼痛且大腿后外侧和小腿放射性疼痛、麻木，跛行明显，少数患者感阴部不适或阴囊有抽痛。严重者双下肢不敢伸直，臀、腿疼痛剧烈，伸直咳嗽时双下肢放射痛。日久患肢肌肉萎缩，大腿后外侧麻木。触诊时，梨状肌体表投

影区有明显的深在性压痛，臀中部可触及肿硬隆起的梨状肌。梨状肌张力实验阳性，即患者仰卧位将患肢伸直并内收、内旋时局部及坐骨神经放射性疼痛加剧，再迅速将患肢外展、外旋，疼痛缓解。患肢内旋抗阻实验阳性。用利多卡因局部封闭后若疼痛缓解或消失，则可进一步诊断为梨状肌损伤。有些患者可有神经分布区域感觉迟钝，个别患者可有生理反射异常。直腿抬高试验60°以内疼痛显著为阳性，因为损伤的梨状肌被拉长紧张，加强了与周围神经的病理关系。若抬高超过60°，则损伤的梨状肌不再被拉长，疼痛反而减轻。根据此体征，可与根性坐骨神经痛相鉴别。

（4）强直性脊柱炎。

强直性脊柱炎（AS）是一种慢性炎性疾病。病人多为男性青壮年，男女患病人数比例为10∶1，年龄为15～30岁，30岁以后很少发病[19]。主要侵犯骶髂关节、脊柱骨突、脊柱旁软组织及外周关节，并可伴发关节外表现。临床主要表现为腰、背、颈、臀、髋部疼痛以及关节肿痛，严重者可发生脊柱畸形和关节强直。遗传基因和环境因素在本病的发病中发挥作用。已证实AS的发病和HLA-B27密切相关，并有明显的家族聚集倾向。我国AS患者的HLA-B27的阳性率为90％左右。本病起病隐袭。患者逐渐出现臀髋部或腰背部疼痛和/或发僵，尤以久卧夜间或久坐时明显，翻身困难，晨起或久坐起立时腰部发僵明显，但活动后减轻。有的患者感臀髋部剧痛，偶有向周边放射。疾病早期疼痛多见于一侧，呈间断性，数月后疼痛多见于双侧，呈持续性。随病情进展，病变由骶髂关节向腰椎、胸颈椎发展，出现相应部位疼痛、活动受限或脊柱畸形。本病早期X线表现多无明显改变，做髋关节CT或MRI检查有助于早期明确诊断。

（5）腰椎滑脱。

腰椎滑脱又分为假性滑脱、真性滑脱两类。所谓假性滑脱，又称为退行性腰椎滑脱症，主要因为椎间盘退变，椎间隙变窄，关节突关节负荷加重和关节囊松弛，小关节突相互制约能力减弱，致使椎体前后移位[20]。真性滑脱是由于先天性发育不良、创伤、劳损等原因造成椎弓根崩裂而发生的上位椎体与下位椎体部分或全部滑移，临床表现为腰骶部疼痛、坐骨神经受累、间歇性跛行等[21]。

（6）腰椎肿瘤。

腰椎肿瘤也可引起腰痛，肿瘤刺激神经根也可产生放射痛。但腰椎肿瘤疼痛的特点是夜间痛，患者往往夜间疼痛加重，这与腰椎间盘突出症的白天重、夜间轻表现正好相反；疼痛特点是活动时轻、休息时重。腰椎肿瘤患者的平片或者CT片上可见椎体的破坏。椎间盘突出症合并血液系统疾病也会出现腰痛，并产生放射痛，且同时有贫血、乏力等其他表现。

（7）腰椎结核。

腰椎结核同样表现为腰痛，呈现良性特点。腰椎结核是一种慢性炎症性的消耗性疾病。腰痛的特点是白天重、夜间轻，休息时轻、活动后加重。但结核患者可以有结核中毒的症状，如低热、盗汗、无力等。患者往往有结核病史。腰椎的正侧位X线摄片检查可发现椎间隙的狭窄和消失。CT片上可发现骨质破坏；磁共振检查可以明确神经受压范围和炎症的范围。CT显示除了有椎体破坏外，有时还有巨大的腰大肌脓肿，这是结核的特征性表现。对不典型的结核，除了CT、MRI检查外，还需结合ESR、CRP及T-SPOT试验加以鉴别。

（8）股骨头坏死。

股骨头坏死患者容易出现下肢痛，下肢痛往往集中在髋关节，有时候还可有膝关节症状。查体时，腰部往往症状不明显，但髋关节刺激征阳性，下肢多无麻木症状。腰椎、髋部 X 线摄片有助于鉴别诊断。

临床上对于单纯的股骨头坏死和腰椎间盘突出的鉴别并不太难，但应注意股骨头坏死合并椎间盘突出的情况。将股骨头坏死误诊为椎间盘突出，这种情况并非少见。临床上椎间盘突出合并骨性关节炎多见于老年人，既有髋关节症状，又有腰椎症状，拍骨盆正位 X 线片有助于跟股骨头坏死进行鉴别。对于腰椎间盘突出的患者，我们在查体的时候要常规检查髋关节刺激征，注意区别是关节症状还是神经根症状，以及主要疼痛的部位。小腿外侧麻木多半是腰椎间盘突出的症状。拍骨盆正位片对于鉴别诊断股骨头坏死或骨性关节炎有至关重要的意义。

（9）内脏疾病。

内脏源性疾病也可以导致腰背痛。这只是一种牵扯痛，而腰背部并不是病变的主要部位。其特点是疼痛部位弥漫，部位不清楚，痛无定处，患者不能指出疼痛的具体部位，局部无压痛，无叩击痛。

临床上引起腰背痛的内脏源性疾病男性常见的是前列腺炎，女性常见的有附件炎、盆腔炎、宫颈炎等。这些疾病引起的腰骶痛、腰背痛疼痛范围比较弥漫。前列腺腰背痛的特点是腰骶部和会阴部酸胀不适，但是腰椎活动不受限，没有压痛点，与性活动有关。女性附件炎引起的腰背痛特点是痛无定处、疼痛不甚，以隐痛、胀痛为主，与月经有关。患者来月经以后可能疼痛加重，受凉以后疼痛加重；下腹部往往有深压痛；经询问病史发现患者可能有白带异常。对既有腰椎间盘突出又合并内脏疾病者，应先治疗内脏疾病。

（10）带状疱疹。

带状疱疹具有嗜神经性，容易引起沿着神经支配区的剧烈疼痛。医生在检查病人的时候，病人通常未脱衣服，医生看不见疱疹，容易按椎间盘突出来处理，导致误诊。有时病人在疼的时候，还没有出现疱疹，因而往往被忽略。所以我们一定要提高警惕，要考虑有没有带状疱疹。

10. 随访

主要通过门诊复查或出诊居住地等随访方式进行随访，并设计了巨大/游离型腰椎间盘突出症的登记随访表（表3-4），记录 JOA 评分结果、直腿抬高试验结果、指地距测量结量，或者进行 MRI 复查。

表 3-4　登记随访表

时间点	研究时间																
	登记时间/月	治疗时间/月				随访时间/年											
	−1～0	0～3	3～6	6～9	9～12	1	2	3	4	5	6	7	8	9	10	11	12
信息登记：																	
筛选	×																
知情同意	×																
治疗方案：																	
卧床或腰围		×															
中医药治疗		×	×														
消炎止痛药		×															

续表

时间点	研究时间																	
	登记时间/月	治疗时间/月				随访时间/年												
	−1～0	0～3	3～6	6～9	9～12	1	2	3	4	5	6	7	8	9	10	11	12
评价指标：																		
JOA 评分		×	×	×	×	×	×	×										
突出率		×		×		×		×										
Komori 分型		×																
平扫 MRI																		
增强 MRI		×		×		×	×											
不利因素：																		
马尾综合征																		
手术																		

注："×"代表相应信息已进行登记。

二、结果

1. 一般资料

409 例研究病例均获得 1～12 年随访并且资料完整，平均随访时间（3.56±2.81）年。其中，男 245 例（59.90%），女 164 例（40.10%）（图 3-16）。年龄 14～74 岁，平均（33.18±15.12）岁。突出节段：L2/L3 突出 4 例（0.98%），L3/L4 突出 16 例（3.91%），L4/L5 突出 164 例（40.10%），L5/S1 突出 225 例（55.01%）（图 3-17）。病程 1 天～10 年，平均（13.85±25.46）个月，其中病程 1 年以内者 269 例（65.77%），1 年以上者 140 例（34.23%）。复查 MRI 次数 0～10 次，平均 MRI 复查次数（1.94±2.98）次。初次行增强 MRI 检查者共 130 例（31.78%），其中"牛眼征"阳性 87 例（21.27%），"牛眼征"阴性 43 例（10.51%）。

2. 保守疗效及手术情况

409 例患者治疗或随访期间内，有 11 例出现马鞍区皮肤感觉麻木，有马尾神经损伤症状，发生率 2.69%；最终有 89 例患者采取手术治疗，手术率 21.76%；其余 320 例均经非手术治疗缓解或治愈，320 例患者治疗前 JOA 评分为（10.22±3.84）分，治疗后 JOA 评分（24.88±5.69）分，

性别

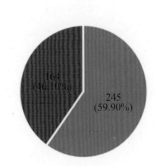

■ 男　■ 女

图 3-16　患者性别分布情况

突出节段分布情况

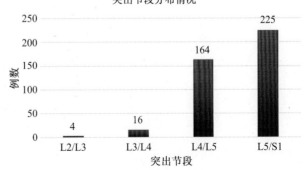

图 3-17　椎间盘突出节段分布情况

JOA 改善率为（74.34±18.92）％。

3. 突出物发生重吸收情况

320 例接受非手术治疗的患者中，治疗前后突出率及突出物最大层面面积占椎管面积百分比如表 3-5 所示。为了便于观察统计，我们定义吸收率（resorption rate，RR）≥50％者为明显吸收，RR 介于 30％与 50％之间者为部分吸收。由于测量误差的存在，我们将 RR＜30％者统计为无明显吸收。本组病例中，突出物发生重吸收的患者共 189 例，占 59.06％；其中巨大型突出物消失而出现明显重吸收者 85 例，占 26.56％。按照各观察指标分类患者发生重吸收及手术情况如表 3-6 所示。在发生重吸收的 189 例中，由于 MRI 复查时间未固定，发现重吸收的最短时间为 1 个月，最长为 8 年。其中 6 个月内发生重吸收 77 例，6～12 个月发生重吸收 51 例，12 个月以上发生重吸收 61 例。

表 3-5　治疗前后突出物大小情况变化

	例数	突出率/％	突出物最大层面面积/mm²	突出物占椎管面积的百分比/％
治疗前	320	70.08±30.95	139.45±48.18	53.04±14.98
治疗后	320	31.67±24.42	92.16±34.66	36.92±21.14

注：治疗前后突出率、突出物最大层面面积、突出物占椎管面积百分比经配对资料 t 检验，均 $P＜0.01$，差别有显著统计学意义。

表 3-6　不同类型腰椎间盘突出症患者发生重吸收及手术情况（例数）

观察指标		例数	明显吸收（RR≥50％）	部分吸收（30％≤RR＜50％）	不明显吸收（RR＜30％）	手术
		409	85	104	131	89
Komori 分型	1 型	0	0	0	0	0
	2 型	174	31	26	78	39
	3 型	235	54*	78	53	50
MSU 分型	1 型	8	0	4	4	0
	2 型	188	24	32	99	33
	3 型	213	61*	68	28	56
椎管形态	椭圆型	179	44	70	30	35
	三角型	188	41	19	78	50
	三叶型	42	0	15	23	4
Iwabuchi 分型	1 型	205	67*	67	29	42
	2 型	55	6	11	22	16
	3 型	101	2	12	62	25
	4 型	19	1	2	13	3
	5 型	29	9*	12	5	3
牛眼征△	阳性	87	41*	22	6	18
	阴性	43	0	9	26	8
	无增强	279	44	73	99	63

续表

观察指标		例数	明显吸收 (RR≥50%)	部分吸收 (30%≤RR<50%)	不明显吸收 (RR<30%)	手术
Modic 改变	无	253	70*	63	55	65
	Ⅰ型	6	2	1	2	1
	Ⅱ型	141	13	39	66	23
	Ⅲ型	9	0	1	8	0
病程	1年以内	269	75*	85	71	38
	1年以上	140	10	19	60	51
巨大型腰椎间 盘突出症分型	大块型	244	47	77	65	55
	碎块型	7	3	0	0	4
	部分破裂型	152	31	27	66	28
	硬膜囊内型	6	4	0	0	2
游离脱垂 程度分型	高度脱垂游离型	235	54	78	53	50
	突出型	174	31	26	78	39

注：△初次行增强 MRI 检查者共 130 例。* 经卡方检验，均 $P<0.05$，差别有统计学意义。

4. 突出物发生重吸收情况分析

分析观察了本组病例 Komori 分型、MSU 分型、椎管形态、Iwabuchi 分型、牛眼征、Modic 改变及病程、巨大型腰椎间盘突出症分型、游离脱垂程度分型等对突出物的影响。

Komori 分型代表突出髓核向上下游离的程度，分型越高，游离程度越大。Komori 3 型为高度脱垂游离型腰椎间盘突出症。本组中，Komori 3 型明显吸收例数为 54/235（22.98%）；2 型为 31/174（17.82%）；1 型为未破裂型，不符合纳入标准，故例数为 0。经卡方检验，$P<0.05$，差别有统计学意义，说明突出物游离程度越大，突出物越容易出现重吸收现象。

MSU 分型代表突出物在椎管内面积的占比，分型越高，占比越大。本组中，MSU 3 型明显吸收例数为 61/213（28.64%），2 型为 24/188（12.77%），1 型的 8 例均无明显吸收。经卡方检验，$P<0.01$，差别有显著统计学意义。结果说明

突出物在椎管内占比越高，突出物越容易出现重吸收现象。

椎管形态从一定程度上反映了椎管内的容积、血供及退变情况。椎管容积越大，血供越丰富，退变程度越低，其形态分型越接近椭圆型。本组中，椭圆型椎管明显吸收例数为 44/179（24.58%），三角型椎管为 41/188（21.81%），三叶型椎管 42 例均无明显吸收。经卡方检验，$P<0.01$，差别有显著统计学意义。结果说明椎管形态越接近椭圆型，突出物越容易出现重吸收现象。

Iwabuchi 分型是通过 MRI 判断突出物成分的一种方法，1 型代表突出物成分大部分是髓核，2 型代表突出物成分大部分是纤维环，3 型代表突出物发生黏液样变，4 型代表突出物有肉芽组织增生，5 型代表突出物含有髓核和一部分纤维环。1 型或 5 型突出物髓核成分较多。本组中，Iwabuchi 1 型发生明显吸收例数为 67/205（32.68%），2 型为 6/55（10.91%），3 型为 2/101（1.98%），4 型

为 1/19（5.26％），5 型为 9/29（31.03％）。经卡方检验，$P<0.01$，差别有显著统计学意义。结果说明突出物髓核的成分越多，越容易出现重吸收现象。

增强 MRI 显示的"牛眼征"是突出物周围炎性反应与新生血管长入的表现。本组中，牛眼征阳性发生明显吸收例数为 41/87（47.13％），经卡方检验，$P<0.01$，差别有显著统计学意义。结果说明突出物周围炎性反应活跃、有新生血管长入，即"牛眼征"阳性者更容易出现重吸收现象。增强 MRI 显示突出物环形增强高信号区分型可以提示突出椎间盘的组织学成分，Ⅰ型（环形增强型）提示突出组织以髓核为主，发生重吸收的概率会更大；Ⅱ型（部分环形增强型/线形增强型）提示突出物含有髓核及纤维环，发生重吸收的难度加大，时间延长；Ⅲ型（无环形增强型）提示突出物为纤维环及终板，不容易发生重吸收。"软"的突出（髓核为主）比纤维环和软骨终板"硬"的突出更容易发生重吸收。

突出椎间盘相邻椎体的 Modic 改变代表了突出物相邻终板的退变情况：Ⅰ型为纤维组织增加型，Ⅱ型为骨髓组织脂肪增加型，Ⅲ型为骨质硬化型。本组中，无 Modic 改变发生明显吸收例数为 70/253（27.67％），Ⅰ型为 2/6（33.33％），Ⅱ型为 13/141（9.22％），Ⅲ型符合纳入标准者较为少见，本组中仅有 9 例，无明显重吸收。由于Ⅰ型纳入病例较少，所以排除Ⅰ型数据。经卡方检验，$P<0.01$，差别有显著统计学意义。结果说明无相邻椎体 Modic 改变者更容易出现重吸收现象。

在椎间盘突出发病初期，炎性反应活跃，其中 NO、VEGF 等炎性因子表达水平较高，随着病程的延长，这些炎性因子的表达水平逐渐降低。本组中，病程 1 年以内发生明显吸收例数为 75/269（27.88％），1 年以上为 10/140（7.14％）。经卡方检验，$P<0.01$，差别有显著统计学意义。结果说明病程越短，越容易出现重吸收现象。

三、影响巨大型腰椎间盘突出症重吸收的预测因素

1. 根据 MRI 突出程度进行转归预测

（1）后纵韧带破裂与否——后纵韧带破裂，突出物接触硬膜外血运，容易发生重吸收现象，髓核游离得越远，越容易发生重吸收现象。

预测关键点：破裂型、游离型。

根据后纵韧带破裂与否，腰椎间盘突出可分为破裂型（图 3-18）与非破裂型两类。有大量文献[8,11,22]表明，只有后纵韧带破裂，突出物才有机会接触血运，才能引发促进重吸收的各种机制，后纵韧带完整与否是决定椎间盘突出能否重吸收或缩小的关键因素。在破裂型及游离型腰椎间盘突出症中，突出髓核组织暴露于硬膜外腔的血管环境中，能导致突出髓核组织血管化，从而引发巨噬细胞的吞噬作用和免疫反应，并为后期各项机制的产生创造了条件。

（2）突出物的大小——突出物体积越大，突出率越高，越容易发生重吸收现象。

预测关键点：突出率＞50％。

突出物的重吸收现象发现后的几年内，学者们纷纷对这种现象开展临床观察，发现一些突出程度大、体积大的椎间盘组织反而易于吸收[23]。富田庄司的观察显示，突出椎间盘的重吸收过程与髓核组织作为异物接触血运后发生的免疫反应有关，突出率越高，吸收的可能性越大，并且富田庄司设计了突出率与吸收率的计算方法[7]（图 3-19）。由于这种方法仅能显示单一层面的突出情况，故我们采用测定突出物体积的方法来计算突出率与吸收率[24]（图 3-20）。

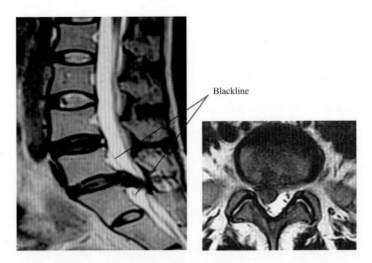

破裂型突出的特点：① T1、T2 加权像及抑脂像均显示突出物较大，超过椎体后缘 5 mm 以上；② 突出物椎体后缘接触部位黑线（Blackline）中断；③ 突出的髓核组织信号出现边缘毛糙、不整齐；④ 如果髓核游离，则信号发生中断；⑤ 突出物离开原椎间隙下移或上移，呈游离状，为圆形或卵圆形孤立团块；⑥ 在横断面上，破裂型突出一般也较大。

图 3-18　破裂型腰椎间盘突出

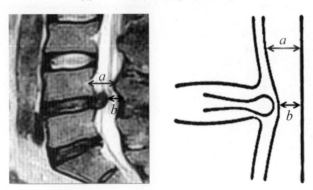

a 为上位椎体后缘的中点到椎管后壁长度（椎管直径），b 为突出物最高点到椎管后壁距离，突出率＝[（$a-b$）/a]×100%，吸收率为治疗前后突出率的差与治疗前突出率的比值。

图 3-19　富田庄司关于突出率的计算

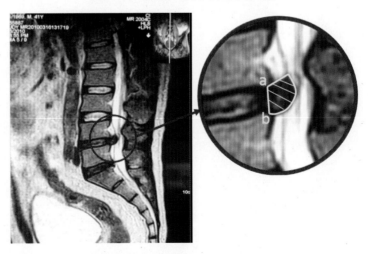

在 T2 加权矢状位图像上，以上位椎体后下缘（a）及下位椎体后上缘（b）连线作为内边界，突出物边缘作为外边界，描计得出突出物面积。突出物体积/mm³ ＝（层间距＋层厚）/mm×∑各层突出物面积/mm²，吸收率＝[（治疗前突出物体积－治疗后突出物体积）/治疗前突出物体积]×100%。

图 3-20　突出物体积测量方法

（3）突出物的下挂程度——突出物下挂程度越重，髓核游离得越远，越容易出现重吸收现象。

预测关键点：Komori 改良分型 2 型、3 型，Iwabuchi 位移（＋）。

① Komori 分型。

日本学者小森博达（Komori）等[8]根据 MRI 上突出物的移位程度，将腰椎间盘突出分为 3 型（图 3-21）。I型和II型的区别在于突出的椎间盘组织后方

黑线是否完整，中断或消失说明突出物已越过后纵韧带。II型和III型的区别在于，突出后的椎间盘组织的主要部分是否有上下潜行移位，移位越大，就越有可能发生重吸收。Komori 观察 53 例腰椎间盘突出症患者发现，I型最难发生重吸收，而III型最容易发生重吸收（I型突出的 26 例中，有 6 例出现重吸收；II型突出的 12 例中，有 8 例出现重吸收；III型突出的 15 例中，有 14 例出现重吸收）。

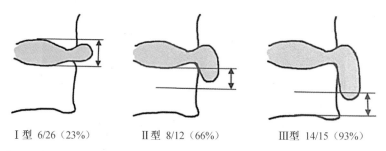

Ⅰ型 6/26（23%）　　　Ⅱ型 8/12（66%）　　　Ⅲ型 14/15（93%）

Ⅰ型相当于膨出型，突出物不超过椎体上缘；Ⅱ型相当于纤维环破裂或后纵韧带破裂型，突出物上下游离距离不超过椎体高度的 1/2；Ⅲ型相当于游离型，突出物超过椎体高度的 1/2。

图 3-21　Komori 分型

Komori 等[8]于 1996 年在 *Spine* 杂志上发文改进了他的观察方法，他将突出物仍然分为 3 型（图 3-22）。1 型区别于 2 型的要点在于后方黑线连续性是否中断；而 3 型与 2 型的区别在于突出的椎间盘是否超过了母盘的高度。他又根据突出程度将重吸收可能性较大的 3 型根据突出物高度占相邻椎体高度的比例，由低到高分为 3 级（图 3-23）。

临床观察结果显示，突出物的吸收概率随着突出级别的升高而变大。后来 Autio 等[11]也曾参考 Komori 分型进行研究，将 1 型、2 型统称为 0 级，亦发现 3 型容易发生重吸收，其中 2 级与 3 级发生重吸收的可能性更大。其机理可能与破裂的髓核接触血运的程度及面积较大有关。

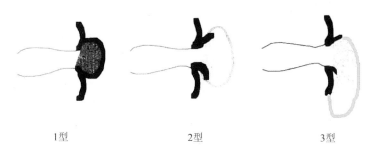

1型　　　　　　2型　　　　　　3型

1 型：后方黑线完整；2 型：后方黑线连续性中断；3 型：突出的椎间盘超过了母盘的高度。

图 3-22　Komori 改良分型示意图

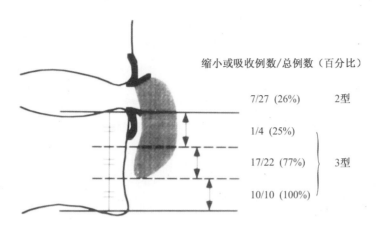

缩小或吸收例数/总例数（百分比）

7/27（26%）　2型

1/4（25%）

17/22（77%）　}3型

10/10（100%）

1级：突出物不超过椎体高度的1/3；2级：突出物介于椎体高度的1/3～2/3；3级：突出物超过椎体的2/3或呈游离型。

图3-23　Komori改良分型3型的分级

② Iwabuchi的位移分型。

与Komori分型相似，Iwabuchi等[10]以椎体高度1/4为界将突出物的位移分为有位移和无位移两类（图3-24）。他通过对34例腰椎间盘突出症患者的MRI随访发现，共有21例出现重吸收现象，其中突出物有位移者18例。经统计学检验，其与无位移组的差别具有显著统计学意义。故认为突出物的位移是判断是否会发生重吸收的一个预测因素。

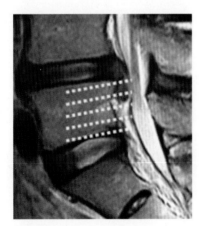

以椎体高度的1/4为界，突出物超过椎体高度的1/4称为有位移（Migration＋），而未超过1/4者则为无位移（Migration－）。

图3-24　Iwabuchi突出物位移

我们在临床观察中也发现，Komori改良分型3型、Iwabuchi位移（＋）的突出物更容易发生重

吸收。

（4）MSU区域定位——MSU水平位分级和冠状位分区数值越大，越容易出现重吸收现象。

预测关键点：MSU分型3-A、3-B、3-AB型。

MSU区域定位[9]的概念：密歇根州立大学分类通过局部椎管的解剖考虑椎间盘突出的大小和它的位置。该法通过使用一个inter-face线作为参考点测量椎间盘突出的最大挤压处，来推测影响神经结构可能发生最多的地方，即通过突出物在MRI上的图像，将突出物突出的大小和位置以最大挤压的水平位测量。

MSU分区方法如图3-25、图3-26所示。

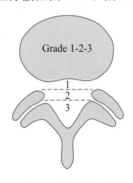

Grade 1-2-3

1
2
3

图3-25　MSU水平位分级

在水平位上，在左右关节突关节处做两条inter-face线横穿过椎管作为参考，将病变定义为1、2、3级。根据inter-face线，可以判断突出物

是否超过椎管管径的 50%。若完全超过了 inter-face 线，则定位为 size 3 类病变。

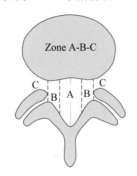

图 3-26　MSU 冠状位分区

在冠状位上，inter-face 线将设置 3 个点，将 inter-face 线 4 等分，并在每个点处做相应垂线，将其分为 4 个区域（A 区、B 区、C 区、AB 区）。中央垂线两侧为 A 区域，表示中央区域；左右两侧垂线外，左右关节突内侧区域为 B 区域，表示外侧区域；左右关节突外侧区域为 C 区域，表示远侧区域。根据突出物入侵最远的区域，确定将病变定为 A、AB、B 或 C。

根据上述 2 种分区组合制定出完整的 MSU 分型（图 3-27）。

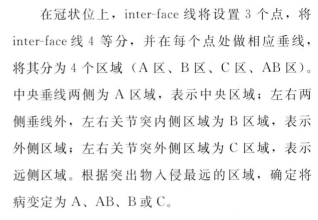
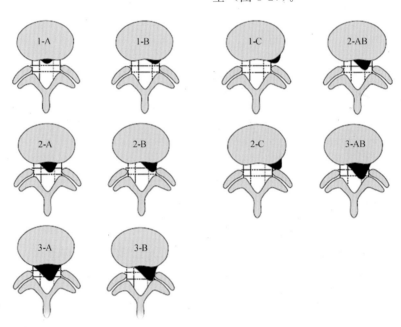

图 3-27　完整的 MSU 分型

对于矢状位而言，胡有谷[4] 提出，无论突出物位于左侧还是右侧，当突出物冠状位突出超过椎管前后径的 1/2 时，称为巨大型突出。结合前面根据突出物大小及下挂程度的论述，在 MSU 水平位分区中的 3 级、突出物超过椎管前后径 1/2 的巨大型突出更容易发生重吸收现象。Mochida 等[25] 研究发现，侧方型比中央型更容易出现重吸收。因此在冠状位分区中越接近 B、C 区，重吸收的发生概率越大。然而，位于 C 区的 1-C、2-C 型突出属于极外侧型腰椎间盘突出（far lateral lumbar disc herniation,

FLLDH）。FLLDH 具有以下特点[26]：① 根性疼痛症状通常较其他类型更为剧烈，且下肢疼痛症状多重于腰痛，其原因可能与背根神经节直接受压有关，也可能与神经根卡压严重有关。② 多数为中老年患者，因为中老年人纤维环退行性变后，容易在剪切力的影响下导致纤维环较外侧的撕裂损伤。③ 其椎间盘突出组织一般累及上一节段的脊神经根。④ 容易漏诊。许多临床医师在阅片时不注重椎间孔区的病变，而只重视椎管内的改变。非手术治疗效果常常较差，需要手术治疗的比例也较高[26]。所以，在转归预测中，突出物位于 B 区者更容易获得较长时间的随访，尤其是 3-B 型与 3-AB 型，容易发生重吸收现象。

2. 根据 MRI 组织成分特点进行转归预测

（1）突出物的成分（Iwabuchi 分型）——突出物髓核成分越多，含水量越高，越容易发生重吸收现象。

预测点：Iwabuchi 分型 1 型，其次是 5 型。

Iwabuchi 等[10]为了研究突出物的成分对重吸收的预测价值，根据平扫 MRI 图像上突出物的不同信号特点，在 T1 加权像上将突出髓核与相同节段椎间盘内髓核信号强度进行比较，T2 加权像上则将突出髓核与相同节段椎间盘内纤维环信号强度进行比较，根据比较结果分为 5 型（图 3-28、表 3-7）。结果发现，21 例重吸收病例中有 19 例为 1 型，2 例为 5 型，而 2、3、4 型都没有发生重吸收。因而推测 1 型和 5 型容易发生重吸收。在容易吸收的 1 型突出中，突出物成分大部分是髓核，含水量高，且变性程度小，故更容易发生血管长入及组织脱水，实现突出物的重吸收。

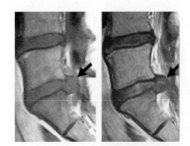 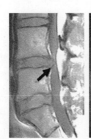 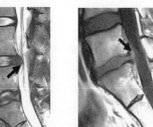

1 型 （T1 等信号、T2 高信号）　　2 型 （T1 等信号、T2 等信号）　　3 型 （T1 高信号、T2 高信号）

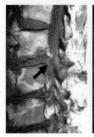 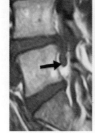 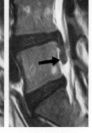

4 型 （T1 高信号、T2 等信号）　　　　5 型 （T1 低信号、T2 等信号）

图 3-28　Iwabuchi MRI 突出物信号强度分型

表 3-7　Iwabuchi 分型及临床意义

分型	T1 加权	T2 加权	突出物成分	重吸收可能性
1 型	等信号	高信号	大部分是髓核	大
2 型	等信号	等信号	大部分是纤维环	小
3 型	高信号	高信号	发生黏液样变	小
4 型	高信号	等信号	肉芽组织增生	小
5 型	低信号	等信号	部分是纤维环	较大

（2）增强 MRI 图像上突出物的边缘强化（牛眼征）——增强 MRI 显示突出物周围环状高信号（牛眼征），且边缘增强厚度越大，信号强度越高，越容易发生重吸收现象。

预测点：增强 MRI 图像上突出物牛眼征（＋）。

游离椎间盘至硬膜外间隙可引起自身免疫反应导致炎性反应的发生，周围形成肉芽组织，表现为环形强化，中心游离椎间盘无强化，称为"牛眼征"。Autio 等[11]利用 Gd-DTPA 对比增强 MRI 来预测破裂型突出的重吸收，结果 MRI 轴位图像上均可见突出物周围信号环形增强（图 3-29），而且边缘增强的厚度越大，信号强度越高，即突出物周围血管化程度越高，越容易发生重吸收现象。因此这 是一种较好的预测重吸收的方法。

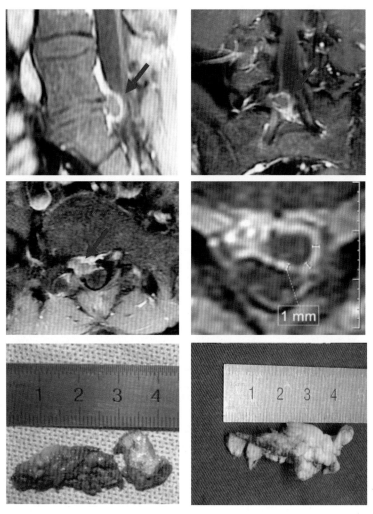

在矢状位、冠状位、轴位图像上均可观察到突出周围的环形增强信号（牛眼征），预示着新生血管化，非常有利于突出物的重吸收，且边缘信号厚度越大，信号强度越高，新生血管长入越丰富，越容易发生重吸收。在手术取出的髓核中也可见新生血管长入。

图 3-29　突出物周围的环形强化（牛眼征）

（3）椎间盘 Pfirrmann 分级——高度变性的椎间盘更易发生重吸收现象。

预测点：Pfirrmann 分级 3 级或 3 级以上。

MRI T2 加权像可通过椎间盘含水量反映椎间盘退变程度。目前研究表明，随着椎间盘的退变，其蛋白多糖和水分的含量随之下降，造成黑椎间盘现象（图 3-30）。Hasegawa 等[27]的动物实验表明，退变的髓核组织因其髓核细胞基质的生化特性发生改变而较正常的髓核组织具有更强的致炎

特性。陈其昕等[28]对 MRI 图像中髓核的相对信号强度（relative signal intensity，RSI）进行分析发现，当 RSI>0.72 时，髓核为轻度退变或无明显退变，重吸收程度较轻；当 RSI<0.30 时，突出组织髓核含量较少，多为终板或纤维环成分，难以发生重吸收；只有当 RSI 介于 0.30～0.72 之间时，髓核为中重度退变，炎性反应较活跃，其重吸收程度最为显著。Yukawa 等[29]对 30 例患者做长达 30 个月的 4 次 MRI 随访，结果表明，高度变

性的椎间盘更容易发生重吸收现象。

　　然而随着对椎间盘突出后组织成分的深入研究，我们又发现，椎间盘水分丢失，纤维成分增多，又可能对重吸收造成不利影响。为了便于对椎间盘变性程度的研究，Pfirrmann 等[30] 提出了根

据 MRI T2 加权图像的分级系统，3 级或 3 级以上椎间盘信号变低，椎间盘明显变性。笔者认为 Pfirrmann 分级系统较椎间盘 RSI 测定操作更为简便，更适合用于对椎间盘变性程度与突出物重吸收的相关性研究。

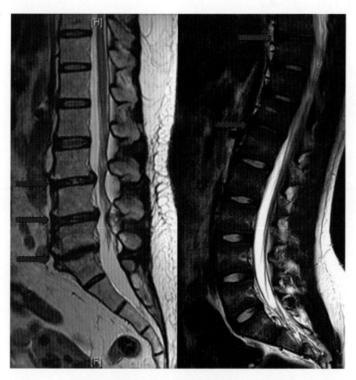

图 3-30　黑椎间盘现象

表 3-8　Pfirrmann 椎间盘变性分级及其特点

	Ⅰ级	Ⅱ级	Ⅲ级	Ⅳ级	Ⅴ级
图像					
质地	均一	不均	不均	不均	不均
颜色	亮白	可有水平带	灰色	灰到黑	黑色
边界	清	清	不清	不清	消失
高度	正常	正常	正常至轻度降低	正常至中度降低	间盘间隙塌陷
信号强度	≥脑脊液	≥脑脊液	中等	中等至低信号	中等至低信号

　　（4）相邻椎体的 Modic 改变——Modic 改变程度越高，说明相邻椎体终板炎性活跃程度越趋于静止，越不容易发生重吸收现象。

　　预测点：不伴有突出椎间盘相邻椎体的 Modic 改变。

　　Modic 改变是指腰椎终板及终板下骨质在

MRI 图像上信号的改变（异常信号）。它由 de Roos 等[31]首先提出并由 Modic 等[32]系统描述。Modic 改变可分为 3 型（图 3-31）。Ⅰ型为纤维组织增加型，T1 加权低信号，T2 加权高信号，病理学表现为组织学上的水肿，与终板裂缝和软骨下骨髓血管化增加有关，并有显微骨折现象；Ⅱ型为骨髓组织脂肪增加型，T1 加权高信号，T2 加权

为等信号或轻度高信号，病理学表现为骨髓脂肪变性，即红骨髓被黄骨髓所替代，或骨髓缺血坏死；Ⅲ型为骨质硬化型，T1 和 T2 加权均为低信号，病理学表现为骨髓脂肪沉积均已被硬化骨所替代，多见于老年脊柱椎体。随着 Modic 改变分型程度的升高，相邻椎体终板炎性活跃程度趋于静止，越不容易发生重吸收现象。

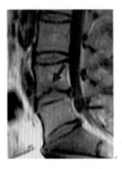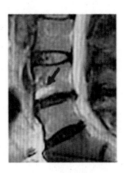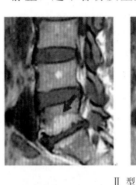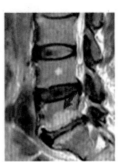

Ⅰ型　　　　　　　Ⅱ型

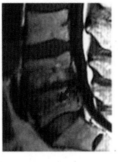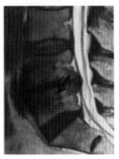

Ⅲ型

Ⅰ型（纤维组织增加型）：T1 加权低信号，T2 加权高信号，病理学表现为组织学上的水肿，与终板裂缝和软骨下骨髓血管化增加有关，且并有显微骨折现象；Ⅱ型（骨髓组织脂肪增加型）：T1 加权高信号，T2 加权为等信号或轻度高信号，病理学表现为骨髓脂肪变性（红骨髓为黄骨髓所替代）或骨髓缺血坏死；Ⅲ型（骨质硬化型）：T1 和 T2 加权均为低信号，病理学表现为骨髓脂肪沉积均已被硬化骨所替代，多见于老年脊柱椎体。

图 3-31　Modic 改变分型

大多数学者认为，Modic 改变的病理基础包括椎间盘的机械损伤和感染，其发生机理目前主要存在以下几个假说：① 终板及其软骨下骨之间为疏松连接，比较薄弱，当椎间盘突出、椎体不稳等脊柱的生物力学改变后，可能出现薄弱部位的微骨折。② 椎间盘反复受损，致其内部破裂，髓核内部炎性因子聚集，启动一系列炎性细胞吞噬、自身免疫反应、血管化与纤维化等过程。③ 低毒

性感染导致椎间盘炎。有研究发现，痤疮丙酸杆菌与下腰痛有关，可以导致感染区域附近椎体终板的水肿。④ 基因异常等。有研究表明，Modic 改变的发生率与体重指数和劳动量呈正相关，这是力学因素导致的结果；Modic 改变与长期吸烟呈正相关，其原因可能与腹内压增高、激素改变、局部营养供给减少等有关[33]。

组织学研究表明，在手术取出的突出椎间盘

组织中，伴 Modic 改变者含软骨成分增多，髓核成分减少，毛细血管形成和巨噬细胞浸润较少，故不利于重吸收[34]。Shan 等[35] 通过临床随访发现，如果 MRI 显示椎体有 Modic 改变，其变性的终板软骨成分可能作为突出物进入椎管，将不利于重吸收的发生，且保守治疗的疗效也较差。

3. 根据 MRI 椎管形态及内容物进行转归预测

（1）椎管形态——椎管横截面积越大，越接近椭圆形，血运就越丰富，越容易发生重吸收现象。

预测点：椭圆型椎管。

有学者发现，椎管的容积大小在有无临床症状的腰椎间盘突出患者中存在明显差异，有严重症状的患者其椎管容积更小，认为椎管管径是决定患者症状轻重的一个重要因素[36]。Yuan 等[37] 比较了分别经保守治疗和手术治疗后症状均明显缓解的 182 例患者，两组随访最终 JOA 评分及症状改善率无明显差异，而保守治疗组患者的椎管

正中矢状径和有效矢状径、侧隐窝宽度、椎管和硬膜囊截面积以及有效矢状径/正中矢状径、侧隐窝宽度/正中矢状径均明显小于手术组，据此认为椎管形态是针对腰椎间盘突出患者选择治疗方案的一个重要参考因素（图 3-32）。椎管特别是侧隐窝越小，突出物越容易压迫硬膜囊或神经根管，其产生的临床症状越重；而当椎管宽大，椎管内空间对髓核组织可容性较好时，即使突出物很大，其对硬膜囊或神经根管的压迫也不明显，反而临床症状较轻[38]，椎管容量大，其血运也较丰富，容易发生重吸收现象。

椎管形态与椎间盘突出后重吸收之间也存在一定相关性。高凌云等[39] 发现，椎管截面积越大，发生重吸收的概率越大。他根据椎管管径、关节突增生、小关节突间距、椎弓根间距等情况将椎管形态分为椭圆型、三角型和三叶型 3 类（图 3-33）。临床研究发现，椭圆型椎管最容易发生重吸收，三角型次之，三叶型最差。

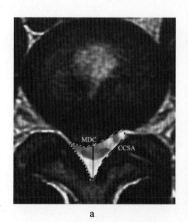 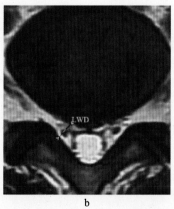 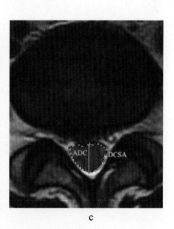

a. 椎管正中矢状径（midsagittal diameter of the canal，MDC）及椎管横截面积（canal cross-sectional area，CCSA）；b. 侧隐窝宽度（lateral recess width，LRW）；c. 椎管有效矢状径（available diameter of the canal，ADC）及硬膜囊截面积（dura cross-sectional area，DCSA）

图 3-32　椎管容积相关数据测定

注：图片引自 Yuan S，Tang Q，Wang X，et al. Significance of spinal canal and dural sac dimensions in predicting treatment of lumbar disc herniation [J]. Acta Orthop Belg，2014，80（4）：575-581.

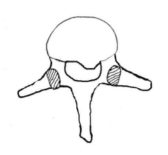 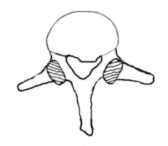 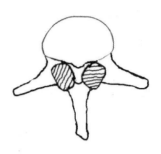

椭圆型   三角型   三叶型

椭圆型椎管宽大，关节突未见明显增生，小关节突间距、椎弓根间距均正常，形态接近椭圆形；三角型关节突向椎管外轻度增生，小关节间距正常，形态类似于三角形；三叶型关节突膨胀性肥大增生，小关节突内聚、间距变小，形态类似三叶草状，多数伴有侧隐窝狭窄。

图 3-33 椎管形态分型

根据椎管形态来评估椎管截面积，从而进行突出物的转归预测，避免了烦琐的测量程序，对临床有一定的指导意义。

（2）马尾沉降征——椎管越狭窄、小关节突增生程度越重，马尾沉降征阳性率越高，椎管内血流障碍越重，越不容易发生重吸收。

预测点：马尾沉降征 Schizas 分型 A、B 型。

正常人体站立位时马尾神经分布于整个硬膜囊内；当由站立位变为仰卧位时，马尾神经因重力而沉降到硬膜囊背侧，此即为马尾神经沉降现象。椎管管径越大，硬膜囊前后径比值越大，马尾沉降征阳性率越低，两者呈负相关；小关节突关节增生程度越严重，马尾沉降征阳性率越高，两者呈正相关[40-41]。

① 马尾沉降征的分型。

马尾沉降征最初分阴性和阳性两型（图 3-34）。在腰椎管狭窄症患者 MRI 图像横断面上，排除狭窄节段，除离开硬膜囊的马尾神经，无其他马尾神经位于双关节突关节顶点连线的腹侧为阴性；有其他马尾神经位于双侧关节突关节顶点连线的腹侧为阳性。

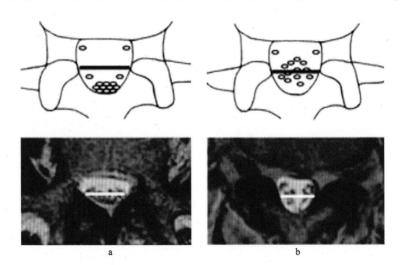

a   b

a. 马尾沉降征阴性：无其他马尾神经位于双关节突关节顶点连线的腹侧；b. 马尾沉降征阳性：有其他马尾神经位于双关节突关节顶点连线的腹侧。

图 3-34 马尾沉降征分型

注：图片引自 Barz T，Melloh M，Staub LP，et al. Nerve root sedimentation sign：evaluation of a new radiological sign in lumbar spinal stenosis [J]. Spine (Phila Pa 1976)，2010，35（8）：892-897.

Schizas 等[42] 根据椎管最狭窄层面的 MRI 横断面图像中马尾神经束的形态分为 7 型（图 3-35）。

此外，国内陈佳等[43] 根据最初的阴性、阳性分型进行了一种改良分型（图 3-36）。马尾神经分

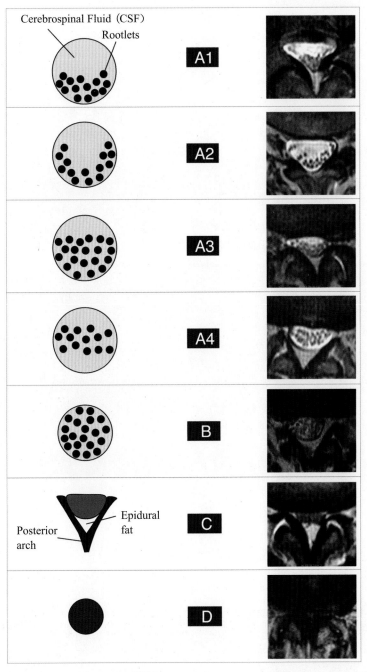

A 型：可以清晰分辨椎管内的脑脊液和脊髓神经束，但马尾神经束分布不均；A1 型：马尾神经束均位于硬膜囊背侧，但占据硬膜囊面积小于 1/2；A2 型：马尾神经束位于硬膜囊背侧，呈马蹄样分布；A3 型：马尾神经束位于硬膜囊背侧，且占据硬膜囊面积大于 1/2；A4 型：马尾神经束位于硬膜囊中间，且占据其大部分面积；B 型：马尾占据硬膜囊所有面积，但仍可见神经的束状结构；C 型：硬膜囊内为均一的灰色信号，无法分辨脑脊液和神经束，硬膜囊背侧椎管间隙内仍可见脂肪信号；D 型：硬膜囊内为均一的灰色信号，背侧无脂肪信号。

图 3-35　马尾沉降征的 Schizas 分型

注：图片引自 Schizas C，Theumann N，Burn A，et al. Qualitative grading of severity of lumbar spinal stenosis based on the morphology of the dural sac on magnetic resonance images [J]. Spine (Phila Pa 1976)，2010，35（21）：1919-1924.

布面积小于硬膜囊面积的 1/2，但主要分布于背侧，腹侧可有少量马尾神经分布，此现象为阴性。马尾神经分布面积超过硬膜囊面积的 1/2，此现象为阳性。阳性分为 a、b、c 三型：马尾神经分布面积大于硬膜囊面积的 1/2 者为 a 型；马尾神经分布于整个硬膜囊，仍可分辨神经束状结构者为 b 型；硬膜囊内为灰色信号，无法分辨神经束状结构者为 c 型。

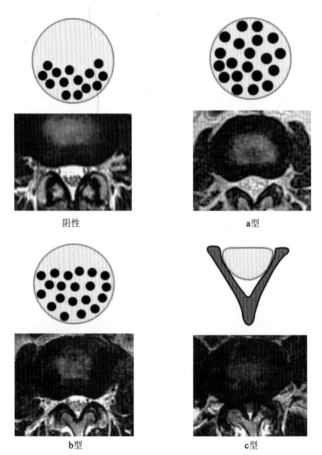

阴性　　　　　　　　　　　　　　　a 型

b 型　　　　　　　　　　　　　　　c 型

阴性：马尾神经分布面积小于硬膜囊面积的 1/2；a 型：马尾神经分布面积大于硬膜囊面积的 1/2；b 型：马尾神经分布于整个硬膜囊，能分辨神经束状结构；c 型：不能分辨神经束状结构。

图 3-36　马尾沉降征国内改良分型

注：图片引自陈佳，赵凤东，范顺武．马尾沉降征在腰椎管狭窄症诊断中的价值［J］．中华骨科杂志，2015，35（6）：636-642.

② 马尾沉降征与腰椎间盘突出的关系。

腰椎间盘突出症和腰椎管狭窄症常同时存在，二者关系密切，常有着共同的病因和病理基础，又具有类似的临床表现。腰椎间盘突出症病史较长者容易合并腰椎管狭窄。腰椎间盘突出症患者出现马尾沉降征阳性，预示着在以后缓慢的病程当中可能并发腰椎管狭窄。

Schizas 等[42]认为，在巨大突出的腰椎间盘突出症中，巨大突出物压迫硬膜囊，也可使马尾神经的分布呈 Schizas C、D 两型，脊髓造影显示脊髓信号中断，提示此类患者可考虑手术治疗（图 3-37）。

在腰椎间盘突出引起的马尾综合征当中，马尾沉降征是否具有同样的预示作用还有待验证。有研究指出，马尾沉降征对影像学上的椎管狭窄具有一定的预测能力，但不能对临床症状进行预测。由 Schizas 的研究我们联想到，在影像学上存在腰椎间盘突出且马尾沉降征阳性，可能对突出物重吸收是一个不利因素，尤其是C、D两型患者，往往需要手术治疗。在腰椎间盘突出症的临床观察中我们也发现，出现明显突出物重吸收现象的病例，马尾沉降征大多为Schizas A/B型。

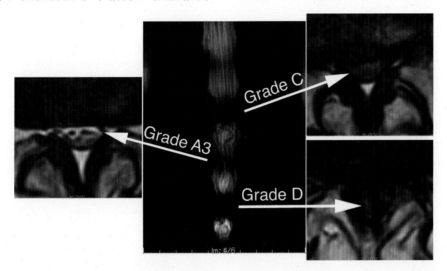

马尾沉降征Schizas C、D两型合并腰椎间盘突出时，脊髓造影显示脊髓信号中断，椎管内静脉丛受压，血运减少，提示此类患者可能需要手术治疗。

图 3-37　马尾沉降征与腰椎间盘突出症

注：图片引自Schizas C，Theumann N，Burn A，et al. Qualitative grading of severity of lumbar spinal stenosis based on the morphology of the dural sac on magnetic resonance images ［J］. Spine (Phila Pa 1976)，2010，35 (21)：1919-1924.

4. 根据临床因素进行转归预测

（1）年龄——年龄与椎间盘退变存在正相关关系。一定程度椎间盘的退变会伴随一系列免疫炎症反应，有利于突出物的重吸收，而当这种退变加剧，突出物固缩硬化，椎管内血流瘀滞时，突出物便不容易重吸收。合适的年龄段可能是突出物重吸收的最佳时期。

预测关键点：年龄41～50岁。

查阅相关文献，对于年龄与重吸收关系的研究较少。安胜军等[44]提出，腰椎间盘突出发病年龄在20～50岁，男性多于女性，占所有腰腿痛患者的35%，其主要原因是椎间盘的退行性变、腰椎的创伤、妊娠等。

椎间盘的主要功能是承受机械应力，其负重的强度随着载荷的变化而改变。这些结构富含胶原蛋白及大分子并富含水分。人在年轻时，髓核、纤维环及软骨终板结构较为正常，尚未发生明显的退变，而从20岁开始，椎间盘组织内蛋白多糖含量减少，胶原蛋白的含量显著增加，从而髓核组织的保水能力降低，椎间盘结构发生改变。在出现这种退变的同时，由于椎间盘内降解的基质产物、凋亡细胞的刺激往往伴随着一些免疫炎症反应，这正是促进突出物重吸收的有利环境，而此时突出物本身尚未出现明显的硬化、固缩。随着年龄的继续增长，椎间盘退变进一步加重，椎间盘内营养物质进一步降低，细胞代谢废物堆积及降解的基质分子继续积累，细胞进一步凋亡，椎间盘逐渐发生不可逆的退变[44]，椎管内的微循环发生障碍，突出物本身变硬、脱水、固缩，故不利于突出物的重吸收。因此在一个合适的椎间盘退变阶段，可能会是突出物发生重吸收的最佳时机。而年龄是评估这个阶段的客观指标之一。

根据 Autio 等[11] 的研究结果，41～50 岁的患者更易发生重吸收。高龄患者往往伴有退行性改变，骨质的硬度高，多有长期腰痛保守治疗过程，神经根由于长期受压而失去活动性或（和）神经功能减弱，或神经根无菌性炎性反应减轻和消失，机体对根性牵拉刺激反应迟钝，而且椎管有效容积减小，脊髓已处于"受压危象"之中，当椎间盘突出后，突出物对神经根的压迫较重，久之发生不可逆损害。在这种情况下，发生重吸收的可能性极低。

此外有研究提出，腰椎间盘突出症患病年龄由以往报道的 20～40 岁稍有上升，达到 48 岁左右，但无明显性别倾向。因此对于研究年龄与重吸收的关系还需要大样本、长时间的随访结果来予以支持。

（2）病程——腰椎间盘突出症初期，突出物接触血运后，出现各种免疫炎症反应，为突出物重吸收提供了适宜的内环境。随着病程的延长，各种因子表达水平下降，椎间盘结构发生改变，不利于突出物重吸收。病程越短，越容易出现重吸收现象。

预测关键点：病程 6 个月以内。

腰椎间盘突出症发病初期，髓核多因退变或损伤而破裂，经纤维环裂隙而突出，突出物接触血运，各种炎性因子、免疫球蛋白阳性表达水平高，生长活跃。随着病程逐渐变长，炎症反应消退，各种因子表达水平下降，受累的椎间盘、突出物和邻近组织可发生椎间隙狭窄、突出物纤维化或钙化、神经损伤、黄韧带皱褶增生、腰椎失稳、小关节骨质增生、退行性椎管狭窄、椎旁骨赘形成等一系列继发性病理改变，不利于突出物的重吸收。显然，突出初期为重吸收现象的发生提供了一个较好的内环境。

通过 MRI 的追踪观察，目前比较公认的观点为，突出椎间盘重吸收的活跃期为发病初期前 6 个月，其发生缩小或者完全重吸收的时间跨度为 2～12 个月，临床医师可以根据具体情况做出治疗决策和进行临床随访。Macki 等[45] 统计了 53 例破裂型 LDH 重吸收病例，发现临床症状改善发生在（1.33±1.34）个月，MRI 观察到髓核缩小或消失的时间是在（9.27±13.32）个月，并提出了破裂型腰椎间盘突出症患者可以首选非手术治疗的指征。

此外，实验研究发现，一氧化氮（NO）是一种重要的炎性因子，参与多种炎性反应，对重吸收的病程长短有重要意义。马巍等[46] 的实验表明，NO 和一氧化氮合酶（NOS）的变化与腰椎间盘突出症的发病病程明显相关：病程 1 年之内，人体腰椎间盘突出症血清中 NO 与 NOS 含量较高，病程 3 年以上者，其含量明显降低；陈飞等[47] 研究认为，碱性成纤维细胞生长因子在腰椎间盘组织退变、重吸收中有重要的促进作用。对手术中所取的椎间盘组织进行染色发现，破裂型突出组织中病程在 1 年以上者碱性成纤维细胞生长因子（VEGF）阳性率明显低于病程在 1 年之内者。

四、讨论

（一）巨大/游离型腰椎间盘突出的重吸收现象

对巨大型与游离型腰椎间盘突出症采用以中医为主的保守治疗，只要严密观察，规范保守治疗，部分患者也可获得良好的疗效，仅有少数患者需要接受手术治疗。而且我们在治疗过程中经过密切观察随访发现，患者发生马尾综合征的风险较低。巨大型与游离型突出物的重吸收现象并非少见，突出物游离程度越大，在椎管内占比越高，髓核成分越多，周围炎性反应越活跃，相邻椎体终板退变程度越低，病程越短，越容易出现重吸收现象。重吸收现象的发生时间多在 1 年以内，尤其是半年左右。

有研究发现，有 20%～60% 的巨大型腰椎间盘突出症患者经保守治疗后发生重吸收现象而达到基本治愈[48-49]。Hong 等[49]经临床试验研究表明，腰椎间盘突出症患者手术或保守治疗的长期疗效类似，因非手术而出现灾难性加重（马尾神经综合征或肌力丧失）的风险很小。Ahn 等[50]临床观察 36 例腰椎间盘突出症患者的 MRI 影像，结果发现最易发生重吸收的是巨大型腰椎间盘突出症。Macki 等[45]通过临床试验观察发现，较大类型的椎间盘突出物组织完全暴露于硬膜腔外更容易发生重吸收，巨大型比中小型突出物吸收概率更高，而弥漫性的膨出及椎间隙狭窄者则不会发生重吸收现象。Komori 等[8]报道，髓核突出程度越大，发生重吸收后髓核缩小的范围也越大。Orief 等[51]观察了 6 例巨大型突出髓核重吸收现象后推测，突出物的含水量越丰富，椎间盘组织脱水后突出物越容易缩小。Henmi 等[52]注意到椎间盘突出的大碎片比小碎片减少的多，他们认为这可能是更大的椎间盘碎片含有更多水分的缘故。巨大型椎间盘突出是一种特殊的椎间盘突出，其重吸收现象是一种自然进程，突出物越大，发生重吸收的概率及程度越大。

（二）腰椎间盘突出重吸收的时间

1. 经 CT 观察发生重吸收时间

腰椎间盘突出后重吸收现象首次报道于 1984 年，Guinto 等[53]报道 1 例腰椎间盘突出症患者，在经过 18 周的保守治疗后，复查 CT 发现突出的腰椎间盘组织可以"自发性消退"（spontaneous regression）。Teplick 等[54]研究了 11 名腰椎间盘突出症患者，随访 5 个月到 3 年后复查 CT 发现，

所有人都出现了突出椎间盘组织的重吸收，其中 2 人突出完全消失，临床症状也有不同程度的改善。1990 年，Saal 等[55]报道了一组 12 例腰椎间盘突出症患者保守治疗的结果，8～77 个月（平均 25 个月）随访 CT 发现，其中 5 例缩小了 75%～100%，4 例缩小了 50%～75%，2 例缩小了 50% 以内。Fagerland 等[56]对 30 例保守治疗的椎间盘突出症患者用 CT 观察发现，整个观察过程中部分患者的突出椎间盘髓核都有一定的变化，但重吸收最多的是在前 3 个月。Delauche 等[57]对 21 例腰椎间盘突出症患者保守治疗至少 6 个月后的 CT 复查中，注意到 48% 的患者突出髓核完全消失或显著缩小，19% 的患者中度缩小，其他患者无明显变化。这些患者中 71% 有临床症状的改善，预后与突出物缩小程度呈正相关。Ramos 等[58]通过对 CT 明确诊断为腰椎间盘突出症的 72 例患者进行随访观察，患者每 6 个月进行一次增强 MRI 检查，最终发现 59% 的患者症状得到缓解的同时，椎间盘髓核组织在 1 年内消失。

2. 经 MRI 观察发生重吸收时间

随着磁共振成像技术广泛应用于临床，对于椎间盘突出后重吸收现象的临床及影像学研究趋于精确和全面。MRI 观察证明，腰椎间盘突出初期是突出物重吸收的活跃期，且吸收程度与临床症状及其体征的改善呈相关[8]。经 MRI 追踪观察发现，椎间盘突出重吸收或缩小的过程大多发生在 2～12 个月期间，并以 3～6 个月最常见。1992 年，Bozzao 等[59]首次利用 MRI 评估 69 例腰椎间盘突出症患者，平均随访 11 个月，发现 63% 的患者出现了 30% 以上的重吸收，但有 8% 的患者出现了突出物增大。Komori 等[8]用 MRI 随访复查 37 例患者 2～3 次，随访时间平均 150 天，发现 27 例全部吸收或大部分吸收。Ahn 等[50]分析了 36 例经

非手术治疗的腰椎间盘突出症患者，经 MRI 复查随访 1～28 个月发现，25 例发生了重吸收。Splendiani 等[3] 随访的 64 例腰椎间盘突出症患者中，25 例在 6 个月 MRI 复查中发生重吸收。Cribb 等[60] 对 15 例巨大型腰椎间盘突出症患者予以非手术治疗，隔 5～56 个月（平均 24 个月）进行复查，其中 14 例发生了明显的重吸收现象。Martinez 等[61] 于 2006—2007 年间对 858 名患者进行跟踪随访，根据患者 MRI 检查及临床症状，最后发现 1 年内 37 例患者突出椎间盘组织重吸收，其中 17 例完全消退，20 例部分消退。Autio 等[11] 对因椎间盘组织突出致坐骨神经痛患者进行多次 MRI 扫描，结果显示发病 2 个月内突出椎间盘组织重吸收现象比较明显。Autio 等[62] 在患者神经根周围注射甲泼尼龙，分别在注射后 2、12 个月进行随访，应用 MRI 对突出椎间盘体积、边缘增厚程度、增厚占原来椎体厚度百分比等指标进行疗效评价，发现在 2 个月后椎间盘组织发生重吸收现象。由此可见，椎间盘突出重吸收或缩小过程一般在 2～12 个月内。目前大多数研究报道关于椎间盘突出后自发吸收现象发生的时间在一年以内[61]。Takada 等[63] 研究发现，巨大型椎间盘突出自发吸收发生时间较其他类型突出早，平均为 9 个月。Macki 等[45] 通过统计 53 例巨大型自发吸收病例，发现患者临床症状改善（包括腰部疼痛、下肢肌力及皮肤感觉等）多发生在（1.33±1.34）个月，MRI 图像上观察到椎间盘髓核自发缩小或消失的时间在（9.27±13.32）个月。研究结果表明，针对巨大型腰椎间盘突出症患者，大多可以首选非手术治疗并提出相应保守治疗的指征。其中前 8 个月内髓核组织消失的患者占 66%，破裂型腰椎间盘突出患者占 83%。Kim 等[64] 报道 3 例经保守治疗出现自发吸收现象的病例，其中两例为 L2/L3、

1 例为 L3/L4 巨大破裂型腰椎间盘突出，在确定患者没有严重的马尾神经症状的情况下予以保守治疗（绝对卧床休息、口服药物及功能锻炼），前者分别在 9 个月、2 年后复查 MRI 发现，突出的髓核组织大部分吸收及完全吸收；后者游离的髓核组织在保守治疗 2 个月后复查显示突出物完全吸收。Orief 等[51] 通过对 128 例颈、腰椎间盘突出症住院患者进行统计发现，其中 6 例患者经保守治疗 3～6 周后腰痛等根性症状得到缓解，并对他们进行 4～9 个月的随访。这 6 位患者都拒绝手术治疗，并接受以固定、口服抗炎药和镇痛药及物理疗法为主的保守治疗，经过 3～6 周的保守治疗，患者的疼痛症状会得到缓解，6～9 个月后患者的疼痛症状基本消失。并且再次进行 MRI 检查发现，患者椎间盘突出的髓核部分吸收或完全吸收。Cribb 等[60] 报道了他们的样本研究，非手术治疗巨大型腰椎间盘突出一般都会出现体积缩小，且大部分在 6 个月内缩小到原来的 1/3。2017 年 Panagopoulos 等[65] 在 Spine 杂志上发表的研究表明，对于腰椎间盘突出症患者，1 年内复查 MRI 结果（7 篇论文）显示，15%～93% 的椎间盘突出缩小或消失；对于伴有神经根受压者，1 年内复查 MRI 结果（2 篇论文）显示，17%～91% 的椎间盘突出缩小或消失。

3. 早期容易发生重吸收的可能原因

研究表明，成纤维细胞生长因子、新生血管、肉芽组织、巨噬细胞、肿瘤坏死因子、多种炎性细胞激素均参与对椎间盘突出组织的吞噬消化，即吸收的过程是一个对突出物进行免疫溶解的过程[66]。笔者认为，椎间盘突出早期，炎性因子、细胞因子、生长因子等阳性表达水平高，各种炎性吞噬因子生长活跃；随着病程的延长，炎症反应消退，各种因子表达水平下降，因而早期更容

易重吸收。陈飞等[47]通过实验研究发现，病程在1年以内患者的血管内皮细胞生长因子阳性率明显高于在1年以上的，提示血管内皮细胞生长因子高表达率主要出现在病程的初期或者急性阶段。随着病程的延长，炎症反应消退，突出物吸收或者纤维化，血管内皮细胞生长因子表达水平下降，血管变性、闭塞、萎缩而消失。这与临床上MRI图像上观察到椎间盘突出自行吸收或缩小的过程大多发生在2～12个月相吻合。

（三）椎间盘突出后自发吸收的可能机制

1. 炎性细胞的吞噬作用

椎间盘突出后的化学性炎症反应和血管增生可导致单核巨噬细胞等炎性细胞浸润，且突出程度愈重，这种变化愈明显，由于炎性细胞的吞噬作用而造成了突出椎间盘组织的吸收[67]。Kobayashi等[68]通过对73例手术患者的椎间盘突出组织进行光镜和电镜观察发现，进入硬膜外腔的椎间盘组织周围长入新生微血管，同时局部有炎症反应及大量巨噬细胞浸润。

Tsuru等[69]用电镜从细胞水平对人的椎间盘手术标本进行观察，结果发现突出的椎间盘组织中有大量的巨噬细胞浸润，认为浸润的巨噬细胞吞噬椎间盘组织碎片是突出椎间盘自发性重吸收的机制。Minamide等[70]用兔子做椎间盘突出重吸收的研究，发现当髓核游离于椎管内后，其周边毛细血管增生增加，并有巨噬细胞、淋巴细胞及成纤维细胞的浸润。张天宏等[71]通过对猪椎间盘的研究发现，正常椎间盘组织中无炎症细胞及免疫复合物，在椎间盘突出4周时，大多数突出的椎间盘组织中出现了巨噬细胞的浸润，仅少部分突出椎间盘组织中有免疫复合物的表达，而在突出12周时，多数椎间盘组织中出现了巨噬细胞及免疫复合物的表达，从而对椎间盘重吸收起到促进

作用。这说明，椎间盘突出的重吸收与髓核组织引发的炎性细胞浸润，尤其是巨噬细胞的吞噬作用有关，但其确切的作用机制目前尚不清楚。

2. 机体自身的免疫作用

游离型、后纵韧带后型突出物在穿破后纵韧带进入硬膜外后，暴露于血循环中的椎间盘组织成为机体的抗原，可导致自身免疫反应的发生，由此产生自身抗体或自身致敏淋巴细胞对突出的椎间盘组织产生免疫溶解作用[67]。椎间盘组织被纤维环与软骨终板包裹，是人体中最大的无血运组织，与人体免疫系统隔离，具有抗原性。当椎间盘组织突破纤维环接触血运后，机体即发生自身免疫反应，清除髓核异物。在此过程中，凋亡相关因子配体通过诱导细胞凋亡及炎症介导发挥重要作用。Arai等[72]通过对49例人的腰椎间盘突出标本进行免疫组化染色发现，椎间盘突出部位的炎症细胞浸润主要来源于T淋巴细胞和巨噬细胞，它们在椎间盘突出的重吸收中起着重要作用。宫良泰等[73]将25只成年狗平均分成5组，从L2/L3切去髓核组织，置于L5处的硬脊膜外，于术后2、4、6、8、12周，取埋植在硬脊膜外的髓核组织及正常部位的髓核组织，检测T、B淋巴细胞和IgG在实验性游离型腰椎间盘突出重吸收中的表达。结果显示，在椎管内，狗的游离髓核组织在8～12周后可部分或全部重吸收，而正常部位的髓核组织无吸收，其吸收是机体自身免疫反应的结果。国外有研究认为，髓核中抗原抗体形成免疫复合物激活补体，吸引中性粒细胞等炎性细胞聚集并产生炎性递质，造成局部炎症[74]。炎性递质可增加血管通透性，促进巨噬细胞吞噬抗原抗体复合物，在吞噬过程中释放溶酶体性蛋白酶，分解蛋白聚糖，打破胶原平衡，降解胶原分子，使纤维环出现裂隙和断裂，以上过程对腰椎间盘的

重吸收都有一定影响。随着免疫反应的进展，速发的细胞免疫反应减弱甚至消失，而迟发的体液免疫反应则逐渐加强，直到抗原物质被完全消化、分解。

3. 新生血管的长入

在突出的椎间盘组织重吸收过程中，血管化是一个很重要的指标，血管化现象的有无及其进展程度与突出物吸收缩小的程度和预后有很大关系[75]。Grang 等[76]研究发现，57％的巨大/游离型突出组织中存在毛细血管浸润现象，远高于其他类型的椎间盘突出组织。此外，血管内皮生长因子作为一种重要的血管生长刺激因子，可以诱导新生毛细血管从椎间盘边缘长入，促进重吸收。Komori 等[8]认为，在破裂型及游离型腰椎间盘突出症中，由于突出髓核组织暴露于硬膜外腔的血管环境中，能导致炎症反应和突出髓核组织血管化，从而引发巨噬细胞的吞噬作用和免疫反应。李晶等[77]通过对大白兔突出椎间盘组织重吸收现象的机制研究发现，椎间盘组织埋植在肌肉和硬膜外，能通过丰富的血循环降解吸收而导致质量减少，而埋植在皮下的椎间盘组织质量无显著性变化。对埋植椎间盘来讲，肌肉和皮下组织的差异主要在于血循环丰富程度不同，皮下组织血循环差，而肌肉血循环丰富，因此得出两条结论：突出的椎间盘组织与血循环丰富的组织接触后有发生吸收而缩小的可能，趋向于缩小或消失，发生吸收缩小的机制为椎间盘组织内血管化形成和侵入巨噬细胞的吞噬消化作用。我们研究发现，突出的椎间盘组织中有血管内皮生长因子（VEGF）的表达，并且与突出类型和时间有关，后者可通过促进新生血管的形成，在腰椎间盘破裂型突出后重吸收中起促进作用[78]。Toru 等[79]通过鼠尾椎间盘与巨噬细胞共育，研究了白细胞介素-1

（IL-1）和 VEGF、基质金属蛋白酶（MMPs）的表达及其在椎间盘重吸收中的作用，发现它们在椎间盘中都呈阳性表达，在共育条件下椎间盘组织内形成了新生血管，IL-1、VEGF、MMPs 进一步促进了新生血管的形成，为重吸收创造了条件。由此可见，突出的椎间盘组织与血供丰富的组织接触后有发生吸收而缩小的可能，髓核组织趋向于缩小或消失。

4. 基质金属蛋白酶（MMPs）的降解失衡

近年来研究表明，椎间盘突出与基质代谢失衡有密切关系。其中，基质金属蛋白酶（MMPs）和金属蛋白酶组织抑制剂（TIMPs）两个酶系统发挥着重要作用[80]。Le Maitre 等[81]研究发现，突出的人椎间盘组织中 MMP-3 阳性细胞率显著高于正常对照组，而且与突出程度密切相关。Haro[82-83]等通过逆转录聚合酶链式反应（PT-PCR）技术发现软骨细胞单独培养只产生极少量的 MMP-3，而与巨噬细胞混合培养后，MMP-3 的表达显著增加。MMP-3 除了直接降解蛋白多糖外，还能诱导产生巨噬细胞趋化因子（可能是椎间盘细胞表达单核细胞化学趋化蛋白-1，即 MCP-1），使具有蛋白溶解活性的巨噬细胞浸润，导致突出椎间盘组织重吸收。Iwabuchi 等[84]利用低强度脉冲超声刺激鼠的体外椎间盘组织，从而增加 MMP-3 的含量，促进了椎间盘组织的吸收。

5. 各种细胞因子的参与

（1）白细胞介素-1（IL-1）。IL-1 作为一种常见的炎性因子，在突出椎间盘组织中有很高的活性[85]。Yoshida 等[86]研究认为，椎间盘突出的同时椎间盘组织细胞就开始产生肿瘤坏死因子-α（TNF-α）和 IL-1β 等前炎症因子。这些细胞因子从细胞内转移到细胞外，导致突出的椎间盘内巨噬细胞聚集，由于聚集的巨噬细胞强大的吞噬活性及其释放的中性金属蛋白酶的作用，椎间盘物质被逐步吸收。

（2）白细胞介素-6（IL-6）。IL-6是重要的炎症促进剂，刺激炎症细胞的聚集、激活和炎症介质的释放，促进椎间盘退变的炎症过程[87]。李新友等[88]对人正常及突出椎间盘组织进行体外培养，结果发现突出腰椎间盘组织培养液中IL-6含量远远高于正常椎间盘组织。免疫组化检测结果显示，IL-6阳性细胞在突出腰椎间盘周围的肉芽组织中表达最强，以成纤维细胞、淋巴细胞和软骨细胞为主，提示IL-6可能参与了腰椎间盘的退变过程。在不同类型的突出椎间盘组织中，IL-6的表达水平也有差异，游离型的椎间盘组织分泌的IL-6明显高于脱出型和凸起型。由此可见，IL-6参与了突出椎间盘的重吸收，同时也证实了含IL-6高的游离型椎间盘组织更容易发生重吸收。

（3）肿瘤坏死因子（TNF）-α。Yoshida等[86]研究发现，TNF-α可以通过刺激细胞因子分泌，促使巨噬细胞聚集，发挥强大的吞噬活性，释放大量白细胞介素，吸收突出的椎间盘组织；TNF-α是一种重要的炎症介质，可增强中性粒细胞和嗜酸性粒细胞功能，TNF-α能够直接对神经、血管组织产生影响，也可以刺激其他细胞产生致病物质，还能作用于炎性细胞和局部神经组织的鞘细胞，导致更多TNF-α的生成，从而促进突出的椎间盘重吸收。近来的研究也表明，TNF-α的产生可能启动一个引起其他细胞因子释放的级联反应，并证实TNF-α还与椎间盘的突出、吸收等过程有关[89]。我们研究还发现，TNF-α抑制剂（益赛普）可减轻突出椎间盘的炎性反应程度，不利于突出组织的清除及重吸收[90]。

（4）一氧化氮（NO）。NO是结构简单的无机小分子。近年来，NO在骨科领域广泛的生物学作用引起了骨科界的普遍重视。李新友等[91]对32例腰椎间盘突出症患者的突出椎间盘组织及取自新鲜尸体的12个正常腰椎间盘进行了NO含量、产生NO的细胞类型及组织学定位的研究。得出结论：诱导型一氧化氮合成酶主要由突出椎间盘周围的肉芽组织产生，阳性细胞以成纤维细胞、软骨细胞及淋巴细胞为主；腰椎间盘可自身合成NO，NO可能在椎间盘退变中起重要作用；突出腰椎间盘中的NO主要由突出腰椎间盘周围的肉芽组织产生，在腰椎间盘突出重吸收过程中起促进作用。

6. 其他因素

Ha等[92]在研究信号传导通路中发现，低氧诱导因子-1（HIF-1）在椎间盘突出组织重吸收中可能发挥重要作用。另外还认为，集落刺激因子（CSF）、单核细胞化学趋化蛋白-1（MCP-1）、巨噬细胞炎症蛋白-α（MIP-α）等炎症介质和细胞因子在椎间盘突出组织重吸收中起促进作用。

（四）心理因素对腰椎间盘突出症患者的影响

随着社会的发展及人们生活方式的改变，椎间盘疾病的发生率逐年升高，而椎间盘疾病可以导致疼痛和功能障碍进而引发心理障碍。对于腰椎间盘突出症，虽然大多数患者未经治疗或者经过保守治疗都能获得良好的短期疗效，但是约20%的患者需要手术治疗，其中30%左右的患者会遗留慢性疼痛或者功能障碍。而无论手术与否，总体约1/3的人在经过急性期后长期残留疼痛、麻木等症状，而这些残留症状却花费75%以上的总治疗费用[94]。究其原因，椎间盘疾病导致的慢性疼痛和功能障碍在很大程度上与心理因素相关[95]，并且两者之间可以相互影响，形成恶性循环，难以根治。

1. 椎间盘疾病的慢性疼痛与情感因素相关

椎间盘疾病导致的疼痛和功能障碍，主要原因在于椎间盘自身及其周围结构的病理改变。椎间盘内部结构的紊乱，如纤维环破裂、椎间盘塌陷或终板破裂等引发疼痛，称为盘源性疼痛（IDD）。椎间盘破裂后，突出的髓核压迫周围组织，特别是神经根，从而引发疼痛和功能障碍，即椎间盘突出症。椎间盘退变引发周围结构（椎体、关节突关节、前后纵韧带和黄韧带等[97]）失衡，比如椎间隙狭窄导致椎间孔内的神经根卡压；或者椎间隙高度丢失、黄韧带褶皱导致的椎管狭窄；抑或椎间盘退变后难以维持力学稳定，使上下位椎体之间的活动异常导致的椎体失稳症等统称为退变性椎间盘疾病（DDD）[98]。椎间盘周围有丰富的神经支配，不仅有来源于脊神经的躯体神经纤维，还有来源于椎旁交感神经的自主神经纤维。这些神经纤维错综在椎间盘及椎体的前方、外方和后方，形成三组微型神经丛，神经丛之间直接或者通过灰、白交通支间接连接而相互影响，因此，椎间盘发生病变极易引起疼痛，并且这种疼痛由自主神经和躯体神经双重支配。相应地，椎间盘周围的韧带和小关节同样存在着双重神经支配现象[99]。因此，椎间盘及其周围众多结构发生病变均易引发疼痛。

2. 心理因素影响椎间盘疾病的治疗决策

椎间盘疾病患者治疗前后都可能出现心理问题，因此医生对该疾病采取医疗决策时须沉谋研虑。绝大部分医疗决策，尤其是椎间盘疾病的治疗决策，由于椎间盘疾病的诊断和治疗具有不确定性，治疗方案往往分为几个层次，物理治疗、药物治疗、微创手术和开放手术等都可以选择，患者不仅需要足够的医疗信息，还需要同医生讨论最优方案，并考虑到自己的偏好和目标，最终共同做出决策。

3. 基于心理评估的椎间盘疾病的治疗策略

单纯的椎间盘疾病，比如椎间盘突出症，临

床上基本达成共识，由于绝大多数患者症状可以缓解甚至消失，突出的椎间盘也有可能重吸收[100]，因此可以先采取保守治疗，具体方式有单纯卧床休息[101]、消炎止痛或类固醇药物[102]、针灸推拿[102-103]、中药治疗[103-104]等，可根据不同医疗环境因时因地制宜选用，其各有特色和疗效。只有保守治疗失败，或者疼痛严重影响生活质量，亦或者因神经系统压迫而出现明显功能障碍者，才需要手术治疗[101]。由于无论采取何种方法治疗，腰椎间盘疾病都可能导致慢性疼痛和功能障碍，从而引发心理障碍，因此，在采取药物、物理或者手术治疗的同时，有必要对患者进行合理的心理干预[105-106]。

椎间盘疾病逐年高发，且容易遗留慢性腰痛和功能障碍，从而影响患者的心理健康，最终身心疾病相互作用，引发恶性循环。临床医师在疾病诊治过程中，首先要正确认识到生理的、心理的、社会的以及行为因素在腰痛疾病形成过程中的作用，尤其是慢性疼痛患者的心理因素作用，并通过良好的沟通来帮助患者正确认识自己的病情，与患者共同制定合理的应对策略，不断改变自身的认识和行为，努力消除社会心理因素对患者临床疗效的影响，帮助患者解除痛苦并实现功能重建。

（五）增强 MRI 牛眼征表现的临床预测意义

1. 增强 MRI 突出物周围环形强化

游离型或高度脱垂型椎间盘进入硬膜外间隙可引起自身免疫反应，导致炎性反应的发生，周围形成肉芽组织，表现为环形强化，中心游离椎间盘无强化，称为"牛眼征"。目前普遍认为新生血管长入突出组织是导致此现象的主要原因[107-108]。Autio 等[109]研究发现，纤维环破裂的突出组织周围可出现环形高信号现象，即牛眼征现象，而且环形信号的厚度与重吸收发生率相关，厚度越厚，越容易发生重吸收现象。因此，一般认为牛眼征现象的出现对于重吸收具有积极意义。此外，临床上也不乏在增强 MRI 图像上出现牛眼征现象，经过保守治疗后发生重吸收的个案报道病例[110]。Kawaji 等[111]观察了 65 例增强 MRI 图像上显示牛眼征的巨大型腰椎间盘突出症患者，其中 21 例采取了保守治疗，44 例进行了手术治疗。对保守治疗患者在症状发作期和症状缓解时，分别做增强 MRI 前后对照检查，结果发现，环形强化部分体积从（0.488 ± 0.208）cm^3 减小到（0.214 ± 0.181）cm^2。作者认为，增强 MRI 是预测腰椎间盘突出后重吸收的有效预测手段。Rajasekaran 等[112]分析了 118 例腰椎间盘突出症患者，发现终板连接处破坏（65%）比纤维环损伤更常见（35%）。腰椎间盘突出组织周围肉芽组织、血管是否产生，是判断腰椎间盘突出物是否重吸收的主要指标，血管化的产生、范围进程与突出组织的缩小、吸收程度及其预后均有着紧密的联系[113]。增强 MRI 检查可能成为临床上判断腰椎间盘突出症突出物性质的一种无创手段，对巨大/游离型腰椎间盘突出症患者的预后有重要的指导作用，对于那些突出物周围明显强化的患者，提示突出组织为髓核而非纤维环，在某种程度上可以预测重吸收发生的概率，对这些患者可以采取保守治疗，从而尽可能地避免手术治疗。突出物新生血管长入是重吸收的关键因素，以上许多组织学研究支持了这一观点，而增强 MRI 图像上的牛眼征是新生血管长入的最好的影像学表达。然而由于目前临床医师对重吸收现象的认识有限、患者经济条件的限制及患者对注射对比增强剂不良反应的顾虑等因素的影响，临床上难以做到常规进行增强 MRI 检查来诊断腰椎间盘突出症，故

尚无此类研究的大样本数据报道。

2. 部分环形强化或线形强化

增强 MRI 显示巨大型椎间盘突出物周围部分环形强化或呈线形强化，提示突出物为髓核与纤维环或软骨终板并存。目前研究认为，突出物髓核成分越多，含水量越高，越容易发生重吸收现象。针对这一现象的研究，目前国外学者认为这首先可能与腰椎间盘突出物血管化及炎性肉芽组织形成有关[107]。国内陈其昕等[28]通过一组手术治疗的游离型椎间盘突出物进行组织学观察，证实游离型突出组织以髓核为主的占 62%，92% 的游离腰椎间盘突出组织周围有新生肉芽组织形成，并可呈现不同程度的自然吸收现象。当突出组织较大、相对信号强度为 $0.30 \sim 0.72$ 时，巨噬细胞的浸润程度最强，重吸收程度最显著；当相对信号强度 > 0.72 时，重吸收程度居中，但此类病例临床罕见。腰椎间盘突出物从退变的纤维环突破后纵韧带进入硬膜外，作为异物暴露而产生免疫炎性反应并诱发新生血管长入[114-115]。另外，软骨终板的破坏可以使椎体中的血管和结缔组织更容易在椎间盘中生长，但软骨终板被破坏后与髓核一同进入椎管，压迫神经，从而在 MRI 增强扫描下出现部分环形强化，即髓核出现强化而终板无强化。

3. 无强化

增强 MRI 显示突出物周围无明显环形强化。随着对椎间盘突出后组织成分的深入研究，我们发现：突出物含水量越低，纤维或软骨成分越多，对重吸收的发生越不利。组织学研究表明，增强 MRI 显示突出物周围无强化的患者，在接受手术时被取出的突出椎间盘组织中髓核成分减少，终板软骨与破裂的纤维环作为突出物主要成分进入椎管，不利于重吸收的发生，因而保守治疗的疗

效也较差。

五、结论

（1）本组获得完整随访的 409 例患者中，随访期间出现马尾神经损伤症状者 11 例（发生率为 2.69%），均及时接受了手术治疗。最终选择手术治疗的有 89 例，手术率为 21.76%；其余 320 例经非手术治疗缓解或治愈。本书中展示的典型病例共 85 例。

（2）巨大型腰椎间盘突出症患者经保守治疗后如果临床症状改善，则出现进行性神经损伤及马尾综合征的可能性较小。

（3）对以髓核突出为主的巨大型椎间盘突出症，只要无进行性运动神经损伤或马尾综合征，可以首选非手术治疗。

（4）椎间盘突出物在椎管内的游离度越大，突出物游离越远，越容易发生重吸收。

（5）重吸收现象的发生时间多在 1 年以内，尤其是半年左右开始发生重吸收。

（6）突出的椎间盘周围出现环形强化（ring enhancement），即所谓的牛眼征（bull's-eye configuration），是提示容易发生重吸收的重要指征。

（7）如果治疗过程中出现进行性运动损伤或马尾综合征，或者疗效不佳、反复发作，应及时手术治疗。

本组病例研究为回顾性分析，由于治疗方法、随访方式、随访周期等各种因素的差异，结果可能存在一定的偏倚。毋庸置疑，我们的这些研究观察结果，日后将被更为规范科学的前瞻性研究、多中心临床研究及大数据分析而加以证实或修正。

参考文献

[1] ATLAS S J，TOSTESON T D，BLOOD E A，et al. The impact of workers' compensation on outcomes of surgical and nonoperative therapy for patients with a lumbar disc herniation：SPORT [J]. Spine，2010，35（1）：89-97.

[2] 姜宏. 腰椎间盘突出症——重吸收现象与诊疗研究 [M]. 4 版. 南京：江苏凤凰科学技术出版社，2016：197.

[3] SPLENDIANI A，PUGLIELLI E，DE AMICIS R，et al. Spontaneous resolution of lumbar disk herniation：predictive signs for prognostic evaluation [J]. Neuroradiology，2004，46（11）：916-922.

[4] 胡有谷，陈伯华. 腰椎间盘突出症的区域定位 [J]. 中华骨科杂志，1998，18（1）：14-16.

[5] 国家中医药管理局. 中医病证诊断疗效标准 [M]. 南京：南京大学出版社，1994：214.

[6] 俞鹏飞，刘锦涛. 姜宏从痹、痉、痿论治腰椎间盘突出症经验 [J]. 河南中医，2011，31（5）：466-467.

[7] 富田庄司，古府照男，阪元正郎，等. 腰椎椎間板ヘルニアにおけるMR画像の検討-保存療法例と手術療法例の比較 [J]. 整形外科，1997，48（10）：1323-1325.

[8] KOMORI H，SHINOMIYA K，NAKAI O，et al. The natural history of herniated nucleus pulposus with radiculopathy [J]. Spine，1996，21（2）：225-229.

[9] MYSLIWIEC L，CHOLEWICKI J，WIN-KELPLECK M．et al．Msu classification for herniated lumbar discs on mri：toward developing objective criteria for surgical selection [J]．Eur Spine J，2010，19（7）：1087-1093．

[10] IWABUCHI M，MURAKAMI K，ARA F，et al．The predictive factors for the resorption of a lumbar disc herniation on plain MRI [J]．Fukushima J Med Sci，2010，56（2）：91-97．

[11] AUTIO R A，KARPPINEN J，NIINIMAKI J，et al．Determinants of spontaneous resorption of intervertebral disc herniations [J]．Spine（Phila Pa 1976），2006，31（11）：1247-1252．

[12] LEBOEUF-YDE C，KJAER P，BENDIX T，et al．Self-reported hard physical work combined with heavy smoking or overweight may result in so-called Modic changes [J]．BMC Musculoskelet Disord，2008，9：5．

[13] 李健，程立明．破裂型腰椎间盘突出症的诊断与治疗 [J]．中国脊柱脊髓杂志，1993，3（4）：156-158．

[14] DANDY W E．Serious complications of ruptured intervertebral disks [J]．JAMA，1942，119（6）：474-477．

[15] TOYONE T，TAKAHASHI K，KITAHARA H，et al．Visualisation of symptomatic nerve roots．Prospective study of contrast-enhanced MRI in patients with lumbar disc herniation [J]．J Bone Joint Surg Br，1993，75（4）：529-533．

[16] VERBIEST H．Neurogenic intermittent claudication [J]．Elsevier Science：Amsterdam，1976．

[17] 若松英吉．腰部脊柱管狭窄症 [J]．整形外科，1970，30：11．

[18] ARNOLDI C C，BRODSKY A E，CAUCHOIX J，et al．Lumbar spinal stenosis and nerve root entrapment syndromes．Definition and classification [J]．Clin Orthop，1976（115）：4-5．

[19] 郭巨灵．类风湿性关节炎、强直性脊柱炎及儿童类风湿关节炎 1000 例分析 [J]．中华骨科杂志，1982，2：65．

[20] NEWMAN P H．The study of spondylolisthesis [J]．J Bone Joint Surg（Br），1963，45：39．

[21] SCOVILLIE W B．Lumbar spondylolisthesis with ruptured disc [J]．J Neurosurg，1974，40：529．

[22] MINAMIDE A，HASHIZUME H，YOSHIDA M，et al．Effects of basic fibroblast growth factor on spontaneous resorption of herniated intervertebral discs．An experimental study in the rabbit [J]．Spine（Phila Pa 1976），1999，24（10）：940-945．

[23] 崔全起，姜宏，施杞．国外椎间盘研究新进展 [J]．中国中医骨伤科，1998，6（6）：54-57．

[24] YU P F，JIANG F D，LIU J T，et al．Outcomes of conservative treatment for ruptured lumbar disc herniation [J]．Acta Orthop Belg，2013，79（6）：726-730．

[25] MOCHIDA K，KOMORI H，OKAWA A，et al．Regression of cervical disc herniation ob-

served on magnetic resonance images [J]. Spine (Phila Pa 1976), 1998, 23 (9): 990-997.

[26] PELTIER E, BLONDEL B, DUFOUR H, et al. Minimally invasive transmuscular approach for the treatment of lumbar herniated disc: far lateral lumbar disc herniation: a clinical study. Applications for cervical and thoracic disc herniation [J]. J Neurosurg Sci, 2013, 57 (2): 123-127.

[27] HASEGAWA T, AN H S, INUFUSA A, et al. The effect of age on inflammatory responses and nerve root injuries after lumbar disc herniation: an experimental study in a canine model [J]. Spine (Phila Pa 1976), 2000, 25 (8): 937-940.

[28] 陈其昕, 刘耀升, 李方财, 等. 游离型腰椎间盘突出的组织学观察 [J]. 中华骨科杂志, 2006, 26 (8): 539-543.

[29] YUKAWA Y, KATO F, MATSUBARA Y, et al. Serial magnetic resonance imaging follow-up study of lumbar disc herniation conservatively treated for average 30 months: relation between reduction of herniation and degeneration of disc [J]. J Spinal Disord, 1996, 9 (3): 251-256.

[30] PFIRRMANN C W, METZDORF A, ZANETTI M, et al. Magnetic resonance classification of lumbar intervertebral disc degeneration [J]. Spine, 2001, 26 (17): 1873-1878.

[31] DE ROOS A, KRESSEL H, SPRITZER C, et al. MR imaging of marrow changes adja-cent to end plates in degenerative lumbar disk disease [J]. AJR Am J Roentgenol, 1987, 149 (3): 531-534.

[32] MODIC M T, STEINBERG P M, ROSS J S, et al. Degenerative disk disease: assessment of changes in vertebral body marrow with MR imaging [J]. Radiology, 1988, 166 (1 Pt 1): 193-199.

[33] MODIC M T, MASARYK T J, ROSS J S, et al. Imaging of degenerative disk disease [J]. Radiology, 1988, 168 (1): 177-186.

[34] 赵凤东, 谢清波, 胡志军, 等. 腰椎终板 Modic 改变对腰椎间盘脱出自发性吸收的影响 [C]. 2009 年浙江省骨科学学术年会论文汇编, 2009: 94-95.

[35] SHAN Z, FAN S, XIE Q, et al. Spontaneous resorption of lumbar disc herniation is less likely when modic changes are present [J]. Spine (Phila Pa 1976), 2014, 39 (9): 736-744.

[36] DORA C, WÄLCHLI B, ELFERING A, et al. The significance of spinal canal dimensions in discriminating symptomatic from asymptomatic disc herniations [J]. Eur Spine J, 2002, 11 (6): 575-581.

[37] YUAN S, TANG Q, WANG X, et al. Significance of spinal canal and dural sac dimensions in predicting treatment of lumbar disc herniation [J]. Acta Orthop Belg, 2014, 80 (4): 575-581.

[38] 唐强, 袁帅, 王伟东, 等. MRI 中椎管及硬膜囊大小与单节段腰椎间盘突出症治疗的相关性研究 [J]. 中国骨伤, 2015, 28 (11): 994-999.

[39] 高凌云，崔惠云，田庄，等. 腰椎间盘突出后自然吸收及其相关因素的研究 [J]. 中国中医骨伤科杂志，2004，12 (5)：19-21.

[40] BARZ T，MELLOH M，STAUB L P，et al. Nerve root sedimentation sign：evaluation of a new radiological sign in lumbar spinal stenosis [J]. Spine (Phila Pa 1976)，2010，35 (8)：892-897.

[41] FAZAL A，YOO A，BENDO J A. Does the presence of the nerve root sedimentation sign on MRI correlate with the operative level in patients undergoing posterior lumbar decompression for lumbar stenosis [J]. Spine J，2013，13 (8)：837-842.

[42] SCHIZAS C，THEUMANN N，BURN A，et al. Qualitative grading of severity of lumbar spinal stenosis based on the morphology of the dural sac on magnetic resonance images [J]. Spine (Phila Pa 1976)，2010，35 (21)：1919-1924.

[43] 陈佳，赵凤东，范顺武. 马尾沉降征在腰椎管狭窄症诊断中的价值 [J]. 中华骨科杂志，2015，35 (6)：636-642.

[44] 安胜军，李恩. 人类椎间盘退变与年龄的关系 [J]. 中国矫形外科杂志，2000，7 (4)：66-68.

[45] MACKI M，HERNANDEZ-HERMANN M，BYDON M，et al. Spontaneous regression of sequestered lumbar disc herniations：Literature review [J]. Clin Neurol Neurosurg，2014，120：136-141.

[46] 马巍，杨敏杰，王德利. 一氧化氮、一氧化氮合酶和脊髓型颈椎病、腰椎间盘突出症的关

系 [J]. 西安医科大学学报（中文版），2000，21 (2)：146-149.

[47] 陈飞，李康华，吕国华. 人胎盘脂多糖、地塞米松对椎间盘组织自发性吸收作用的研究 [J]. 中国医师杂志，2005，7 (3)：346-348.

[48] ZHONG M，LIU J T，JIANG H，et al. Incidence of spontaneous resorption of lumbar disc herniation：a meta-analysis [J]. Pain physician，2017，20：E45-E52.

[49] HONG J，BALL PA. IMAGES IN CLINICAL MEDICINE. Resolution of lumbar disk herniation without surgery [J]. NEJM，2016：374：1564.

[50] AHN S H，AHN M W，BYUN W M. Effect of the transligamentous extension of lumbar disc herniations on their regression and the clinical outcome of sciatica [J]. Spine，2000，25：475-480.

[51] ORIEF T，ORZ Y，ATTIA W，et al. Spontaneous resorption of sequestered intervertebral disc herniation [J]. World Neurosurgery，2012，77：146-152.

[52] HENMI T，SAIRYO K，NAKANO S，et al. Natural history of extruded lumbar intervertebral disc herniation [J]. The Journal of Medical Investigation，2002，49：40-43.

[53] GUINTO F C，HASHIM H，STUMER M. CT demonstration of disk regression after conservative therapy [J]. AJR，1984，5 (2)：832-834.

[54] TEPLICK J G，HASKIN M E. Spontaneous regression of herniated nucleus pulposus

[J]. AJR，1985，145（2）：371-375.

[55] SAAL J A，SAAL J S，HERZOG R J. The natural history of lumbar intervertebral disc extrusions treated nonoperatively ［J］. Spine，1990，15（7）：683-686.

[56] FAGERLAND M，THFIANADER U，FRIBERG. Size of lumbar disc herniations measured using computed tomogrphy and related to sciatic symptoms. Acta Radiologica，1990，31（6）：555-558.

[57] DELAUCHE CAVALIER M，BUDDET C，LAREDO J，el al. Lumbar disc herniation computed tomography scan changes after conservative treatment of nerve root compression ［J］. Spine，1992，17：927-933.

[58] RAMOS AMADOR A，ALCARAZ MEXíA M，GONZáLEZ PRECIADO J L，et al. Natural history of lumbar disc hernias：does gadolinium enhancement have any prognostic value ［J］. Radiologia，2013，55：398-407.

[59] BOZZAO A，GALLUCCI M，MASCIOCCHI C，et al. Lumbar disk herniation：MR imaging assessment of natural history in patients treated without surgery ［J］. Radiology，1992，185（1）：135-141.

[60] CRIBB G L，JAFFRAY D C，CASSAR-PULLICINO V N. Observations on the natural history of massive lumbar disc herniation ［J］. The Journal of Bone and Joint Surgery（British volume），2007，89：782-784.

[61] MARTINEZ-QUINONES J V，ASO-ESCARIO J，CONSOLINI F，et al. Spontaneous regression from intervertebral disc herniation. Propos of a series of 37 cases ［J］. Neurocirugia（Asturias，Spain），2010，21：108-117.

[62] AUTIO R A，KARPPINENN J，KURUNLAHTI M，et al. Effect of periradicular methylprednisolone on spontaneous resorption of intervertebral disc herniations ［J］. Spine，2004，29（15）：1601-1607.

[63] TAKADA E，TAKAHASHI M，SHIMADA K. Natural history of lumbar disc hernia with radicular leg pain：Spontaneous MRI changes of the herniated mass and correlation with clinical outcome ［J］. Journal of Orthopaedic Surgery（Hong Kong），2001，9：1-7.

[64] KIM E S，OLADUNJOYE A O，LI J A，et al. Spontaneous regression of herniated lumbar discs ［J］. Journal of Clinical Neuroscience，2014，21：909-913.

[65] PANAGOPOULOS J，HUSH J，STEFFENS D，et al. Do MRI findings change over a period of up to 1 year in patients with low back pain and/or sciatica?：A Systematic Review ［J］. Spine，2017，42：504-512.

[66] 姜宏，施杞，郑清波. 腰椎间盘突出后的自然吸收及其临床意义 ［J］. 中华骨科杂志，1998，18（12）：755-757.

[67] KOMORI H，SHINOMIYA K，NAKAI O，et al. The natural history of heniated nucleus pulposus with radiculopathy ［J］ Spine，1996，21（6）：223-225.

[68] KOBAYASHI S，MEIR A，KOKUBO Y，et al. Ultrastructural analysis on lumbar disc herniation using surgical specimens：role of

neovascularization and macrophages in herni-as [J]. Spine, 2009, 34: 655-662.

[69] TSURU M, NAGATA K, UENO T, et al. Electron microscopic observation of estab-lished chondrocytes derived from human in-tervertebral disc hernia (KTN-1) and role of macrophages in spontaneous regression of de-generated tissues [J]. Spinal, 2001, 1 (6): 422-431.

[70] MINAMIDE A, HASHIZUME H, YOSHI-DA M, et al. Effects of fibroblast growth factor oil spontaneous resorption of herniated intervertebral disc [J]. Spine, 1999, 24 (10): 940-945.

[71] 张天宏, 彭笳宸, 李青, 等. 突出的椎间盘组织中巨噬细胞浸润及免疫复合物表达 [J]. 中国矫形外科杂志, 2004, 12 (1): 88-89.

[72] ARAI Y, YASUMA T, SHITOTO K, et al. Immunohistological study of intervertebral disc herniation of lumbar spine [J]. J Orthop Sci, 2000, 5 (3): 229-231.

[73] 宫良泰, 许复郁, 宋若先, 等. 免疫反应在实验性游离型腰椎间盘突出自然吸收中的意义 [J]. 山东大学学报 (医学版), 2002, 40 (6): 538-540.

[74] GANEY T M, MEISEL H J. A potential role for cell-based therapeutics in the treat-ment of intervertebral disc herniation [J]. Spine, 2002, 11 (2): S206-S214.

[75] KOIKE Y, UZUKI M, KOKUBUN S, et al. Angiogenesis and inflammatory cell infiltra-tion in lumbar disc herniation [J]. Spine, 2003, 28 (17): 1928-1933.

[76] GRANG L, GAUDIN P, TROCME C, et al. Intervertebral disk degeneration and hernia-tion: the role of metalloproteinases and cyto-kines [J]. Joint, bone, spine : revue du rhumatisme, 2001, 68: 547-553.

[77] 李晶, 周江南, 李康华. 突出腰椎间盘组织再吸收现象的机制研究 [J]. 中华骨科杂志, 2002, 22 (6): 343-345.

[78] 李晓春, 姜宏, 刘锦涛, 等. 血管内皮生长因子在突出椎间盘重吸收中的表达及其意义 [J]. 颈腰痛杂志, 2011, 32 (2): 88-91.

[79] TORU T, KOTARO N, MINORU D, et al. Interleukin-6 production is upregulated by in-teraction between disc tissue and macropha-ges [J]. Spine, 2004, 29 (10): 1089-1092.

[80] BASSET P, BELLOCQ J P, WOLF C, et al. A novel metal loproteinase gene specifically expressed in stromal cells of breast carcino-mas [J]. Nature, 2003, 348 (9): 699-704.

[81] LE MAITRE C L, FREEMONT A J, HOY-LAND J A. Localization of degradative en-zymes and their inhibitors in the degenerate human intervertebral disc [J]. J Pathol, 2004, 204 (1): 47-54.

[82] HARO H, SHINOMIYA K, MURAKAMI S, et al. Up-regulated expression of matrily-sin and neutrophil collagenase in human her-niated discs [J]. Spine Disord, 2002, 12 (3): 245-249.

[83] HARO H, CRAWFORD H C, FINGLE-TON B, et al. Matrix metal loproteinase-3-dependent generation of a macrophage che-

moattractant in a modal of herniated disc resorption [J]. J Clin invest, 2005, 105 (7): 133-141.

[84] IWABUCHI S, ITO M, HATA J, et al. In vitro evaluation of low-intensity pulsed ultrasound in herniated disc resorption [J]. Biomaterials, 2005, 26 (34): 7104-7114.

[85] LE MAITRE C, FREEMONT A, HOYLAND J. The role of interleukin-1 in the pathogenesis of human intervertebral disc degeneration [J]. Arthritis Res Ther, 2005, 7 (4): 732-745.

[86] YOSHIDA M, NAKAMURA T, SEI A, et al. Intervertebral disc cells produce tumor necrosis factor alpha, interleukin-1beta, and monocyte chemoattractant protein-1 immediately after herniation: an experimental study using a new hernia model [J]. Spine, 2005, 30: 55-61.

[87] KANG J D, RACIC M S, MCLNTYRE L A, et al. Toward a biochemical understanding of human intervertebral disc degenerating and herniation [J]. Spine, 1997, 22 (10): 1065-1073.

[88] 李新友, 王民, 刘淼, 等. 白细胞介素-6 在突出的腰椎间盘中的表达及其意义 [J]. 中国矫形外科杂志, 2001, 8 (6): 581-582.

[89] 秦海江, 郭钧, 陈仲强. 肿瘤坏死因子在腰椎间盘突出症中的作用 [J]. 脊柱外科杂志, 2004, 2 (6): 367-369.

[90] 李晓春, 姜宏, 刘锦涛, 等. TNF-α 抑制剂对破裂型腰椎间盘突出重吸收的实验研究 [J]. 颈腰痛杂志, 2011, 32 (4): 264-267.

[91] 李新友, 刘淼, 王民, 等. 一氧化氮在突出腰椎间盘中的表达及其意义 [J]. 中国脊柱脊髓杂志, 2000, 10 (6): 341-343.

[92] HA K Y, KOH I J, KIRPALANI P A, et al. The expression of hypoxia inducible factor-1 alpha and apoptosis in herniated discs [J]. Spine, 2006, 31 (12): 1309-1313.

[93] DEN BOER J J, OOSTENDORP R A, BEEMS T, et al. Continued disability and pain after lumbar disc surgery: the role of cognitive-behavioral factors [J]. Pain, 2006, 123: 45-52.

[94] PINHEIRO M B, FERREIRA M L, REFSHAUGE K, et al. Symptoms of depression as a prognostic factor for low back pain: a systematic review [J]. Spine J, 2016, 16 (1): 105-116.

[95] MATSUDAIRA K, OKA H, KIKUCHI N, et al. Psychometric properties of the Japanese version of the STarT back tool in patients with low back pain [J]. PLoS One, 2016, 11 (3): e015-e019.

[96] COENEN V A, SCHLAEPFER T E, MAEDLER B, et al. Cross-species affective functions of the medial forebrain bundle-implications for the treatment of affective pain and depression in humans. Neuroscience and biobehavioral reviews [J]. 2011, 35: 1971-1981.

[97] BRISBY H. Pathology and possible mechanisms of nervous system response to disc degeneration [J]. J Bone Joint Surg Am, 2006, 88 (Suppl 2): 68-71.

[98] IZZO R, POPOLIZIO T, D'APRILE P, et

al. Spinal pain [J]. European journal of radiology, 2015, 84: 746-756.

[99] PEDERSEN H E, BLUNCK C F, GARDNER E. The anatomy of lumbosacral posterior rami and meningeal branches of spinal nerve (sinuvertebral nerves): with an experimental study of their functions [J]. J Bone Joint Surg Am, 1956, 38-A (2): 377-391.

[100] CHIU C C, CHUANG T Y, CHANG K H, et al. The probability of spontaneous regression of lumbar herniated disc: a systematic review [J]. Clinical Rehabilitation, 2015, 29: 184-195.

[101] CANALE S T. 坎贝尔骨科手术学 [M]. 宋守礼, 孙明学, 陈继营, 译. 10 版. 山东: 山东科学技术出版社, 2005: 1919-1920.

[102] LEWIS R A, WILLIAMS N H, SUTTON A J, et al. Comparative clinical effectiveness of management strategies for sciatica: systematic review and network meta-analyses [J]. Spine J, 2015, 15: 1461-1477.

[103] SHIN J S, LEE J, LEE Y J, et al. Long-term course of alternative and integrative therapy for lumbar disc herniation and risk factors for surgery: a prospective observational 5-year follow-up study [J]. Spine, 2016, 41: E955-E963.

[104] YU P F, JIANG H, LIU J T, et al. Traditional Chinese medicine treatment for ruptured lumbar disc herniation: clinical observations in 102 cases [J]. Orthop Surg, 2014, 6: 229-235.

[105] CHERKIN D C, SHERMAN K J, BALDERSON B H, et al. Effect of mindfulness-based stress reduction vs cognitive behavioral therapy or usual care on back pain and functional limitations in adults with chronic low back pain: a randomized clinical trial [J]. JAMA, 2016, 315: 1240-1249.

[106] JOHANSSON A C, OHRVIK J, SODERLUND A. Associations among pain, disability and psychosocial factors and the predictive value of expectations on returning to work in patients who undergo lumbar disc surgery [J]. Eur Spine J, 2016, 25: 296-303.

[107] DAVID G, CIUREA A V, IENCEAN S M, et al. Angiogenesis in the degeneration of the lumbar intervertebral disc [J]. Journal of medicine and life, 2010, 3: 154-161.

[108] RATSEP T, MINAJEVA A, ASSER T. Relationship between neovascularization and degenerative changes in herniated lumbar intervertebral discs [J]. European Spine Journal, 2013, 22: 2474-2480.

[109] AUTIO R A, KARPPINEN J, NIINIMAKI J, et al. The effect of infliximab, a monoclonal antibody against TNF-alpha, on disc herniation resorption: a randomized controlled study [J]. Spine, 2006, 31: 2641-2645.

[110] LIU J T, LI X F, YU P F, et al. Spontaneous resorption of a large lumbar disc herniation within 4 months [J]. Pain physician, 2014, 17: E803.

[111] KAWAJI Y, UCHIYAMA S, YAGI E. Three-dimensional evaluation of lumbar disc

hernia and prediction of absorption by enhanced MRI [J]. Journal of Orthopaedic Science, 2001, 6: 498-502.

[112] RAJASEKARAN S, BAJAJ N, TUBAKI V, et al. ISSLS Prize winner: the anatomy of failure in lumbar disc herniation: an in vivo, multimodal, prospective study of 181 subjects [J]. Spine, 2013, 38: 1491-1500.

[113] KOIKE Y, UZUKI M, KOKUBUN S, et al. Angiogenesis and inflammatory cell infiltration in lumbar disc herniation [J].

Spine, 2003, 28: 1928-1933.

[114] HARO H, KATO T, KOMORI H, et al. Vascular endothelial growth factor (VEGF) - induced angiogenesis in herniated disc resorption [J]. J Orthop Res, 2002, 20 (3): 409-415.

[115] FAHMY R G, DASS C R, SUN L Q, et al. Transcription factor Egr-1 supports FGF-dependent angiogenesis during neovascularization and tumor growth [J]. Nat Med, 2003, 9 (8): 1026-1032.

第一节 巨大型与游离型腰椎间盘突出症重吸收病例

MRI平扫及增强显示发生重吸收病例41例

病例一 （男，37岁，病程1月，痹证，L5/S1大块型，牛眼征环形增强型，1年3个月吸收率75.1%）

基本资料：刘某，男性，37岁，联系电话：0512-6172****。

初诊日期：2011年6月18日。

主诉：扭伤致腰部疼痛牵及左下肢1个月。

病史：患者1个月前不慎扭伤腰部致腰痛牵及左下肢，行走不利，无法正常工作。纳可，夜间睡眠不佳，二便调。

查体：腰椎生理曲度存在，L5/S1左侧棘旁压痛（＋），并放射至左下肢，直腿抬高试验左45°（＋）、右85°（－），双侧下肢肌力及皮肤感觉正常，马鞍区皮肤感觉正常，指地距46 cm，JOA评分12分。舌质红，苔薄黄微腻，脉细弦。

MRI表现：L5/S1椎间盘巨大型突出。突出的椎间盘偏向左侧压迫硬膜囊，左侧神经根受压。突出率80.2%。椎管最大层面面积3.5 cm²；突出物最大层面面积1.2 cm²，占椎管面积的34.3%。增强MRI显示牛眼征阳性（图3-1-1）。

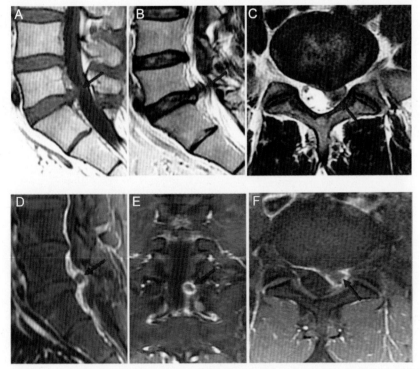

L5/S1椎间盘髓核巨大型突出，突出率80.2%。椎管最大层面面积3.5 cm²；突出物最大层面面积1.2 cm²，占椎管面积的34.3%。A、B为MRI平扫矢状位像，突出物超过椎体后缘10 mm以上，边缘毛糙、不整齐，椎体后缘黑线（Blackline）中断，Iwabuchi分型1型；C为MRI平扫轴位像，显示突出物较大，压迫硬膜囊及神经根，游离髓核呈稍高信号，位于椎管内偏左侧，硬膜囊不对称变形，椎管形态为椭圆型；D为增强MRI矢状位像，E为冠状位像，F为轴位像，均显示髓核边缘呈环状强化，牛眼征阳性。

图3-1-1 2011年6月18日初诊平扫及增强MRI图像

诊断：L5/S1 大块型腰椎间盘突出症（痹证，牛眼征环形增强型）。

治法：益气化瘀，通络止痛。

处方：

① 消髓化核汤加减：

生黄芪 30 g	防 己 10 g	当 归 10 g
水 蛭 6 g	威灵仙 30 g	木 瓜 20 g
白芥子 6 g	地 龙 10 g	炒白术 10 g
薏苡仁 10 g	陈 皮 6 g	猪 苓 10 g
茯 苓 10 g	川牛膝 10 g	

共 14 剂，每日 1 剂，分 2 次饭后温服。

② 绝对卧床休息 2 周。

二诊（2011 年 7 月 2 日）

患者腰腿痛症状缓解，活动良好，步行超过 500 m，纳寐可，二便调，近日常有咳嗽、咳痰。查体：L5/S1 左侧棘旁压痛（＋），并放射至左下肢，直腿抬高试验左 70°（＋）、右 80°（－），马鞍区皮肤感觉正常，指地距 20 cm，JOA 评分 20 分。

处方：

① 消髓化核汤加减：

生黄芪 30 g	防 己 10 g	当 归 10 g
水 蛭 6 g	威灵仙 30 g	木 瓜 20 g
白芥子 6 g	地 龙 10 g	炒白术 10 g
薏苡仁 10 g	陈 皮 6 g	猪 苓 10 g
茯 苓 10 g	川牛膝 10 g	紫 菀 10 g

款冬花 10 g

共 14 剂，每日 1 剂，分 2 次饭后温服。

② 相对卧床休息 2 周。

三诊（2011 年 7 月 16 日）至六诊（2011 年 8 月 30 日）

患者咳嗽、咳痰症状消失，之后每半个月复诊一次。复诊期间连续服用初诊方，临床症状逐渐缓解。治疗期间未出现马尾神经损伤症状，第 10 周时恢复正常工作。

处方：

① 消髓化核汤加减：

生黄芪 30 g	防 己 10 g	当 归 10 g
水 蛭 6 g	威灵仙 30 g	木 瓜 20 g
白芥子 6 g	地 龙 10 g	炒白术 10 g
薏苡仁 10 g	陈 皮 6 g	猪 苓 10 g
茯 苓 10 g	川牛膝 10 g	

共 60 剂，每日 1 剂，分 2 次饭后温服。

② 绝对卧床休息 2 周。

七诊（2012 年 9 月 12 日）

1 年后随访，患者自诉无明显不适。查体：直腿抬高试验左 90°（－）、右 90°（－），马鞍区皮肤感觉正常，指地距 12 cm，JOA 评分 28 分。复查 MRI 平扫显示突出物大部分重吸收，突出率 20.0％，吸收率 75.1％（图 3-1-2）。患者后来未再复诊。

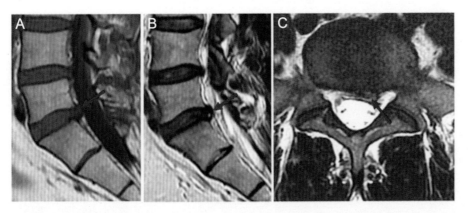

L5/S1 椎间盘轻度突出。突出率 20.0%，吸收率 75.1%。突出物最大层面面积 0.4 cm²，占椎管面积的 11.4%。L5/S1 椎间盘突出物较前明显缩小，T2 加权矢状位突出的椎间盘后缘可见高信号区，提示椎间盘炎症反应；突出物较前基本吸收，左侧神经根稍受压，硬膜囊无明显受压及变形，游离髓核呈稍高信号。

图 3-1-2　2012 年 9 月 12 日复查平扫 MRI 图像

随访：8 年后随访，患者症状未复发，无明显不适，正常生活与工作。查体：腰部无压痛，无叩击痛，无下肢放射痛，直腿抬高试验左 90° （一）、右 90°（一），下肢肌力、感觉正常，病理反射未引出，马鞍区皮肤感觉正常。指地距 5 cm，JOA 评分 28 分。

按语

初诊病史特点：男性，37 岁，痹证，既往有腰扭伤病史，病程 1 个月，无马尾神经压迫症状。

首次影像学特点：L5/S1 大块型，后纵韧带破裂，突出率 80.2%，Komori 改良分型 3 型，MSU 分型 3-B 型，椎管形态为椭圆型，Iwabuchi 分型 1 型，无 Modic 改变，牛眼征环形增强型。

治疗特点：患者既往有扭伤史，腰痛牵及左下肢 1 个月，要求保守治疗。予单用消髓化核汤加减行益气活血、通络止痛治疗 2 周，初诊方中加入猪苓、茯苓、薏苡仁以增强利水功效，服药 2 周后患者症状缓解。二诊时患者出现咳嗽、咳痰，此为气不顺正道，逆向而行，上冲气道所致，遂加紫菀、款冬两味以下气止咳化痰。2 周后复诊时患者咳嗽、咳痰症状消失，续服消髓化核汤共 3 个月后症状明显缓解。1 年后随访复查 MRI 显示突出物吸收率 75.1%。患者在接受治疗过程中无马尾神经损伤症状，绝对卧床 2 周，相对卧床 4 周，未服用西药，口服中药 88 剂。恢复工作时间 2.5 个月，1 年 3 个月吸收率 75.1%。

病例二 （男，20 岁，病程 1 年，痹证，L4/L5 大块型，牛眼征环形增强型，3 年 9 个月吸收率 84.7%）

基本资料： 俞某，男，20 岁，联系电话：1377611****。

初诊日期： 2010 年 11 月 30 日。

主诉： 腰痛牵及右下肢 1 年。

病史： 患者诉腰部疼痛牵及右下肢 1 年，伴活动不利，站立或坐位时疼痛加重，否认既往外伤史。纳差，夜寐安，便溏。

查体： 腰椎生理曲度存在，L4/L5 右侧棘旁压痛（+），并放射至右下肢，直腿抬高试验左 90°（－）、右 40°（+），双下肢皮肤感觉正常，双下肢肌力 V 级，马鞍区皮肤感觉正常，指地距 56 cm，JOA 评分 19 分。身体瘦弱，面白，舌质红，苔薄白，脉细弦。

MRI 表现： L4/L5 椎间盘巨大游离型突出。突出的椎间盘为中央偏右侧、宽基底并压迫硬膜囊，右侧神经根受压，大块的椎间盘组织向下进入 L5 椎体后方的椎管，椎体后缘黑线（Blackline）中断。突出率 100%。椎管最大层面面积 3.6 cm²；突出物最大层面面积 1.4 cm²，占椎管面积的 38.9%（图 3-2-1）。

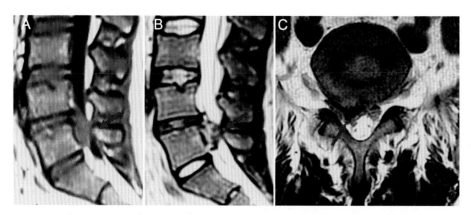

L4/L5 椎间盘髓核游离型突出（髓核向下游离），突出率 100%。突出物最大层面面积 1.4 cm²，占椎管面积的 38.9%。A、B 为 MRI 平扫矢状位像，突出物超过椎体后缘 10 mm 以上并向下移动，大块的椎间盘组织向下进入 L5 椎体后方的椎管，Iwabuchi 分型 1 型，椎间隙变窄；C 为 MRI 平扫轴位像，显示突出物压迫硬膜囊，椎管形态为椭圆型。

图 3-2-1　2010 年 11 月 30 日初诊平扫 MRI 图像

诊断： L4/L5 大块型腰椎间盘突出症（痹证）。

治法： 益气化瘀，理气健脾。

处方：

① 消髓化核汤合参苓白术散加减：

生黄芪 30 g	防　己 10 g	当　归 10 g
茯　苓 10 g	威灵仙 10 g	木　瓜 20 g
炒白术 10 g	地　龙 6 g	薏苡仁 10 g
山　药 10 g	砂　仁 3 g	陈　皮 6 g
白扁豆 15 g	丹　参 10 g	川牛膝 10 g
党　参 10 g		

共 14 剂，每日 1 剂，分 2 次饭后温服。

② 迈之灵片 300 mg，口服，1 次/日。

③ 相对卧床休息 2 周。

二诊（2010 年 12 月 15 日）

患者腰腿痛较前好转，自觉腰部僵硬，容易疲劳，畏寒，胃口较前好转，大便仍较稀。查体：腰部压痛不显，直腿抬高试验左 90°（－）、右 50°（+），双侧下肢肌力及皮肤感觉正常，马鞍区皮肤感觉正常，指地距 30 cm，JOA 评分 21 分。

处方：

① 消髓化核汤合参苓白术散加减：

生黄芪 30 g　　防　己 10 g　　当　归 10 g

茯　苓 10 g	威灵仙 10 g	木　瓜 20 g
炒白术 10 g	地　龙 6 g	薏苡仁 10 g
山　药 10 g	砂　仁 3 g	陈　皮 6 g
白扁豆 15 g	丹　参 10 g	川牛膝 10 g
党　参 10 g	桂　枝 6 g	细　辛 3 g

共 14 剂，每日 1 剂，分 2 次饭后温服。

② 相对卧床休息 2 周。

③ 进行适当的腰背肌功能锻炼。

三诊（2010 年 12 月 21 日）至四诊（2011 年 1 月 5 日）

患者复诊期间继续服用二诊方，腰腿痛进一步缓解，长时间行走或弯腰后感腰痛牵及右下肢明显，腰部僵硬症状缓解。纳可，二便调。

处方：

消髓化核汤合参苓白术散加减：

生黄芪 30 g　　防　己 10 g　　当　归 10 g

茯　苓 10 g	威灵仙 10 g	木　瓜 20 g
炒白术 10 g	地　龙 6 g	薏苡仁 10 g
山　药 10 g	砂　仁 3 g	陈　皮 6 g
白扁豆 15 g	丹　参 10 g	川牛膝 10 g
党　参 10 g	桂　枝 6 g	细　辛 3 g

共 30 剂，每日 1 剂，分 2 次饭后温服。

五诊（2011 年 1 月 24 日）

患者卧床时无症状，右下肢放射痛仅在劳累后发生。纳可，夜寐安，二便调。查体：腰部无压痛，无双下肢放射痛，直腿抬高试验左 90°（－）、右 70°（＋），双侧下肢肌力及皮肤感觉正常，马鞍区皮肤感觉正常，指地距 45 cm，JOA 评分 23 分。第一次复查 MRI 平扫及增强显示突出物较前部分吸收，牛眼征阳性，突出率 35.0%，吸收率 52.3%（图 3-2-2）。为巩固疗效，予以二诊方去桂枝、细辛续服。

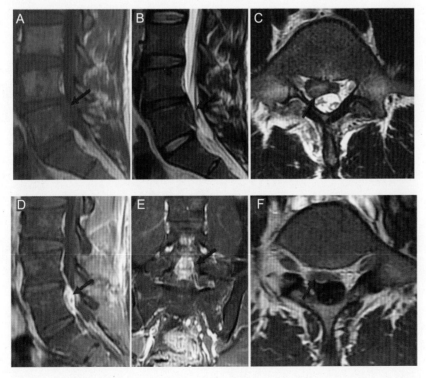

　　L4/L5 椎间盘突出物较前明显缩小。突出率 35.0%，吸收率 52.3%。突出物最大层面面积 0.7 cm²，占椎管面积的 19.4%。D 为增强 MRI 矢状位像，E 为冠状位像，F 为轴位像，均显示髓核边缘呈环状强化，中央部分无强化，牛眼征阳性。

图 3-2-2　2011 年 1 月 24 日第一次复查平扫及增强 MRI 图像

处方：

消髓化核汤合参苓白术散加减：

生黄芪 30 g	防 己 10 g	当 归 10 g
茯 苓 10 g	威灵仙 10 g	木 瓜 20 g
炒白术 10 g	地 龙 6 g	薏苡仁 10 g
山 药 10 g	砂 仁 3 g	陈 皮 6 g
白扁豆 15 g	丹 参 10 g	川牛膝 10 g
党 参 10 g		

共 14 剂，每日 1 剂，分 2 次饭后温服。

六诊（2011 年 2 月 10 日）至八诊（2011 年 3 月 21 日）

患者复诊期间继续服用五诊方，八诊时腰腿痛明显缓解，恢复正常学习，纳可，二便调。查体：腰部无压痛，无双下肢放射痛，直腿抬高试验左 90°（－）、右 80°（±），双侧下肢肌力及皮肤感觉正常，马鞍区皮肤感觉正常，指地距 15 cm，JOA 评分 25 分。予停服中药，嘱患者适当进行腰背肌功能锻炼，避免弯腰、久坐等。

处方：

① 消髓化核汤合参苓白术散加减：

生黄芪 30 g	防 己 10 g	当 归 10 g
茯 苓 10 g	威灵仙 10 g	木 瓜 20 g
炒白术 10 g	地 龙 6 g	薏苡仁 10 g
山 药 10 g	砂 仁 3 g	陈 皮 6 g
白扁豆 15 g	丹 参 10 g	川牛膝 10 g
党 参 10 g		

共 40 剂，每日 1 剂，分 2 次饭后温服。

② 适当进行腰背肌功能锻炼。

九诊（2012 年 10 月 17 日）

患者腰腿痛症状未再复发。1 年半后随访查体：腰部无压痛，无双下肢放射痛，直腿抬高试验左 90°（－）、右 80°（－），双侧下肢肌力及皮肤感觉正常，马鞍区皮肤感觉正常，指地距 10 cm，JOA 评分 25 分。第二次复查 MRI 平扫显示 L4/L5 椎间盘突出物大部分吸收，突出率 18.2%，吸收率 81.8%（图 3-2-3）。

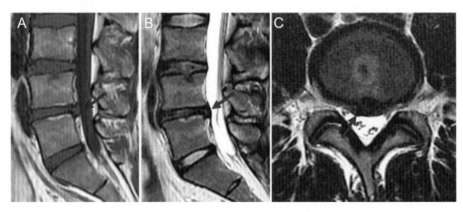

L4/L5 椎间盘轻度突出。突出率 18.2%，吸收率 81.8%。突出物最大层面面积 0.3 cm²，占椎管面积的 8.3%。A、B 为矢状位像，L4/L5 椎间盘上下终板于 T1WI 及 T2WI 均呈高信号（Ⅱ型 Modic 改变），突出物明显缩小。

图 3-2-3 2012 年 10 月 17 日第二次复查平扫 MRI 图像

十诊（2013 年 4 月 12 日）

又过半年后随访，患者无特殊不适。查体：腰部无压痛，无双下肢放射痛，直腿抬高试验左 90°（－）、右 90°（－），双侧下肢肌力及皮肤感觉

正常，马鞍区皮肤感觉正常，指地距 9 cm，JOA 评分 27 分。第三次复查 MRI 平扫显示 L4/L5 椎间盘轻度突出（图 3-2-4）。

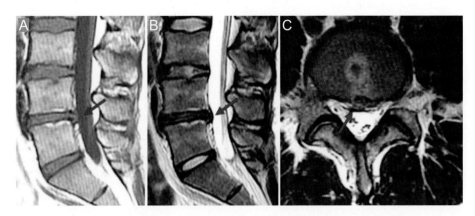

L4／L5 椎间盘轻度突出。MRI 平扫矢状位像及轴位像显示硬膜囊无明显受压。

图 3-2-4　2013 年 4 月 12 日第三次复查平扫 MRI 图像

十一诊（2014 年 8 月 9 日）

再过 16 个月后复诊，患者诉劳累后腰部酸痛轻微复发。查体：腰部无压痛，无双下肢放射痛，直腿抬高试验左 90°（－）、右 90°（－），双侧下肢肌力及皮肤感觉正常，马鞍区皮肤感觉正常，指地距 6 cm，JOA 评分 29 分。第四次复查 MRI 平扫及增强显示 L4／L5 椎间盘轻度突出，牛眼征范围较 2013 年 4 月 12 日明显缩小，突出率 15.3％，吸收率 84.7％（图 3-2-5）。

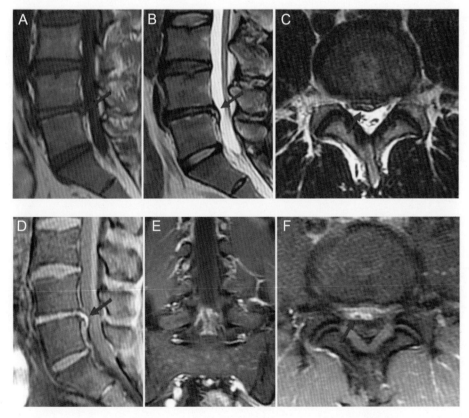

L4／L5 椎间盘轻度突出。突出率 15.3％，吸收率 84.7％。突出物最大层面面积 0.3 cm²，占椎管面积的 8.3％。突出物无明显压迫硬膜囊及神经根。增强 MRI 显示牛眼征范围明显缩小。

图 3-2-5　2014 年 8 月 9 日第四次复查平扫及增强 MRI 图像

按　语

初诊病史特点：男性，20 岁，痹证，无外伤病史，病程 1 年，无马尾神经压迫症状。

首次影像学特点：L4／L5 大块型，后纵韧带破裂，突出率 100％，Komori 改良分型 3 型，MSU 分型 3-B 型，椎管形态为椭圆型，Iwabuchi 分型 1 型，无 Modic 改变，牛眼征环形增强型。

治疗特点：本例患者是在校大学生，初诊时 MRI 显示 L4／L5 椎间盘巨大型突出，但患者症状并不重，JOA 评分为 19 分。患者素来身形瘦弱，面白，伴食少便溏，为脾虚之象，多因脾胃虚弱，运化失司，湿浊内停所致。予消髓化核汤合参苓白术散加减进行治疗，取其甘温补脾、纳芳化湿、助运止泻之功；其间正值冬日，患者畏寒怕冷明显、"寒者热之"，于是加桂枝、细辛等辛温之品以温通经脉、振奋阳气。经治疗后，患者症状逐渐减轻。本例患者随访时间 4 年，症状无明显反复，突出物吸收率 84.7％。患者在接受治疗过程中相对卧床 1 个月，口服西药时间 2 周，口服中药 112 剂，恢复学习时间 1.5 个月，3 年 9 个月吸收率 84.7％。

病例三　（女，37 岁，病程 1 周，痿证，L4/L5 大块型，牛眼征环形增强型，半个月吸收率 54.9%）

基本资料：袁某，女，37 岁，联系电话：1896253＊＊＊＊。

初诊日期：2015 年 8 月 13 日。

主诉：腰痛牵及右下肢 1 周。

病史：患者 1 周前不慎扭伤腰部，现腰部疼痛牵及右下肢无力，行走不利。

查体：腰椎生理曲度存在，L4/L5 两侧棘旁压痛（＋）、叩击痛（＋），并向右下肢放射，直腿抬高试验左 35°（＋）、右 15°（＋），右足拇趾背伸肌力Ⅳ级，双下肢皮肤感觉正常，马鞍区皮肤无麻木感，指地距 62 cm，JOA 评分 6 分。

MRI 表现：L4/L5 椎间盘巨大型突出伴Ⅱ型 Modic 改变。突出的椎间盘在椎管中央偏右侧压迫硬膜囊，右侧神经根受压，硬膜囊不对称变形。突出率 85.7%。椎管最大层面面积约为 3.7 cm²；突出物最大层面面积约 1.8 cm²，占椎管面积的 48.6%。增强 MRI 显示牛眼征阳性（图 3-3-1）。

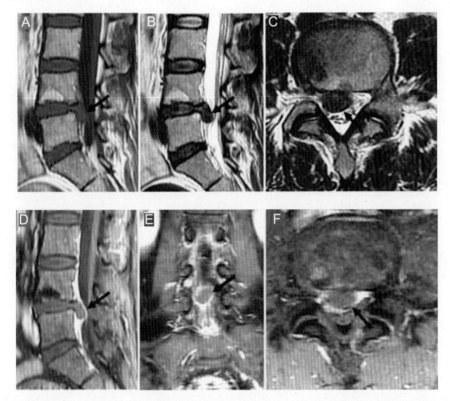

　　L4/L5 椎间盘髓核巨大型突出（髓核向后下方游离），突出率 85.7%。椎管最大层面面积约为 3.7 cm²；突出物最大层面面积 1.8 cm²，占椎管面积的 48.6%。A、B 为 MRI 平扫矢状位像，突出物超过椎体后缘 8 mm 以上，边缘整齐，Iwabuchi 分型 1 型，L4/L5 椎间盘上终板可见环绕反应性骨髓改变，于 T1WI 及 T2WI 均呈高信号（Ⅱ型 Modic 改变）；C 为 MRI 平扫轴位像，显示突出物较大，压迫硬膜囊及右侧神经根，游离髓核呈等信号，位于椎管中央偏右侧，硬膜囊不对称变形，椎管形态为三角型；D、E、F 分别为腰椎增强 MRI 矢状位、冠状位及轴位像，均显示突出物边缘环状高信号，即牛眼征阳性。

图 3-3-1　2015 年 8 月 13 日初诊平扫及增强 MRI 图像

诊断：L4/L5 大块型腰椎间盘突出症（痿证，牛眼征环形增强型）。

治法：益气逐瘀，利水通络。

处方：

① 消髓化核汤加减：

生黄芪 30 g　　威灵仙 10 g　　当　归 10 g

防　己 10 g	烫水蛭　6 g	白芥子　6 g
炒白术 10 g	木　瓜 10 g	生山楂 20 g
川牛膝 10 g	党　参 10 g	山　药 10 g
薏苡仁 15 g	茯　苓 10 g	陈　皮　6 g

共 7 剂，每日 1 剂，分 2 次饭后温服。

② 塞来昔布胶囊 200 mg，口服，1 次/日。

③ 乙哌立松片 50 mg，口服，1 次/日。

④ 绝对卧床休息 1 周。

二诊（2015 年 8 月 20 日）

患者腰腿痛症状明显缓解，可自主翻身，行走时稍感右下肢放射痛，卧床时放射痛不明显，纳可，寐可，二便正常。查体：L4/L5 两侧棘旁压痛（＋）、叩击痛（＋），并向右下肢放射，右足跛趾背伸肌力Ⅳ级，直腿抬高试验左 70°（－）、右 70°（＋），双侧下肢皮肤感觉正常，马鞍区皮肤感觉正常，JOA 评分 21 分。

处方：

① 消髓化核汤加减：

生黄芪 30 g	威灵仙 10 g	当　归 10 g
防　己 10 g	烫水蛭　6 g	白芥子　6 g
炒白术 10 g	木　瓜 10 g	生山楂 20 g
川牛膝 10 g	党　参 10 g	山　药 10 g
薏苡仁 15 g	茯　苓 10 g	陈　皮　6 g

共 7 剂，每日 1 剂，分 2 次饭后温服。

② 继续相对卧床休息 2 周。

三诊（2015 年 8 月 27 日）

患者腰腿痛症状明显改善。查体：L4/L5 两侧棘旁轻度压痛，右下肢放射痛较前减轻，右足跛趾背伸肌力恢复正常，直腿抬高试验左 90°（－）、右 80°（＋），马鞍区皮肤感觉正常，指地距 10 cm，JOA 评分 23 分。复查 MRI 平扫及增强显示突出物较前部分重吸收，突出率 38.6％，吸收率 54.9％（图 3-3-2）。患者继续服中药半个月后，未再复诊。

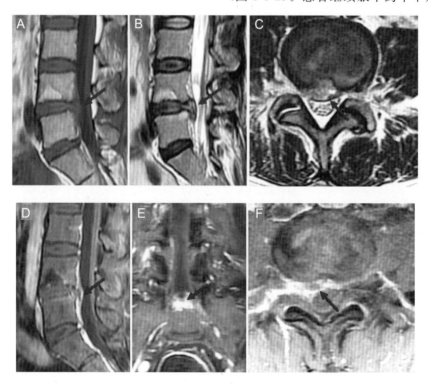

　　L4/L5 椎间盘突出较前部分吸收。突出率 38.6％，吸收率 54.9％。突出物最大层面面积约 1 cm²，占椎管面积的 27％。椎间盘突出组织较前缩小，硬膜囊及神经根轻度受压，Ⅱ型 Modic 改变无变化。增强 MRI 显示突出物大部分重吸收，在矢状位、冠状位、轴位图像上均可见牛眼征范围明显缩小。

图 3-3-2　2015 年 8 月 27 日复查平扫及增强 MRI 图像

处方：

① 消髓化核汤加减：

生黄芪 30 g	威灵仙 10 g	当　归 10 g
防　己 10 g	烫水蛭 6 g	白芥子 6 g
炒白术 10 g	木　瓜 10 g	生山楂 20 g
川牛膝 10 g	党　参 10 g	山　药 10 g
薏苡仁 15 g	茯　苓 10 g	陈　皮 6 g

共 15 剂，每日 1 剂，分 2 次饭后温服。

随访： 4 年后随访，患者症状未复发，无明显不适，正常生活与工作。查体：腰部无压痛，无叩击痛，无下肢放射痛，直腿抬高试验左 90°（一）、右 90°（一），下肢肌力及皮肤感觉正常，病理反射未引出，马鞍区皮肤感觉正常。指地距 5 cm，JOA 评分 27 分。建议复查腰椎平扫及增强 MRI。

按　语

初诊病史特点： 女性，37 岁，痿证，有扭伤病史，病程 1 周，无马尾神经压迫症状。

首次影像学特点： L4／L5 大块型，后纵韧带破裂，突出率 85.7％，Komori 改良分型 3 型，MSU 分型 3-AB 型，椎管形态为三角型，Iwabuchi 分型 1 型，首次增强 MRI 显示牛眼征阳性，Ⅱ 型 Modic 改变，牛眼征环形增强型。

治疗特点： 患者 L4／L5 椎间盘巨大破裂型突出，伴右足踇趾背伸肌力减弱，予消髓化核汤加党参、山药等健脾补气之品。意因脾胃为后天之本、气血生化之源，脾主四肢肌肉，健脾即濡养筋肉，促进肌力恢复。现代医学研究发现，二者可调节胃肠运动，提高血红蛋白水平，增强人体免疫力，提高超氧化物歧化酶的活性，增强消除自由基的能力。患者用药半个月后，症状缓解，肌力恢复。复查 MRI 显示突出物大部分重吸收。又经中药治疗半个月，患者症状明显缓解，突出物吸收率 54.9％。患者在接受治疗过程中绝对卧床 1 周，相对卧床 2 周，口服中药 29 剂，口服西药时间 1 周，恢复工作时间 4 周，半个月吸收率 54.9％。

病例四 （女，27 岁，病程 3 月，痿证，L5/S1 碎块型，牛眼征环形增强型，3 个月吸收率 51.7%）

基本资料：骆某，女，27 岁，联系电话：1391263****。

初诊日期：2015 年 8 月 19 日。

主诉：扭伤致腰痛牵及双下肢 3 个月，加重 2 天。

病史：患者 3 个月前不慎扭伤腰部，当时感腰部疼痛牵及双下肢，2 天前突然加重，伴双下肢疼痛、麻木、活动不利，卧床不能翻身，站立不能行走，纳可，二便正常。

查体：腰椎生理曲度存在，L3～L5 两侧棘旁压痛（＋）、叩击痛（＋），并向双下肢放射，以右下肢为甚，直腿抬高试验左 40°（＋）、右 20°（＋），右小腿后外侧及足背外侧皮肤感觉较对侧减退，右跟腱反射较对侧减弱，右足踇趾跖屈肌力Ⅲ级，左足踇趾跖屈肌力Ⅳ级，会阴部皮肤感觉减退 2 天，指地距 50 cm，JOA 评分 11 分。舌质淡红，苔薄黄，脉细数。

MRI 表现：L5/S1 椎间盘巨大游离型突出伴Ⅱ型 Modic 改变。突出的椎间盘在椎管中央推压硬膜囊，大块的椎间盘组织向下进入 S1 椎体后方椎管。突出率 90.2%。椎管最大层面面积约 3.8 cm²；突出物最大层面面积约 1.9 cm²，占椎管面积的 50%。增强 MRI 显示牛眼征阳性（图 3-4-1）。

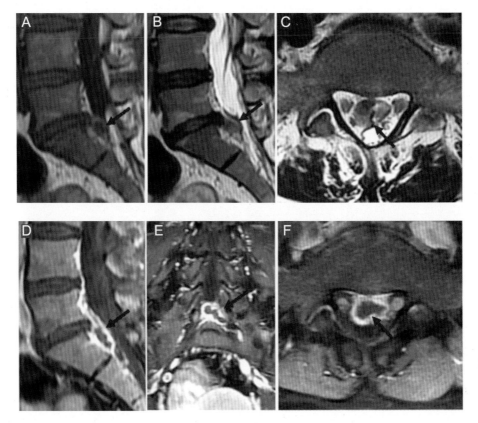

L5/S1 椎间盘巨大游离型突出（髓核向下游离），突出率 90.2%。椎管最大层面面积约 3.8 cm²；突出物最大层面面积约 1.9 cm²，占椎管最大层面面积的 50%。A、B 为 MRI 平扫矢状位像，突出物超过椎体后缘 10 mm 以上并向下移动，边缘毛糙、不整齐，大块的椎间盘组织向下进入 S1 椎体后方椎管，L5/S1 椎间盘上终板可见环绕反应性骨髓改变，于 T1WI 及 T2WI 均呈高信号（Ⅱ型 Modic 改变）；C 为 MRI 平扫轴位像，显示突出物较大，压迫硬膜囊，游离髓核呈稍高信号，位于椎管中央，椎管形态为椭圆型；D、E、F 分别为增强 MRI 矢状位、冠状位、轴位图像，均可观察到突出物周围的环形增强信号（牛眼征阳性），游离髓核脱垂几乎占满整个椎管。

图 3-4-1　2015 年 8 月 19 日初诊平扫及增强 MRI 图像

诊断：L5/S1碎块型腰椎间盘突出症（痿证，牛眼征环形增强型）。

治法：益气化瘀，活血通络。

处方：

① 消髓化核汤加味：

生黄芪15 g　　炙黄芪15 g　　当　归10 g

防　己10 g　　木　瓜20 g　　水　蛭6 g

地　龙10 g　　炒白术10 g　　威灵仙30 g

川牛膝10 g　　猪　苓10 g　　茯　苓10 g

薏苡仁15 g

共10剂，每日1剂，分2次饭后温服。

② 甲钴胺片500 μg，3次/日，口服10天。

③ 迈之灵片300 mg，2次/日，口服10天。

④ 绝对卧床休息10天。

⑤ 进行针灸治疗。

⑥ 建议手术。如出现症状进行性加重，及时就诊。

二诊（2015年8月29日）

患者腰腿痛症状逐渐缓解，可自主翻身，左下肢放射痛明显减轻，右下肢放射痛及麻木感仍存在。夜寐可，纳可，二便正常。查体：腰椎棘突棘旁压痛（＋）、叩击痛（＋），并向双下肢放射，直腿抬高试验左60°（＋）、右40°（＋），右小腿后外侧皮肤感觉较对侧减退，右跟腱反射较对侧减弱，右足踇趾跖屈肌力Ⅳ级，左足踇趾跖屈肌力Ⅳ级，会阴部皮肤感觉减退较前好转，JOA评分15分。

处方：

① 消髓化核汤加味：

生黄芪30 g　　炙黄芪30 g　　当　归10 g

防　己10 g　　木　瓜20 g　　水　蛭6 g

地　龙10 g　　炒白术10 g　　威灵仙30 g

川牛膝10 g　　猪　苓10 g　　茯　苓10 g

薏苡仁15 g

共14剂，每日1剂，分2次饭后温服。

② 甲钴胺片500 μg，3次/日，口服1周。

③ 相对卧床休息2周。

④ 再次建议手术治疗。密切观察病情变化，如症状加重或无明显改善，立即手术治疗。

三诊（2015年9月12日）至六诊（2015年11月1日）

患者坚持继续相对卧床休息2周及口服二诊方后，症状大幅缓解，二便正常，三诊时会阴部皮肤感觉基本正常，继续休养2周后，恢复工作。继续口服中药。

处方：

① 消髓化核汤加味：

生黄芪30 g　　炙黄芪30 g　　当　归10 g

防　己10 g　　木　瓜20 g　　水　蛭6 g

地　龙10 g　　炒白术10 g　　威灵仙30 g

川牛膝10 g　　猪　苓10 g　　茯　苓10 g

薏苡仁15 g

共60剂，每日1剂，分2次饭后温服。

② 相对卧床休息4周。

③ 密切观察病情变化，如症状加重或无明显改善，立即手术治疗。

七诊（2015年11月15日）

患者腰腿痛症状基本消失，一般情况良好，能正常工作与生活，二便正常。查体：腰椎压痛（－）、叩击痛（－），双下肢放射痛不明显，直腿抬高试验左80°（－）、右75°（＋），右小腿后外侧皮肤感觉较对侧减退，右足踇趾跖屈肌力Ⅳ级，左下肢皮肤感觉及肌力正常，会阴部皮肤感觉正常，指地距18 cm，JOA评分23分。复查MRI平扫及增强显示L5/S1巨大游离型椎间盘突出物部分重吸收，突出率43.6％，吸收率51.7％（图3-4-2）。嘱患者续服中药半个月后停药，进行腰背肌功能锻炼。

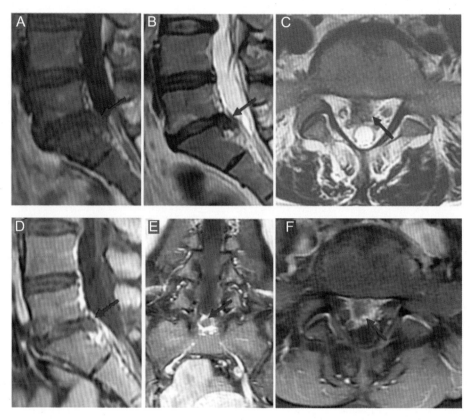

L5／S1 椎间盘巨大型突出。突出率 43.6％，吸收率 51.7％。突出物最大层面面积约 1 cm²，占椎管面积的 26.3％。突出的椎间盘较前缩小，突出物部分重吸收，硬膜囊无明显受压及变形，突出髓核呈稍高信号。增强 MRI 显示牛眼征范围较初诊时缩小。

图 3-4-2 2015 年 11 月 15 日复查平扫及增强 MRI 图像

处方：

① 消髓化核汤加味：

生黄芪 30 g	炙黄芪 30 g	当　归 10 g
防　己 10 g	木　瓜 20 g	水　蛭 6 g
地　龙 10 g	炒白术 10 g	威灵仙 30 g
川牛膝 10 g	猪　苓 10 g	茯　苓 10 g
薏苡仁 15 g		

共 15 剂，每日 1 剂，分 2 次饭后温服。

② 进行腰背肌功能锻炼。

③ 密切观察病情变化，如症状加重，及时手术治疗。

八诊（2017 年 8 月 10 日）

患者停药后仍有时腰痛，休息后可缓解。2 年后随访，因患者体内被植入了金属节育环而无法接受 MRI 复查，故行 CT 薄层扫描复查。CT 图像显示突出物较 2015 年 11 月 15 日 MRI 复查时进一步重吸收（图 3-4-3）。查体：腰椎压痛（一）、叩击痛（一），双下肢放射痛（一），直腿抬高试验左 80°（一）、右 80°（一），双下肢皮肤感觉及肌力正常，会阴部皮肤感觉正常。患者未再服药。

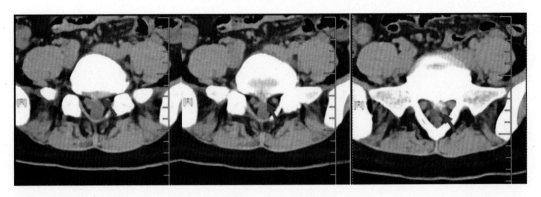

患者体内因被植入金属节育环而只能接受 CT 复查，突出物最大层面面积 0.55 cm²，占椎管面积的 14.47%。突出物进一步重吸收。

图 3-4-3　2017 年 8 月 10 日复诊时 CT 薄层扫描轴位图像

九诊（2018 年 8 月 25 日）

一年后随访时，患者无特殊不适，恢复正常工作与生活，夜寐安，大小便正常。查体：腰椎压痛（－）、叩击痛（－），双下肢放射痛（－），直腿抬高试验左 80°（－）、右 80°（－），双下肢皮肤感觉及肌力正常，会阴部皮肤感觉正常。指地距 5 cm，JOA 评分 29 分。

按　语

初诊病史特点： 女性，27 岁，痿证，有扭伤病史，病程 3 个月，有马尾神经损伤症状。

首次影像学特点： L5／S1 碎块型，后纵韧带破裂，突出率 90.2%，Komori 改良分型 3 型，MSU 分型 3-A 型，椎管形态为椭圆型，Iwabuchi 分型 1 型，首次增强 MRI 显示牛眼征阳性，Ⅱ 型 Modic 改变，牛眼征环形增强型。

治疗特点： 患者首次就诊时已出现马尾神经损伤症状，具有手术指征，但因患者拒绝接受手术治疗，遂予口服消髓化核汤，方中逐渐重用生炙黄芪至共 60 g，取补阳还五汤之义，振衰起废、补益元气，意在气旺则血行，瘀去络通，同时也达到了标本兼顾、补气而不壅滞、活血又不伤正的效果。现代研究表明，黄芪能够促进施旺细胞生长，从而改善神经功能、促进神经损伤的修复；也可通过增强免疫力而促进突出物的重吸收。随着突出物的缩小，患者的马尾综合征表现逐渐消失，下肢麻木症状逐渐改善。经卧床休息、口服药物、针灸等保守治疗后患者症状明显缓解，突出物吸收率 51.7%。患者在接受治疗过程中绝对卧床 10 天，相对卧床 2 个月，口服西药时间 2 周，口服中药 99 剂，恢复工作时间 6 周，3 个月吸收率 51.7%。

病例五 （男，36岁，病程1周，痉证，L5/S1硬膜囊内型，牛眼征环形增强型，1年6个月吸收率59.6%）

基本资料：杨某，男，36岁，联系电话：1381481****。

初诊日期：2015年1月7日。

主诉：扭伤致腰痛牵及双下肢1周。

病史：患者于1周前运动时不慎扭伤，引起腰部疼痛牵及双侧下肢，右侧小腿部麻木，活动不利，甚至卧床不能翻身，站立不能行走，劳累后及夜间症状加重。纳可，二便调。

查体：腰椎生理曲度消失，L5/S1两侧棘旁压痛（＋）、叩击痛（＋），并向双下肢放射，直腿抬高试验左25°（＋）、右30°（＋），右小腿后外侧皮肤感觉减退，右跟腱反射较对侧减弱，双下肢肌力Ⅴ级，马鞍区皮肤感觉正常，指地距57 cm，JOA评分10分。舌质红，苔白微腻，脉滑数。

MRI表现：L5/S1椎间盘巨大型突出伴Ⅱ型Modic改变。突出的椎间盘偏向右侧推压硬膜囊，右侧神经根受压，硬膜囊不对称变形。椎体后缘黑线（Blackline）中断。突出率90.4%。椎管最大层面面积3.7 cm²；突出物最大层面面积1.9 cm²，占椎管面积的51.4%。增强MRI显示牛眼征阳性（图3-5-1）。

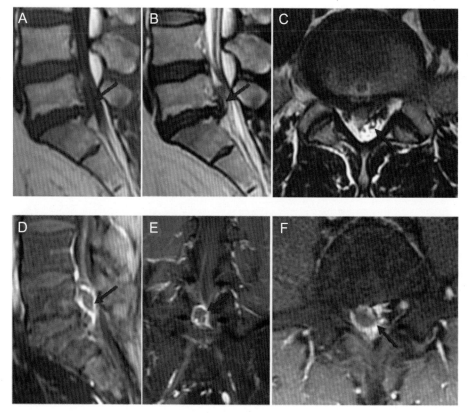

L5/S1椎间盘巨大型突出，突出率90.4%。椎管最大层面面积3.7 cm²；突出物最大层面面积1.9 cm²，占椎管面积的51.4%。A、B为MRI平扫矢状位像，显示突出物超过椎体后缘8 mm以上，Iwabuchi分型1型，L5/S1上下终板周围环绕反应性骨髓改变，于T1WI及T2WI均呈高信号（Ⅱ型Modic改变）；C为MRI平扫轴位像，显示突出物较大，压迫硬膜囊，突出髓核呈等信号，位于椎管内偏右侧；D为增强MRI矢状位像，E为冠状位像，F为轴位像，均显示突出物边缘环状高信号，即牛眼征阳性。

图3-5-1　2015年1月7日初诊平扫及增强MRI图像

诊断：L5／S1 硬膜囊内型腰椎间盘突出症（痉证，牛眼征环形增强型）。

治法：益气化瘀，通络止痛。

处方：

① 消髓化核汤加味：

生黄芪 30 g	当　归 10 g	防　己 10 g
威灵仙 15 g	木　瓜 20 g	烫水蛭 6 g
地　龙 10 g	炒白术 10 g	川牛膝 10 g
猪　苓 10 g	茯　苓 10 g	薏苡仁 15 g
制川乌 6 g	制草乌 6 g	制南星 10 g

共 7 剂，每日 1 剂，分 2 次饭后温服。

② 醋氯芬酸胶囊 100 mg，口服 1 周，1 次／日。

③ 呋喃硫胺片 20 mg，口服 1 周，3 次／日。

④ 雷尼替丁片 300 mg，口服 1 周，1 次／日。

⑤ 绝对卧床休息 1 周。

二诊（2015 年 1 月 14 日）

患者服药第 4 天腰腿痛症状开始缓解，可自主翻身，左下肢放射痛明显减轻，右下肢放射痛及麻木感仍存在。夜寐可，纳可，二便调。查体：L5／S1 两侧棘旁压痛（＋）、叩击痛（＋），并向双下肢放射，直腿抬高试验左 60°（＋）、右 40°（＋），右小腿后外侧皮肤感觉减退，双下肢肌力 V 级，马鞍区皮肤感觉正常，JOA 评分 15 分。

处方：

① 消髓化核汤加味：

生黄芪 30 g	当　归 10 g	防　己 10 g
威灵仙 15 g	木　瓜 20 g	烫水蛭 6 g
地　龙 10 g	炒白术 10 g	川牛膝 10 g
猪　苓 10 g	茯　苓 10 g	薏苡仁 15 g

共 14 剂，每日 1 剂，分 2 次饭后温服。

② 呋喃硫胺片 20 mg，口服 2 周，3 次／日。

③ 继续绝对卧床休息 2 周。

三诊（2015 年 1 月 28 日）至九诊（2015 年 4 月 28 日）

患者坚持绝对卧床休息 2 周后，症状大幅缓解，遂又相对卧床 1 周后恢复正常生活，右下肢放射痛及麻木感均逐步缓解。患者继续服用二诊方，每半个月左右复诊一次，复诊期间辅以针灸治疗。七诊时查体：腰椎压痛（－）、叩击痛（－），双下肢放射痛（－），直腿抬高试验左 80°（－）、右 70°（－），右小腿后外侧皮肤感觉正常，双下肢肌力 V 级，马鞍区皮肤感觉正常，指地距 18 cm，JOA 评分 23 分。嘱患者九诊后续服二诊方半个月，并适当进行腰背肌功能锻炼。

处方：

① 消髓化核汤加味：

生黄芪 30 g	当　归 10 g	防　己 10 g
威灵仙 15 g	木　瓜 20 g	烫水蛭 6 g
地　龙 10 g	炒白术 10 g	川牛膝 10 g
猪　苓 10 g	茯　苓 10 g	薏苡仁 15 g

共 104 剂，每日 1 剂，分 2 次饭后温服。

② 进行腰背肌功能锻炼。

十诊（2015 年 5 月 14 日）

患者症状进一步缓解，查体同前。复查 MRI 平扫及增强显示 L5／S1 巨大型椎间盘突出物部分重吸收，突出率 52.6%，吸收率 46.5%（图 3-5-2）。停用药物治疗。

十一诊（2016 年 7 月 5 日）

患者停服中药 14 个月后症状无反复。查体：腰椎压痛不明显，无下肢放射痛，直腿抬高试验左 80°（－）、右 80°（－），马鞍区皮肤感觉正常，指地距 10 cm，JOA 评分 26 分。第二次复查 MRI 平扫及增强显示突出物进一步重吸收，突出率 36.5%，吸收率 59.6%，牛眼征几乎消失（图 3-5-3）。

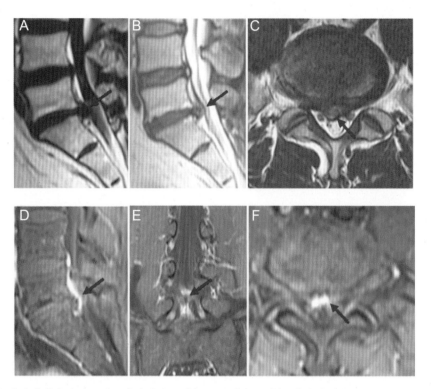

　　L5/S1 椎间盘突出物部分重吸收。突出率 52.6％，吸收率 46.5％。突出物最大层面面积 1.2 cm²，占椎管面积的 32.4％。增强 MRI 显示牛眼征范围明显缩小。

图 3-5-2　2015 年 5 月 14 日第一次复查平扫及增强 MRI 图像

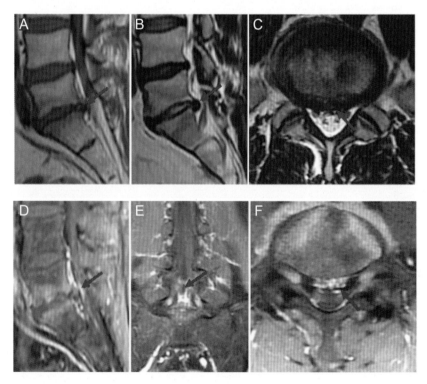

　　L5/S1 椎间盘髓核轻度突出（髓核无游离）。突出率 36.5％，吸收率 59.6％。突出物最大层面面积 0.7 cm²，占椎管面积的 18.9％。突出物大部分重吸收，硬膜囊及神经根无明显受压及变形。增强 MRI 显示牛眼征几乎消失。

图 3-5-3　2016 年 7 月 5 日第二次复查平扫及增强 MRI 图像

按　语

初诊病史特点：男性，36岁，痉证，1周前运动时不慎扭伤，病程1周，无马尾神经压迫症状。

首次影像学特点：L5/S1硬膜囊内型，后纵韧带破裂，突出率90.4％，Komori改良分型3型，MSU分型3-AB型，椎管形态为椭圆型，Iwabuchi分型1型，首次增强MRI显示牛眼征阳性，Ⅱ型Modic改变，牛眼征环形增强型。

治疗特点：患者急性期症状较重，"急则治标"，在消髓化核汤的基础上加用江苏省名中医姜宏教授经验方之乌星止痛汤及醋氯芬酸胶囊以增强镇痛效果；为防止胃黏膜损伤，加用口服雷尼替丁。《内经》云："大毒治病，十去其六；常毒治病，十去其七；小毒治病，十去其八……"方中川草乌、制南星均为辛温有毒之品，不可久服，中病即止，必要时监测肝肾功能变化。当症状缓解、卧床疼痛不明显时，停用乌星止痛汤及醋氯芬酸胶囊，仅服用消髓化核汤，辅以针灸治疗。经保守治疗后，患者症状明显缓解，突出物吸收率59.6％。患者在接受治疗过程中绝对卧床3周，相对卧床1周，口服西药时间1周，口服中药125剂，恢复工作时间2个月，1年6个月吸收率59.6％。

病例六 （男，45 岁，病程 1 年，痉证，L5／S1 部分破裂型，牛眼征线形增强型，1 年 2 个月吸收率 80.9%）

基本资料：郑某，男，45 岁，联系电话：1307339＊＊＊＊。

初诊日期：2015 年 5 月 23 日。

主诉：腰痛牵及左下肢 1 年，加重 3 周。

病史：患者 1 年前因外伤致左侧腰腿痛，后来反复发作。3 周前因劳累致症状再发作，现左侧腰腿部疼痛剧烈，活动受限，无法行走。夜间睡眠质量较差。

查体：腰椎生理曲度存在，L5／S1 棘后、左侧棘旁压痛（＋），并向左下肢放射，直腿抬高试验左 10°（＋）、右 40°（＋），左侧跟腱反射较对侧减弱，双下肢皮肤感觉正常，双下肢肌力 V 级，马鞍区皮肤感觉正常，指地距 42 cm，JOA 评分 6 分。舌淡，苔白腻，脉滑。

MRI 表现：L5／S1 椎间盘巨大型突出。突出的椎间盘位于中央偏左，左侧神经根及硬膜囊受压，硬膜囊不对称变形。突出率 51.3%。椎管最大层面面积约 3.6 cm²；突出物最大层面面积约 1.2 cm²，占椎管面积的 33.3%（图 3-6-1）。

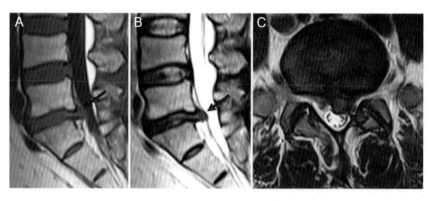

L5／S1 椎间盘髓核巨大型突出，突出率 51.3%。椎管最大层面面积约 3.6 cm²；突出物最大层面面积约 1.2 cm²，占椎管最大层面面积的 33.3%。A、B 为 MRI 平扫矢状位像，突出物超过椎体后缘 8 mm 以上，边缘不整齐，椎体后缘黑线（Blackline）中断，游离髓核呈等信号，椎间隙稍变窄；C 为 MRI 平扫轴位像，显示突出物较大，压迫硬膜囊及左侧神经根，游离髓核呈等信号，位于椎管内偏左侧，硬膜囊不对称变形，椎管形态为椭圆型。

图 3-6-1　2015 年 5 月 23 日初诊平扫 MRI 图像

诊断：L5／S1 部分破裂型腰椎间盘突出症（痉证，牛眼征线形增强型）。

治法：益气逐瘀，养心安神。

处方：

① 消髓化核汤加减：

生黄芪 30 g	当　归 10 g	防　己 10 g
威灵仙 10 g	木　瓜 10 g	水　蛭　6 g
白芥子　6 g	炒白术 10 g	川牛膝 10 g
猪　苓 10 g	茯　苓 10 g	陈　皮　6 g
薏苡仁 10 g	生山楂 20 g	远　志 10 g
茯　神 10 g		

共 14 剂，每日 1 剂，分 2 次饭后温服。

② 乙哌立松片 50 mg，口服 2 周，1 次／日。

③ 谷维素片 20 mg，口服 2 周，3 次／日。

④ 绝对卧床休息 2 周。

二诊（2015 年 6 月 8 日）

患者腰腿痛症状明显缓解，出现胃部不适、嗳气等症状，睡眠状况改善，二便正常。查体：L5／S1 左侧棘旁压痛（＋），左下肢放射痛（＋），直腿抬高试验左 40°（＋）、右 70°（－），马鞍区皮肤感觉正常，指地距 30 cm，JOA 评分 16 分。

处方：

① 消髓化核汤合香砂六君子汤加减：

生黄芪 30 g	当 归 10 g	防 己 10 g
威灵仙 10 g	木 瓜 10 g	炒白术 10 g
猪 苓 10 g	茯 苓 10 g	陈 皮 6 g
薏苡仁 10 g	生山楂 20 g	川牛膝 10 g
远 志 10 g	茯 神 10 g	木 香 6 g
砂 仁 3 g	党 参 10 g	炙甘草 6 g

共 14 剂，每日 1 剂，分 2 次饭后温服。

② 谷维素片 20 mg，口服 2 周，3 次/日。

③ 相对卧床休息 2 周。

三诊（2015 年 6 月 22 日）至五诊（2015 年 7 月 20 日）

患者症状进一步缓解，夜间睡眠基本正常，胃部无明显不适。二诊方去远志、茯神、木香、砂仁后，续服 1 个月，相对卧床休息 2 周后恢复日常生活。查体：L5/S1 左侧棘旁压痛（＋），左下肢放射痛不显，直腿抬高试验左 75°（＋）、右 80°

（一），马鞍区皮肤感觉正常，JOA 评分 24 分。患者恢复工作，停服中药。

处方：

① 消髓化核汤加减：

生黄芪 30 g	当 归 10 g	防 己 10 g
威灵仙 10 g	木 瓜 10 g	炒白术 10 g
猪 苓 10 g	茯 苓 10 g	陈 皮 6 g
薏苡仁 10 g	生山楂 20 g	川牛膝 10 g
党 参 10 g	炙甘草 6 g	

共 42 剂，每日 1 剂，分 2 次饭后温服。

② 相对卧床休息 2 周。

六诊（2015 年 8 月 4 日）

患者症状未再复发，复查 MRI 平扫及增强显示突出物无明显重吸收，突出率 48.4％，吸收率 5.7％，牛眼征阳性（图 3-6-2）。嘱患者平时进行适当的腰背肌功能锻炼，避免久坐及弯腰。患者未继续服药。

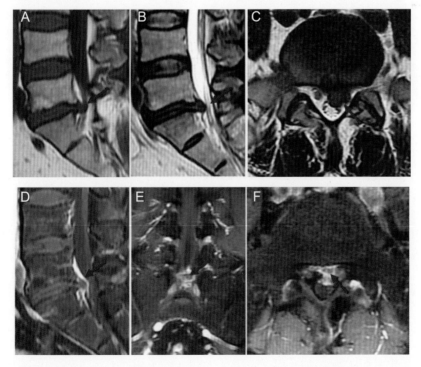

L5/S1 椎间盘髓核巨大型突出，突出物无明显变化。D 为增强 MRI 矢状位像，E、F 为冠状位像及轴位像，均显示突出物边缘线形高信号，即牛眼征阳性。

图 3-6-2 2015 年 8 月 4 日第一次复查平扫及增强 MRI 图像

七诊（2016年7月6日）

1年后复诊，患者诉腰腿痛在半年前偶有反复，劳累后加重，卧床休息后缓解。近半年来恢复正常工作、生活，没有明显不适。查体：腰椎压痛不明显，无下肢放射痛，直腿抬高试验左90°（－）、右90°（－），马鞍区皮肤感觉正常，指地距10 cm，JOA评分29分。再次复查MRI平扫及增强显示突出物明显重吸收，突出率9.8%，吸收率80.9%，牛眼征基本消失（图3-6-3）。

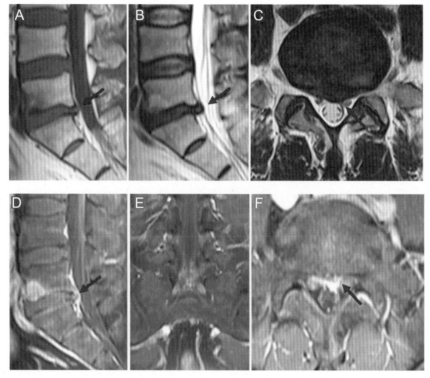

L5/S1椎间盘轻度突出。突出率9.8%，吸收率80.9%。突出物最大层面面积约0.5cm²，占椎管面积的13.9%。突出物缩小，游离髓核呈等信号。增强MRI显示突出物大部分重吸收，在矢状位、冠状位、轴位图像上均可见牛眼征基本消失。

图3-6-3　2016年7月6日第二次复查平扫及增强MRI图像

按　语

初诊病史特点： 男性，45岁，痉证，既往有外伤病史，病程1年，无马尾神经压迫症状。

首次影像学特点： L5/S1部分破裂型，后纵韧带破裂，突出率51.3%，Komori改良分型2型，MSU分型3-AB型，椎管形态为椭圆型，Iwabuchi分型1型，首次增强MRI显示牛眼征阳性，无Modic改变，牛眼征线形增强型。

治疗特点： 患者L5/S1椎间盘巨大型突出，初期症状较重，在患者能耐受的情况下，治疗过程中未应用消炎镇痛药物，短期应用肌松剂乙哌立松止痛。夜间睡眠不佳，阳不入阴，用消髓化核汤加远志、茯神等安神智、开窍醒脑之品，配合谷维素等改善神经功能。患者服药2周后感胃部不适、嗳气，考虑可能由于水蛭、白芥子等药物相对峻猛，损伤了胃气，遂去此二药，加香砂六君子汤同服。患者胃部不适症状数天内即缓解。值得一提的是，江苏省名中医姜宏教授在治疗腰椎间盘突出症中尤其重视中焦脾胃的作用，在临床上多喜用香砂六君子益气健脾、化痰理气。《素问·太阴阳明论》云，"脾者土也，治中央"，"中央为土，病在脾，俞在脊"。这里有两层含义，其一，脊属骨，骨合肾也；其二，脊柱居人体正中央，与土位中央相应，即脊应土也。根据中医学理论，生理位置的偏离与其脾土治中央机制失调有关。经保守治疗后，患者症状明显缓解，突出物吸收率80.9%。患者在接受治疗过程中绝对卧床2周，相对卧床2周，口服西药时间4周，口服中药70剂，恢复工作时间1.5个月，1年2个月吸收率80.9%。

病例七 （男，43 岁，病程半月，痉证，L5/S1 大块型，牛眼征线形增强型，2 年 10 个月吸收率 83.3%）

基本资料： 浦某，男，43 岁，联系电话：1390613****。

初诊日期： 2014 年 1 月 9 日。

主诉： 外伤致腰痛牵及左下肢半个月，加重 1 周。

病史： 患者半个月前有外伤病史，出现腰部及左下肢疼痛，伴左下肢麻木感，1 周前症状加重。现左侧腰腿部疼痛剧烈，活动后加重。

查体： 腰椎生理曲度存在，L5/S1 左侧棘旁压痛（＋）、叩击痛（＋），并向左下肢放射，直腿抬高试验左 10°（＋）、右 45°（＋），左小腿后外侧皮肤感觉减退，双侧下肢肌力正常，马鞍区皮肤感觉正常，指地距 37 cm，JOA 评分 11 分。舌淡，苔白腻，脉滑。

MRI 表现： L5/S1 椎间盘巨大型突出。突出的椎间盘在椎管中央偏左侧压迫硬膜囊，硬膜囊不对称变形。突出率 100%。椎管最大层面面积约为 3.5 cm²；突出物最大层面面积约 2.3 cm²，占椎管面积的 65.7%（图 3-7-1）。

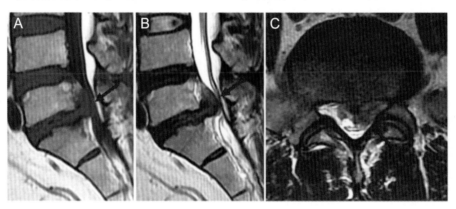

L5/S1 椎间盘髓核巨大型突出，突出率 100%。椎管最大层面面积约为 3.5 cm²；突出物最大层面面积约 2.3 cm²，占椎管面积的 65.7%。A、B 为 MRI 平扫矢状位像，突出物超过椎体后缘 10 mm 以上并向上移动，边缘整齐，大块的椎间盘组织向下进入 L5 椎体后方椎管，椎体后缘黑线（Blackline）中断，Iwabuchi 分型 1 型；C 为 MRI 平扫轴位像，显示突出物较大，压迫硬膜囊，游离髓核呈稍高信号，位于椎管中央偏左侧，硬膜囊不对称变形，椎管形态为椭圆型。

图 3-7-1　2014 年 1 月 9 日初诊平扫 MRI 图像

诊断： L5/S1 大块型腰椎间盘突出症（痉证）。

治法： 益气逐瘀，利水通络。

处方：

① 消髓化核汤加减：

生黄芪 30 g	当 归 10 g	白芥子 6 g
防 己 10 g	木 瓜 10 g	水 蛭 6 g
威灵仙 10 g	炒白术 15 g	生山楂 20 g
川牛膝 15 g	猪 苓 10 g	茯 苓 10 g
薏苡仁 15 g	陈 皮 6 g	

共 14 剂，每日 1 剂，分 2 次饭后温服。

② 乙哌立松片 50 mg，口服 2 周，1 次/日。

③ 呋喃硫胺片 20 mg，口服 2 周，3 次/日。

④ 绝对卧床休息 2 周。

二诊（2014 年 1 月 24 日）

患者腰腿痛症状部分缓解，左下肢放射痛卧床时不明显，行走仍较困难，左下肢仍有麻木感。服药无明显不适，纳可，夜寐不佳，二便正常。

查体： L5/S1 左侧棘旁压痛（＋），左下肢放射痛（＋），左小腿后外侧皮肤感觉稍减退，双侧下肢肌力正常，直腿抬高试验左 40°（＋）、右 50°

（＋），马鞍区皮肤感觉正常，指地距 30 cm，JOA 评分 16 分。

处方：

① 消髓化核汤加减：

生黄芪 30 g　　当　归 10 g　　白芥子　6 g

防　己 10 g　　木　瓜 10 g　　水　蛭　6 g

威灵仙 10 g　　炒白术 15 g　　生山楂 20 g

川牛膝 15 g　　猪　苓 10 g　　茯　苓 10 g

薏苡仁 15 g　　陈　皮　6 g

共 14 剂，每日 1 剂，分 2 次饭后温服。

② 乙哌立松片 50 mg，口服 2 周，1 次／日。

③ 呋喃硫胺片 20 mg，口服 2 周，3 次／日。

④ 绝对卧床休息 2 周。

三诊（2014 年 2 月 11 日）

患者服药至第 3 周自觉腰腿痛症状缓解较为明显，左下肢麻木感亦明显减轻，绝对卧床 3 周后自行下地活动，疼痛无明显加重，但仍相对卧床休息。查体：L5／S1 左侧棘旁压痛（＋），左下肢放射痛不明显，左小腿后外侧皮肤感觉稍减退，已较前好转，双侧下肢肌力正常，直腿抬高试验左 70°（＋）、右 70°（＋），马鞍区皮肤感觉正常，JOA 评分 22 分。

处方：

① 消髓化核汤加减：

生黄芪 30 g　　当　归 10 g　　白芥子　6 g

防　己 10 g　　木　瓜 10 g　　水　蛭　6 g

威灵仙 10 g　　炒白术 15 g　　生山楂 20 g

川牛膝 15 g　　猪　苓 10 g　　茯　苓 10 g

薏苡仁 15 g　　陈　皮　6 g

共 14 剂，每日 1 剂，分 2 次饭后温服。

② 相对卧床休息 2 周。

四诊（2014 年 2 月 25 日）至七诊（2014 年 4 月 6 日）

继续口服初诊方 1.5 个月，复诊期间症状持续好转，无特殊不适，第 12 周时恢复工作。

处方：

消髓化核汤加减：

生黄芪 30 g　　当　归 10 g　　白芥子　6 g

防　己 10 g　　木　瓜 10 g　　水　蛭　6 g

威灵仙 10 g　　炒白术 15 g　　生山楂 20 g

川牛膝 15 g　　猪　苓 10 g　　茯　苓 10 g

薏苡仁 15 g　　陈　皮　6 g

共 42 剂，每日 1 剂，分 2 次饭后温服。

八诊（2014 年 4 月 15 日）

患者腰腿痛症状基本消失，下肢麻木不明显。查体：L5／S1 两侧棘旁压痛（＋），无双下肢放射痛，直腿抬高试验左 90°（－）、右 90°（－），双下肢肌力及皮肤感觉正常，马鞍区皮肤感觉正常，指地距 10 cm，JOA 评分 27 分。复查 MRI 平扫及增强显示突出物已大部分重吸收，突出率 21.3%，吸收率 78.7%（图 3-7-2）。患者未继续服药。

九诊（2016 年 11 月 1 日）

患者停服中药 3 年后症状无反复。查体：腰椎压痛不明显，无下肢放射痛，直腿抬高试验左 90°（－）、右 90°（－），双下肢肌力及皮肤感觉正常，马鞍区皮肤感觉正常，指地距 10 cm，JOA 评分 29 分。第二次复查 MRI 平扫及增强显示突出物进一步重吸收，突出率 16.7%，吸收率 83.3%，牛眼征基本消失（图 3-7-3）。

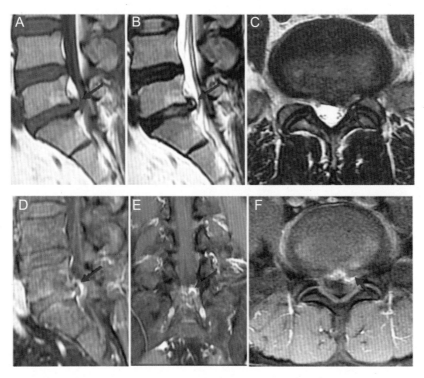

L5/S1 椎间盘突出物大部分重吸收。突出率 21.3%，吸收率 78.7%。突出物最大层面面积约 1.6 cm²，占椎管面积的 45.7%。增强 MRI 显示髓核边缘呈线形强化，中央部分无强化，牛眼征阳性。

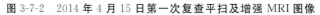

图 3-7-2　2014 年 4 月 15 日第一次复查平扫及增强 MRI 图像

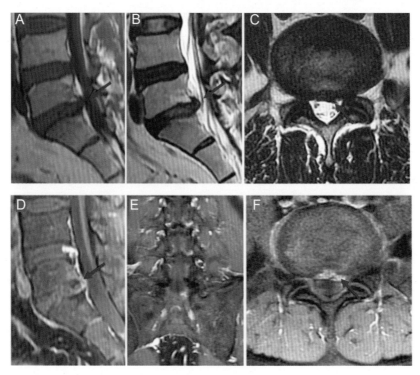

L5/S1 椎间盘轻度突出。突出率 16.7%，吸收率 83.3%。突出物最大层面面积约 0.9 cm²，占椎管面积的 25.7%。突出物较初次 MRI 明显缩小，硬膜囊稍受压，轻度变形。增强 MRI 显示突出物大部分重吸收，牛眼征基本消失。

图 3-7-3　2016 年 11 月 1 日第二次复查平扫及增强 MRI 图像

按　语

初诊病史特点：男性，43 岁，痉证，既往有外伤病史，病程半个月，无马尾神经压迫症状。

首次影像学特点：L5/S1 大块型，后纵韧带破裂，突出率 100%，Komori 改良分型 3 型，MSU 分型 3-AB 型，椎管形态为椭圆型，Iwabu-chi 分型 1 型，首次增强 MRI 显示牛眼征阳性，无 Modic 改变，牛眼征线形增强型。

治疗特点：患者 L5/S1 椎间盘巨大型突出，初期症状较重，伴有神经根受压后下肢麻木症状。患者舌淡，苔白腻，脉滑，此为痰湿壅盛之征；湿为阴邪，其性重着黏滞，其性趋下，留滞于腰及下肢，痹阻经络，相互搏结，妨碍气血运行，不通则痛，最终因虚致实、因实致虚，多成为虚虚实实夹杂之证。用消髓化核汤基本方加减进行治疗以益气逐瘀、利水通络，方中猪苓、茯苓、薏苡仁加强利水功效，加用一味生山楂，以消食健胃、行气散瘀（更适用于形体肥胖的腰椎间盘突出症患者，其能够促进肉类、脂肪类食物的消化）。配合短期使用乙哌立松松弛骨骼肌，达到止痛效果；用呋喃硫胺营养神经。在患者能耐受的情况下，治疗过程中未应用消炎镇痛药物。经保守治疗后，患者症状明显缓解，突出物吸收率 90.3%。患者在接受治疗过程中绝对卧床 3 周，相对卧床 3 周，口服中药 84 剂，口服西药时间 4 周，恢复工作时间 3 个月，2 年 10 个月吸收率 83.3%。

病例八 （男，40岁，病程2周，痉证，L5/S1硬膜囊内型，牛眼征环形增强型，3个月吸收率86.3%）

基本资料：黄某，男，40岁，联系电话：1386240＊＊＊＊。

初诊日期：2017年1月10日。

主诉：腰痛牵及左下肢2周。

病史：患者于2周前无明显诱因下出现腰部疼痛，伴左下肢疼痛、麻木，活动受限。

查体：腰椎生理曲度存在，L5/S1左侧棘旁压痛（＋）、叩击痛（＋），并向左下肢放射，直腿抬高试验左30°（＋）、右85°（－），左小腿后外侧及足跟外侧皮肤感觉较对侧减退，左侧跟腱反射较健侧减弱，双下肢肌力Ⅴ级，马鞍区皮肤感觉正常，指地距53 cm，JOA评分10分。舌淡，苔白腻，脉弦。

MRI表现：L5/S1椎间盘巨大型突出。突出的椎间盘偏向左侧推压硬膜囊，左侧神经根受压，硬膜囊不对称变形。突出率100%。椎管最大层面面积约3.7 cm²；突出物最大层面面积约2.2 cm²，占椎管面积的59.5%。增强MRI显示牛眼征阳性（图3-8-1）。

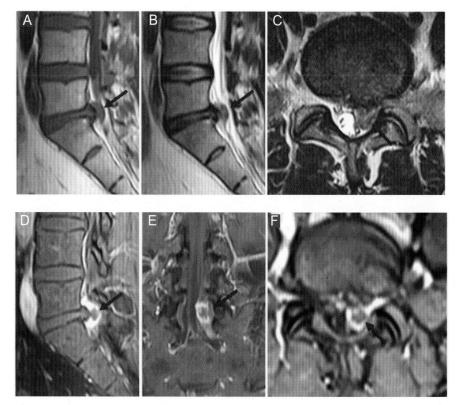

L5/S1椎间盘巨大型突出，突出率100%。椎管最大层面面积约3.7 cm²；突出物最大层面面积约2.2 cm²，占椎管面积的59.5%。A、B为MRI平扫矢状位像，突出物超过椎体后缘10 mm以上，边缘整齐，Iwabuchi分型1型，椎体后缘黑线（Blackline）中断，椎间隙稍狭窄；C为MRI平扫轴位像，显示突出物较大，压迫硬膜囊，游离髓核呈稍高信号，位于椎管内偏左侧，硬膜囊不对称变形，椎管形态为椭圆型；D、E、F分别为腰椎增强MRI矢状位、冠状位及轴位像，均显示突出髓核边缘呈环状强化，中央部分无强化，提示牛眼征阳性。

图3-8-1　2017年1月10日初诊平扫及增强MRI图像

诊断：L5/S1硬膜囊内型腰椎间盘突出症（痉证，牛眼征环形增强型）。

治法：益气逐瘀，利水通络。

处方：

① 消髓化核汤：

生黄芪 15 g	炙黄芪 15 g	当　归 10 g
防　己 10 g	水　蛭 6 g	炒白术 15 g
木　瓜 10 g	威灵仙 10 g	茯　苓 10 g
薏苡仁 15 g	川牛膝 15 g	陈　皮 6 g

共 14 剂，每日 1 剂，分 2 次饭后温服。

② 迈之灵片 300 mg，口服 2 周，2 次/日。

③ 甲钴胺片 500 μg，口服 2 周，3 次/日。

④ 绝对卧床休息 2 周。

二诊（2017 年 1 月 24 日）

患者腰腿痛症状明显缓解，可自主翻身，左下肢放射痛卧床时消失，行走时仍存在，左下肢稍感麻木。服药后无明显不适，纳差，寐可，二便正常。查体：L5/S1 左侧棘旁压痛（＋）、叩击痛（＋），并向左下肢放射，左小腿后外侧及足跟外侧皮肤感觉稍减退（已较前好转），直腿抬高试验左 70°（＋）、右 80°（－），双下肢肌力 V 级，马鞍区皮肤感觉正常，JOA 评分 20 分。

处方：

① 消髓化核汤：

生黄芪 15 g	炙黄芪 15 g	当　归 10 g
防　己 10 g	水　蛭 6 g	炒白术 15 g
木　瓜 10 g	威灵仙 10 g	茯　苓 10 g
薏苡仁 15 g	川牛膝 15 g	陈　皮 6 g

共 14 剂，每日 1 剂，分 2 次饭后温服。

② 继续相对卧床休息 2 周。

③ 进行腰背肌功能锻炼。

三诊（2017 年 2 月 8 日）至六诊（2017 年 4 月 6 日）

患者继续口服初诊方 2 个月，复诊期间劳累后腰腿痛仍会轻度发作，多于卧床休息后即缓解，4 周后恢复正常生活，2 个月后恢复工作。

处方：

① 消髓化核汤：

生黄芪 15 g	炙黄芪 15 g	当　归 10 g
防　己 10 g	水　蛭 6 g	炒白术 15 g
木　瓜 10 g	威灵仙 10 g	茯　苓 10 g
薏苡仁 15 g	川牛膝 15 g	陈　皮 6 g

共 60 剂，每日 1 剂，分 2 次饭后温服。

② 进行腰背肌功能锻炼。

七诊（2017 年 4 月 15 日）

患者腰腿痛症状基本消失。查体：L5/S1 两侧棘旁压痛（＋），无双下肢放射痛，直腿抬高试验左 90°（－）、右 90°（＋），双下肢肌力及皮肤感觉正常，马鞍区皮肤感觉正常，指地距 10 cm，JOA 评分 25 分。复查 MRI 平扫及增强显示突出物已大部分重吸收，突出率 13.7%，吸收率 86.3%（图 3-8-2）。七诊后患者未继续服药，未再复发。

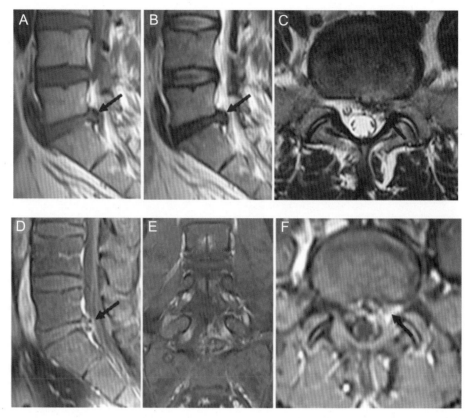

　　L5/S1椎间盘轻度突出。突出率13.7%，吸收率86.3%。突出物最大层面面积约1.1 cm²，占椎管面积的29.7%。突出物明显缩小，硬膜囊无明显受压及变形。增强MRI显示L5/S1椎间盘突出组织大部分重吸收，牛眼征范围明显缩小。

图3-8-2　2017年4月15日复查平扫及增强MRI图像

按　语

　　初诊病史特点： 男性，40岁，痉证，无外伤病史，病程2周，无马尾神经压迫症状。

　　首次影像学特点： L5/S1硬膜囊内型，后纵韧带破裂，突出率100%，Komori改良分型2型，MSU分型3-AB型，椎管形态为椭圆型，Iwabuchi分型1型，首次增强MRI显示牛眼征阳性，无Modic改变，牛眼征环形增强型。

　　治疗特点：《证治汇补》云，荣血虚则不仁，卫气虚则不用，不用不仁，即麻木之类软。麻木因荣卫之行涩、经络凝滞所致。患者L5/S1椎间盘巨大型突出，初期症状较重，伴有神经根受压后下肢麻木症状。痰瘀两者为重要的病理因素，治病当求本，故用消髓化核汤方加茯苓、薏苡仁增强利水功效治疗，取其益气逐瘀、利水通络之功，配合短期使用迈之灵片以减轻神经根水肿，用甲钴胺营养神经。在患者能耐受的情况下，未应用消炎镇痛药物亦可缓解疼痛、麻木症状。经保守治疗后，患者症状明显缓解，突出物吸收率86.3%。患者在接受治疗过程中绝对卧床2周，相对卧床2周，口服西药时间2周，口服中药88剂，恢复工作时间2个月，3个月吸收率86.3%。

病例九 （男，28 岁，病程 20 天，痉证，L5/S1 大块型，牛眼征环形增强型，6 个月吸收率 65.9%）

基本资料： 诸某，男，28 岁，联系电话：1377613****。

初诊日期： 2016 年 12 月 14 日。

主诉： 腰痛牵及左下肢 20 天。

病史： 患者 20 天前有打篮球受伤史，之后出现腰部疼痛牵及左侧下肢，疼痛剧烈，不能活动。纳可，二便调，夜寐不佳。

查体： 腰椎生理曲度存在，L5/S1 两侧棘旁压痛（＋）、叩击痛（＋），并向左下肢放射，直腿抬高试验左 10°（＋）、右 40°（－），双下肢肌力及皮肤感觉正常，双膝腱反射存在，左跟腱反射未引出，马鞍区皮肤感觉正常，指地距 58 cm，JOA 评分 8 分。舌质红，苔白微腻，脉细。

MRI 表现： L5/S1 椎间盘巨大型突出。突出的椎间盘偏向左侧并压迫硬膜囊，左侧神经根受压。突出率 95.6%。椎管最大层面面积 3.8 cm²；突出物最大层面面积 2 cm²，占椎管面积的 52.6%。增强 MRI 显示牛眼征阳性（图 3-9-1）。

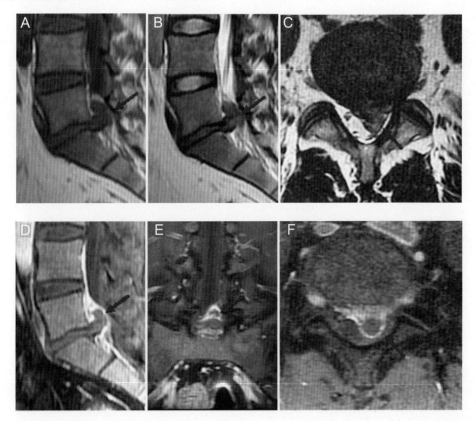

　　L5/S1 椎间盘巨大型突出（髓核向上游离），突出率 95.6%。椎管最大层面面积 3.8 cm²；突出物最大层面面积 2 cm²，占椎管面积的 52.6%。A、B 为 MRI 平扫矢状位像，显示突出物超过椎体后缘 10 mm 以上并向上移动，大块的椎间盘组织向上进入 L5 椎体后方椎管，Iwabuchi 分型 1 型，椎体后缘黑线（Blackline）中断，椎间隙变窄；C 为 MRI 平扫轴位像，显示突出物较大，压迫硬膜囊及神经根，游离髓核呈等信号，位于椎管内偏左侧，硬膜囊不对称变形；D 为增强 MRI 矢状位像，E 为冠状位像，F 为轴位像，均显示髓核边缘呈环状强化，中央部分无强化，牛眼征阳性。

图 3-9-1　2016 年 12 月 14 日初诊平扫及增强 MRI 图像

诊断：L5/S1 大块型腰椎间盘突出症（痉证，牛眼征环形增强型）。

治法：益气化瘀，通络止痛。

处方：

① 消髓化核汤加味：

生黄芪 30 g	当 归 10 g	防 己 10 g
威灵仙 30 g	木 瓜 20 g	水 蛭 6 g
白芥子 6 g	炒白术 10 g	川牛膝 10 g
猪 苓 10 g	茯 苓 10 g	薏苡仁 10 g
生山楂 20 g		

共 14 剂，每日 1 剂，分 2 次饭后温服。

② 乙哌立松片 50 mg，口服 2 周，1 次/日。

③ 迈之灵片 300 mg，口服 2 周，1 次/日。

④ 绝对卧床休息 2 周。

⑤ 密切观察病情变化，如出现症状进行性加重或马尾综合征，及时手术治疗。

二诊（2016 年 12 月 28 日）

患者服药第 2 天腰腿痛症状开始缓解，坚持绝对卧床休息，可自主翻身，左下肢放射痛明显减轻。夜寐可，稍有畏寒肢冷，纳可。查体：L5/S1 两侧棘旁压痛（＋）、叩击痛（＋），并向左下肢放射，直腿抬高试验左 60°（＋）、右 80°（－），双下肢肌力及皮肤感觉正常，马鞍区皮肤感觉正常，JOA 评分 16 分。

处方：

① 消髓化核汤加味：

生黄芪 30 g	当 归 10 g	防 己 10 g
威灵仙 30 g	木 瓜 20 g	水 蛭 6 g
白芥子 6 g	炒白术 10 g	川牛膝 10 g
猪 苓 10 g	茯 苓 10 g	生山楂 20 g
桂 枝 6 g		

共 14 剂，每日 1 剂，分 2 次饭后温服。

② 相对卧床休息 2 周。

③ 密切观察病情变化，如出现症状进行性加重或马尾综合征，及时手术治疗。

三诊（2017 年 1 月 11 日）至五诊（2017 年 2 月 7 日）

患者继续服用二诊方，每半个月复诊一次，复诊期间仍注意多卧床休息，辅以腰背肌功能锻炼。

处方：

① 消髓化核汤加味：

生黄芪 30 g	当 归 10 g	防 己 10 g
威灵仙 30 g	木 瓜 20 g	水 蛭 6 g
白芥子 6 g	炒白术 10 g	川牛膝 10 g
猪 苓 10 g	茯 苓 10 g	生山楂 20 g
桂 枝 6 g		

共 40 剂，每日 1 剂，分 2 次饭后温服。

② 相对卧床休息 4 周。

③ 进行腰背肌功能锻炼。

④ 密切观察病情变化，如出现症状进行性加重或马尾综合征，及时手术治疗。

六诊（2017 年 2 月 21 日）

患者腰腿痛症状明显缓解，但劳累后仍感左下肢牵痛，纳可，二便调。查体：L5/S1 两侧棘旁压痛（±）、叩击痛（±），并向左下肢放射，直腿抬高试验左 65°（－）、右 80°（－），双下肢肌力及皮肤感觉正常，马鞍区皮肤感觉正常，指地距 24 cm，JOA 评分 20 分。复查 MRI 平扫及增强显示 L5/S1 巨大型椎间盘突出物部分重吸收，突出率 43.6%，吸收率 56.4%（图 3-9-2）。续服二诊方 1 个月。

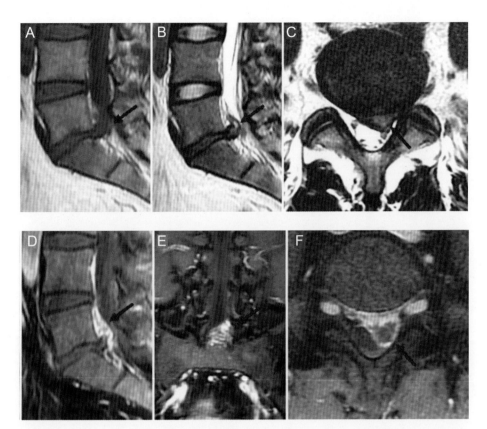

突出率 43.6%，吸收率 56.4%。突出物最大层面面积约 0.8 cm²，占椎管面积的 21.1%。A、B 为 MRI 平扫矢状位像，显示突出物较前明显缩小；C 为腰椎轴位像，显示突出物明显缩小，硬膜囊部分受压。D、E、F 为增强 MRI 图像，显示髓核边缘部分强化，牛眼征范围较前缩小。

图 3-9-2 2017 年 2 月 21 日第一次复查平扫及增强 MRI 图像

处方：

消髓化核汤加味：

生黄芪 30 g	当 归 10 g	防 己 10 g
威灵仙 30 g	木 瓜 20 g	水 蛭 6 g
白芥子 6 g	炒白术 10 g	川牛膝 10 g
猪 苓 10 g	茯 苓 10 g	生山楂 20 g
桂 枝 6 g		

共 30 剂，每日 1 剂，分 2 次饭后温服。

七诊（2017 年 3 月 18 日）至八诊（2017 年 4 月 16 日）

患者经治疗 3 个月后恢复工作，续服二诊方去桂枝 2 个月，症状逐渐改善，仅劳累时感腰酸，下肢放射痛消失。查体：L5/S1 两侧棘旁轻度压痛，无下肢放射痛，直腿抬高试验左 80°（-）、右 80°（-），双

下肢肌力及皮肤感觉正常，马鞍区皮肤感觉正常，指地距 10 cm，JOA 评分 25 分。八诊后患者停服中药。

处方：

① 消髓化核汤加味：

生黄芪 30 g	当 归 10 g	防 己 10 g
威灵仙 30 g	木 瓜 20 g	水 蛭 6 g
白芥子 6 g	炒白术 10 g	川牛膝 10 g
猪 苓 10 g	茯 苓 10 g	生山楂 20 g

共 60 剂，每日 1 剂，分 2 次饭后温服。

② 进行腰背肌功能锻炼。

九诊（2017 年 5 月 20 日）

患者停服中药后症状无反复。查体：腰椎压痛不显，无下肢放射痛，直腿抬高试验左 80°（-）、右 80°（-），双下肢肌力及皮肤感觉正常，

马鞍区皮肤感觉正常，指地距 10 cm，JOA 评分 26 分。第二次复查 MRI 平扫及增强显示突出物大部分重吸收，突出率 32.2%，吸收率 65.9%，牛眼征范围进一步缩小（图 3-9-3）。

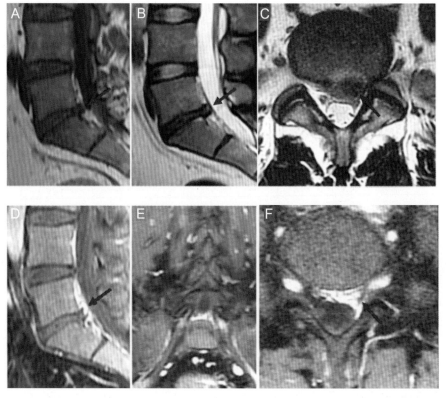

L5/S1 椎间盘轻度突出（髓核无游离）。突出率 32.2%，吸收率 65.9%。突出物最大层面面积 0.3 cm²，占椎管面积的 7.9%。突出物较初诊时大部分重吸收，硬膜囊稍受压，轻度变形。增强 MRI 在矢状位、冠状位、轴位图像上均可见牛眼征进一步缩小。

图 3-9-3　2017 年 5 月 20 日第二次复查平扫及增强 MRI 图像

随访：3 年后随访，患者无明显腰腿痛症状，久坐劳累后偶发腰痛，下肢放射痛消失。查体：腰部无压痛，无叩击痛，无下肢放射痛，直腿抬高试验左 90°（-）、右 90°（-），下肢肌力及皮肤感觉正常，病理反射未引出，马鞍区皮肤感觉正常。

按语

初诊病史特点：男性，28 岁，痉证，因外伤致病，病程 20 天，无马尾神经压迫症状。

首次影像学特点：L5/S1 大块型，后纵韧带破裂，突出率 95.6%，Komori 改良分型 3 型，MSU 分型 3-AB 型，椎管形态为椭圆型，Iwabuchi 分型 1 型，首次增强 MRI 显示牛眼征阳性，无

Modic 改变，牛眼征环形增强型。

治疗特点：患者扭伤致腰椎间盘突出，急性发作期症状较重。予消髓化核汤治疗，辅以乙哌立松松弛骨骼肌，迈之灵减轻神经根水肿，严格绝对卧床休息，未用消炎镇痛药，患者症状得到了缓解。复诊时患者诉因天气寒冷而常感畏寒肢冷，故于冬日加用桂枝，以温经通络、助阳行气，病情严重者可酌情加用制附片、肉桂等辛温之品以温阳散寒。经保守治疗后，患者症状明显缓解，突出物吸收率 65.9%。患者在接受治疗过程中绝对卧床 2 周，相对卧床 2 个月，口服西药时间 2 周，口服中药 158 剂，恢复工作时间 3 个月，6 个月吸收率 65.9%。

病例十（男，48 岁，病程 20 天，痉证，L4 / L5 碎块型，牛眼征环形增强型，4 年 4 个月吸收率 90.0%）

基本资料： 陆某，男，48 岁，联系电话：1899431＊＊＊＊。

初诊日期： 2013 年 3 月 11 日。

主诉： 腰痛牵及右下肢 20 天。

病史： 患者于 20 天前出现腰腿痛，彻夜难眠，无法行走，卧床时不能翻身。在外院行 CT 检查显示巨大型腰椎间盘突出，经静滴地塞米松、甘露醇等治疗无效，外院建议立即进行手术治疗。患者因惧怕手术而来我院要求保守治疗。

查体： 腰椎生理曲度变直，L4 / L5 右侧棘旁压痛（＋）、叩击痛（＋），并放射至右下肢，直腿抬高试验左 60°（＋）、右 10°（＋），双下肢肌力及皮肤感觉正常，腱反射正常，马鞍区皮肤感觉正常，指地距因患者疼痛剧烈而未查，JOA 评分 4 分。舌质红，苔薄黄微腻，脉弦实。

MRI 表现： L4 / L5 椎间盘巨大游离型突出。大块的游离髓核在 L4、L5 椎体后方侵占整个椎管，压迫硬膜囊，椎体后缘黑线（Blackline）中断。突出率 100%。椎管最大层面面积 3.5 cm²；突出物最大层面面积 2.3 cm²，占椎管面积的 65.7%。增强 MRI 显示牛眼征阳性（图 3-10-1）。

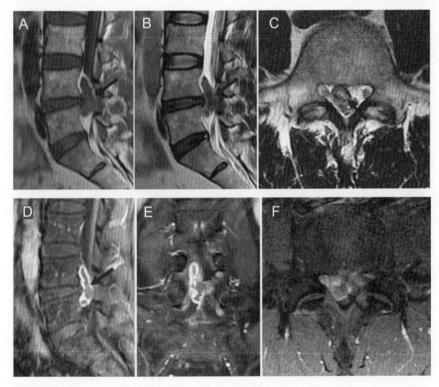

　　L4 / L5 椎间盘巨大游离型突出（髓核向后、向上下侵占整个椎管），突出率 100%。椎管最大层面面积 3.5 cm²；突出物最大层面面积 2.3 cm²，占椎管面积的 65.7%。A、B 为 MRI 平扫矢状位像，显示大块的游离椎间盘组织进入 L4、L5 椎体后方，突出物超过椎体后缘 10 mm 以上，占满整个椎管，Iwabuchi 分型Ⅰ型，椎体后缘黑线（Blackline）中断，椎间隙稍变窄；C 为 MRI 平扫轴位像，显示突出物较大，压迫硬膜囊及神经根，硬膜囊不对称变形，游离髓核呈稍高信号，位于椎管内偏右侧，椎管形态为椭圆型；D 为增强 MRI 矢状位像，E 为增强 MRI 冠状位像，F 为增强 MRI 轴位像，均显示突出物周围环状高信号，即牛眼征阳性。

图 3-10-1　2013 年 3 月 16 日初诊平扫及增强 MRI 图像

诊断：L4/L5碎块型腰椎间盘突出症（痉证，牛眼征环形增强型）。

治法：益气化瘀，通络止痛。

处方：

① 消髓化核汤加味：

生黄芪30 g	威灵仙10 g	木 瓜10 g
当 归10 g	水 蛭 6 g	防 己10 g
白芥子 6 g	茯 苓10 g	猪 苓10 g
薏苡仁15 g	炒青皮 6 g	陈 皮 6 g
制川乌 6 g	制草乌 6 g	制南星10 g

共7剂，每日1剂，分2次饭后温服。

② 迈之灵片300 mg，口服1周，1次/日。

③ 美洛昔康片7.5 mg，口服1周，1次/日。

④ 绝对卧床休息1周。

⑤ 密切观察病情变化，如出现症状进行性加重或马尾综合征，及时手术治疗。

二诊（2013年3月18日）

患者腰腿痛症状缓解，夜间可入睡，翻身稍困难，下肢放射痛减轻，纳差，轻度便秘。查体：L4/L5右侧棘旁压痛（＋）、叩击痛（＋），并放射至右下肢，直腿抬高试验左70°（－）、右30°（＋），双下肢肌力及皮肤感觉正常，腱反射正常，马鞍区皮肤感觉正常，JOA评分13分。

处方：

① 消髓化核汤加味：

生黄芪30 g	威灵仙10 g	木 瓜10 g
当 归10 g	水 蛭 6 g	防 己10 g
白芥子 6 g	炒白术10 g	茯 苓10 g
猪 苓10 g	薏苡仁15 g	炒青皮 6 g
陈 皮 6 g	川牛膝15 g	

共14剂，每日1剂，分2次饭后温服。

② 迈之灵片300 mg，口服1周，1次/日。

③ 继续绝对卧床休息2周。

④ 密切观察病情变化，如出现症状进行性加重或马尾综合征，及时手术治疗。

三诊（2013年4月2日）

患者腰腿痛症状大部分缓解，略有下肢放射痛，可自行下床活动，下床活动时疼痛稍加重，纳可，二便调。查体：L4/L5棘旁压痛（±）、叩击痛（±），并放射至右下肢（较前好转），直腿抬高试验左70°（－）、右50°（＋），双下肢肌力及皮肤感觉正常，马鞍区皮肤感觉正常，指地距40 cm，JOA评分16分。

处方：

① 消髓化核汤加味：

生黄芪30 g	威灵仙10 g	木 瓜10 g
当 归10 g	水 蛭 6 g	防 己10 g
白芥子 6 g	炒白术10 g	茯 苓10 g
猪 苓10 g	薏苡仁15 g	炒青皮 6 g
陈 皮 6 g	川牛膝15 g	

共14剂，每日1剂，分2次饭后温服。

② 相对卧床休息2周。

四诊（2013年4月17日）

患者腰痛症状大部分缓解，无下肢放射痛，自行下床活动时疼痛不明显，纳可，二便调。查体：L4/L5棘旁压痛（±）、叩击痛（±），无双下肢放射痛，直腿抬高试验左70°（－）、右60°（＋），双下肢肌力及皮肤感觉正常，马鞍区皮肤感觉正常，指地距32 cm，JOA评分18分。

处方：

① 消髓化核汤加味：

生黄芪30 g	威灵仙10 g	木 瓜10 g
当 归10 g	水 蛭 6 g	防 己10 g
白芥子 6 g	炒白术10 g	茯 苓10 g
猪 苓10 g	薏苡仁15 g	炒青皮 6 g
陈 皮 6 g	川牛膝15 g	

共 7 剂，每日 1 剂，分 2 次饭后温服。

② 相对卧床休息 1 周。

③ 进行腰背肌功能锻炼。

五诊（2013 年 4 月 24 日）至九诊（2013 年 7 月 10 日）

五诊复查增强 MRI 显示 L4 / L5 巨大型椎间盘突出物部分重吸收（图 3-10-2）。患者症状逐渐缓解，续服消髓化核汤 2.5 个月，之后每半个月左右来门诊复诊一次，第 12 周时恢复工作。

处方：

① 消髓化核汤加味：

生黄芪 30 g	威灵仙 10 g	木　瓜 10 g
当　归 10 g	水　蛭 6 g	防　己 10 g
白芥子 6 g	炒白术 10 g	茯　苓 10 g
猪　苓 10 g	薏苡仁 15 g	炒青皮 6 g
陈　皮 6 g	川牛膝 15 g	

共 75 剂，每日 1 剂，分 2 次饭后温服。

② 进行腰背肌功能锻炼。

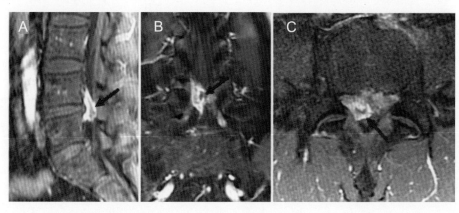

突出率 100%。突出物最大层面面积 0.8 cm²，占椎管面积的 22.9%。A 为增强 MRI 矢状位像，B、C 为增强 MRI 冠状位像及轴位像，显示牛眼征范围较前有所缩小。

图 3-10-2　2013 年 4 月 24 日第一次复查增强 MRI 图像

十诊（2013 年 7 月 24 日）

患者继续服用二诊方半个月后复诊，症状几乎完全缓解，行走自如。查体：腰椎无压痛，无叩击痛，无双下肢放射痛，直腿抬高试验左 90°（－）、右 90°（－），马鞍区皮肤感觉正常，指地距 12 cm，JOA 评分 28 分。第二次复查 MRI 平扫及增强显示突出物基本重吸收，牛眼征消失，突出率 25.0%，吸收率 75.0%（图 3-10-3）。十诊后患者停服中药。

处方：

① 消髓化核汤加味：

生黄芪 30 g　　威灵仙 10 g　　木　瓜 10 g

当　归 10 g	水　蛭 6 g	防　己 10 g
白芥子 6 g	炒白术 10 g	茯　苓 10 g
猪　苓 10 g	薏苡仁 15 g	炒青皮 6 g
陈　皮 6 g	川牛膝 15 g	

共 14 剂，每日 1 剂，分 2 次饭后温服。

② 进行腰背肌功能锻炼。

十一诊（2014 年 7 月 18 日）

患者停药后腰腿痛无明显复发，阴雨天、劳累后感腰痛牵及右下肢，休息后可缓解，1 年后第三次复查 MRI 平扫显示突出物与第二次复查时相仿（图 3-10-4）。

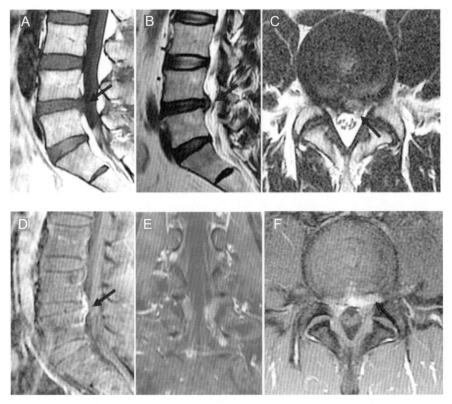

突出率 25.0%，吸收率 75.0%。突出物最大层面面积 0.3 cm²，占椎管面积的 8.6%。A、B 为 MRI 平扫矢状位像，显示突出物超过椎体后缘约 3 mm，边缘整齐，突出的椎间盘组织与母体椎间盘的连续性存在，突出髓核呈等信号；C 为 MRI 平扫轴位像，显示突出物明显缩小，硬膜囊无明显受压及变形；D、E、F 为增强 MRI 图像，未见游离突出组织，周围无明显环形高信号影，即牛眼征消失。

图 3-10-3　2013 年 7 月 24 日第二次复查平扫及增强 MRI 图像

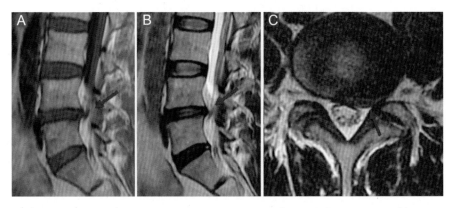

突出率 35.0%，吸收率 65.0%。突出物最大层面面积 0.28 cm²，占椎管面积的 8.03%。A、B 为 MRI 平扫矢状位像，C 为轴位像。突出物大小与 1 年前相仿。

图 3-10-4　2014 年 7 月 18 日第三次复查平扫 MRI 图像

十二诊（2016 年 6 月 27 日）

患者因腰部不适再次来我院就诊。查体：L4/L5 右侧棘旁压痛，无叩击痛，无下肢放射痛，直腿抬高试验左 90°（－）、右 90°（－），下肢肌力及皮肤感觉正常，马鞍区皮肤感觉正常，指地距 30 cm，JOA 评分 24 分。第四次复查 MRI 平扫及增强显示突出物较第二、三次复查时稍增大（图 3-10-5）。

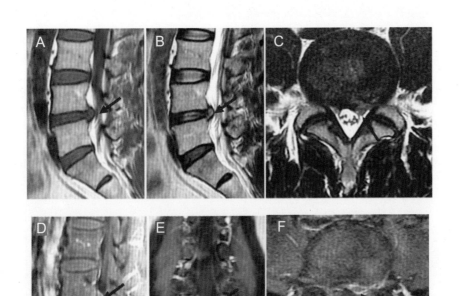

突出率 41.7%。突出物最大层面面积 0.4 cm²，占椎管面积的 11.4%。A、B 为 MRI 平扫矢状位像，C 为 MRI 平扫轴位像，显示突出物超过椎体后缘约 5 mm，边缘整齐，突出物较 2013 年 7 月 24 日稍增大；D、E、F 为增强 MRI 图像，显示突出组织环状高信号影，牛眼征阳性。

图 3-10-5 2016 年 6 月 27 日第四次复查平扫及增强 MRI 图像

处方：

① 消髓化核汤加减：

炙黄芪 15 g	制地龙 10 g	川 芎 10 g
当 归 10 g	威灵仙 10 g	木 瓜 10 g
炒白术 10 g	六一散 15 g	盐牛膝 10 g
陈 皮 6 g	红景天 15 g	防 风 10 g

共 14 剂，每日 1 剂，分 2 次饭后温服。

② 相对卧床休息 2 周。

十三诊（2016 年 7 月 10 日）

患者症状明显好转。继续服十二诊方半个月。

处方：

消髓化核汤加减：

炙黄芪 15 g	制地龙 10 g	川 芎 10 g
当 归 10 g	威灵仙 10 g	木 瓜 10 g
炒白术 10 g	六一散 15 g	盐牛膝 10 g
陈 皮 6 g	红景天 15 g	防 风 10 g

共 15 剂，每日 1 剂，分 2 次饭后温服。

十四诊（2017 年 7 月 14 日）

一年后复查，患者腰痛完全缓解，活动自如。查体：腰椎无明显压痛，无下肢放射痛，直腿抬高试验左 90°（－）、右 90°（－），马鞍区皮肤感觉正常，指地距 12 cm，JOA 评分 29 分。第五次复查 MRI 平扫及增强显示突出物基本重吸收，牛眼征几乎消失，突出率 10.0%，吸收率 90.0%（图 3-10-6）。患者停药后未再复诊。

按　语

初诊病史特点：男性，48 岁，痉证，无外伤病史，病程 20 天，无马尾神经压迫症状。

首次影像学特点：L4／L5 碎块型，后纵韧带破裂，突出率 100%，Komori 改良分型 3 型，MSU 分型 3-A 型，椎管形态为椭圆型，Iwahuchi

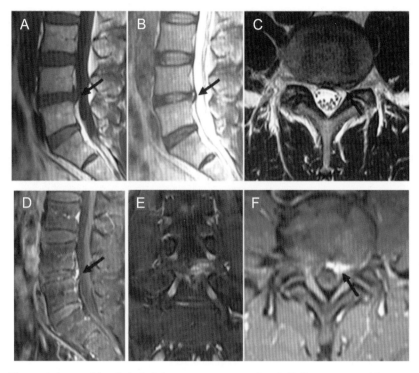

突出率 10.0%，吸收率 90.0%。突出物最大层面面积 0.1 cm²，占椎管面积的 2.9%。A、B 为 MRI 平扫矢状位像，C 为 MRI 平扫轴位像，显示突出物超过椎体后缘约 1 mm，较 2016 年 6 月 27 日明显缩小；D、E、F 为增强 MRI 图像，显示突出物周围无环形高信号影，即牛眼征几乎消失，硬膜囊无明显受压及变形。

图 3-10-6　2017 年 7 月 14 日第五次复查平扫及增强 MRI 图像

分型 1 型，首次增强 MRI 显示牛眼征阳性，无 Modic 改变，牛眼征环形增强型。

治疗特点：患者急性期症状较重，但拒绝手术治疗，于是予消髓化核汤合乌星止痛汤（制川草乌、制南星等）以加强通络止痛功效，并于短期内辅以美洛昔康加强镇痛，以缓解急性期疼痛症状。要求患者绝对卧床休息，并密切观察有无症状进行性加重及马尾综合征等手术指征。《医学心悟》云：凡攻病之药皆损气血，不可过也。邪去十之六七，在患者疼痛缓解后，停用美洛昔康，方中相应去制川草乌、制南星等，加炒白术、红景天等顾护脾胃。根据中医学理论，生理位置的偏离与其脾土治中央机制失调有关。实际上，破裂型腰椎间盘突出症的髓核突出就是因为失去了纤维环的束缚。因此临证中应重视从脾胃的角度及一切影响脾胃的因素来认识和治疗。患者症状进一步缓解后停服迈之灵，连续单纯使用消髓化核汤治疗共 5 个月左右。经保守治疗后，患者症状明显缓解，突出物吸收率 90.0%。患者在接受治疗过程中绝对卧床 3 周，相对卧床 4 周，口服西药时间 2 周，口服中药 160 剂，恢复工作时间 3 个月，4 年 4 个月吸收率 90.0%。

病例十一　（男，27 岁，病程 2 月，痹证，L5／S1 大块型，牛眼征环形增强型，1 年 3 个月吸收率 51.1%）

基本资料：金某，男，27 岁，联系电话：1811275＊＊＊＊。

初诊日期：2017 年 4 月 1 日。

主诉：腰痛牵及右下肢 2 个月，加重 5 天。

病史：患者 2 个月前受外伤后出现腰部酸痛，逐渐牵及右下肢；5 天前症状加重，现腰部剧痛，伴右下肢疼痛、麻木，活动不利，甚至卧床不能翻身，站立不能行走。

查体：腰椎生理曲度存在，L5／S1 右侧棘旁压痛（＋）并向右下肢放射，直腿抬高试验左 85°（－）、右 45°（＋），右小腿后外侧及足背外侧皮肤感觉减退，右侧跟腱反射减弱，双下肢肌力正常，马鞍区皮肤感觉正常，指地距 58 cm，JOA 评分 9 分。舌质淡红，苔白微腻，脉细。

MRI 表现：L5／S1 椎间盘巨大型突出。突出的椎间盘在椎管内偏向右侧压迫硬膜囊，右侧神经根受压。突出率 72.8%。椎管最大层面面积约为 3.4 cm²；突出物最大层面面积约 1.4 cm²，占椎管面积的 41.1%。增强 MRI 显示牛眼征阳性（图 3-11-1）。

诊断：L5／S1 大块型腰椎间盘突出症（痹证，牛眼征环形增强型）。

治法：益气化瘀，理气止痛。

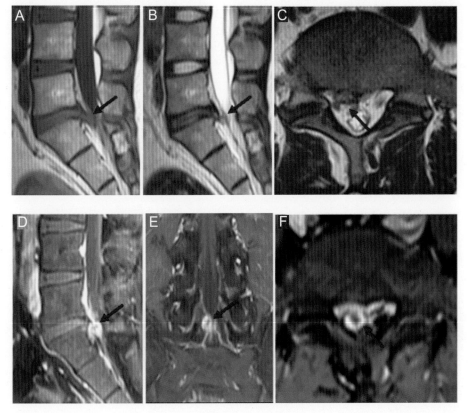

L5／S1 椎间盘巨大型突出，突出率 72.8%。椎管最大层面面积约为 3.4 cm²；突出物最大层面面积约 1.4 cm²，占椎管最大层面面积的 41.1%。A、B 为 MRI 平扫矢状位像，突出物超过椎体后缘 8 mm 以上，边缘毛糙、不整齐，Iwabuchi 分型 1 型，椎体后缘黑线（Blackline）中断，突出髓核呈稍高信号；C 为 MRI 平扫轴位像，显示突出物较大，压迫右侧神经根，椎管形态为椭圆型；D 为增强 MRI 矢状位像，E 为冠状位像，F 为轴位像，均显示髓核边缘呈环状强化，中央部分无强化，牛眼征阳性。

图 3-11-1　2017 年 4 月 1 日初诊平扫及增强 MRI 图像

处方：

① 消髓化核汤加减：

生黄芪30 g　　防　己10 g　　当　归10 g

水　蛭 6 g　　威灵仙30 g　　木　瓜20 g

白芥子 6 g　　炒白术10 g　　川牛膝10 g

共7剂，每日1剂，分2次饭后温服。

② 塞来昔布胶囊200 mg，口服，1次/日。

③ 20％甘露醇注射液100 mL，静滴5天，1次/日。

④ 甲钴胺片500 μg，口服，3次/日。

⑤ 绝对卧床休息1周。

二诊（2017年4月7日）

患者腰腿痛症状缓解，夜间可入睡，翻身稍困难，下肢放射痛减轻，麻木减轻，纳差，嗳气，二便调。查体：L5/S1右侧棘旁压痛（＋），并向右下肢放射，直腿抬高试验左80°（－）、右50°（＋），右小腿后外侧及足背外侧皮肤感觉减退好转，右侧跟腱反射减弱，双下肢肌力正常，马鞍区皮肤感觉正常，JOA评分13分。

处方：

① 消髓化核汤加减：

生黄芪30 g　　防　己10 g　　当　归10 g

水　蛭 6 g　　威灵仙30 g　　木　瓜20 g

白芥子 6 g　　炒白术10 g　　川牛膝10 g

公丁香 6 g　　炒麦芽15 g

共14剂，每日1剂，分2次饭后温服。

② 相对卧床休息2周。

三诊（2017年4月21日）至八诊（2017年7月10日）

患者继续服用二诊方，临床症状逐渐缓解，每半个月复诊一次，第4周时恢复工作。

处方：

消髓化核汤加减：

生黄芪30 g　　防　己10 g　　当　归10 g

水　蛭 6 g　　威灵仙30 g　　木　瓜20 g

白芥子 6 g　　炒白术10 g　　川牛膝10 g

公丁香 6 g　　炒麦芽15 g

共90剂，每日1剂，分2次饭后温服。

九诊（2018年7月25日）

患者症状大部分缓解，下肢麻木不明显，纳寐可，小便频。查体：L5/S1右侧棘旁压痛（±），无双下肢放射痛，直腿抬高试验左90°（－）、右80°（－），双下肢肌力及皮肤感觉正常，双下肢腱反射正常，马鞍区皮肤感觉正常，指地距19 cm，JOA评分21分。复查MRI平扫及增强显示突出物明显缩小，突出率35.6％，吸收率51.1％，牛眼征消失（图3-11-2）。九诊后患者停服药物。

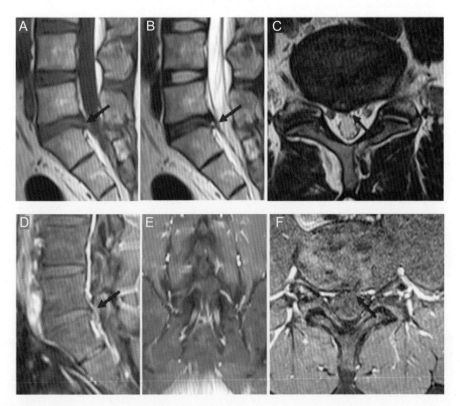

　　L5/S1 椎间盘轻度突出。突出率 35.6%，吸收率 51.1%。突出物最大层面面积约 0.8 cm²，占椎管面积的 23.5%。椎间盘突出物较前明显缩小，硬膜囊无明显受压。增强 MRI 显示突出物大部分重吸收，在矢状位、冠状位、轴位图像上均可见牛眼征消失。

图 3-11-2　2017 年 7 月 25 日复查平扫及增强 MRI 图像

随访： 2 年后随访，患者无明显腰腿痛症状。查体：L5/S1 棘后棘旁局部压痛及右下肢放射痛消失，腰部偶有酸痛，直腿抬高试验左 90°（－）、右 90°（－），右下肢肌力及皮肤感觉正常，指地距 10 cm，JOA 评分 27 分。

按语

初诊病史特点： 男性，27 岁，痹证，有外伤病史，病程 2 个月，无马尾神经压迫症状。

首次影像学特点： L5/S1 大块型，后纵韧带破裂，突出率 72.8%，Komori 改良分型 3 型，MSU 分型 3-AB 型，椎管形态为椭圆型，Iwabuchi 分型 1 型，首次增强 MRI 显示牛眼征阳性，无 Modic 改变，牛眼征环形增强型。

治疗特点： 患者初始症状较重，腰痛牵及右下肢 2 个月，加重 5 天，要求保守治疗。予消髓化核汤加减进行益气活血、通络止痛等对症处理。"急则治标，缓则治本"。患者疼痛剧烈时，短期使用塞来昔布消炎镇痛、甘露醇脱水消肿，症状缓解即停药。值得一提的是，在消髓化核汤中威灵仙大剂量使用是特色之一，其"通行十二经络"，药性峻猛，药效强劲，发挥作用有二：其一，软坚散结消骨鲠，取象比类，对突出的髓核也应具有"消融"作用；其二，其辛散走窜之性又可引诸药入络，具有一定的镇痛作用。经口服消髓化核汤保守治疗 3 个月后，患者症状明显缓解，突出物吸收率 51.1%。患者在接受治疗过程中绝对卧床 1 周，相对卧床 2 周，静脉用药时间 5 天，口服西药时间 1 个月，口服中药 111 剂，恢复工作时间 1 个月，1 年 3 个月吸收率 51.1%。

病例十二 （男，34岁，病程2月，痉证，L5/S1大块型，牛眼征环形增强型，3个月吸收率79.0%）

基本资料：葛某，男，34岁，联系电话：1810157＊＊＊＊。

初诊日期：2017年6月7日。

主诉：腰痛牵及右下肢疼痛、麻木2个月。

病史：患者于2个月前无明显诱因下出现右侧腰腿痛，伴右下肢麻木、活动受限。

查体：腰椎生理曲度存在，L5/S1右侧棘旁压痛（＋）、叩击痛（＋），并向右下肢放射，直腿抬高试验左75°（－）、右30°（＋），右小腿后外侧及足背外侧皮肤感觉麻木，右侧跟腱反射较对侧减弱，双下肢肌力Ⅴ级，马鞍区皮肤感觉正常，指地距54cm，JOA评分10分。舌质紫暗，苔薄白，脉细涩。

MRI表现：L5/S1椎间盘巨大型突出。突出的椎间盘在椎管内偏向右侧压迫硬膜囊，右侧神经根受压，大块的椎间盘组织向下进入S1椎体后方椎管。突出率74.6%。椎管最大层面面积约3.8 cm²；突出物最大层面面积约1.6 cm²，占椎管面积的42.1%。增强MRI显示牛眼征阳性（图3-12-1）。

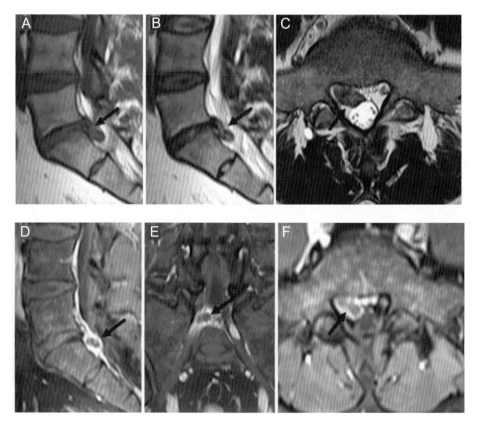

L5/S1椎间盘巨大型突出，突出率74.6%。椎管最大层面面积约3.8 cm²；突出物最大层面面积约1.6 cm²，占椎管面积的42.1%。A、B为MRI平扫矢状位像，突出物超过椎体后缘8 mm以上，并向下移动，Iwabuchi分型1型，椎体后缘黑线（Blackline）中断，椎间隙变窄；C为MRI平扫轴位像，显示突出物较大，压迫硬膜囊，游离髓核呈稍高信号，位于椎管右侧，右侧神经根受压，硬膜囊稍变形，椎管形态为三角型；D为增强MRI矢状位像，E、F为腰椎增强MRI冠状位像及轴位像，均显示突出髓核边缘呈环状强化，中央部分无强化，突出物周围呈环形增强信号（牛眼征阳性）。

图3-12-1 2017年6月7日初诊平扫及增强MRI图像

诊断：L5/S1 大块型腰椎间盘突出症（痉证，牛眼征环形增强型）。

治法：益气逐瘀，利水通络。

处方：

① 消髓化核汤加减：

生黄芪 15 g	威灵仙 30 g	当　归 10 g
防　己 10 g	水　蛭 6 g	炒白术 10 g
薏苡仁 15 g	茯　苓 10 g	丹　参 15 g
三　棱 6 g	莪　术 6 g	

共 14 剂，每日 1 剂，分 2 次饭后温服。

② 醋氯芬酸胶囊 100 mg，口服，1 次/日。

③ 迈之灵片 300 mg，口服，2 次/日。

④ 绝对卧床休息 2 周。

二诊（2017 年 6 月 21 日）

患者腰腿痛症状明显缓解，可自主翻身，右下肢放射痛卧床时消失，行走时仍存在。服药时稍有反胃，纳差，寐可，二便正常。查体：L5/S1 右侧棘旁压痛（＋）、叩击痛（－），无下肢放射痛，直腿抬高试验左 70°（－）、右 60°（＋），右小腿后外侧皮肤感觉麻木，右侧跟腱反射较对侧减弱，双下肢肌力Ⅴ级，马鞍区皮肤感觉正常，JOA 评分 22 分。

处方：

① 消髓化核汤加减：

生黄芪 15 g	威灵仙 30 g	当　归 10 g
防　己 10 g	炒白术 10 g	薏苡仁 15 g
茯　苓 10 g	丹　参 15 g	

共 14 剂，每日 1 剂，分 2 次饭后温服。

② 相对卧床休息 2 周。

三诊（2017 年 7 月 5 日）至六诊（2017 年 8 月 20 日）

患者继续服用二诊方，复诊期间无特殊不适，症状逐渐缓解，第 4 周时可正常生活，第 6 周时恢复工作。

处方：

消髓化核汤加减：

生黄芪 15 g	威灵仙 30 g	当　归 10 g
防　己 10 g	炒白术 10 g	薏苡仁 15 g
茯　苓 10 g	丹　参 15 g	

共 60 剂，每日 1 剂，分 2 次饭后温服。

七诊（2017 年 9 月 9 日）

患者腿痛症状消失，劳累后仍感腰部酸痛。查体：L5、S1 两侧棘旁压痛（＋），无双下肢放射痛，直腿抬高试验左 90°（－）、右 90°（－），双下肢肌力及皮肤感觉正常，马鞍区皮肤感觉正常，指地距 9 cm，JOA 评分 24 分。复查 MRI 平扫及增强显示突出物较前明显重吸收，突出率 15.7％，吸收率 79.0％（图 3-12-2）。嘱患者平日注意腰背肌功能锻炼。患者停服药物。

随访：2 年后随访，患者症状未复发，无明显不适。查体：腰部无压痛，无叩击痛，无下肢放射痛，直腿抬高试验左 90°（－）、右 90°（－），下肢肌力及皮肤感觉正常，病理反射未引出，马鞍区感觉正常。指地距 5 cm，JOA 评分 25 分。

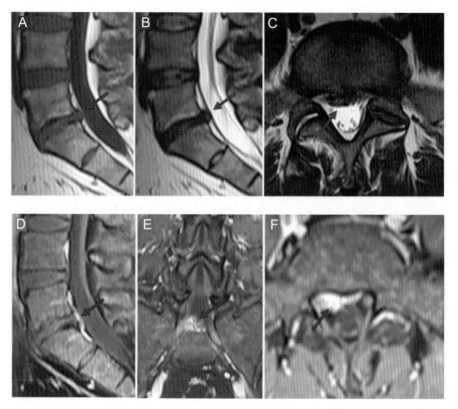

  L5/S1 椎间盘轻度突出。突出率 15.7%，吸收率 79.0%。突出物最大层面面积约 1.1 cm²，占椎管面积的 28.9%。突出物大部分重吸收，硬膜囊无明显受压及变形，突出髓核呈等信号。增强 MRI 显示牛眼征范围明显缩小。

图 3-12-2　2017 年 9 月 9 日复查平扫及增强 MRI 图像

按 语

  初诊病史特点：男性，34 岁，痉证，无外伤病史，病程 2 个月，无马尾神经压迫症状。

  首次影像学特点：L5/S1 大块型，后纵韧带破裂，突出率 74.6%，Komori 改良分型 3 型，MSU 分型 3-AB 型，椎管形态为三角型，Iwabuchi 分型 1 型，首次增强 MRI 显示牛眼征阳性，无 Modic 改变，牛眼征环形增强型。

  治疗特点：患者 L5/S1 椎间盘突出致下肢放射痛，右小腿麻木但无肌力下降表现，黄芪用量为 15 g。《丹溪心法》云："欲知其内者，当以观乎外，诊于外者，斯以知其内，盖有诸内者形诸外。"首诊时患者舌质紫暗，脉涩，考虑血瘀较甚，加用丹参、三棱、莪术破血通络。但破血之品容易损伤脾胃，二诊时患者症状已缓解大半，又出现了反胃、纳差等表现，故去三棱、莪术、水蛭，后再无不适。故对于腰椎间盘突出症，临证治疗当始终兼顾中焦脾胃，脾胃得健则生化有源，气血充则可以减小疾病复发的概率。经保守治疗后，患者症状明显缓解，突出物吸收率 79.0%。患者在接受治疗过程中绝对卧床 2 周，相对卧床 4 周，口服西药时间 2 周，口服中药 88 剂，恢复工作时间 1.5 个月，3 个月吸收率 79.0%。

病例十三（男，50岁，病程1周，痿证，L5/S1大块型，牛眼征环形增强型，6个月吸收率100%）

基本资料： 叶某，男，50岁，联系电话：1390625****。

初诊时期： 2017年3月13日。

主诉： 腰痛牵及左下肢加重伴活动不利1周。

病史： 患者于1周前无明显诱因下出现腰部及左下肢疼痛，强迫体位，无法站立，不能活动，因疼痛剧烈而难以入眠。纳差，食后稍有嗳气。

查体： 脊柱生理曲度变直，强迫体位，局部腰背肌肉紧张，L5/S1棘后及左侧棘旁压痛（＋）、叩击痛（＋），并放射至左侧腘窝、小腿外侧及左足背小趾，梨状肌局部压痛（＋），左小腿足背外侧皮肤感觉较右侧减退，直腿抬高试验左30°（＋）、右70°（－），左足踇趾跖屈肌力Ⅳ级、背伸肌力Ⅲ级，肛门括约肌功能、肛周反射及马鞍区皮肤感觉正常，双膝反射未引出，左侧跟腱反射较右侧减弱，指地距60 cm，JOA评分13分。舌质淡红，苔白微腻，脉细。

MRI表现： L5/S1椎间盘巨大游离型突出。突出的椎间盘压迫硬膜囊，左侧神经根受压，左侧侧隐窝变窄。突出率100%。椎管最大层面面积3.5 cm²；突出物最大层面面积2.0 cm²，占椎管面积的57.1%。增强MRI显示牛眼征阳性（图3-13-1）。

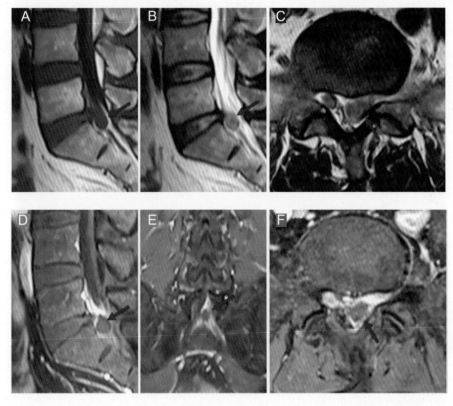

L5/S1椎间盘巨大型突出，突出率100%。椎管最大层面面积3.5 cm²；突出物最大层面面积2.0 cm²，占椎管面积的57.1%。A、B为MRI平扫矢状位像，显示突出物超过椎体后缘8 mm以上，边缘整齐，Iwabuchi分型1型，椎体后缘黑线（Blackline）中断；C为MRI平扫轴位像，显示突出物较大，压迫硬膜囊及左侧神经根，突出髓核呈稍高信号，位于椎管内偏左侧，硬膜囊不对称变形，椎管形态为椭圆型。D为增强MRI矢状位像，清晰显示脱出的椎间盘组织与母体椎间盘的连续性中断；E、F为增强MRI冠状位像及轴位像，显示突出物边缘环状高信号，即牛眼征阳性。

图3-13-1　2017年3月13日初诊平扫及增强MRI图像

诊断：L5/S1 大块型腰椎间盘突出症（痿证，牛眼征环形增强型）。

治法：益气化瘀，理气止痛。

处方：

① 消髓化核汤加味：

生黄芪 30 g	当　归 10 g	防　己 10 g
威灵仙 30 g	木　瓜 20 g	水　蛭 6 g
白芥子 6 g	炒白术 10 g	川牛膝 10 g
薏苡仁 10 g	炒薏苡仁 10 g	生山楂 20 g
姜厚朴 6 g		

共 14 剂，每日 1 剂，分 2 次饭后温服。

② 塞来昔布胶囊 200 mg，口服，每日 2 次。疼痛缓解即停药。

③ 迈之灵片 300 mg，口服，1 次/日。

④ 谷维素 10 mg，口服，3 次/日。

⑤ 绝对卧床休息 2 周。

二诊（2017 年 3 月 28 日）

患者服药 3 天后腰腿痛症状明显缓解，即停服塞来昔布胶囊，继续服用其他初诊处方药物。二诊时患者腰腿痛不明显，左下肢放射痛明显减轻，夜寐可，偶有夜间汗出，纳可。查体：L5/S1 棘后及左侧棘旁压痛（＋）、叩击痛（＋），伴左下肢放射痛（较前好转），左小腿足背外侧皮肤感觉减退，直腿抬高试验左 70°（＋）、右 80°（－），左足踇趾跖屈肌力Ⅳ级、背伸肌力Ⅳ级，左跟腱反射较右侧减弱，马鞍区皮肤感觉正常，JOA 评分 21 分。

处方：

① 消髓化核汤加味：

生黄芪 30 g	当　归 10 g	防　己 10 g
威灵仙 30 g	木　瓜 20 g	水　蛭 6 g
白芥子 6 g	炒白术 10 g	川牛膝 10 g
薏苡仁 10 g	炒薏苡仁 10 g	生山楂 20 g
瘪桃干 10 g		

共 14 剂，每日 1 剂，分 2 次饭后温服。

② 相对卧床休息 2 周。

三诊（2017 年 4 月 11 日）至八诊（2017 年 6 月 24 日）

患者持续服用二诊方，每半个月左右复诊一次。八诊时患者腰腿痛症状已不明显，无下肢放射痛，已恢复正常工作，纳可，二便调。查体：L5/S1 棘后棘旁压痛（－）、叩击痛（－），无双下肢放射痛，直腿抬高试验左 80°（－）、右 80°（－），双下肢皮肤感觉正常，左小腿足背外侧皮肤感觉恢复正常，左下肢肌力恢复Ⅴ级，马鞍区皮肤感觉正常，指地距 7 cm，JOA 评分 27 分。复查 MRI 平扫及增强显示 L5/S1 巨大型椎间盘突出物大部分重吸收，突出率 15.3%，吸收率 84.7%（图 3-13-2）。八诊后患者停服中药。

处方：

消髓化核汤加味：

生黄芪 30 g	当　归 10 g	防　己 10 g
威灵仙 30 g	木　瓜 20 g	水　蛭 6 g
白芥子 6 g	炒白术 10 g	川牛膝 10 g
薏苡仁 10 g	炒薏苡仁 10 g	生山楂 20 g
瘪桃干 10 g		

共 75 剂，每日 1 剂，分 2 次饭后温服。

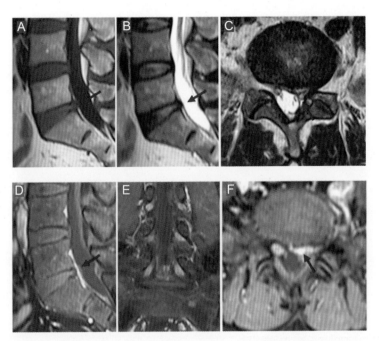

L5/S1 椎间盘轻度突出。突出率 15.3%，吸收率 84.7%。突出物最大层面面积 0.7 cm²，占椎管面积的 20%。突出物大部分重吸收，牛眼征消失。

图 3-13-2　2017 年 6 月 24 日第一次复查平扫及增强 MRI 图像

九诊（2017 年 9 月 15 日）

患者停服中药后无明显不适症状，能正常生活与工作。查体：腰椎无明显压痛，无下肢放射痛，直腿抬高试验左 80°（－）、右 80°（－），双下肢肌力及皮肤感觉正常，马鞍区皮肤感觉正常，指地距 5 cm，JOA 评分 29 分。第二次复查 MRI 平扫及增强显示突出物完全重吸收，牛眼征消失（图 3-13-3）。

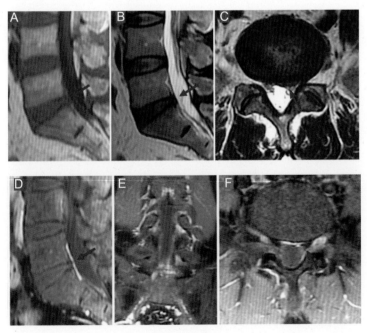

腰椎平扫及增强 MRI 显示腰椎间盘无明显突出，突出物完全重吸收，突出率为 0，吸收率为 100%，牛眼征消失。

图 3-13-3　2017 年 9 月 15 日第二次复查平扫及增强 MRI 图像

随访：2年6个月后随访，患者症状未复发，无明显不适，正常生活与工作。查体：腰部无压痛，无叩击痛，无下肢放射痛，直腿抬高试验左90°（－）、右90°（－），双侧下肢肌力及皮肤感觉正常，病理反射未引出，马鞍区皮肤感觉正常。

按 语

初诊病史特点：男性，50岁，痿证，无外伤病史，病程1周，无马尾神经压迫症状。

首次影像学特点：L5/S1大块型，后纵韧带破裂，突出率100%，Komori改良分型3型，MSU分型3-A型，椎管形态为椭圆型，Iwabuchi分型1型，首次增强MRI显示牛眼征阳性，无Modic改变，牛眼征环形增强型。

治疗特点：古语云，"用药之妙，如将用兵。兵不在多，独选其能，药不贵繁，惟取其效"。这一思想贯穿在腰椎间盘突出症治疗的始终，在辨证论治的基础上，随症加减，往往可以收到事半功倍的效果。由于患者急性期伴有纳差、嗳气，故在消髓化核汤中加入白术、姜厚朴以理气健脾。患者服用塞来昔布3天后疼痛缓解，即停用，以防消炎镇痛药物阻断了突出物周围的炎性反应而影响重吸收。复诊时患者纳差、嗳气情况得到缓解，并出现轻微盗汗，故去姜厚朴，加瘪桃干，以滋阴敛汗。患者症状缓解即停服迈之灵及谷维素，单纯使用消髓化核汤加减进行治疗，以巩固疗效，减小腰椎间盘突出症复发的概率。经保守治疗后，患者症状明显缓解，突出物吸收率100%。患者在接受治疗过程中绝对卧床2周，相对卧床2周，口服西药时间2周，口服中药103剂，恢复工作时间3个月，6个月吸收率100%。

病例十四　（男，49岁，病程1周，痉证，L4/L5大块型，牛眼征环形增强型，3个月吸收率86.8%）

基本资料： 钱某，男，49岁，职员，联系电话：1396251****。

初诊日期： 2017年10月30日。

主诉： 腰痛牵及左下肢1周。

病史： 患者有腰痛病史5年余，既往劳累后加重，卧床休息后可缓解。1周前劳累后腰痛加重，牵及左小腿，卧床无法缓解，左下肢筋脉拘急，被动蹲位，夜间难以入睡。纳差，二便正常。

查体： 腰椎生理曲度存在，L4/L5左侧棘旁压痛（＋），并向左下肢放射，直腿抬高试验左20°（＋）、右80°（－），双下肢肌力及皮肤感觉正常，双膝腱反射存在，左跟腱反射未引出，马鞍区皮肤感觉正常，指地距55 cm，JOA评分8分。舌质红，苔白微腻，脉弦。

MRI表现： L4/L5椎间盘巨大型突出。突出的椎间盘下挂至L5椎体下缘并压迫左侧神经根。突出率75.6%。椎管最大层面面积3.9 cm²；突出物最大层面面积1.0 cm²，占椎管面积的25.6%。增强MRI显示牛眼征阳性（图3-14-1）。

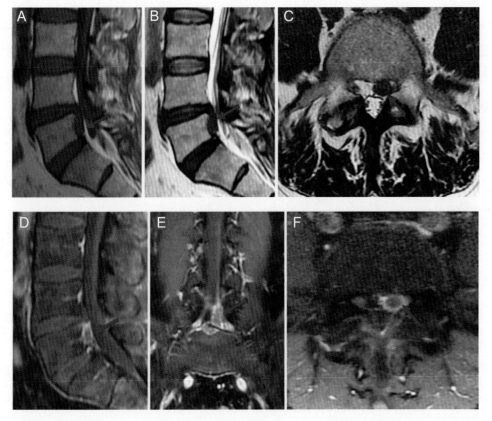

　　L4/L5椎间盘髓核游离型突出（髓核向下游离），突出率75.6%。椎管最大层面面积3.9 cm²；突出物最大层面面积1.0 cm²，占椎管面积的25.6%。A、B为MRI平扫矢状位像，突出的椎间盘下挂至L5椎体下缘，Iwabuchi分型5型，椎间隙变窄；C为MRI平扫轴位像，显示突出物较大，压迫左侧神经根，游离髓核呈低信号，位于椎管内偏左侧，椎管形态为三角型；D为增强MRI矢状位像，E为冠状位像，F为轴位像，均显示髓核边缘呈环状强化，中央部分无强化，突出物周围的环形增强信号即牛眼征阳性。

图3-14-1　2017年10月30日初诊平扫及增强MRI图像

诊断：L4／L5 大块型腰椎间盘突出症（痉证，牛眼征环形增强型）。

治法：益气化瘀，行气止痛，息风止痉。

处方：

① 消髓化核汤加味：

生黄芪 30 g	防 己 10 g	当 归 10 g
水 蛭 6 g	威灵仙 30 g	木 瓜 20 g
白芥子 6 g	炒白术 10 g	地 龙 10 g
川牛膝 10 g	延胡索 15 g	全 蝎 3 g
白附子 10 g	僵 蚕 10 g	

共 14 剂，每日 1 剂，分 2 次饭后温服。

② 乙哌立松片 50 mg，口服，1 次／日。

③ 绝对卧床休息 2 周。

④ 密切观察病情变化，如出现症状进行性加重或马尾综合征，及时手术治疗。

二诊（2017 年 11 月 15 日）

患者腰腿痛症状缓解，筋脉拘急症状消失，仍有左小腿牵痛，夜间可平卧，下地行走仍困难，纳可，二便调。查体：L4／L5 左侧棘旁压痛（＋），左下肢放射痛（＋），直腿抬高试验左 50°（＋）、右 80°（－），双下肢肌力及皮肤感觉正常，马鞍区皮肤感觉正常，JOA 评分 15 分。

处方：

① 消髓化核汤加味：

生黄芪 30 g	防 己 10 g	当 归 10 g
水 蛭 6 g	威灵仙 30 g	木 瓜 20 g
白芥子 6 g	炒白术 10 g	地 龙 10 g
川牛膝 10 g	延胡索 15 g	

共 14 剂，每日 1 剂，分 2 次饭后温服。

② 相对卧床休息 2 周。

三诊（2017 年 11 月 30 日）

患者腰腿痛症状基本缓解，行走时仍感左小腿牵痛，纳可，夜寐欠安，便秘。查体：L4／L5 左侧棘旁压痛（＋），左下肢放射痛（－），直腿抬高试验左 65°（＋）、右 80°（－），双下肢肌力及皮肤感觉正常，马鞍区皮肤感觉正常，指地距 20 cm，JOA 评分 18 分。

处方：

① 消髓化核汤加味：

生黄芪 30 g	防 己 10 g	当 归 10 g
水 蛭 6 g	威灵仙 30 g	木 瓜 20 g
白芥子 6 g	炒白术 10 g	地 龙 10 g
川牛膝 10 g	延胡索 15 g	火麻仁 15 g

共 14 剂，每日 1 剂，分 2 次饭后温服。

② 相对卧床休息 4 周。

四诊（2017 年 12 月 10 日）至六诊（2018 年 1 月 20 日）

患者每半个月复诊一次，复诊期间持续服用三诊方，临床症状逐渐缓解，加强腰背肌功能锻炼，第 12 周时恢复正常工作。

处方：

消髓化核汤加味：

生黄芪 30 g	防 己 10 g	当 归 10 g
水 蛭 6 g	威灵仙 30 g	木 瓜 20 g
白芥子 6 g	炒白术 10 g	地 龙 10 g
川牛膝 10 g	延胡索 15 g	火麻仁 15 g

共 50 剂，每日 1 剂，分 2 次饭后温服。

七诊（2018 年 2 月 3 日）

患者症状几乎不明显，行走自如。查体：腰椎无压痛，下肢放射痛不明显，直腿抬高试验左 80°（－）、右 80°（－），双下肢肌力及皮肤感觉正常，马鞍区皮肤感觉正常，指地距 10 cm，JOA 评分 24 分。复查 MRI 平扫及增强显示突出物大部分重吸收，牛眼征消失，突出率 10.0％，吸收率 86.8％（图 3-14-2）。七诊后患者停服中药。

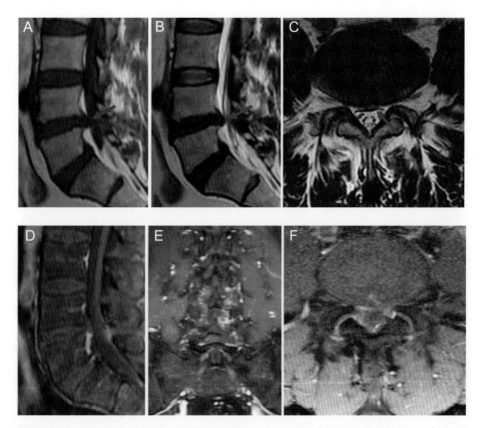

　　L4/L5椎间盘髓核轻度突出。突出率10.0%，吸收率86.8%。突出物最大层面面积0.2 cm²，占椎管面积的5.1%。L4/L5椎间盘无明显突出，突出物较前基本吸收。增强MRI显示突出物大部分重吸收，在矢状位、冠状位、轴位图像上均可见牛眼征消失。

图3-14-2　2018年2月3日复查平扫及增强MRI图像

　　随访：2年后随访，患者无明显腰腿痛症状。查体：腰部无压痛，无叩击痛，无下肢放射痛，直腿抬高试验左90°（−）、右90°（−），下肢肌力及皮肤感觉正常，病理反射未引出，马鞍区皮肤感觉正常。指地距为0，JOA评分27分。

按　语

　　初诊病史特点：男性，49岁，痉证，病程5年，急性发作1周，无马尾神经压迫症状。

　　首次影像学特点：L4/L5大块型，后纵韧带破裂，突出率75.6%，Komori改良分型3型，MSU分型2-B型，椎管形态为三角型，Iwabuchi分型5型，首次增强MRI显示牛眼征阳性，无Modic改变，牛眼征环形增强型。

　　治疗特点：患者腰腿痛急性发作，伴左下肢筋脉拘急，被动蹲位，舌质红，苔白微腻，脉弦。患者临床表现符合痉证特点，遂予消髓化核汤加牵正散行益气化瘀、行气止痛、息风止痉之功。牵正散原为治疗风痰阻于头面经脉所致之证，现被应用于下肢的拘挛症状，方中白附子辛温燥烈，入阳明经，全蝎通络，僵蚕化痰，三者合而用之，力专而效著，直达病所，合用乙哌立松片缓解肌肉紧张，筋脉得以复正。2周后患者筋脉拘急症状明显缓解。此外，对于腰椎间盘突出症患者，笔者认为临床应对有无合并便秘情况引起重视，否则极有可能事半功倍。腰痛患者如果大便不通，则肠道蠕动减慢，肠道内积气积粪，肠管扩张，腹内压升高，脑脊液压力随之升高，椎管内压力升高，刺激脊神经根，引起或加重疼痛，故对年老体弱者，酌情加入火麻仁润肠通便，对年轻力壮、便秘严重者，加入大黄泻下通便。本例患者服消髓化核汤共3个月后，症状明显缓解，突出物吸收率86.8％。患者在接受治疗过程中绝对卧床2周，相对卧床2个月，口服西药时间2周，口服中药92剂，恢复工作时间3个月，3个月吸收率86.8％。

病例十五 （女，26 岁，病程 3 月，痉证，L5／S1 部分破裂型，牛眼征线形增强型，6 个月吸收率 83.1%）

基本资料： 王某，女，26 岁，联系电话：1851133****。

初诊日期： 2015 年 5 月 4 日。

主诉： 腰痛牵及双下肢酸痛、麻木、活动不利 3 个月。

病史： 患者于 3 个月前无明显诱因下出现腰部疼痛伴双下肢酸痛、麻木，行动不利，在外院接受 CT 检查显示腰椎间盘突出，口服消炎镇痛药可缓解，停药后又发作。外院医生建议患者进行手术治疗，患者惧怕手术，心情焦虑，纳差，夜寐安，二便调。

查体： 腰椎生理曲度存在，L4／L5、L5／S1 棘后、两侧棘旁压痛（＋）、叩击痛（＋），并向双下肢放射。直腿抬高试验左 35°（＋）、右 30°（＋）。右小腿外侧皮肤感觉减退，跟腱反射未引出，双下肢肌力Ⅴ级，马鞍区皮肤感觉正常，指地距 47 cm，JOA 评分 10 分。舌质红，苔薄黄微腻，脉细弦。

MRI 表现： L5／S1 椎间盘巨大型突出。椎间盘在椎管中央突出并推压硬膜囊。突出率 57.4%。椎管最大层面面积 3.5 cm²；突出物最大层面面积 1.6 cm²，占椎管面积的 45.7%。增强 MRI 显示牛眼征阳性（图 3-15-1）。

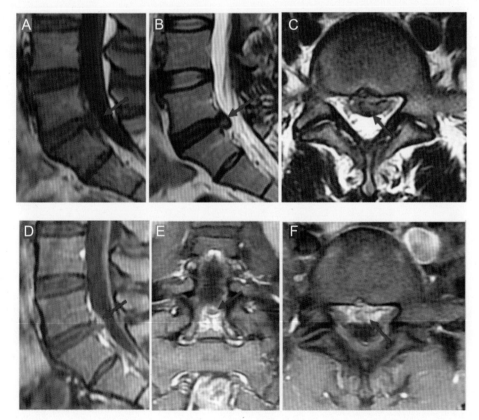

　　L5／S1 椎间盘巨大型突出，突出率 57.4%。椎管最大层面面积 3.5 cm²；突出物最大层面面积 1.6 cm²，占椎管面积的 45.7%。A、B 为 MRI 平扫矢状位像，突出髓核呈低信号，Iwabuchi 分型 1 型，椎间隙稍变窄；C 为 MRI 平扫轴位像，显示突出物较大，在椎管中央压迫硬膜囊，突出髓核呈稍高信号，椎管形态为椭圆型；D 为增强 MRI 矢状位像，E、F 为冠状位像及轴位像，均显示髓核边缘呈线形强化，中央部分无强化，牛眼征阳性。

图 3-15-1　2015 年 5 月 4 日初诊平扫及增强 MRI 图像

诊断：L5／S1 部分破裂型腰椎间盘突出症（痹证，牛眼征线形增强型）。

治法：益气化瘀，清热利湿，通络止痛。

处方：

① 消髓化核汤加味：

生 黄 芪 30 g	防 己 10 g	当 归 10 g
水 蛭 6 g	威灵仙 30 g	木 瓜 20 g
白 芥 子 6 g	炒白术 10 g	川牛膝 10 g
薏 苡 仁 15 g	陈 皮 6 g	猪 苓 10 g
茯 苓 10 g	柴 胡 15 g	延胡索 15 g
野蔷薇瓣 10 g		

共 14 剂，每日 1 剂，分 2 次饭后温服。

② 谷维素片 10 mg，口服 2 周，3 次／日。

③ 甲钴胺片 500 μg，口服 2 周，3 次／日。

④ 绝对卧床休息 2 周。

二诊（2015 年 5 月 18 日）

患者腰酸明显，夜间可入睡，翻身稍困难，下肢放射痛减轻，仍感麻木，纳差，轻度便秘，舌红苔少，脉细。查体：L5／S1 棘后棘旁压痛（＋）、叩击痛（＋），并向双下肢放射，直腿抬高试验左 50°（＋）、右 40°（＋），右小腿外侧皮肤感觉减退，双下肢肌力Ⅴ级，马鞍区皮肤感觉正常，指地距 38 cm，JOA 评分 16 分。

处方：

① 消髓化核汤加味：

生 黄 芪 30 g	防 己 10 g	当 归 10 g
水 蛭 6 g	威灵仙 30 g	木 瓜 20 g
白 芥 子 6 g	炒白术 10 g	川牛膝 10 g
薏 苡 仁 15 g	陈 皮 6 g	猪 苓 10 g
茯 苓 10 g	柴 胡 15 g	延胡索 15 g
野蔷薇瓣 10 g	火麻仁 15 g	

共 14 剂，每日 1 剂，分 2 次饭后温服。

② 谷维素片 10 mg，3 次／日，续服 2 周。

③ 甲钴胺片 500 μg，3 次／日，续服 2 周。

④ 相对卧床休息 2 周。

三诊（2015 年 6 月 2 日）至五诊（2015 年 7 月 1 日）

患者三诊时停服谷维素片及甲钴胺片，连续服用二诊方，每半月复诊一次，第 10 周时恢复正常学习。

处方：

消髓化核汤加味：

生 黄 芪 30 g	防 己 10 g	当 归 10 g
水 蛭 6 g	威灵仙 30 g	木 瓜 20 g
白 芥 子 6 g	炒白术 10 g	川牛膝 10 g
薏 苡 仁 15 g	陈 皮 6 g	猪 苓 10 g
茯 苓 10 g	柴 胡 15 g	延胡索 15 g
野蔷薇瓣 10 g	火麻仁 15 g	

共 45 剂，每日 1 剂，分 2 次饭后温服。

六诊（2015 年 7 月 15 日）

患者腰腿痛症状明显缓解，时感腰酸无力，下肢放射痛及麻木感均较前减轻，纳少，二便调。查体：L5／S1 棘后棘旁压痛（±），并向右下肢放射，直腿抬高试验左 70°（＋）、右 50°（＋），右小腿外侧皮肤感觉减退较前好转，双下肢肌力Ⅴ级，马鞍区皮肤感觉正常，指地距 32 cm，JOA 评分 22 分。予以二诊方去火麻仁、延胡索，加女贞子、墨旱莲各 15 g（二至丸）续服。

处方：

消髓化核汤加味：

生黄芪 30 g	防 己 10 g	当 归 10 g
水 蛭 6 g	威灵仙 30 g	木 瓜 20 g
白 芥 子 6 g	炒白术 10 g	川牛膝 10 g
薏 苡 仁 15 g	陈 皮 6 g	猪 苓 10 g
茯 苓 10 g	柴 胡 15 g	野蔷薇瓣 10 g
女贞子 15 g	墨旱莲 15 g	

共 14 剂，每日 1 剂，分 2 次饭后温服。

七诊（2015 年 8 月 1 日）

患者口服中药共 3 个月，症状进一步缓解，腰痛及右下肢疼痛麻木不明显，纳可，二便调。查体：腰椎无压痛，无下肢放射痛，直腿抬高试验左 70°

（＋）、右 80°（－），双下肢皮肤感觉及肌力正常，右下肢麻木感消失，马鞍区皮肤感觉正常，JOA 评分 23 分。第一次复查 MRI 平扫显示 L5/S1 椎间盘突出物部分重吸收，突出率 37.1％，吸收率 35.3％（图 3-15-2）。七诊后患者停服中药方。

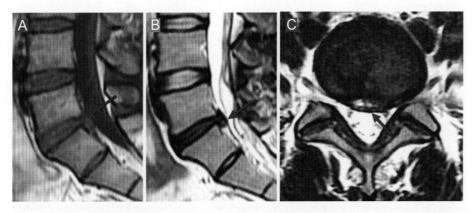

L5/S1 椎间盘突出，突出率 37.1％，吸收率 35.3％。突出物最大层面面积 0.5 cm²，占椎管面积的 14.3％。

图 3-15-2　2015 年 8 月 1 日第一次复查平扫 MRI 图像

八诊（2015 年 12 月 22 日）

4 个月后复诊，患者诉腰腿痛未再加重，劳累、久坐后腰腿痛偶发，程度较轻，卧床休息后缓解。查体：腰椎无压痛，无下肢放射痛，直腿抬高试验左 80°（－）、右 80°（－），双下肢皮肤感觉及肌力正常，马鞍区皮肤感觉正常，指地距 8 cm，JOA 评分 27 分。第二次复查 MRI 平扫及增强显示突出物大部分吸收，牛眼征消失，突出率 9.7％，吸收率 83.1％（图 3-15-3）。

九诊（2017 年 7 月 15 日）

19 个月后随访，患者可正常学习、工作，无特殊不适。查体：直腿抬高试验左 90°（－）、右 90°（－），指地距为 0，JOA 评分 28 分。第三次复查 MRI 平扫显示 L5/S1 椎间盘轻度突出，与第二次复查相比，突出物基本无变化（图 3-15-4）。

十诊（2018 年 3 月 1 日）

9 个月后随访，患者症状未复发。查体：直腿抬高试验左 90°（－）、右 90°（－），指地距为 0，JOA 评分 28 分。第四次复查 MRI 平扫及增强显示 L5/S1 椎间盘轻度突出，牛眼征消失（图 3-15-5）。

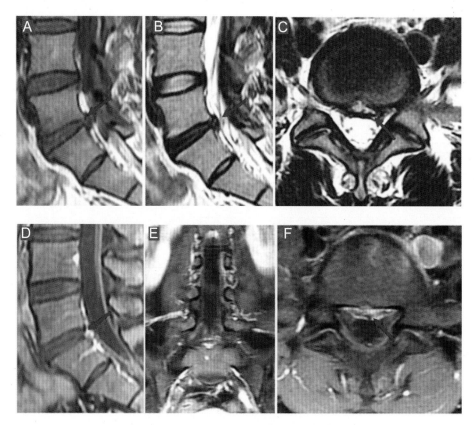

　　L5/S1椎间盘轻度突出。突出率9.7％，吸收率83.1％。突出物最大层面面积0.2 cm²，占椎管面积的5.7％。L5/S1椎间盘突出物与初诊时比较大部分重吸收，神经根、硬膜囊无明显受压及变形。增强MRI显示突出物大部分重吸收，在矢状位、冠状位、轴位图像上均可见牛眼征消失。

图3-15-3　2015年12月22日第二次复查平扫及增强MRI图像

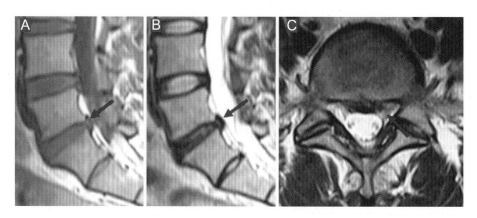

　　L5/S1椎间盘轻度突出。与2015年12月22日第二次复查时相比，突出物基本无变化。

图3-15-4　2017年7月15日第三次复查平扫MRI图像

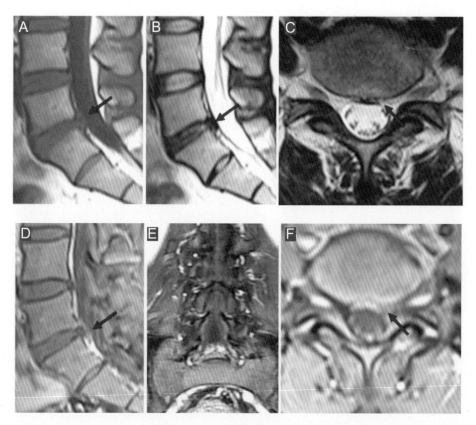

L5／S1 椎间盘轻度突出。增强 MRI 显示牛眼征消失。

图 3-15-5 2018 年 3 月 1 日第四次复查平扫及增强 MRI 图像

按 语

初诊病史特点：女性，26 岁，痉证，无外伤病史，病程 3 个月，无马尾神经压迫症状。

首次影像学特点：L5／S1 部分破裂型，后纵韧带破裂，突出率 57.4%，Komori 改良分型 3 型，MSU 分型 3-A 型，椎管形态为椭圆型，Iwabuchi 分型 1 型，无 Modic 改变，牛眼征线形增强型。

治疗特点：患者系学生，长期坐位，压力大，运动少，气血运行不畅，初期发作时症状、体征较为严重。患者腰腿痛伴下肢麻木已 3 个月，多处求医，医生均建议其手术治疗，由于惧怕手术而情绪焦虑，影响正常学习。初诊在消髓化核汤的基础上加用柴胡、野蔷薇瓣以疏肝解郁，用延胡索理气止痛，辅以谷维素片调节自主神经功能，甲钴胺营养神经。病程后期，由于患者病情缠绵，腰痛绵绵，遂加入平补肝肾之剂二至丸行滋补肝肾、滋阴补血之功。在腰椎间盘突出症的治疗中，对心理因素的治疗尤为重要。柴胡为疏肝解郁之妙药。一方面，柴胡疏解肝气之郁结，肝不克土，能够预防胃肠道问题发生；另一方面，柴胡作用于肝胆枢机，掌握全身气机运行通畅，具有四两拨千斤之效。本例患者坚持保守治疗，最终突出物吸收率 83.1%。患者在接受治疗过程中绝对卧床 2 周，相对卧床 2 周，口服西药时间 1 个月，口服中药 87 剂，恢复学习时间 2.5 个月，6 个月吸收率 83.1%。

病例十六 （女，46 岁，病程半月，痹证，L4/L5 大块型，牛眼征线形增强型，1 年 6 个月吸收率 100%）

基本资料： 吴某，女，46 岁，联系电话：1380620****。

初诊日期： 2016 年 8 月 20 日。

主诉： 腰痛牵及右下肢疼痛半个月，症状加重伴行走不利 3 天。

病史： 患者半个月前劳累后出现腰部疼痛伴右下肢牵痛，卧床休息可缓解。3 天前弯腰劳动后症状加重，行走时牵痛明显。口腔溃疡，纳差，夜寐安，小便偏黄，轻度便秘。

查体： 腰部广泛压痛，L4/L5 右侧椎旁压痛（＋），并放射至右小腿及足背，直腿抬高试验左 60°（＋）、右 50°（＋），双侧跟膝腱反射正常，双下肢肌力及皮肤感觉正常，马鞍区皮肤感觉正常，指地距 35 cm，JOA 评分 18 分。舌质红，苔薄黄微腻，脉滑。

MRI 表现： L4/L5 椎间盘巨大型突出。突出的椎间盘居中央偏右侧，为宽基底，并压迫硬膜囊，椎体后缘黑线（Blackline）中断。突出率 78.8%。椎管最大层面面积 3.5 cm²；突出物最大层面面积 1.9 cm²，占椎管面积的 54.3%。增强 MRI 显示牛眼征阳性（图 3-16-1）。

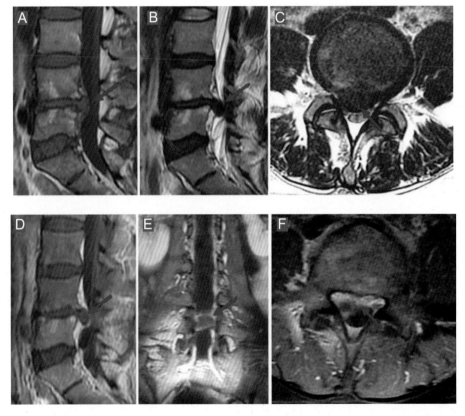

　　L4/L5 椎间盘髓核巨大型突出，突出率 78.8%。椎管最大层面面积 3.5 cm²；突出物最大层面面积 1.9 cm²，占椎管面积的 54.3%。A、B 为 MRI 平扫矢状位像，突出物超过椎体后缘 10 mm 以上；椎体后缘黑线（Blackline）中断，Iwabuchi 分型 5 型，椎间隙稍变窄；C 为 MRI 平扫轴位像，显示突出物较大，压迫硬膜囊及神经根，游离髓核呈稍低信号，位于椎管内中央偏右侧，脱垂的椎间盘推压硬膜囊，硬膜囊不对称变形，椎管形态为三角型；D 为增强 MRI 矢状位像，可见椎间盘巨大型突出；E 为冠状位像，F 为轴位像，均显示突出物周围呈线形强化，中央部分无强化，牛眼征阳性。

图 3-16-1　2016 年 8 月 20 日初诊平扫及增强 MRI 图像

诊断：L4/L5 大块型腰椎间盘突出症（痹证，牛眼征线形增强型）。

治法：益气化瘀，清热利湿，通络止痛。

处方：

① 消髓化核汤加减：

炙黄芪 30 g	防 己 10 g	当 归 10 g
水 蛭 6 g	威灵仙 30 g	木 瓜 20 g
白芥子 6 g	炒白术 10 g	川牛膝 15 g
薏苡仁 10 g	陈 皮 6 g	猪 苓 10 g
茯 苓 10 g	黄 柏 10 g	川 连 3 g
制 军 10 g		

共 14 剂，每日 1 剂，分 2 次饭后温服。

② 迈之灵片 300 mg，口服，2 次/日。

③ 相对卧床休息 2 周。

二诊（2016 年 9 月 3 日）

患者腰腿痛症状稍有缓解，站立 10 分钟即感腰部酸胀、疼痛并牵及右下肢，口腔溃疡较前好转，大便正常。查体：L4、L5 右侧棘旁压痛（＋）并放射至右下肢，直腿抬高试验左 70°（＋）、右 70°（＋），双下肢肌力及皮肤感觉正常，马鞍区皮肤感觉正常，JOA 评分 20 分。

处方：

① 消髓化核汤加减：

炙黄芪 30 g	防 己 10 g	当 归 10 g
水 蛭 6 g	威灵仙 30 g	木 瓜 20 g
白芥子 6 g	炒白术 10 g	川牛膝 15 g
薏苡仁 10 g	陈 皮 6 g	猪 苓 10 g
茯 苓 10 g	黄 柏 10 g	

共 14 剂，每日 1 剂，分 2 次饭后温服。

② 相对卧床休息 2 周。

三诊（2016 年 9 月 17 日）至九诊（2016 年 12 月 13 日）

患者日常起居无明显影响，续服二诊方，每半个月复诊一次，每次复诊可见症状逐渐缓解。

处方：

消髓化核汤加减：

炙黄芪 30 g	防 己 10 g	当 归 10 g
水 蛭 6 g	威灵仙 30 g	木 瓜 20 g
白芥子 6 g	炒白术 10 g	川牛膝 15 g
薏苡仁 10 g	陈 皮 6 g	猪 苓 10 g
茯 苓 10 g	黄 柏 10 g	

共 90 剂，每日 1 剂，分 2 次饭后温服。

十诊（2016 年 12 月 27 日）

患者腰腿痛较初诊时明显缓解，长时间站立或坐后感到腰痛。查体：L4、L5 两侧棘旁压痛，放射痛不明显，直腿抬高试验左 80°（－）、右 80°（－），马鞍区皮肤感觉正常，指地距为 0，JOA 评分 22 分。第一次复查 MRI 平扫及增强显示突出物较前明显缩小，牛眼征范围缩小，突出率 22.6%，吸收率 71.3%（图 3-16-2）。患者恢复正常工作。

处方：

消髓化核汤加减：

炙黄芪 30 g	防 己 10 g	当 归 10 g
水 蛭 6 g	威灵仙 30 g	木 瓜 20 g
白芥子 6 g	炒白术 10 g	川牛膝 15 g
薏苡仁 10 g	陈 皮 6 g	猪 苓 10 g
茯 苓 10 g	黄 柏 10 g	

共 150 剂，每日 1 剂，分 2 次饭后温服。

十一诊（2017 年 5 月 20 日）

患者续服二诊方 5 个月接受随访，症状几乎完全缓解。查体：腰部压痛、放射痛不明显，直腿抬高试验左 90°（－）、右 80°（－），马鞍区皮肤感觉正常，指地距为 0，JOA 评分 28 分。第二次复查 MRI 平扫及增强显示突出物进一步缩小，牛眼征范围进一步缩小，突出率 8.7%，吸收率 89.0%（图 3-16-3）。十一诊结束后患者停服药物。

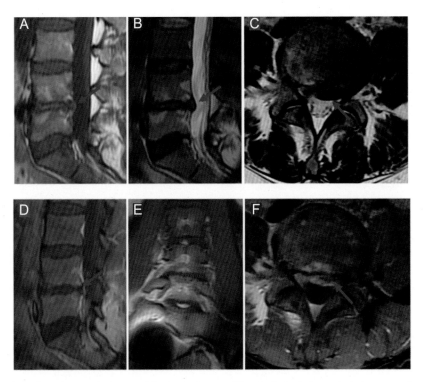

L4/L5 椎间盘轻度突出。突出率 22.6%，吸收率 71.3%。突出物最大层面面积 0.5 cm²，占椎管面积的 14.3%。L4/L5 椎间盘突出物较初次明显缩小，硬膜囊稍受压，轻度变形。增强 MRI 显示突出物大部分重吸收，在矢状位、冠状位、轴位图像上均可见牛眼征范围缩小。

图 3-16-2　2016 年 12 月 27 日第一次复查平扫及增强 MRI 图像

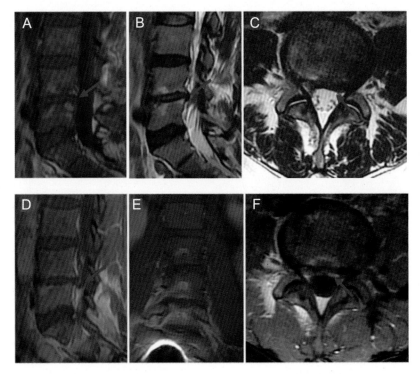

L4/L5 椎间盘轻度突出。突出率 8.7%，吸收率 89.0%。突出物最大层面面积 0.1 cm²，占椎管面积的 3%。突出物较初诊时明显缩小，牛眼征范围继续缩小。

图 3-16-3　2017 年 5 月 20 日第二次复查平扫及增强 MRI 图像

十二诊（2018 年 3 月 22 日）

10 个月后再次随访，患者症状未复发。查体：腰部无压痛，无下肢放射痛，直腿抬高试验左 90°（－）、右 90°（－），马鞍区皮肤感觉正常，指地距为 0，JOA 评分 28 分。第三次复查 MRI 平扫及增强显示 L4／L5 椎间盘无明显突出，牛眼征消失，突出率为 0，吸收率为 100%（图 3-16-4）。

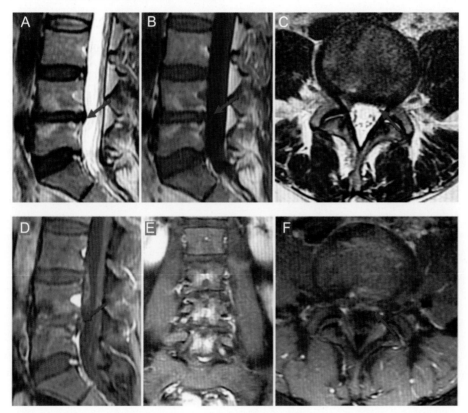

L4／L5 椎间盘无明显突出，MRI 平扫及增强均显示 L4／L5 椎间盘无明显突出。突出率为 0，吸收率为 100%。椎管内无明显受压。

图 3-16-4　2018 年 3 月 22 日第三次复查平扫及增强 MRI 图像

按　语

初诊病史特点： 女性，46 岁，痹证，无外伤病史，病程半个月，无马尾神经压迫症状。

首次影像学特点： L4／L5 大块型，后纵韧带破裂，突出率 78.8%，Komori 改良分型 3 型，MSU 分型 3-AB 型，椎管形态为三角型，Iwabuchi 分型 5 型，无 Modic 改变，牛眼征线形增强型。

治疗特点： 患者初始症状并不重，夜间睡眠可，伴口腔溃疡、便秘，舌质红，苔薄黄微腻，脉滑，证属风湿热痹，予以消髓化核汤加黄柏、制军、川连（黄柏清热利湿；制军一方面清热泻火，另一方面可攻下通便；川连引药上行，泻上焦火，对口腔溃疡有一定疗效）。"清阳不升，浊阴不降"。便秘改善后，腰腿痛症状随之减轻。制军妙用上病下取，泻血分实热，行瘀散结。现代医学研究发现，制军可以改善微循环，清除肠道内细菌和病毒，促进机体新陈代谢。患者经以消髓化核汤为主的保守治疗后症状明显缓解，突出物吸收率 100%。患者在接受治疗过程中，相对卧床 1 个月，口服西药时间 2 周，口服中药 268 剂，恢复工作时间 4 个月，1 年 6 个月吸收率 100%。

病例十七 （男，48 岁，病程 3 月，痹证，L5/S1 部分破裂型，牛眼征线形增强型，1 年 4 个月吸收率 90.9％）

基本资料： 叶某，男，48 岁，联系电话：1377186＊＊＊＊。

初诊日期： 2016 年 12 月 3 日。

主诉： 腰痛牵及右下肢疼痛、麻木 3 个月。

病史： 患者于 3 个月前无明显诱因下出现腰痛牵及右下肢，伴右下肢麻木、活动不利，行走后症状加重，无法正常工作与生活。纳呆，夜寐安，小便清长，夜尿频，大便正常。

查体： 腰椎生理曲度存在，L5/S1 右侧棘旁压痛（＋）、叩击痛（＋），并向右下肢放射，直腿抬高试验左 60°（－）、右 45°（＋），右小腿后外侧及足跟外侧皮肤感觉减退，右侧跟腱反射较对侧减弱，双下肢肌力 V 级，马鞍区皮肤感觉正常，指地距 34 cm，JOA 评分 12 分。舌质淡红，苔白微腻，脉细。

MRI 表现： L5/S1 椎间盘巨大型突出，突出率 84.3％。椎管最大层面面积约 3.6 cm²；突出物最大层面面积约 1.3 cm²，占椎管面积的 36.1％。增强 MRI 可见牛眼征阳性（图 3-17-1）。

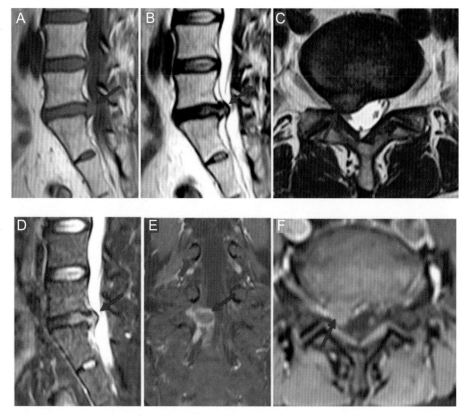

L5/S1 椎间盘巨大型突出，突出率 84.3％。椎管最大层面面积约 3.6 cm²；突出物最大层面面积约 1.3 cm²，占椎管面积的 36.1％。A、B 为 MRI 平扫矢状位像，突出物超过椎体后缘 8 mm 以上，Iwabuchi 分型 1 型；C 为 MRI 平扫轴位像，显示突出物较大，压迫硬膜囊，游离髓核呈稍高信号，位于椎管右侧，右侧神经根受压，硬膜囊变形，椎管形态为椭圆型；D 为增强 MRI 矢状位像，E、F 为腰椎增强 MRI 冠状位像及轴位像，显示突出髓核边缘呈线形强化，中央部分无强化，牛眼征阳性。

图 3-17-1　2016 年 12 月 3 日初诊平扫及增强 MRI 图像

诊断：L5/S1 部分破裂型腰椎间盘突出症（痹证，牛眼征线形增强型）。

治法：益气化瘀，固肾缩尿。

处方：

① 消髓化核汤加味：

生黄芪 20 g	炙黄芪 20 g	防　己 10 g
当　归 10 g	威灵仙 30 g	木　瓜 20 g
白芥子 6 g	水　蛭 6 g	炒白术 10 g
川牛膝 10 g	乌　药 10 g	益智仁 10 g

共 14 剂，每日 1 剂，分 2 次饭后温服。

② 相对卧床休息 2 周。

二诊（2016 年 12 月 17 日）

患者腰痛症状缓解，活动后仍感下肢牵痛，下肢麻木消失，夜尿次数减少。查体：L5/S1 右侧棘旁压痛并向右下肢放射，直腿抬高试验左 75°（－）、右 70°（＋），右小腿后外侧皮肤感觉减退，右侧跟腱反射较对侧减弱，双下肢肌力 V 级，马鞍区皮肤感觉正常，指地距 28 cm，JOA 评分 17 分。

处方：

① 消髓化核汤加味：

生黄芪 20 g	炙黄芪 20 g	防　己 10 g
当　归 10 g	威灵仙 30 g	木　瓜 20 g
白芥子 6 g	水　蛭 6 g	炒白术 10 g
地　龙 10 g	川牛膝 10 g	乌　药 10 g
益智仁 10 g		

共 14 剂，每日 1 剂，分 2 次饭后温服。

② 相对卧床休息 2 周。

三诊（2016 年 12 月 31 日）至八诊（2016 年 2 月 28 日）

患者症状进一步缓解，复诊期间连续服用二诊方，每半月复诊一次，第 6 周时恢复工作。八诊时查体：L5/S1 右侧棘旁压痛，放射痛不明显，直腿抬高试验左 80°（－）、右 80°（－），右小腿后外侧皮肤感觉减退，双侧跟腱反射正常，双下肢肌力正常，马鞍区皮肤感觉正常，指地距 10 cm，JOA 评分 26 分。八诊后患者停服中药。

处方：

消髓化核汤加味：

生黄芪 20 g	炙黄芪 20 g	防　己 10 g
当　归 10 g	威灵仙 30 g	木　瓜 20 g
白芥子 6 g	水　蛭 6 g	炒白术 10 g
地　龙 10 g	川牛膝 10 g	乌　药 10 g
益智仁 10 g		

共 60 剂，每日 1 剂，分 2 次饭后温服。

九诊（2018 年 4 月 4 日）

一年半后随访，患者疼痛、麻木症状基本消失。查体：腰部无压痛，下肢放射痛不明显，直腿抬高试验左 90°（－）、右 90°（－），右小腿后外侧皮肤感觉恢复，双下肢肌力及皮肤感觉正常，马鞍区皮肤感觉正常，指地距 10 cm，JOA 评分 27 分。第一次复查 MRI 平扫及增强显示突出物基本重吸收，牛眼征基本消失，突出率 7.7%，吸收率 90.9%（图 3-17-2）。

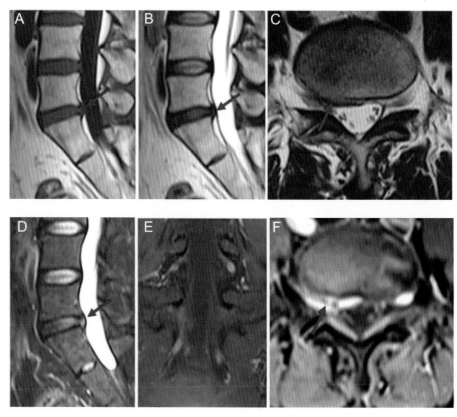

L5/S1 椎间盘轻度突出。突出率 7.7%，吸收率 90.9%。突出物最大层面面积约 0.2 cm²，占椎管面积的 5.6%。突出物基本重吸收，硬膜囊无明显受压及变形。增强 MRI 显示牛眼征基本消失。

图 3-17-2　2018 年 4 月 4 日复查平扫及增强 MRI 图像

按 语

初诊病史特点： 男性，48 岁，痹证，无外伤病史，病程 3 个月，无马尾神经压迫症状。

首次影像学特点： L5/S1 部分破裂型，后纵韧带破裂，突出率 84.3%，Komori 改良分型 3型，MSU 分型 3-B 型，椎管形态为椭圆型，Iwabuchi 分型 1 型，首次增强 MRI 显示牛眼征阳性，无 Modic 改变，牛眼征线形增强型。

治疗特点： "腰为肾之府"。患者 L5/S1 椎间盘突出，疼痛症状尚能耐受，既往有慢性前列腺炎病史，小便清长伴夜尿频多。此为年老肾气虚弱、膀胱虚寒、气化失司所致，服用西药控制不佳，遂予消髓化核汤中加入乌药、益智仁（缩泉丸），以增强固肾缩尿之功，除膀胱肾间冷气，收散有序、温中兼补、涩中寓行，使膀胱约束有权。患者坚持服用此方加减进行治疗 3 个月后，腰腿痛症状明显缓解，夜尿次数减少。一年半后随访复查 MRI 显示突出物吸收率 90.9%。患者在接受治疗过程中，相对卧床 4 周，口服中药 88 剂，未服用西药，恢复工作时间 1.5 个月，1 年 4 个月吸收率 90.9%。

病例十八 （男，32 岁，病程 1 年，痹证，L4/L5 大块型，牛眼征线形增强型，3 个月吸收率 93.0%）

基本资料： 王某，男，32 岁，联系电话：1531314****。

初诊日期： 2018 年 1 月 25 日。

主诉： 腰痛牵及双下肢反复发作 1 年余，加重 4 天。

病史： 患者于 1 年前无明显诱因下出现腰痛及双侧下肢疼痛，病情反复。4 天前患者腰腿痛症状加重，难以忍受，不能活动。

查体： 腰椎生理曲度存在，L4/L5 左侧棘旁压痛（＋）、叩击痛（＋），并向双下肢放射，直腿抬高试验左 60°（＋）、右 75°（＋），双下肢肌力及皮肤感觉正常，左侧跟腱反射稍亢进，马鞍区皮肤感觉正常，指地距 40 cm，JOA 评分 8 分。舌质淡红，苔白，脉细。

MRI 表现： L4/L5 椎间盘巨大型突出，突出率 72.5%。椎管最大层面面积约 3.5 cm²；突出物最大层面面积约 1.8 cm²，占椎管面积的 51.4%。增强 MRI 显示牛眼征阳性（图 3-18-1）。

诊断： L4/L5 大块型腰椎间盘突出症（痹证，牛眼征线形增强型）。

治法： 益气化瘀，理气止痛。

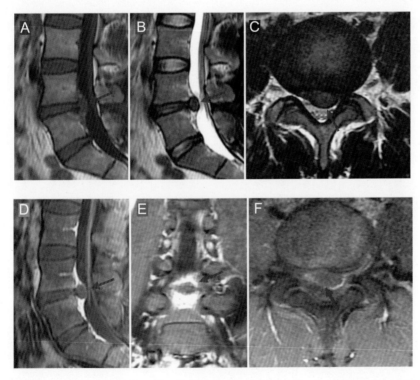

　　L4/L5 椎间盘巨大型突出，突出率 72.5%。椎管最大层面面积约 3.5 cm²；突出物最大层面面积约 1.8 cm²，占椎管面积的 51.4%。A、B 为 MRI 平扫矢状位像，突出物超过椎体后缘 8 mm 以上，Iwabuchi 分型 1 型；C 为 MRI 平扫轴位像，显示突出物较大，压迫硬膜囊，游离髓核呈稍高信号，位于椎管中央，硬膜囊受压变形，椎管形态为椭圆型；D 为增强 MRI 矢状位像，E、F 为增强 MRI 冠状位像及轴位像，显示突出髓核边缘呈线形强化，中央部分无强化，牛眼征阳性。

图 3-18-1　2018 年 1 月 25 日初诊平扫及增强 MRI 图像

处方：

① 消髓化核汤加减：

生黄芪 30 g	防 己 10 g	当 归 10 g
水 蛭 6 g	威灵仙 30 g	木 瓜 20 g
白芥子 6 g	炒白术 10 g	川牛膝 10 g
制川乌 6 g	制草乌 6 g	制南星 6 g

共 14 剂，每日 1 剂，分 2 次饭后温服。

② 乙哌立松片 50 mg，口服，1 次/日。

③ 草木樨流浸液片 800 mg，口服，3 次/日。

④ 绝对卧床休息 2 周。

二诊（2018 年 2 月 8 日）

患者腰腿痛症状明显缓解，夜间可入睡，翻身稍困难，下肢放射痛减轻，纳可，二便调。查体：L4/L5 左侧棘旁压痛（＋），并向左下肢放射，直腿抬高试验左 60°（＋）、右 70°（－），双下肢肌力及皮肤感觉正常，双侧跟腱反射正常，马鞍区皮肤感觉正常，JOA 评分 13 分。

处方：

① 消髓化核汤加减：

生黄芪 30 g	防 己 10 g	当 归 10 g
水 蛭 6 g	威灵仙 30 g	木 瓜 20 g
白芥子 6 g	炒白术 10 g	川牛膝 10 g
制川乌 6 g	制草乌 6 g	制南星 6 g

共 14 剂，每日 1 剂，分 2 次饭后温服。

② 相对卧床休息 2 周。

三诊（2018 年 2 月 22 日）至六诊（2018 年 4 月 8 日）

患者疼痛症状逐渐缓解。予以初诊方去制川草乌、制南星续服，嘱患者加强腰背肌功能锻炼，每半月复诊一次。4 周后患者恢复正常工作。

处方：

① 消髓化核汤加减：

生黄芪 30 g	防 己 10 g	当 归 10 g
水 蛭 6 g	威灵仙 30 g	木 瓜 20 g
白芥子 6 g	炒白术 10 g	川牛膝 10 g

共 60 剂，每日 1 剂，分 2 次饭后温服。

② 加强腰背肌功能锻炼。

七诊（2018 年 4 月 20 日）

患者续服三诊方，七诊时症状几乎消失，行走自如。查体：腰椎无压痛，下肢放射痛不明显，直腿抬高试验左 80°（－）、右 80°（－），双下肢肌力及皮肤感觉正常，马鞍区皮肤感觉正常，指地距为 0，JOA 评分 23 分。复查 MRI 平扫及增强显示突出物大部分重吸收，牛眼征消失，突出率 5.1％，吸收率 93.0％（图 3-18-2）。七诊后患者停服中药，未再复诊。

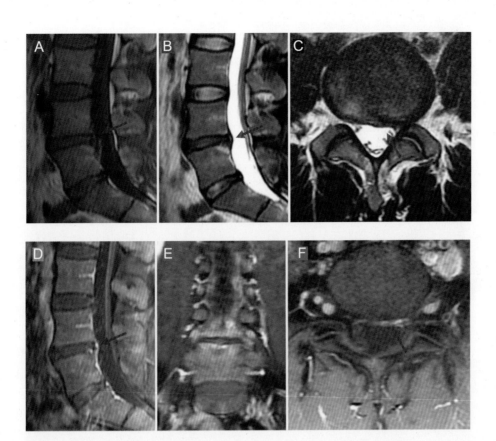

L4/L5 椎间盘轻度突出。突出率 5.1%，吸收率 93.0%。突出物最大层面面积约 0.1 cm²，占椎管最大层面积的 2.9%。突出物较前基本重吸收，硬膜囊无明显受压及变形。增强 MRI 显示牛眼征消失。

图 3-18-2　2018 年 4 月 20 日复查平扫及增强 MRI 图像

随访：1 年 6 个月后随访，患者腰腿痛症状完全缓解。查体：腰腿部无疼痛，无下肢放射痛，直腿抬高试验左 90°（－）、右 90°（－），下肢肌力及皮肤感觉正常。病理反射未引出，马鞍区皮肤感觉正常，指地距为 0，JOA 评分 27 分。

按　语

初诊病史特点：男性，32 岁，痹证，无外伤病史，病程 1 年，无马尾神经压迫症状。

首次影像学特点：L4/L5 大块型，后纵韧带破裂，突出率 72.5%，Komori 改良分型 3 型，MSU 分型 3-AB 型，椎管形态为椭圆型，Iwabuchi 分型 1 型，首次增强 MRI 显示牛眼征阳性，Ⅱ型 Modic 改变，牛眼征线形增强型。

治疗特点：患者 L4/L5 椎间盘突出，要求行中医药保守治疗。发病初期患者症状较重，在患者能耐受的情况下，未用消炎镇痛类药物，单纯采用消髓化核汤加减进行治疗，辅以短期口服乙哌立松片以缓解肌肉紧张，口服草木樨流浸液片以减轻神经根水肿、加强止痛效果，使腰椎间盘的重吸收现象成为可能。患者绝对卧床休息 2 周后疼痛缓解，单纯使用消髓化核汤治疗 3 个月后症状几乎消失，复查 MRI 显示突出物吸收率 93.0%。患者在接受治疗过程中绝对卧床 2 周，相对卧床 2 周，口服西药时间 2 周，口服中药 88 剂，恢复工作时间 1 个月，3 个月吸收率 93.0%。椎间盘是脊柱中的承重部位，人体内最大的内部无血供的组织，因此其神经组织缺血缺氧，正气渐至不足，故最易发生退化。医者应为患者提供正确的锻炼方法，动静与治养结合，巩固临床疗效，促进肢体康复，事半功倍。

病例十九 （女，34 岁，病程 2 年，痹证，L4/L5 碎块型，牛眼征环形增强型，3 个月吸收率 76.1%）

基本资料：李某，女，34 岁，联系电话：1779869 * * * *。

初诊日期：2018 年 4 月 26 日。

主诉：腰痛牵及左下肢 2 年，加重 1 周。

病史：患者于 2018 年 4 月 26 日来我院门诊就诊，既往无外伤史，2 年前无明显诱因下出现腰痛，休息后症状可缓解，劳动后加重，患者未予以重视。1 周前患者弯腰活动后突发腰痛牵及左下肢，伴局部皮肤感觉麻木。纳差，夜寐欠安，小便清，大便干结。

查体：腰椎生理曲度存在，L3～L5 棘突及棘旁压痛（＋）、叩击痛（＋），并向左下肢放射，直腿抬高试验左 50°（＋）、右 80°（－），左下肢肌力基本正常，左下肢小腿外侧皮肤感觉减退，马鞍区皮肤感觉正常，指地距 40 cm，JOA 评分 7 分。舌质暗红，苔白腻，脉细。

MRI 表现：MRI 平扫显示 L4/L5 椎间盘巨大/游离型突出。突出的椎间盘向下游离压迫硬膜囊及左侧神经根。突出率 81.5%。椎管最大层面面积约 3.6 cm²；突出物最大层面面积约 1.9 cm²，占椎管面积的 52.8%。增强 MRI 显示侧方椎间盘突出，牛眼征阳性（图 3-19-1）。

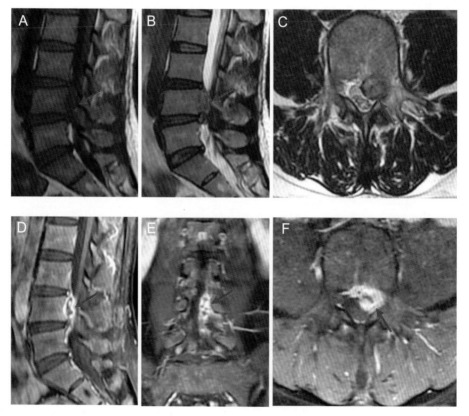

　　L4/L5 椎间盘高度向上游离，突出率 81.5%。椎管最大层面面积约 3.6 cm²；突出物最大层面面积约 1.9 cm²，占椎管面积的 52.8%。A、B 为 MRI 平扫矢状位像，突出物超出椎体后缘 8 mm，边缘毛糙，Iwabuchi 分型 1 型；C 为 MRI 平扫轴位像，显示突出物巨大，压迫硬膜囊，游离髓核呈稍高信号，位于椎管偏左侧挤压椎间孔，硬膜囊变形，神经根明显受压，椎管形态为三角型；D、E、F 分别为增强 MRI 矢状位、冠状位、轴位像，显示突出物周围的环形高信号（牛眼征阳性）。

图 3-19-1　2018 年 4 月 26 日初诊平扫及增强 MRI 图像

诊断：L4/L5碎块型腰椎间盘突出症（痹证，牛眼征环形增强型）。

治法：益气化瘀，通络止痛。

处方：

① 消髓化核汤合乌星止痛汤加减：

生黄芪 30 g	防　己 10 g	当　归 10 g
水　蛭 6 g	威灵仙 30 g	木　瓜 20 g
白芥子 6 g	炒白术 10 g	川牛膝 10 g
制川乌 6 g	制草乌 6 g	制南星 6 g
火麻仁 10 g	郁李仁 10 g	

共14剂，每日1剂，分2次饭后温服。

② 甲钴胺片0.5 mg，口服2周，2次/日。

③ 绝对卧床休息2周。

④ 密切观察病情变化，如出现症状进行性加重或马尾综合征，及时就诊。

二诊（2018年5月10日）

患者腰腿痛症状稍减轻，仍有左下肢牵痛感，伴局部皮肤感觉麻木，纳寐可，二便调。查体：L3～L5棘突及双侧棘旁压痛（＋）、叩击痛（＋），并向左下肢放射，直腿抬高试验左50°（＋）、右80°（－），双下肢肌力正常，左下肢小腿外侧皮肤感觉减退，马鞍区皮肤感觉正常，JOA评分8分。

处方：

① 消髓化核汤加减：

生黄芪 30 g	防　己 10 g	当　归 10 g
水　蛭 6 g	威灵仙 30 g	木　瓜 20 g
白芥子 6 g	炒白术 10 g	川牛膝 10 g

共14剂，每日1剂，分2次饭后温服。

② 迈之灵片300 mg，口服2周，2次/日。

③ 甲钴胺片0.5 mg，口服2周，2次/日。

④ 继续绝对卧床休息2周，密切观察病情变化。

三诊（2018年5月24日）至七诊（2018年7月20日）

随访期间患者腰腿痛症状逐渐缓解，站立时症状较重，卧床时腰痛自觉缓解，行走时仍有左下肢牵痛感伴麻木。治疗期间未出现马尾神经损伤表现，三诊时嘱患者停服迈之灵片及甲钴胺片，续服二诊方2月余，每半月复查一次。七诊时，患者腰痛症状基本缓解，嘱患者继续卧床休养并进行适当的腰背肌功能锻炼。

处方：

① 消髓化核汤加减：

生黄芪 30 g	防　己 10 g	当　归 10 g
水　蛭 6 g	威灵仙 30 g	木　瓜 20 g
白芥子 6 g	炒白术 10 g	川牛膝 10 g

共60剂，每日1剂，分2次饭后温服。

② 进行腰背肌功能锻炼。

八诊（2018年7月30日）

初诊3个月后随访，患者腰痛好转，偶有腰酸不适及左下肢牵痛感，左下肢无麻木感，纳寐可，二便调。查体：腰部压痛（±），左下肢轻度放射痛，直腿抬高试验左80°（±）、右80°（－），双下肢肌力及皮肤感觉正常，左下肢麻木感消失，指地距18 cm，JOA评分21分。复查MRI平扫及增强显示突出物大部分重吸收，突出率19.5%，吸收率76.1%；增强MRI显示原突出物部位残留少量高信号影，牛眼征消失（图3-19-2）。

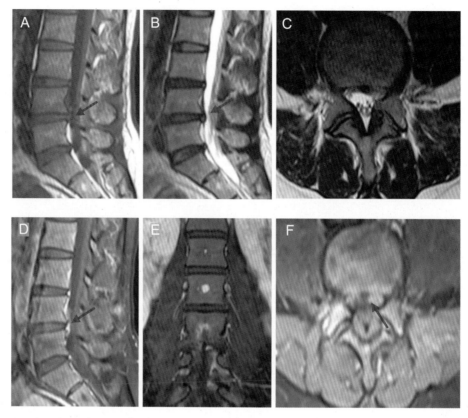

　　L4/L5 突出椎间盘大部分重吸收，突出率 19.5%，吸收率 76.1%；增强 MRI 显示原突出物部位牛眼征消失，仅残留少量高信号影。

图 3-19-2　2018 年 7 月 30 日复诊平扫及增强 MRI 图像

按　语

　　初诊病史特点：女性，34 岁，痹证，无外伤史，病程 1 周，无马尾神经压迫症状。

　　首次影像学特点：L4/L5 碎块型，后纵韧带破裂，突出率 81.5%，Komori 改良分型 3 型，MSU 分型 3-AB 型，椎管形态为三角型，Iwabuchi 分型 1 型，首次增强 MRI 显示牛眼征阳性，无 Modic 改变，牛眼征环形增强型。

　　治疗特点：患者既往有腰痛病史，出现左下肢根性疼痛症状仅 1 周，要求保守治疗。MRI 显示突出物巨大、游离。初期疼痛症状以口服消髓化核汤加乌星止痛汤控制，辅以甲钴胺营养神经，迈之灵消除神经根水肿，未使用消炎镇痛药。嘱患者绝对卧床休息，并密切观察病情变化，如出现症状进行性加重或马尾综合征，及时复诊。经治疗后患者症状得到缓解，突出物发生了明显重吸收。患者在接受治疗过程中绝对卧床 4 周，相对卧床 4 周，口服西药时间 4 周，口服中药 88 剂，恢复工作时间 3 个月，3 个月吸收率 76.1%。椎间盘髓核巨大突出存在硬膜外前间隙，注射对比增强扫描有助于区别椎管内强化的肿瘤。增强 MRI 表现出的牛眼征为局部环形强化，为游离椎间盘至硬膜外间隙引起自身免疫炎症反应周围形成的肉芽组织。一般来讲，突出物周围环形信号增强，边缘增强的厚度越大，信号强度越高，即突出物周围血管化程度越高，越容易发生重吸收现象，这也是中医药促进重吸收的重要预测因素之一。

病例二十 （男，40岁，病程3月，痹证，L5/S1大块型，牛眼征环形增强型，10个月吸收率85.4%）

基本资料：王某，男，40岁，联系电话：1386259****。

初诊日期：2018年1月18日。

主诉：腰痛牵及左下肢疼痛、麻木3个月。

病史：患者于3个月前无明显诱因下出现腰痛伴左下肢酸痛、麻木，行走时疼痛加重，卧床时疼痛减轻。近期感冒咳嗽，咳少量白痰，口不渴，咳嗽时疼痛加重，不能忍受。腰椎平扫及增强MRI显示L5/S1椎间盘巨大型突出。

查体：腰椎生理曲度存在，L5/S1左侧棘旁压痛（＋），并放射至左下肢，直腿抬高试验左60°（＋）、右85°（－），左足跟及足背外侧皮肤感觉减退，左下肢肌力正常，病理反射未引出，马鞍区皮肤感觉正常，指地距30 cm。

MRI表现：L5/S1椎间盘突出。突出的椎间盘在椎管内偏向左侧推压硬膜囊，左侧神经根受压。突出率84.1%。椎管最大层面面积约3.5 cm²；突出物最大层面面积约1.3 cm²，占椎管面积的37.1%。增强MRI显示牛眼征阳性（图3-20-1）。

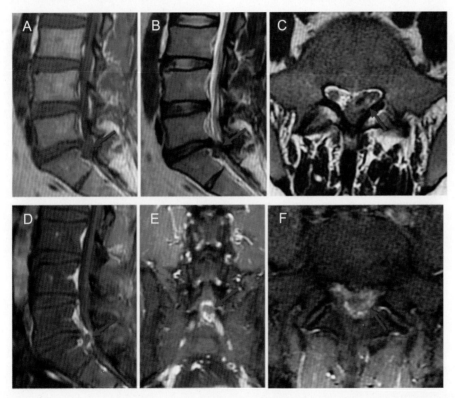

L5/S1椎间盘巨大型突出，突出率84.1%。椎管最大层面面积约3.5 cm²，突出物最大层面面积约1.3 cm²，占椎管面积的37.1%。A、B为MRI平扫矢状位像，突出物超过椎体后缘8 mm以上，边缘毛糙、不整齐；C为腰椎MRI平扫轴位像，显示突出物较大，压迫左侧神经根。D、E、F为增强MRI矢状位、冠状位、轴位像，显示髓核边缘呈环状强化，中央部分无强化，突出物周围呈环形增强信号，即牛眼征阳性。

图3-20-1　2018年1月18日初诊平扫及增强MRI图像

诊断：L5/S1大块型腰椎间盘突出症（痹证，牛眼征环形增强型）。

治法：益气化瘀，通络止痛，化痰止咳。

处方：

① 消髓化核汤加味：

生黄芪30 g　　防己10 g　　当归10 g

水　蛭 6 g	白芥子 6 g	木　瓜 20 g
威灵仙 30 g	白　术 10 g	茯　苓 10 g
牛　膝 20 g	陈　皮 6 g	紫　菀 10 g
百　部 10 g	款冬花 10 g	

共 7 剂，每日 1 剂，分 2 次饭后温服。

② 甲钴胺片 500 μg，口服 1 周，3 次/日。

③ 呋喃硫胺片 25 mg，口服 1 周，3 次/日。

④ 绝对卧床休息 1 周。

⑤ 卧床休息，避免久坐久站，加强腰背肌功能锻炼。

二诊（2018 年 1 月 25 日）

患者服用消髓化核汤加味 1 周后复诊，咳嗽明显好转，腰痛症状改善不明显，左下肢放射痛、麻木，马鞍区无麻木感，卧床时症状减轻，常嗳气酸腐。舌淡红，苔厚腻，脉滑。查体：L5/S1 左侧棘旁压痛（＋），伴左下肢放射痛，直腿抬高左 60°（＋）、右 80°（－），左足跟及足背外侧皮肤感觉减退。马鞍区皮肤感觉正常，病理反射未引出，指地距 30 cm，JOA 评分 20 分。

处方：

① 消髓化核汤加味：

生黄芪 30 g	防　己 10 g	当　归 10 g
水　蛭 6 g	木　瓜 20 g	威灵仙 30 g
白　术 10 g	白芥子 6 g	牛　膝 20 g
茯　苓 10 g	陈　皮 6 g	猪　苓 10 g
薏苡仁 10 g	生山楂 20 g	

共 14 剂，每日 1 剂，分 2 次饭后温服。

② 呋喃硫胺片 25 mg，口服 2 周，3 次/日。

③ 甲钴胺片 500 μg，口服 2 周，3 次/日。

④ 继续相对卧床休息 2 周。

三诊（2018 年 2 月 8 日）至六诊（2018 年 04 月 16 日）

患者继续服用中药方 2 周后三诊时腰痛症状大部分缓解，左下肢放射痛较前好转，马鞍区无麻木感，诉左足底及足背外侧皮肤麻木感较前好转。

查体：L5/S1 左侧棘旁压痛（±），伴左下肢放射痛，直腿抬高试验左 70°（＋）、右 80°（－），双下肢肌力正常，左足背外侧皮肤感觉减退，马鞍区皮肤感觉正常，指地距 15 cm，JOA 评分 24 分。患者每半月复诊一次，继服二诊方 2 个月后六诊时腰痛症状明显缓解，左下肢轻度放射痛，马鞍区无麻木感。查体：L5/S1 左侧棘旁压痛（±），左下肢放射痛（±），直腿抬高试验左 80°（－）、右 80°（－），双下肢肌力及皮肤感觉正常，左足背外侧麻木感消失，马鞍区皮肤感觉正常，指地距 15 cm，JOA 评分 24 分。第一次复查腰椎平扫及增强 MRI 显示 L5/S1 椎间盘突出物较初诊时缩小，硬膜囊及神经根轻度受压，突出率 46.2％，吸收率 45.1％。突出物最大层面面积约 0.7 cm²，占椎管面积的 20％（图 3-20-2）。六诊后患者恢复工作，停服药物。

处方：

消髓化核汤加味：

生黄芪 30 g	防　己 10 g	当　归 10 g
水　蛭 6 g	木　瓜 20 g	威灵仙 30 g
白　术 10 g	白芥子 6 g	牛　膝 20 g
茯　苓 10 g	陈　皮 6 g	猪　苓 10 g
薏苡仁 10 g	生山楂 20 g	

共 60 剂，每日 1 剂，分 2 次饭后温服。

七诊（2018 年 11 月 16 日）

半年后随访，患者腰腿痛及下肢麻木感等症状消失。查体：L5/S1 棘后棘旁无压痛，无下肢放射痛，直腿抬高试验左 80°（－）、右 90°（－），双下肢肌力及皮肤感觉正常。病理反射未引出，马鞍区皮肤感觉正常，指地距 8 cm，JOA 评分 28 分。复查 MRI 显示 L5/S1 椎间盘突出物大部分重吸收，硬膜囊及神经根无明显受压，突出率 12.3％，吸收率 85.4％，突出物最大层面面积约 0.3 cm²，占椎管面积的 8.6％（图 3-20-3）。恢复期患者症状基本消失。指导患者加强腰背肌功能锻炼，以巩固疗效。

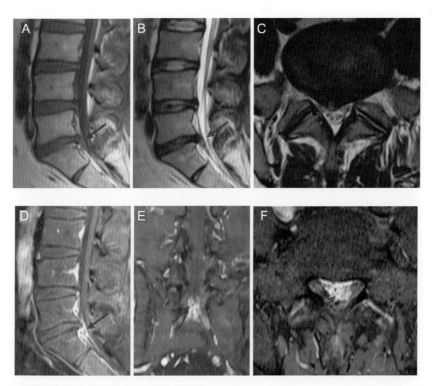

　　A、B、C 为平扫 MRI 图像，突出率 46.2%，吸收率 45.1%，突出物最大层面面积约 0.7 cm²，占椎管面积的 20%。D、E、F 为增强 MRI 图像，显示突出组织环状高信号影，牛眼征阳性。

图 3-20-2　2018 年 4 月 16 日复诊时平扫及增强 MRI 图像

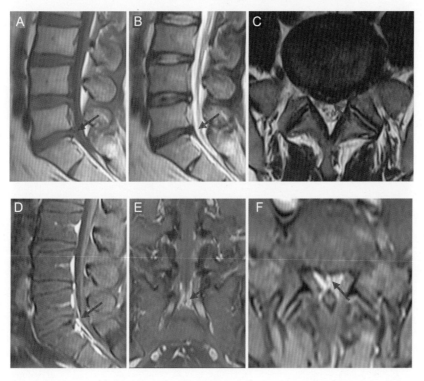

　　A、B、C 为平扫 MRI 图像，突出率 12.3%，吸收率 85.4%，突出物最大层面面积约 0.3 cm²，占椎管面积的 8.6%。突出物超过椎体后缘约 1 mm，较初诊时明显缩小；D、E、F 为增强 MRI 图像，增强 MRI 显示突出物周围无环形高信号影，牛眼征消失，硬膜囊无明显受压及变形。

图 3-20-3　2018 年 11 月 16 日复诊时平扫及增强 MRI 图像

按　语

初诊病史特点：男性，40岁，痹证，无外伤病史，病程3月，无马尾神经压迫症状。

首次影像学特点：L5/S1大块型，后纵韧带破裂，突出率84.1%，Komori改良分型3型，MSU分型3-AB型，椎管形态为三角型，Iwabuchi分型1型，无Modic改变，牛眼征环形增强型。

治疗特点：患者初诊时伴有咳嗽，咳少量白痰，口不渴，配伍紫菀、百部、款冬花，三药均可化痰止咳。该患者初诊时MRI显示突出率84.1%，经治疗后临床症状缓解，咳嗽好转。考虑患者体型较胖，平素嗜食肥甘厚味，近一周常嗳气酸腐，舌淡红，苔厚腻，脉滑，予猪苓、薏苡仁增强利水化湿之功，以健脾助运，加用山楂以消食积。患者遵医嘱卧床，10个月后随访时MRI显示突出物大部分重吸收，吸收率85.4%。患者在接受治疗过程中绝对卧床1周，相对卧床2周，口服西药时间3周，口服中药81剂，恢复工作时间3周，10个月吸收率85.4%。《素问·调经论》曰，"人之所有者，血与气耳""血气不和，百病乃变化而生"。气血理论在吴门伤科诊疗中处于核心地位，其中黄芪、威灵仙、木瓜等作为促进突出椎间盘重吸收的专药，尤其适用于破裂型腰椎间盘突出症。本案例中黄芪重用至30 g，意在"气化"上下功夫，其药理更在于强化免疫细胞和修复神经细胞的作用。对于患者气虚血瘀症状明显、舌淡、胃纳尚可者，可重用黄芪至60~120 g，旨在振奋元气，鼓动气血运行。

病例二十一 （女，43 岁，病程 1 月，痹证，L5/S1 大块型，牛眼征环形增强型，2 年 6 个月吸收率 100%）

基本资料： 周某，女，43 岁，联系电话：1381278＊＊＊＊。

初诊日期： 2016 年 7 月 12 日。

主诉： 腰痛牵及右下肢 1 个月。

病史： 患者于 1 个月前劳累后出现腰部疼痛牵及右侧腿足，伴右下肢麻木感、活动不利，遇寒湿或夜间吹空调后加重，甚至行走不利。

查体： 腰椎生理曲度存在，L5/S1 右侧棘旁压痛（＋）、叩击痛（＋），并放射至右足背及足趾，右足背、足跟外侧及足趾皮肤感觉较对侧减退，直腿抬高试验左 80°（－）、右 60°（＋），双下肢肌力基本正常，右侧跟腱反射较对侧减弱，马鞍区皮肤感觉正常，指地距 61 cm，JOA 评分 16 分。舌质红，苔薄白，脉弦紧。

MRI 表现： L5/S1 椎间盘巨大游离型突出，髓核向上游离。突出的椎间盘组织向上进入 L5 椎体后方，占满整个椎管，压迫硬膜囊，硬膜囊不对称变形，椎体后缘黑线（Blackline）中断。突出率 100%。椎管最大层面面积 3.4 cm²；突出物最大层面面积 1.6 cm²，占椎管面积的 47.1%。增强 MRI 显示牛眼征阳性（图 3-21-1）。

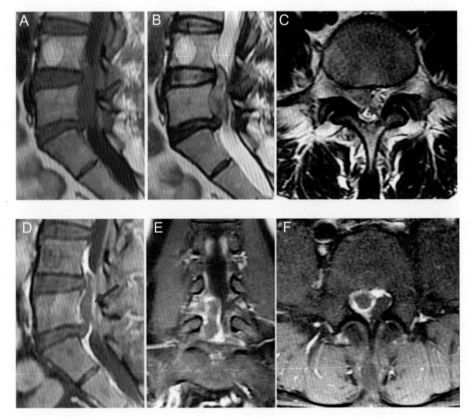

L5/S1 椎间盘髓核游离型突出（髓核向上游离），突出率 100%。椎管最大层面面积 3.4 cm²；突出物最大层面面积 1.6 cm²，占椎管面积的 47.1%。A、B 为 MRI 平扫矢状位像，突出物超过椎体后缘 10 mm 以上并向上移动，突出的椎间盘组织向上进入 L5 椎体后方，占满整个椎管，压迫硬膜囊，脱出的椎间盘组织与母体椎间盘的连续性消失，Iwabuchi 分型 1 型；C 为 MRI 平扫轴位像，游离髓核呈高信号，显示突出物较大，压迫硬膜囊及神经根，位于椎管内偏右侧，硬膜囊不对称变形，椎管形态为三角型；D、E、F 分别为腰椎增强 MRI 矢状位、冠状位及轴位像，显示游离髓核边缘呈环状强化，中央部分无强化，提示牛眼征阳性。

图 3-21-1　2016 年 7 月 12 日初诊平扫及增强 MRI 图像

诊断：L5/S1 大块型腰椎间盘突出症（痹证，牛眼征环形增强型）。

治法：益气逐瘀，祛风散寒，除湿止痛。

处方：

① 消髓化核汤合独活寄生汤加减：

生黄芪 15 g	炙黄芪 15 g	当 归 10 g
威灵仙 10 g	炒白术 15 g	川 芎 15 g
独 活 10 g	桑寄生 10 g	秦 艽 10 g
防 风 10 g	细 辛 3 g	桂 枝 6 g
茯 苓 10 g	川牛膝 15 g	陈 皮 6 g
炙甘草 6 g		

共 14 剂，每日 1 剂，分 2 次饭后温服。

② 美洛昔康片 7.5 mg，口服，1 次/日。

③ 甲钴胺片 500 μg，口服，3 次/日。

④ 绝对卧床休息 2 周。

⑤ 注意保暖，避免寒湿刺激。

二诊（2016 年 7 月 29 日）

患者服药后腰腿痛症状逐渐缓解，右下肢仍有麻木感，绝对卧床休息 17 天后可正常下地行走。纳寐可，大便 3 日一解。查体：L5/S1 右侧棘旁压痛（＋）、叩击痛（＋），并放射至右下肢，右足背、足跟外侧及足趾皮肤感觉仍稍减退，直腿抬高试验左 80°（－）、右 60°（＋），双下肢肌力正常，右侧跟腱反射较对侧减弱，马鞍区皮肤感觉正常，指地距 20 cm，JOA 评分 19 分。

处方：

① 消髓化核汤合独活寄生汤加减：

生黄芪 15 g	炙黄芪 15 g	当 归 10 g
威灵仙 10 g	炒白术 15 g	川 芎 15 g
独 活 10 g	桑寄生 10 g	秦 艽 10 g
防 风 10 g	茯 苓 10 g	川牛膝 15 g
陈 皮 6 g	炙甘草 6 g	火麻仁 10 g
郁李仁 10 g		

共 14 剂，每日 1 剂，分 2 次饭后温服。

② 相对卧床休息 2 周。

三诊（2016 年 8 月 13 日）

患者症状进一步缓解，相对卧床休息 1 周后腰痛不明显，右足背麻木感基本消失，足趾及足跟外侧麻木感仍存在，二便正常。查体：腰部压痛、放射痛不明显，右足跟外侧及足趾皮肤感觉仍稍减退，直腿抬高试验左 80°（－）、右 70°（＋），双下肢肌力正常，双侧跟腱反射正常，马鞍区皮肤感觉正常，指地距 15 cm，JOA 评分 20 分。

处方：

① 消髓化核汤合参苓白术散加减：

生黄芪 30 g	当 归 10 g	防 己 10 g
威灵仙 15 g	木 瓜 20 g	水 蛭 6 g
地 龙 10 g	炒白术 10 g	川牛膝 10 g
猪 苓 10 g	茯 苓 10 g	薏苡仁 15 g
党 参 10 g	陈 皮 6 g	山 药 10 g
砂 仁 3 g		

共 14 剂，每日 1 剂，分 2 次饭后温服。

② 进行适当的腰背肌功能锻炼，保暖，避免寒湿刺激。

四诊（2016 年 8 月 27 日）至六诊（2016 年 10 月 2 日）

患者腰痛不明显，劳累后腰腿痛偶发作，服中药后无明显不适，右足趾及足跟外侧仍有麻木感，但每次复诊均较前稍好转。患者续服三诊方 1.5 个月后恢复正常工作。

处方：

消髓化核汤合参苓白术散加减：

生黄芪 30 g	当 归 10 g	防 己 10 g
威灵仙 15 g	木 瓜 20 g	水 蛭 6 g
地 龙 10 g	炒白术 10 g	川牛膝 10 g
猪 苓 10 g	茯 苓 10 g	薏苡仁 15 g

党　参 10 g　　陈　皮 6 g　　山　药 10 g

砂　仁 3 g

共 45 剂，每日 1 剂，分 2 次饭后温服。

七诊（2016 年 10 月 15 日）

患者腰腿痛症状基本消失。查体：腰部压痛、放射痛不显，右足跟外侧及足趾皮肤感觉仍减退，直腿抬高试验左 80°（－）、右 75°（＋），指地距 15 cm，双下肢肌力正常，双侧跟腱反射正常，马鞍区皮肤感觉正常，JOA 评分 20 分。复查 MRI 平扫及增强显示突出物部分重吸收，突出率

28.8％，吸收率 71.2％（图 3-21-2）。

处方：

消髓化核汤合参苓白术散加减：

生黄芪 30 g　　当　归 10 g　　防　己 10 g

威灵仙 15 g　　木　瓜 20 g　　水　蛭 6 g

地　龙 10 g　　炒白术 10 g　　川牛膝 10 g

猪　苓 10 g　　茯　苓 10 g　　薏苡仁 15 g

党　参 10 g　　陈　皮 6 g　　山　药 10 g

砂　仁 3 g

共 150 剂，每日 1 剂，分 2 次饭后温服。

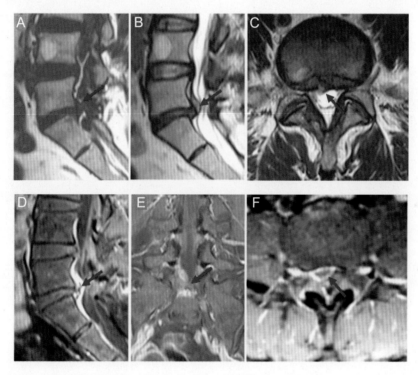

L5/S1 椎间盘突出。突出率 28.8％，吸收率 71.2％。突出物最大层面面积 0.6 cm²，占椎管面积的 17.6％。突出物较前明显缩小。增强 MRI 显示牛眼征阳性。

图 3-21-2　2016 年 10 月 15 日第一次复查平扫及增强 MRI 图像

八诊（2017 年 6 月 19 日）

患者七诊后继续服三诊方 5 个月，腰腿痛偶有反复，但休息后均能缓解。7 个月后再次复诊。查体：腰部压痛、放射痛不明显，右下肢皮肤感觉正常，右足跟外侧及足趾部麻木感消失，直腿抬高试验左 90°（－）、右 90°（－），双下肢肌力正常，马鞍区皮肤感觉正常，指地距 10 cm，JOA 评分 28

分。第二次复查 MRI 平扫及增强显示突出物部分重吸收，突出率 19.7％，吸收率 80.3％（图 3-21-3）。

九诊（2018 年 12 月 10 日）

1 年 6 个月后随访，患者近 1 年多以来无明显腰痛症状，工作生活完全恢复正常，还曾多次外出旅游，复查 MRI 显示突出物完全吸收（图 3-21-4、图 3-21-5）。

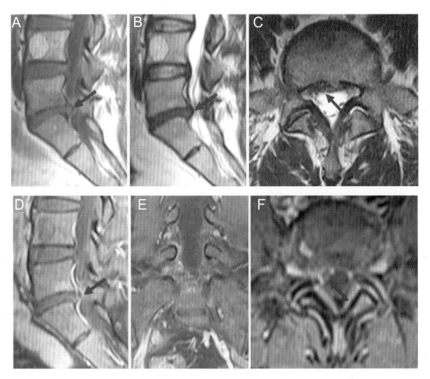

　　L5/S1 椎间盘部分突出。突出率 19.7%，吸收率 80.3%。突出物最大层面面积 0.2 cm²，占椎管面积的 5.9%。突出物较前明显缩小，硬膜囊无明显受压及变形。增强 MRI 显示周围无环形高信号影，即牛眼征基本消失。

图 3-21-3　2017 年 6 月 19 日第二次复查平扫及增强 MRI 图像

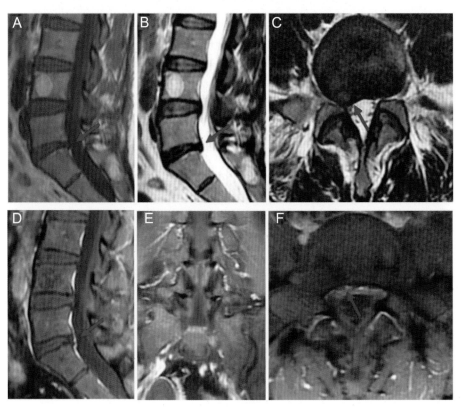

　　L5/S1 椎间盘突出物完全吸收，突出率为 0，吸收率为 100%。

图 3-21-4　2018 年 12 月 10 日第三次复查平扫及增强 MRI 图像

按　语

初诊病史特点： 女性，43 岁，痹证，既往有腰部扭伤史，病程 1 个月，无马尾神经压迫症状。

首次影像学特点： L5／S1 大块型，后纵韧带破裂，突出率 100%，Komori 改良分型 3 型，MSU 分型 3-AB 型，椎管形态为三角型，Iwabu-chi 分型 1 型，无 Modic 改变，牛眼征环形增强型。

治疗特点： 患者 L5／S1 椎间盘巨大型突出，向上游离至 L5、L4 椎体后方，同时出现了 L5、S1 神经根受压症状。建议患者手术，但患者坚决要求保守治疗。患者腰腿痛遇寒湿加重，舌质红，苔薄白，脉弦紧，遂采用消髓化核汤加独活寄生汤以增强祛风散寒、除湿止痛之功效，但患者就诊时正值夏季，细辛、桂枝等温热之品不宜长期使用，故 2 周后即停用。此患者下肢麻木症状难以缓解，1 个月后改为消髓化核汤合参苓白术散加强健脾利水、濡养筋肉之功效。经服用中药方 8 个月后，患者症状明显缓解，突出物吸收率 80.3%。患者在接受治疗过程中绝对卧床 2.5 周，相对卧床 3 周，口服西药时间 2 周，口服中药 237 剂，恢复工作时间 2.5 个月，2 年 6 个月吸收率 100%。腰椎间盘突出症的急性期、缓解期各有其特点，故在辨病、辨证、辨型的基础上，还应注意辨期治疗。本病例中治疗层次清晰，急性期时由于突出髓核周围炎性反应强烈，腰腿部活动明显受限，适当加入桂枝、细辛等温阳散寒止痛之品控制症状；当邪去十之六七，处于缓解期，局部椎间盘炎

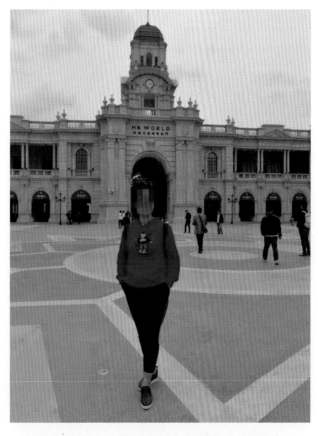

图 3-21-5　2018 年 10 月 14 日患者外出旅游照片

性反应减弱，组织水肿明显缓解，神经受压情况好转，症状趋于平稳后，酌情减少活血化瘀行气止痛类药物，重在益气健脾、滋补肝肾，以巩固临床疗效。

此外，消髓化核汤中的防己有一定的肾毒性，因此防己临证应用时量不宜过大，时间不宜久，同时注意监测肝肾功能。目前临床上尚未出现有因服用"消髓化核汤"而出现肝肾功能受损的病例。消髓化核汤的小鼠急性毒理试验显示，在目前临床用量下，病人口服是安全的，但随着用药时间的增加及药效的累积，不排除后期出现肝肾功能受损的可能。

病例二十二（女，30 岁，病程 1 月，痹证，L4/L5 部分破裂型，牛眼征线形增强型，1 年 8 个月吸收率 85.9%）

基本资料： 沈某，女，30 岁，联系电话：1506269 * * * * 。

初诊日期： 2017 年 4 月 24 日。

主诉： 腰痛牵及双下肢 1 月余。

病史： 患者于 1 个月前开始出现腰痛，伴双下肢酸痛，未予重视，后腰腿痛持续加重，来我院就诊。平扫及增强 MRI 显示 L4/L5 椎间盘巨大突出、L5/S1 椎间盘突出。现腰部及双下肢小腿疼痛，腰部僵硬、活动不利。腰腿冷痛重着，不能翻身，卧床时仍疼痛剧烈，受寒或阴雨天疼痛加重。

舌质淡，苔白，脉沉细。

查体： L4/L5、L5/S1 双侧棘旁压痛（+）、叩击痛（+），并向双下肢放射，直腿抬高试验左 50°（+）、右 50°（+），双侧下肢皮肤感觉正常，双侧下肢肌力正常，病理反射未引出，马鞍区皮肤感觉正常，指地距 30 cm，JOA 评分 19 分。

MRI 表现： L4/L5 椎间盘巨大型突出、L5/S1 椎间盘突出。L4/L5 突出的椎间盘中央偏左侧推压硬膜囊，左侧神经根受压，硬膜囊不对称变形。突出率 85.2%。椎管最大层面面积约 3.5 cm²；L4/L5 突出物最大层面面积约 1.6 cm²，占椎管面积的 45.7%。增强 MRI 显示牛眼征阳性（图 3-22-1）。

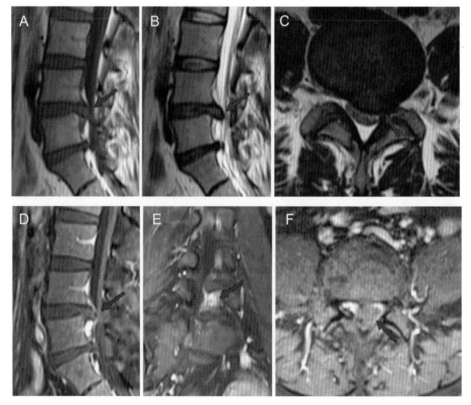

L4/L5 椎间盘巨大型突出、L5/S1 椎间盘突出，突出率 85.2%。椎管最大层面面积约 3.5 cm²；L4/L5 突出物最大层面面积约 1.6 cm²，占椎管面积的 45.7%。A、B 为平扫 MRI 矢状位像，突出物超过椎体后缘 8 mm 以上，边缘整齐，椎体后缘黑线（Blackline）中断，游离髓核呈等信号；C 为平扫 MRI 轴位像，显示突出物较大，压迫硬膜囊，游离髓核呈稍低信号，位于椎管内中央偏左侧，硬膜囊不对称变形。D、E、F 为增强 MRI 矢状位、冠状位及轴位像，显示突出髓核边缘呈线形强化，中央部分无强化，提示牛眼征阳性。

图 3-22-1　2017 年 4 月 24 日初诊平扫及增强 MRI 图像

诊断：L4／L5 部分破裂型腰椎间盘突出症（痹证，牛眼征线形增强型）。

治法：温经散寒，蠲痹止痛。

处方：

① 独活寄生汤加减：

独 活 10 g	桑寄生 10 g	防 风 10 g
细 辛 3 g	川 芎 10 g	当 归 10 g
熟地黄 15 g	白 芍 10 g	桂 枝 10 g
茯 苓 15 g	杜 仲 10 g	怀牛膝 15 g
狗 脊 10 g	党 参 15 g	炙甘草 10 g

共 14 剂，每日 1 剂，分 2 次饭后温服。

② 绝对卧床休息 2 周。

③ 避免久坐久站，勿搬重物。

④ 密切观察病情变化，如出现马尾神经损伤症状，及时手术治疗。

二诊（2017 年 5 月 8 日）

患者疼痛症状无好转，双侧下肢放射痛明显，受凉后疼痛加重。舌质淡，苔白，脉沉细。查体：L4／L5、L5／S1 双侧棘旁压痛（＋）、叩击痛（＋），并向双下肢放射，直腿抬高试验左 50°（＋）、右 50°（＋），双下肢肌力及皮肤感觉正常，马鞍区皮肤感觉正常，指地距 30 cm，JOA 评分 19 分。患者阳虚之征明显，予初诊方加用附子、肉桂各 5 g 以温阳驱寒。

处方：

① 独活寄生汤加减：

独 活 10 g	桑寄生 10 g	防 风 10 g
细 辛 3 g	川 芎 10 g	当 归 10 g
熟地黄 15 g	白 芍 10 g	桂 枝 10 g
茯 苓 15 g	杜 仲 10 g	怀牛膝 15 g
狗 脊 10 g	党 参 15 g	炙甘草 10 g
附 子 5 g	肉 桂 5 g	

共 14 剂，每日 1 剂，分 2 次饭后温服。

② 加强腰背肌功能锻炼。

三诊（2017 年 5 月 22 日）至五诊（2017 年 8 月 12 日）

三诊时患者服用中药方 1 个月后腰腿痛症状仍无明显缓解，畏寒怕冷情况有所好转，舌质红，苔白，脉细。查体：L4～S1 棘后棘旁压痛（＋）、叩击痛（＋），并向双下肢放射，直腿抬高试验左 50°（＋）、右 50°（＋），双下肢肌力及皮肤感觉正常，马鞍区皮肤感觉正常。患者临床症状未见明显好转，亦无明显加重，无马尾神经损伤表现。与患者沟通，患者仍拒绝手术，要求继续保守治疗。

处方：

消髓化核汤：

生黄芪 20 g	炙黄芪 20 g	防 己 10 g
当 归 10 g	川 芎 15 g	白 术 10 g
地 龙 10 g	水 蛭 6 g	威灵仙 10 g
木 瓜 10 g	白芥子 6 g	

共 75 剂，每日 1 剂，分 2 次饭后温服。

患者每半月复诊一次，门诊转方两个半月后，五诊时腰腿痛稍减轻，双下肢小腿酸痛明显好转，恢复工作，但有乏力、气短等症状。查体：直腿抬高试验左 70°（＋）、右 80°（－），双下肢肌力及皮肤感觉正常，马鞍区皮肤感觉正常，指地距 20 cm，JOA 评分 21 分。三诊方加用党参、山药各 15 g，以益气健脾。

处方：

① 消髓化核汤加减：

生黄芪 20 g	炙黄芪 20 g	防 己 10 g
当 归 10 g	川 芎 15 g	白 术 10 g
地 龙 10 g	水 蛭 6 g	威灵仙 10 g
木 瓜 10 g	白芥子 6 g	党 参 15 g
山 药 15 g		

共 30 剂，每日 1 剂，分 2 次饭后温服。

② 腰围固定，勿久坐，勿搬重物。

③ 密切观察病情变化，必要时手术治疗。

六诊（2017 年 9 月 18 日）

患者服用中药方共 4 月余，腰腿痛症状有所缓解，并已恢复工作，久坐久站时疼痛加重。查体：L4～S1 棘后棘旁压痛（＋）、叩击痛（＋），并向双下肢放射，直腿抬高试验左 70°（＋）、右 80°（－），双下肢肌力及皮肤感觉正常，马鞍区皮肤感觉正常，指地距 20 cm，JOA 评分 21 分。

处方：

① 消髓化核汤加减：

生黄芪 20 g	炙黄芪 20 g	防 己 10 g
当 归 10 g	川 芎 15 g	白 术 10 g
地 龙 10 g	水 蛭 6 g	威灵仙 10 g
木 瓜 10 g	白芥子 6 g	党 参 15 g

山 药 15 g

共 90 剂，每日 1 剂，分 2 次饭后温服。

② 佩戴腰围，加强腰背肌功能锻炼。

七诊（2017 年 12 月 16 日）

患者腰腿痛症状基本缓解，无下肢放射痛，自行活动不受限，纳可，二便调。查体：L4～S1 棘后压痛（±）、叩击痛（－），无双下肢放射痛，直腿抬高试验左 80°（－）、右 80°（－），双下肢肌力及皮肤感觉正常，马鞍区皮肤感觉正常，指地距 15 cm，JOA 评分 22 分。复查 MRI 显示 L4/L5 巨大型椎间盘突出物部分重吸收。增强 MRI 显示牛眼征仍存在，有进一步重吸收可能（图 3-22-2）。患者临床症状基本缓解，影像学显示发生重吸收，停服药物治疗。指导患者恢复期加强腰背肌肉功能锻炼，佩戴腰围，勿久坐，勿搬重物。

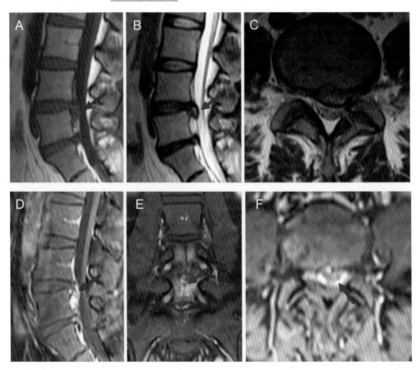

L4/L5 椎间盘髓核突出，突出率 55.3%，吸收率 35.1%。突出物最大层面面积约 1.2 cm²，占椎管面积的 34.3%。L4/L5 椎间盘突出物较前缩小，突出物吸收，左侧神经根稍受压，硬膜囊受压及变形。增强 MRI 显示牛眼征仍存在，有进一步重吸收可能。

图 3-22-2　2017 年 12 月 16 日第一次复查平扫及增强 MRI 图像

八诊（2018 年 12 月 12 日）

　　一年后随访，患者腰腿痛症状基本缓解，久坐劳累后偶发腰部疼痛。查体：腰部无压痛，下肢放射痛不明显，直腿抬高试验左 80°（－）、右 90°（－），双下肢肌力及皮肤感觉正常，马鞍区皮肤感觉正常，指地距 10 cm，JOA 评分 26 分。患者第二次复查 MRI 显示 L4 / L5 巨大型椎间盘突出物大部分重吸收。增强 MRI 显示牛眼征基本消失（图 3-22-3）。

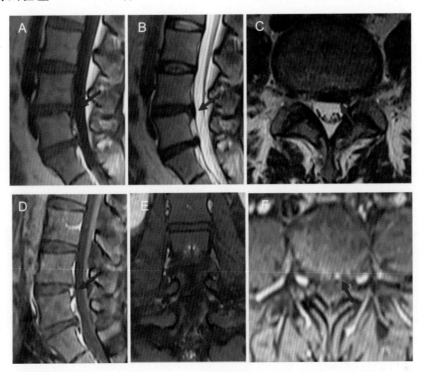

　　L4 / L5 椎间盘髓核轻度突出，突出率 12.0％，吸收率 85.9％。突出物最大层面面积约 0.6 cm²，占椎管面积的 17.1％。L4 / L5 椎间盘突出物较初诊时明显缩小，突出物明显重吸收，硬膜囊无明显受压及变形，游离髓核呈低信号，增强 MRI 显示牛眼征消失。

图 3-22-3　2018 年 12 月 12 日第二次复查平扫及增强 MRI 图像

按　语

　　初诊病史特点： 女性，30 岁，痹证，无外伤病史，病程 1 个月，无马尾神经压迫症状。

　　首次影像学特点： L4 / L5 部分破裂型，后纵韧带破裂，突出率 85.2％，Komori 改良分型 3 型，MSU 分型 3-AB 型，椎管形态为三角型，Iwabuchi 分型 2 型，无 Modic 改变，牛眼征线形增强型。

　　治疗特点：《备急千金要方》云，"治腰背痛，独活寄生汤。夫腰背痛者，皆犹肾气虚弱，卧冷湿地当风所得也，不时速治，喜流入脚膝，为偏枯冷痹缓弱疼重，或腰痛挛脚重痹，宜急服此方"。患者初诊时疼痛症状明显，问诊得知患者于 1 个月前去北方旅游后出现腰腿痛症状，尤以下肢疼痛症状为甚，遇寒痛剧，得温痛减轻，遂予独活寄生汤以祛风湿止疼痛。该患者初诊时病程较短，1 个月后患者疼痛症状好转明显，但还有畏寒怕冷等症状，阳虚之征明显，故加用肉桂、附子，以奏温阳化气、活血通络止痛之功。MRI 显示突出率 85.2％，3 个月后患者疼痛症状基本消失，但患者有胸闷、气短之感，心电图未见明显异常。考虑患者久卧伤气，气血亏虚，配伍山药、党参平补肺脾肾三脏，脾肾健旺则气血自生。患者遵医嘱绝对卧床休息，经保守治疗半个月后症状开始逐渐缓解，1 年 8 个月后 MRI 显示突出物吸收率 85.9%。患者在接受治疗过程中绝对卧床 2 周，相对卧床 4 周，口服中药 223 剂，未服用西药，恢复工作时间 2 周，1 年 8 个月吸收率 85.9%。

病例二十三　（男，30 岁，病程 3 月，痹证，L5／S1 部分破裂型，牛眼征线形增强型，2 年 2 个月吸收率 78.1％）

基本资料：邵某，男，30 岁，联系电话：1370141＊＊＊＊。

初诊日期：2016 年 6 月 14 日。

主诉：腰痛牵及左下肢疼痛 3 月余。

现病史：患者于 3 个月前无明显诱因下出现腰痛牵及左下肢疼痛，夜间疼痛加重，影响入睡，不能翻身活动。

查体：腰椎生理曲度存在，L5／S1 左侧棘旁压痛（＋），并放射至左下肢，直腿抬高试验左 60°（＋）、右 85°（－），左小腿后外侧皮肤感觉减退，双下肢肌力正常，病理反射未引出，马鞍区皮肤感觉正常，指地距 30 cm，JOA 评分 17 分。舌红隐紫，苔少，脉细数。

MRI 表现：L5／S1 椎间盘突出。突出的椎间盘在椎管内偏向左侧推压硬膜囊，左侧神经根受压。突出率 57.1％。椎管最大层面面积约 3.6 cm²；突出物最大层面面积约 1.2 cm²，占椎管面积的 33.3％。增强 MRI 显示牛眼征阳性（图 3-23-1）。

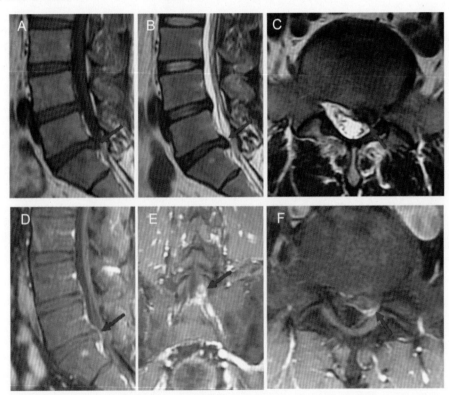

　　L5／S1 椎间盘巨大型突出，突出率 57.1％。椎管最大层面面积约 3.6 cm²；突出物最大层面面积约 1.2 cm²，占椎管面积的 33.3％。A、B 为平扫 MRI 矢状位像，突出物超过椎体后缘 6 mm 以上，边缘毛糙、不整齐；C 为平扫 MRI 轴位像，显示突出物较大，压迫左侧神经根。D、E、F 分别为增强 MRI 矢状位、冠状位、轴位像，显示髓核边缘呈环状强化，中央部分无强化，可见突出物周围的线形增强信号，即牛眼征阳性。

图 3-23-1　2016 年 6 月 14 日初诊平扫及增强 MRI 图像

诊断：L5／S1 部分破裂型腰椎间盘突出症（痹证，牛眼征线形增强型）。

治法：益气化瘀，通络止痛。

处方：

① 消髓化核汤加味：

生黄芪 30 g　　防 己 10 g　　当 归 10 g

地　龙 10 g　　水　蛭 6 g　　白芥子 6 g

木　瓜 20 g　　威灵仙 30 g　　白　术 10 g

炙甘草 6 g　　陈　皮 6 g　　牛　膝 10 g

枸杞子 10 g　　熟地黄 15 g

共 30 剂，每日 1 剂，分 2 次饭后温服。

② 绝对卧床休息 2 周。

③ 佩戴腰围，避免久坐久站，进行腰背肌功能锻炼。

二诊（2016 年 7 月 15 日）

患者服用消髓化核汤 1 个月后复诊，诉症状无明显改善，左侧腰腿痛仍存在，疼痛剧烈时夜间不能入睡，舌质淡红，薄白苔，脉弦。查体：L5／S1 左侧棘旁压痛（＋），伴有左下肢放射痛，直腿抬高试验左 45°（＋）、右 80°（－），左小腿后外侧皮肤感觉减退，病理反射未引出，双下肢肌力正常，马鞍区皮肤感觉正常，指地距 35 cm，JOA 评分 15 分。患者服药 1 个月后症状无明显缓解，较前有所加重。医患沟通后，患者拒绝手术。因患者无马尾神经损伤表现，故继续保守治疗。患者继服上方消髓化核汤增加全蝎 3 g、白附子 10 g、僵蚕 10 g，以增强息风止痉功效。

处方：

① 消髓化核汤加味：

生黄芪 30 g　　防　己 10 g　　当　归 10 g

地　龙 10 g　　水　蛭 6 g　　白芥子 6 g

木　瓜 20 g　　威灵仙 30 g　　白　术 10 g

牛　膝 10 g　　炙甘草 6 g　　陈　皮 6 g

枸杞子 10 g　　熟地黄 15 g　　全　蝎 3 g

白附子 10 g　　僵　蚕 10 g

共 30 剂，每日 1 剂，分 2 次饭后温服。

② 继续卧床休息 1 个月。

③ 密切观察病情变化，必要时手术治疗。

三诊（2016 年 8 月 16 日）

患者服用二诊方 1 个月后复诊时仍诉腰痛，左下肢放射痛，夜间可入睡，长时间活动时疼痛加重。查体：直腿抬高试验左 45°（＋）、右 80°（－），左小腿后外侧皮肤感觉减退，病理反射未引出，双下肢肌力正常，马鞍区皮肤感觉正常，JOA 评分 18 分。由于患者临床症状缓解不明显，所以建议患者手术，但患者要求继续保守治疗。又因患者无马尾神经损伤表现，无进行性肌力下降，故医方同意继续保守治疗。

处方：

① 消髓化核汤加味：

生黄芪 30 g　　防　己 10 g　　当　归 10 g

地　龙 10 g　　水　蛭 6 g　　白芥子 6 g

木　瓜 20 g　　威灵仙 30 g　　白　术 10 g

牛　膝 10 g　　炙甘草 6 g　　陈　皮 6 g

枸杞子 10 g　　熟地黄 15 g　　全　蝎 3 g

白附子 10 g　　僵　蚕 10 g

共 30 剂，每日 1 剂，分 2 次饭后温服。

② 密切观察病情变化，如症状进行性加重或出现马尾神经损伤表现，及时手术治疗。

四诊（2016 年 9 月 8 日）

患者共服用中药方 3 个月后，腰痛症状有所缓解，左下肢疼痛较前稍好转，长时间活动时疼痛加重，夜间可入睡。查体：直腿抬高试验左 40°（＋）、右 80°（－），左小腿后外侧皮肤感觉减退，病理反射未引出，双下肢肌力正常，马鞍区皮肤感觉正常，指地距 24 cm，JOA 评分 22 分。复查 MRI 显示 L5／S1 巨大型椎间盘突出，与初诊时相比，突出物增大，突出率 66.3%。突出物最大层面面积约 1.5 cm²，占椎管面积的 41.7%（图 3-23-2）。MRI 显示突出物增大，患者临床症状较前缓解，无马尾神经损伤表现，医患沟通后继续保守治疗。

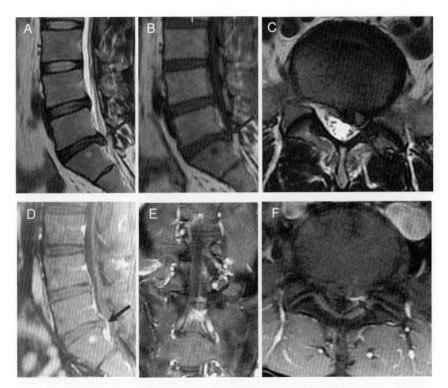

突出率60.5%。椎管最大层面面积约3.6 cm²；突出物最大层面面积约1.3 cm²，占椎管面积的36.1%。突出物较初诊时稍增大，增强MRI显示突出组织线形高信号影，牛眼征阳性。

图3-23-2　2016年9月8日第一次复查平扫及增强MRI图像

处方：

① 消髓化核汤加味：

生黄芪20 g　　炙黄芪20 g　　防　己10 g

当　归10 g　　川　芎15 g　　白　术10 g

地　龙10 g　　水　蛭 6 g　　威灵仙10 g

木　瓜10 g　　白芥子 6 g　　党　参10 g

共30剂，每日1剂，分2次饭后温服。

② 绝对卧床休息2周。

③ 佩戴腰围，避免久坐久站，加强腰背肌功能锻炼。

五诊（2016年10月6日）至七诊（2016年12月12日）

患者继续服用四诊方3个月，每月复诊一次。患者疼痛症状逐渐缓解，未发生马尾神经损伤表现。

处方：

消髓化核汤加味：

生黄芪20 g　　炙黄芪20 g　　防　己10 g

当　归10 g　　川　芎15 g　　白　术10 g

地　龙10 g　　水　蛭 6 g　　威灵仙10 g

木　瓜10 g　　白芥子 6 g　　党　参10 g

共90剂，每日1剂，分2次饭后温服。

七诊时患者腰痛症状不显，无左下肢放射痛，夜间可正常入睡。查体：直腿抬高试验左60°（＋）、右80°（－），双下肢肌力正常，左小腿外侧皮肤感觉轻度减退，马鞍区皮肤感觉正常，指地距15 cm，JOA评分25分。患者拒绝进行MRI复查，停服药物。恢复期指导患者进行腰背肌功能锻炼。

八诊（2018年8月29日）

患者腰腿痛症状完全消失，久坐或劳累时偶发腰痛。查体：L5／S1棘后棘旁无压痛，无下肢放射痛，直腿抬高试验左80°（－）、右90°（－），双下肢肌力及皮肤感觉正常。病理反射未引出，马鞍区皮肤感觉正常，指地距 5 cm，JOA 评分 29 分。对患者进行了第二次腰椎 MRI 复查显示 L5/S1 椎间盘突出物较第一次复查时大部分重吸收，硬膜囊及神经根轻度受压。突出率 14.5％，吸收率 78.1％。突出物最大层面面积约 0.7 cm²，占椎管面积的 19.4％（图 3-23-3）。

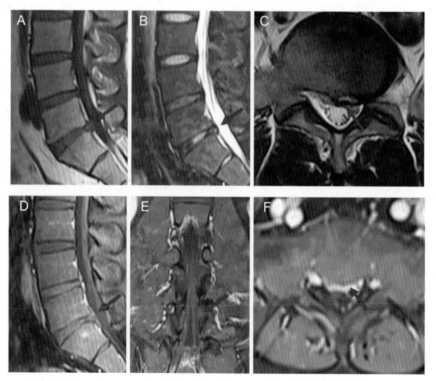

突出率 10.0％，吸收率 90.0％。突出物最大层面面积 0.1 cm²，占椎管面积的 2.9％。A、B 为平扫 MRI 矢状位像，突出物超过椎体后缘约 1 mm，较第一次复查时明显缩小；增强 MRI 显示突出物周围无环形高信号影，牛眼征消失，硬膜囊无明显受压及变形。

图 3-23-3　2018 年 8 月 29 日第二次复查平扫及增强 MRI 图像

按 语

初诊病史特点：男性，30 岁，痹证，无外伤病史，病程 3 个月，无马尾神经压迫症状。

首次影像学特点：L5/S1 部分破裂型，后纵韧带破裂，突出率 57.1％，Komori 改良分型 2 型，MSU 分型 2-AB 型，椎管形态为椭圆型，Iwabuchi 分型 1 型，无 Modic 改变，牛眼征线形增强型。

治疗特点：患者工作压力大，劳累后腰痛复发，腰痛发作时或伴有头晕症状，舌红少苔，脉细。一派阴虚之象，配伍枸杞子、熟地黄以滋补肝肾之阴。两药均为滋补之药，有滋腻碍胃之虑，故配伍陈皮增强健脾之功。该患者初诊时影像学检查显示突出率 57.1％。1 个月后患者腰痛症状未见明显好转，舌质淡红，薄白苔。予消髓化核汤加用全蝎、僵蚕、白附子增强透骨搜风之力，以达息风止痉之功。3 个月后患者临床症状有所好转，去全蝎、僵蚕、白附子，因其久用有破气伤血之嫌，少佐党参补气。因此临床治疗当分标本缓急，分而治之，与中医学辨证论治相一致。经治疗后患者临床症状缓解，但复查 MRI 显示突出物增大，突出率达到 66.3％，临床症状的改善往往先于影像学改变，医患沟通后决定继续保守治疗。经保守治疗 6 个月后患者临床症状大部分缓解，2 年后随访时予再次影像学复查，显示突出物较前大部分重吸收，吸收率 78.1％。患者在接受治疗过程中绝对卧床 6 周，相对卧床 6 周，口服中药 210 剂，未服用西药，恢复工作时间 4 个月，2 年 2 个月吸收率 78.1％。

病例二十四（女，43 岁，病程 3 月，痿证，L5／S1 大块型，牛眼征环形增强型，1 年吸收率 87.4％）

基本资料：齐某，女，43 岁，联系电话：1529872＊＊＊＊。

初诊日期：2018 年 4 月 13 日。

主诉：腰痛牵及右下肢 3 个月。

现病史：患者于 3 个月前开始出现腰痛，伴右下肢酸痛、麻木，来我院就诊。查平扫及增强 MRI 显示 L5／S1 椎间盘巨大型突出，现腰部疼痛难忍，活动不利。夜寐欠安，易醒，醒后难以入睡，伴腰膝酸软等。舌质淡，苔白，脉细弱。

查体：L5／S1 双侧棘旁压痛（＋）、叩击痛（＋），并向右下肢放射，直腿抬高试验左 90°（－）、右 30°（＋），右下肢足跟及小腿后外侧皮肤感觉减退，右下肢踝关节跖屈肌力Ⅳ级，右跟腱反射未引出，马鞍区皮肤感觉正常，指地距 25 cm，JOA 评分 18 分。

MRI 表现：L5／S1 椎间盘巨大型突出。L5／S1 突出的椎间盘在椎管中央偏右侧推压硬膜囊，右侧神经根受压，硬膜囊不对称变形。突出率 83.6％。椎管最大层面面积约 3.4 cm²；突出物最大层面面积约 1.5 cm²，占椎管面积的 44.1％。增强 MRI 显示牛眼征阳性（图 3-24-1）。

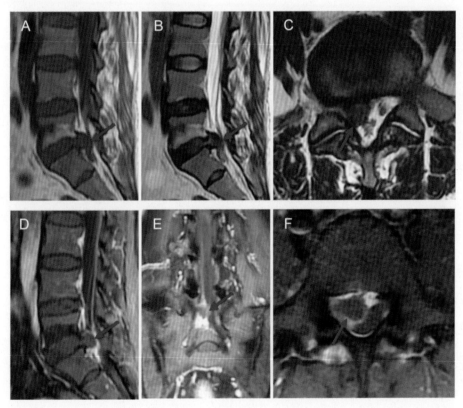

　　L5／S1 椎间盘巨大型突出，突出率 83.6％。椎管最大层面面积约 3.4 cm²；突出物最大层面面积约 1.5 cm²，占椎管面积的 44.1％。A、B 为 MRI 平扫矢状位像，突出物超过椎体后缘 8 mm 以上，边缘整齐，椎体后缘黑线（Blackline）中断；C 为腰椎 MRI 平扫轴位像，显示突出物较大，压迫硬膜囊，位于椎管内中央偏右侧，硬膜囊不对称变形。D、E、F 为增强 MRI 矢状位、冠状位及轴位像，显示突出髓核边缘呈环状强化，中央部分无强化，提示牛眼征阳性。

图 3-24-1　2018 年 4 月 13 日初诊平扫及增强 MRI 图像

诊断： L5/S1 大块型腰椎间盘突出症（痿证，牛眼征环形增强型）。

治法： 消髓化核，温补肾阳，通痹止痛。

处方：

① 消髓化核汤合二仙汤加减：

生黄芪 30 g	当 归 10 g	川 芎 10 g
地 龙 10 g	水 蛭 6 g	白芥子 6 g
木 瓜 20 g	威灵仙 30 g	白 术 10 g
牛 膝 10 g	炙甘草 6 g	酸枣仁 20 g
茯 神 15 g	仙 茅 15 g	淫羊藿 15 g
山萸肉 10 g		

共 15 剂，每日 1 剂，分 2 次饭后温服。

② 乙哌立松片 50 mg，每日 2 次，服用 2 周；甲钴胺 0.5 mg，每日 3 次，服用 2 周。

③ 卧床休息 2 周。

④ 避免久坐久站。密切观察病情变化，如症状加重，及时手术治疗。

二诊（2018 年 4 月 27 日）

患者经治疗 2 周后腰痛症状缓解不明显，夜间睡眠改善，仍感乏力。查体：L5/S1 双侧棘旁压痛（＋）、叩击痛（＋），并向右下肢放射，直腿抬高试验左 90°（－）、右 30°（＋），右下肢足跟及小腿后外侧皮肤感觉减退，右下肢踝关节跖屈肌力Ⅳ级，马鞍区皮肤感觉正常，指地距 25 cm，JOA 评分 18 分。患者诉颈肩部不适，要求继续保守治疗。

处方：

① 消髓化核汤合二仙汤加减：

生黄芪 30 g	当 归 10 g	川 芎 10 g
地 龙 10 g	水 蛭 6 g	白芥子 6 g
木 瓜 20 g	威灵仙 30 g	白 术 10 g
牛 膝 10 g	炙甘草 6 g	仙 茅 15 g
淫羊藿 15 g	山萸肉 10 g	薏苡仁 10 g
葛 根 30 g		

共 14 剂，每日 1 剂，分 2 次饭后温服。

② 甲钴胺 0.5 mg，每日 3 次，服用 2 周。

③ 相对卧床休息 2 周。

三诊（2018 年 5 月 10 日）至五诊（2018 年 7 月 12 日）

患者每月复诊一次，服用二诊方 2 个月后腰腿痛症状仍存在，麻木感较前缓解，腰膝酸软症状改善，无乏力，未出现马尾神经损伤症状。五诊时查体：右侧棘旁压痛（＋）、叩击痛（＋），并向右下肢放射，直腿抬高试验左 90°（－）、右 45°（＋），右下肢足跟外侧皮肤感觉减退，右下肢踝关节跖屈肌力Ⅳ级，马鞍区皮肤感觉正常，指地距 20 cm，JOA 评分 21 分。续服上述方剂半个月。

处方：

消髓化核汤合二仙汤加减：

生黄芪 30 g	当 归 10 g	川 芎 10 g
地 龙 10 g	水 蛭 6 g	白芥子 6 g
木 瓜 20 g	威灵仙 30 g	白 术 10 g
牛 膝 10 g	炙甘草 6 g	仙 茅 15 g
淫羊藿 15 g	山萸肉 10 g	薏苡仁 10 g
葛 根 30 g		

共 75 剂，每日 1 剂，分 2 次饭后温服。

六诊（2018 年 7 月 25 日）

患者腰腿痛症状大部分缓解，无下肢放射痛。查体：右侧棘旁压痛（－）、叩击痛（－），无下肢放射痛，直腿抬高试验左 90°（－）、右 70°（＋），右下肢足跟外侧皮肤感觉减退，双下肢肌力正常，右下肢踝关节跖屈肌力Ⅴ级，恢复正常，马鞍区皮肤感觉正常，指地距 15 cm，JOA 评分 22 分。复查腰椎平扫及增强 MRI 显示 L5/S1 椎间盘突出物部分重吸收。突出率 44.0%，吸收率 47.4%。突出物最大层面面积约 1.0 cm²，占椎管面积的 29.4%（图 3-24-2）。患者继续服用中药治疗。

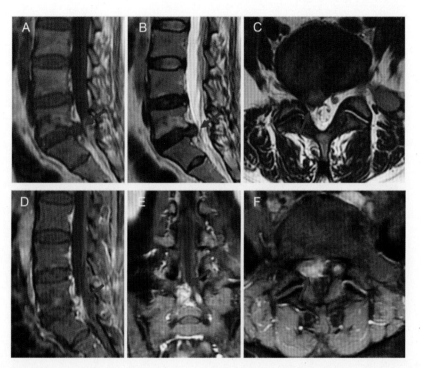

L5/S1 椎间盘髓核突出，突出率 44.0%，吸收率 47.4%。突出物最大层面面积约 1.0 cm²，占椎管面积的 29.4%。L5/S1 椎间盘突出物缩小，突出物吸收，右侧神经根稍受压，硬膜囊无明显受压及变形，增强 MRI 显示牛眼征仍存在，有进一步重吸收可能。

图 3-24-2　2018 年 7 月 25 日第一次复查平扫及增强 MRI 图像

处方：

消髓化核汤合二仙汤加减：

生黄芪 30 g	当　归 10 g	川　芎 10 g
地　龙 10 g	水　蛭 6 g	白芥子 6 g
木　瓜 20 g	威灵仙 30 g	白　术 10 g
牛　膝 10 g	炙甘草 6 g	仙　茅 15 g
淫羊藿 15 g	山萸肉 10 g	薏苡仁 10 g
葛　根 30 g		

共 30 剂，每日 1 剂，分 2 次饭后温服。

七诊（2018 年 8 月 22 日）至十二诊（2019 年 4 月 17 日）

患者继续服用中药方 8 个月，隔日服药。

处方：

消髓化核汤精简方：

炙黄芪 60 g　　当　归 20 g　　地　龙 10 g

木　瓜 20 g　　威灵仙 30 g

共 120 剂，每日 1 剂，分 2 次饭后温服。

十二诊时患者腰腿痛症状完全缓解，无不适主诉，夜寐安，无乏力、腰膝酸软等不适。查体：腰部无压痛，无下肢放射痛，直腿抬高试验左 90°（－）、右 90°（－），双下肢肌力及皮肤感觉正常，右下肢麻木感消失，马鞍区皮肤感觉正常，指地距 10 cm，JOA 评分 28 分。第二次复查 MRI 显示 L5/S1 巨大型椎间盘突出物大部分重吸收。突出率 10.5%，吸收率 87.4%。突出物最大层面面积约 0.3 cm²，占椎管面积的 8.8%，增强 MRI 显示牛眼征消失（图 3-24-3）。十二诊后患者停服药物。

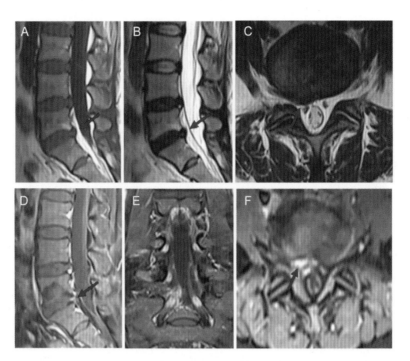

L5/S1 椎间盘髓核轻度突出，突出率 10.5%，吸收率 87.4%。突出物最大层面面积约 0.3 cm²，占椎管面积的 8.8%。L5/S1 椎间盘突出物较初诊时明显缩小，突出物明显重吸收，硬膜囊无明显受压及变形，增强 MRI 显示牛眼征消失。

图 3-24-3　2019 年 4 月 17 日第二次复查平扫及增强 MRI 图像

按 语

初诊病史特点： 女性，43 岁，痿证，无外伤病史，病程 3 个月，无马尾神经压迫症状。

首次影像学特点： L5/S1 大块型，后纵韧带破裂，突出率 83.6%，Komori 改良分型 3 型，MSU 分型 3-AB 型，椎管形态为三角型，Iwabuchi 分型 1 型，Modic Ⅱ型改变，牛眼征环形增强型。

治疗特点： 该患者为江苏徐州人，因经济条件限制，每次复诊均乘坐绿皮火车来就诊，夕发旦至，极为艰辛。患者初诊时夜寐不安，腰膝酸软，配伍二仙汤，加味茯神、酸枣仁。二仙汤温补肾阳，对于更年期妇女，补肾类中药具有增强肾上腺皮质功能、提高激素水平、增强免疫力、延缓衰老、改善骨质疏松等作用。茯神宁心安神，酸枣仁养肝宁心安神。患者出现失眠症状，是长期腰痛引起情志不遂、肝气郁结、煎熬心阴所致。两者合用，共奏养肝宁心、安神助眠之功。该患者初诊时病程较短，MRI 显示突出率 83.6%，2 周后患者诉项背部拘急不适，遂加用葛根解肌。患者遵医嘱绝对卧床，经保守治疗半个月后症状逐渐缓解，3 个月后突出物吸收率 47.4%，1 年后突出物吸收率 87.4%。患者在接受治疗过程中绝对卧床 2 周，相对卧床 4 周，口服西药时间 1 个月，口服中药 254 剂，恢复工作时间 6 周，1 年吸收率 87.4%。值得一提的是，笔者团队在先期实验研究的基础上，为了便于研究直至今后开发新药，精心研发了消髓化核汤的精简方，重用黄芪意在补中益气，气旺则血行，消瘀而不伤正，振奋元气，消除疼痛麻木、肌肉无力等症状。当然，专病专方有一定可行性，并非全面理想，辨证论治才是中医药治疗的核心要旨。

病例二十五（女，24 岁，病程 4 月，痉证，L5/S1 部分破裂型，牛眼征线形增强型，2 年吸收率 85%）

基本资料：蔡某，女，24 岁，联系电话：1379959＊＊＊＊。

初诊日期：2017 年 4 月 26 日。

主诉：腰痛牵及左下肢疼痛、麻木 4 个月。

现病史：患者于 4 个月前无明显诱因下出现腰痛，伴左下肢疼痛、麻木，不能行走。卧床时疼痛减轻，受凉或长时间站立时疼痛剧烈，纳差，大小便正常。舌淡胖伴有齿痕，苔白，脉细滑。

查体：腰椎生理曲度存在，L5/S1 左侧棘旁压痛（＋）、叩击痛（＋），并放射至左下肢，直腿抬高试验左 30°（＋）、右 80°（－），双侧下肢肌力正常，左下肢小腿后外侧、足跟外侧皮肤感觉减退，病理反射未引出，马鞍区皮肤感觉正常，指地距 34 cm，JOA 评分 12 分。

MRI 表现：L5/S1 椎间盘巨大型突出，突出率 88.1%。椎管最大层面面积约 4.0 cm²；突出物最大层面面积约 2.1 cm²，占椎管面积的 52.5%。增强 MRI 显示牛眼征阳性（图 3-25-1）。

诊断：L5/S1 部分破裂型腰椎间盘突出症（痉证，牛眼征线形增强型）。

治法：化瘀利水，益气健脾。

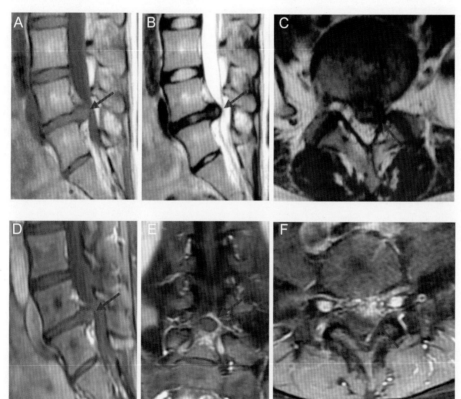

　　L5/S1 椎间盘巨大型突出，突出率 88.1%。椎管最大层面面积约 4.0 cm²；突出物最大层面面积约 2.1 cm²，占椎管面积的 52.5%。A、B 为 MRI 平扫矢状位像，显示突出物超过椎体后缘 8mm 以上，Iwabuchi 分型 1 型；C 为 MRI 平扫轴位像，显示突出物较大，压迫硬膜囊，突出髓核呈等信号，位于椎管内偏左侧；D 为增强 MRI 矢状位像，E 为冠状位像，F 为轴位像，显示突出物边缘线形高信号，即牛眼征阳性。

图 3-25-1　2017 年 4 月 26 日初诊时平扫及增强 MRI 图像

处方：

① 消髓化核汤加减：

生黄芪 30 g	防 己 10 g	当 归 10 g
制地龙 6 g	威灵仙 30 g	木 瓜 20 g
炒白术 10 g	川牛膝 10 g	炒薏苡仁 30 g
陈 皮 6 g	茯 苓 10 g	党 参 10 g
山 药 10 g	砂 仁 3 g	

共 14 剂，每日 1 剂，分 2 次饭后温服。

② 迈之灵片 300 mg，每日 2 次，口服 2 周。

③ 甲钴胺 0.5 mg，每日 3 次，口服 2 周。

④ 绝对卧床休息 2 周。

⑤ 密切观察病情变化，必要时手术治疗。

二诊（2017 年 5 月 11 日）

患者疼痛症状无明显缓解，胃纳较前有所改善，二便调，左下肢牵痛依旧，伴有麻木。查体：L5/S1 左侧棘旁压痛（＋），伴有左下肢放射痛，双侧下肢肌力正常，左下肢小腿后外侧、足跟外侧皮肤感觉减退，直腿抬高试验左 40°（＋）、右 90°（－），马鞍区皮肤感觉正常。

处方：

① 消髓化核汤加减：

生黄芪 30 g	防 己 10 g	当 归 10 g
制地龙 6 g	威灵仙 30 g	木 瓜 20 g
炒白术 10 g	川牛膝 10 g	炒薏苡仁 30 g
陈 皮 6 g	茯 苓 10 g	党 参 10 g
山 药 10 g	砂 仁 3 g	

共 14 剂，每日 1 剂，分 2 次饭后温服。

② 迈之灵片 300 mg，每日 2 次，口服 2 周。

③ 甲钴胺 0.5 mg，每日 3 次，口服 2 周。

④ 相对卧床休息 2 周。

三诊（2017 年 5 月 25 日）

1 个月后复诊，患者腰腿痛症状改善不明显，左下肢牵痛，仍感麻木，纳可，二便调。查体：L5/S1 左侧棘旁压痛（＋），伴有左下肢放射痛，双侧下肢肌力正常，左下肢小腿后外侧、足跟外侧皮肤感觉减退，直腿抬高试验左 45°（＋）、右 90°（－），马鞍区皮肤感觉正常。指地距 30 cm，JOA 评分 14 分。虽然患者症状缓解不明显，但无马尾神经损伤症状，临床症状无进行性加重。医患沟通后，患者要求继续保守治疗。

处方：

① 消髓化核汤精简方：

炙黄芪 60 g	当 归 20 g	地 龙 10 g
木 瓜 20 g	威灵仙 30 g	

共 14 剂，每日 1 剂，分 2 次饭后温服。

② 密切观察病情变化，如出现症状进行性加重或马尾神经损伤表现，立即手术治疗。

四诊（2017 年 6 月 10 日）至六诊（2017 年 8 月 15 日）

患者每月复诊一次，续服三诊方（消髓化核汤精简方）2 个月。

六诊时患者诉腰痛症状较初诊明显减轻，腰痛间作，左下肢放射痛较前好转，长时间站立仍疼痛。查体：直腿抬高试验左 60°（＋）、右 90°（－），双侧下肢肌力正常，左下肢小腿后外侧、足跟外侧皮肤感觉减退，马鞍区皮肤感觉正常，指地距 20 cm，JOA 评分 18 分。复查平扫 MRI 显示 L5/S1 巨大型椎间盘突出，突出物较初诊时无明显变化（图 3-25-2）。患者临床症状缓解，影像学表现无明显变化，经医患沟通后继续口服三诊方保守治疗。

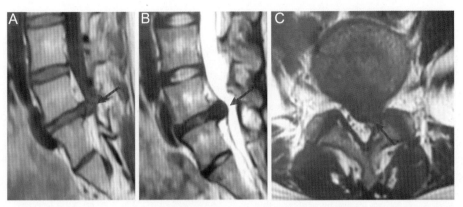

A、B、C 为平扫 MRI 图像，L5/S1 椎间盘髓核突出（髓核无游离），影像学表现较初诊时无明显变化。

图 3-25-2　2017 年 8 月 15 日复诊时 MRI 图像

处方：

① 消髓化核汤精简方：

炙黄芪 60 g　　当　归 20 g　　地　龙 10 g

木　瓜 20 g　　威灵仙 30 g

共 60 剂，每日 1 剂，分 2 次饭后温服。

② 密切观察病情变化，如出现症状进行性加重或马尾神经损伤表现，立即手术治疗。

七诊（2017 年 10 月 8 日）

患者腰腿痛症状明显缓解，腰痛偶作，劳累及久站久坐后出现左下肢放射痛。查体：直腿抬高试验左 70°（＋）、右 90°（－），双侧下肢肌力正常，左下肢小腿后外侧皮肤感觉仍减退，左足跟外侧皮肤感觉好转，马鞍区皮肤感觉正常。指地距 10 cm，JOA 评分 23 分。患者症状明显改善，

停服药物治疗。恢复期指导患者进行腰背肌功能锻炼。患者拒绝复查腰椎 MRI。

八诊（2019 年 5 月 11 日）

2 年后随访，患者腰腿痛症状基本缓解，左下肢麻木感消失。查体：L5/S1 棘突棘旁压痛（－）、叩击痛（－），无双下肢放射痛，直腿抬高试验左 90°（－）、右 90°（－），双下肢肌力正常，双下肢皮肤感觉正常，左下肢小腿后外侧、足跟外侧麻木感消失，马鞍区皮肤感觉正常。指地距 5 cm，JOA 评分 28 分。第二次复查腰椎 MRI 显示 L5/S1 巨大型椎间盘突出物较初诊时大部分重吸收，突出率 13.2％，吸收率 85％。突出物最大层面面积 0.3 cm²，占椎管面积的 7.5％（图 3-25-3）。

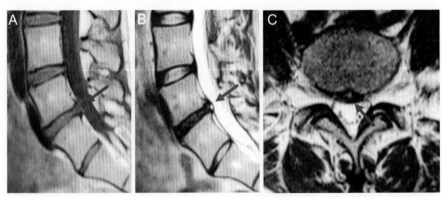

A、B、C 为平扫 MRI 图像，L5/S1 椎间盘髓核轻度突出。突出率 13.2％，吸收率 85％。突出物最大层面面积 0.3 cm²，占椎管面积的 7.5％。突出物较前大部分重吸收，硬膜囊稍受压。

图 3-25-3　2019 年 5 月 11 日随访时 MRI 图像

按 语

初诊病史特点： 女性，24 岁，痉证，无外伤病史，病程 4 个月，无马尾神经压迫症状。

首次影像学特点： L5 / S1 部分破裂型，后纵韧带破裂型，突出率 88.1%，Komori 改良分型 2 型，MSU 分型 3-AB 型，椎管形态为三角型，Iwabuchi 分型 1 型，无 Modic 改变，牛眼征线形增强型。

治疗特点： 金元医家李氏云，"脾胃乃伤，百病由生"。本例患者舌淡胖伴有齿痕，苔白，为典型的脾虚湿盛之证，脾为阴土，喜燥恶湿，故治疗当以益气健脾化湿为大法，其中痰瘀湿为重要的致病因素，互为因果，相互影响。"冰冻三尺，非一日之寒"。患者系学生，长期坐位，压力大，运动少，气血运行不畅，初期发作时体征较为严重。患者腰腿痛伴下肢麻木已 4 个月，多处求医均建议其手术治疗，由于惧怕手术而情绪焦虑，影响正常学习。该患者初诊时 MRI 显示突出率 88.1%，急性发作期疼痛症状较甚。《伤寒杂病论》中提到炒薏苡仁有止痛的功效，故予患者加用炒薏苡仁以增强止痛功效。治疗 4 个月后第一次复查 MRI 显示突出物无明显变化，但临床症状缓解明显，2 年后随访复查 MRI 显示巨大型突出物消失，吸收率达 85%。患者在接受治疗过程中绝对卧床 2 周，相对卧床 2 周，口服西药时间 4 周，口服中药 162 剂，2 年吸收率 85%。

病例二十六（女，25 岁，病程 2 天，痹证，L4／L5 大块型，牛眼征环形增强型，1 年吸收率 92％）

基本资料：顾某，女，25 岁，联系电话：1395240＊＊＊＊。

初诊日期：2018 年 5 月 3 日。

主诉：搬重物致腰痛牵及左下肢 2 天。

现病史：患者于 2 天前因搬重物致腰痛牵及左下肢疼痛，站立时疼痛加重，大小便正常，腰部活动受限，站立行走困难，卧床不能翻身。舌淡暗红，苔白腻，脉弦紧。

查体：腰椎生理曲度存在，L4／L5 左侧棘旁压痛（＋），并放射至左下肢，直腿抬高试验左 50°（＋）、右 90°（－），双侧下肢肌力正常，双下肢皮肤感觉正常，病理反射未引出，马鞍区皮肤感觉正常，指地距 30 cm，JOA 评分 16 分。

MRI 表现：L4／L5 椎间盘巨大型突出，突出率 100％。椎管最大层面面积约 3.7 cm²；突出物最大层面面积约 2.2 cm²，占椎管面积的 59.5％。增强 MRI 显示牛眼征阳性（图 3-26-1）。

诊断：L4／L5 大块型腰椎间盘突出症（痹证，牛眼征环形增强型）。

治法：益气化瘀，通络止痛。

处方：

① 消髓化核汤加味：

生黄芪 30 g　　炙黄芪 30 g　　防 己 10 g

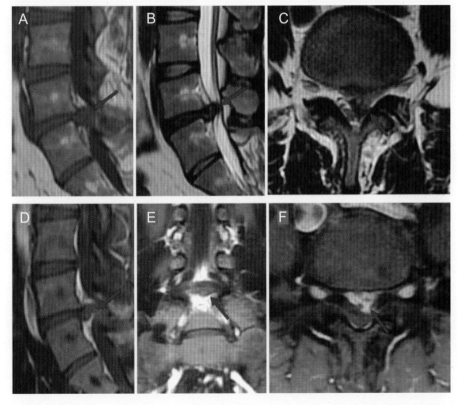

L4／L5 椎间盘巨大型突出。突出率 100％。椎管最大层面面积约 3.7 cm²；突出物最大层面面积约 2.2 cm²，占椎管面积的 59.5％。A、B 为 MRI 平扫矢状位像，突出物超过椎体后缘 10 mm 以上，边缘整齐；C 为腰椎 MRI 平扫轴位像，显示突出物较大，侵占整个椎管，压迫左侧神经根，硬膜囊不对称变形。D、E、F 为增强 MRI 矢状位、冠状位、轴位像，显示髓核边缘呈环状强化，中央部分无强化，突出物周围环形增强信号，即牛眼征阳性。

图 3-26-1　2018 年 5 月 3 日初诊平扫及增强 MRI 图像

当　归10 g　　水　蛭 6 g　　白芥子 6 g

木　瓜20 g　　威灵仙30 g　　白　术10 g

地　龙10 g　　牛　膝10 g　　炙甘草 6 g

陈　皮 6 g　　桃　仁10 g　　红　花10 g

香　附 6 g

共14剂，每日1剂，分2次饭后温服。

② 卧床休息2周。

③ 呋喃硫胺片20 mg，3次/日，口服2周；甲钴胺500 mg，每日3次，口服2周。

④ 密切观察病情变化，必要时手术治疗。

二诊（2018年5月21日）至五诊（2018年7月14日）

患者服用消髓化核汤2周后复诊，二诊时诉疼痛症状较前稍改善。查体：L4/L5左侧棘旁压痛（＋），伴有左下肢放射痛，直腿抬高试验左60°（＋）、右90°（－），双侧下肢肌力及皮肤感觉正常，马鞍区皮肤感觉正常。指地距25 cm，JOA评分19分。续服初诊方2个月。

处方：

① 消髓化核汤加味：

生黄芪30 g　　炙黄芪30 g　　防　己10 g

当　归10 g　　水　蛭 6 g　　白芥子 6 g

木　瓜20 g　　威灵仙30 g　　白　术10 g

地　龙10 g　　牛　膝10 g　　炙甘草 6 g

陈　皮 6 g　　桃　仁10 g　　红　花10 g

香　附 6 g

共60剂，每日1剂，分2次饭后温服。

② 呋喃硫胺片20 mg，3次/日，口服2周。

③ 甲钴胺500 mg，每日3次，口服2周。

④ 密切观察病情变化，必要时手术治疗。

六诊（2018年7月28日）

患者腰腿痛仍剧烈，腰部活动受限，站立行走困难，卧床不能翻身。查体：直腿抬高试验左50°（＋）、右90°（－），双侧下肢肌力正常，皮肤感觉正常，马鞍区皮肤感觉正常。指地距25 cm，JOA评分18分。复查平扫及增强MRI显示L4/L5巨大型椎间盘突出，与初诊时相比突出物无明显变化，突出率100%（图3-26-2）。患者临床症状较前无缓解，也无进行性加重表现，无马尾神经损伤表现，经医患沟通后患者要求继续保守治疗。

处方：

① 消髓化核汤：

生黄芪20 g　　炙黄芪20 g　　防　己10 g

当　归10 g　　川　芎15 g　　白　术10 g

地　龙10 g　　水　蛭 6 g　　威灵仙10 g

木　瓜10 g　　白芥子 6 g

共14剂，每日1剂，分2次饭后温服。

② 密切观察病情变化，必要时手术治疗。

七诊（2018年8月12日）至十诊（2018年11月10日）

患者继续服用消髓化核汤加减3个月，每月复诊一次，在接受治疗过程中腰腿痛症状逐渐缓解，双下肢肌力及皮肤感觉无异常，马鞍区皮肤感觉正常。

处方：

① 消髓化核汤：

生黄芪20 g　　炙黄芪20 g　　防　己10 g

当　归10 g　　川　芎15 g　　白　术10 g

地　龙10 g　　水　蛭 6 g　　威灵仙10 g

木　瓜10 g　　白芥子 6 g

共100剂，每日1剂，分2次饭后温服。

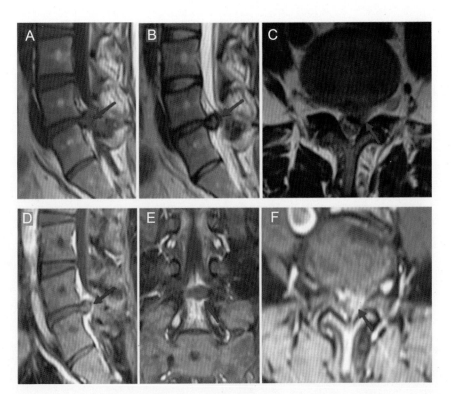

突出率100%。突出物较初诊时无明显变化。增强MRI显示突出组织环状高信号影，牛眼征阳性。

图3-26-2　2018年7月28日第一次复查平扫及增强MRI图像

② 密切观察病情变化，必要时手术治疗。

十一诊（2018年11月24日）

患者腰腿痛已大部分缓解。查体：腰部无压痛，无叩击痛，直腿抬高试验左80°（-）、右90°（-），双侧下肢肌力正常，皮肤感觉正常，马鞍区皮肤感觉正常。指地距15 cm，JOA评分22分。第二次复查平扫及增强MRI显示突出率65.4%，吸收率34.6%。突出物最大层面面积1.1 cm²，占椎管面积的29.7%（图3-26-3）。突出物较初诊时明显缩小；增强MRI显示突出物周围环状高信号影，牛眼征阳性。预测突出物有进一步重吸收可能，嘱患者继续服用中药治疗。

处方：

消髓化核汤：

生黄芪20 g	炙黄芪20 g	防 己10 g
当 归10 g	川 芎15 g	白 术10 g
地 龙10 g	水 蛭 6 g	威灵仙10 g
木 瓜10 g	白芥子 6 g	

共45剂，每日1剂，分2次饭后温服。

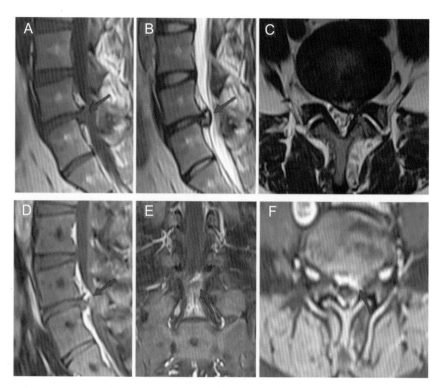

突出率 65.4%，吸收率 34.6%。突出物最大层面面积 1.1 cm²，占椎管面积的 29.7%。突出物超过椎体后缘 6 mm 以上，较初诊时明显缩小。增强 MRI 显示突出物周围环形高信号影，牛眼征阳性。

图 3-26-3　2018 年 11 月 24 日第二次复查平扫及增强 MRI 图像

十二诊（2019 年 1 月 7 日）至十七诊（2019 年 5 月 11 日）

患者继续服用中药方消髓化核汤 4 个月（120 剂），并进行腰背肌功能锻炼。

十七诊时患者腰痛及下肢疼痛症状基本缓解，恢复正常工作，无明显不适。查体：L4/L5 棘后棘旁无压痛，无下肢放射痛，直腿抬高试验左 90°（一）、右 90°（一），双下肢肌力及皮肤感觉正常。病理反射未引出，马鞍区皮肤感觉正常，指地距 5 cm，JOA 评分 28 分。复查平扫及增强 MRI 显示 L4/L5 椎间盘突出物较初诊时大部分重吸收，突出物消失（图 3-26-4）。患者停服药物治疗。

按　语

初诊病史特点： 女性，25 岁，痹证，有搬重物外伤病史，病程 2 天，无马尾神经压迫症状。

首次影像学特点： L4/L5 大块型，后纵韧带破裂型，突出率 100%，Komori 改良分型 2 型，MSU 分型 3-A 型，椎管形态为三角型，Iwabuchi 分型 1 型，无 Modic 改变，牛眼征环形增强型。

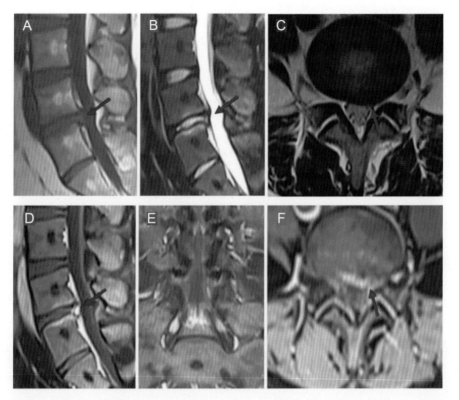

L4/L5 椎间盘轻度突出。突出率 8.0%，吸收率 92.0%。突出物最大层面面积 0.2 cm²，占椎管面积的 5.4%。突出物较初诊时明显缩小。增强 MRI 显示突出物周围无环形高信号影，牛眼征消失，硬膜囊无明显受压及变形。

图 3-26-4　2019 年 5 月 11 日第三次复查平扫及增强 MRI 图像

治疗特点：患者急性期疼痛较重，但能耐受，所以未予服消炎镇痛药物，以防消炎镇痛药物阻断了突出物周围的炎性反应而影响重吸收。方中重用生炙黄芪意在气化立法，气旺则血行，消瘀而不伤正。初诊时 MRI 显示突出率 100%，治疗后 3 个月第一次复查 MRI 显示突出物无变化，临床症状无明显改善，但未出现马尾神经损伤症状，无临床症状进行性加重表现，继续保守治疗。7 个月时患者临床症状缓解。复查 MRI 显示突出物逐渐缩小，预示发生进一步重吸收可能性大，1 年后复查 MRI 显示突出物明显重吸收，吸收率达到 92.0%。患者在接受治疗过程中坚持工作，没有休息，口服西药时间 8 周，口服中药 353 剂，1 年

吸收率 92.0%。

清代医家叶天士将络病证治思想运用于临床，形成了较为全面的络病理论。破裂型腰椎间盘突出症病情复杂，病势缠绵，症状较重，与络病机制密切关联。一般外感六淫或跌仆损伤致气血运行不畅，不通则痛；久病入络，则痰瘀湿阻滞，络脉不通，筋脉失去濡养，不荣则痛。痰瘀湿既是病理产物，又是继发性致病因素，两者互为因果。痰湿是津液凝聚而成，瘀血是血液瘀滞而成，而腰椎间盘突出症是由于痰瘀湿滞于络脉，久病入络所致。对于舌暗舌紫、血瘀症状明显者，可加大活血化瘀之力，必要时可选用血肉有情之品，如蜈蚣、全蝎等。

病例二十七 （女，43岁，病程半月，痿证，L4/L5硬膜囊内型，牛眼征环形增强型，9个月吸收率100%）

基本资料： 王某，女，43岁，联系电话：1377163****。

初诊日期： 2017年6月20日。

主诉： 腰痛牵及左下肢半个月。

现病史： 患者于半个月前无明显诱因下出现腰部疼痛牵及左下肢，行走300米后即感腰部、左臀部、左足背胀痛不适，卧床休息可缓解。纳可，夜寐安，二便调。

查体： 腰椎生理曲度存在，L4/L5两侧棘旁压痛（＋）、叩击痛（＋），并向左下肢放射，直腿抬高试验左45°（＋）、右75°（－），左踇趾背伸肌力Ⅳ级，双下肢皮肤感觉正常，马鞍区皮肤感觉正常，指地距38 cm，JOA评分14分。舌质红，苔薄白，脉细。

MRI表现： L4/L5椎间盘巨大型突出。突出的椎间盘在椎管中央偏左侧推压硬膜囊，左侧神经根受压，硬膜囊不对称变形。突出率65.8%。椎管最大层面面积约3.7 cm²；突出物最大层面面积约1.5 cm²，占椎管面积的40.5%。增强MRI显示突出物周围环状增强信号，牛眼征阳性（图3-27-1）。

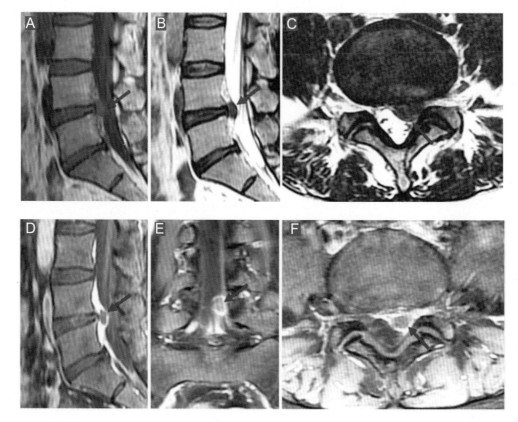

L4/L5椎间盘髓核巨大型突出（髓核向后下方游离），突出率65.8%。椎管最大层面面积约为3.7 cm²；突出物最大层面面积约1.5 cm²，占椎管面积的40.5%。A、B为MRI平扫矢状位像，突出物超过椎体后缘8 mm以上，边缘整齐，Iwabuchi分型1型；C为MRI平扫轴位像，显示突出物较大，压迫硬膜囊及左侧神经根，游离髓核呈等信号，位于椎管中央偏左侧，硬膜囊不对称变形，椎管形态为三角型；D为腰椎增强MRI矢状位像，E、F为腰椎增强MRI冠状位像及轴位像，显示突出物边缘环状高信号，即牛眼征阳性。

图3-27-1　2017年6月20日初诊平扫及增强MRI图像

诊断： L4/L5 硬膜囊内型腰椎间盘突出症（痿证，牛眼征环形增强型）。

治法： 益气利水，化瘀止痛。

处方：

① 消髓化核汤加减：

生 黄 芪 30 g	防 己 10 g	当 归 10 g
水 蛭 6 g	威灵仙 30 g	木 瓜 20 g
白 芥 子 6 g	地 龙 10 g	炒白术 10 g
薏 苡 仁 10 g	陈 皮 6 g	猪 苓 10 g
茯 苓 10 g	川牛膝 10 g	

共 14 剂，每日 1 剂，分 2 次饭后温服。

② 相对卧床休息 2 周。

二诊（2017 年 7 月 4 日）

患者腰腿痛症状缓解，夜间可入睡，翻身稍困难，下肢放射痛减轻，近日饮食不节，致纳差，舌苔厚腻，夜寐尚可。查体：L4/L5 两侧棘旁压痛（＋）、叩击痛（＋），并向左下肢放射（较前减轻），直腿抬高试验左 55°（＋）、右 75°（－），左踇趾背伸肌力Ⅳ级，双下肢皮肤感觉正常，马鞍区皮肤感觉正常，指地距 30 cm，JOA 评分 18 分。

处方：

① 消髓化核汤加减：

生 黄 芪 30 g	防 己 10 g	当 归 10 g
水 蛭 6 g	威灵仙 30 g	木 瓜 20 g
白 芥 子 6 g	地 龙 10 g	炒白术 10 g
薏 苡 仁 10 g	陈 皮 6 g	猪 苓 10 g
茯 苓 10 g	川牛膝 10 g	炒麦芽 10 g
炙鸡内金 15 g		

共 14 剂，每日 1 剂，分 2 次饭后温服。

② 相对卧床休息 2 周。

三诊（2017 年 7 月 17 日）至六诊（2017 年 9 月 2 日）

患者纳差等症状消失，腰腿痛症状逐渐缓解，复诊期间连续服初诊方，无马尾神经损伤症状，每半月复诊一次，第 4 周时恢复正常工作。

处方：

消髓化核汤加减：

生 黄 芪 30 g	防 己 10 g	当 归 10 g
水 蛭 6 g	威灵仙 30 g	木 瓜 20 g
白 芥 子 6 g	地 龙 10 g	炒白术 10 g
薏 苡 仁 10 g	陈 皮 6 g	猪 苓 10 g
茯 苓 10 g	川牛膝 10 g	炒麦芽 10 g
炙鸡内金 15 g		

共 60 剂，每日 1 剂，分 2 次饭后温服。

七诊（2017 年 9 月 15 日）

患者腰腿痛症状明显好转，仅劳累后感腰酸，左下肢胀痛，已服中药方 3 个月。查体：腰部压痛、放射痛不明显，直腿抬高试验左 80°（－）、右 80°（－），双下肢肌力正常，左踇趾背伸肌力恢复正常，双下肢皮肤感觉正常，马鞍区皮肤感觉正常，指地距 15 cm，JOA 评分 24 分。第一次复查 MRI 平扫及增强显示 L4/L5 椎间盘轻度突出，牛眼征范围缩小，突出率 10.6%，吸收率 83.9%（图 3-27-2）。七诊后患者停服中药。

八诊（2018 年 4 月 1 日）

7 个月后随访，患者症状几乎完全缓解，行走自如。查体：腰部无压痛，下肢放射痛不明显，直腿抬高试验左 80°（－）、右 80°（－），双下肢肌力及皮肤感觉正常，马鞍区皮肤感觉正常，指地距 10 cm，JOA 评分 25 分。第二次复查 MRI 平扫及增强显示突出物基本吸收，牛眼征消失，突出率为 0，吸收率为 100%（图 3-27-3）。患者停药后症状未见复发。

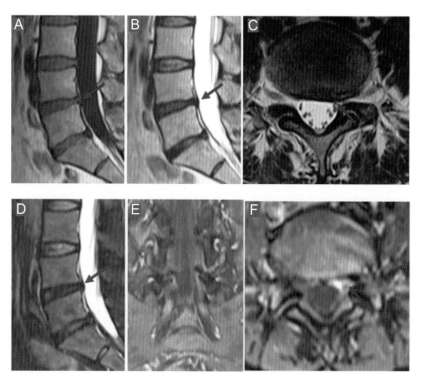

　　L4/L5椎间盘轻度突出。突出率10.6％，吸收率83.9％。突出物最大层面面积约0.5 cm²，占椎管面积的13.5％。椎间盘突出组织较前明显缩小，硬脊膜及神经根轻度受压。增强MRI显示突出物大部分重吸收，在矢状位、冠状位、轴位图像上均可见牛眼征缩小。

图3-27-2　2017年9月15日第一次复查平扫及增强MRI图像

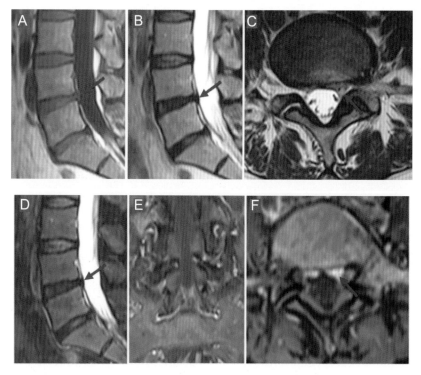

　　L4/L5椎间盘未见明显突出。突出率为0，吸收率为100％。硬脊膜及神经根无明显受压。增强MRI显示突出物完全重吸收，在矢状位、冠状位、轴位图像上均可见牛眼征消失。

图3-27-3　2018年4月1日第二次复查平扫及增强MRI图像

九诊（2019 年 5 月 20 日）

1 年后随访，患者正常工作、生活，平时注意腰部休息，不从事重体力劳动，无明显腰痛症状。

复查 MRI 显示突出物重吸收，突出率为 0，吸收率为 100％（图 3-27-4）。

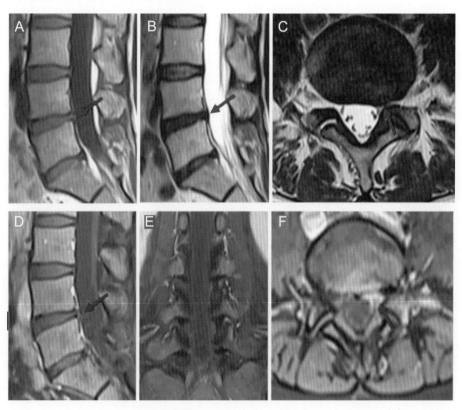

L4／L5 椎间盘突出物重吸收，突出率为 0，吸收率为 100％。

图 3-27-4　2019 年 5 月 20 日第三次复查平扫及增强 MRI 图像

按　语

初诊病史特点： 女性，43 岁，痿证，无外伤病史，病程半月，无马尾神经压迫症状。

首次影像学特点： L4／L5 硬膜囊内型，后纵韧带破裂型，突出率 65.8％，Komori 改良分型 3 型，MSU 分型 3-B 型，椎管形态为三角型，首次增强 MRI 牛眼征阳性，Iwabuchi 分型 1 型，无 Modic 改变，牛眼征环形增强型。

治疗特点： 患者为中年女性，L4／L5 椎间盘巨大型突出，初期 JOA 评分 18 分，疼痛能耐受。遂单纯予消髓化核汤加减进行治疗，在治疗过程中，患者由于饮食不节，出现纳差、舌苔厚腻，

加用炒麦芽、炙鸡内金后症状消失。患者经保守治疗后症状明显缓解，突出物吸收率 100％。患者在接受治疗过程中相对卧床 1 个月，口服中药 88 剂，未服用西药，恢复工作时间 1 个月，9 个月吸收率 100％。腰突症与络病联系密切，"络以通为用"正是针对络病生理特点及络病病理实质而提出的。《灵枢·本藏》云："血和则经脉流行，营复阴阳，筋骨劲强，关节清利矣。"故消髓化核汤中选用当归、川芎等活血通络之品。水蛭、地龙为血肉有情之品，具有动跃攻冲走窜之象，能入骨驱崮结之瘀血，旋转阳动之气。白芥子化痰、通络止痛，威灵仙祛风除湿、通络止痛，最终使机体恢复正常生理状态。

病例二十八（男，29岁，病程3月，痉证，L5/S1部分破裂型，牛眼征线形增强型，9个月吸收率81.3%）

基本资料：承某，男，29岁，联系电话：1300456****。

初诊日期：2018年9月1日。

主诉：腰痛1年，加重伴左下肢麻木3个月。

现病史：患者1年前无明显诱因下出现腰痛，在外院接受CT检查提示腰椎间盘突出症，口服药物后疼痛可缓解。近3个月患者感腰痛加重伴左下肢麻木，腰部酸痛，腿膝乏力，活动受限，卧床时疼痛减轻，站立时疼痛加重，大小便正常。舌淡红，苔薄白，脉细。

查体：腰椎生理曲度存在，L5/S1左侧棘旁压痛（＋），并放射至左下肢，直腿抬高试验左30°（＋）、右80°（－），双侧下肢肌力正常，左下肢小腿后外侧皮肤感觉减退，病理反射未引出，马鞍区皮肤感觉正常，指地距35 cm，JOA评分18分。

MRI表现：L5/S1椎间盘巨大型突出，突出率82.3%。椎管最大层面面积约4.2 cm²，突出物最大层面面积约2.0 cm²，占椎管面积的47.6%。增强MRI显示牛眼征阳性（图3-28-1）。

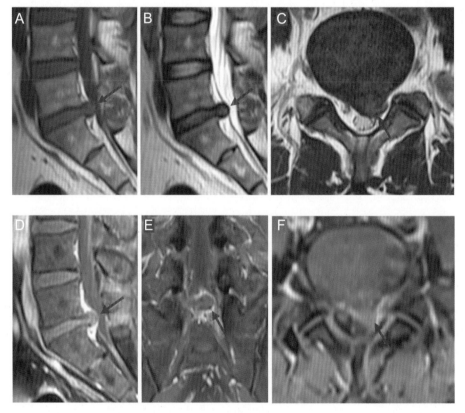

　　L5/S1椎间盘巨大型突出，突出率82.3%。椎管最大层面面积约为4.2 cm²；突出物最大层面面积约2.0 cm²，占椎管面积的47.6%。A、B为平扫MRI矢状位像，突出物超过椎体后缘10 mm以上，边缘整齐；C为腰椎轴位像，显示突出物较大，侵占整个椎管，压迫左侧神经根，硬膜囊不对称变形。D为增强MRI矢状位像，E为冠状位像，F为轴位像，显示髓核边缘呈线形强化，中央部分无强化，突出物周围的线形增强信号即牛眼征阳性。

图3-28-1　2018年9月1日初诊时平扫及增强MRI图像

诊断：L5/S1部分破裂型腰椎间盘突出症（痉证，牛眼征线形增强型）。

治法：益气化瘀，补肾强腰。

处方：

① 消髓化核汤加减：

生黄芪20 g	炙黄芪20 g	防 己10 g
当 归10 g	川 芎15 g	炒白术10 g
地 龙10 g	水 蛭 6 g	威灵仙20 g
木 瓜10 g	白芥子 6 g	女贞子10 g
杜 仲10 g	枸杞子10 g	

共14剂，每日1剂，分2次饭后温服。

② 甲钴胺0.5 mg，每日3次，口服2周；谷维素10 mg，每日3次，口服2周。

③ 卧床休息，避免久坐久站。密切观察病情变化，必要时手术治疗。

二诊（2018年9月15日）

患者疼痛症状较前稍改善，左下肢仍感麻木，腰膝酸软症状好转，未诉乏力。查体：L5/S1左侧棘旁压痛（＋），伴有左下肢放射痛，直腿抬高试验左40°（＋）、右90°（－），双侧下肢肌力正常，左下肢小腿后外侧皮肤感觉减退，马鞍区皮肤感觉正常，指地距30 cm，JOA评分19分。舌红，苔薄白，脉弦。

处方：

① 消髓化核汤加减：

生黄芪20 g	炙黄芪20 g	防 己10 g
当 归10 g	川 芎15 g	炒白术10 g
地 龙10 g	水 蛭 6 g	威灵仙20 g
木 瓜10 g	白芥子 6 g	女贞子10 g
杜 仲10 g	枸杞子10 g	

共14剂，每日1剂，分2次饭后温服。

② 相对卧床休息2周。

③ 避免久坐久站。

④ 密切观察病情变化，必要时手术治疗。

三诊（2018年9月29日）至九诊（2019年1月6日）

患者在接受治疗过程中腰腿痛症状逐渐缓解，未出现马尾神经损伤症状。

处方：

消髓化核汤加减：

生黄芪20 g	炙黄芪20 g	防 己10 g
当 归10 g	川 芎15 g	炒白术10 g
地 龙10 g	水 蛭 6 g	威灵仙20 g
木 瓜10 g	白芥子 6 g	女贞子10 g
杜 仲10 g	枸杞子10 g	

共90剂，浓煎，每日1剂。

九诊时左下肢疼痛较前好转，左下肢无麻木感，下肢肌力及皮肤感觉正常。查体：直腿抬高试验左70°（＋）、右90°（－），双侧下肢肌力正常，皮肤感觉正常，左下肢麻木感消失，马鞍区皮肤感觉正常。指地距20 cm，JOA评分23分。复查平扫及增强MRI显示L5/S1椎间盘突出，突出物较初诊时部分重吸收，突出率57.4%，吸收率30.3%。突出物最大层面面积约1.9 cm²，占椎管面积的45.2%（图3-28-2）。增强MRI显示突出组织线形高信号影，牛眼征阳性。预测椎间盘突出物有进一步重吸收可能。患者临床症状较前缓解，继续接受保守治疗。

处方：

消髓化核汤加减：

生黄芪20 g	炙黄芪20 g	防 己10 g
当 归10 g	川 芎15 g	炒白术10 g
地 龙10 g	水 蛭 6 g	威灵仙20 g
木 瓜10 g	白芥子 6 g	女贞子10 g
杜 仲10 g	枸杞子10 g	

共120剂，浓煎，每日1剂。

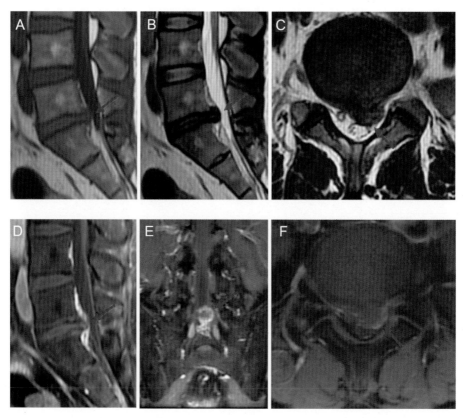

　　A、B、C为平扫MRI图像，突出物较初诊时部分重吸收，突出率57.4%，吸收率30.3%；突出物最大层面面积约1.9 cm²，占椎管面积的45.2%。D、E、F为增强MRI图像，增强MRI显示突出组织线形高信号影，牛眼征阳性。

图3-28-2　2019年1月10日复诊时平扫及增强MRI图像

十诊（2019年5月8日）

　　患者续服中药方4个月后，十诊时腰腿痛症状完全缓解，能正常生活与工作。查体：直腿抬高试验左80°（－）、右90°（－），双侧下肢肌力正常，皮肤感觉正常，马鞍区皮肤感觉正常。指地距10 cm，JOA评分29分。复查平扫及增强MRI显示腰椎间盘突出物较初诊时大部分重吸收，椎间盘突出物消失；突出率15.4%，吸收率81.3%。突出物最大层面面积1.1 cm²，占椎管面积的26.2%（图3-28-3）。十诊后患者停服药物治疗。

按　语

　　初诊病史特点：男性，29岁，痉证，无外伤病史，病程3个月，无马尾神经压迫症状。

　　首次影像学特点：L5／S1部分破裂型，后纵韧带破裂型，突出率82.3%，Komori改良分型2型，MSU分型2-AB型，椎管形态为椭圆型，Iwabuchi分型1型，无Modic改变，牛眼征线形增强型。

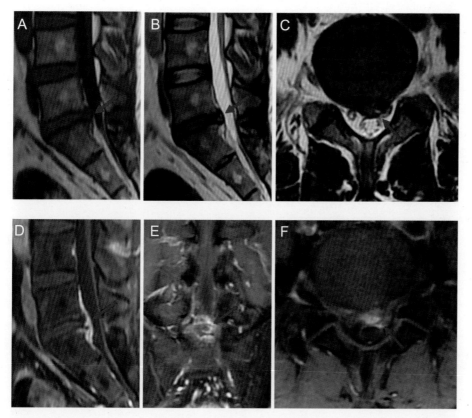

　　A、B、C为平扫MRI图像，突出物较初诊时大部分重吸收，椎间盘突出物消失；突出率15.4％，吸收率81.3％。突出物最大层面面积1.1 cm²，占椎管面积的26.2％。D、E、F为增强MRI图像，显示突出物较前明显缩小，牛眼征呈线形强化。

图 3-28-3　2019 年 5 月 28 日复诊时平扫及增强 MRI 图像

治疗特点："腰为肾之府"。患者初诊时腰痛一年余，疼痛尚能忍受，无寒热偏象，时有腰膝酸软感。虚则补之，故予患者枸杞子、女贞子、盐杜仲、盐牛膝阴阳同调，补肝肾，强腰膝。该患者初诊时 MRI 显示突出率 82.3％，经治疗后临床症状逐渐缓解，治疗 4 个月后第一次复查 MRI 显示突出物缩小。根据增强 MRI 结果预测突出物有进一步重吸收可能，8 个月后复查 MRI 显示巨大型突出物消失，吸收率达 81.3％。患者在接受治疗过程中绝对卧床 2 周，口服西药时间 4 周，口服中药 238 剂，9 个月吸收率 81.3％。对于肝肾亏虚者，方中加用枸杞子、女贞子滋阴益肾，阴中求阳。现代医学药理研究发现，补肾类中药具有增强肾上腺皮质功能、提高激素水平、增强免疫力、延缓衰老、改善骨质疏松等作用。动物实验还发现，其对腰椎间盘突出症后期麻木等神经损伤的恢复有效。若肝肾亏虚明显，无寒热偏象，临床还可加用李可老中医之肾四味（补骨脂、菟丝子、淫羊藿、枸杞子），达到阴阳同调。

病例二十九（女，37 岁，病程 1 月，痉证，L5／S1 硬膜囊内型，牛眼征环形增强型，3 个月吸收率 100％）

基本资料：申某，女，37 岁，联系电话：1377189＊＊＊＊。

初诊日期：2019 年 5 月 30 日。

主诉：腰痛牵及左下肢疼痛、麻木 1 个月。

现病史：患者于 1 个月前无明显诱因下出现左侧腰腿痛，伴左下肢麻木，活动受限，行走后症状加重，无法正常工作与生活。近期纳差，食后嗳气，夜寐尚可。舌暗红，苔白腻，脉弦紧。

查体：腰椎生理曲度存在，L5／S1 左侧棘旁压痛（＋）、叩击痛（＋），并向左下肢放射，直腿抬高试验左 30°（＋）、右 70°（－），左小腿后外侧及足跟外侧皮肤感觉减退，双下肢肌力Ⅴ级，马鞍区皮肤感觉正常，指地距 30 cm，JOA 评分 14 分。

MRI 表现：L5／S1 椎间盘巨大型突出。突出率 73.3％。椎管最大层面面积约 3.8 cm²；突出物最大层面面积约 1.1 cm²，占椎管面积的 28.9％，增强 MRI 显示牛眼征阳性（图 3-29-1）。

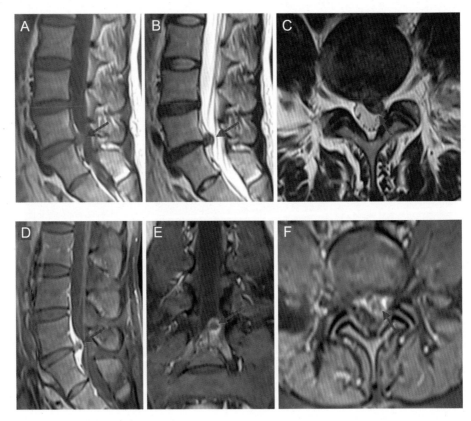

L5／S1 椎间盘巨大型突出，突出率 73.3％。椎管最大层面面积 3.8 cm²，突出物最大层面面积 1.1 cm²，占椎管面积的 28.9％。A、B 为 MRI 平扫矢状位像，显示突出物超过椎体后缘 8 mm 以上，Iwabuchi 分型 1 型；C 为 MRI 平扫轴位像，显示突出物较大，压迫硬膜囊，突出髓核呈等信号，位于椎管内偏左侧；D 为增强 MRI 矢状位像，E 为冠状位像，F 为轴位像，显示突出物边缘环状高信号，即牛眼征阳性。

图 3-29-1　2019 年 5 月 30 日初诊时平扫及增强 MRI 图像

诊断：L5／S1 硬膜囊内型腰椎间盘突出症（痉证，牛眼征环形增强型）。

治法：益气化瘀，理气止痛。

处方：

① 消髓化核汤加味：

生黄芪 30 g　当　归 10 g　防　己 10 g

威灵仙 30 g　　木　　瓜 20 g　　水　　蛭 6 g

白芥子 6 g　　麸炒白术 10 g　　炒薏苡仁 15 g

姜厚朴 6 g　　川 牛 膝 10 g　　生 山 楂 20 g

共 14 剂，每日 1 剂，分 2 次饭后温服。

② 迈之灵 300 mg，2 次/日，口服 2 周。

③ 谷维素 10 mg，3 次/日，口服 2 周。

④ 塞来昔布胶囊 200 mg，1 次/日，口服 1 周。一旦疼痛缓解，立即停药。

⑤ 绝对卧床休息 2 周。

二诊（2019 年 6 月 14 日）

患者腰腿痛症状较前缓解，左下肢放射痛较前减轻，左小腿外侧及足背皮肤感觉减退，夜寐可，食纳可。查体：L4～S1 棘后棘旁压痛（±）、叩击痛（±），并向左下肢放射，直腿抬高试验左 45°（＋）、右 80°（－），双侧"4"字试验（－），左小腿后外侧及足跟外侧皮肤感觉减退，双侧下肢肌力正常，病理反射未引出，马鞍区皮肤感觉正常。指地距 25 cm，JOA 评分 16 分。患者临床症状缓解，无进行性加重表现，无马尾神经损伤症状，继续接受保守治疗。

处方：

① 消髓化核汤加味：

生黄芪 30 g　　当　　归 10 g　　防　　己 10 g

威灵仙 30 g　　木　　瓜 20 g　　水　　蛭 6 g

白芥子 6 g　　麸炒白术 10 g　　炒薏苡仁 15 g

川牛膝 10 g

共 14 剂，每日 1 剂，分 2 次饭后温服。

② 甲钴胺片 500 μg，3 次/日，口服 2 周。

③ 相对卧床休息 2 周。

三诊（2019 年 7 月 2 日）

2 周后复诊，患者腰部疼痛症状明显缓解，左下肢仍感牵痛麻木，较前好转。查体：L4～S1 棘后棘旁压痛（±）、叩击痛（±），并向左下肢放

射，直腿抬高试验左 60°（＋）、右 80°（－），双侧"4"字试验（－），左小腿后外侧皮肤感觉减退，左足跟外侧麻木感消失，双侧下肢肌力正常，病理反射未引出，马鞍区皮肤感觉正常。指地距 20 cm，JOA 评分 19 分。

处方：

① 消髓化核汤加味：

生黄芪 30 g　　当　　归 10 g　　防　　己 10 g

威灵仙 30 g　　木　　瓜 20 g　　水　　蛭 6 g

白芥子 6 g　　麸炒白术 10 g　　炒薏苡仁 15 g

川牛膝 10 g

共 14 剂，每日 1 剂，分 2 次饭后温服。

② 甲钴胺片 500 μg，3 次/日，口服 2 周。

四诊（2019 年 7 月 16 日）至六诊（2019 年 8 月 27 日）

患者每半月复诊一次，继续服用消髓化核汤加味 2 个月。

处方：

消髓化核汤加味：

生黄芪 30 g　　当　　归 10 g　　防　　己 10 g

威灵仙 30 g　　木　　瓜 20 g　　水　　蛭 6 g

白芥子 6 g　　麸炒白术 10 g　　炒薏苡仁 15 g

川牛膝 10 g

共 60 剂，每日 1 剂，分 2 次饭后温服。

六诊时患者腰腿痛症状基本缓解，左下肢皮肤感觉恢复正常，下肢肌力正常，行动自如。查体：直腿抬高试验左 80°（－）、右 80°（－），双侧下肢肌力正常，双下肢皮肤感觉正常，左下肢麻木感消失，双侧下肢腱反射正常，病理反射未引出，马鞍区皮肤感觉正常，指地距 10 cm，JOA 评分 25 分。复查 MRI 显示 L5/S1 椎间盘巨大型突出物完全重吸收，突出率为 0，吸收率为 100％（图 3-29-2）。六诊后患者停服药物治疗。恢复期指导患者进行腰背

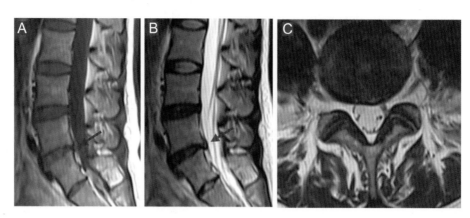

A、B、C为平扫MRI图像，L5/S1椎间盘髓核轻度突出（髓核无游离）。突出率为0，吸收率为100％。突出物完全重吸收，硬膜囊及神经根无明显受压及变形。

图 3-2.9-2　2019年8月27日复诊时MRI图像

肌功能锻炼。

按　语

初诊病史特点： 女性，37岁，痉证，无外伤病史，病程1个月，无马尾神经压迫症状。

首次影像学特点： L5/S1硬膜囊内型，后纵韧带破裂型，突出率73.3％，Komori改良分型2型，MSU分型2-AB型，椎管形态为三角型，Iwabuchi分型1型，无Modic改变，牛眼征环形增强型。

治疗特点： 患者L5/S1椎间盘巨大型突出，要求进行中医药保守治疗。发病初期患者疼痛症状较重，予以塞来昔布胶囊消炎镇痛。在患者疼痛缓解、能耐受之后，立即停用消炎镇痛药物，采用消髓化核汤加减及甲钴胺营养神经治疗。1个月后患者疼痛明显缓解，单纯使用消髓化核汤治疗3个月后症状几乎消失。复查MRI显示突出物吸收率100％。患者在接受治疗过程中绝对卧床2周，相对卧床2周，口服中药102剂，口服西药时间6周，恢复工作时间1个月，3个月吸收率100％。本例患者处于痉证急性期，多由于肝血不足，虚风内动或肝经风热，致风中经络、筋脉拘挛或肝郁气滞、经络不畅、肢节运动不利所致。临床上多表现为腰背部强直，活动受限，腰部及下肢肌张力增高，直腿抬高试验＜30°，腱反射亢进，踝髌阵挛等。临床上当与痹证、痿证相鉴别，方可全面、准确把握病情，对症下药，取得良效。

病例三十 （男，21岁，病程1周，痹证，L4/L5部分破裂型，牛眼征线形增强型，1年2个月吸收率71.3%）

基本资料：辛某，男，21岁，联系电话：1377602****。

初诊日期：2018年7月25日。

主诉：腰痛牵及左下肢半年，加重1周。

现病史：患者半年前在打篮球受伤后出现腰部酸痛，伴左侧下肢牵痛，活动受限，在外院行腰椎CT检查显示腰椎间盘突出，经口服药物治疗后症状缓解。1周前患者突发腰痛牵及左下肢疼痛剧烈，不能活动，无法行走。舌红隐紫，苔薄白，脉弦。

查体：腰椎外观生理曲度存在，无侧弯畸形，L4～S1棘后棘旁压痛（＋）、叩击痛（＋），并向双下肢放射，直腿抬高试验左40°（＋）、右40°（＋），双侧"4"字试验（－），双下肢肌力及皮肤感觉正常，病理反射未引出，马鞍区无麻木感，皮肤感觉正常，指地距40 cm，JOA评分16分。

MRI表现：L4/L5椎间盘巨大型突出，突出物下挂。突出率81.8%。椎管最大层面面积约3.9 cm²；突出物最大层面面积约1.7 cm²，占椎管面积的43.6%（图3-30-1）。

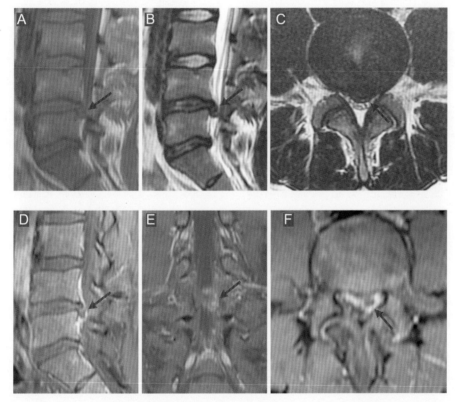

L4/L5椎间盘巨大型突出，突出率81.8%。椎管最大层面面积3.9 cm²，突出物最大层面面积1.7 cm²，占椎管面积的43.6%。A、B为MRI平扫矢状位像，显示突出物超过椎体后缘10 mm以上，Iwabuchi分型1型；C为MRI平扫轴位像，显示突出物较大，压迫硬膜囊，突出髓核呈等信号，位于椎管内偏左侧；D为增强MRI矢状位像，E为冠状位像，F为轴位像，显示突出物边缘部分线形高信号，即牛眼征阳性。

图3-30-1 2018年7月25日初诊时平扫及增强MRI图像

诊断：L4/L5部分破裂型腰椎间盘突出症（痹证，牛眼征线形增强型）。

治法：益气化瘀，通络止痛。

处方：

① 消髓化核汤合乌星止痛汤加味：

生黄芪30 g　　当　归10 g　　防　己10 g

威灵仙 15 g　　木　瓜 20 g　　水　蛭 6 g
地　龙 10 g　　麸炒白术 10 g　　猪　苓 10 g
茯　苓 10 g　　薏苡仁 30 g　　川牛膝 10 g
制川乌 6 g　　制草乌 6 g　　制南星 10 g
共 7 剂，每日 1 剂，分 2 次饭后温服。

② 醋氯芬酸胶囊 100 mg，1 次/日，口服 1 周。

③ 雷尼替丁片 300 mg，1 次/日，口服 1 周。

④ 绝对卧床休息 1 周。

⑤ 如出现症状进行性加重或马尾综合征，及时手术治疗。

二诊（2018 年 8 月 2 日）

患者服药 1 周后自诉腰部疼痛缓解，左下肢放射痛仍存在，下肢肌力及皮肤感觉正常，无进行性加重表现。查体：L4～S1 棘后棘旁压痛（＋）、叩击痛（＋），并向左下肢放射，直腿抬高试验左 50°（＋）、右 40°（＋），双侧"4"字试验（－），下肢肌力及皮肤感觉正常，病理反射未引出，马鞍区无麻木感，皮肤感觉正常。指地距 35 cm，JOA 评分 18 分。

处方：

① 消髓化核汤加味：
生黄芪 30 g　　当　归 10 g　　防　己 10 g
威灵仙 15 g　　木　瓜 20 g　　水　蛭 6 g
地　龙 10 g　　麸炒白术 10 g　　猪　苓 10 g
茯　苓 10 g　　薏苡仁 30 g　　川牛膝 10 g
共 14 剂，每日 1 剂，分 2 次饭后温服。

② 相对卧床休息 2 周。

三诊（2018 年 8 月 17 日）

服药 2 周后，患者腰部疼痛症状加重，症状反复，腰部仍感酸痛牵及左下肢，下肢肌力及皮肤感觉正常，无马尾神经损伤表现。查体：L4～S1 棘后棘旁压痛（＋）、叩击痛（＋），并向左下肢

放射，直腿抬高试验左 40°（＋）、右 40°（＋），双侧"4"字试验（－），下肢肌力及皮肤感觉正常，病理反射未引出，马鞍区皮肤感觉正常，无麻木感，指地距 30 cm，JOA 评分 18 分。考虑患者因停用消炎镇痛药物导致疼痛反复，但患者无下肢肌力下降，无马尾神经损伤表现。医患沟通后，患者要求继续保守治疗。

处方：

① 消脱汤：
炙黄芪 30 g　　防　己 10 g　　当　归 10 g
木　瓜 10 g　　制川乌 10 g　　制南星 20 g
肿节风 30 g　　秦　皮 10 g
共 14 剂，每日 1 剂，分 2 次饭后温服。

② 绝对卧床休息 2 周。

四诊（2018 年 9 月 3 日）至七诊（2018 年 10 月 29 日）

患者每半个月复诊一次，坚持续服三诊方 2 个月。七诊时患者诉疼痛症状较前稍缓解，左下肢仍存在放射痛，下肢肌力及皮肤感觉正常，翻身活动受限，无法久坐。查体：L4～S1 棘后棘旁压痛（＋）、叩击痛（＋），无下肢放射痛，直腿抬高试验左 50°（＋）、右 50°（＋），双侧"4"字试验（－），双下肢肌力及皮肤感觉正常，马鞍区皮肤感觉正常，指地距 20 cm，JOA 评分 21 分。患者临床症状缓解不明显，拒绝手术治疗，要求继续保守治疗。

处方：

① 消髓化核汤：
生黄芪 20 g　　炙黄芪 20 g　　防　己 10 g
当　归 10 g　　川　芎 15 g　　白　术 10 g
地　龙 10 g　　水　蛭 6 g　　威灵仙 10 g
木　瓜 10 g　　白芥子 6 g
共 14 剂，每日 1 剂，分 2 次饭后温服。

② 内消片 0.5 g，2 次/日，口服 2 周。

③ 密切观察病情变化，如出现症状进行性加重或马尾综合征，及时手术治疗。

八诊（2018 年 11 月 14 日）至十一诊（2019 年 1 月 14 日）

患者服用七诊方 3 个月后，诉腰腿痛症状逐渐缓解，双下肢皮肤感觉及肌力正常，卧床可自主翻身。

① 消髓化核汤：

生黄芪 20 g	炙黄芪 20 g	防　己 10 g
当　归 10 g	川　芎 15 g	白　术 10 g
地　龙 10 g	水　蛭 6 g	威灵仙 10 g
木　瓜 10 g	白芥子 6 g	

共 90 剂，每日 1 剂，分 2 次饭后温服。

② 密切观察病情变化，如出现症状进行性加重或马尾综合征，及时手术治疗。

十一诊时患者腰腿痛基本缓解，恢复正常生活与工作。查体：腰部无压痛，无叩击痛，直腿抬高试验左 70°（－）、右 80°（－），双侧下肢肌力正常，双下肢皮肤感觉正常，双侧下肢腱反射正常，病理反射未引出，马鞍区皮肤感觉正常。指地距 15 cm，JOA 评分 24 分。建议复查腰椎 MRI，停服药物治疗，恢复期嘱患者加强腰背肌功能锻炼。

十二诊（2019 年 9 月 17 日）

8 个月后随访，患者腰腿痛症状完全缓解，无明显不适症状，能正常生活与工作。查体：直腿抬高试验左 80°（－）、右 80°（－），下肢皮肤感觉、肌力及腱反射正常，马鞍区皮肤感觉正常。指地距 15 cm，JOA 评分 26 分。复查 MRI 显示巨大型突出物大部分重吸收，突出率 23.5%，吸收率 71.3%。突出物最大层面面积约 0.8 cm²，占椎管面积的 20.5%。增强 MRI 显示牛眼征阳性，预示有进一步重吸收可能（图 3-30-2）。

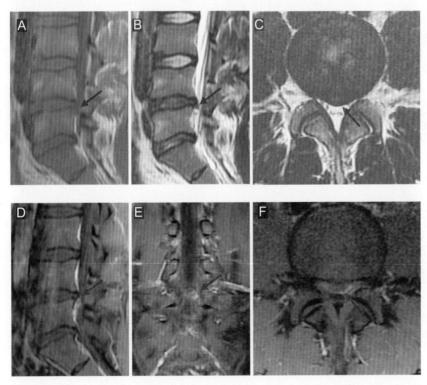

A、B、C 为平扫 MRI 图像，L4/L5 椎间盘髓核轻度突出（髓核无游离）。突出率 23.5%，吸收率 71.3%。突出物最大层面面积 0.8 cm²，占椎管面积的 20.5%。突出物大部分重吸收，硬膜囊及神经根无明显受压及变形。D、E、F 为增强 MRI 图像，显示牛眼征阳性。

图 3-30-2　2019 年 9 月 17 日复诊时 MRI 图像

按 语

初诊病史特点：男性，21岁，痹证，有打篮球外伤病史，病程1周，无马尾神经压迫症状。

首次影像学特点：L4/L5部分破裂型，后纵韧带破裂型，突出率81.8%，Komori改良分型3型，MSU分型2-A型，椎管形态为三角型，Iwabuchi分型1型，无Modic改变，牛眼征线形增强型。

治疗特点：患者初诊时腰痛症状急性发作，既往有打篮球外伤史。急性期患者疼痛剧烈，予以消炎镇痛药物口服1周，停服消炎镇痛药物后疼痛症状反复，患者肌力无明显下降，临床症状无进行性加重，无马尾神经损伤症状。患者拒绝手术治疗，要求继续接受保守治疗。在接受治疗3个月后疼痛开始逐渐缓解，症状减轻，1年2个月后症状基本缓解，复查MRI显示突出物大部分重吸收，吸收率71.3%。患者在接受治疗过程中绝对卧床2周，相对卧床4周，口服中药139剂，口服西药时间1周，恢复学习时间1个月，1年2个月吸收率71.3%。本例患者为痹证急性期，多由于外感风寒湿热之邪，或湿邪蕴久化热，痹阻经络，气血受阻，不通则痛。血运不畅，瘀血内阻，新血不生则肢体麻木不仁。临床表现为腰部叩压痛阳性，伴有下肢放射痛，腰部活动受限，直腿抬高试验30°～60°，下肢感觉减退或痛觉过敏。我们发现，痉痹痿虽然临床特征分明，但并非一成不变，其时常兼杂合至。一般以痹证、痉证为主，病程发展到一定阶段可出现痿证。

病例三十一（女，42 岁，病程 1 月，痹证，L4/L5 部分破裂型，牛眼征线形增强型，8 个月吸收率 92.7%）

基本资料：孙某，女，42 岁，联系电话：1377187＊＊＊＊。

初诊日期：2019 年 2 月 14 日。

主诉：腰痛牵及双下肢 1 个月，加重 1 天。

现病史：患者 1 个月前劳累后出现腰痛牵及双下肢疼痛，休息后逐渐缓解。1 天前疼痛加重，伴左下肢麻木，行走活动不利，夜间难以入睡。舌质紫黯，苔薄白，脉弦涩。

查体：腰椎生理曲度存在，L4/L5 棘旁压痛（＋）、叩击痛（＋），并向左下肢放射，直腿抬高试验左 45°（＋）、右 55°（＋），左小腿前外侧皮肤感觉减退，左侧跟腱反射较对侧减弱，双下肢肌力Ⅴ级，马鞍区皮肤感觉正常，指地距 50 cm。JOA 评分 15 分。

MRI 表现：L4/L5 椎间盘巨大型突出，突出的椎间盘压迫硬脊膜，双侧神经根受压。突出率 82.1%。椎管最大层面面积 3.6 cm²；突出物最大层面面积 1.7 cm²，占椎管面积的 47.2%（图 3-31-1）。

诊断：L4/L5 部分破裂型腰椎间盘突出症（痹证，牛眼征线形增强型）。

治法：益气化瘀，通络止痛。

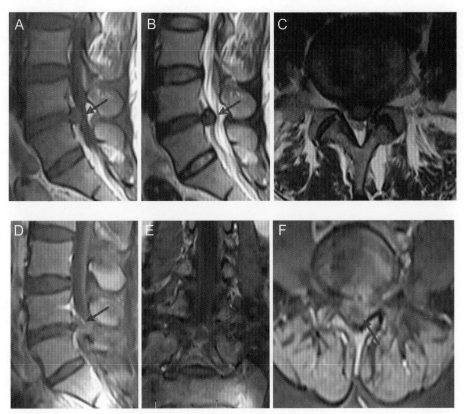

　　L4/L5 椎间盘巨大型突出，突出率 82.1%。椎管最大层面面积 3.6 cm²；突出物最大层面面积 1.7 cm²，占椎管面积的 47.2%。A、B 为 MRI 平扫矢状位像，显示突出物超过椎体后缘 10 mm 以上，Iwabuchi 分型 1 型；C 为 MRI 平扫轴位像，显示突出物较大，压迫硬膜囊，突出髓核呈等信号，位于椎管内偏左侧；D 为增强 MRI 矢状位像，E 为冠状位像，F 为轴位像，显示突出物边缘线形高信号，即牛眼征阳性。

图 3-31-1　2019 年 2 月 14 日初诊时平扫及增强 MRI 图像

处方：

① 消髓化核汤加味：

生黄芪 30 g	当　归 10 g	防　己 10 g
威灵仙 30 g	木　瓜 20 g	水　蛭 6 g
白芥子 6 g	麸炒白术 10 g	猪　苓 10 g
茯　苓 10 g	炒薏苡仁 30 g	川牛膝 10 g
红景天 30 g	三　棱 10 g	莪　术 10 g

共 14 剂，每日 1 剂，分 2 次饭后温服。

② 呋喃硫胺片 20 mg，3 次/日，口服 2 周。

③ 绝对卧床休息 2 周。

④ 密切观察病情变化，如出现症状进行性加重或马尾综合征，及时手术治疗。

二诊（2019 年 3 月 1 日）

患者腰腿痛症状无明显缓解，翻身疼痛，伴双侧下肢放射痛，左下肢麻木仍存在。夜寐欠安，纳可，二便调。查体：L4/L5 棘旁压痛（＋）、叩击痛（＋），并向双侧下肢放射，直腿抬高试验左45°（＋）、右45°（＋），双下肢肌力Ⅴ级，左小腿前外侧皮肤感觉减退，左侧跟腱反射较对侧减弱，马鞍区皮肤感觉正常，指地距无法检测，JOA 评分 16 分。患者疼痛剧烈，下肢肌力正常，无马尾神经损伤表现。患者拒绝手术，要求继续保守治疗。

处方：

① 消髓化核汤加味：

生黄芪 30 g	当　归 10 g	防　己 10 g
威灵仙 30 g	木　瓜 20 g	水　蛭 6 g
白芥子 6 g	麸炒白术 10 g	猪　苓 10 g
茯　苓 10 g	炒薏苡仁 30 g	川牛膝 10 g
红景天 30 g	三　棱 10 g	莪　术 10 g

共 14 剂，每日 1 剂，分 2 次饭后温服。

② 呋喃硫胺片 20 mg，3 次/日，口服 2 周。

③ 相对卧床休息 2 周。

④ 密切观察病情变化，如出现症状进行性加重或马尾综合征，及时手术治疗。

三诊（2019 年 3 月 15 日）至四诊（2019 年 4 月 2 日）

患者每半月复诊一次，继续服用中药方及呋喃硫胺片。四诊时患者腰痛症状改善仍不明显，无双下肢肌力下降，无马尾神经损伤表现，继续接受保守治疗。查体：L4/L5 两侧棘旁压痛（＋），伴有双下肢放射痛，直腿抬高试验左 50°（＋）、右 50°（＋），双下肢肌力正常，左小腿前外侧皮肤感觉减退，病理反射未引出，马鞍区皮肤感觉正常。指地距 30 cm，JOA 评分 19 分。

处方：

① 消髓化核汤加味：

生黄芪 30 g	当　归 10 g	防　己 10 g
威灵仙 30 g	木　瓜 20 g	水　蛭 6 g
白芥子 6 g	麸炒白术 10 g	猪　苓 10 g
茯　苓 10 g	炒薏苡仁 30 g	川牛膝 10 g
红景天 30 g	三　棱 10 g	莪　术 10 g

共 30 剂，每日 1 剂，分 2 次饭后温服。

② 相对卧床休息 4 周。

③ 密切观察病情变化，如出现症状进行性加重或马尾综合征，及时手术治疗。

五诊（2019 年 4 月 16 日）至七诊（2019 年 5 月 17 日）

患者继续坚持服用中药方 1 个月。

处方：

① 消髓化核汤加味：

生黄芪 30 g	当　归 10 g	防　己 10 g
威灵仙 30 g	木　瓜 20 g	水　蛭 6 g
白芥子 6 g	麸炒白术 10 g	猪　苓 10 g
茯　苓 10 g	炒薏苡仁 30 g	川牛膝 10 g

共 30 剂，每日 1 剂，分 2 次饭后温服。

七诊时患者腰腿痛症状大为缓解，左下肢仍有轻度放射痛，左下肢皮肤感觉恢复。查体：腰部无压痛，左下肢放射痛（±），较前好转，直腿抬高试验左 70°（＋）、右 75°（－），双下肢肌力正常，双下肢皮肤感觉正常，左下肢麻木感消失。病理反射未引出，马鞍区皮肤感觉正常。指地距 20 cm，JOA 评分 23 分。复查腰椎平扫及增强 MRI 显示 L4/L5 椎间盘突出物部分重吸收。硬膜囊及神经根轻度受压，突出率 46.8%，吸收率 43.0%。突出物最大层面面积约 0.8 cm²，占椎管

面积的 22.2%。牛眼征阳性，仍有进一步重吸收可能（图 3-31-2）。患者临床症状大部分缓解，恢复正常工作，隔日服用消髓化核汤继续保守治疗。

处方：

消髓化核汤加味：

生黄芪 30 g	当　归 10 g	防　己 10 g
威灵仙 30 g	木　瓜 20 g	水　蛭 6 g
白芥子 6 g	麸炒白术 10 g	猪　苓 10 g
茯　苓 10 g	炒薏苡仁 30 g	川牛膝 10 g

共 45 剂，每日 1 剂，分 2 次饭后温服。

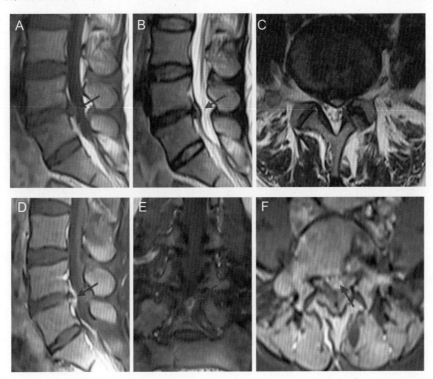

A、B、C 为平扫 MRI 图像，L4/L5 椎间盘髓核突出。突出率 46.8%，突出物最大层面面积 0.8 cm²，占椎管面积的 22.2%。突出物较前部分重吸收，硬膜囊及神经根受压及变形。D、E、F 为增强 MRI 图像，显示牛眼征阳性，提示突出物有进一步重吸收可能。

图 3-31-2　2019 年 5 月 17 日复诊时平扫及增强 MRI 图像

八诊（2019 年 8 月 10 日）

患者发病 8 个月后复诊，自诉腰腿痛症状基本消失，无下肢放射痛，无下肢麻木感。查体：腰部无压痛，无下肢放射痛，直腿抬高试验左 80°（－）、右 80°（－），双下肢肌力正常，双侧下肢皮肤感觉正常，病理反射未引出，马鞍区皮肤感

觉正常，指地距 15 cm，JOA 评分 25 分。患者症状基本缓解，遂停服药物治疗，恢复期加强腰背肌功能锻炼，不负重劳作。

九诊（2019 年 10 月 8 日）

患者发病 10 个月后复诊，无明显不适症状，能正常生活与工作。查体：直腿抬高试验左 80°

（一）、右80°（一），下肢皮肤感觉、肌力及腱反射正常，指地距10 cm，JOA评分28分。复查平扫及增强MRI显示L4/L5巨大型椎间盘突出物完全重吸收，突出率6.0％，吸收率92.7％。突出物最大层面面积0.5 cm²，占椎管面积的13.9％。牛眼征基本消失（图3-31-3）。

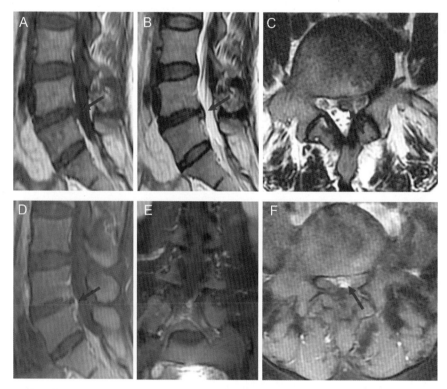

A、B、C为平扫MRI图像，L4/L5椎间盘髓核轻度突出。突出率6.0％，吸收率92.7％。突出物大部分重吸收，硬膜囊及神经根轻度受压。D、E、F为增强MRI图像，显示牛眼征基本消失。

图3-31-3　2019年10月8日复诊时平扫及增强MRI图像

按　语

初诊病史特点：女性，42岁，痹证，无外伤病史，病程1个月，无马尾神经压迫症状。

首次影像学特点：L4/L5部分破裂型，后纵韧带破裂型，突出率82.1％，Komori改良分型2型，MSU分型2-A型，椎管形态为三角型，Iwabuchi分型1型，无Modic改变，牛眼征线形增强型。

治疗特点：该患者中年，正气未衰，初诊时疼痛症状较重，舌质紫黯，脉弦涩，属血瘀证。加用三棱、莪术行气活血止痛。患者在接受治疗的过程中疼痛症状反复，但可耐受，未使用消炎镇痛药物。服用药物约3个月后疼痛症状逐渐缓解，半年后症状基本消失，8个月后复查MRI显示巨大型突出物消失，重吸收率达92.7％。患者在接受治疗过程中，绝对卧床2周，相对卧床4周，口服中药133剂，口服西药时间4周，恢复工作时间3个月，8个月吸收率92.7％。对于本病例中的巨大型突出髓核，临床上应与腰椎肿瘤相鉴别。后者多见于老年人，腰腿疼痛是最常见的症状，疼痛不因活动和体位改变而变化，疼痛呈持续性并逐渐加重，疼痛夜间加重，休息不缓解，影像学表现为骨质破坏且可累及脊椎附件。

病例三十二 （女，38 岁，病程 1 年，痹证，L5/S1 部分破裂型，牛眼征线形增强型，1 年 9 个月吸收率80.2%）

基本资料： 李某，女，38 岁，联系电话：1365621＊＊＊＊。

初诊日期： 2018 年 1 月 17 日。

主诉： 腰痛牵及右下肢 1 年，加重 1 周。

现病史： 患者于 1 年前无明显诱因下出现腰痛牵及右下肢疼痛、麻木，经口服药物治疗后症状无法缓解。外院建议手术治疗。1 周前，患者自觉腰痛牵及右下肢症状加重，疼痛难忍，遇冷疼痛加重，夜间不能入睡。舌质红，苔薄白，脉弦紧。

查体： 腰椎生理曲度存在，L5/S1 右侧棘旁压痛（＋），并放射至右下肢，直腿抬高试验左 70°（－）、右 60°（＋），双下肢肌力正常，右下肢小腿外侧皮肤感觉较对侧减退，病理反射未引出，马鞍区皮肤感觉正常。指地距 30 cm，JOA 评分 19 分。

MRI 表现： L5/S1 椎间盘巨大型突出。突出的椎间盘在椎管内偏向右侧推压硬膜囊，右侧神经根受压。突出率 61.0%。椎管最大层面面积约 3.8 cm²，突出物最大层面面积约 1.8 cm²，占椎管面积的 47.4%。增强 MRI 显示牛眼征阳性（图 3-32-1）。

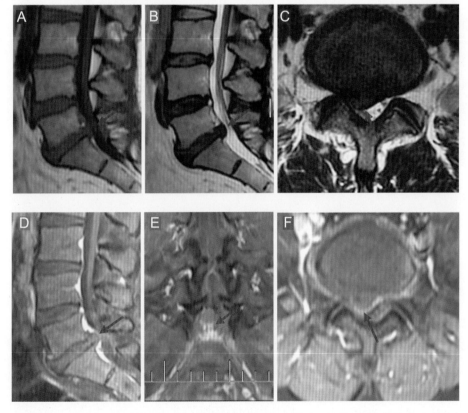

　　L5/S1 椎间盘巨大型突出，突出率 61.0%。椎管最大层面面积约 3.8 cm²；突出物最大层面面积约 1.8 cm²，占椎管面积的 47.4%。A、B 为 MRI 平扫矢状位像，显示突出物超过椎体后缘 8 mm 以上，Iwabuchi 分型 1 型；C 为 MRI 平扫轴位像，显示突出物较大，压迫硬膜囊，突出髓核呈等信号，位于椎管内偏右侧；D 为增强 MRI 矢状位像，E 为冠状位像，F 为轴位像，均显示突出物边缘线形高信号，即牛眼征阳性。

图 3-32-1　2018 年 1 月 17 日初诊时平扫及增强 MRI 图像

诊断：L5/S1 部分破裂型腰椎间盘突出症（痹证，牛眼征线形增强型）。

治法：益气化瘀，祛风散寒，除湿止痛。

治疗方案：

① 消髓化核汤合独活寄生汤加减：

生黄芪 15 g	炙黄芪 15 g	威灵仙 10 g
当 归 10 g	川 芎 15 g	炒白术 15 g
独 活 10 g	桑寄生 10 g	秦 艽 10 g
防 风 10 g	细 辛 3 g	桂 枝 6 g
茯 苓 10 g	川牛膝 15 g	陈 皮 6 g
炙甘草 6 g		

共 14 剂，每日 1 剂，分 2 次饭后温服。

② 甲钴胺片 500 μg，3 次/日，口服 2 周。

③ 绝对卧床休息 2 周。

④ 注意保暖，避免寒湿刺激。

⑤ 密切观察病情变化，如出现症状进行性加重或马尾综合征，及时手术治疗。

二诊（2018 年 2 月 1 日）

患者自诉腰腿痛症状改善不明显，疼痛甚，右下肢麻木。纳寐可，二便尚调。查体：L5/S1 右侧棘旁压痛（＋），伴有右下肢放射痛，直腿抬高试验左 70°（－）、右 60°（＋），双下肢肌力正常，右下肢小腿外侧皮肤感觉较对侧减退，病理反射未引出，马鞍区皮肤感觉正常，指地距 30 cm，JOA 评分 18 分。患者疼痛剧烈，无下肢肌力下降，无马尾神经损伤表现。患者拒绝手术，继续接受保守治疗。

处方：

① 消髓化核汤合独活寄生汤加减：

生黄芪 20 g	炙黄芪 20 g	威灵仙 10 g
当 归 10 g	川 芎 15 g	炒白术 15 g
独 活 10 g	桑寄生 10 g	秦 艽 10 g
防 风 10 g	茯 苓 10 g	川牛膝 15 g

陈 皮 6 g	制川乌 6 g	制草乌 6 g
制南星 10 g		

共 14 剂，每日 1 剂，分 2 次饭后温服。

② 美洛昔康片 7.5 mg，1 次/日，口服 2 周，疼痛症状有所缓解后立即停药。

③ 甲钴胺片 500 μg，3 次/日，口服 2 周。

④ 继续相对卧床休息 2 周。

⑤ 密切观察病情变化，如出现症状进行性加重或马尾综合征，及时手术治疗。

三诊（2018 年 2 月 15 日）

患者腰腿痛症状较前改善，口服美洛昔康片 2 周后停药，仍有右下肢放射痛及麻木感。查体：L5/S1 左侧棘旁压痛（＋），伴右下肢放射痛，直腿抬高试验左 70°（－）、右 60°（＋），双下肢肌力正常，右下肢小腿外侧皮肤感觉较对侧减弱，病理反射未引出，马鞍区皮肤感觉正常。指地距 30 cm，JOA 评分 18 分。

处方：

① 消髓化核汤合独活寄生汤加减：

生黄芪 20 g	炙黄芪 20 g	威灵仙 10 g
当 归 10 g	川 芎 15 g	炒白术 15 g
独 活 10 g	桑寄生 10 g	秦 艽 10 g
防 风 10 g	茯 苓 10 g	川牛膝 15 g
陈 皮 6 g	炒薏苡仁 30 g	红景天 15 g

共 14 剂，每日 1 剂，分 2 次饭后温服。

② 甲钴胺片 500 μg，3 次/日，口服 2 周。

③ 相对卧床休息，进行适当功能锻炼。

④ 密切观察病情变化，如出现症状进行性加重或马尾综合征，及时手术治疗。

四诊（2018 年 3 月 3 日）至七诊（2018 年 5 月 19 日）

患者每半月复诊一次，复诊期间临床症状有所反复，七诊时腰腿痛阵作，卧床休息时缓解，劳累后加重，无双下肢肌力下降，无马尾神经损伤表现。

查体：L5/S1 棘后棘旁轻度压痛，伴右下肢放射痛，直腿抬高试验左 80°（－）、右 60°（＋），双下肢肌力正常，右下肢小腿外侧皮肤感觉较对侧减弱，病理反射未引出，马鞍区皮肤感觉正常，指地距 25 cm，JOA 评分 20 分。复查腰椎平扫及增强 MRI 显示 L5/S1 椎间盘突出物较前增大。硬膜囊及右侧神经根受压，突出率 78.5%。突出物最大层面面积约 2.1 cm²，占椎管面积的 55.3%。增强 MRI 显示牛眼征阳性（图 3-32-2）。患者经 3 个月保守治疗后临床症状无明显缓解，建议患者手术治疗。患者拒绝手术，要求继续保守治疗。患者无双下肢肌力下降，无马尾神经损伤表现。

处方：

① 消髓化核汤：

生黄芪 20 g　炙黄芪 20 g　防己 10 g
当归 10 g　川芎 15 g　白术 10 g
地龙 10 g　水蛭 6 g　威灵仙 10 g
木瓜 10 g　白芥子 6 g

共 90 剂，每日 1 剂，分 2 次饭后温服。

② 进行适当的腰背肌功能锻炼，保暖，避免寒湿刺激。

③ 密切观察病情变化，如出现症状进行性加重或马尾综合征，及时手术治疗。

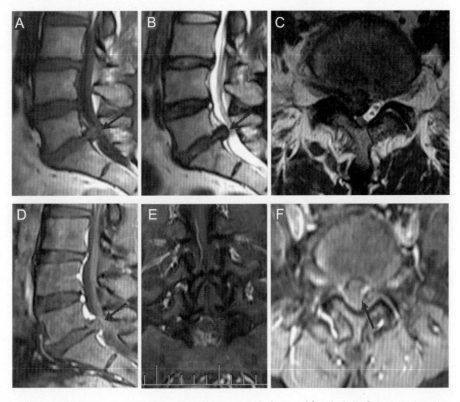

A、B、C 为平扫 MRI 图像，L5/S1 椎间盘髓核突出。突出率 78.5%。突出物最大层面面积约 2.1 cm²，占椎管面积的 55.3%。突出物较前增大，硬膜囊及神经根受压及变形。D、E、F 为增强 MRI 图像，显示突出物周围部分线形强化。

图 3-32-2　2018 年 5 月 19 日第一次复查腰椎平扫及增强 MRI 图像

八诊（2018 年 6 月 3 日）至十三诊（2018 年 10 月 17 日）

患者每月复诊一次，腰痛症状逐渐缓解。十三诊时，患者腰痛较前好转，但仍有右下肢放射痛，下肢肌力正常，右下肢小腿外侧皮肤感觉减退。查体：L5/S1 棘后棘旁轻度压痛伴右下肢放射痛，直腿抬高试验左 70°（一）、右 60°（＋），双下肢肌力正常，右下肢小腿外侧皮肤感觉减退，病理反射未引出，马鞍区皮肤感觉正常。指地距 25 cm，JOA 评分 20 分。复查腰椎平扫及增强 MRI 显示 L5／S1 巨大型椎间盘突出物与初诊时相比无明显变化（图 3-32-3）。患者症状较前缓解，马鞍区皮肤感觉正常。患者拒绝手术，继续口服消髓化核汤保守治疗。患者继续服用七诊方治疗。

处方：

① 消髓化核汤：

生黄芪 20 g	炙黄芪 20 g	防 己 10 g
当 归 10 g	川 芎 15 g	白 术 10 g
地 龙 10 g	水 蛭 6 g	威灵仙 10 g
木 瓜 10 g	白芥子 6 g	

共 150 剂，每日 1 剂，分 2 次饭后温服。

② 密切观察病情变化，如症状加重，及时手术治疗。

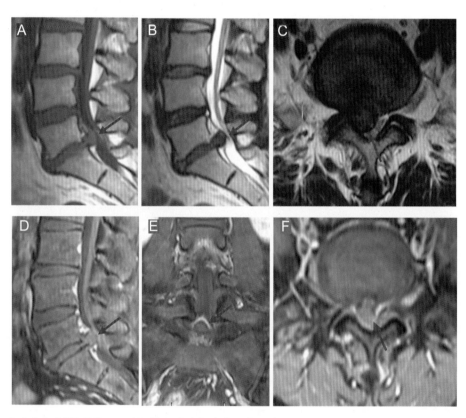

A、B、C 为平扫 MRI 图像，L5／S1 椎间盘髓核突出，较初诊时无明显变化。D、E、F 为增强 MRI 图像，显示突出物周围部分线形强化。

图 3-32-3　2018 年 10 月 17 日第二次复查腰椎平扫及增强 MRI 图像

十四诊（2018 年 11 月 19 日）至十九诊（2019 年 5 月 21 日）

患者隔日服用中药，十九诊时自觉腰腿痛症状好转，右下肢放射痛减轻，右下肢小腿外侧麻木感消失。查体：L5／S1 棘后棘旁轻度压痛伴右下肢放射痛，直腿抬高试验左 80°（一）、右 70°（＋），双下肢肌力正常，双下肢皮肤感觉正常，右下肢麻木感消失，病理反射未引出，马鞍区皮肤感觉正常，指地距 15 cm，JOA 评分 23 分。复查腰椎平扫及增强 MRI 显示 L5／S1 巨大型椎间盘突出物较前部分重吸收，增强 MRI 显示突出物周围存在线形高信号影，即牛眼征阳性，预示仍有进一步重吸收可能（图 3-32-4）。患者临床症状大部分缓解，停用药物治疗。恢复期指导患者进行腰背肌功能锻炼。

处方：

消髓化核汤：

生黄芪 20 g	炙黄芪 20 g	防　己 10 g
当　归 10 g	川　芎 15 g	白　术 10 g
地　龙 10 g	水　蛭 6 g	威灵仙 10 g
木　瓜 10 g	白芥子 6 g	

共 150 剂，每日 1 剂，分 2 次饭后温服。

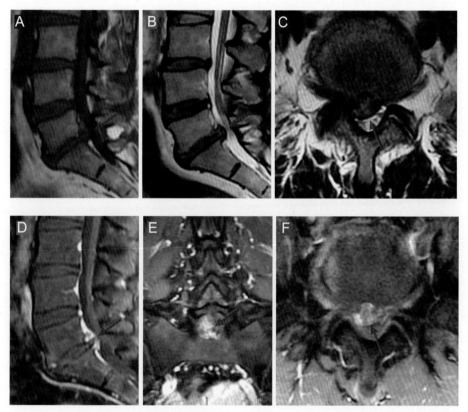

A、B、C 为平扫 MRI 图像，L5/S1 椎间盘髓核突出。与第二次复查时相比，突出物部分重吸收。D、E、F 为增强 MRI 图像，显示突出物周围线形增强信号。

图 3-32-4　2019 年 5 月 21 日第三次复查腰椎平扫及增强 MRI 图像

二十诊（2019 年 10 月 19 日）

5 个月后随访，患者腰腿痛症状完全消失，双下肢肌力及皮肤感觉正常，右下肢麻木感消失。查体：L5/S1 棘后棘旁无压痛，无下肢放射痛，直腿抬高试验左 80°（－）、右 80°（－），双下肢肌力正常，双侧下肢皮肤感觉正常，病理反射未引出，马鞍区皮肤感觉正常，指地距 5 cm，JOA 评分 27 分。复查腰椎平扫及增强 MRI 显示 L5/S1 巨大型椎间盘突出物与初诊时相比大部分重吸收。突出率12.1%，吸收率 80.2%。突出物最大层面面积约0.4 cm²，占椎管面积的 10.5%。增强 MRI 显示牛眼征基本消失（图 3-32-5）。

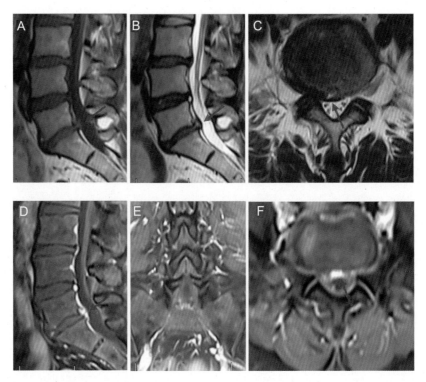

　　A、B、C 为平扫 MRI 图像，L5/S1 椎间盘髓核轻度突出。突出率 12.1%，吸收率 80.2%。突出物最大层面面积 0.4 cm²，占椎管面积的 10.5%。突出物大部分重吸收，硬膜囊稍受压。D、E、F 为增强 MRI 图像，显示牛眼征基本消失。

图 3-32-5　2019 年 10 月 19 日随访时平扫及增强 MRI 图像

按　语

　　初诊病史特点：女性，38 岁，痹证，无外伤病史，病程 1 年，无马尾神经压迫症状。

　　首次影像学特点：L5/S1 部分破裂型，后纵韧带破裂型，突出率 61.0%，Komori 改良分型 2 型，MSU 分型 3-AB 型，椎管形态为椭圆型，Iwabuchi 分型 1 型，无 Modic 改变，牛眼征线形增强型。

　　治疗特点：《素问·逆调论》云，"营气虚则不仁，卫气虚则不用，营卫俱虚则不仁且不用"。腰椎间盘突出症病因病机较为复杂，其证可总概为正虚邪实，治宜扶正与祛邪兼顾。本例患者病情迁延，腰痛牵及右下肢 1 年，要求保守治疗。予消髓化核汤合独活寄生汤加减，以益气化瘀、祛风散寒、除湿止痛。4 个月后复查，患者临床症状无明显缓解，MRI 显示突出物有所增大。患者拒绝手术治疗。因患者无症状进行性加重，无马尾神经损伤表现，故同意继续保守治疗。遂单用消髓化核汤增强通络止痛功效，症状缓解缓慢。9 个月后突出物并未重吸收，但症状逐渐缓解，"症""像"不完全一致，临床症状改善先于影像学变化。直到 1 年 4 个月后，患者腰腿痛缓解，复查 MRI 显示突出物部分重吸收，1 年 9 个月后突出物吸收率 80.2%。这在一定程度上说明保守治疗需要一定的时间，在密切观察患者神经损伤情况及下肢肌力变化的同时要耐心等待。因此，在诊疗过程中与患者充分沟通，取得患者理解与信任，辅以心理疏导，可以事半功倍。患者在接受治疗的过程中绝对卧床 3 周，相对卧床 2 周，口服西药时间 3 周，口服中药 432 剂，恢复工作时间 3 个月，1 年 9 个月吸收率 80.2%。

病例三十三 （男，37岁，病程半月，痉证，L5／S1部分破裂型，牛眼征环形增强型，7个月吸收率70.7％）

基本资料： 柯某，男，37岁，联系电话：1391354＊＊＊＊。

初诊日期： 2019年4月16日。

主诉： 腰痛伴右下肢放射痛半个月。

现病史： 患者于半个月前无明显诱因下出现腰痛牵及右下肢疼痛，口服药物治疗后症状无法缓解，疼痛剧烈，卧床不能翻身。舌质紫黯，苔白，脉弦细。

查体： 腰椎生理曲度存在，L5／S1右侧棘旁压痛（＋），并放射至右下肢，直腿抬高试验左80°（－）、右30°（＋），无皮肤感觉减退，双下肢肌力正常，病理反射未引出，马鞍区皮肤感觉正常。指地距30 cm，JOA评分17分。

MRI表现： L5／S1椎间盘突出。突出的椎间盘在椎管内偏向右侧推压硬膜囊，右侧神经根受压。突出率74.8％。椎管最大层面面积约为4.1 cm²；突出物最大层面面积约1.4 cm²，占椎管面积的34.1％。增强MRI显示牛眼征阳性（图3-33-1）。

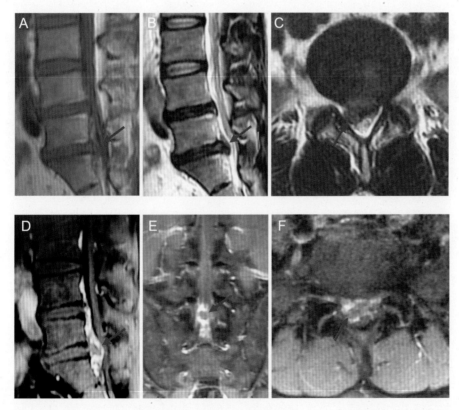

L5／S1椎间盘巨大型突出，突出率74.8％。椎管最大层面面积4.1 cm²，突出物最大层面面积1.4 cm²，占椎管面积的34.1％。A、B为MRI平扫矢状位像，显示突出物超过椎体后缘8 mm以上，Iwabuchi分型1型；C为MRI平扫轴位像，显示突出物较大，压迫硬膜囊，突出髓核呈等信号，位于椎管内偏右侧；D为增强MRI矢状位像，E为冠状位像，F为轴位像，均显示突出物边缘环状高信号，即牛眼征阳性。

图3-33-1 2019年4月16日初诊时平扫及增强MRI图像

诊断： L5／S1部分破裂型腰椎间盘突出症（痉证，牛眼征环形增强型）。

治法： 益气化瘀，通络止痛。

处方：

① 消髓化核汤加味：

生黄芪30 g　　当　归10 g　　防　己10 g

威灵仙 15 g　　木　瓜 20 g　　水　蛭 6 g

地　龙 10 g　　麸炒白术 10 g　　猪　苓 10 g

茯　苓 10 g　　薏苡仁 15 g　　制南星 10 g

三　棱 6 g　　莪　术 6 g　　丹　参 10 g

共 7 剂，每日 1 剂，分 2 次饭后温服。

② 塞来昔布胶囊 200 mg，1 次/日，口服 1 周。

③ 迈之灵 300 mg，2 次/日，口服 1 周。

④ 绝对卧床休息 1 周。如出现症状进行性加重或马尾综合征，及时手术治疗。

二诊（2019 年 4 月 24 日）

患者服药 4 天后腰腿痛症状开始缓解。二诊时患者自诉腰腿痛较前改善，右下肢放射痛减轻，双下肢肌力及皮肤感觉正常，马鞍区皮肤感觉正常。夜寐可，食纳可。

处方：

① 消髓化核汤加味：

生黄芪 30 g　　当　归 10 g　　防　己 10 g

威灵仙 15 g　　木　瓜 20 g　　水　蛭 6 g

地　龙 10 g　　麸炒白术 10 g　　猪　苓 10 g

茯　苓 10 g　　薏苡仁 30 g　　三　棱 6 g

莪　术 6 g　　丹　参 10 g

共 14 剂，每日 1 剂，分 2 次饭后温服。

② 迈之灵 300 mg，2 次/日，口服 2 周。

③ 相对卧床休息 2 周。

④ 如出现症状进行性加重或马尾综合征，及时手术治疗。

三诊（2019 年 5 月 9 日）

患者腰痛症状明显改善，右下肢牵痛仍存在。查体：L5/S1 右侧棘旁压痛（±），直腿抬高试验左 80°（−）、右 50°（±）。双下肢肌力及皮肤感觉正常，病理反射未引出，马鞍区皮肤感觉正常。指地距 30 cm，JOA 评分 20 分。

处方：

① 消髓化核汤加味：

生黄芪 30 g　　当　归 10 g　　防　己 10 g

威灵仙 15 g　　木　瓜 20 g　　水　蛭 6 g

地　龙 10 g　　麸炒白术 10 g　　猪　苓 10 g

茯　苓 10 g　　薏苡仁 30 g　　三　棱 6 g

莪　术 6 g　　丹　参 10 g

共 14 剂，每日 1 剂，分 2 次饭后温服。

② 加强腰背肌功能锻炼。

四诊（2019 年 5 月 23 日）至五诊（2019 年 6 月 7 日）

患者每半月复诊一次，临床症状进一步缓解。五诊时自诉腰腿痛间作，右下肢牵痛偶作。查体：L5/S1 棘后棘旁压痛（±），无下肢放射痛，直腿抬高试验左 80°（−）、右 60°（±），双下肢肌力及皮肤感觉正常，病理反射未引出，马鞍区皮肤感觉正常。指地距 25 cm，JOA 评分 22 分。

处方：

① 消髓化核汤加味：

生黄芪 30 g　　当　归 10 g　　防　己 10 g

威灵仙 15 g　　木　瓜 20 g　　水　蛭 6 g

地　龙 10 g　　麸炒白术 10 g　　猪　苓 10 g

茯　苓 10 g　　薏苡仁 30 g　　三　棱 6 g

莪　术 6 g　　丹　参 10 g

共 45 剂，每日 1 剂，分 2 次饭后温服。

② 恢复期加强腰背肌功能锻炼。

六诊（2019 年 7 月 10 日）

患者 1 个月后复诊，自诉症状大部分缓解，腰腿痛不明显。查体：L5/S1 棘后棘旁压痛（−），无下肢放射痛，直腿抬高试验左 80°（−）、右 70°（−），双下肢肌力及皮肤感觉正常，病理反射未引出，马鞍区皮肤感觉正常。指地距 20 cm，JOA 评分 24 分。隔日服中药汤剂（患者自行转方）。

处方：

① 消髓化核汤加味：

生黄芪 30 g	当　归 10 g	防　己 10 g
威灵仙 15 g	木　瓜 20 g	水　蛭 6 g
地　龙 10 g	麸炒白术 10 g	猪　苓 10 g
茯　苓 10 g	薏苡仁 30 g	三　棱 6 g
莪　术 6 g	丹　参 10 g	

共 70 剂，每日 1 剂，分 2 次饭后温服。

② 恢复期加强腰背肌功能锻炼。

七诊（2019 年 11 月 30 日）

7 个月后随诊，患者临床症状基本消失，腰腿痛症状不明显。查体：L5／S1 棘后棘旁无明显压痛、叩击痛，直腿抬高试验左 80°（－）、右 80°（－），双下肢肌力及皮肤感觉正常，病理反射未引出，马鞍区皮肤感觉正常，指地距 10 cm，JOA 评分 25 分。复查平扫及增强 MRI 显示突出物大部分重吸收，突出率 21.9％。突出物最大层面面积约 0.5 cm²，占椎管面积的 12.2％，突出物部分重吸收，吸收率 70.7％（图 3-33-2）。七诊后患者停服药物。

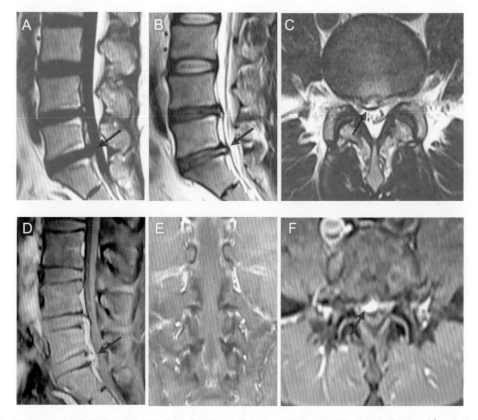

　　A、B、C 为平扫 MRI 图像，L5／S1 椎间盘髓核轻度突出（髓核无游离）。突出率 21.9％，吸收率 70.7％，突出物最大层面面积 0.5 cm²，占椎管面积的 12.2％。突出物大部分重吸收，硬膜囊及神经根无明显受压及变形。D、E、F 为增强 MRI 图像，显示牛眼征消失。

图 3-33-2　2019 年 11 月 30 日复诊时平扫及增强 MRI 图像

按　语

初诊病史特点：男性，37 岁，痉证，无外伤病史，病程半个月，无马尾神经压迫症状。

首次影像学特点：L5／S1 部分破裂型，后纵韧带破裂型，突出率 74.8％，Komori 改良分型 2 型，MSU 分型 3-AB 型，椎管形态为三角型，Iwabuchi 分型 1 型，无 Modic 改变，牛眼征环形增强型。

治疗特点：该患者初诊时疼痛明显，伴有下肢放射痛，但无下肢麻木等症状，结合舌质紫黯、脉弦细，证属气滞血瘀。予消髓化核汤加用三棱、莪术破血行气止痛，加用丹参养血，取义"一味丹参饮，功同四物汤"，《别录》云其"养血，去心腹痼疾结气，腰脊强脚痹，除风邪留热，久服利人"。患者初诊时诉仍在工作，不能做到绝对卧床休息。考虑疼痛影响患者工作，嘱患者每日中午平躺休息1小时。1个月后患者疼痛症状明显好转，中药去三棱、莪术。3个月后患者症状基本消失，残留少许症状，嘱患者隔日服用汤药。经保守治疗后，患者症状明显缓解，突出物吸收率70.7%。患者在接受治疗过程中相对卧床2个月，口服中药150剂，口服西药时间3周，未停止工作，7个月吸收率70.7%。久坐瘀血。瘀血是导致腰椎间盘突出症的一种重要致病因素，临床可表现为针刺样疼痛，疼痛特点为固定不转移、昼轻夜重、时轻时重等。临床上也可在辨证基础上选用清代医家王清任之身痛逐瘀汤加减治疗，临床疗效佳。《医林改错注释》云之有活血化瘀、通经止痛、祛风除湿之功，多应用于痹证属瘀血者。

病例三十四 （女，48 岁，病程 1 月，痉证，L5/S1 大块型，牛眼征环形增强型，7 个月吸收率 54.5%）

基本资料：沈某，女，48 岁，联系电话：1314091＊＊＊＊。

初诊日期：2019 年 5 月 3 日。

主诉：腰痛半年，加重伴左下肢疼痛、麻木 1 个月。

现病史：患者于半年前无明显诱因下出现腰痛，未予重视，未经正规治疗。1 个月前患者自觉腰痛牵及左下肢，伴左下肢麻木感，活动困难，卧床不能翻身。自诉时感胸胁满闷不舒，情绪低落，身体瘦弱，面白。舌质红，苔薄白，脉弦。

查体：腰椎生理曲度存在，L5/S1 左侧棘旁压痛（＋），并放射至左下肢，直腿抬高试验左 30°（＋）、右 60°（－），左小腿后外侧皮肤感觉减退，双下肢肌力正常，病理反射未引出，马鞍区皮肤感觉正常，指地距 30 cm，JOA 评分 17 分。

MRI 表现：L5/S1 椎间盘突出。突出的椎间盘在椎管内偏向左侧推压硬膜囊，左侧神经根受压。突出率 100%。椎管最大层面面积约 4.3 cm²；突出物最大层面面积约 1.4 cm²，占椎管面积的 32.6%。增强 MRI 显示牛眼征阳性（图 3-34-1）。

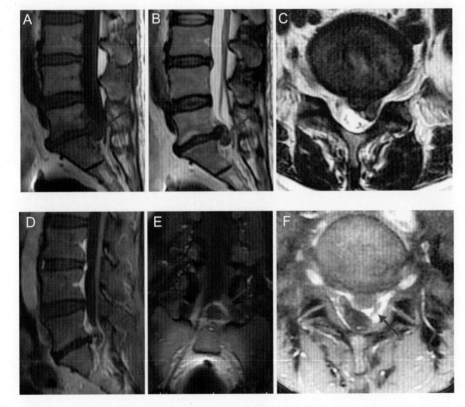

　　L5/S1 椎间盘巨大型突出，突出率 100%。椎管最大层面面积约 4.3 cm²；突出物最大层面面积约 1.4 cm²，占椎管面积的 32.6%。A、B 为 MRI 平扫矢状位像，显示突出物超过椎体后缘 10 mm 以上，Iwabuchi 分型 1 型；C 为 MRI 平扫轴位像，显示突出物较大，压迫硬膜囊，突出髓核呈等信号，位于椎管内偏左侧；D 为增强 MRI 矢状位像，E 为冠状位像，F 为轴位像，均显示突出物边缘环状高信号，即牛眼征阳性。

图 3-34-1　2019 年 5 月 3 日初诊时平扫及增强 MRI 图像

诊断：L5/S1 大块型腰椎间盘突出症（痉证，牛眼征环形增强型）。

治法：益气化瘀，理气止痛。

处方：

① 消髓化核汤加减：

生黄芪 30 g	防 己 10 g	当 归 10 g
制地龙 6 g	威灵仙 30 g	木 瓜 20 g
炒白术 10 g	川牛膝 10 g	炒薏苡仁 10 g
半 夏 6 g	茯 苓 10 g	厚 朴 10 g
紫苏子 10 g	砂 仁 3 g	墨旱莲 10 g
女贞子 10 g		

共 14 剂，每日 1 剂，分 2 次饭后温服。

② 迈之灵片 300 mg，2 次/日，口服 2 周。

③ 谷维素 10 mg，3 次/日，口服 2 周。

④ 节饮食，畅情志。绝对卧床休息 2 周。

⑤ 密切观察病情变化，如出现症状进行性加重或马尾综合征，及时手术治疗。

二诊（2019 年 5 月 18 日）

患者腰腿痛症状改善不明显，下肢放射痛变化不明显，麻木依旧。胸胁满闷稍有缓解。夜寐可，食纳可。查体：L5/S1 左侧棘旁压痛（＋），伴有左下肢放射痛，直腿抬高试验左 50°（＋）、右 80°（－）。左小腿后外侧皮肤感觉减退，病理反射未引出，马鞍区皮肤感觉正常，指地距 30 cm，JOA 评分 18 分。

处方：

① 消髓化核汤加减：

生黄芪 30 g	防 己 10 g	当 归 10 g
制地龙 6 g	威灵仙 30 g	木 瓜 20 g
炒白术 10 g	川牛膝 10 g	炒薏苡仁 30 g
茯 苓 10 g	厚 朴 10 g	紫苏子 10 g
墨旱莲 10 g	女贞子 10 g	

共 14 剂，每日 1 剂，分 2 次饭后温服。

② 呋喃硫胺片 20 mg，3 次/日，口服 2 周。

③ 谷维素 10 mg，3 次/日，口服 2 周。

④ 相对卧床休息 2 周。

⑤ 密切观察病情变化，如出现症状进行性加重或马尾综合征，及时手术治疗。

三诊（2019 年 6 月 3 日）至四诊（2019 年 6 月 17 日）

患者继续服用二诊方及谷维素、呋喃硫胺片半个月。

处方：

① 消髓化核汤加减：

生黄芪 30 g	防 己 10 g	当 归 10 g
制地龙 6 g	威灵仙 30 g	木 瓜 20 g
炒白术 10 g	川牛膝 10 g	炒薏苡仁 30 g
茯 苓 10 g	厚 朴 10 g	紫苏子 10 g
墨旱莲 10 g	女贞子 10 g	

共 14 剂，每日 1 剂，分 2 次饭后温服。

② 呋喃硫胺片 20 mg，3 次/日，口服 2 周。

③ 谷维素 10 mg，3 次/日，口服 2 周。

四诊时患者腰腿痛稍缓解，仍伴有左下肢牵痛感，左小腿后外侧皮肤麻木，双下肢肌力正常，无马鞍区皮肤感觉减退。查体：L5/S1 左侧棘旁压痛（±），直腿抬高试验左 60°（＋）、右 80°（－），双下肢肌力正常，左小腿后外侧皮肤感觉减退，病理反射未引出，马鞍区皮肤感觉正常，指地距 20 cm，JOA 评分 20 分。

处方：

① 消髓化核汤加减：

生黄芪 30 g	防 己 10 g	当 归 10 g
制地龙 6 g	威灵仙 30 g	木 瓜 20 g
炒白术 10 g	川牛膝 10 g	炒薏苡仁 30 g
茯 苓 10 g	厚 朴 10 g	紫苏子 10 g
墨旱莲 10 g	女贞子 10 g	

共 14 剂，每日 1 剂，分 2 次饭后温服。

② 加强腰背肌功能锻炼。

③ 密切观察病情变化，如出现症状进行性加重或马尾综合征，及时手术治疗。

五诊（2019 年 6 月 29 日）至七诊（2019 年 8 月 1 日）

患者继续服用中药汤剂 1 个月后七诊时腰腿痛症状明显缓解，下肢放射痛不明显，左下肢麻木感明显好转。查体：L5／S1 棘后棘旁轻度压痛伴左下肢放射痛，直腿抬高试验左 80°（一）、右 80°（一），双下肢肌力正常，左小腿后外侧皮肤感觉减退好转，病理反射未引出，马鞍区皮肤感觉正常，指地距 15 cm，JOA 评分 24 分。患者恢复正常工作，恢复期加强腰背肌功能锻炼，继续服用二诊方 4 个月。

消髓化核汤加减：

生黄芪 30 g	防　己 10 g	当　　归 10 g
制地龙 6 g	威灵仙 30 g	木　　瓜 20 g
炒白术 10 g	川牛膝 10 g	炒薏苡仁 30 g
茯　苓 10 g	厚　朴 10 g	紫苏子 10 g

墨旱莲 10 g　　女贞子 10 g

共 120 剂，每日 1 剂，分 2 次饭后温服。

八诊（2019 年 12 月 4 日）

7 个月后随访，患者自诉腰腿痛症状仅劳累后发作，左下肢牵痛不明显，下肢麻木感消失。查体：L5／S1 棘后棘旁轻度压痛伴左下肢放射痛，直腿抬高试验左 80°（一）、右 80°（一），双下肢肌力及皮肤感觉正常，左下肢麻木感消失，病理反射未引出，马鞍区皮肤感觉正常，指地距 10 cm，JOA 评分 26 分。复查腰椎平扫及增强 MRI 显示 L5／S1 巨大型椎间盘突出物较初诊时部分重吸收。突出率 45.5％，吸收率 54.5％。突出物最大层面面积约 0.6 cm²，占椎管面积的 14.0％。牛眼征阳性，预示有进一步重吸收可能（图 3-34-2）。八诊后患者停服药物治疗，加强腰背肌功能锻炼。

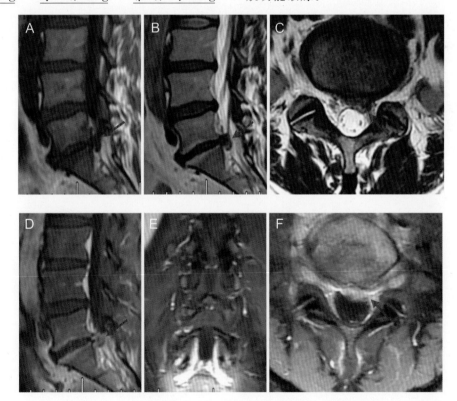

A、B、C 为平扫 MRI 图像，L5／S1 椎间盘髓核轻度突出。突出率 45.5％，吸收率 54.5％。突出物较前大部分重吸收，硬膜囊及神经根轻度受压。D、E、F 为增强 MRI 图像，显示牛眼征阳性，预示有进一步重吸收可能。

图 3-34-2　2019 年 12 月 4 日复诊时平扫及增强 MRI 图像

按　语

初诊病史特点：女性，48岁，痉证，无外伤病史，病程1个月，无马尾神经压迫症状。

首次影像学特点：L5/S1大块型，后纵韧带破裂型，突出率100%，Komori改良分型3型，MSU分型3-AB型，椎管形态为椭圆型，Iwabuchi分型1型，Modic Ⅰ型改变，牛眼征环形增强型。

治疗特点：患者L5/S1椎间盘巨大型突出，初期症状较重，伴有神经根受压后下肢麻木症状。用消髓化核汤基本方治疗，配合短期使用迈之灵片以减轻神经根水肿，用谷维素营养神经。在患者能耐受的情况下，未应用消炎镇痛药物亦可缓解疼痛、麻木症状。经治疗3个月后，患者临床症状开始缓解，经7个月的保守治疗后症状基本消失。复查增强MRI显示突出物大部分吸收，吸收率54.5%，突出物周围环形增强信号，预示有进一步重吸收可能。患者在接受治疗过程中绝对卧床2周，相对卧床2周，口服西药时间4周，口服中药206剂，恢复工作时间3个月，7个月吸收率54.5%。本例体现了对腰椎间盘突出症患者要注重心理因素的影响。半夏厚朴汤为历代医家喜用广用的代表方剂之一。《医宗金鉴·订正金匮要略注》曰："此病得于七情郁气，凝涎而生。故用半夏、厚朴、生姜，辛以散结，苦以降逆；茯苓佐半夏，以利饮行涎；紫苏芳香，以宣通郁气，俾气舒涎去，病自愈矣。此证男子亦有，不独妇人也。"现临床多用于痰气互结之郁证。全方辛苦合用，辛以行气散结，苦以燥湿降逆，使郁气得疏，痰涎得化，则痰气郁结之郁证自除。临床上若气郁较甚者，可酌加香附、郁金助行气解郁之功；胁肋疼痛者，酌加川楝子、延胡索以疏肝理气止痛。

病例三十五 （男，39岁，病程1月，痉证，L4/L5大块型，牛眼征线形增强型，8个月吸收率100%）

基本资料：芮某，男，39岁，联系电话：1896216＊＊＊＊。

初诊日期：2019年4月15日。

主诉：腰痛2年，加重伴左下肢疼痛、麻木1个月。

现病史：患者于2年前无明显诱因下出现腰痛，1个月前受凉后开始出现左下肢疼痛、麻木，经口服药物治疗后症状无法缓解，疼痛剧烈，夜间难以入睡。现自觉腰部及四肢发凉，遇寒症状加重。近期纳差，二便尚调。舌淡，苔薄白，脉弦紧。

查体：腰椎生理曲度存在，L4/L5左侧棘旁压痛（＋），并放射至左下肢，直腿抬高试验左30°（＋）、右60°（＋），左小腿前外侧及足背皮肤感觉减退，双下肢肌力正常，病理反射未引出，马鞍区皮肤感觉正常。指地距45 cm，JOA评分15分。

MRI表现：L4/L5椎间盘突出。突出的椎间盘向下游离，突出率77.4%。椎管最大层面面积约3.8 cm²；突出物最大层面面积约1.3 cm²，占椎管面积的34.2%。增强MRI显示牛眼征阳性（图3-35-1）。

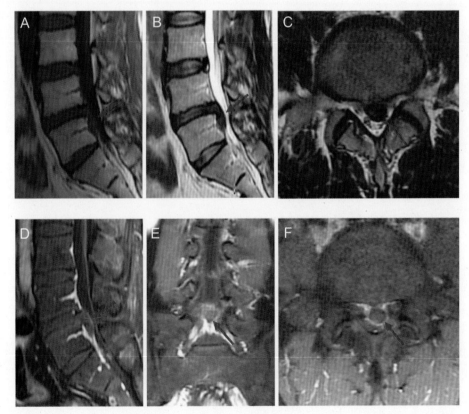

　　L4/L5椎间盘巨大型突出，突出率77.4%。椎管最大层面面积约3.8 cm²；突出物最大层面面积约1.3 cm²，占椎管面积的34.2%。A、B为MRI平扫矢状位像，显示突出物超过椎体后缘8 mm以上，Iwabuchi分型1型；C为MRI平扫轴位像，显示突出物较大，压迫硬膜囊，突出髓核呈等信号，位于椎管内偏左侧；D为增强MRI矢状位像，E为冠状位像，F为轴位像，均显示突出物边缘线形高信号，即牛眼征阳性。

图3-35-1　2019年4月15日初诊时平扫及增强MRI图像

诊断：L4／L5 大块型腰椎间盘突出症（痉证，牛眼征线形增强型）。

治法：温经散寒，理气止痛。

处方：

① 消髓化核汤加味：

生黄芪 30 g	当 归 10 g	防 己 10 g
威灵仙 30 g	木 瓜 20 g	水 蛭 6 g
白芥子 6 g	麸炒白术 10 g	炒薏苡仁 10 g
细 辛 3 g	桂 枝 6 g	川牛膝 10 g
生山楂 20 g		

共 14 剂，每日 1 剂，分 2 次饭后温服。

② 迈之灵片 300 mg，1 次／日，口服 2 周。

③ 醋氯芬酸胶囊 100 mg，1 次／日，口服 2 周。疼痛缓解立即停药。

④ 绝对卧床休息 2 周。如果出现症状进行性加重及运动功能损害，立即手术治疗。

二诊（2019 年 05 月 30 日）

患者诉服药 1 周后腰腿痛症状缓解，夜间可入睡，仍有左下肢放射痛，停服醋氯芬酸胶囊，继续服用其他药物。二诊时患者自诉腰腿痛较前改善，左下肢疼痛缓解，左下肢仍有麻木感，夜寐可，食纳一般，自觉四肢发凉症状有所缓解。查体：L4／L5 左侧棘旁压痛（＋），伴左下肢放射痛，直腿抬高试验左 45°（＋）、右 60°（＋）。左小腿前外侧及足背皮肤感觉减退，双下肢肌力正常，病理反射未引出。指地距 40 cm，JOA 评分 16 分。

处方：

① 消髓化核汤加味：

生黄芪 30 g	当 归 10 g	防 己 10 g
威灵仙 30 g	木 瓜 20 g	水 蛭 6 g
白芥子 6 g	麸炒白术 10 g	炒薏苡仁 10 g
桂 枝 6 g	川牛膝 10 g	生山楂 20 g
红景天 30 g		

共 14 剂，每日 1 剂，分 2 次饭后温服。

② 甲钴胺片 500 μg，3 次／日，口服 2 周。

③ 继续相对卧床休息 2 周。

④ 密切观察病情变化，如果出现症状进行性加重及马尾神经损伤，立即手术治疗。

三诊（2019 年 6 月 15 日）至四诊（2019 年 7 月 31 日）

患者腰痛症状稍改善，四肢发凉症状大为缓解，恢复工作。继续服用二诊方 6 周后，四诊时腰痛症状明显改善，左下肢放射痛较前减轻，左下肢仍有麻木感，食纳可，二便调。查体：L4／L5 左侧棘旁压痛（±），直腿抬高试验左 60°（＋）、右 80°（－）。左小腿前外侧及足背皮肤感觉减退，双下肢肌力正常，病理反射未引出，马鞍区皮肤感觉正常。指地距 40 cm，JOA 评分 18 分。

处方：

① 消髓化核汤加味：

生黄芪 30 g	当 归 10 g	防 己 10 g
威灵仙 30 g	木 瓜 20 g	水 蛭 6 g
白芥子 6 g	麸炒白术 10 g	炒薏苡仁 10 g
桂 枝 6 g	川牛膝 10 g	生山楂 20 g
红景天 30 g		

共 60 剂，每日 1 剂，分 2 次饭后温服。

② 恢复期加强腰背肌功能锻炼。

五诊（2019 年 8 月 13 日）

患者无明显腰腿痛主诉，无下肢放射痛，左下肢麻木感仍存在，较前好转。查体：L4～S1 棘后棘旁轻度压痛伴左下肢放射痛，直腿抬高试验左 60°（＋）、右 80°（－），双下肢肌力正常，左小腿外侧皮肤感觉减退，左足背麻木感消失，病理反射未引出，马鞍区皮肤感觉正常，指地距 30 cm，JOA 评分 21 分。复查腰椎平扫及增强 MRI 显示 L4／L5 椎间盘突出物部分重吸收。硬膜囊及神经根轻度受压，突出率 38.8%，吸收率 49.9%。突出物最大层面面积约 1.0 cm²，占椎管面积的 26.3%，牛眼征阳性，预示有进一步重吸收可能（图 3-35-2）。患者腰腿痛症状改善，继续服用二诊方保守治疗。

处方：

① 消髓化核汤加味：

生黄芪 30 g	当　归 10 g	防　己 10 g
威灵仙 30 g	木　瓜 20 g	水　蛭 6 g
白芥子 6 g	麸炒白术 10 g	炒薏苡仁 10 g
桂　枝 6 g	川牛膝 10 g	生山楂 20 g
红景天 30 g		

共 14 剂，每日 1 剂，分 2 次饭后温服。

② 恢复期加强腰背肌功能锻炼。

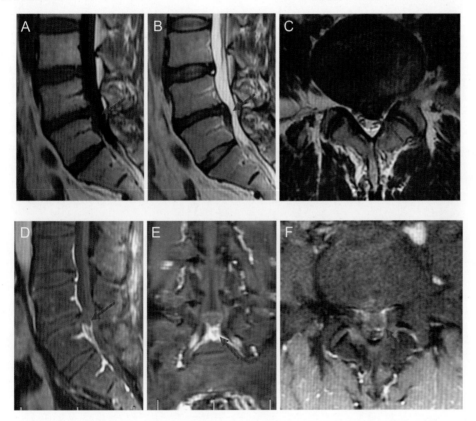

A、B、C 为平扫 MRI 图像，L4/L5 椎间盘髓核突出，突出率 38.8%。突出物最大层面面积 1.0 cm²，占椎管面积的 26.3%。突出物较前部分重吸收，硬膜囊及神经根受压及变形。D、E、F 为增强 MRI 图像，显示牛眼征阳性。

图 3-35-2　2019 年 8 月 13 日复诊时平扫及增强 MRI 图像

六诊（2019 年 9 月 2 日）至九诊（2019 年 12 月 17 日）

患者继续服用中药汤剂治疗，每月复诊一次，临床症状逐渐缓解。九诊时，患者自诉腰腿痛症状明显改善，无下肢放射痛，左下肢麻木感消失。查体：腰部无压痛，无左下肢放射痛，直腿抬高试验左 80°（-）、右 80°（-），双下肢肌力及皮肤感觉正常，左下肢麻木感消失，病理反射未引出，马鞍区皮肤感觉正常，指地距 10 cm，JOA 评分 27 分。复查腰椎平扫及增强 MRI 显示 L4/L5 巨大型椎间盘突出物完全重吸收。突出率为 0，吸收率为 100%。增强 MRI 显示突出物周围无线形高信号，牛眼征消失（图 3-35-3）。六诊后患者停服药物。

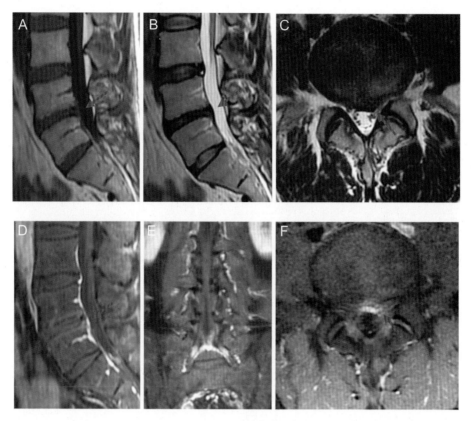

A、B、C为平扫MRI图像，L4/L5椎间盘髓核无明显突出。突出率为0，吸收率为100%。突出物完全重吸收，硬膜囊及神经根无明显受压及变形。D、E、F为增强MRI图像，显示牛眼征消失。

图3-35-3　2019年12月17日复诊时平扫及增强MRI图像

处方：

① 消髓化核汤加味：

生黄芪30 g	当　　归10 g	防　　己10 g
威灵仙30 g	木　　瓜20 g	水　　蛭 6 g
白芥子 6 g	麸炒白术10 g	炒薏苡仁10 g
桂　枝 6 g	川牛膝10 g	生山楂20 g
红景天30 g		

共105剂，每日1剂，分2次饭后温服。

② 恢复期加强腰背肌功能锻炼。

按　语

初诊病史特点：男性，39岁，痉证，无外伤病史，病程1个月，无马尾神经压迫症状。

首次影像学特点：L4/L5大块型，后纵韧带破裂型，突出率77.4%，Komori改良分型3型，MSU分型2-A型，椎管形态为三角型，Iwabuchi分型1型，无Modic改变，牛眼征线形增强型。

治疗特点：本例患者腰腿痛2年，受凉后加重1个月，舌淡，苔薄白，脉弦紧，属寒湿证。"寒者热之"，故在消髓化核汤的基础上加细辛、桂枝以散寒祛湿、温阳化气。患者口服汤剂半个月后自觉症状有所好转。考虑时令天气转暖，如果继续用细辛、桂枝，恐有伤阴之弊，故去细辛，加红景天以益气活血。4个月后患者症状大部分缓解，8个月后症状明显缓解，复查MRI显示突出物吸收率为100%。患者在接受治疗过程中绝对卧床2周，相对卧床2周，口服中药207剂，口服西药时间4周，恢复工作时间1个月，8个月吸收率100%。本例中影像学显示突出椎间盘体积虽然较大，但患者无明显马尾神经压迫症状等，手术不作为治疗的"金标准"。对于巨大破裂型腰椎间盘，临床上应与腰椎肿瘤相鉴别。后者多见于老年人，虽腰腿疼痛是腰椎肿瘤患者最常见的症状，但疼痛不因活动和体位改变而变化，疼痛呈持续性并逐渐加重，且夜间加重，休息后不缓解。影像学图像上可见骨质破坏，且可累及脊椎附件。实验室检查可有肿瘤系列指标水平明显升高等表现。

病例三十六（女，40 岁，病程 2 月，痉证，L4/L5 大块型，牛眼征线形增强型，1 年 2 个月吸收率 81.5%）

基本资料： 李某，女，40 岁，联系电话：1801544****。

初诊日期： 2018 年 10 月 10 日。

主诉： 腰痛牵及左下肢 2 个月。

现病史： 患者于 2 个月前无明显诱因下出现腰部疼痛伴左下肢疼痛、麻木，活动受限。近期常卧床休养，乏力少气，纳差，食少，便溏。舌淡，苔薄白，脉细。

查体： 腰椎生理曲度存在，L4/L5 左侧棘旁压痛（+）、叩击痛（+），并向左下肢放射，直腿抬高试验左 30°（+）、右 85°（−），左小腿前外侧皮肤感觉较对侧减退，左侧跟腱反射较健侧减弱，双下肢肌力 V 级，马鞍区皮肤感觉正常。指地距 40 cm，JOA 评分 15 分。

MRI 表现： L4/L5 椎间盘巨大型突出。突出的椎间盘偏向左侧推压硬膜囊，左侧神经根受压，硬膜囊不对称变形。突出率 100%。椎管最大层面面积约 3.8 cm²，突出物最大层面面积约 1.6 cm²，占椎管面积的 42.1%。增强 MRI 显示牛眼征阳性（图 3-36-1）。

诊断： L4/L5 大块型腰椎间盘突出症（痉证，牛眼征线形增强型）。

治法： 化瘀利水，益气健脾，通络止痛。

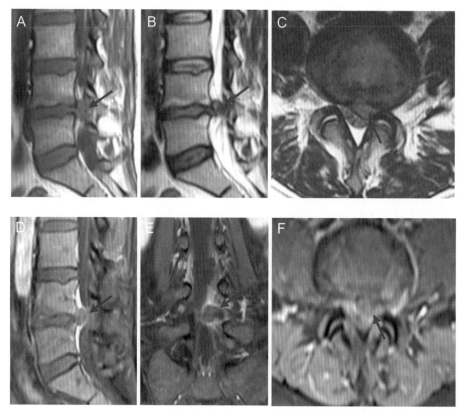

L4/L5 椎间盘巨大型突出，突出率 100%。椎管最大层面面积约 3.8 cm²，突出物最大层面面积约 1.6 cm²，占椎管面积的 42.1%。A、B 为 MRI 平扫矢状位像，显示突出物超过椎体后缘 10 mm 以上，Iwabuchi 分型 1 型；C 为 MRI 平扫轴位像，显示突出物较大，压迫硬膜囊，突出髓核呈等信号，位于椎管内中央；D 为增强 MRI 矢状位像，E 为冠状位像，F 为轴位像，均显示突出物边缘线形高信号，即牛眼征阳性。

图 3-36-1　2018 年 10 月 10 日初诊时平扫及增强 MRI 图像

处方：

① 消髓化核汤合参苓白术散加减：

生黄芪 30 g	当　归 10 g	防　己 10 g
威灵仙 30 g	木　瓜 20 g	水　蛭 6 g
白芥子 6 g	麸炒白术 20 g	猪　苓 10 g
茯　苓 10 g	薏苡仁 10 g	山　药 10 g
生山楂 20 g	陈　皮 6 g	白扁豆 10 g
党　参 10 g		

共 14 剂，每日 1 剂，分 2 次饭后温服。

② 迈之灵片 300 mg，1 次/日，口服 2 周。

③ 甲钴胺片 500 μg，3 次/日，口服 2 周。

④ 绝对卧床休息 2 周。

⑤ 密切观察病情变化，如出现症状进行性加重或马尾综合征，及时手术治疗。

二诊（2018 年 10 月 25 日）

患者服药 2 周后腰腿痛症状无明显缓解，左下肢疼痛、麻木较甚，卧床时无法自主翻身，夜寐可，食纳一般，时有烦躁，精神较差。查体：L4/L5 左侧棘旁压痛（＋）、叩击痛（＋），并向左下肢放射，直腿抬高试验左 40°（＋）、右 80°（－），双下肢肌力正常，左小腿前外侧皮肤感觉较对侧减退，双侧膝腱反射存在，马鞍区皮肤感觉正常。因患者疼痛剧烈，指地距未测，JOA 评分 16 分。患者症状未缓解，亦无进行性加重表现，无马尾神经损伤症状。患者拒绝手术，要求继续保守治疗。

处方：

① 消髓化核汤加减：

生黄芪 30 g	当　归 10 g	防　己 10 g
威灵仙 30 g	木　瓜 20 g	水　蛭 6 g
白芥子 6 g	麸炒白术 20 g	猪　苓 10 g
茯　苓 10 g	薏苡仁 10 g	生山楂 20 g
陈　皮 6 g	白扁豆 10 g	半　夏 6 g

厚　朴 10 g

共 14 剂，每日 1 剂，分 2 次饭后温服。

② 迈之灵片 300 mg，1 次/日，口服 2 周。

③ 甲钴胺片 500 μg，3 次/日，口服 2 周。

④ 绝对卧床休息 2 周。

⑤ 密切观察病情变化，如出现症状进行性加重或马尾综合征，及时手术治疗。

三诊（2018 年 11 月 10 日）

2 周后复诊，患者腰腿痛症状稍缓解，可自主翻身，但症状时有反复，左下肢放射痛在卧床时消失，行走时仍存在，左下肢麻木感仍存在。精神状态较前好转。食纳可，二便尚调。查体：L4/L5 棘后棘旁压痛（＋）、叩击痛（＋），左下肢放射痛（±），直腿抬高试验左 45°（＋）、右 80°（－），双下肢肌力正常，左小腿前外侧皮肤感觉较对侧减退，马鞍区皮肤感觉正常，指地距 30 cm，JOA 评分 18 分。患者要求继续保守治疗。

处方：

① 消髓化核汤加减：

生黄芪 30 g	当　归 10 g	防　己 10 g
威灵仙 30 g	木　瓜 20 g	水　蛭 6 g
白芥子 6 g	麸炒白术 20 g	猪　苓 10 g
茯　苓 10 g	薏苡仁 10 g	厚　朴 10 g
红景天 30 g	陈　皮 6 g	

共 14 剂，每日 1 剂，分 2 次饭后温服。

② 甲钴胺片 500 μg，3 次/日，口服 2 周。

③ 相对卧床休息 2 周。

④ 密切观察病情变化，如出现症状进行性加重或马尾综合征，及时手术治疗。

四诊（2018 年 11 月 25 日）至七诊（2019 年 1 月 15 日）

患者每月复诊一次，服用三诊方剂 2 个月，服用甲钴胺片 1 个月，相对卧床休息 1 个月。

处方：

① 消髓化核汤加减：

生黄芪 30 g　　当　　归 10 g　　防　　己 10 g

威灵仙 30 g　　木　　瓜 20 g　　水　　蛭 6 g

白芥子 6 g　　麸炒白术 20 g　　猪　　苓 10 g

茯　　苓 10 g　　薏苡仁 10 g　　厚　　朴 10 g

红景天 30 g　　陈　　皮 6 g

共 50 剂，每日 1 剂，分 2 次饭后温服。

② 甲钴胺片 500 μg，3 次/日，口服 1 个月。

③ 相对卧床休息 1 个月。

④ 密切观察病情变化，如出现症状进行性加重或马尾综合征，及时手术治疗。

七诊时患者诉腰腿痛症状大部分缓解，恢复工作。左下肢仍感牵痛，麻木间断发作，双下肢肌力正常。查体：L4/L5 棘突及棘旁轻度压痛，左下肢放射痛消失，直腿抬高试验左 60°（＋）、右 90°（－），左下肢肌力正常，左小腿前外侧皮肤感觉较对侧减退好转，指地距 20 cm，JOA 评分 22 分。继续服用三诊方剂 3 个月。

处方：

① 消髓化核汤加减：

生黄芪 30 g　　当　　归 10 g　　防　　己 10 g

威灵仙 30 g　　木　　瓜 20 g　　水　　蛭 6 g

白芥子 6 g　　麸炒白术 20 g　　猪　　苓 10 g

茯　　苓 10 g　　薏苡仁 10 g　　厚　　朴 10 g

红景天 30 g　　陈　　皮 6 g

共 90 剂，每日 1 剂，分 2 次饭后温服。

② 加强腰背肌功能锻炼，节饮食，畅情志。

③ 密切观察病情变化。

八诊（2019 年 4 月 10 日）

患者无明显腰腿痛症状，无下肢放射痛，仅劳累和阴雨天时感腰部酸痛，左下肢麻木感消失，纳寐可，二便调。查体：L4/L5 棘突棘旁无压痛，无下肢放射痛，直腿抬高试验左 80°（－）、右 90°（－），双下肢肌力及皮肤感觉正常，左下肢麻木感消失。指地距 15 cm，JOA 评分 25 分。建议患者复查腰椎 MRI，停服药物治疗，加强腰背肌功能锻炼。

九诊（2020 年 1 月 1 日）

1 年 2 个月后随访，患者腰部仍有酸痛，无下肢疼痛症状，久坐劳累后感腰酸乏力。查体：L4/L5 棘后棘旁轻度压痛，无左下肢放射痛，直腿抬高试验左 90°（－）、右 90°（－），双下肢肌力及皮肤感觉正常，病理反射未引出，马鞍区皮肤感觉正常，指地距 10 cm，JOA 评分 25 分。复查腰椎平扫及增强 MRI 显示 L4/L5 巨大型椎间盘突出物大部分重吸收。突出率 18.5%，吸收率 81.5%。突出物最大层面面积约 0.3 cm²，占椎管面积的 7.9%。增强 MRI 显示突出物周围无环形高信号影，牛眼征基本消失（图 3-36-2）。

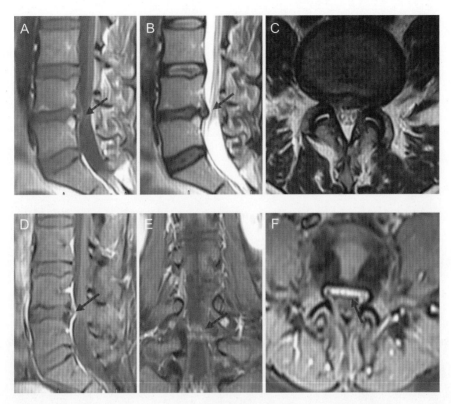

A、B、C 为平扫 MRI 图像，L4／L5 椎间盘髓核轻度突出。突出率 18.5％，吸收率 81.5％。突出物大部分重吸收，硬膜囊及神经根轻度受压及变形。D、E、F 为增强 MRI 图像，显示牛眼征基本消失。

图 3-36-2　2020 年 1 月 1 日随访时平扫及增强 MRI 图像

按　语

初诊病史特点：女性，40 岁，痉证，无外伤病史，病程 2 个月，无马尾神经压迫症状。

首次影像学特点：L4／L5 大块型，后纵韧带破裂型，突出率 100％，Komori 改良分型 2 型，MSU 分型 3-AB 型，椎管形态为三角型，Iwabuchi 分型 1 型，Modic Ⅰ型改变，牛眼征线形增强型。

治疗特点：患者 L4／L5 椎间盘巨大型突出，初期症状较重，伴有神经根受压后下肢麻木症状。患者否认外伤史，初诊时乏力少气，纳差，食少，便溏。舌淡，苔薄白，脉细，属于脾胃气虚之证，须先益气健脾，增强脾胃功能，再化瘀利水，通络止痛。予消髓化核汤加山药、白术、白扁豆益气健脾。配合短期使用迈之灵片以减轻神经根水肿，用甲钴胺营养神经。在患者能耐受的情况下，未应用消炎镇痛药物。经治疗 3 个月后，患者临床症状开始缓解；保守治疗半年后患者症状基本缓解。1 年 2 个月随访时复查增强 MRI 显示突出物大部分重吸收，吸收率 81.5％。患者在接受治疗过程中绝对卧床 1 个月，相对卧床 1 个月，口服中药 182 剂，口服西药时间 10 周，恢复工作时间 2 个月，1 年 2 个月吸收率 81.5％。《素问·灵兰秘典论》曰："脾胃者，仓廪之官，五味出焉。"脾胃为后天之本，气血生化之源。本例患者脾虚湿盛的症状明显，故在消髓化核汤的基础上加用参苓白术散，方证一致，获得良效。参苓白术散药性平和，温而不燥，其补中气，渗湿浊，行气滞，使脾气健运，湿邪得去，则诸症自除，也适用于年老体弱者。临床若现里寒明显、有腹痛等，可酌情加用肉桂、干姜温中祛寒止痛。

病例三十七 （女，32 岁，病程 8 天，痹证，L5／S1 部分破裂型，牛眼征线形增强型，1 年 3 个月吸收率 100％）

基本资料：徐某，女，32 岁，联系电话：1505026 ＊＊＊＊。

初诊日期：2019 年 1 月 29 日。

主诉：腰痛牵及左下肢疼痛 8 天。

现病史：患者于 8 天前无明显诱因下出现腰部疼痛牵及左下肢，活动不利，甚则卧床不能翻身，站立不能行走。舌质红，苔白微腻，脉细。

查体：腰椎生理曲度存在，L5／S1 两侧棘旁压痛（＋）、叩击痛（＋），并向左下肢放射，直腿抬高试验左 40°（＋）、右 80°（－），双下肢肌力及皮肤感觉正常，马鞍区皮肤感觉正常。指地距 25 cm，JOA 评分 16 分。

MRI 表现：L5／S1 椎间盘巨大型突出。突出的椎间盘偏向左侧推压硬膜囊，左侧神经根受压。突出率 86.1％。椎管最大层面面积 3.7 cm^2；突出物最大层面面积 1.7 cm^2，占椎管面积的 45.9％。增强 MRI 显示牛眼征阳性（图 3-37-1）。

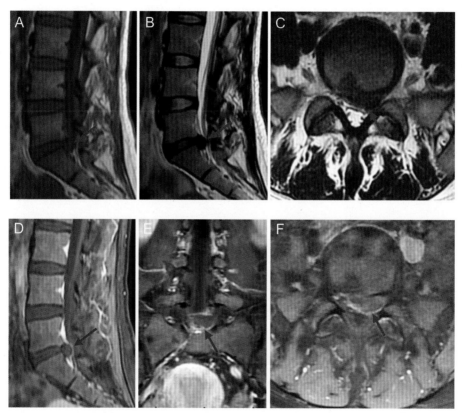

L5／S1 椎间盘巨大型突出，突出率 86.1％。椎管最大层面面积 3.7 cm^2；突出物最大层面面积 1.7 cm^2，占椎管面积的 45.9％。A、B 为 MRI 平扫矢状位像，显示突出物超过椎体后缘 8 mm 以上，Iwabuchi 分型 1 型；C 为 MRI 平扫轴位像，显示突出物较大，压迫硬膜囊，突出髓核呈等信号，位于椎管内偏左侧；D 为增强 MRI 矢状位像，E 为冠状位像，F 为轴位像，均显示突出物边缘线形高信号，即牛眼征阳性。

图 3-37-1　2019 年 1 月 29 日初诊时平扫及增强 MRI 图像

诊断：L5／S1 部分破裂型腰椎间盘突出症（痹证，牛眼征线形增强型）。

治法：益气化瘀，通络止痛。

处方：

① 消髓化核汤加味：

生黄芪 30 g　　当　归 10 g　　防　己 10 g

威灵仙 30 g　　木　　瓜 20 g　　水　　蛭 6 g

白芥子　6 g　　麸炒白术 10 g　　茯　　苓 10 g

薏苡仁 20 g　　川牛膝 10 g　　生山楂 20 g

共 14 剂，每日 1 剂，分 2 次饭后温服。

② 醋氯芬酸胶囊 100 mg，1 次/日，口服 2 周。

③ 雷尼替丁片 300 mg，1 次/日，口服 2 周。

④ 绝对卧床休息 2 周。

⑤ 密切观察病情变化，如出现症状进行性加重或马尾综合征，及时手术治疗。

二诊（2019 年 2 月 14 日）

患者腰腿痛症状无明显缓解，左下肢放射痛较甚，卧床时疼痛减轻，夜寐欠安，食纳可，诉稍感畏寒，四肢不温。查体：L5/S1 两侧棘旁压痛（＋）、叩击痛（＋），并向左下肢放射，直腿抬高试验左 40°（＋）、右 80°（－），双下肢肌力及皮肤感觉正常，马鞍区皮肤感觉正常。因患者疼痛剧烈，指地距无法测量，JOA 评分 16 分。

处方：

① 消髓化核汤加味：

生黄芪 30 g　　当　　归 10 g　　防　　己 10 g

威灵仙 30 g　　木　　瓜 20 g　　水　　蛭 6 g

白芥子　6 g　　麸炒白术 10 g　　茯　　苓 10 g

薏苡仁 20 g　　川牛膝 10 g　　桂　　枝 6 g

细　辛 3 g

共 14 剂，每日 1 剂，分 2 次饭后温服。

② 相对卧床休息 2 周。

③ 密切观察病情变化，如出现症状进行性加重或马尾综合征，及时手术治疗。

三诊（2019 年 2 月 27 日）

2 周后复诊，患者诉腰部疼痛症状缓解，左下肢轻度牵痛，四肢畏寒减轻。查体：直腿抬高试验左 60°（＋）、右 90°（－），指地距 15 cm，JOA

评分 18 分。

处方：

① 消髓化核汤加味：

生黄芪 30 g　　当　　归 10 g　　防　　己 10 g

威灵仙 30 g　　木　　瓜 20 g　　水　　蛭 6 g

白芥子　6 g　　麸炒白术 10 g　　茯　　苓 10 g

薏苡仁 20 g　　川牛膝 10 g

共 14 剂，每日 1 剂，分 2 次饭后温服。

② 适当下地活动，加强腰背肌功能锻炼。

③ 密切观察病情变化，如出现症状进行性加重或马尾综合征，及时手术治疗。

四诊（2019 年 3 月 12 日）至七诊（2019 年 5 月 10 日）

患者每半月复诊一次。继续服用三诊方 2 个月。

处方：

消髓化核汤加味：

生黄芪 30 g　　当　　归 10 g　　防　　己 10 g

威灵仙 30 g　　木　　瓜 20 g　　水　　蛭 6 g

白芥子　6 g　　麸炒白术 10 g　　茯　　苓 10 g

薏苡仁 20 g　　川牛膝 10 g

共 60 剂，每日 1 剂，分 2 次饭后温服。

七诊时患者自诉腰痛症状缓解，左下肢仍有牵痛感。查体：L5/S1 左侧棘旁轻度压痛伴左下肢放射痛，直腿抬高试验左 45°（＋）、右 90°（－），双下肢肌力及皮肤感觉正常，病理反射未引出，马鞍区皮肤感觉正常。JOA 评分 19 分。复查 MRI 显示 L5/S1 椎间盘突出物与初诊时大致相仿，无明显变化（图 3-37-2）。患者临床症状改善，影像学无明显变化，无双侧肌力下降，无马尾神经损伤症状。患者拒绝手术治疗，要求继续保守治疗。

处方：

① 消髓化核汤加味：

生黄芪 30 g　　炙黄芪 30 g　　当　　归 10 g

防　己 10 g　　威灵仙 15 g　　木　　瓜 10 g

水　蛭 6 g　　白芥子 6 g　　麸炒白术 10 g

茯　苓 10 g　　炒薏苡仁 30 g　　川 牛 膝 10 g

红景天 30 g　　生甘草 6 g

共 14 剂，每日 1 剂，分 2 次饭后温服。

② 密切观察病情变化，如出现症状加重或马尾综合征，及时就诊。

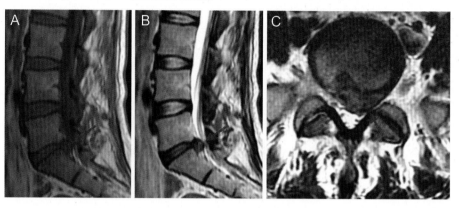

A、B、C 为平扫 MRI 图像，L4/L5 椎间盘髓核突出与初诊时大致相仿，无明显变化。

图 3-37-2　2019 年 5 月 10 日复诊时 MRI 图像

八诊（2019 年 6 月 1 日）至十三诊（2019 年 10 月 14 日）

患者每月复诊一次，继续服用七诊方 4 个月，腰腿痛症状逐渐缓解。

处方：

消髓化核汤加味：

生黄芪 30 g　　炙黄芪 30 g　　当　　归 10 g

防　己 10 g　　威灵仙 15 g　　木　　瓜 10 g

水　蛭 6 g　　白芥子 6 g　　麸炒白术 10 g

茯　苓 10 g　　炒薏苡仁 30 g　　川 牛 膝 10 g

红景天 30 g　　生甘草 6 g

共 120 剂，每日 1 剂，分 2 次饭后温服。

十三诊时患者诉腰腿痛症状基本缓解，无下肢放射痛，可正常活动。查体：腰椎轻度压痛，无下肢放射痛，直腿抬高试验左 90°（—）、右 90°（—），双下肢肌力及皮肤感觉正常，马鞍区皮肤感觉正常。指地距 15 cm，JOA 评分 25 分。建议患者停服中药，复查 MRI。指导患者恢复期进行腰背肌功能锻炼，勿久坐负重。

十四诊（2020 年 04 月 08 日）

1 年 3 个月后随访，患者无明显腰腿痛症状，无特殊不适。查体：腰椎无压痛，无下肢放射痛，直腿抬高试验左 90°（—）、右 90°（—），双下肢肌力及皮肤感觉正常，马鞍区皮肤感觉正常。JOA 评分 28 分，指地距 10 cm。复查 MRI 显示突出物完全重吸收，突出率为 0，吸收率为 100%。增强 MRI 显示牛眼征消失（图 3-37-3）。

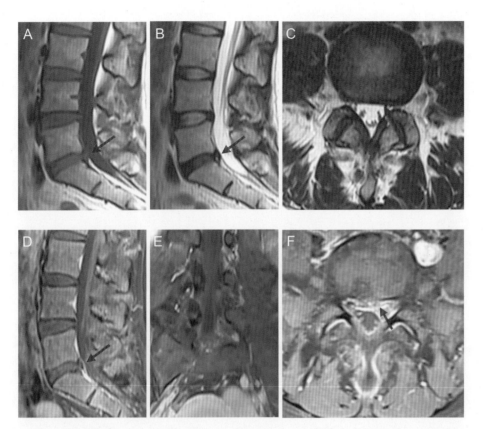

A、B、C为平扫 MRI 图像，L5/S1 椎间盘髓核未见明显突出。突出率为 0，吸收率为 100％，突出物完全重吸收。D、E、F为增强 MRI 图像，显示牛眼征基本消失。

图 3-37-3　2020 年 4 月 8 日复诊时平扫及增强 MRI 图像

按　语

初诊病史特点： 女性，32 岁，痹证，无外伤病史，病程 8 天，无马尾神经压迫症状。

首次影像学特点： L5/S1 部分破裂型，后纵韧带破裂型，突出率 86.1％，Komori 改良分型 2型，MSU 分型 2-AB 型，椎管形态为三角型，首次增强 MRI 显示牛眼征阳性，Iwabuchi 分型 1型，无 Modic 改变，牛眼征线形增强型。

治疗特点： 患者急性期症状较重，予醋氯芬酸胶囊以增强镇痛效果；为防止胃黏膜损伤，加用口服雷尼替丁。2 周后患者疼痛有所缓解，卧床疼痛减轻至能耐受时，及时停用醋氯芬酸胶囊，仅服用消髓化核汤治疗。经 3 个月的保守治疗后，患者临床症状开始明显缓解，1 年 3 个月后症状完全缓解，突出物吸收率 100％。患者在接受治疗过程中绝对卧床 2 周，相对卧床 2 周，口服西药时间 2 周，口服中药 236 剂，恢复工作时间 3 个月，1年 3 个月吸收率 100％。通过本例患者，我们反思腰椎间盘突出症临诊中的抗炎镇痛治疗，一方面抗炎镇痛可缓解临床症状，另一方面又会阻碍、延缓因炎症免疫反应而引起的重吸收过程。基于此，如何选择既能改善临床症状，又不至于影响重吸收的治疗方法，值得我们思考和探索。对于可以耐受的疼痛，我们临床上尽量不用或少用消炎镇痛药物，仅用脱水消肿药或肌松药治疗。

病例三十八 （男，51 岁，病程 1 月，痉证，L4/L5 大块型，牛眼征环形增强型，4 个月吸收率 92.4%）

基本资料： 胡某，男性，51 岁，联系电话：1391558＊＊＊＊。

初诊日期： 2020 年 1 月 15 日。

主诉： 右侧腰腿痛 1 个月。

现病史： 患者既往无外伤史，1 个月前无明显诱因下出现腰痛牵及右下肢，休息后症状可缓解，劳动后加重，患者未予重视。现右下肢疼痛剧烈，无麻木感。舌质紫黯，苔白，脉弦紧。

查体： 腰椎生理曲度存在，L4～L5 棘后及两侧棘旁压痛（＋）、叩击痛（＋），并向右下肢放射，直腿抬高试验左 80°（－）、右 30°（＋），双下肢肌力及皮肤感觉正常，马鞍区皮肤感觉正常。指地距 35 cm，JOA 评分 14 分。

MRI 表现： L4/L5 椎间盘巨大型突出。突出的椎间盘在椎管内向下游离，压迫硬膜囊及右侧神经根。突出率 85.5%。椎管最大层面面积约 3.8 cm²；突出物最大层面面积约 1.5 cm²，占椎管面积的 39.5%。增强 MRI 显示牛眼征阳性（图 3-38-1）。

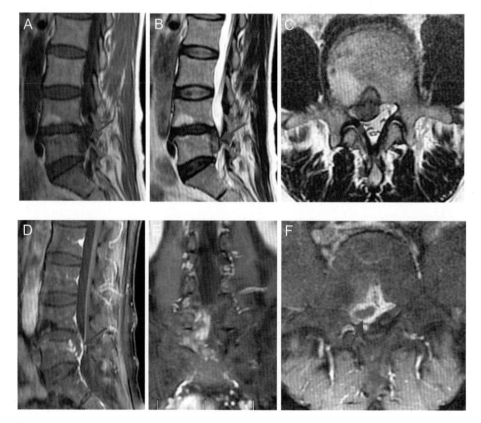

　　L4/L5 椎间盘巨大型突出，突出率 85.5%。椎管最大层面面积约 3.8 cm²；突出物最大层面面积约 1.5 cm²，占椎管面积的 39.5%。A、B 为 MRI 平扫矢状位像，显示突出物超过椎体后缘 10 mm 以上并向上游离，Iwabuchi 分型 1 型；C 为 MRI 平扫轴位像，显示突出物较大，压迫硬膜囊，突出髓核呈等信号，位于椎管内偏左侧；D 为增强 MRI 矢状位像，E 为冠状位像，F 为轴位像，均显示突出物边缘环状高信号，即牛眼征阳性。

图 3-38-1　2020 年 1 月 15 日初诊时平扫及增强 MRI 图像

诊断： L4/L5 大块型腰椎间盘突出症（痉证，牛眼征环形增强型）。

治法： 益气化瘀，通络止痛。

处方：

① 消髓化核汤加味：

生黄芪 20 g　　当　归 10 g　　防　己 10 g

威灵仙 15 g　　木　瓜 20 g　　水　蛭 6 g

地　龙 10 g　　麸炒白术 10 g　　炙甘草 6 g

茯　苓 10 g　　薏苡仁 15 g　　川牛膝 10 g

制川乌 6 g　　制草乌 6 g　　制南星 10 g

共 14 剂，每日 1 剂，分 2 次饭后温服。

② 醋氯芬酸胶囊 100 mg，1 次/日，口服 1 周。

③ 乙哌立松片 50 mg，1 次/日，口服 2 周。

④ 雷尼替丁片 300 mg，1 次/日，口服 2 周。

⑤ 绝对卧床休息 2 周。如出现症状进行性加重或马尾综合征，及时手术治疗。

二诊（2020 年 1 月 29 日）

患者服用醋氯芬酸胶囊 1 周后疼痛缓解，立即停用消炎镇痛药物，继续服用中药、乙哌立松片、雷尼替丁片。2 周后腰痛症状缓解，右下肢放射痛缓解不明显，四肢畏寒怕冷，右下肢小腿外侧皮肤感觉麻木，夜寐不安，食纳可。查体：L4～L5 棘后及两侧棘旁压痛（＋）、叩击痛（＋），并向右下肢放射，直腿抬高试验左 80°（－）、右 40°（＋），双下肢肌力正常，右小腿外侧皮肤感觉减退，马鞍区皮肤感觉正常。指地距 30 cm，JOA 评分 16 分。患者出现右下肢麻木感，无马尾神经损伤表现，拒绝手术，要求继续保守治疗。

处方：

① 消髓化核汤加味：

生黄芪 20 g　　当　归 10 g　　防　己 10 g

威灵仙 15 g　　木　瓜 20 g　　水　蛭 6 g

地　龙 10 g　　麸炒白术 10 g　　炙甘草 6 g

茯　苓 10 g　　薏苡仁 15 g　　川牛膝 10 g

桂　枝 6 g

共 14 剂，每日 1 剂，分 2 次饭后温服。

② 呋喃硫胺片 20 mg，3 次/日，口服 2 周。

③ 相对卧床休息 2 周。

④ 密切观察病情变化，如出现症状进行性加重或马尾综合征，及时手术治疗。

三诊（2020 年 2 月 15 日）

半个月后复诊时，患者腰腿痛症状仍存在，右下肢仍有牵痛感，伴右下肢麻木，畏寒减轻，双下肢肌力正常。查体：L4～L5 棘后及两侧棘旁压痛（＋）、叩击痛（＋），并向右下肢放射，直腿抬高试验左 80°（－）、右 60°（＋），双下肢肌力正常，右小腿外侧皮肤感觉减退，马鞍区皮肤感觉正常。指地距 25 cm，JOA 评分 19 分。患者拒绝手术，要求继续保守治疗。

处方：

① 消髓化核汤加味：

生黄芪 20 g　　当　归 10 g　　防　己 10 g

威灵仙 15 g　　木　瓜 20 g　　水　蛭 6 g

地　龙 10 g　　麸炒白术 10 g　　炙甘草 6 g

茯　苓 10 g　　薏苡仁 15 g　　川牛膝 10 g

共 30 剂，每日 1 剂，分 2 次饭后温服。

② 密切观察病情变化，如出现症状进行性加重或马尾综合征，及时手术治疗。

四诊（2020 年 3 月 20 日）

1 个月后复诊时，患者腰腿痛症状明显缓解，已经逐渐恢复工作，劳累及久坐久站后出现腰痛，右下肢牵痛感间作，右下肢麻木感消失。查体：L4～L5 棘后轻度压痛，叩击痛（±），并向右下肢放射，直腿抬高试验左 80°（－）、右 70°（＋），双下肢肌力及皮肤感觉正常，右下肢麻木感消失，马鞍区皮肤感觉正常。指地距 25 cm，JOA 评分 22 分。

处方：

① 消髓化核汤加味：

生黄芪 20 g　当　归 10 g　防　己 10 g

威灵仙 15 g　木　瓜 20 g　水　蛭 6 g

地　龙 10 g　麸炒白术 10 g　炙甘草 6 g

茯　苓 10 g　薏苡仁 15 g　川牛膝 10 g

共 60 剂，每日 1 剂，分 2 次饭后温服。

②密切观察病情变化，如出现症状进行性加重或马尾综合征，及时手术治疗。

五诊（2020 年 5 月 10 日）

患者继续服用三诊方 2 个月后复诊，诉腰腿痛症状基本消失，无右下肢牵痛感，右下肢麻木感消失，可正常生活工作。查体：腰椎棘突及棘旁无压痛，无下肢放射痛，直腿抬高试验左 80°（一）、右 80°（一），双下肢肌力及皮肤感觉正常，右下肢麻木感消失。指地距 5 cm，JOA 评分 25 分。复查增强 MRI 显示 L4/L5 椎间盘突出物完全重吸收，突出率 6.5%，吸收率 92.4%。增强 MRI 显示牛眼征消失（图 3-38-2）。五诊后患者停服中药，恢复期加强腰背肌功能锻炼。

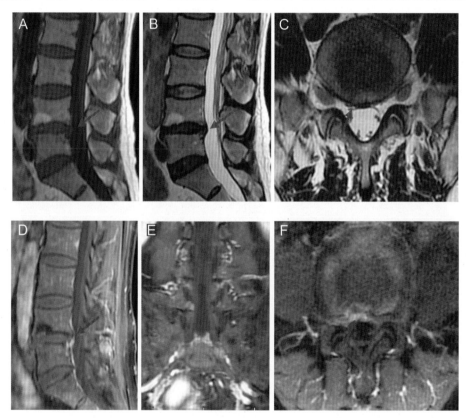

A、B、C 为平扫 MRI 图像，L4/L5 椎间盘髓核轻度突出。突出率 6.5%，吸收率 92.4%。突出物大部分重吸收，硬膜囊及神经根未见明显受压。D、E、F 为增强 MRI 图像，显示牛眼征基本消失。

图 3-38-2　2020 年 5 月 10 日复诊时平扫及增强 MRI 图像

按　语

初诊病史特点： 男性，51 岁，痉证，无外伤病史，病程 1 个月，无马尾神经压迫症状。

首次影像学特点： L4/L5 大块型，后纵韧带破裂型，突出率 85.5%，Komori 改良分型 3 型，MSU 分型 2-AB 型，椎管形态为三角型，首次增强 MRI 显示牛眼征阳性，Iwabuchi 分型 1 型，Modic Ⅱ 型改变，牛眼征环形增强型。

治疗特点： 患者急性期症状较重，疼痛难以忍受，MRI 显示大块型突出物向下游离。嘱患者绝对卧床休息，并密切观察病情变化，如出现症状进行性加重或马尾综合征，及时手术治疗。在患者急性期予以醋氯芬酸胶囊、乙哌立松片解痉止痛，雷尼替丁片护胃，预防应激性溃疡。患者服用消炎镇痛药物1周后疼痛缓解，立即停用醋氯芬酸胶囊。在卧床后疼痛能耐受的情况下，服用消髓化核汤。经保守治疗4个月后，患者症状明显缓解，突出物明显重吸收，突出物吸收率92.4%。患者在接受治疗过程中绝对卧床2周，相对卧床2周，口服西药时间4周，口服中药118剂，恢复工作时间1个月，4个月吸收率92.4%。鉴于目前治疗方法的多样化，对于腰椎间盘突出症急性期疼痛剧烈者，应根据患者临床实际，科学决策，既不可错失手术时机，也不可过度手术。对本病例急性期，我们加用姜宏教授之经验方乌星止痛汤，临床应用效果明显，但不宜久服，尤其针对脾胃功能虚弱、基础疾病较多的患者，中病即止，或加用胃黏膜保护剂，抑或加用香砂六君子等中药方剂。

病例三十九 （女，40岁，病程2月，痉证，L5/S1大块型，牛眼征环形增强型，4个月吸收率100%）

基本资料：叶某，女，40岁，联系电话：1391558＊＊＊＊。

初诊日期：2020年1月16日。

主诉：右侧腰腿痛2个月。

现病史：患者2个月前无明显诱因下出现腰痛牵及右下肢，未治疗。现感腰部疼痛剧烈并牵及右下肢疼痛，行走不利。舌质红，苔黄腻，脉弦数。

查体：腰椎生理曲度存在，L5/S1两侧棘旁压痛（＋）、叩击痛（＋），并向右下肢放射，直腿抬高试验左90°（－）、右30°（＋），双下肢肌力及皮肤感觉正常，马鞍区无麻木感。指地距40 cm，JOA评分16分。

MRI表现：L5/S1椎间盘巨大型突出伴Modic Ⅱ型改变。突出的椎间盘在椎管中央偏右侧推压硬膜囊，右侧神经根受压，硬膜囊不对称变形。突出率90.5%。椎管最大层面面积约为3.6 cm²；突出物最大层面面积约1.1 cm²，占椎管面积的30.6%。增强MRI显示突出物周围环状增强，牛眼征阳性（图3-39-1）。

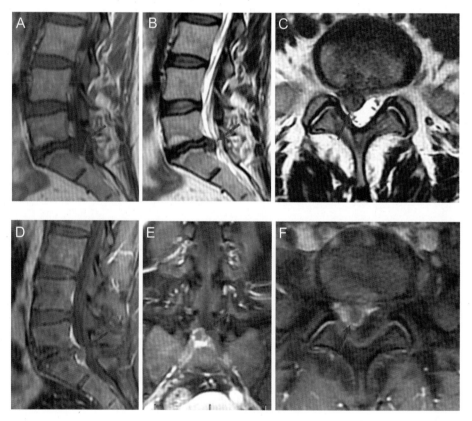

　　L5/S1椎间盘巨大型突出，突出率90.5%。椎管最大层面面积约3.6 cm²；突出物最大层面面积约1.1 cm²，占椎管面积的30.6%。A、B为MRI平扫矢状位像，显示突出物超过椎体后缘10 mm以上，Iwabuchi分型1型；C为MRI平扫轴位像，显示突出物较大，压迫硬膜囊，突出髓核呈等信号，位于椎管内偏右侧；D为增强MRI矢状位像，E为冠状位像，F为轴位像，均显示突出物边缘环状高信号，即牛眼征阳性。

图3-39-1　2020年1月16日初诊时平扫及增强MRI图像

诊断：L5/S1大块型腰椎间盘突出症（痉证，牛眼征环形增强型）。

治法：清热利湿，通络止痛。

处方：

① 消髓化核汤加减：

生 黄 芪 30 g	当 归 10 g	防 己 10 g
威 灵 仙 10 g	木 瓜 10 g	水 蛭 6 g
白 芥 子 6 g	炒青皮 6 g	陈 皮 6 g
炒薏苡仁 30 g	茯 苓 10 g	生甘草 6 g
柴 胡 10 g	薏苡仁 15 g	赤小豆 10 g

共 7 剂，每日 1 剂，分 2 次饭后温服。

② 乙哌立松片 50 mg，1 次/日，口服 1 周。

③ 美洛昔康片 7.5 mg，1 次/日，口服 1 周。

④ 绝对卧床休息 1 周。

⑤ 密切观察病情变化，如出现症状进行性加重或马尾综合征，及时手术治疗。

二诊（2020 年 1 月 24 日）

患者腰腿痛症状稍缓解，右下肢放射痛减轻，夜寐可，食纳可。查体：腰部压痛（＋）、叩击痛（＋），右下肢放射痛较前减轻，双下肢肌力及皮肤感觉正常，直腿抬高试验左 90°（－）、右 40°（＋），马鞍区皮肤感觉正常，指地距 30 cm，JOA 评分 16 分。

处方：

① 消髓化核汤加减：

生 黄 芪 30 g	当 归 10 g	防 己 10 g
威 灵 仙 10 g	木 瓜 10 g	水 蛭 6 g
白 芥 子 6 g	炒青皮 6 g	陈 皮 6 g
炒薏苡仁 30 g	茯 苓 10 g	生甘草 6 g
柴 胡 10 g	薏苡仁 15 g	赤小豆 10 g

共 7 剂，每日 1 剂，分 2 次饭后温服。

② 相对卧床休息 1 周。

③ 密切观察病情变化，如出现症状进行性加重或马尾综合征，及时手术治疗。

三诊（2020 年 2 月 2 日）

患者腰腿痛症状进一步缓解，右下肢放射痛明显减轻，夜寐可，食纳可，舌红，苔白，脉弦。查

体：腰部压痛（＋）、叩击痛（＋），双下肢肌力及皮肤感觉正常，直腿抬高试验左 90°（－）、右 50°（＋），马鞍区皮肤感觉正常。指地距 25 cm，JOA 评分 18 分。

处方：

① 消髓化核汤加减：

生 黄 芪 30 g	当 归 10 g	防 己 10 g
威 灵 仙 10 g	木 瓜 10 g	水 蛭 6 g
白 芥 子 6 g	炒青皮 6 g	陈 皮 6 g
炒薏苡仁 30 g	茯 苓 10 g	生甘草 6 g

共 14 剂，每日 1 剂，分 2 次饭后温服。

② 相对卧床休息 2 周。

③ 密切观察病情变化。

四诊（2020 年 2 月 17 日）

1 个月后复诊，患者腰腿痛症状改善，久坐劳累后仍感腰痛及右下肢放射痛。查体：腰部压痛（±），叩击痛（±），右下肢放射痛较前减轻，双下肢肌力及皮肤感觉正常，直腿抬高试验左 90°（－）、右 60°（＋），马鞍区皮肤感觉正常。指地距 10 cm，JOA 评分 19 分。患者症状缓解明显，继续保守治疗。

处方：

① 消髓化核汤加减：

生 黄 芪 30 g	当 归 10 g	防 己 10 g
威 灵 仙 10 g	木 瓜 10 g	水 蛭 6 g
白 芥 子 6 g	炒青皮 6 g	陈 皮 6 g
炒薏苡仁 30 g	茯 苓 10 g	生甘草 6 g

共 14 剂，每日 1 剂，分 2 次饭后温服。

② 密切观察病情变化，如出现症状进行性加重或马尾综合征，及时手术治疗。

五诊（2020 年 3 月 2 日）**至七诊**（2020 年 4 月 7 日）

患者每半月复诊一次，继续服用中药方 1 个

月，腰腿痛症状逐渐缓解。七诊时，患者诉腰腿痛症状明显改善，久坐劳累时仍感腰腿痛。查体：腰部轻压痛，双下肢肌力及皮肤感觉正常，直腿抬高试验左90°（－）、右70°（±），马鞍区皮肤感觉正常。指地距10 cm，JOA评分22分。

处方：

① 消髓化核汤加减：

生黄芪30 g	当 归10 g	防 己10 g
威灵仙10 g	木 瓜10 g	水 蛭 6 g
白芥子 6 g	炒青皮 6 g	陈 皮 6 g
炒薏苡仁30 g	茯 苓10 g	生甘草 6 g

共90剂，每日1剂，分2次饭后温服。

② 恢复期指导患者进行腰背肌功能锻炼。

八诊（2020年5月30日）

患者稍感腰痛，无下肢放射痛，能正常生活与工作。查体：直腿抬高试验左90°（－）、右80°（－），腰椎轻度压痛，无叩击痛，无下肢放射痛，双下肢肌力及皮肤感觉正常，马鞍区皮肤感觉正常。指地距5 cm，JOA评分26分。复查MRI显示L5/S1椎间盘突出物完全重吸收。突出率为0，吸收率为100%。增强MRI显示牛眼征消失（图3-39-2）。八诊后患者停服中药，恢复期加强腰背肌功能锻炼。

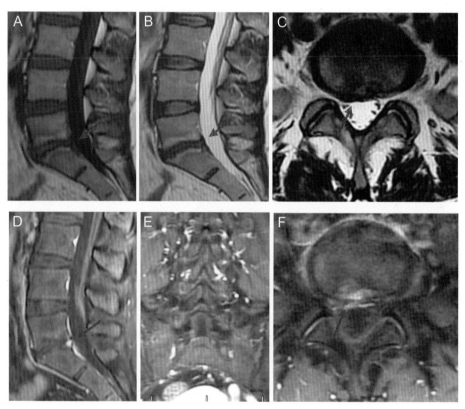

A、B、C为平扫MRI图像，L5/S1椎间盘未见明显突出。突出率为0，吸收率为100%。突出物完全重吸收。D、E、F为增强MRI图像，显示牛眼征基本消失。

图3-39-2　2020年5月30日复诊时平扫及增强MRI图像

按　语

初诊病史特点：女性，40 岁，痉证，无外伤病史，病程 2 个月，无马尾神经压迫症状。

首次影像学特点：L5／S1 大块型，后纵韧带破裂型，突出率 90.5%，Komori 改良分型 3 型，MSU 分型 2-AB 型，椎管形态为椭圆型，首次增强 MRI 显示牛眼征阳性，Iwabuchi 分型 1 型，Modic Ⅱ 型改变，牛眼征环形增强型。

治疗特点：患者 L5／S1 椎间盘巨大型突出急性发作，舌质红，苔黄腻，脉弦数，属于湿热证。初诊时患者呈焦虑状态，在消髓化核汤中配伍柴胡疏肝解郁，薏苡仁、赤小豆清利下焦湿热，急性期予美洛昔康、乙哌立松片以解痉止痛，缓解肌肉紧张。1 周后患者疼痛症状缓解，立即停用美洛昔康片及乙哌立松片，仅服用消髓化核汤加减治疗。经 4 个月的保守治疗后，患者症状明显缓解，突出物吸收率 100%。患者在接受治疗过程中绝对卧床 1 周，相对卧床 3 周，口服西药时间 1 周，口服中药 132 剂，恢复工作时间 4 个月，4 个月吸收率 100%。2016 年有学者在《新英格兰医学杂志》上报道的巨大椎间盘突出伴椎管狭窄、神经受压的女性患者，通过 5 个月的保守治疗，症状改善且巨大髓核组织明显重吸收。由此我们认识到，椎间盘巨大突出本身并不是手术指征，在选择手术疗法之前，是否可以让患者再"等一等"，采用正规的非手术方法进行治疗。对于一个有手术指征的巨大破裂型椎间盘突出症，如何寻找手术与非手术治疗的平衡点，值得进一步审视。中医药治疗无疑是捷径之一。

病例四十（男，37岁，病程2月，痉证，L4/L5部分破裂型，牛眼征线形增强型，1年7个月吸收率100%）

基本资料：张某，男，37岁，联系电话：1373917****。

初诊日期：2018年11月8日。

主诉：腰痛牵及左下肢酸痛、麻木2月余。

现病史：患者于2个月前无明显诱因下出现腰痛牵及左下肢疼痛、麻木，口服药物治疗后症状无法缓解，活动受限，夜间难以入睡。舌红隐紫，苔白，脉弦。

查体：腰椎生理曲度存在，L4/L5左侧棘旁压痛（＋），并放射至左下肢，直腿抬高试验左30°（＋）、右75°（－），左小腿前外侧皮肤感觉减退，双下肢肌力正常，马鞍区皮肤感觉正常。指地距30 cm，JOA评分16分。

MRI表现：平扫及增强MRI显示L4/L5椎间盘巨大型突出。突出的椎间盘在椎管内偏向左侧推压硬膜囊，左侧神经根受压。突出率72.5%。椎管最大层面面积约3.5 cm²；突出物最大层面面积约1.2 cm²，占椎管面积的34.3%。增强MRI显示牛眼征阳性（图3-40-1）。

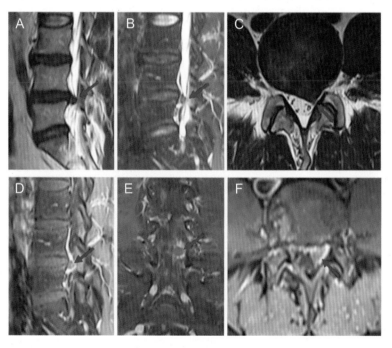

　　L4/L5椎间盘巨大型突出，突出率72.5%。椎管最大层面面积约3.5 cm²；突出物最大层面面积约1.2 cm²，占椎管面积的34.3%。A、B为平扫MRI矢状位像，突出物超过椎体后缘6 mm以上，边缘毛糙、不整齐；C为平扫MRI轴位像，显示突出物较大，压迫左侧神经根。D为增强MRI矢状位像，E为冠状位像，F为轴位像，均显示髓核边缘呈环状强化，中央部分无强化，突出物周围线形增强信号，即牛眼征阳性。

图3-40-1　2018年11月8日初诊平扫及增强MRI图像

诊断：L4/L5部分破裂型腰椎间盘突出症（痉证，牛眼征线形增强型）。

治法：益气化瘀，通络止痛。

治疗方案：

① 消髓化核汤加减：

生黄芪30 g	炙黄芪30 g	防　己10 g
当　归10 g	水　蛭6 g	牛　膝10 g
木　瓜20 g	威灵仙30 g	白　术10 g
白芥子6 g	地　龙10 g	炙甘草6 g

共14剂，每日1剂，分2次饭后温服。

② 卧床休息 2 周。

③ 避免久坐久站。密切观察病情变化，如出现症状进行性加重或马尾神经损伤症状，及时手术治疗。

二诊（2018 年 11 月 22 日）

患者服用消髓化核汤加减 2 周后复诊，诉腰痛症状稍改善，左小腿仍有麻木感。查体：L4 / L5 左侧棘旁压痛（＋），伴有左下肢放射痛，直腿抬高试验左 45°（＋）、右 80°（－），左小腿前外侧皮肤感觉减退，双下肢肌力正常，病理反射未引出，马鞍区皮肤感觉正常。指地距 25 cm，JOA 评分 18 分。

处方：

① 消髓化核汤加减：

生黄芪 30 g	炙黄芪 30 g	防 己 10 g
当 归 10 g	水 蛭 6 g	牛 膝 10 g
木 瓜 20 g	威灵仙 30 g	白 术 10 g
白芥子 6 g	地 龙 10 g	炙甘草 6 g

共 30 剂，每日 1 剂，分 2 次饭后温服。

② 相对卧床休息 1 个月。

③ 密切观察病情变化，如出现症状进行性加重或马尾神经损伤症状，及时手术治疗。

三诊（2018 年 12 月 20 日）至五诊（2019 年 2 月 20 日）

患者服用初诊方 6 周后症状逐渐缓解，每月复诊一次，治疗过程中症状明显缓解，五诊时左下肢放射痛明显减轻，左小腿外侧麻木感减轻，夜寐安。查体：L4 / L5 左侧棘旁压痛（±），伴左下肢放射痛，直腿抬高试验左 60°（＋）、右 75°（－），双下肢肌力正常，左小腿前外侧皮肤感觉减退较前好转。病理反射未引出，马鞍区皮肤感觉正常。指地距 20 cm，JOA 评分 24 分。复查腰椎平扫及增强 MRI 显示 L4 / L5 椎间盘突出物部分重吸收。硬膜囊及神经根轻度受压。突出率 40.8％，吸收率 43.7％。突出物最大层面面积约 0.7 cm²，占椎管面积的 20％，牛眼征阳性（图 3-40-2）。患者临床症状缓解，MRI 显示突出物发生重吸收，患者无马尾神经损伤

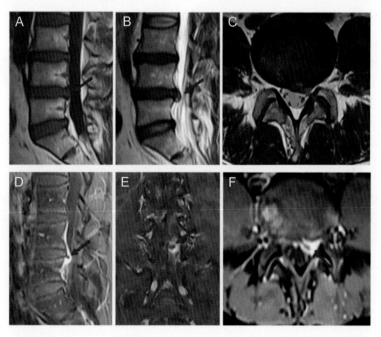

A、B、C 为平扫 MRI 图像，L4 / L5 椎间盘突出，突出率 40.8％。突出物最大层面面积约 0.7 cm²，占椎管面积的 20％，突出物较初诊时明显缩小，吸收率 43.7％；D、E、F 为增强 MRI 图像，显示突出组织周围线形高信号影，即牛眼征阳性。

图 3-40-2　2019 年 2 月 20 日复查 MRI 图像

症状，继续保守治疗，继续服用消髓化核汤加减治疗1个月。

处方：

消髓化核汤加减：

生黄芪30 g	炙黄芪30 g	防　己10 g
当　归10 g	水　蛭 6 g	牛　膝10 g
木　瓜20 g	威灵仙30 g	白　术10 g
白芥子 6 g	地　龙10 g	炙甘草 6 g

共90剂，每日1剂，分2次饭后温服。

六诊（2019年3月20日）至九诊（2019年6月12日）

患者每月复诊一次，腰腿痛症状逐渐缓解，九诊时腰部无明显疼痛，无下肢放射痛，无下肢麻木感，无明显不适症状，能正常生活与工作。查体：L4／L5棘后棘旁无压痛，无下肢放射痛，直腿抬高试验左80°（－）、右80°（－），双下肢肌力及皮肤感觉正常，左下肢麻木感消失，病理反射未引出，马鞍区皮肤感觉正常。指地距5 cm，JOA评分25分。复查腰椎平扫及增强MRI显示L4／L5巨大型椎间盘突出物与初诊时相比大部分重吸收。突出率7.8％，吸收率89.2％。突出物最大层面面积约0.3 cm²，占椎管面积的8.6％。增强MRI显示突出物周围无环形高信号影，牛眼征基本消失（图3-40-3）。

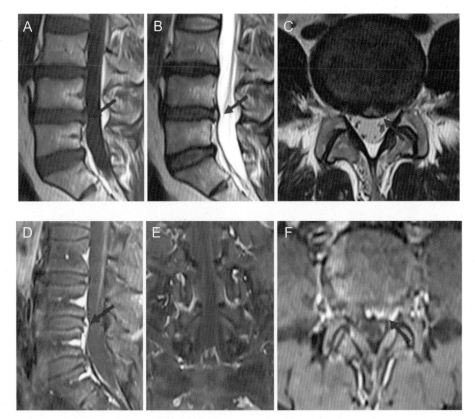

　A、B、C为平扫MRI图像，L4／L5椎间盘轻度突出。突出率7.8％，吸收率89.2％。突出物最大层面面积约0.3 cm²，占椎管面积的8.6％。D、E、F为增强MRI图像，显示突出物周围无环形高信号影，牛眼征基本消失。

图3-40-3　2019年6月12日第二次复诊时MRI图像

处方：

消髓化核汤加减：

生黄芪30 g	炙黄芪30 g	防　己10 g
当　归10 g	水　蛭 6 g	牛　膝10 g
木　瓜20 g	威灵仙30 g	白　术10 g
白芥子 6 g	地　龙10 g	炙甘草 6 g

共 75 剂，每日 1 剂，分 2 次饭后温服。

七诊（2020 年 6 月 21 日）

1 年后随访，患者腰腿痛症状完全消失，无明显不适，恢复正常生活与工作。查体：L4／L5 棘后棘旁无压痛，无下肢放射痛，直腿抬高试验左 80°（－）、右 80°（－），双下肢肌力及皮肤感觉正常，病理反射未引出，马鞍区皮肤感觉正常。指地距为 0，JOA 评分 29 分。腰椎平扫及增强 MRI 显示 L4／L5 巨大型椎间盘突出物完全重吸收。突出率为 0，吸收率为 100％。增强 MRI 显示突出物周围无环形高信号影，牛眼征消失（图 3-40-4）。

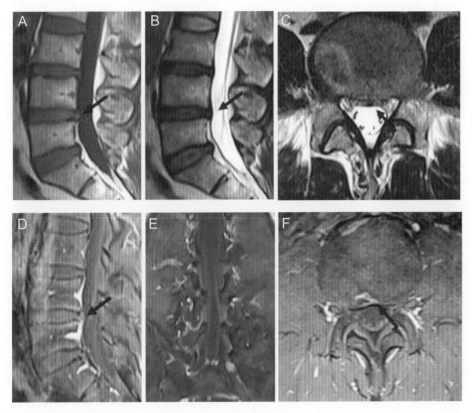

A、B、C 为平扫 MRI 图像，L4／L5 椎间盘无突出，突出率为 0，吸收率为 100％。D、E、F 为增强 MRI 图像，显示突出物周围无环形高信号影，牛眼征消失。

图 3-40-4　2020 年 6 月 21 日第三次复诊时 MRI 图像

按 语

初诊病史特点： 男性，37 岁，痉证，无外伤病史，病程 2 个月，无马尾神经压迫症状。

首次影像学特点： L4／L5 部分破裂型，后纵韧带破裂，突出率 72.5％，Komori 改良分型 2 型，MSU 分型 2-AB 型，椎管形态为三角型，Iwabuchi 分型 1 型，无 Modic 改变，牛眼征线形增强型。

治疗特点： 患者 L4／L5 椎间盘突出致下肢放射痛，左下肢麻木但无肌力下降表现，马鞍区皮肤感觉正常，治疗上加大黄芪用量（生炙黄芪各 30 g），取补阳还五汤之意，气旺促血行，祛瘀不伤正，以增强补气活血通络之功。现代药理研究发现，黄芪能够促进周围神经损伤的修复，这也是我们应用它治疗腰椎间盘突出症引起的根性神经痛的理论依据。我们通过实验研究证明，黄芪可增强破裂型突出髓核组织吸引活性 T、B 淋巴细胞的作用，通过提高自身免疫效应，进而促进腰椎间盘突出后的重吸收。该患者初诊时 MRI 显示突出率 72.5%。患者遵医嘱绝对卧床，经保守治疗后症状逐渐缓解，1 年 7 个月后 MRI 复查显示巨大型椎间盘突出物消失，吸收率 100%。患者在接受治疗过程中绝对卧床 2 周，相对卧床 4 周，口服中药 209 剂，未服用西药，恢复工作时间 3 个月，1 年 7 个月吸收率 100%。

病例四十一　（男，44 岁，病程 2 年，痿证，L4/L5 大块型，牛眼征环形增强型，10 个月吸收率 100%）

基本资料：李某，男性，44 岁，联系电话：1505029 ＊＊＊＊。

初诊日期：2019 年 8 月 22 日。

主诉：腰痛牵及左下肢 2 年余，加重 2 个月。

现病史：患者 2 年前开始出现腰痛伴左下肢疼痛，2 个月前腰腿痛加重，在外院查 CT 显示 L4/L5 腰椎间盘突出。外院建议进行手术治疗，患者拒绝手术。现患者腰部疼痛剧烈伴左下肢麻木，行走不利，无法正常工作。腰膝酸软，乏力，卧床时疼痛减轻。舌质红，苔白，脉弦细。

专科查体：腰椎棘后棘旁压痛（－），无下肢放射痛，直腿抬高试验左 80°（－）、右 80°（－），左足踇趾背伸肌力Ⅳ级，右下肢肌力正常，左侧小腿前外侧及足背皮肤感觉较对侧减弱，马鞍区皮肤感觉正常，大小便正常。指地距 35 cm，JOA 评分 14 分。

MRI 表现：L4/L5 椎间盘巨大型突出。突出的椎间盘在中央偏向左侧推压硬膜囊。突出率 88.4%。椎管最大层面面积 4.0 cm²；突出物最大层面面积 2.2 cm²，占椎管面积的 55.0%。增强 MRI 显示牛眼征阳性（图 3-41-1）。

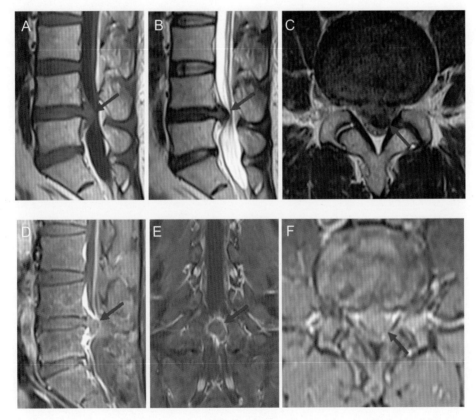

　　L4/L5 椎间盘巨大型突出，突出率 88.4%。椎管最大层面面积 4.0 cm²；突出物最大层面面积 2.2 cm²，占椎管面积的 55.0%。A、B 为 MRI 平扫矢状位像，显示突出物超过椎体后缘 8 mm 以上，Iwabuchi 分型 1 型；C 为 MRI 平扫轴位像，显示突出物较大，压迫硬膜囊，突出髓核呈等信号，位于椎管内中央；D 为增强 MRI 矢状位像，E 为冠状位像，F 为轴位像，均显示突出物边缘环状高信号，即牛眼征阳性。

图 3-41-1　2019 年 8 月 22 日初诊时平扫及增强 MRI 图像

诊断：L4／L5 大块型腰椎间盘突出症（痿证，牛眼征环形增强型）。

治法：益气利水、温补肾阳，通痹止痛。

处方：

① 消髓化核汤加味：

生黄芪 30 g	炙黄芪 30 g	当　归 10 g
防　己 10 g	川　芎 15 g	麸炒白术 10 g
威灵仙 10 g	木　瓜 10 g	水　蛭 6 g
地　龙 10 g	白芥子 6 g	<u>熟　地 10 g</u>
<u>山　药 10 g</u>	<u>山萸肉 10 g</u>	

共 7 剂，每日 1 剂，分 2 次饭后温服。

② 内消片 0.5 g，2 次／日，口服 1 周。

③ 绝对卧床休息 1 周。如出现症状进行性加重或马尾综合征，及时手术治疗。

二诊（2019 年 8 月 29 日）

患者服药 1 周后，腰腿痛症状无明显缓解，行走时疼痛剧烈，卧床痛减，夜寐欠安，纳可，二便正常。查体：无腰部压痛，无下肢放射痛，直腿抬高试验左 80°（－）、右 80°（－），左小腿前外侧及足背皮肤感觉较对侧减弱，左足踇趾背伸肌力Ⅳ级，右下肢肌力正常，马鞍区皮肤感觉正常。指地距 30 cm，JOA 评分 16 分。患者临床症状无明显改善，主要表现为左足踇趾背伸肌力下降，未出现进行性加重表现，无马尾神经损伤症状。患者拒绝手术，要求继续保守治疗。

处方：

① 消髓化核汤加味：

生黄芪 30 g	炙黄芪 30 g	当　归 10 g
防　己 10 g	川　芎 15 g	麸炒白术 10 g
威灵仙 10 g	木　瓜 10 g	水　蛭 6 g
地　龙 10 g	白芥子 6 g	<u>熟　地 10 g</u>
<u>山　药 10 g</u>	<u>山萸肉 10 g</u>	

共 14 剂，每日 1 剂，分 2 次饭后温服。

② 内消片 0.5 g，2 次／日，口服 2 周。

③ 绝对卧床休息 2 周。

④ 密切观察病情变化，如出现症状进行性加重或马尾综合征，及时手术治疗。

三诊（2019 年 9 月 12 日）至五诊（2019 年 10 月 15 日）

患者每半月复诊 1 次，五诊时未诉腰腿痛，左足踇趾背伸肌力Ⅴ级，肌力恢复，弯腰可达 90°。舌质红，苔薄白有齿痕，脉细，食纳可，二便调。查体：无腰部压痛，无下肢放射痛，直腿抬高试验左 80°（－）、右 80°（－），双下肢足踇趾背伸肌力正常，左小腿前外侧及足背皮肤感觉减弱较前好转，马鞍区皮肤感觉正常。指地距 20 cm，JOA 评分 18 分。处方：

① 消髓化核汤加味：

生黄芪 30 g	炙黄芪 30 g	当　归 10 g
防　己 10 g	川　芎 15 g	麸炒白术 10 g
威灵仙 10 g	木　瓜 10 g	水　蛭 6 g
地　龙 10 g	白芥子 6 g	<u>熟　地 10 g</u>
<u>山　药 10 g</u>	<u>山萸肉 10 g</u>	<u>陈　皮 10 g</u>

共 45 剂，每日 1 剂，分 2 次饭后温服。

② 内消片 0.5 g，2 次／日，口服 2 周。

③ 密切观察病情变化，如出现症状进行性加重或马尾综合征，及时手术治疗。

六诊（2019 年 10 月 30 日）至七诊（2019 年 11 月 15 日）

患者仍每半月复诊 1 次，七诊时诉无明显腰腿痛症状，麻木感消失，双下肢肌力正常，大小便正常。查体：腰椎棘突及棘旁无压痛，无下肢放射痛，直腿抬高试验左 80°（－）、右 80°（－），双下肢肌力及皮肤感觉正常，左下肢麻木感消失，马鞍区皮肤感觉正常。指地距 20 cm，JOA 评分 22 分。复查 MRI 显示 L4／L5 椎间盘突出，与初诊时相比，突出物部分重吸收。突出率 62.4%，吸收率 29.4%。突出物最大层面面积 1.7 cm²，占椎管面积的 42.5%。增强 MRI 显示牛眼征阳性（图 3-41-2）。患者症状明显缓解，突出物较前缩小，预示有进一步重吸收可能。嘱患者继续口服中药保守治疗，密切观察病情变化。恢复期指导患者进行腰背肌功能锻炼。

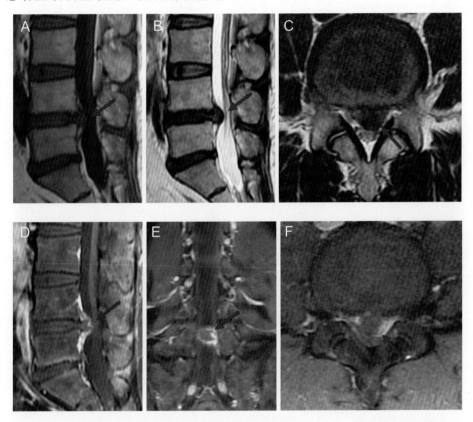

A、B、C 为平扫 MRI 图像，L4/L5 椎间盘髓核突出。突出率 62.4%。突出物最大层面面积 1.7 cm²，占椎管面积的 42.5%。突出物部分重吸收，硬膜囊及神经根受压及变形。D、E、F 为增强 MRI 图像，显示牛眼征阳性，提示突出物有进一步重吸收可能。

图 3-41-2　2019 年 11 月 20 日复诊时平扫及增强 MRI 图像

处方：

消髓化核汤加味：

生黄芪 30 g	炙黄芪 30 g	当　归 10 g
防　己 10 g	川　芎 15 g	麸炒白术 10 g
威灵仙 10 g	木　瓜 10 g	水　蛭 6 g
地　龙 10 g	白芥子 6 g	熟　地 10 g
山　药 10 g	山萸肉 10 g	陈　皮 10 g

共 60 剂，每日 1 剂，分 2 次饭后温服。

八诊（2019 年 12 月 25 日）至十诊（2020 年 2 月 14 日）

患者每月复诊一次，复诊期间继续服用消髓化核汤。十诊时，患者临床症状基本缓解，无明显下肢放射痛，无麻木感，活动良好。查体：腰椎无压痛，无下肢放射痛，直腿抬高试验左 80°（－）、右 80°（－），双下肢肌力及皮肤感觉正常，马鞍区皮肤感觉正常。指地距 10 cm，JOA 评分 25 分。建议患者停服中药，复查 MRI。指导患者进行腰背肌功能锻炼。

处方：

消髓化核汤加味：

生黄芪 30 g	炙黄芪 30 g	当　归 10 g
防　己 10 g	川　芎 15 g	麸炒白术 10 g
威灵仙 10 g	木　瓜 10 g	水　蛭 6 g
地　龙 10 g	白芥子 6 g	熟　地 10 g
山　药 10 g	山萸肉 10 g	陈　皮 10 g

共 45 剂，每日 1 剂，分 2 次饭后温服。

十一诊（2020 年 6 月 28 日）

4 个月后随访，患者腰部无疼痛，无下肢放射痛，直腿抬高试验左 90°（－）、右 90°（－），双下肢肌力及皮肤感觉正常，马鞍区皮肤感觉正常。JOA 评分 28 分，指地距 10 cm。复查 MRI 显示 L4/L5 椎间盘突出物完全重吸收，突出率为 0，吸收率为 100%。增强 MRI 显示牛眼征消失（图 3-41-3）。

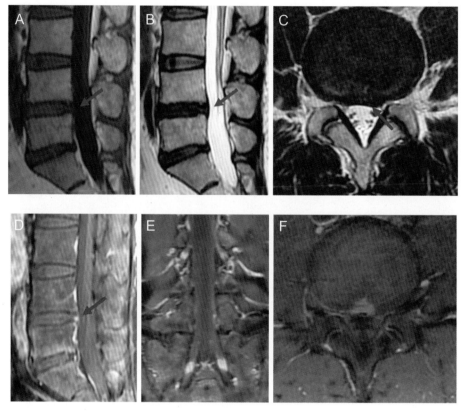

A、B、C 为平扫 MRI 图像，L4/L5 椎间盘未见明显突出。突出率为 0，吸收率为 100%，突出物完全重吸收。D、E、F 为增强 MRI 图像，显示牛眼征基本消失。

图 3-41-3　2020 年 6 月 28 日复诊时平扫及增强 MRI 图像

按　语

初诊病史特点：男性，44 岁，痿证，无外伤病史，病程 2 年，无马尾神经压迫症状。

首次影像学特点：L4/L5 大块型，后纵韧带破裂型，突出率 88.4%，Komori 改良分型 2 型，MSU 分型 3-A 型，椎管形态为三角型，首次增强 MRI 显示牛眼征阳性，Iwabuchi 分型 1 型，无 Modic 改变，牛眼征环形增强型。

治疗特点：患者腰痛伴左下肢麻木 2 年，拒绝手术，要求保守治疗。予消髓化核汤加减及内消片口服行益气利水、温补肾阳、通痹止痛治疗 3 个月后，患者临床症状缓解，复查 MRI 显示椎间盘突出物缩小。经治疗后，患者病情逐渐好转，无进行性加重，无马尾综合征表现。经保守治疗 10 个月后，患者症状明显缓解，突出物吸收率 100%。

患者在接受治疗过程中绝对卧床2周，相对卧床2周，口服中药171剂，未服用西药，恢复工作时间3个月，10个月吸收率100%。在急性期或发作期，强调绝对卧床休息的必要性，这是腰痛的基础治疗，有助于缓解腰腿痛，减少药物的使用。破裂型突出在一定程度上可以通过增强MRI进行诊断预测。我们也应注意到有时候腰椎间盘突出症与临床体征并非绝对呈平行关系。客观正视无症状或体征轻的巨大型腰椎间盘突出症的存在，对此应该严密观察，防止其潜在风险。"症像"一致，才需要治疗。

MRI 平扫显示发生重吸收病例 44 例

病例四十二（女，42 岁，病程 3 月，痿证，L5/S1 大块型，8 个月吸收率 90.0%）

基本资料：何某，女，42 岁，联系电话：1391556＊＊＊＊。

初诊日期：2008 年 7 月 5 日。

主诉：腰痛牵及双下肢 3 个月，加重 1 周。

病史：患者于 3 个月前无明显诱因下出现腰痛牵及双下肢，卧床时可缓解，行走后加重。近 1 周来症状加重，行走、站立困难。纳可，夜寐不佳，二便调。

查体：腰椎生理曲度存在，L5/S1 左侧棘旁压痛（＋）、叩击痛（＋），并向双侧下肢放射，直腿抬高试验左 30°（＋）、右 45°（＋），双下肢皮肤感觉正常，双侧跟腱反射正常，左侧下肢足踇趾背伸肌力 Ⅳ 级，马鞍区皮肤感觉正常，指地距 48 cm，JOA 评分 6 分。舌淡，苔白腻，脉滑。

MRI 表现：L5/S1 椎间盘巨大型突出。突出的椎间盘在中央偏向左侧，硬膜囊变形。突出率 100%。椎管最大层面面积约 3.4 cm²；突出物最大层面面积约 1.8 cm²，占椎管面积的 52.9%（图 3-42-1）。

诊断：L5/S1 大块型腰椎间盘突出症（痿证）。

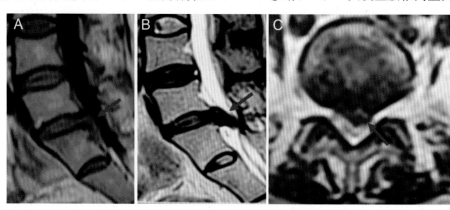

L5/S1 椎间盘髓核巨大型突出，突出率 100%。椎管最大层面面积约 3.4 cm²；突出物最大层面面积约 1.8 cm²，占椎管面积的 52.9%。A、B 为 MRI 平扫矢状位像，突出物超过椎体后缘 10 mm 以上，边缘毛糙、不整齐，Iwabuchi 分型 5 型，椎间隙稍变窄；C 为腰椎轴位像，显示突出物较大，压迫硬膜囊及神经根，游离髓核呈等信号，硬膜囊变形，椎管形态为椭圆型。

图 3-42-1　2008 年 7 月 5 日初诊 MRI 图像

治法：益气利水，活血化瘀。

处方：

① 消髓化核汤加减：

生黄芪 30 g	当　归 10 g	防　己 10 g
威灵仙 10 g	木　瓜 10 g	水　蛭 6 g
白芥子 6 g	炒白术 10 g	川牛膝 10 g
猪　苓 10 g	茯　苓 10 g	陈　皮 6 g

薏苡仁 30 g

共 14 剂，每日 1 剂，分 2 次饭后温服。

② 美洛昔康片 7.5 mg，1 次/日，口服 2 周。

③ 迈之灵片 300 mg，1 次/日，口服 2 周。

④ 绝对卧床休息 2 周。

⑤ 密切观察病情变化，如出现症状进行性加重或马尾综合征，及时手术治疗。

二诊（2008 年 7 月 19 日）

患者腰腿痛症状未完全缓解，双下肢牵痛，纳差，寐可，二便调。查体：L5/S1 左侧棘旁压痛（＋）、叩击痛（＋），并向双侧下肢放射，直腿抬高试验左 40°（＋）、右 45°（＋），双下肢皮肤感觉正常，双侧跟腱反射正常，左侧下肢足踇趾背伸肌力Ⅳ级，马鞍区皮肤感觉正常。指地距 31 cm，JOA 评分 9 分。

处方：

① 消髓化核汤加减：

生黄芪 30 g	当 归 10 g	防 己 10 g
威灵仙 10 g	木 瓜 10 g	水 蛭 6 g
炒白术 10 g	川牛膝 10 g	猪 苓 10 g
茯 苓 10 g	陈 皮 6 g	薏苡仁 30 g
焦山楂 15 g	六神曲 15 g	

共 14 剂，每日 1 剂，分 2 次饭后温服。

② 相对卧床休息 2 周。

③ 针灸治疗。

④ 密切观察病情变化，如出现症状进行性加重或马尾综合征，及时手术治疗。

三诊（2008 年 9 月 4 日）**至十一诊**（2009 年 2 月 20 日）

随访期间患者临床症状仍有反复发作，但未出现症状进行性加重或马尾综合征。患者拒绝手术治疗，续服二诊方共 8 个月，第 10 周恢复正常工作，佩戴腰围，平时注意加强腰背肌功能锻炼，并在外院进行针灸、拔罐等治疗。

处方：

① 消髓化核汤加减：

生黄芪 30 g	当 归 10 g	防 己 10 g
威灵仙 10 g	木 瓜 10 g	水 蛭 6 g
炒白术 10 g	川牛膝 10 g	猪 苓 10 g
茯 苓 10 g	陈 皮 6 g	薏苡仁 30 g
焦山楂 15 g	六神曲 15 g	

共 240 剂，每日 1 剂，分 2 次饭后温服。

② 佩戴腰围，加强腰背肌功能锻炼。

③ 密切观察病情变化，如出现症状进行性加重或马尾综合征，及时手术。

十二诊（2009 年 3 月 5 日）

患者诉近期腰腿痛不常发作，双下肢牵痛不明显，纳寐可，二便调。查体：腰部无压痛，无双侧下肢放射痛，直腿抬高试验左 70°（－）、右 80°（－），双下肢皮肤感觉及肌力正常，左侧下肢足踇趾背伸肌力恢复正常，马鞍区皮肤感觉正常。指地距 15 cm，JOA 评分 28 分。复查 MRI 显示突出物基本吸收，突出率 10.0%，吸收率 90.0%（图 3-42-2）。

十三诊（2012 年 4 月 2 日）

3 年后随访，患者症状未复发，无明显不适，恢复正常生活与工作。查体：腰部无压痛，无叩击痛，无下肢放射痛，直腿抬高试验左 90°（－）、右 90°（－），双下肢肌力感觉正常，病理反射未引出，马鞍区皮肤感觉正常。指地距 5 cm，JOA 评分 27 分。

十四诊（2019 年 6 月 8 日）

10 年后随访，患者腰腿部无疼痛，无下肢放射痛，直腿抬高试验左 90°（－）、右 90°（－），下肢肌力及感觉正常，病理反射未引出，马鞍区皮肤感觉正常。指地距 5 cm，JOA 评分 28 分。

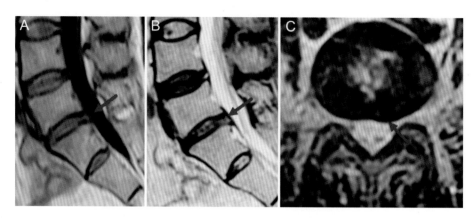

L5/S1 椎间盘轻度突出。突出率 10.0％，吸收率 90.0％。突出物最大层面面积约 0.7 cm²，占椎管面积的 20.6％。L5/S1 椎间盘突出物较前明显缩小，神经根及硬膜囊无明显受压及变形。

图 3-42-2　2009 年 3 月 5 日复查 MRI 图像

按　语

初诊病史特点： 女性，42 岁，痿证，无外伤病史，病程 3 个月，无马尾神经压迫症状。

首次影像学特点： L5/S1 大块型，后纵韧带破裂，突出率 100％，Komori 改良分型 3 型，MSU 分型 3-A 型，椎管形态为椭圆型，Iwabuchi 分型 5 型，无 Modic 改变。

治疗特点： 患者 L5/S1 突出物较大，初期中药治疗效果不理想，我们多次建议她接受手术治疗，但患者拒绝手术，除口服消髓化核汤外，还在外院进行针灸、拔罐等治疗。经 8 个多月的中医药综合治疗，医患合作，患者症状逐渐好转，复查 MRI 显示突出物吸收率 90.0％。患者在接受治疗过程中绝对卧床 2 周，相对卧床 3.5 周。口服西药时间 1 周，口服中药 268 剂，恢复工作时间 10 周，8 个月吸收率 90.0％。腰椎间盘突出症中医辨证需要运用立体思维分析。腰椎间盘突出症是物理性压迫、化学炎症刺激、免疫反应的综合病理表现，因此，其临床症状严重程度往往与髓核突出大小不成正比。有些患者影像学表现提示髓核突出巨大，而临床症状轻微；有些患者影像学表现提示髓核轻微膨出，但临床症状明显。对于此病的诊断、治疗，应辨病与辨证相结合，掌握椎间盘退变的三期变化规律，抓住腰椎间盘突出症的核心病理机制，不能孤立地只看影像学表现。只有这样才能在处方用药时得心应手。

病例四十三（男，43岁，病程1周，痿证，L4/L5部分破裂型，5个月吸收率91.2%）

基本资料：沈某，男，43岁，联系电话：1391578＊＊＊＊。

初诊日期：2010年2月24日。

主诉：腰痛牵及左下肢1周。

病史：患者于1周前无明显诱因下出现腰部疼痛牵及左下肢，伴有左侧小腿部麻木，活动受限。患者既往有高血压病史，近1周腰部疼痛后血压升高，伴有头晕、头痛，无恶心、呕吐，无视物模糊。

查体：血压170/100 mmHg。L4/L5棘突及两侧棘旁压痛（＋）、叩击痛（＋），并向左下肢放射，直腿抬高试验左15°（＋）、右30°（＋），左小腿内侧皮肤感觉较对侧减退，双侧跟腱反射正常，左足蹈趾背伸肌力Ⅲ级，马鞍区皮肤感觉正常，指地距59 cm，JOA评分5分。舌红，苔薄白，脉弦数。

MRI表现：L4/L5椎间盘巨大型突出。突出的椎间盘为宽基底，并压迫硬膜囊。突出率63.5%。椎管最大层面面积约3.4 cm²；突出物最大层面面积约1.2 cm²，占椎管面积的35.3%（图3-43-1）。

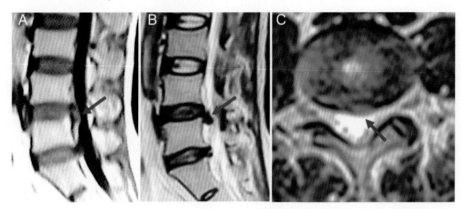

L4/L5椎间盘巨大型突出，突出率63.5%。椎管最大层面面积约3.4 cm²；突出物最大层面面积约1.2 cm²，占椎管面积的35.3%。A、B为MRI平扫矢状位像，突出物超过椎体后缘8 mm，边缘毛糙不齐，Iwabuchi分型1型，脱出的椎间盘组织与母体椎间盘呈"狭颈"相连；C为腰椎轴位像，突出物压迫硬膜囊，游离髓核呈等信号，椎管形态为椭圆型。

图3-43-1　2010年2月24日初诊MRI图像

诊断：L4/L5部分破裂型腰椎间盘突出症（痿证）。

治法：益气化瘀，通络止痛，平肝潜阳。

处方：

① 消髓化核汤合羚角钩藤汤：

生黄芪10 g	防　己10 g	当　归15 g
川　芎15 g	炒白术10 g	地　龙10 g
水　蛭6 g	威灵仙10 g	木　瓜10 g
白芥子6 g	炒白芍10 g	水牛角30 g
钩　藤15 g	茯　神10 g	菊　花15 g

霜桑叶10 g

共14剂，每日1剂，分2次饭后温服。

② 乙哌立松片50 mg，口服，1次/日。

③ 呋喃硫胺片50 mg，口服，3次/日。

④ 绝对卧床休息10天。

⑤ 口服降压药，密切监测血压，心内科随诊。

二诊（2010年3月10日）

患者腰腿痛症状稍缓解，左下肢牵痛，头晕、头痛明显缓解，纳差，寐可，二便调。查体：血压140/86 mmHg。L4/L5棘突棘旁压痛（＋）、叩击痛（＋），并向左下肢放射，直腿抬高试验左30°（＋）、右30°（＋），左小腿内侧皮肤感觉较对侧减退，双侧跟腱反射正常，左足踇趾背伸肌力Ⅲ级，马鞍区皮肤感觉正常，指地距48 cm，JOA评分9分。患者腰腿痛症状较前缓解，未出现进行性加重表现，无马尾神经损伤表现。与患者沟通后，继续保守治疗。

处方：

① 消髓化核汤合羚角钩藤汤：

生黄芪10 g	防己10 g	当归15 g
川芎15 g	炒白术10 g	地龙10 g
水蛭6 g	威灵仙10 g	木瓜10 g
白芥子6 g	炒白芍10 g	茯神10 g

炙鸡内金15 g

共14剂，每日1剂，分2次饭后温服。

② 相对卧床休息2周。

③ 密切观察病情变化。

三诊（2010年3月27日）

患者腰腿痛症状稍缓解，左小腿内侧皮肤感觉较对侧减退，纳寐可，二便调。查体：L4/L5棘突棘旁压痛（＋）、叩击痛（＋），并向左下肢放射，直腿抬高试验左40°（＋）、右50°（＋），

左小腿内侧皮肤感觉较对侧减退，左足踇趾背伸肌力Ⅳ级，较前好转，马鞍区皮肤感觉正常。指地距32 cm，JOA评分11分。

处方：

① 消髓化核汤合羚角钩藤汤：

生黄芪10 g	防己10 g	当归15 g
川芎15 g	炒白术10 g	地龙10 g
水蛭6 g	威灵仙10 g	木瓜10 g
白芥子6 g	炒白芍10 g	茯神10 g

炙鸡内金15 g

共14剂，每日1剂，分2次饭后温服。

② 相对卧床休息1周。

③ 进行适当的腰背肌功能锻炼。

四诊（2010年4月16日）

患者仍感腰腿痛，无法正常活动，纳寐可，二便调。查体：L4/L5局部压痛（＋），直腿抬高试验左40°（＋）、右60°（＋），双侧跟腱反射正常，左小腿皮肤麻木感稍缓解，左足踇趾背伸肌力Ⅴ级，病理反射未引出，马鞍区皮肤感觉正常。指地距30 cm，JOA评分18分。第一次复查MRI平扫显示突出物无明显缩小，突出率60%（图3-43-2）。

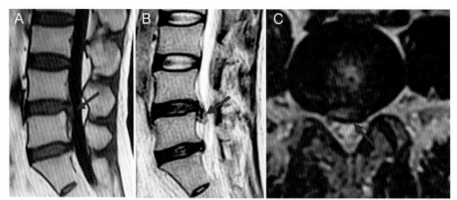

L4/L5椎间盘巨大型突出，突出物无明显缩小，T2WI突出物信号强度增高。

图3-43-2　2010年4月16日第一次复查MRI图像

处方：

① 消髓化核汤加减：

生黄芪20 g	炙黄芪20 g	防　己10 g
当　归10 g	川　芎10 g	炒白术10 g
地　龙10 g	水　蛭 6 g	威灵仙10 g
木　瓜10 g	白芥子 6 g	延胡索15 g

共 14 剂，每日 1 剂，分 2 次饭后温服。

② 进行适当的腰背肌功能锻炼。

五诊（2010 年 5 月 1 日）至七诊（2010 年 6 月 1 日）

患者继续服用四诊方，每半月复诊一次，临床症状逐渐缓解，6 周后恢复工作。

处方：

① 消髓化核汤加减：

生黄芪20 g	炙黄芪20 g	防　己10 g
当　归10 g	川　芎10 g	炒白术10 g
地　龙10 g	水　蛭 6 g	威灵仙10 g
木　瓜10 g	白芥子 6 g	延胡索15 g

共 45 剂，每日 1 剂，分 2 次饭后温服。

② 进行适当的腰背肌功能锻炼。

八诊（2010 年 6 月 16 日）

患者自诉临床症状明显缓解，活动明显改善，纳寐可，二便调。查体：L4 / L5 局部压痛（—）、叩击痛（—），直腿抬高试验左 90°（—）、右 90°（—），双下肢肌力及皮肤感觉正常，左下肢麻木感消失，马鞍区皮肤感觉正常。指地距 28 cm，JOA 评分 27 分。由于患者临床症状明显改善，遂予停服中药，嘱患者进行适当的腰背肌功能锻炼。

九诊（2010 年 7 月 4 日）

患者无明显不适主诉，活动正常，纳寐可，二便调。查体：L4 / L5 局部压痛（—）、叩击痛（—），直腿抬高试验左 90°（—）、右 80°（—），双下肢肌力及皮肤感觉正常，马鞍区皮肤感觉正常，指地距 26 cm，JOA 评分 26 分。第二次复查 MRI 平扫显示突出物明显重吸收，突出率 5.6%，吸收率 91.2%（图 3-43-3）。

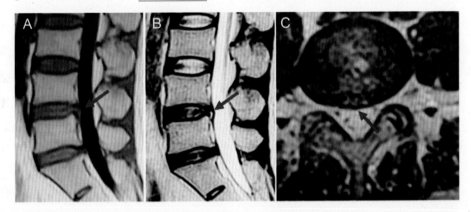

L4 / L5 椎间盘轻度突出。突出物基本吸收，神经根及硬膜囊无明显受压及变形。突出率 5.6%，吸收率 91.2%。突出物最大层面面积约 0.1 cm²，占椎管面积的 3%。

图 3-43-3　2010 年 7 月 4 日第二次复查 MRI 图像

十诊（2019 年 6 月 15 日）

9 年后随访，患者腰腿部无疼痛，无下肢放射痛，直腿抬高试验左 90°（—）、右 90°（—），下肢肌力及皮肤感觉正常，病理反射未引出，马鞍区皮肤感觉正常。指地距 12 cm，JOA 评分 27 分。

按　语

初诊病史特点：男性，43 岁，痿证，无外伤病史，病程 1 周，无马尾神经压迫症状。

首次影像学特点：L4/L5 部分破裂型，后纵韧带破裂，突出率 63.5%，Komori 改良分型 3 型，MSU 分型 2-A 型，椎管形态为椭圆型，Iwabuchi 分型 1 型，无 Modic 改变。

治疗特点：患者急性起病，拒绝手术治疗。既往有高血压病史，疼痛时伴有血压升高，舌红，苔薄白，脉弦数。在监测血压、继续使用降压药物的基础上，予消髓化核汤加用羚角钩藤汤以平肝潜阳，并予乙哌立松片以缓解肌肉紧张，予呋喃硫胺片以营养神经。当患者疼痛缓解后，血压也恢复正常，遂去羚角钩藤汤，采用消髓化核汤基本方进行治疗。经治疗 2 个月后，患者仍有残余症状，遂加用延胡索以加强通络止痛功效，嘱患者临床症状缓解后加强腰背肌功能锻炼。经 5 个月保守治疗后，患者症状缓解，突出物吸收率 91.2%。患者在接受治疗过程中绝对卧床 10 天，相对卧床 3 周。口服西药时间 2 周，口服中药 101 剂，恢复工作时间 1.5 个月，5 个月吸收率 91.2%。患者为中年男性，既往血压偏高，此素体为中医阴虚阳亢、上实下虚之证，因此处方用药辨病辨证结合，标本虚实兼顾，合用羚角钩藤汤平肝熄风潜阳。其中运用水牛角替代羚羊角，水牛角咸寒，入心肝经，有较强的清热平肝潜阳的作用；钩藤苦、微寒，入肝、心包经，清热平肝，息风定惊。《本草纲目》曰："钩藤，手、足厥阴药也。足厥阴主风，手厥阴主火。惊痫眩晕，皆肝风相火之病。钩藤通心包于肝木，风静火熄，则诸证自除。"水牛角与钩藤二药合用，则平肝之力更甚。临证尚可酌情加入怀牛膝、白蒺藜等以引血下行、息风止痉。

病例四十四　（男，41 岁，病程 3 月，痉证，L4/L5 大块型，4 个月吸收率 78.4％）

基本资料：季某，男，41 岁，联系电话：1386259＊＊＊＊。

初诊日期：2010 年 3 月 17 日。

主诉：腰痛牵及左下肢 3 个月。

病史：患者于 3 个月前无明显诱因下出现腰痛牵及左下肢，卧床休息后可缓解，行走后加重，伴有左下肢麻木。纳可，时有腹胀，二便调。

查体：腰椎生理曲度存在，L3～L5 两侧棘旁压痛（＋）、叩击痛（＋），并向双下肢放射，左下肢为甚，直腿抬高试验左 15°（＋）、右 10°（＋），左小腿内侧及足背内侧皮肤感觉较对侧减退，双侧跟腱反射减弱，双下肢肌力正常，马鞍区皮肤感觉正常。指地距 52 cm，JOA 评分 11 分。舌质淡红，苔白微腻，脉细。

MRI 表现：L4/L5 椎间盘巨大型突出。突出的椎间盘为宽基底，在椎管中央压迫硬膜囊，硬膜囊不对称变形。突出率 100％。椎管最大层面面积约 3.8 cm^2；突出物最大层面面积约 2.3 cm^2，占椎管面积的 60.5％（图 3-44-1）。

诊断：L4/L5 大块型腰椎间盘突出症（痉证）。

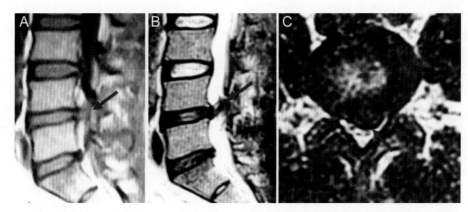

L4/L5 椎间盘髓核巨大型突出，突出率 100％。椎管最大层面面积约 3.8 cm^2；突出物最大层面面积约 2.3 cm^2，占椎管面积的 60.5％。A、B 为 MRI 平扫矢状位像，突出物超过椎体后缘 10 mm 以上，边缘毛糙、不整齐，Iwabuchi 分型 1 型；C 为腰椎轴位像，显示突出物较大，压迫硬膜囊及神经根，位于椎管中央，硬膜囊不对称变形，椎管形态为三角型。

图 3-44-1　2010 年 3 月 17 日初诊 MRI 图像

治法：益气化瘀，理气止痛。

处方：

① 消髓化核汤加减：

生黄芪 30 g	防　己 10 g	当　归 10 g
烫水蛭 6 g	威灵仙 30 g	木　瓜 20 g
白芥子 6 g	炒白术 10 g	川牛膝 10 g
青　皮 6 g	陈　皮 6 g	

共 14 剂，每日 1 剂，分 2 次饭后温服。

② 塞来昔布胶囊 200 mg，1 次/日，口服 1 周。

③ 20％甘露醇注射液 100 mL，静滴 5 天，1 次/日。

④ 绝对卧床休息 1 周。

二诊（2010 年 3 月 31 日）

患者腰腿痛症状缓解，下肢放射痛减轻，麻木感明显改善。夜间可入睡，翻身时有腰部及下肢牵痛，纳差，轻度便秘。查体：L4/L5 棘后棘旁压痛（＋）、叩击痛（＋），并向双下肢放射，直腿抬高试验左 60°（＋）、右 50°（＋），左小腿内侧皮肤感觉较对侧减退，双侧跟腱反射减弱，双下肢肌力正常，马鞍区皮肤感觉正常，JOA 评分 15 分。

处方：

① 消髓化核汤加减：

生黄芪 30 g	防 己 10 g	当 归 10 g
烫水蛭 6 g	威灵仙 30 g	木 瓜 20 g
白芥子 6 g	炒白术 10 g	川牛膝 10 g
青 皮 6 g	陈 皮 6 g	火麻仁 10 g
郁李仁 10 g	柏子仁 10 g	

共 14 剂，每日 1 剂，分 2 次饭后温服。

② 相对卧床休息 2 周。

三诊（2010 年 4 月 13 日）至九诊（2010 年 7 月 8 日）

患者继续服用二诊方，每半月复诊一次，临床症状逐渐缓解，8 周后恢复工作。复查期间相对卧床时间 1.5 周。

处方：

消髓化核汤加减：

生黄芪 30 g	防 己 10 g	当 归 10 g
烫水蛭 6 g	威灵仙 30 g	木 瓜 20 g
白芥子 6 g	炒白术 10 g	川牛膝 10 g
青 皮 6 g	陈 皮 6 g	火麻仁 10 g
郁李仁 10 g	柏子仁 10 g	

共 100 剂，每日 1 剂，分 2 次饭后温服。

十诊（2010 年 7 月 22 日）

患者症状基本缓解，仅劳累时腰部酸痛，纳寐可，二便调。查体：L4／L5 棘后棘旁无压痛，无叩击痛，无下肢放射痛，双下肢皮肤感觉正常，直腿抬高试验左 90°（－）、右 80°（－），双下肢皮肤感觉及肌力正常，左小腿内侧麻木感消失，跟膝腱反射正常，马鞍区皮肤感觉正常。指地距 25 cm，JOA 评分 26 分。复查 MRI 平扫显示椎间盘轻度突出，突出率 21.6%，吸收率 78.4%（图 3-44-2）。患者停服中药，加强腰背肌功能锻炼。

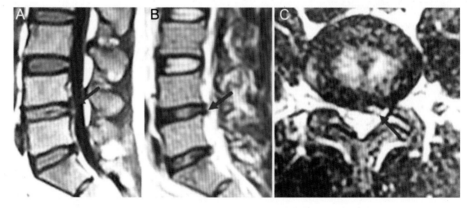

L4／L5 椎间盘轻度突出。突出率 21.6%，吸收率 78.4%。突出物最大层面面积约 1.1 cm²，占椎管面积的 28.9%。突出物较前明显缩小，左侧神经根稍受压，硬膜囊无明显受压及变形。

图 3-44-2 2010 年 7 月 22 日复查 MRI 图像

十一诊（2019 年 9 月 11 日）

9 年 6 个月后随访，患者腰腿部无疼痛，无下肢放射痛，直腿抬高试验左 90°（－）、右 90°（－），双下肢肌力及皮肤感觉正常，病理反射未引出，鞍区感觉正常，马鞍区皮肤感觉正常。指地距 10 cm，JOA 评分 27 分。

按 语

初诊病史特点： 男性，41 岁，痉证，无外伤病史，病程 3 个月，无马尾神经压迫症状。

首次影像学特点： L4／L5 大块型，后纵韧带破裂，突出率 100%，Komori 改良分型 3 型，

MSU 分型 3-A 型，椎管形态为三角型，Iwabuchi 分型 1 型，无 Modic 改变。

　　治疗特点：患者初始症状较重，腰痛牵及左下肢 3 个月，要求保守治疗。急性期使用塞来昔布胶囊消炎镇痛，甘露醇脱水消肿，绝对卧床休息。由于患者时有腹胀，于是在消髓化核汤中加入青皮、陈皮以理气健脾，后出现便秘，遂又在方中加入火麻仁、郁李仁、柏子仁以润肠通便（兼有下气利水、养心安神之效）。患者经保守治疗后症状明显缓解，突出物吸收率 78.4%。患者在接受治疗过程中绝对卧床 1 周，相对卧床 3.5 周。口服西药时间 2 周，口服中药 128 剂，恢复工作时间 2 个月，4 个月吸收率 78.4%。对于腰椎间盘突出症急性疼痛期患者，应嘱患者绝对卧床休息，并保持患者大便通畅。大便不通，肠道蠕动减慢，肠道内积气积粪，则肠管扩张，腹内压升高，脑脊液压力随之升高，椎管内压力升高，刺激脊神经根，引起或加重疼痛。因果仁类药物含有丰富的油脂，故对于年老体弱者，常予三仁润肠通便，驱邪而不伤正气，缓图其效。肝主气机疏泄。青皮气辛香，味苦，具有疏肝破气、消积化滞之功，可调整胃肠功能，其临床应用广泛。

病例四十五 （女，51岁，病程半月，痿证，L5/S1大块型，1年10个月吸收率89.8%）

基本资料：刘某，女，51岁，联系电话：1760149****。

初诊日期：2009年11月21日。

主诉：腰痛牵及双下肢半个月。

病史：患者于半个月前无明显诱因下出现腰部疼痛牵及双下肢，伴双小腿麻木，行走及弯腰活动后症状加重。患者正处于更年期，呈焦虑状态，唉声叹气，心情烦躁。夜间睡眠不佳，二便调。

查体：腰椎生理曲度变直，L5/S1左侧棘旁压痛（+），并向左下肢放射，直腿抬高试验左10°（+）、右45°（+），左小腿后外侧皮肤感觉减退，跟腱反射正常，双下肢足跚趾背伸肌力IV级，马鞍区皮肤感觉正常，指地距58 cm，JOA评分11分。舌质红，苔少，脉细数。

MRI表现：L5/S1椎间盘巨大型突出。大块的椎间盘组织水平向后方脱入椎管，突出的椎间盘压迫硬膜囊，挤压左侧神经根。突出率83.4%。椎管最大层面面积3.5 cm²；突出物最大层面面积1.7 cm²，占椎管面积的48.6%（图3-45-1）。

诊断：L5/S1大块型腰椎间盘突出症（痿证）。

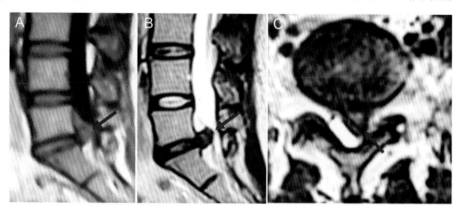

　　L5/S1椎间盘巨大型突出，突出率83.4%。椎管最大层面面积3.5 cm²；突出物最大层面面积1.7 cm²，占椎管面积的48.6%。A、B为MRI平扫矢状位像，突出物超过椎体后缘10 mm以上，边缘整齐，椎体后缘黑线（Blackline）中断，Iwabuchi分型1型，L5/S1椎间隙变窄；C为腰椎轴位像，显示突出物较大，压迫硬膜囊及神经根，游离髓核呈等信号，位于椎管内偏左侧，硬膜囊不对称变形，椎管形态为椭圆型。

图3-45-1　2009年11月21日初诊MRI图像

治法：益气化瘀，通络止痛，兼以疏肝理气。

处方：

① 消髓化核汤合丹栀逍遥散加减：

生黄芪15 g	威灵仙10 g	炒白术10 g
木　瓜10 g	防　己10 g	当　归10 g
水　蛭 3 g	猪　苓10 g	茯　苓10 g
陈　皮 6 g	薏苡仁15 g	黑栀子 6 g
丹　皮10 g	柴　胡10 g	薄　荷 3 g
延胡索10 g		

共14剂，每日1剂，分2次饭后温服。

② 甲钴胺片500 μg，口服，3次/日。

③ 迈之灵片300 mg，口服，1次/日。

④ 谷维素片10 mg，口服，3次/日。

⑤ 绝对卧床休息2周。

二诊（2009年12月4日）

患者腰腿痛症状缓解，双下肢稍牵痛，右小腿麻木症状缓解，左小腿仍感麻木。纳差，寐可，二便调。查体：L5/S1左侧棘旁压痛（+）并向左下肢放射，直腿抬高试验左40°（+）、右60°（+），左小腿后外侧皮肤感觉减退，双下肢足跚趾背伸肌力Ⅳ级，马鞍区皮肤感觉正常。指地距48 cm，JOA评分13分。

处方：

① 消髓化核汤合丹栀逍遥散加减：

生黄芪15 g	威灵仙10 g	炒白术10 g
木　瓜10 g	防　己10 g	当　归10 g
水　蛭 3 g	薏苡仁15 g	黑栀子 6 g
丹　皮10 g	猪　苓10 g	茯　苓10 g
陈　皮 6 g	柴　胡10 g	薄　荷 3 g
延胡索10 g		

共14剂，每日1剂，分2次饭后温服。

② 相对卧床休息2周。

三诊（2009年12月23日）至六诊（2010年2月23日）

患者症状进一步缓解，生活可自理，行走距离200 m，纳可，夜寐安，二便调，心情较前稍舒畅。予初诊方去柴胡、延胡索、薄荷，加仙茅15 g、淫羊藿15 g、生地15 g、枸杞子10 g，以滋补肾阴，共服2个月。

处方：

消髓化核汤合二仙汤加减：

生黄芪15 g	威灵仙10 g	炒白术10 g
木　瓜10 g	防　己10 g	当　归10 g
水　蛭 3 g	猪　苓10 g	茯　苓10 g
陈　皮 6 g	薏苡仁15 g	黑栀子 6 g
丹　皮10 g	仙　茅15 g	淫羊藿15 g
生　地15 g	枸杞子10 g	

共60剂，每日1剂，分2次饭后温服。

七诊（2010年3月1日）

患者服用中药期间进行针灸治疗，症状明显缓解，已恢复正常工作与生活。查体：腰部无明显压痛及放射痛，双下肢肌力及皮肤感觉正常，直腿抬高试验左70°（－）、右85°（－），马鞍区皮肤感觉正常，指地距4 cm，JOA评分26分。复查MRI显示突出物部分重吸收，突出率35.1%，吸收率57.9%（图3-45-2）。予停服中药。嘱患者避免重体力劳动及久坐、弯腰，适当加强腰背肌功能锻炼。

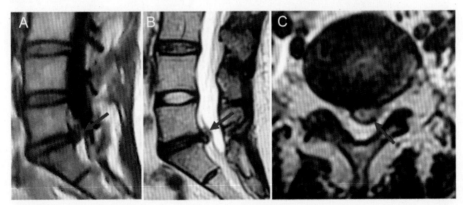

L5/S1椎间盘突出物部分重吸收。突出率35.1%，吸收率57.9%。突出物最大层面面积1 cm²，占椎管面积的28.6%。

图3-45-2　2010年3月1日第一次复查MRI图像

八诊（2010年12月3日）

9个月后随访，患者症状未复发，未再服药。查体：腰部无压痛，无下肢放射痛，直腿抬高试验左80°（－）、右85°（－），双下肢肌力及皮肤感觉正常，马鞍区皮肤感觉正常。指地距22 cm，JOA评分26分。第二次复查MRI显示突出物大部分重吸收，突出率20.4%，吸收率75.5%（图3-45-3）。

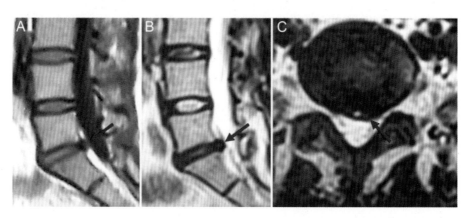

　　L5/S1椎间盘突出。与初诊时相比，突出物大部分重吸收。突出率20.4%，吸收率75.5%。突出物最大层面面积0.5 cm²，占椎管面积的14.3%。

图 3-45-3　2010 年 12 月 3 日第二次复查 MRI 图像

十诊（2011 年 9 月 8 日）

　　2年后随访，患者未复发腰腿痛。查体：腰椎L5/S1局部压痛（－）、叩击痛（－），下肢放射痛消失，直腿抬高试验左90°（－）、右90°（－），双下肢肌力及皮肤感觉正常，马鞍区皮肤感觉正常。指地距15 cm，JOA评分29分。第三次复查MRI显示突出物大部分重吸收，突出率8.5%，吸收率89.8%（图3-45-4）。十诊后患者未再复诊。

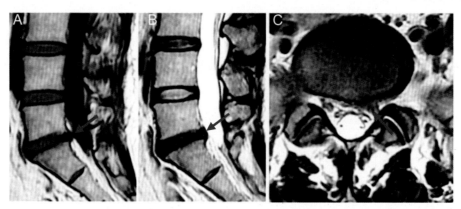

　　L5/S1椎间盘轻度突出。突出率8.5%，吸收率89.8%。突出物最大层面面积0.2 cm²，占椎管面积的5.7%。与初诊时相比，突出物基本吸收，硬膜囊无明显受压及变形。

图 3-45-4　2011 年 9 月 8 日第三次复查 MRI 图像

按　语

　　初诊病史特点：女性，51 岁，痿证，无外伤病史，病程半个月，无马尾神经压迫症状。

　　首次影像学特点：L5/S1 大块型，后纵韧带破裂，突出率83.4%，Komori 改良分型 3 型，MSU 分型 3-A 型，椎管形态为椭圆型，Iwabuchi 分型 1 型，无 Modic 改变。

　　治疗特点：本例患者处于更年期，得知自己患腰椎间盘突出症后呈焦虑状态，唉声叹气，心情烦躁，易动怒。予消髓化核汤合丹栀逍遥散加减行清热疏肝理气之功，1 个月后去丹栀逍遥散，加二仙汤、枸杞子、生地黄，以补肾泻火，调节围绝经期激素水平。患者口服中药方 2 个月后，症状明显缓解，后又进行针灸治疗，突出物逐渐重吸收，最终突出物吸收率89.8%。患者在接受治疗过程中绝对卧床 2 周，相对卧床 2.5 周。口服西药时间 2 周，口服中药 88 剂，恢复工作时间 2 个月，1 年 10 个月吸收率 89.8%。更年期综合征为妇女在更年期（45～55 岁）出现或轻或重的以自主神经功能紊乱为主的症候群，临床症状表现不一，平素自主神经功能不稳定的妇女多见。本病本虚标实、虚实夹杂，是由于妇女在绝经前后肾气渐衰，天癸将竭，冲任亏损，精血不足，脏腑失去濡养，机体阴阳平衡失调所致。本例患者情志抑郁，肝失疏泄，气郁化火，扰乱神明，则见神志情绪异常表现，临证初期常辨证合用丹栀逍遥散以疏肝解郁、清热养血。后期热证缓解，虚象渐露，改用二仙汤寒热并用，精血兼顾，温补肾阳又不失于燥烈，滋肾柔肝而不寒凉滋腻，主次分明，配伍严谨，简而有要。

病例四十六 （男，46 岁，病程 3 月，痹证，L5/S1 部分破裂型，2 年吸收率 100％）

基本资料：项某，男，46 岁，联系电话：1891403＊＊＊＊。

初诊日期：2010 年 2 月 12 日。

主诉：腰痛牵及左下肢 3 个月。

病史：患者于 3 个月前无明显诱因下出现腰部疼痛，伴左下肢牵痛，不能行走，疼痛影响睡眠。

查体：腰椎生理曲度存在，L5/S1 左侧棘旁压痛（＋），并向左下肢放射，直腿抬高试验左 45°（＋）、右 85°（－），左小腿后外侧及足跟外侧皮肤感觉减退，左侧跟腱反射较对侧减弱，双下肢肌力 V 级，马鞍区皮肤感觉正常，指地距 48 cm，JOA 评分 11 分。舌红隐紫，苔薄白，脉弦涩。

MRI 表现：L5/S1 椎间盘巨大型突出。突出的椎间盘在椎管内偏向左侧，左侧神经根受压。突出率 63.4％。椎管最大层面面积 3.7 cm²；突出物最大层面面积 1.3 cm²，占椎管面积的 35.1％（图 3-46-1）。

诊断：L5/S1 部分破裂型腰椎间盘突出症（痹证）。

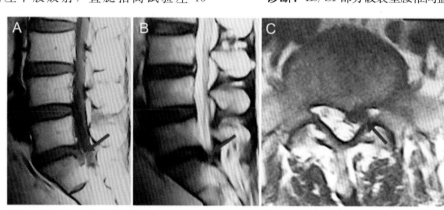

L5/S1 椎间盘巨大型突出，突出率 63.4％。椎管最大层面面积 3.7 cm²；突出物最大层面面积 1.3 cm²，占椎管面积的 35.1％。A、B 为 MRI 平扫矢状位像，突出物超过椎体后缘 8 mm，边缘整齐，Iwabuchi 分型 4 型；C 为腰椎轴位像，显示突出物较大，压迫左侧神经根，椎管形态为椭圆型。

图 3-46-1　2010 年 2 月 12 日初诊 MRI 图像

治法：益气化瘀，通络止痛。

处方：

① 消髓化核汤加减：

生黄芪 20 g	炙黄芪 20 g	木　瓜 10 g
川　芎 10 g	当　归 10 g	地　龙 10 g
水　蛭 3 g	防　己 10 g	白芥子 6 g
炒白术 10 g	威灵仙 20 g	赤　芍 10 g
茯　苓 10 g	炒薏苡仁 15 g	生甘草 6 g

共 14 剂，每日 1 剂，分 2 次饭后温服。

② 迈之灵片 300 mg，口服，1 次/日。

③ 乙哌立松片 50 mg，口服，1 次/日。

④ 绝对卧床休息 2 周。

⑤ 密切观察病情变化，如出现症状进行性加重或马尾综合征，及时手术治疗。

二诊（2010 年 2 月 27 日）

患者腰腿痛症状缓解，左下肢仍麻木，纳可，夜寐差。查体：L5/S1 左侧棘旁压痛（＋），并向左下肢放射，直腿抬高试验左 50°（＋）、右 85°（－），左小腿后外侧及足跟外侧皮肤感觉减退，左侧跟腱反射较对侧减弱，双下肢肌力 V 级，马鞍区皮肤感觉正常。指地距 35 cm，JOA 评分 13 分。

处方：

① 消髓化核汤加减：

生黄芪 20 g	炙黄芪 20 g	木　瓜 10 g

川　芎 10 g	当　归 10 g	地　龙 10 g	水　蛭 3 g	防　己 10 g	白芥子 6 g
水　蛭 3 g	防　己 10 g	白芥子 6 g	炒白术 10 g	威灵仙 20 g	赤　芍 10 g
炒白术 10 g	威灵仙 20 g	赤　芍 10 g	茯　苓 10 g	炒薏苡仁 15 g	生甘草 6 g
茯　苓 10 g	炒薏苡仁 15 g	生甘草 6 g			

共 14 剂，每日 1 剂，分 2 次饭后温服。

② 相对卧床休息 2 周。

③ 密切观察病情变化。

共 90 剂，每日 1 剂，分 2 次饭后温服。

② 密切观察病情变化，如出现症状进行性加重或马尾综合征，及时手术。

九诊（2010 年 6 月 17 日）

患者腰腿痛症状基本消失，下肢麻木不明显，正常工作、生活不受影响。查体：L5/S1 棘后棘旁压痛（－），直腿抬高试验左 70°（－）、右 90°（－），双下肢肌力及皮肤感觉正常，病理反射未引出，马鞍区皮肤感觉正常，指地距 19 cm，JOA 评分 24 分。第一次复查 MRI 平扫显示突出物大部分重吸收，突出率 20.2%，吸收率 68.1%（图 3-46-2）。患者临床症状完全缓解，停服中药。嘱患者避免久坐，进行适当的腰背肌功能锻炼。

三诊（2010 年 3 月 14 日）至八诊（2010 年 6 月 2 日）

患者继续相对卧床休息 3 周后逐渐恢复正常生活，随访期间续服二诊方，每半月复诊一次，无马尾神经损伤表现。患者腰腿痛症状逐渐缓解，第 8 周恢复工作。

处方：

① 消髓化核汤加减：

生黄芪 20 g	炙黄芪 20 g	木　瓜 10 g
川　芎 10 g	当　归 10 g	地　龙 10 g

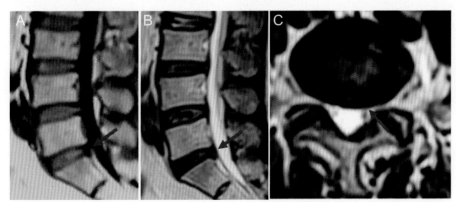

L5/S1 椎间盘轻度突出。突出物较前明显缩小。突出率 20.2%，吸收率 68.1%。突出物最大层面面积 0.4 cm²，占椎管面积的 10.8%。

图 3-46-2　2010 年 6 月 17 日第一次复查 MRI 图像

十诊（2011 年 12 月 9 日）

患者发病 2 年后复诊，无明显不适主诉，下肢无麻木感，活动良好，纳可，二便调。查体：腰部无压痛，无下肢放射痛，直腿抬高试验左 90°

（－）、右 90°（－），双下肢肌力及皮肤感觉正常，马鞍区皮肤感觉正常，指地距 9 cm，JOA 评分 27 分。第二次复查 MRI 平扫显示突出物完全重吸收，突出率为 0，吸收率为 100.0%（图 3-46-3）。

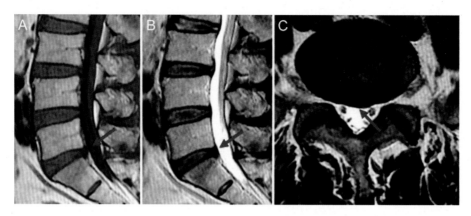

L5/S1 椎间盘无明显突出。突出物较前基本吸收，神经根及硬膜囊无明显受压及变形。突出率为 0，吸收率为 100%。

图 3-46-3　2011 年 12 月 9 日第二次复查 MRI 图像

十一诊（2019 年 3 月 15 日）

9 年后随访，患者症状未复发，无明显不适，恢复正常生活与工作。查体：腰部无压痛，无叩击痛，无下肢放射痛，直腿抬高试验左 90°（-）、右 90°（-），双下肢肌力及皮肤感觉正常，病理反射未引出，马鞍区皮肤感觉正常。指地距 5 cm，JOA 评分 27 分。

按　语

初诊病史特点：男性，46 岁，痹证，无外伤病史，病程 3 个月，无马尾神经压迫症状。

首次影像学特点：L5/S1 部分破裂型，后纵韧带破裂，突出率 63.4%，Komori 改良分型 3 型，MSU 分型 2-B 型，椎管形态为椭圆型，Iwabuchi 分型 4 型，无 Modic 改变。

治疗特点：患者临床症状较重，要求保守治疗。予以消髓化核汤基本方治疗。短期使用迈之灵以减轻神经根水肿，乙哌立松片松弛骨骼肌，以缓解肌肉紧张。患者服药期间无明显不适，症状逐渐缓解，2 个月后基本恢复正常工作与生活。2 年后无复发，突出物吸收率 100%。患者在接受治疗过程中绝对卧床 2 周，相对卧床 5 周，口服西药时间 2 周，口服中药 118 剂，恢复工作时间 2 个月，2 年吸收率 100%。破裂型腰椎间盘突出症病情复杂，病势缠绵，症状较重，与络病机制密切关联。痰瘀湿既是病理产物，又是继发性致病因素，两者互为因果。临床对于舌苔脉象的准确把握尤为重要。对于舌暗舌紫，血瘀症状明显者，可在专病专方消髓化核汤的基础上加大活血化瘀之力，必要时可选用血肉有情之品，如蜈蚣、全蝎等。笔者通过临床观察研究发现，对于病情迁延难愈、伴有外伤及劳损史的患者，多考虑为瘀血腰痛，与经方大家黄煌治疗青壮年腰痛合用桂枝茯苓丸"下腰部瘀血"有异曲同工之妙，精准辨证则覆杯而愈。

病例四十七　（男，41岁，病程1年，痹证，L4/L5大块型，3年吸收率62.0%）

基本资料：屠某，男性，41岁，联系电话：1304146****。

初诊日期：2009年3月16日。

主诉：腰痛伴双下肢疼痛、麻木1年。

病史：患者自诉1年前无明显诱因下出现腰痛，渐牵及双下肢，感双下肢麻木，活动受限，遇寒湿加重。

查体：腰椎生理曲度存在，L3～L5两侧棘旁压痛（＋），并向双下肢放射，直腿抬高试验左65°（＋）、右75°（－），双侧小腿及足背内侧皮肤感觉减退，双侧跟腱反射存在，双下肢肌力Ⅴ级，马鞍区皮肤感觉正常，指地距41 cm，JOA评分9分。舌淡，苔白腻，脉沉。

MRI表现：L4/L5椎间盘巨大型突出。突出的椎间盘偏向左侧压迫硬膜囊，左侧神经根受压，硬膜囊不对称变形。突出率100%。相邻终板可见Ⅱ型Modic改变。椎管最大层面面积约3.6 cm²；突出物最大层面面积约2.3 cm²，占椎管面积的63.9%（图3-47-1）。

诊断：L4/L5大块型腰椎间盘突出症（痹证）。

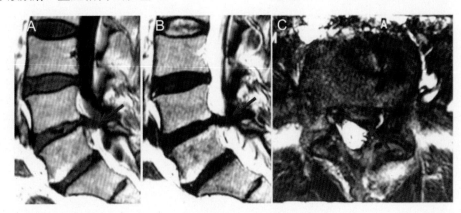

L4/L5椎间盘巨大型突出，突出率100%。椎管最大层面面积约3.6 cm²；突出物最大层面面积约2.3 cm²，占椎管面积的63.9%。A、B为MRI平扫矢状位像，突出物超过椎体后缘10 mm以上并向下移动，边缘毛糙、不整齐，Iwabuchi分型5型，L4/L5椎间隙变窄；C为腰椎轴位像，显示突出物较大，位于椎管内偏左侧，脱垂的椎间盘压迫左侧神经根，硬膜囊不对称变形，椎管形态为三角型。L4下终板、L5上下终板可见Ⅱ型Modic改变。

图3-47-1　2009年3月16日初诊MRI图像

治法：益气化瘀，温化寒湿。

处方：

① 消髓化核汤加味：

生 黄 芪 20 g	炙黄芪 20 g	木 瓜 10 g
当 归 10 g	水 蛭 3 g	防 己 10 g
白 芥 子 6 g	威灵仙 10 g	猪 苓 10 g
茯 苓 10 g	炒青皮 6 g	陈 皮 6 g
炒薏苡仁 15 g	桂 枝 6 g	细 辛 3 g

共14剂，每日1剂，分2次饭后温服。

② 迈之灵片300 mg，口服，1次/日。

③ 甲钴胺片500 μg，口服，3次/日。

④ 绝对卧床休息2周。

二诊（2009年3月30日）

患者腰腿痛症状缓解，仍有双下肢麻木感，纳可，夜寐差。查体：L4/L5棘后棘旁压痛（＋），并向双下肢放射，直腿抬高试验左70°（＋）、右80°（－），左侧小腿及足背内侧皮肤感觉减退，右侧正常，双下肢肌力正常，马鞍区皮肤感觉正常。指地距30 cm，JOA评分17分。

处方：

① 消髓化核汤加味：

生 黄 芪 20 g　　炙黄芪 20 g　　木 瓜 10 g

当 　 归 10 g　　水 蛭 3 g　　防 己 10 g

白 芥 子 6 g　　威灵仙 10 g　　猪 苓 10 g

茯 　 苓 10 g　　炒青皮 6 g　　陈 皮 6 g

炒薏苡仁 15 g

共 14 剂，每日 1 剂，分 2 次饭后温服。

② 相对卧床休息 2 周。

③ 甲钴胺片 500 μg，3 次/日，口服 2 周。

三诊（2009 年 4 月 12 日）

患者腰腿痛症状缓解，下肢麻木稍缓解，纳可，夜寐可，二便调。查体：L4/L5 棘后压痛（±），无双下肢放射痛，直腿抬高试验左 80°（一）、右 80°（一）。左侧小腿及足背内侧皮肤感觉减退，右侧正常，双下肢肌力正常，马鞍区皮肤感觉正常。指地距 25 cm，JOA 评分 20 分。

处方：

① 消髓化核汤加味：

生 黄 芪 20 g　　炙黄芪 20 g　　木 瓜 10 g

当 　 归 10 g　　水 蛭 3 g　　防 己 10 g

白 芥 子 6 g　　威灵仙 10 g　　猪 苓 10 g

茯 　 苓 10 g　　炒青皮 6 g　　陈 皮 6 g

炒薏苡仁 15 g　　红景天 15 g

共 14 剂，每日 1 剂，分 2 次饭后温服。

② 继续相对卧床休息 2 周。

③ 适当加强腰背肌功能锻炼。

四诊（2009 年 4 月 26 日）至八诊（2009 年 6 月 20 日）

患者继续口服中药，并在我院针灸科接受针灸治疗。八诊时患者腰腿痛及双下肢麻木基本缓解，可正常生活，11 周后恢复工作。查体：腰部无压痛，无下肢放射痛，直腿抬高试验左 80°（一）、右 80°（一），双下肢肌力及皮肤感觉正常，左侧小腿及足背内侧皮肤感觉恢复正常，马鞍区皮肤感觉正常，JOA 评分 24 分。

处方：

消髓化核汤加味：

生 黄 芪 20 g　　炙黄芪 20 g　　木 瓜 10 g

当 　 归 10 g　　水 蛭 3 g　　防 己 10 g

白 芥 子 6 g　　威灵仙 10 g　　猪 苓 10 g

茯 　 苓 10 g　　炒青皮 6 g　　陈 皮 6 g

炒薏苡仁 15 g　　红景天 15 g

共 60 剂，每日 1 剂，分 2 次饭后温服。

六诊（2012 年 2 月 28 日）

3 年后复查，患者无明显不适主诉，无下肢麻木感，活动良好，纳可，二便调。查体：腰部无压痛，直腿抬高试验左 90°（一）、右 90°（一），双下肢肌力及皮肤感觉正常，马鞍区皮肤感觉正常。指地距 17 cm，JOA 评分 29 分。复查 MRI 平扫显示突出物大部分重吸收，突出率 38.0%，吸收率 62.0%（图 3-47-2）。

七诊（2019 年 3 月 26 日）

10 年后随访，患者症状未复发，无明显不适，正常生活与工作。查体：腰部无压痛，无叩击痛，无下肢放射痛，直腿抬高试验左 90°（一）、右 90°（一），双下肢肌力及皮肤感觉正常，病理反射未引出，马鞍区皮肤感觉正常。指地距 15 cm，JOA 评分 29 分。

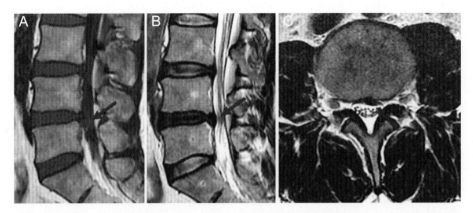

L4/L5 椎间盘轻度突出。突出物明显缩小，左侧神经根稍受压，硬膜囊无明显受压及变形，L4、L5 终板Ⅱ型 Modic 改变消失。突出率 38.0%，吸收率 62.0%。突出物最大层面面积约 0.7 cm²，占椎管面积的 16.7%。

图 3-47-2　2012 年 2 月 28 日复查 MRI 图像

按　语

初诊病史特点：男性，41 岁，痹证，无外伤病史，病程 1 年，无马尾神经压迫症状。

首次影像学特点：L4/L5 大块型，后纵韧带破裂，突出率 100%，Komori 改良分型 3 型，MSU 分型 3-B 型，椎管形态为三角型，Iwabuchi 分型 5 型，Ⅱ型 Modic 改变。

治疗特点：患者病情迁延日久，双下肢麻木，遇寒湿加重，无肌力减退，要求保守治疗。短期加用桂枝、细辛以温化寒湿。1 个月后加用红景天以益气养心。口服中药 3 个月后，患者症状改善明显，恢复工作、生活。3 年后复查，患者无复发，突出物吸收率 62.0%。患者在接受治疗过程中绝对卧床 2 周，相对卧床 4 周，口服中药 102 剂，口服西药时间 4 周，恢复工作时间 3 个月，3 年吸收率 62.0%。红景天属于景天科，是生长在海拔 1700 m 以上的珍稀野生植物，恶劣的生长环境赋予了其极其顽强的生命。它具有扶正固本、增强免疫力的作用，姜宏教授"取象比类"，在腰椎间盘突出症的临床治疗中，尤其对于酸胀麻木、末梢皮肤感觉异常者，常辨证加用红景天 15～30 g，益气活血化瘀，以改善神经根周围的水肿及缺血缺氧状态，增强疗效。现代药理学研究表明，红景天能使机体整体的耗氧速度降低，提高对缺氧的耐受力，增加局部血液的载氧能力，增加机体的耐病能力，促使病变组织迅速康复。

病例四十八 （女，47 岁，病程 5 年，痿证，L5/S1 大块型，4 个月吸收率 100%）

基本资料：孙某，女，47 岁，联系电话：1862616 * * * * 。

初诊日期：2011 年 12 月 20 日。

主诉：腰痛牵及左下肢 5 年，症状加重 2 天。

病史：患者 5 年前劳累后出现腰痛牵及左下肢，伴有腰部酸胀不适，2 天前搬重物后症状加重，腰部活动受限，站立行走困难。纳差，夜寐不安，嗳气，二便正常。

查体：腰椎生理曲度存在，腰椎压痛不明显，左下肢放射痛（＋），直腿抬高试验左 60°（＋）、右 85°（－），左小腿后外侧皮肤感觉较对侧减退，左足跖屈肌力 Ⅳ 级，跟腱反射较对侧减弱，马鞍区皮肤感觉减退，指地距 57 cm，JOA 评分 15 分。舌质红，苔黄腻，脉弦。

MRI 表现：L5/S1 椎间盘巨大型突出。突出的椎间盘为宽基底，并压迫左侧硬膜囊，脱垂的椎间盘压迫左侧神经根，硬膜囊不对称变形，椎体后缘黑线（Blackline）中断，椎间隙变窄，相邻终板 Ⅱ 型 Modic 改变。突出率 100%。椎管最大层面面积 3.7 cm²；突出物最大层面面积 1.7 cm²，占椎管面积的 45.9%（图 3-48-1）。

诊断：L5/S1 大块型腰椎间盘突出症（痿证）。

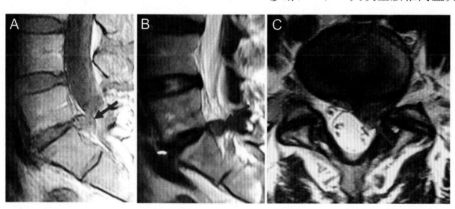

L5/S1 椎间盘巨大型突出，突出率 100%。椎管最大层面面积 3.7 cm²；突出物最大层面面积 1.7 cm²，占椎管面积的 45.9%。A、B 为 MRI 平扫矢状位像，突出物超过椎体后缘 10 mm 以上，Iwabuchi 分型 1 型，椎体后缘黑线（Blackline）中断，椎间隙变窄；C 为腰椎轴位像，显示突出物较大，游离髓核呈稍高信号，位于椎管内偏左侧，突出的椎间盘压迫左侧神经根，硬膜囊不对称变形，椎管形态为椭圆型；L5/S1 突出椎间盘相邻终板 Ⅱ 型 Modic 改变。

图 3-48-1 2011 年 12 月 20 日初诊 MRI 图像

治法：利水通络，行气健脾。

处方：

① 消髓化核汤加味：

生黄芪 30 g	威灵仙 10 g	木 瓜 10 g
当 归 10 g	防 己 10 g	白芥子 6 g
炒白术 10 g	姜厚朴 6 g	酸枣仁 10 g
猪 苓 10 g	茯 苓 10 g	炒青皮 6 g
陈 皮 6 g	薏苡仁 15 g	

共 14 剂，每日 1 剂，分 2 次饭后温服。

② 甲钴胺片 500 μg，3 次/日，口服 2 周。

③ 绝对卧床休息 1 周。

④ 建议手术治疗（患者拒绝）。密切观察病情变化，如症状无缓解甚至加重，立即手术治疗。

二诊（2011 年 12 月 27 日）

患者服药后夜间可入睡，翻身仍有困难，马鞍区皮肤感觉恢复正常，纳可，二便调。查体：腰部无压痛，叩击痛（＋），左下肢放射痛（＋），直腿抬高试验左 60°（＋）、右 90°（－），左小腿后外侧皮肤感觉较对侧减退，左足跻屈肌力Ⅳ级，跟腱反射较对侧减弱，马鞍区皮肤感觉恢复正常，JOA 评分 15 分。

处方：

① 消髓化核汤加味：

生黄芪 30 g	威灵仙 10 g	木　瓜 10 g
当　归 10 g	防　己 10 g	白芥子 6 g
炒白术 10 g	水　蛭 3 g	猪　苓 10 g
茯　苓 10 g	炒青皮 6 g	陈　皮 6 g
薏苡仁 15 g	姜厚朴 6 g	

共 7 剂，每日 1 剂，分 2 次饭后温服。

② 甲钴胺片 500 μg，3 次/日，口服 2 周。

③ 绝对卧床休息 1 周。

④ 密切观察病情变化。

三诊（2012 年 1 月 3 日）至六诊（2012 年 2 月 14 日）

患者腰腿痛症状缓解，可自行下床活动，下床活动时疼痛加重，纳可，无嗳气。查体：腰部无压痛，无叩击痛，无下肢放射痛，直腿抬高试验左 70°（＋）、右 90°（－），左小腿后外侧皮肤感觉较对侧减退，左足跻屈肌力恢复正常（Ⅴ

级），跟膝腱反射正常，马鞍区皮肤感觉正常。指地距 15 cm，JOA 评分 21 分。

处方：

① 消髓化核汤加味：

生黄芪 30 g	威灵仙 10 g	木　瓜 10 g
当　归 10 g	防　己 10 g	白芥子 6 g
水　蛭 3 g	猪　苓 10 g	茯　苓 10 g
炒青皮 6 g	陈　皮 6 g	薏苡仁 15 g

共 42 剂，每日 1 剂，分 2 次饭后温服。

② 甲钴胺片 500 μg，3 次/日，口服 2 周。

③ 绝对卧床休息 1 周，相对卧床休息 4 周。

七诊（2012 年 2 月 27 日）

患者腰腿痛症状大部分缓解，无下肢放射痛，自行下床活动时疼痛不明显，纳可，二便调。查体：腰部无压痛，无叩击痛，无下肢放射痛，直腿抬高试验左 80°（－）、右 90°（－），双下肢肌力及皮肤感觉正常，左下肢麻木感消失，马鞍区皮肤感觉正常，指地距 12 cm，JOA 评分 24 分。七诊复查 MRI 显示 L5/S1 巨大型椎间盘突出物大部分重吸收，突出率 8.7%，吸收率 91.3%（图 3-48-2）。

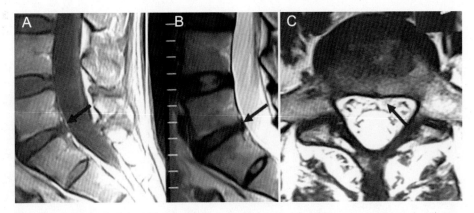

L5/S1 椎间盘轻度突出。突出物大部分重吸收。突出率 8.7%，吸收率 91.3%。突出物最大层面面积 0.1 cm²，占椎管面积的 2.7%。

图 3-48-2　2012 年 2 月 27 日第一次复查 MRI 图像

处方：

消髓化核汤加味：

生黄芪 30 g	威灵仙 10 g	木 瓜 10 g
当 归 10 g	防 己 10 g	白芥子 6 g
水 蛭 3 g	猪 苓 10 g	茯 苓 10 g
炒青皮 6 g	陈 皮 6 g	薏苡仁 15 g

共 14 剂，每日 1 剂，分 2 次饭后温服。

八诊（2012 年 3 月 13 日）至十诊（2012 年 4 月 9 日）

患者续服三诊方 1.5 个月，每半月复诊一次，14 周时恢复工作。十诊时患者第二次复查 MRI 显示 L5/S1 巨大型椎间盘突出物完全重吸收，突出率为 0，吸收率为 100%（图 3-48-3）。患者症状基本缓解，停服中药。

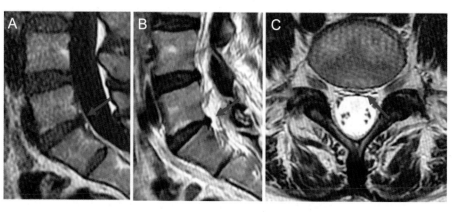

L5/S1 椎间盘未见明显突出。突出率为 0，吸收率为 100%。

图 3-48-3　2012 年 4 月 9 日第二次复查 MRI 图像

处方：

消髓化核汤加味：

生黄芪 30 g	威灵仙 10 g	木 瓜 10 g
当 归 10 g	防 己 10 g	白芥子 6 g
水 蛭 3 g	猪 苓 10 g	茯 苓 10 g
炒青皮 6 g	陈 皮 6 g	薏苡仁 15 g

共 30 剂，每日 1 剂，分 2 次饭后温服。

十一诊（2012 年 6 月 3 日）

2 个月后随访，患者症状几乎完全缓解，行走自如。查体：下肢放射痛不明显，直腿抬高试验左 90°（－）、右 90°（－），双下肢肌力及皮肤感觉正常，马鞍区皮肤感觉正常，指地距 6 cm，JOA 评分 28 分。第三次复查 MRI 显示 L5/S1 无突出，突出率为 0，吸收率为 100%（图 3-48-4）。

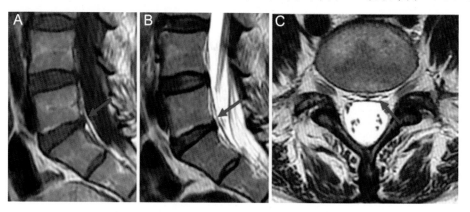

L5/S1 椎间盘无突出。神经根、硬膜囊无明显受压及变形。突出率为 0，吸收率为 100.0%。

图 3-48-4　2012 年 6 月 3 日第三次复查 MRI 图像

十二诊（2019 年 1 月 15 日）

7 年后随访。查体：腰部无压痛，无下肢放射痛，直腿抬高试验左 90°（－）、右 90°（－），双下肢肌力及皮肤感觉正常，病理反射未引出，马鞍区皮肤感觉正常。指地距为 0，JOA 评分 28 分。

按 语

初诊病史特点：女性，47 岁，痿证，有搬重物外伤病史 2 天，病程 5 年，有马尾神经压迫症状。

首次影像学特点：L5／S1 大块型，后纵韧带破裂，突出率 100%，Komori 改良分型 3 型，MSU 分型 3-AB 型，椎管形态为椭圆型，Iwabu-chi 分型 1 型，Ⅱ型 Modic 改变。

治疗特点：患者急性期伴有纳差、嗳气、夜寐不安，故在消髓化核汤中加入白术、姜厚朴以理气健脾，加入酸枣仁用于安神。由于患者存在马鞍区皮肤感觉减退，所以嘱患者密切观察病情变化，如症状不缓解或加重，及时手术治疗。给予甲钴胺以营养神经。复诊时，患者纳差、嗳气、夜寐不安等情况得到缓解，故去姜厚朴、白术、酸枣仁，加水蛭以增强活血化瘀功效。症状缓解即停服甲钴胺，单纯使用消髓化核汤治疗。经保守治疗后，患者症状明显缓解，突出物吸收率 100.0%。患者在接受治疗过程中绝对卧床 3 周，相对卧床 4 周，口服西药时间 4 周，口服中药 107 剂，恢复工作时间 3.5 个月，4 个月吸收率 100%。古虽有"腰为肾之府"之说，我们发现，单纯从肾论治往往效果欠佳，姜宏教授临证数十载，指出在治疗腰椎间盘突出症时应重视中焦脾胃作用。升降出入之机在枢，脾胃为一身上下之枢机。《素问·太阴阳明论》云："脾者土也，治中央。"又《素问·金匮真言论》云："中央为土，病在脾，俞在脊。"这里有两层含义：其一，脊属骨，骨合肾也；其二，脊柱居于人体正中央，与土位中央相应，即脊应土也。因此，腰椎间盘突出症患者若伴有脾胃部不适，应先健脾化湿行气，恢复中焦气机升降，抑或脾肾同治，这样方可巩固疗效，以防顾此失彼。

病例四十九 （女，39 岁，病程半年，痿证，L5/S1 大块型，2 年 7 个月吸收率 88.4%）

基本资料：刘某，女，39 岁，联系电话：1377183 * * * * 。

初诊日期：2009 年 1 月 9 日。

主诉：腰痛牵及左下肢半年。

病史：患者于半年前无明显诱因下出现腰部疼痛牵及左下肢，反复发作。近日因症状加重来我院就诊，左下肢麻木、疼痛，活动不利。

查体：L5/S1 左侧棘旁压痛（＋）、叩击痛（＋），并向左下肢放射，直腿抬高试验左 15°（＋）、右 25°（＋），左小腿后外侧及足背外侧皮肤感觉减退，左足踇趾跖屈肌力 IV 级，左侧跟腱反射较对侧减弱，马鞍区皮肤感觉正常，指地距 54 cm，JOA 评分 11 分。舌质红，苔薄黄微腻，脉弦实。

MRI 表现：L5/S1 椎间盘巨大型突出。突出的椎间盘为宽基底，并推压硬膜囊。突出率 100%。椎管最大层面面积 3.7 cm²；突出物最大层面面积 1.8 cm²，占椎管面积的 48.6%（图 3-49-1）。

诊断：L5/S1 大块型腰椎间盘突出症（痿证）。

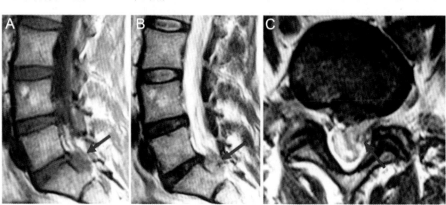

L5/S1 椎间盘巨大型突出（髓核向下游离），突出率 100%。椎管最大层面面积 3.7 cm²；突出物最大层面面积 1.8 cm²，占椎管面积的 48.6%。A、B 为 MRI 平扫矢状位像，突出物超过椎体后缘 10 mm 以上，并向下移动，边缘毛糙、不整齐，大块的椎间盘组织向下进入 S1 椎体后方，椎体后缘黑线（Blackline）中断，Iwabuchi 分型 1 型，椎间隙变窄；C 为腰椎轴位像，显示突出物较大，压迫硬膜囊及神经根，游离髓核呈稍高信号，位于椎管内偏左侧，脱垂的椎间盘推压左侧 S1 神经根，左侧 S1 神经根移位，硬膜囊不对称变形。

图 3-49-1　2009 年 1 月 9 日初诊 MRI 图像

治法：祛风除湿，强筋健骨。

处方：

① 独活寄生汤加减：

独　活 10 g	桑寄生 10 g	秦　艽 10 g
防　风 10 g	细　辛 3 g	川　芎 6 g
当　归 10 g	炒白芍 10 g	桂　枝 6 g
茯　苓 10 g	盐杜仲 10 g	川牛膝 10 g
太子参 10 g	黄　芪 30 g	

共 14 剂，每日 1 剂，分 2 次饭后温服。

② 美洛昔康片 7.5 mg，1 次/日，口服 2 周。

③ 雷尼替丁片 300 mg，1 次/日，口服 2 周。

④ 甲钴胺片 500 μg，3 次/日，口服 2 周。

⑤ 绝对卧床休息 2 周。

二诊（2009 年 1 月 23 日）

患者服用初诊方 2 周，复诊时，腰腿痛症状稍缓解，左下肢麻木情况明显改善，活动一般，翻身困难，纳差，轻度便秘。查体：L5/S1 左侧棘旁压痛（＋）、叩击痛（＋），并向左下肢放射，直腿抬高试验左 70°（－）、右 50°（＋），左小腿后外侧皮肤感觉减退，左足踇趾跖屈肌力 IV 级，左侧跟腱反射较对侧减弱，马鞍区皮肤感觉正常，JOA评分14分。

处方：

① 消髓化核汤加减：

生黄芪 30 g	当 归 10 g	防 己 10 g
威灵仙 10 g	木 瓜 10 g	水 蛭 6 g
白芥子 6 g	炒白术 10 g	川牛膝 10 g
猪 苓 10 g	茯 苓 10 g	陈 皮 6 g
薏苡仁 30 g	山 楂 20 g	

共14剂，每日1剂，分2次饭后温服。

② 甲钴胺片 500 μg，3次/日，口服2周。

③ 相对卧床休息2周。

④ 密切观察病情变化。

三诊（2009年2月8日）至五诊（2009年3月8日）

患者继续服用二诊方1个月，五诊时腰腿痛明显缓解，活动良好，左下肢无麻木感，步行超过500 m，无疼痛，纳可，二便调。查体：腰部无压痛，无下肢放射痛，直腿抬高试验左80°（一）、右80°（十），双下肢肌力及皮肤感觉正常，左下肢麻木感消失，左足踇趾跖屈肌力恢复正常，马鞍区皮肤感觉正常，指地距20 cm，JOA评分21分。第一次复查MRI显示L5/S1巨大型椎间盘突出物几乎完全吸收，突出率8.33%，吸收率91.7%（图3-49-2）。

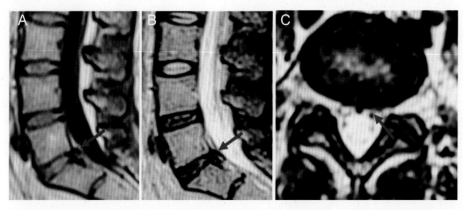

L5/S1椎间盘轻度突出，突出物明显缩小。突出率8.33%，吸收率91.7%。突出物最大层面面积0.5 cm²，占椎管面积的13.5%。

图 3-49-2 2009年3月2日第一次复查MRI图像

处方：

消髓化核汤：

生黄芪 30 g	当 归 10 g	防 己 10 g
威灵仙 10 g	木 瓜 10 g	水 蛭 6 g
白芥子 6 g	炒白术 10 g	川牛膝 10 g
猪 苓 10 g	茯 苓 10 g	陈 皮 6 g
薏苡仁 30 g	山 楂 20 g	

共45剂，每日1剂，分2次饭后温服。

六诊（2009年3月22日）至九诊（2009年5月10日）

患者腰腿痛症状继续缓解，继续服用二诊方2

个月后停药。

处方：

消髓化核汤加减：

生黄芪 30 g	当 归 10 g	防 己 10 g
威灵仙 10 g	木 瓜 10 g	水 蛭 6 g
白芥子 6 g	炒白术 10 g	川牛膝 10 g
猪 苓 10 g	茯 苓 10 g	陈 皮 6 g
薏苡仁 30 g	山 楂 20 g	

共60剂，每日1剂，分2次饭后温服。

十诊（2011年7月12日）

2年后，患者因扭伤导致腰痛复发。查体：腰部广泛压痛（＋）、叩击痛（＋），伴左下肢放射痛，直腿抬高试验左80°（－）、右90°（－），双下肢肌力及皮肤感觉正常，马鞍区皮肤感觉正常，指地距40 cm。第二次复查MRI显示L5/S1椎间盘再次轻度突出（图3-49-3）。

处方：

① 消髓化核汤加减：

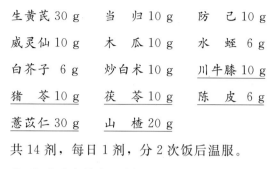

生黄芪30 g	当 归10 g	防 己10 g
威灵仙10 g	木 瓜10 g	水 蛭 6 g
白芥子 6 g	炒白术10 g	川牛膝10 g
猪 苓10 g	茯 苓10 g	陈 皮 6 g
薏苡仁30 g	山 楂20 g	

共14剂，每日1剂，分2次饭后温服。

② 绝对卧床休息1周。

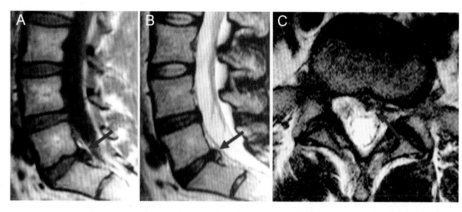

A、B为MRI平扫矢状位像，突出物超过椎体后缘约3 mm；C为腰椎轴位像，突出物位于椎管内偏左侧，左侧神经根受压。

图3-49-3 2011年7月12日因外伤腰痛第二次复查MRI图像

十一诊（2011年7月16日）至十三诊（2011年8月30日）

随访期间患者临床症状逐渐缓解，续服十诊方1个月。十三诊时腰腿痛症状明显缓解，左下肢牵痛不明显，纳寐可，二便调。查体：腰部轻度压痛，无叩击痛，无双下肢放射痛，直腿抬高试验左80°（－）、右90°（－），双下肢肌力及皮肤感觉正常，马鞍区皮肤感觉正常，指地距13 cm，JOA评分23分。第三次复查MRI显示L5/S1椎间盘轻度突出，突出率11.6％，吸收率88.4％（图3-49-4）。每半月复诊一次，腰痛复发9周后恢复正常工作，停服中药。

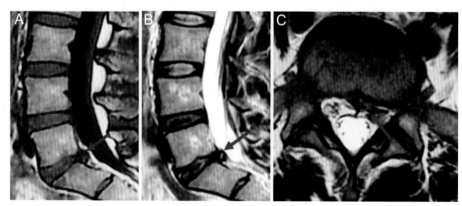

L5/S1椎间盘髓核轻度突出，突出物较前基本吸收，左侧神经根稍受压，硬膜囊无明显受压及变形。突出率11.6％，吸收率88.4％。突出物最大层面面积0.7 cm²，占椎管面积的18.9％。

图3-49-4 2011年8月21日第三次复查MRI图像

处方：

消髓化核汤：

生黄芪 30 g	当 归 10 g	防 己 10 g
威灵仙 10 g	木 瓜 10 g	水 蛭 6 g
白芥子 6 g	炒白术 10 g	川牛膝 10 g
猪 苓 10 g	茯 苓 10 g	陈 皮 6 g
薏苡仁 30 g	山 楂 20 g	

共 30 剂，每日 1 剂，分 2 次饭后温服。

十四诊（2012 年 2 月 22 日）

患者症状几乎完全缓解，行走自如。查体：下肢放射痛不明显，直腿抬高试验左 80°（－）、右 80°（－），双下肢肌力及皮肤感觉正常，马鞍区皮肤感觉正常，指地距 12 cm，JOA 评分 28 分。第四次复查 MRI 显示 L5/S1 椎间盘轻度突出，与第三次复查结果相仿，无明显变化（图 3-49-5）。

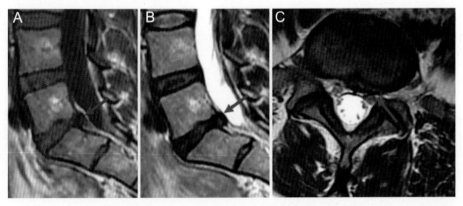

L5/S1 椎间盘突出。与初次 MRI 检查相比，突出物明显重吸收；与第三次复查（2011 年 8 月 21 日）相比，无明显变化。

图 3-49-5 2012 年 2 月 22 日第四次复查 MRI 图像

十五诊（2012 年 7 月 18 日）

患者腰痛完全缓解，活动自如。查体：腰椎无明显压痛，无下肢放射痛，直腿抬高试验左 90°（－）、右 90°（－），双下肢肌力及皮肤感觉正常，马鞍区皮肤感觉正常，指地距 12 cm，JOA 评分 29 分。第五次复查 MRI 平扫显示突出髓核与 5 个月前相比无明显变化（图 3-49-6）。患者停药后未再复诊。

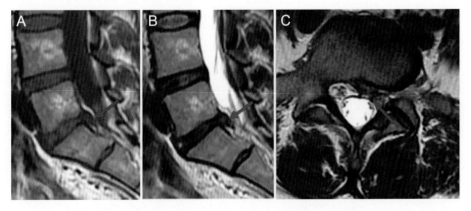

L5/S1 椎间盘突出，突出髓核与 5 个月前相比无明显变化。

图 3-49-6 2012 年 7 月 18 日第五次复查 MRI 图像

按 语

初诊病史特点： 女性，39 岁，痿证，无外伤病史，病程半年，无马尾神经压迫症状。

首次影像学特点： L5/S1 大块型，后纵韧带破裂，突出率 100%，Komori 改良分型 3 型，MSU 分型 3-A 型，椎管形态为椭圆型，Iwabuchi 分型 1 型，无 Modic 改变。

治疗特点： 患者初诊时症状较重，但拒绝手术治疗。初予独活寄生汤，后予消髓化核汤以加强通络止痛功效，并辅以美洛昔康加强镇痛、缓解急性期疼痛症状，绝对卧床，并密切观察有无症状进行性加重及马尾综合征等手术指征。疼痛缓解后，停用美洛昔康，单纯使用消髓化核汤治疗。2 年后患者因扭伤致腰腿痛复发，再次经中医药治疗后症状缓解，但突出物再无明显变化，突出物吸收率 88.4%。患者在接受治疗过程中绝对卧床 4 周，相对卧床 4 周。口服西药时间 4 周，口服中药 177 剂，2 年 7 个月吸收率 88.4%。《备急千金要方》云："治腰背痛，独活寄生汤。夫腰背痛者，皆由肾气虚弱，卧冷湿地，当风所得也，不时速治，喜流入脚膝，为偏枯冷痹，缓弱疼重，或腰痛挛，脚重痹，宜急服此方。"本方既祛散风寒湿邪，又补益肝肾气血，邪正兼顾，祛邪不伤正，扶正不留邪。临证上对于颈腰痛患者，无明显火热、阴虚火旺之征象，俱可先投独活寄生汤。值得一提的是，原方中独活用量为三两，其余为二两，这是保证治疗效果的一个关键点。若疼痛较重，舌苔白厚或滑，重用独活，不仅可以加强疏风散湿之功，而且有镇痛之效，并无明显副作用。

病例五十　（男，58 岁，病程 1 天，痉证，L4/
L5 大块型，7 个月吸收率 92.7%）

基本资料：刁某，男，58 岁，联系电话：
1365620＊＊＊＊。

初诊日期：2012 年 2 月 21 日。

主诉：腰痛牵及右下肢 1 天。

病史：患者 1 天前无明显诱因下出现腰部疼痛
牵及右侧腿足，不能站立活动，卧床时仍感疼痛
不适，夜寐疼痛不安。

查体：L4/L5 右侧棘旁压痛（＋），并放射至
右小腿，直腿抬高试验左 70°（－）、右 20°（＋），
双下肢皮肤感觉正常，跟腱反射未引出，双下肢
肌力Ⅴ级，马鞍区皮肤感觉正常，指地距 50 cm，
JOA 评分 7 分。舌淡，苔白，脉沉细。

MRI 表现：L4/L5 椎间盘巨大型突出。突出的
椎间盘为宽基底，并推压右侧硬膜囊。突出率
81.3%。椎管最大层面面积 3.6 cm²；突出物最大层
面面积 1.2 cm²，占椎管面积的 33.3%（图 3-50-1）。

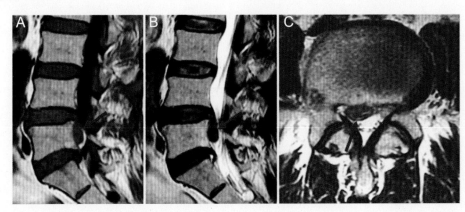

L4/L5 椎间盘髓核巨大型突出（髓核向下游离），突出率 81.3%。椎管最大层面面积 3.6 cm²；突出物最大
层面面积 1.2 cm²，占椎管面积的 33.3%。A、B 为平扫 MRI 矢状位像，突出物超过椎体后缘 8 mm 以上并向下
移动，边缘整齐，Iwabuchi 分型 5 型；C 为腰椎轴位像，显示突出物压迫右侧硬膜囊及神经根，突出髓核呈等信
号，位于椎管内偏右侧，硬膜囊不对称变形。

图 3-50-1　2012 年 2 月 21 日初诊 MRI 图像

诊断：L4/L5 大块型腰椎间盘突出症（痉证）。

治法：益气化瘀，利水通络止痛。

处方：

① 消髓化核汤加减：

生黄芪 20 g　　炙黄芪 20 g　　木　瓜 10 g

当　归 10 g　　威灵仙 20 g　　防　己 10 g

白芥子　6 g　　猪　苓 10 g　　茯　苓 10 g

盐杜仲 10 g　　炒薏苡仁 15 g　　川牛膝 10 g

共 14 剂，每日 1 剂，分 2 次饭后温服。

② 迈之灵片 300 mg，1 次/日，口服 2 周。

③ 乙哌立松片 50 mg，1 次/日，口服 2 周。

④ 绝对卧床休息 2 周。

二诊（2012 年 3 月 7 日）

患者腰腿痛症状稍缓解，活动仍受限，纳可，
稍有腹胀，夜寐差。查体：L4/L5 右侧棘旁压痛
（＋），右下肢放射痛（＋），直腿抬高试验左 80°
（－）、右 35°（＋）。双下肢肌力及皮肤感觉正常，
马鞍区皮肤感觉正常。指地距 20 cm，JOA 评分
20 分。

处方：

① 消髓化核汤加减：

生黄芪 20 g　　炙黄芪 20 g　　木　瓜 10 g

当　归 10 g　　威灵仙 20 g　　防　己 10 g

白芥子　6 g　　陈　皮 6 g　　青　皮 6 g

生山楂 20 g　　猪　苓 10 g　　茯　苓 10 g

盐杜仲 10 g　　川牛膝 10 g　　炒薏苡仁 15 g

共 20 剂，每日 1 剂，分 2 次饭后温服。

② 相对卧床休息 2 周。

③ 加强腰背肌功能锻炼。

三诊（2012 年 3 月 29 日）至七诊（2012 年 6 月 3 日）

患者随访期间持续服用二诊方，每半月复诊一次，临床症状逐渐缓解，9 周后恢复工作。

处方：

消髓化核汤加减：

生黄芪 20 g　　炙黄芪 20 g　　木　瓜 10 g

当　归 10 g　　威灵仙 20 g　　防　己 10 g

白芥子 6 g　　陈　皮 6 g　　青　皮 6 g

生山楂 20 g　　猪　苓 10 g　　茯　苓 10 g

盐杜仲 10 g　　川牛膝 10 g　　炒薏苡仁 15 g

共 75 剂，每日 1 剂，分 2 次饭后温服。

八诊（2012 年 6 月 20 日）

患者临床症状完全缓解，活动无受限，纳可，夜寐差。查体：腰部无压痛，无下肢放射痛，直腿抬高试验左 90°（－）、右 80°（－）。双侧下肢肌力及皮肤感觉正常，马鞍区皮肤感觉正常，指地距 18 cm，JOA 评分 27 分。患者临床症状明显缓解，可正常工作、生活。予停用中药汤剂，嘱患者避免弯腰、久坐、搬重物等，注意加强腰背肌功能锻炼。

九诊（2012 年 9 月 19 日）

患者发病 7 个月后复诊，无明显不适主诉，活动良好，纳可，二便调。查体：腰部无压痛，无下肢放射痛，直腿抬高试验左 90°（－）、右 85°（－），双侧下肢肌力及皮肤感觉正常，马鞍区皮肤感觉正常，指地距 6 cm，JOA 评分 28 分。复查 MRI 显示突出物大部分重吸收，突出率 5.9％，吸收率 92.7％（图 3-50-2）。

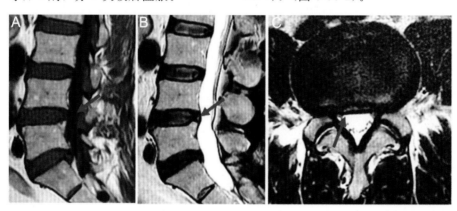

L4/L5 椎间盘轻度突出，突出物明显缩小。突出率 5.9％，吸收率 92.7％。突出物最大层面面积 0.5 cm²，占椎管面积的 13.9％。

图 3-50-2　2012 年 9 月 19 日复查 MRI 图像

十诊（2019 年 3 月 20 日）

7 年后随访。查体：腰部无压痛，无下肢放射痛，直腿抬高试验左 90°（－）、右 90°（－），下肢肌力及皮肤感觉正常，病理反射未引出，马鞍区皮肤感觉正常。指地距 5cm，JOA 评分 29 分。

按 语

初诊病史特点：男性，58 岁，痉证，无外伤病史，病程 1 天，无马尾神经压迫症状。

首次影像学特点：L4/L5 大块型，后纵韧带破裂，突出率 81.3%，Komori 改良分型 3 型，MSU 分型 2-B 型，椎管形态为三角型，Iwabuchi 分型 5 型，无 Modic 改变。

治疗特点：患者急性起病，病程仅 1 天，临床症状及体征较为严重，要求保守治疗。予以消髓化核汤加减行益气活血、通络止痛治疗。由于绝对卧床，患者脾胃运化功能较差，时有腹胀，二诊时加用青陈皮、生山楂以理气健脾消食，同时生山楂增强了通络散瘀之功。经保守治疗后，患者症状明显缓解，突出物吸收率 92.7%。患者在接受治疗过程中绝对卧床 2 周，相对卧床 2 周。口服西药时间 2 周，口服中药 109 剂，恢复工作时间 2 个月，7 个月吸收率 92.7%。患者急性期疼痛较重，但能耐受，所以未予消炎镇痛药物，以防消炎镇痛药物阻断突出物周围的炎性反应而影响重吸收。《内经》云："阳化气，阴成形。"方中重用生炙黄芪，意在气化立法，气旺则血行，消瘀而不伤正。另外，消炎镇痛药有诱发或加重应激性溃疡可能，所以尽量少用或短期使用，且使用时应注重保护胃黏膜，加用质子泵抑制剂或中药（未病先防）。

病例五十一 （女，36 岁，病程 1 周，痉证，L5/S1 大块型，1 年 7 个月吸收率 100.0%）

基本资料：严某，女，36 岁，联系电话：1862616 ＊＊＊＊。

初诊日期：2011 年 2 月 21 日。

主诉：腰痛牵及右下肢 1 周。

病史：患者于 1 周前无明显诱因下出现腰痛牵及右下肢，行走不利，卧床时疼痛减轻，不能翻身活动，夜间疼痛影响入睡。舌质红，苔白腻，脉弦细。

查体：腰椎生理曲度存在，L5/S1 两侧棘旁压痛（＋）、叩击痛（＋），并向右下肢放射，直腿抬高试验左 50°（＋）、右 30°（＋），双下肢肌力正常，双下肢皮肤感觉正常，马鞍区无麻木感，马鞍区皮肤感觉正常。指地距 35 cm，JOA 评分 12 分。

MRI 表现：L5/S1 椎间盘巨大型突出。突出的椎间盘在椎管中央偏右侧推压硬膜囊，右侧神经根受压。突出率 78.0%。椎管最大层面面积约 3.9 cm²；突出物最大层面面积约 1.3 cm²，占椎管面积的 33.3%（图 3-51-1）。

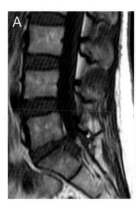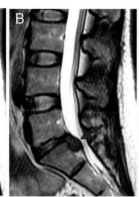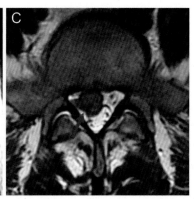

L5/S1 椎间盘巨大型突出，突出率 78.0%。椎管最大层面面积约 3.9 cm²，突出物最大层面面积约 1.3 cm²，占椎管面积的 33.3%。A、B 为 MRI 平扫矢状位像，显示突出物超过椎体后缘 10 mm 以上并下挂，Iwabuchi 分型 1 型；C 为 MRI 平扫轴位像，显示突出物较大，压迫硬膜囊，突出髓核呈等信号，位于椎管内偏右侧。

图 3-51-1 2011 年 2 月 21 日初诊时 MRI 图像

诊断：L5/S1 大块型腰椎间盘突出症（痉证）。

治法：益气化瘀，通络止痛。

处方：

① 消髓化核汤加味：

生黄芪 30 g	当　归 10 g	防　己 10 g
威灵仙 30 g	木　瓜 20 g	水　蛭 6 g
白芥子 6 g	麸炒白术 10 g	猪　苓 10 g
茯　苓 10 g	炒薏苡仁 15 g	制川乌 6 g
制草乌 6 g	制南星 10 g	生甘草 6 g

共 14 剂，每日 1 剂，分 2 次饭后温服。

② 乙哌立松片 50 mg，1 次/日，口服 2 周。

③ 迈之灵片 300 mg，1 次/日，口服 2 周。

④ 绝对卧床休息 2 周。

⑤ 密切观察病情变化，如出现症状进行性加重或马尾综合征，及时手术治疗。

二诊（2011 年 3 月 7 日）

患者服药 2 周后腰腿痛症状无明显缓解，无法自主翻身，夜间不能入睡，右下肢放射痛剧烈，卧床时稍减轻。查体：L5/S1 两侧棘旁压痛（＋）、叩击痛（＋），并向右下肢放射，双下肢肌力及皮肤感觉正常，直腿抬高试验左 60°（＋）、右 50°（＋），马鞍区皮肤感觉正常，指地距 30 cm，JOA 评分 17 分。患者临床症状无明显缓解，也无进行性加重表现，无马尾神经损伤症状。患者拒绝手术治疗，要求继续保守治疗。

处方：

① 消髓化核汤加味：

生黄芪 30 g	当　归 10 g	防　己 10 g
威灵仙 30 g	木　瓜 20 g	水　蛭 6 g
白芥子 6 g	麸炒白术 10 g	猪　苓 10 g
茯　苓 10 g	炒薏苡仁 15 g	生甘草 6 g

共 14 剂，每日 1 剂，分 2 次饭后温服。

② 迈之灵片 300 mg，1 次/日，口服 2 周。

③ 继续相对卧床休息 2 周。

④ 密切观察病情变化，如出现症状进行性加重或马尾综合征，及时手术治疗。

三诊（2011 年 3 月 21 日）

半月后复诊，患者腰腿痛症状较前改善，可自主翻身，右下肢仍牵痛，但较前好转，且已经恢复正常工作。查体：腰部轻压痛，右下肢放射痛较前减轻，双下肢肌力及皮肤感觉正常，直腿抬高试验左 60°（＋）、右 60°（＋），马鞍区皮肤感觉正常。指地距 25 cm，JOA 评分 19 分。

处方：

① 消髓化核汤加味：

生黄芪 30 g	当　归 10 g	防　己 10 g
威灵仙 30 g	木　瓜 20 g	水　蛭 6 g
白芥子 6 g	麸炒白术 10 g	猪　苓 10 g
茯　苓 10 g	炒薏苡仁 15 g	生甘草 6 g

共 14 剂，每日 1 剂，分 2 次饭后温服。

② 密切观察病情变化，如出现症状进行性加重或马尾综合征，及时手术治疗。

四诊（2011 年 4 月 7 日）至六诊（2011 年 5 月 15 日）

患者每半月复诊一次，继续服用二诊方。六诊时患者腰腿痛症状大部分缓解，能正常生活与工作。查体：直腿抬高试验左 80°（－）、右 80°（－），腰椎无压痛及叩击痛，下肢皮肤感觉、肌力及腱反射正常，马鞍区皮肤感觉正常，指地距 20 cm，JOA 评分 27 分。建议患者停服药物，复查 MRI。恢复期指导患者进行腰背肌功能锻炼。

处方：

消髓化核汤加味：

生黄芪 30 g	当　归 10 g	防　己 10 g
威灵仙 30 g	木　瓜 20 g	水　蛭 6 g
白芥子 6 g	麸炒白术 10 g	猪　苓 10 g
茯　苓 10 g	炒薏苡仁 15 g	生甘草 6 g

共 45 剂，每日 1 剂，分 2 次饭后温服。

七诊（2012 年 9 月 19 日）

1 年 7 个月后随访，患者无明显腰腿痛主诉，纳寐安，二便调。查体：腰部无压痛，无叩击痛，直腿抬高试验左 80°（－）、右 80°（－），双下肢肌力及皮肤感觉正常，马鞍区皮肤感觉正常，指地距 10 cm，JOA 评分 29 分。复查 MRI 显示椎间盘突出物完全重吸收，突出率为 0，吸收率为 100％（图 3-51-2）。

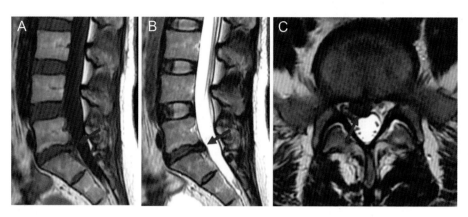

A、B、C 为平扫 MRI 图像，L5/S1 椎间盘未见明显突出，突出物完全重吸收。

图 3-51-2　2012 年 9 月 19 日随访时 MRI 图像

八诊（2019 年 3 月 5 日）

8 年后随访，患者症状未复发，无明显不适，正常生活与工作。查体：腰部无压痛，无叩击痛，无下肢放射痛，直腿抬高试验左 90°（－）、右 90°（－），下肢肌力及皮肤感觉正常，病理反射未引出，马鞍区皮肤感觉正常。指地距 5 cm，JOA 评分 29 分。

按　语

初诊病史特点： 女性，36 岁，痉证，无外伤病史，病程 1 周，无马尾神经压迫症状。

首次影像学特点： L5/S1 大块型，后纵韧带破裂，突出率 78.0%，Komori 改良分型 3 型，MSU 分型 3-AB 型，椎管形态为三角型，Iwabuchi 分型 1 型，无 Modic 改变。

治疗特点： 患者 L5/S1 椎间盘巨大破裂型突出，急性发作期疼痛剧烈，予以乙哌立松片缓解患者肌紧张，使用消髓化核汤加减进行治疗，以益气化瘀，通络止痛。患者用药 1 个月后，症状逐渐缓解，3 个月后症状明显缓解。1 年 7 个月后随访时 MRI 显示突出物完全重吸收，突出物吸收率 100%。患者在接受治疗过程中绝对卧床 2 周，相对卧床 2 周，口服中药 87 剂，恢复工作时间 1 个月，1 年 7 个月吸收率 100.0%。"腰脊者，身之大关节也"。腰者，肾之府，肾主骨，故腰为人身重要之所，鉴古今之论，古多涉生理功能，今多至器质之变，器者气之体，气者器之用，气之升降出入，无器不有，天地人皆为器，皆有气之升降出入运动，人体之脏器法位，脏腑之气化功能法时，是故脏腑有高下之别、表里之分、经络之连属，其气化之机亦法天之四时六气、地之五运五方，人之腰部，为气之中分，腰以上为天为阳，腰以下地为阴，肾为五脏之一，主收藏之气，从气机之理，论腰痛之变，这也是为中医治疗提供新思路。本例中黄芪重用至 30 g，意在"气化"上下功夫，其药理更在于强化免疫细胞和修复神经细胞的作用。对于患者气虚血瘀症状明显、舌淡、胃纳尚可者，可重用黄芪至 60～120 g，旨在振奋元气，鼓动气血运行。

病例五十二 （男，47岁，病程3天，痉证，L5/S1大块型，3年3个月吸收率78.3%）

基本资料： 孟某，男，47岁，联系电话：1360620****。

初诊日期： 2010年4月23日。

主诉： 扭伤致左侧腰腿痛3天。

病史： 患者既往有腰部扭伤史，3天前再次扭伤腰部，突发腰痛牵及左下肢，腰腿拘挛作痛，肌肉紧张，无法行走，不能平卧，被动屈髋屈膝侧卧位。纳差，夜间疼痛影响睡眠，二便正常。

查体： L5/S1左侧棘旁压痛（＋）、叩击痛（＋），并向左下肢放射，直腿抬高试验左30°（＋）、右80°（－），左小腿后外侧皮肤感觉减退，左足跖屈肌力Ⅳ级，病理反射未引出，马鞍区皮肤感觉正常，指地距52 cm，JOA评分5分。舌质淡红，苔白微腻，脉弦紧。

MRI表现： L5/S1椎间盘巨大型突出。突出的椎间盘偏向左侧，神经根受压。突出率94.5%。椎管最大层面面积约3.8 cm²；突出物最大层面面积约1.9 cm²，占椎管面积的50%（图3-52-1）。

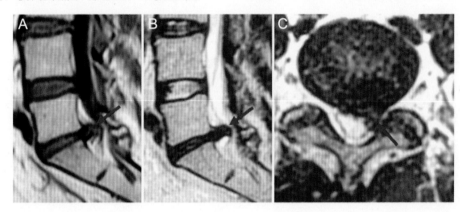

L5/S1椎间盘巨大型突出，突出率94.5%。椎管最大层面面积约3.8 cm²；突出物最大层面面积约1.9 cm²，占椎管面积的50%。突出的椎间盘偏向左侧，神经根受压。A、B为MRI平扫矢状位像，突出物超过椎体后缘10 mm以上，边缘整齐，Iwabuchi分型1型，椎体后缘黑线（Blackline）中断，椎间隙变窄；C为腰椎轴位像，显示突出物较大，压迫硬膜囊及神经根，位于椎管内偏左侧，椎管形态为椭圆型。

图3-52-1 2010年4月23日初诊MRI图像

诊断： L5/S1大块型腰椎间盘突出症（痉证）。

治法： 益气化瘀，行气止痛，息风止痉。

处方：

① 消髓化核汤加味：

生黄芪15 g	炙黄芪15 g	防 己10 g
当 归10 g	威灵仙20 g	木 瓜20 g
白芥子 6 g	炒白术10 g	水 蛭 6 g
地 龙10 g	川牛膝10 g	全 蝎 3 g
白附子10 g	僵 蚕10 g	

共14剂，每日1剂，分2次饭后温服。

② 美洛昔康片7.5 mg，1次/日，口服2周。

③ 乙哌立松片50 mg，1次/日，口服2周。

④ 绝对卧床休息2周。

⑤ 密切观察病情变化，如出现症状进行性加重或马尾综合征，及时手术治疗。

二诊（2010年5月7日）

患者服药1天后即可平卧，2天后可正常入睡，但腰腿痛仍较明显，仍有麻木感，纳少，夜寐可。查体：L5/S1左侧棘旁压痛（＋）、叩击痛（＋），并向左下肢放射，小腿后外侧皮肤感觉减退，左足跖屈肌力恢复正常，直腿抬高试验左45°（＋）、右80°（－），马鞍区皮肤感觉正常，JOA

评分 15 分。

处方：

① 消髓化核汤加味：

生黄芪 15 g　　炙黄芪 15 g　　防　己 10 g

当　归 10 g　　威灵仙 20 g　　木　瓜 20 g

白芥子　6 g　　炒白术 10 g　　水　蛭　6 g

地　龙 10 g　　川牛膝 10 g　　全　蝎　3 g

白附子 10 g　　僵　蚕 10 g

共 7 剂，每日 1 剂，分 2 次饭后温服。

② 绝对卧床休息 1 周。

三诊（2010 年 5 月 14 日）

患者症状进一步缓解，未遵医嘱绝对卧床休息，仅相对卧床休息，下地行走后感腰腿痛尚能忍受，左下肢牵痛、麻木感仍存在。查体：L5/S1 左侧棘旁压痛（＋）、叩击痛（＋），并向左下肢放射，左小腿后外侧皮肤感觉减退，双下肢肌力正常，左足跖屈肌力恢复正常，直腿抬高试验左 60°（＋）、右 80°（－），马鞍区皮肤感觉正常，JOA 评分 17 分。

处方：

① 消髓化核汤加味：

生黄芪 30 g　　炙黄芪 30 g　　防　己 10 g

当　归 10 g　　威灵仙 20 g　　木　瓜 20 g

白芥子　6 g　　炒白术 10 g　　水　蛭　6 g

地　龙 10 g　　川牛膝 10 g

共 7 剂，每日 1 剂，分 2 次饭后温服。

② 相对卧床休息 2 周。

四诊（2010 年 5 月 29 日）至五诊（2010 年 6 月 12 日）

患者继续服用三诊方，每半月复诊一次，症状逐渐缓解。

处方：

消髓化核汤加味：

生黄芪 30 g　　炙黄芪 30 g　　防　己 10 g

当　归 10 g　　威灵仙 20 g　　木　瓜 20 g

白芥子　6 g　　炒白术 10 g　　水　蛭　6 g

地　龙 10 g　　川牛膝 10 g

共 30 剂，每日 1 剂，分 2 次饭后温服。

六诊（2010 年 6 月 23 日）

患者腰腿痛症状大部分缓解，仅劳累时腰部酸痛，纳寐可，二便调。查体：L5/S1 左侧棘旁压痛（＋）、叩击痛（＋），并向左下肢放射，疼痛较前减轻，直腿抬高试验左 60°（＋）、右 80°（－），左小腿后外侧皮肤感觉减退，双下肢肌力正常，马鞍区皮肤感觉正常，指地距 27 cm，JOA 评分 20 分。第一次复查 MRI 显示突出物部分吸收，突出率 41.6%，吸收率 56.0%（图 3-52-2）。续服三诊方。

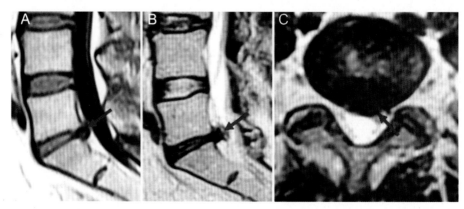

L5/S1 椎间盘突出。与初诊时相比，突出物部分吸收。突出率 41.6%，吸收率 56.0%。突出物最大层面面积约 1.0 cm²，占椎管面积的 26.3%。

图 3-52-2　2010 年 6 月 23 日第一次复查 MRI 图像

处方：

消髓化核汤加味：

生黄芪 30 g	炙黄芪 30 g	防　己 10 g
当　归 10 g	威灵仙 20 g	木　瓜 20 g
白芥子 6 g	炒白术 10 g	水　蛭 6 g
地　龙 10 g	川牛膝 10 g	

共 14 剂，每日 1 剂，分 2 次饭后温服。

七诊（2010 年 7 月 7 日）至十诊（2010 年 8 月 26 日）

患者腰腿痛及下肢麻木症状逐渐缓解，继续服用三诊方 1.5 个月，约半个月复诊一次。十诊后停服中药方。

处方：

消髓化核汤加味：

生黄芪 30 g	炙黄芪 30 g	防　己 10 g
当　归 10 g	威灵仙 20 g	木　瓜 20 g
白芥子 6 g	炒白术 10 g	水　蛭 6 g
地　龙 10 g	川牛膝 10 g	

共 45 剂，每日 1 剂，分 2 次饭后温服。

十一诊（2011 年 11 月 29 日）

患者无明显不适主诉，活动自如，左下肢麻木感消失。查体：腰部无压痛，无下肢放射痛，双下肢肌力、感觉正常，左下肢麻木感消失，直腿抬高试验左 90°（一）、右 90°（一），马鞍区皮肤感觉正常，指地距 21 cm，JOA 评分 28 分。第二次复查 MRI 显示突出物大部分吸收，突出率 32.2%，吸收率 65.9%（图 3-52-3）。

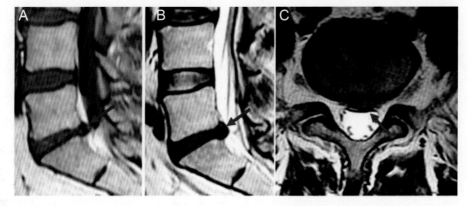

L5/S1 椎间盘轻度突出。突出率 32.2%，吸收率 65.9%。突出物最大层面面积约 0.7 cm²，占椎管最大层面面积的 18.4%。突出物较前缩小，硬膜囊轻度受压。

图 3-52-3　2011 年 11 月 29 日第二次复查 MRI 图像

十二诊（2013 年 7 月 23 日）

患者一般情况良好，无特殊不适。查体：腰部无压痛，无叩击痛，无双下肢放射痛，直腿抬高试验左 90°（一）、右 90°（一），双下肢肌力及皮肤感觉正常，马鞍区皮肤感觉正常，指地距 15 cm，JOA 评分 28 分。第三次复查 MRI 显示突出物大小较前无明显改变，突出率 20.5%，吸收率 78.3%（图 3-52-4）。十二诊后患者未再复诊。

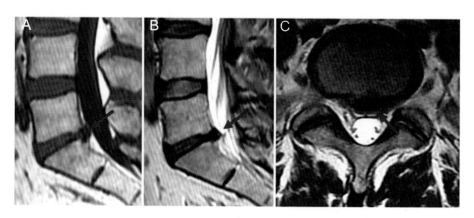

L5/S1 椎间盘轻度突出。突出率 20.5%，吸收率 78.3%。突出物最大层面面积约 0.3 cm²，占椎管最大层面面积的 7.9%。突出物大小无明显变化，硬膜囊无受压。

图 3-52-4　2013 年 7 月 23 日第三次复查 MRI 图像

按　语

初诊病史特点： 男性，47 岁，痉证，既往有扭伤史，病程 3 天，无马尾神经压迫症状。

首次影像学特点： L5/S1 大块型，后纵韧带破裂，突出率 94.5%，Komori 改良分型 3 型，MSU 分型 3-B 型，椎管形态为椭圆型，Iwabuchi 分型 1 型，无 Modic 改变。

治疗特点： 患者腰腿痛急性发作，伴左下肢筋脉拘急，被动屈髋屈膝，因此建议患者手术治疗，但患者拒绝手术治疗，要求尽可能保守治疗。本例患者符合痉证特点，予以消髓化核汤加牵正散益气化瘀、行气止痛、息风止痉，急性期使用美洛昔康以减轻疼痛，用乙哌立松以松弛骨骼肌。2 天后患者症状缓解，能够正常入睡。急性期症状缓解后，下肢肌力仍未恢复，遂加大黄芪用量（生炙黄芪各 30 g），取补阳还五汤之意，以增强补气活血通络之功。4 个月后患者症状明显缓解，最后一次随访时突出物吸收率 78.3%。患者在接受治疗过程中绝对卧床 2 周，相对卧床 3 周，口服西药时间 2 周，口服中药 117 剂，恢复工作时间 2 个月，3 年 3 个月吸收率 78.3%。本例患者处于痉证急性期，多由于肝血不足，虚风内动或肝经风热，致风中经络，筋脉拘挛或肝郁气滞，经络不畅，肢节运动不利。临床上多表现为腰背部强直、活动受限、腰部及下肢肌张力增高、直腿抬高试验<30°、腱反射亢进、踝髌阵挛等。临床上当与痹证、痿证相鉴别，方可全面准确把握病情，对症下药，取得良效。牵正散原用于治风痰阻于头面经络所致之证，此为中医异病同治的一大特色，关键在于把握病机。

病例五十三　（男，30岁，病程3月，痿证，L5/S1部分破裂型，2年8个月吸收率69.2%）

基本资料：费某，男，30岁，联系电话：1391541****。

初诊日期：2011年2月16日。

主诉：左下肢疼痛、麻木3个月。

病史：患者于3个月前因劳累致腰痛牵及左下肢，伴左小腿麻木，在外院查CT显示腰椎间盘突出。近日患者症状加重，左小腿牵痛、麻木，行走困难，伴口渴、汗出、尿黄。

查体：腰椎生理曲度存在，L5/S1左侧棘旁压痛（＋），并放射至左下肢，直腿抬高试验左60°（＋）、右85°（－），左小腿后外侧皮肤感觉减退，左足跖屈肌力Ⅳ级，跟腱反射稍减弱，马鞍区皮肤感觉正常，指地距54 cm，JOA评分16分。舌淡，苔黄腻，脉滑数。

MRI表现：L5/S1椎间盘巨大型突出。突出的椎间盘为宽基底、居中，压迫硬膜囊，使硬膜囊变形。突出率80.2%。椎管最大层面面积约3.7 cm²；突出物最大层面面积约1.8 cm²，占椎管面积的48.6%（图3-53-1）。

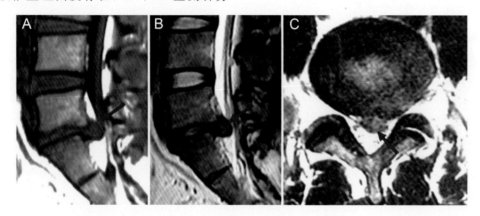

　　L5/S1椎间盘巨大型突出，突出率80.2%。椎管最大层面面积约3.7 cm²；突出物最大层面面积约1.8 cm²，占椎管面积的48.6%。A、B为MRI平扫矢状位像，突出物超过椎体后缘8 mm以上，边缘整齐，Iwabuchi分型1型，椎体后缘黑线（Blackline）中断，椎间隙变窄；C为腰椎轴位像，显示突出物较大，压迫硬膜囊及神经根，突出髓核呈稍高信号，位于椎管中央，硬膜囊变形，椎管形态为椭圆型。

图3-53-1　2011年2月16日初诊MRI图像

诊断：L5/S1部分破裂型腰椎间盘突出症（痿证）。

治法：益气化瘀，清热利湿。

处方：

① 消髓化核汤加二妙散加减：

生黄芪20 g	炙黄芪20 g	防　己10 g
当　归10 g	川　芎15 g	炒白术10 g
地　龙10 g	水　蛭6 g	威灵仙10 g
木　瓜10 g	白芥子6 g	连　翘10 g
薏苡仁30 g	炒苍术10 g	盐黄柏　3 g

共7剂，每日1剂，分2次饭后温服。

② 美洛昔康片7.5 mg，1次/日，口服1周。

③ 迈之灵片300 mg，1次/日，口服1周。

④ 甲钴胺片500 μg，3次/日，口服1周。

⑤ 绝对卧床休息2周。

二诊（2011年3月2日）

患者腰腿痛症状缓解明显，左下肢稍牵痛，纳差，寐可，尿色转清。查体：L5/S1左侧棘旁压痛（＋），并放射至左下肢，直腿抬高试验左50°（＋）、右85°（－），左小腿后外侧皮肤感觉减退，左足跖屈肌力Ⅳ级，跟腱反射稍减弱，马鞍区皮肤感觉正常。指地距 48 cm，JOA 评分 18 分。舌质红，苔薄白，脉弦滑。

处方：

① 消髓化核汤加二妙散加减：

生黄芪20 g	炙黄芪20 g	防 己10 g
当 归10 g	川 芎15 g	炒白术10 g
地 龙10 g	水 蛭 6 g	威灵仙10 g
木 瓜10 g	白芥子 6 g	连 翘10 g
薏苡仁30 g	炒苍术10 g	盐黄柏 3 g

共 14 剂，每日 1 剂，分 2 次饭后温服。

② 相对卧床休息 2 周。

③ 进行腰背肌功能锻炼。

三诊（2011 年 3 月 16 日）至五诊（2011 年 4 月 15 日）

随访期间患者临床症状逐渐好转，三诊时予初诊方去二妙散续服，五诊时患者诉腰腿痛症状大部分缓解，仅劳累时腰部酸痛，左下肢牵痛不明显，步行超 500 m，纳寐可，二便调。查体：L5／S1 左侧棘旁压痛（±），无下肢放射痛，直腿抬高试验左80°（－）、右85°（－），左小腿后外侧皮肤感觉减退较前好转，左足跖屈肌力恢复正常，跟膝腱反射正常，马鞍区皮肤感觉正常，指地距 24 cm，JOA 评分 20 分。患者恢复正常工作。

处方：

消髓化核汤加味：

生黄芪20 g	炙黄芪20 g	防 己10 g
当 归10 g	川 芎15 g	炒白术10 g
地 龙10 g	水 蛭 6 g	威灵仙10 g
木 瓜10 g	白芥子 6 g	连 翘10 g
薏苡仁30 g		

共 45 剂，每日 1 剂，分 2 次饭后温服。

六诊（2011 年 4 月 29 日）

患者继续服用三诊方，腰腿痛及麻木症状不明显，能正常工作与生活，稍劳累后仍感腰部酸痛，有时双小腿麻木。查体同前。第一次复查 MRI 显示突出物较前略缩小，突出率 62.8％，吸收率 21.7％（图 3-53-2）。

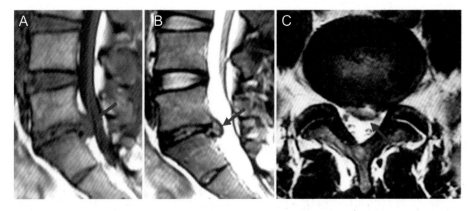

L5／S1 椎间盘突出物略缩小。突出率 62.8％，吸收率 21.7％。突出物最大层面面积约 1.7 cm²，占椎管面积的 45.9％。

图 3-53-2　2011 年 4 月 29 日第一次复查 MRI 图像

处方：

消髓化核汤加味：

生黄芪20 g	炙黄芪20 g	防 己10 g
当 归10 g	川 芎15 g	炒白术10 g
地 龙10 g	水 蛭 6 g	威灵仙10 g
木 瓜10 g	白芥子 6 g	连 翘10 g
薏苡仁30 g		

共 14 剂，每日 1 剂，分 2 次饭后温服。

七诊（2011年5月12日）至十一诊（2011年7月10日）

随访期间患者临床症状逐渐缓解，无马尾神经损伤表现，续服三诊方共4个月。十一诊时患者腰腿痛症状明显缓解，左下肢牵痛不明显，纳寐可，二便调。查体：腰部无压痛，无下肢放射痛，直腿抬高试验左80°（－）、右85°（－），双下肢肌力及皮肤感觉正常，左下肢麻木感消失，马鞍区皮肤感觉正常，指地距20 cm，JOA评分25分。第二次复查MRI显示突出物部分重吸收，突出率49.7％，吸收率20.9％（图3-53-3）。予停服中药，嘱适当进行腰背肌功能锻炼。

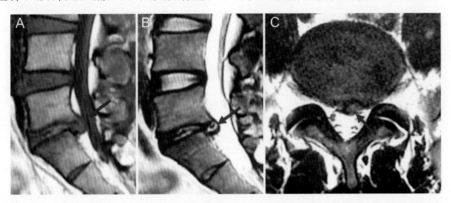

L5/S1椎间盘较2011年2月16日初诊时部分重吸收，硬膜囊及神经根轻度受压。突出率49.7％，吸收率20.9％。突出物最大层面面积约1.2 cm²，占椎管面积的32.4％。

图3-53-3　2011年7月10日第二次复查MRI图像

处方：

消髓化核汤加味：

生黄芪 20 g	炙黄芪 20 g	防 己 10 g
当 归 10 g	川 芎 15 g	炒白术 10 g
地 龙 10 g	水 蛭 6 g	威灵仙 10 g
木 瓜 10 g	白芥子 6 g	连 翘 10 g
薏苡仁 30 g		

共60剂，每日1剂，分2次饭后温服。

十二诊（2011年12月20日）

5个月后随访时，患者无特殊不适。查体：腰椎无明显压痛，无叩击痛，左下肢放射痛消失，直腿抬高试验左90°（－）、右90°（－），双下肢肌力及皮肤感觉正常，马鞍区皮肤感觉正常，指地距15 cm，JOA评分26分。第三次复查MRI显示突出物大小较初诊时明显吸收，硬膜囊轻度受压，突出率15.3％，吸收率69.2％（图3-53-4）。

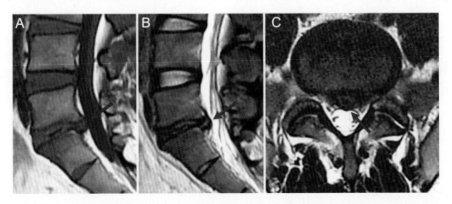

L5/S1椎间盘轻度突出，突出物较前部分吸收，硬膜囊轻度受压及变形。突出率15.3％，吸收率69.2％。突出物最大层面面积约0.9 cm²，占椎管面积的24.3％。

图3-53-4　2011年12月20日第三次复查MRI图像

十三诊（2013 年 10 月 18 日）

2 年后随访时，患者无明显不适主诉。查体：腰椎无明显压痛，无叩击痛，左下肢放射痛不明显，直腿抬高试验左 90°（－）、右 90°（－），双下肢肌力及皮肤感觉正常，马鞍区皮肤感觉正常，指地距 10 cm，JOA 评分 28 分。第四次复查 MRI 显示 L5/S1 椎间盘轻度突出，较第三次复查时无明显变化（图 3-53-5）。

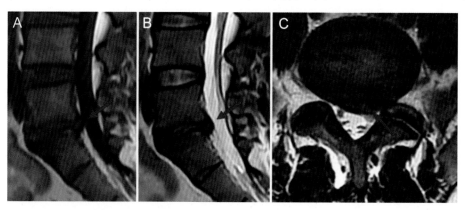

L5/S1 椎间盘轻度突出。L5/S1 椎间盘突出较 2011 年 12 月 20 日第三次复查时基本无变化。

图 3-53-5　2013 年 10 月 18 日第四次复查 MRI 图像

十四诊（2019 年 3 月 14 日）

8 年后随访，患者症状未复发，无明显不适，正常生活与工作。查体：腰部无压痛，无叩击痛，无下肢放射痛，直腿抬高试验左 90°（－）、右 90°（－），双下肢肌力及皮肤感觉正常，病理反射未引出，马鞍区皮肤感觉正常。指地距 10 cm，JOA 评分 28 分。

按　语

初诊病史特点：男性，30 岁，痿证，无外伤病史，病程 3 个月，无马尾神经压迫症状。

首次影像学特点：L5/S1 部分破裂型，后纵韧带破裂，突出率 80.2%，Komori 改良分型 3型，MSU 分型 3-A 型，椎管形态为椭圆型，Iwabuchi 分型 1 型，无 Modic 改变。

治疗特点：患者急性起病，临床症状严重，要求保守治疗。由于患者湿热症状较重，遂予消髓化核汤加二妙散，以益气化瘀、清热利湿。待湿热征象消除后改用消髓化核汤加味进行治疗。

予美洛昔康、迈之灵、甲钴胺帮助缓解急性期疼痛与麻木症状。患者口服中药 4 个月后，症状明显缓解，恢复正常工作与生活，2 年余随访时复查 MRI 显示突出物吸收率 69.2%。患者在接受治疗过程中绝对卧床 2 周，相对卧床 2.5 周，口服西药时间 2 周，口服中药 140 剂，恢复工作时间 2 个月，2 年 8 个月吸收率 69.2%。本例患者为痿证急性期，素体湿热征象明显，邪气蕴久化热，痹阻经络，气血受阻，不通则痛而发病。血运不畅，瘀血内阻，新血不生则肢体麻木不仁。临床表现为腰部叩压痛阳性，伴有下肢放射痛，腰部活动受限，直腿抬高试验 30°~60°，下肢感觉减退或痛觉过敏。我们发现，痉痹痿虽然临床特征分明，但并非一成不变，其时常兼杂合至。一般以痹证、痉证为主，病程发展到一定阶段可出现痿证。徐大椿《医略六书》曰："湿热下注，腰脊不能转枢，故机关不利。腰中疼重不已焉。苍术燥湿升阳，阳运则枢机自利；黄柏清热燥湿，湿化则真气得行。为散，酒调，使湿热运行则经气清利，而腰府无留滞之患，枢机有转运之权，何腰中疼重不痊哉？此清热燥湿之剂，为湿热腰痛之专方。"故予合用二妙散对症治疗，契合病机。临证中对湿热痿证明显者，可加豨莶草、木瓜、萆薢等以祛湿热，强筋骨；对伴湿热脚气者，宜加薏苡仁、木瓜、槟榔等以渗湿降浊；对伴下部湿疮、湿疹者，可加赤小豆、土茯苓等以清湿热，解疮毒。

病例五十四（男，33岁，病程半月，痹证，L4／L5部分破裂型，6个月吸收率68.5％）

基本资料：徐某，男，33岁，联系电话：1381482＊＊＊＊。

初诊日期：2013年6月30日。

主诉：扭伤致腰痛牵及双下肢半个月，加重1周。

病史：患者半个月前扭伤后出现腰腿部疼痛，病情反复。近1周症状加重，现腰部疼痛，活动不利，轻度跛行。既往有慢性浅表性胃炎病史。纳差，时有反酸。

查体：L4／L5两侧棘旁压痛（＋）、叩击痛（＋），并向双下肢放射，直腿抬高试验左45°（＋）、右45°（＋），双下肢肌力及皮肤感觉正常，双膝腱、跟腱反射存在，马鞍区皮肤感觉正常，指地距53 cm，JOA评分12分。舌质红，苔白腻，脉滑。

MRI表现：L4／L5椎间盘巨大型突出。突出的椎间盘为宽基底、居中，压迫硬膜囊，硬膜囊对称变形。突出率63.4％。椎管最大层面面积约3.5 cm²；突出物最大层面面积约1.6 cm²，占椎管面积的45.7％（图3-54-1）。

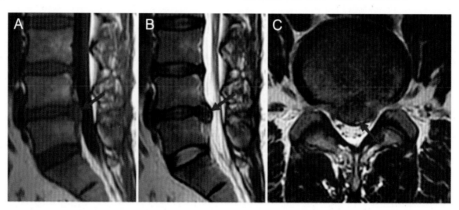

L4／L5椎间盘髓核游离型突出，突出率63.4％。椎管最大层面面积约3.5 cm²；突出物最大层面面积约1.6 cm²，占椎管面积的45.7％。A、B为MRI平扫矢状位像，突出物超过椎体后缘8 mm，边缘整齐，Iwabuchi分型1型，椎间隙变窄；C为MRI平扫轴位像，显示突出物较大，压迫硬膜囊，游离髓核呈稍高信号，位于椎管中央，硬膜囊对称变形，椎管形态为椭圆型。

图3-54-1　2013年6月30日初诊MRI图像

诊断：L4／L5部分破裂型腰椎间盘突出症（痹证）。

治法：益气化瘀，理气和胃。

处方：

① 消髓化核汤合香砂六君子汤加减：

生黄芪 30 g	威灵仙 10 g	木 瓜 10 g
当 归 10 g	地 龙 10 g	防 己 10 g
白芥子 6 g	炒白术 10 g	木 香 3 g
砂 仁 3 g	党 参 10 g	炙甘草 6 g
猪 苓 10 g	茯 苓 10 g	炒青皮 6 g
陈 皮 6 g	薏苡仁 15 g	

共14剂，每日1剂，分2次饭后温服。

② 塞来昔布胶囊200 mg，1次／日，口服2周。

③ 迈之灵片300 mg，1次／日，口服2周。

④ 绝对卧床休息1周，相对卧床休息1周。

二诊（2013年7月8日）

患者腰腿痛症状明显缓解，双下肢稍牵痛，纳差，寐可，二便调。查体：L4／L5两侧棘旁压痛（＋）、叩击痛（＋），并向双下肢放射，直腿抬高试验左50°（＋）、右55°（＋），双下肢肌力及皮肤感觉正常，马鞍区皮肤感觉正常，指地距 47 cm，JOA 评分 13 分。

处方：

① 消髓化核汤合香砂六君子汤加减：

生黄芪 30 g	威灵仙 10 g	木　瓜 10 g
当　归 10 g	地　龙 10 g	防　己 10 g
白芥子 6 g	炒白术 10 g	木　香 3 g
砂　仁 3 g	党　参 10 g	炙甘草 6 g
猪　苓 10 g	茯　苓 10 g	炒青皮 6 g
陈　皮 6 g	薏苡仁 15 g	川牛膝 15 g

共 14 剂，每日 1 剂，分 2 次饭后温服。

② 相对卧床休息 2 周。

③ 进行腰背肌功能锻炼。

三诊（2013 年 7 月 22 日）至五诊（2013 年 8 月 24 日）

随访期间患者临床症状逐渐好转，卧床时基本无症状，行走时仍感双下肢牵痛，左侧较重，无马尾神经损伤表现，胃部反酸症状缓解，续服初诊方一个半月。

处方：

消髓化核汤加味：

生黄芪 30 g	威灵仙 10 g	木　瓜 10 g
当　归 10 g	地　龙 10 g	防　己 10 g
白芥子 6 g	炒白术 10 g	木　香 3 g
砂　仁 3 g	党　参 10 g	炙甘草 6 g
猪　苓 10 g	茯　苓 10 g	炒青皮 6 g
陈　皮 6 g	薏苡仁 15 g	

共 45 剂，每日 1 剂，分 2 次饭后温服。

六诊（2013 年 9 月 9 日）

患者症状较前缓解，腰部仍酸痛，下肢放射痛不明显。查体：腰椎 L4/L5 局部压痛（＋）、叩击痛（－），下肢放射痛消失，直腿抬高试验左 80°（－）、右 80°（－），双下肢肌力及皮肤感觉正常，马鞍区皮肤感觉正常，指地距 22 cm，JOA 评分 21 分。复查 MRI 显示 L4/L5 突出椎间盘大部分重吸收；突出率 16.0%，吸收率 74.8%（图 3-54-2）。予停服中药，嘱患者进行适当的腰背肌功能锻炼。

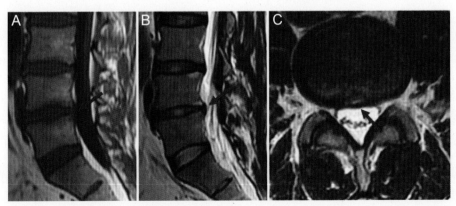

L4/L5 椎间盘突出物部分重吸收。突出率为 16.0%，吸收率为 74.8%。

图 3-54-2　2013 年 9 月 9 日第一次复查 MRI 图像

七诊（2013 年 12 月 20 日）

3 个月后随访，患者腰痛完全缓解，仅劳累时偶感腰痛，无双下肢放射痛。查体：腰椎 L4/L5 棘旁压痛（－）、叩击痛（－），下肢放射痛消失，直腿抬高试验左 80°（－）、右 80°（－），双下肢肌力及皮肤感觉正常，马鞍区皮肤感觉正常，指地距为 0，JOA 评分 28 分。复查 MRI 显示 L4/L5 椎间盘突出程度与第一次复查时相仿，突出率 20.0%，吸收率 68.5%（图 3-54-3）。

八诊（2019 年 5 月 12 日）

6 年后随访。查体：腰部无压痛，无下肢放射痛，直腿抬高试验左 90°（－）、右 90°（－），双下肢肌力及皮肤感觉正常，病理反射未引出，马鞍区皮肤感觉正常。指地距为 0，JOA 评分 28 分。

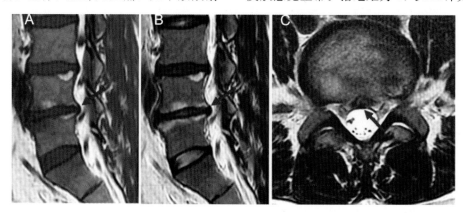

L4/L5 椎间盘无明显突出。L4/L5 上下终板周围环绕反应性骨髓改变，于 T1WI 及 T2WI 均呈高信号（Ⅱ型 Modic 改变）。突出物大小与 2013 年 9 月 9 日第一次复查时大致相仿，神经根及硬膜囊无明显受压及变形，游离髓核呈稍高信号。突出率 20.0%，吸收率 68.5%。

图 3-54-3　2013 年 12 月 20 日第二次复查 MRI 图像

按　语

初诊病史特点：男性，33 岁，痹证，有扭伤病史，病程半个月，无马尾神经压迫症状。

首次影像学特点：L4/L5 部分破裂型，后纵韧带破裂，突出率 63.4%，Komori 改良分型 2 型，MSU 分型 2-A 型，椎管形态为椭圆型，Iwabuchi 分型 1 型，无 Modic 改变。

治疗特点：本例患者既往有慢性浅表性胃炎病史，由于消炎镇痛药物及活血化瘀中药均会对消化道产生刺激，诱发胃炎发作，因此在急性期，为了缓解患者疼痛症状，选择短期使用塞来昔布止痛，这样对胃黏膜损伤较小。口服中药在消髓化核汤的基础上去水蛭，加香砂六君子汤，以理气和胃。治疗 3 个月后，患者症状得到了明显缓解，突出物吸收率 68.5%。患者在接受治疗过程中绝对卧床 1 周，相对卧床 3 周。口服西药时间 2 周，口服中药 73 剂，恢复工作时间 2.5 个月，6 个月吸收率 68.5%。痰湿瘀血为破裂型腰椎间盘突出症重要的病理产物和致病因素，而脾胃为生痰之源，"脾胃一败，百病由生，易生他证"。因此，临床常予香砂六君子扶脾治本，理气止痛，兼化痰湿，和胃散寒，标本兼顾。《素问·太阴阳明论》云："脾者土也，治中央。"又《素问·金匮真言论》云："中央为土，病在脾，俞在脊。"生理位置的偏离（髓核脱离椎间盘）与其脾土治中央机制失调有关。

病例五十五 （女，50岁，病程2年，痉证，L5/S1部分破裂型，9个月吸收率85.2%）

基本资料： 王某，女性，50岁，联系电话：1381483****。

初诊日期： 2013年4月5日。

主诉： 腰痛牵及右下肢2年。

病史： 患者于2年前无明显诱因下出现腰痛，休息后缓解，劳动后加重，后来右腿出现牵痛困重感，均未予以重视，病情反复发作。

查体： 腰椎生理曲度存在，L5/S1右侧棘旁压痛（＋），并放射至右下肢，直腿抬高试验左40°（＋）、右15°（＋），双侧下肢皮肤感觉及肌力正常，马鞍区皮肤感觉正常，指地距52 cm，JOA评分7分。舌质红，苔黄腻，脉滑数。

MRI表现： L5/S1椎间盘巨大型突出。突出的椎间盘偏向右侧压迫右侧神经根。突出率50%。椎管最大层面面积约3.5 cm²；突出物最大层面面积约1.4 cm²，占椎管面积的40%（图3-55-1）。

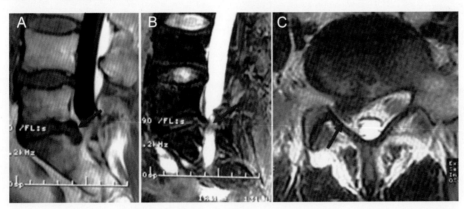

L5/S1椎间盘巨大型突出，突出率50%。椎管最大层面面积约3.5 cm²；突出物最大层面面积约1.4 cm²，占椎管面积的40%。A、B为MRI平扫矢状位像，椎体后缘黑线（Blackline）中断，突出物超过椎体后缘8 mm，边缘毛糙、不整齐，Iwabuchi分型1型；C为腰椎轴位像，显示突出物较大，压迫右侧神经根，椎管形态为三角型。

图3-55-1 2013年4月5日初诊MRI图像

诊断： L5/S1部分破裂型腰椎间盘突出症（痉证）。

治法： 益气化瘀，清热利湿。

处方：

① 消髓化核汤加二妙散（加强清热利湿功效）：

生黄芪20 g	炙黄芪20 g	防 己10 g
当 归10 g	川 芎15 g	炒白术10 g
地 龙10 g	水 蛭6 g	威灵仙10 g
木 瓜10 g	白芥子6 g	连 翘10 g
薏苡仁30 g	炒苍术10 g	盐黄柏3 g

共14剂，每日1剂，分2次饭后温服。

② 乙哌立松片50 mg，1次/日，口服2周。

③ 绝对卧床休息2周。

④ 密切观察病情变化，如出现症状进行性加重或马尾综合征，及时手术治疗。

二诊（2013年4月20日）

患者腰腿痛症状稍缓解，右下肢牵痛感缓解，纳差，寐可，大便秘结。查体：L5/S1右侧棘旁压痛（＋），并放射至右下肢，直腿抬高试验左60°（－）、右40°（＋），双侧下肢皮肤感觉及肌力正常，马鞍区皮肤感觉正常。指地距40 cm，JOA评分11分。

处方：

① 消髓化核汤加减：

生黄芪20 g	炙黄芪20 g	防 己10 g

当　归 10 g　　　川　芎 15 g　　　炒白术 10 g

地　龙 10 g　　　水　蛭 6 g　　　威灵仙 10 g

木　瓜 10 g　　　白芥子 6 g　　　炒白术 10 g

薏苡仁 30 g　　　炒苍术 10 g　　　红景天 15 g

火麻仁 15 g

共 14 剂，每日 1 剂，分 2 次饭后温服。

② 相对卧床休息 1 周。

③ 密切观察病情变化。

三诊（2013 年 5 月 7 日）

患者腰腿痛症状缓解，右下肢牵痛感仍存在，纳差，寐可，二便调。查体：L5／S1 右侧棘旁压痛（＋），并放射至右下肢，直腿抬高试验左 70°（－）、右 55°（＋），双侧下肢皮肤感觉及肌力正常，马鞍区皮肤感觉正常。指地距 30 cm，JOA 评分 13 分。

处方：

① 消髓化核汤加减：

生黄芪 20 g　　　炙黄芪 20 g　　　防　己 10 g

当　归 10 g　　　川　芎 15 g　　　炒白术 10 g

地　龙 10 g　　　水　蛭 6 g　　　威灵仙 10 g

木　瓜 10 g　　　白芥子 6 g　　　炒白术 10 g

薏苡仁 30 g　　　炒苍术 10 g　　　红景天 15 g

共 14 剂，每日 1 剂，分 2 次饭后温服。

② 相对卧床休息 1 周。

③ 进行腰背肌功能锻炼。

④ 密切观察病情变化。

四诊（2013 年 5 月 22 日）至八诊（2013 年 7 月 23 日）

患者继续服用三诊方，每半个月复诊一次，

临床症状逐渐缓解，无马尾神经损伤表现，14 周后恢复正常工作。

处方：

① 消髓化核汤加减：

生黄芪 20 g　　　炙黄芪 20 g　　　防　己 10 g

当　归 10 g　　　川　芎 15 g　　　炒白术 10 g

地　龙 10 g　　　水　蛭 6 g　　　威灵仙 10 g

木　瓜 10 g　　　白芥子 6 g　　　炒白术 10 g

薏苡仁 30 g　　　炒苍术 10 g　　　红景天 15 g

共 90 剂，每日 1 剂，分 2 次饭后温服。

② 进行腰背肌功能锻炼。

③ 密切观察病情变化。

九诊（2013 年 8 月 22 日）

患者腰腿痛症状明显缓解，右下肢牵痛感不明显，纳寐可，二便调。查体：L5／S1 棘后棘旁压痛（±），无双下肢放射痛，直腿抬高试验左 60°（－）、右 60°（－），双侧下肢皮肤感觉及肌力正常，马鞍区皮肤感觉正常，指地距 20 cm，JOA 评分 21 分。第一次复查 MRI 平扫显示突出物大部分重吸收，突出率 14.6％，吸收率 70.8％（图 3-55-2）。继续服用三诊方 1 个月。

处方：

消髓化核汤加减：

生黄芪 20 g　　　炙黄芪 20 g　　　防　己 10 g

当　归 10 g　　　川　芎 15 g　　　炒白术 10 g

地　龙 10 g　　　水　蛭 6 g　　　威灵仙 10 g

木　瓜 10 g　　　白芥子 6 g　　　炒白术 10 g

薏苡仁 30 g　　　炒苍术 10 g　　　红景天 15 g

共 30 剂，每日 1 剂，分 2 次饭后温服。

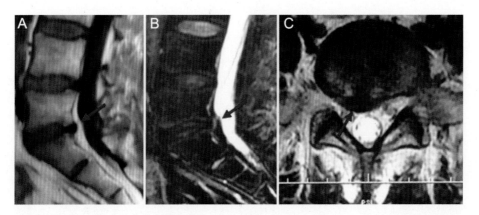

L5/S1椎间盘突出物大部分吸收。突出率14.6%，吸收率70.8%。突出物最大层面面积约0.8 cm²，占椎管面积的22.9%。

图3-55-2 2013年8月22日第一次复查MRI图像

十诊（2013年9月25日）

患者腰腿痛症状明显缓解，右下肢牵痛感不明显，纳寐可，二便调。查体：腰部无压痛，无双下肢放射痛，直腿抬高试验左80°（−）、右70°（−），双侧下肢皮肤感觉及肌力正常，马鞍区皮肤感觉正常，指地距20 cm，JOA评分23分。患者临床症状明显缓解，活动自如，停服中药。

十一诊（2014年1月3日）

停药4个月后随访，患者无不适主诉，活动正常，纳寐可，二便调。查体：腰部无压痛，无双下肢放射痛，直腿抬高试验左90°（−）、右90°（−），双侧下肢皮肤感觉及肌力正常，马鞍区皮肤感觉正常，指地距9 cm，JOA评分27分。第二次复查MRI平扫显示突出物大部分重吸收，突出率7.4%，吸收率85.2%（图3-55-3）。

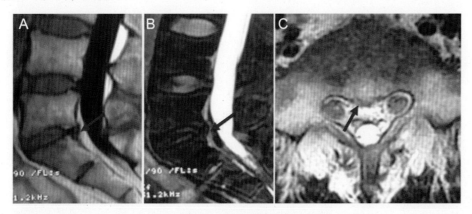

L5/S1椎间盘轻度突出。突出物大部分重吸收，神经根及硬膜囊无明显受压及变形。突出率7.4%，吸收率85.2%。突出物最大层面面积约0.4 cm²，占椎管面积的11.4%。

图3-55-3 2014年1月3日第二次复查MRI图像

十二诊（2019年3月15日）

6年后随访，患者腰腿部无疼痛，无下肢放射痛，直腿抬高试验左90°（−）、右90°（−），下肢肌力及皮肤感觉正常，病理反射未引出，马鞍区皮肤感觉正常。指地距8 cm，JOA评分28分。

按 语

初诊病史特点：女性，50 岁，痉证，无外伤病史，病程 2 年，无马尾神经压迫症状。

首次影像学特点：L5／S1 部分破裂型，后纵韧带破裂，突出率 50％，Komori 改良分型 3 型，MSU 分型 2-B 型，椎管形态为三角型，Iwabuchi 分型 1 型，无 Modic 改变。

治疗特点：患者病情迁延，腰痛牵及右下肢 2 年，要求保守治疗。予消髓化核汤加二妙散行益气活血、清热利湿、通络止痛等对症处理，并予乙哌立松片以缓解肌肉紧张，绝对卧床休息，密切观察病情变化，如出现症状进行性加重或马尾综合征，及时手术治疗。患者临床症状缓解后予去盐黄柏、连翘，服用消髓化核汤加减进行治疗。经保守治疗后，患者症状明显缓解，突出物吸收率 85.2％。患者在接受治疗过程中绝对卧床 2 周，相对卧床 2.5 周，口服西药时间 2 周，口服中药 162 剂，恢复工作时间 3.5 个月，9 个月吸收率 85.2％。《丹溪心法》云："治筋骨疼痛因湿热者。有气加气药，血虚者加补药，痛甚者加生姜汁，热辣服之。"本例患者为疼痛急性期，舌质红，苔黄腻，脉滑数伴周身困重感，此为湿邪蕴久化热，痹阻经络，气血受阻，不通则痛。湿为阴邪，重浊黏滞，其性趋下，故加用二妙散清热燥湿，使湿热之邪从下焦而出。若湿热并重突出者，也可酌情合用甘露消毒丹以利湿清热，芳香行气悦脾，气行则湿化。

病例五十六 （男，45 岁，病程 8 天，痹证，L4／L5 大块型，3 年 9 个月吸收率 100%）

基本资料： 戈某，男，45 岁，联系电话：1360621＊＊＊＊。

初诊日期： 2010 年 4 月 23 日。

主诉： 腰痛牵及左下肢 8 天。

病史： 患者 8 天前劳累后突然出现腰部疼痛牵及左下肢，活动不利，伴左小腿麻木，行走后症状加重，近日连续阴雨天疼痛加重。

查体： 腰椎生理曲度存在，L4／L5 左侧棘旁压痛（＋），并向左下肢放射，直腿抬高试验左 30°（＋）、右 60°（＋），左小腿内外侧皮肤感觉较对侧稍减退，坐位时疼痛加重，双下肢肌力 V 级，马鞍区皮肤感觉正常，指地距 62 cm，JOA 评分 6 分。舌淡，苔白腻，脉沉紧。

MRI 表现： L4／L5 椎间盘破裂型突出伴相邻终板 II 型 Modic 改变。突出的椎间盘中央偏向左侧压迫硬膜囊，左侧神经根受压。突出率 100%。椎管最大层面面积 3.4 cm^2；突出物最大层面面积 1.2 cm^2，占椎管面积的 35.3%（图 3-56-1）。

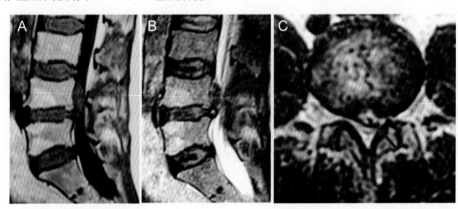

L4／L5 椎间盘髓核游离型突出（髓核向上游离），突出率 100%。椎管最大层面面积 3.4 cm^2；突出物最大层面面积 1.2 cm^2，占椎管面积的 35.3%。A、B 为 MRI 平扫矢状位像，突出物超过椎体后缘 8 mm 以上，并向上移动，边缘毛糙、不整齐，大块的椎间盘组织向上进入 L4 椎体后方，Iwabuchi 分型 1 型，L4 椎体下终板、L5 椎体上下终板周围环绕反应性骨髓改变，于 T1WI 及 T2WI 均呈高信号（II 型 Modic 改变）；C 为腰椎轴位像，显示突出物较大，压迫硬膜囊及神经根，游离髓核呈等信号，位于椎管中央偏左侧，椎管形态为三角型。

图 3-56-1　2010 年 4 月 23 日初诊 MRI 图像

诊断： L4／L5 大块型腰椎间盘突出症（痹证）。

治法： 温化寒湿，通络止痛。

处方：

① 消髓化核汤加减：

生黄芪 20 g	炙黄芪 20 g	防　己 10 g
当　归 10 g	川　芎 15 g	炒白术 10 g
地　龙 10 g	水　蛭 6 g	威灵仙 10 g
木　瓜 10 g	白芥子 6 g	细　辛 10 g
制川乌 6 g	制草乌 6 g	

共 14 剂，每日 1 剂，分 2 次饭后温服。

② 乙哌立松片 50 mg，1 次／日，口服 2 周。

③ 甲钴胺片 500 μg，3 次／日，口服 2 周。

④ 绝对卧床休息 2 周。

⑤ 密切观察病情变化，如出现症状进行性加重或马尾综合征，及时手术治疗。

二诊（2010 年 5 月 8 日）

患者腰痛症状缓解，左下肢放射痛仍明显，麻木症状较前缓解，纳寐可，二便调。查体：L4／L5 左侧棘旁压痛（＋），左下肢放射痛（＋），直腿抬高试验左 40°（＋）、右 60°（＋），左小腿内外侧皮肤感觉较对侧稍减退，双下肢肌力正常，马鞍区皮肤感觉正常。指地距 31 cm，JOA 评分 10 分。

处方：

① 消髓化核汤加减：

生黄芪 20 g　　炙黄芪 20 g　　防　己 10 g

当　归 10 g　　川　芎 15 g　　炒白术 10 g

地　龙 10 g　　水　蛭 6 g　　威灵仙 10 g

木　瓜 10 g　　白芥子 6 g　　细　辛 10 g

共 14 剂，每日 1 剂，分 2 次饭后温服。

② 相对卧床休息 2 周。

③ 密切观察病情变化。

三诊（2010 年 5 月 23 日）

患者腰腿痛症状明显缓解，稍感左下肢放射痛，纳寐可，二便调。查体：L4/L5 左侧棘旁压痛（±），左下肢放射痛（±），直腿抬高试验左 50°（＋）、右 70°（－），左小腿内踝部皮肤感觉较对侧减退，双下肢肌力正常，马鞍区皮肤感觉正常。指地距 27 cm，JOA 评分 14 分。

处方：

① 消髓化核汤：

生黄芪 20 g　　炙黄芪 20 g　　防　己 10 g

当　归 10 g　　川　芎 15 g　　炒白术 10 g

地　龙 10 g　　水　蛭 6 g　　威灵仙 10 g

木　瓜 10 g　　白芥子 6 g

共 14 剂，每日 1 剂，分 2 次饭后温服。

② 相对卧床休息 1～2 周。

四诊（2010 年 6 月 7 日）至六诊（2010 年 7 月 8 日）

患者相对卧床 1 周后，腰腿痛症状逐渐缓解，活动改善，每半月复诊一次，无马尾神经损伤表现，续服三诊方 1.5 个月后恢复工作。

处方：

消髓化核汤：

生黄芪 20 g　　炙黄芪 20 g　　防　己 10 g

当　归 10 g　　川　芎 15 g　　炒白术 10 g

地　龙 10 g　　水　蛭 6 g　　威灵仙 10 g

木　瓜 10 g　　白芥子 6 g

共 45 剂，每日 1 剂，分 2 次饭后温服。

七诊（2010 年 7 月 22 日）

患者腰腿痛症状明显缓解，活动良好，纳寐可，二便调。查体：腰部压痛（±），无双下肢放射痛，直腿抬高试验左 80°（－）、右 80°（－），左小腿内踝部皮肤感觉较对侧减退，马鞍区皮肤感觉正常，指地距 24 cm，JOA 评分 22 分。患者临床症状明显缓解，继续相对卧床休息 2 周，停服中药。

八诊（2010 年 7 月 31 日）

患者腰腿痛症状完全缓解，下肢麻木感消失，活动良好，纳寐可，二便调。查体：腰部无压痛，无下肢放射痛，直腿抬高试验左 90°（－）、右 90°（－），双下肢肌力及皮肤感觉正常，左小腿麻木感消失，马鞍区皮肤感觉正常，指地距 21 cm，JOA 评分 26 分。第一次复查 MRI 平扫显示 L4/L5 椎间盘突出大部分重吸收。突出率 47.6%，吸收率 52.4%（图 3-56-2）。嘱患者加强腰背肌功能锻炼，不再服用药物。

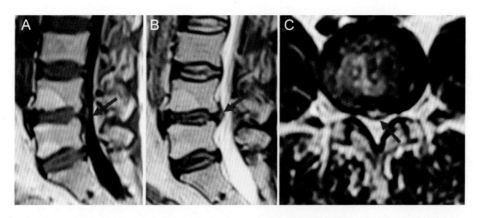

L4/L5 椎间盘突出。突出率 47.6%，吸收率 52.4%。突出物最大层面面积 0.8 cm²，占椎管面积的 23.5%。

图 3-56-2　2010 年 7 月 31 日第一次复查 MRI 图像

九诊（2011 年 11 月 28 日）

患者发病一年半后前来复诊，无不适主诉，活动自如，纳可，二便调。查体：腰骶部无压痛、叩击痛，直腿抬高试验左 90°（一）、右 90°（一），双下肢肌力及皮肤感觉正常，马鞍区皮肤感觉正常，指地距 19 cm，JOA 评分 26 分。第二次复查 MRI 平扫显示突出物进一步重吸收，突出率 14.0%，吸收率 86.0%（图 3-56-3）。嘱患者加强腰背肌功能锻炼。

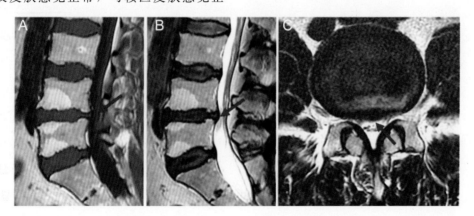

L4/L5 椎间盘轻度突出。突出物基本重吸收，Ⅱ型 Modic 改变范围及类型无变化。突出率 14.0%，吸收率 86.0%。突出物最大层面面积 0.4 cm²，占椎管面积的 11.8%。

图 3-56-3　2011 年 11 月 28 日第二次复查 MRI 图像

十诊（2014 年 1 月 24 日）

患者发病 3 年后复诊，诉 3 年间时有腰痛，下肢放射痛不明显。查体：腰椎无明显压痛，无下肢放射痛，直腿抬高试验左 90°（一）、右 90°（一），双下肢肌力及皮肤感觉正常，马鞍区皮肤感觉正常，指地距 10 cm，JOA 评分 25 分。第三次复查 MRI 平扫显示突出物完全吸收，突出率为 0，吸收率为 100%（图 3-56-4）。

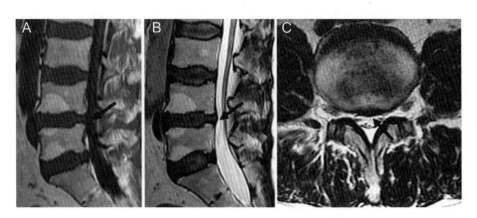

L4/L5 椎间盘无明显突出。与 2010 年 4 月 23 日初诊时相比，突出物完全重吸收，Ⅱ型 Modic 改变范围及类型无变化。突出率为 0，吸收率为 100%。

图 3-56-4　2014 年 1 月 24 日第三次复查 MRI 图像

十一诊（2019 年 5 月 20 日）

9 年后随访，患者症状未复发，无明显不适，正常生活与工作。查体：腰部无压痛，无叩击痛，无下肢放射痛，直腿抬高试验左 90°（－）、右 90°（－），下肢肌力及感觉正常，病理反射未引出，马鞍区皮肤感觉正常。指地距 15cm，JOA 评分 27 分。

按　语

初诊病史特点： 男性，45 岁，痉证，无外伤病史，病程 8 天，无马尾神经压迫症状。

首次影像学特点： L4/L5 大块型，后纵韧带破裂，突出率 100%，Komori 改良分型 3 型，MSU 分型 3-AB 型，椎管形态为三角型，Iwabuchi 分型 1 型，Ⅱ型 Modic 改变。

治疗特点： 患者急性起病，临床症状严重，要求保守治疗。予消髓化核汤加减以益气活血、温化寒湿、通络止痛。并予乙哌立松片以缓解肌肉紧张，予甲钴胺片以营养神经，绝对卧床休息，密切观察病情变化，如出现症状进行性加重或马尾综合征，及时手术治疗。患者临床症状缓解后逐渐去制川乌、制草乌、细辛等有小毒之品，单纯服用消髓化核汤继续行益气化瘀、消髓化核治疗。经保守治疗后，患者症状明显缓解，突出物吸收率 100%。患者在接受治疗过程中绝对卧床 2 周，相对卧床 3 周，口服西药时间 2 周，口服中药 87 剂，恢复工作时间 2 个月，3 年 9 个月吸收率 100%。"急则治标，缓则治本"。腰椎间盘突出症的急性期、缓解期各有其治疗特色，故在辨病、辨证、辨型的基础上，还应注意辨期治疗。本病例中治疗层次清晰，急性期由于突出髓核周围炎性反应强烈，腰腿部活动明显受限，适当加入细辛、川草乌等温阳散寒止痛之品以控制症状；邪去十之六七，处于缓解期，局部椎间盘炎性反应减弱，组织水肿明显缓解，神经受压情况好转，症状趋于平稳，酌情减少活血化瘀行气止痛类药物，重在益气健脾、滋补肝肾，以巩固临床疗效。

病例五十七 （女，38岁，病程1月，痿证，L5/S1部分破裂型，6个月吸收率59.2%）

基本资料：倪某，女性，38岁，联系电话：1395111＊＊＊＊。

初诊日期：2013年11月2日。

主诉：腰痛牵及右下肢1个月。

病史：患者1个月前因外伤致腰部及右下肢疼痛，于外院就诊行CT检查诊断为腰椎间盘突出症，经保守治疗后好转。近期劳累后症状复发，现腰骶部疼痛伴右下肢酸痛，肌肉紧张、僵硬，活动受限。既往有慢性腰痛史10年，无下肢放射痛史。常感腰膝酸软无力，容易疲劳。

查体：腰椎生理曲度存在，L5/S1右侧棘旁压痛（＋）、叩击痛（＋），并放射至右下肢，直腿抬高试验左70°（－）、右35°（＋），双侧下肢皮肤感觉正常，右足趾跖屈肌力Ⅳ级，右侧跟腱反射较对侧减弱，马鞍区皮肤感觉正常，指地距37cm，JOA评分15分。舌淡，苔白腻，脉沉细。

MRI表现：L5/S1椎间盘巨大型突出。突出的椎间盘偏向右侧压迫硬膜囊。突出率71.8%。椎管最大层面面积约3.6 cm²；突出物最大层面面积约1.5 cm²，占椎管面积的41.7%（图3-57-1）。

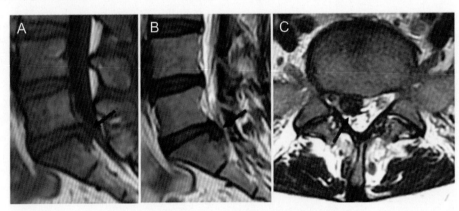

图3-57-1　2013年11月2日初诊MRI图像

L5/S1椎间盘巨大型突出，突出率71.8%。椎管最大层面面积约3.6 cm²；突出物面积约1.5 cm²，占椎管面积的41.7%。A、B为MRI平扫矢状位像，突出物超过椎体后缘8 mm以上，Iwabuchi分型5型，椎体后缘黑线（Blackline）中断；C为腰椎轴位像，显示突出物压迫右侧硬膜囊及神经根，游离髓核呈稍低信号，位于椎管内偏右侧，椎管形态为三角型。

诊断：L5/S1部分破裂型腰椎间盘突出症（痿证）。

治法：益气活血，补肝益肾。

处方：

① 消髓化核汤加味：

生黄芪30 g	当　归10 g	防　己10 g
威灵仙10 g	木　瓜10 g	水　蛭 6 g
白芥子 6 g	地　龙10 g	炒白术10 g
川牛膝10 g	猪　苓10 g	茯　苓10 g
陈　皮 6 g	薏苡仁30 g	女贞子15 g

墨旱莲15 g

共14剂，每日1剂，分2次饭后温服。

② 绝对卧床休息2周。

二诊（2013年11月17日）

患者腰痛症状明显缓解，右下肢牵痛仍存在，纳寐可，二便调。查体：L5/S1右侧棘旁压痛（＋）、叩击痛（＋），并放射至右下肢，直腿抬高试验左70°（－）、右40°（＋），右足趾跖屈肌力Ⅳ级，双侧下肢皮肤感觉正常，右侧跟腱反射较对侧减弱，马鞍区皮肤感觉正常，指地距30 cm，

JOA 评分 16 分。

处方：

① 消髓化核汤加味：

生黄芪 30 g	炙黄芪 30 g	当　归 10 g
防　己 10 g	威灵仙 10 g	木　瓜 10 g
水　蛭 6 g	白芥子 6 g	地　龙 10 g
炒白术 10 g	川牛膝 10 g	猪　苓 10 g
茯　苓 10 g	陈　皮 6 g	薏苡仁 30 g
女贞子 15 g	墨旱莲 15 g	

共 14 剂，每日 1 剂，分 2 次饭后温服。

② 相对卧床休息 2 周。

③ 进行腰背肌功能锻炼。

三诊（2013 年 11 月 28 日）至七诊（2014 年 1 月 29 日）

随访期间患者继续服用二诊方，每半月复诊一次，临床症状逐渐好转，无马尾神经损伤表现，在家休养 8 周后恢复工作。

处方：

消髓化核汤加味：

生黄芪 30 g	炙黄芪 30 g	当　归 10 g
防　己 10 g	威灵仙 10 g	木　瓜 10 g
水　蛭 6 g	白芥子 6 g	地　龙 10 g
炒白术 10 g	川牛膝 10 g	猪　苓 10 g
茯　苓 10 g	陈　皮 6 g	薏苡仁 30 g
女贞子 15 g	墨旱莲 15 g	

共 75 剂，每日 1 剂，分 2 次饭后温服。

八诊（2014 年 2 月 13 日）

患者腰部疼痛明显缓解，右下肢放射痛好转，活动良好，纳寐可，二便调。查体：L5/S1 局部轻度压痛，右下肢放射痛（＋），直腿抬高试验左 70°（－）、右 60°（＋），右足姆趾跖屈肌力 Ⅴ 级，双下肢皮肤感觉正常，右侧跟腱反射存在，病理反射未引出，马鞍区皮肤感觉正常，指地距 18 cm，JOA 评分 20 分。第一次复查 MRI 显示突出物部分重吸收，突出率 51.7％，吸收率 28.0％（图 3-57-2）。

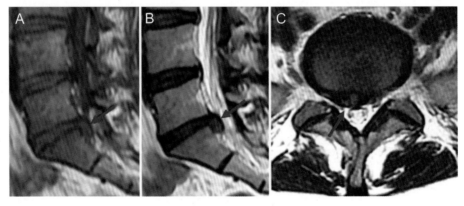

L5/S1 椎间盘突出物部分重吸收。突出率 51.7％，吸收率 28.0％。突出物最大层面面积约 1.3 cm²，占椎管面积的 36.1％。

图 3-57-2　2014 年 2 月 13 日第一次复查 MRI 图像

处方：

① 消髓化核汤加味：

生黄芪 30 g	炙黄芪 30 g	当　归 10 g
防　己 10 g	威灵仙 10 g	木　瓜 10 g
水　蛭 6 g	白芥子 6 g	地　龙 10 g
炒白术 10 g	川牛膝 10 g	猪　苓 10 g
茯　苓 10 g	陈　皮 6 g	薏苡仁 30 g
女贞子 15 g	墨旱莲 15 g	

共 14 剂,每日 1 剂,分 2 次饭后温服。

② 进行腰背肌功能锻炼。

③ 密切观察病情变化。

九诊(2014 年 3 月 1 日)

患者腰腿痛症状明显好转,活动明显改善。查体:腰椎无明显压痛,无叩击痛,右下肢放射痛消失,直腿抬高试验左 80°(-)、右 70°(+),右足踇趾跖屈肌力Ⅳ+级,双下肢皮肤感觉正常,双侧跟膝腱反射存在,马鞍区皮肤感觉正常,指地距 17 cm,JOA 评分 24 分。由于患者临床症状明显改善,遂予停服中药,嘱患者加强腰背肌功能锻炼。

十诊(2014 年 4 月 18 日)

患者发病 5 个月后复诊,诉腰腿痛症状明显好转,活动自如。查体:腰椎无明显压痛,无叩击痛,右下肢放射痛消失,直腿抬高试验左 90°(-)、右 90°(+)。右足踇趾跖屈肌力Ⅳ+级,双下肢皮肤感觉正常,马鞍区皮肤感觉正常,指地距为 0,JOA 评分 28 分。第二次复查 MRI 平扫显示突出物明显重吸收,突出率 29.3%,吸收率 59.2%(图 3-57-3)。

十一诊(2019 年 12 月 12 日)

6 年后随访,患者腰腿部无疼痛,无下肢放射痛,直腿抬高试验左 90°(-)、右 90°(-),双下肢肌力及皮肤感觉正常,右足踇趾跖屈肌力Ⅴ级,病理反射未引出,马鞍区皮肤感觉正常,指地距为 0,JOA 评分 29 分。

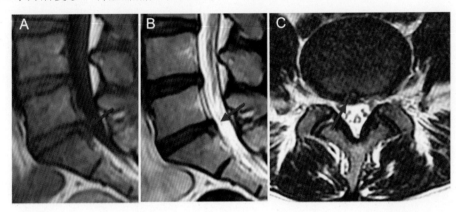

L5/S1 椎间盘轻度突出。突出物明显缩小。突出率 29.3%,吸收率 59.2%。突出物最大层面面积约 0.8 cm²,占椎管面积的 22.2%。

图 3-57-3 2014 年 4 月 18 日第二次复查 MRI 图像

按 语

初诊病史特点:女性,38 岁,痿证,既往有外伤病史,病程 1 个月,无马尾神经压迫症状。

首次影像学特点:L5/S1 部分破裂型,后纵韧带破裂,突出率 71.8%,Komori 改良分型 3 型,MSU 分型 3-AB 型,椎管形态为三角型,Iwabuchi 分型 5 型,无 Modic 改变。

治疗特点:患者有腰痛病史,且伴有腰膝酸软等症,本次腰椎间盘突出虽急性发作,但疼痛症状尚可耐受,故单纯使用消髓化核汤治疗,方中加入女贞子、墨旱莲,以补肝肾、强筋骨。又因患者右足踇趾跖屈肌力减退症状缓解不明显,故加用炙黄芪 30 g,以鼓舞气血,促进神经功能恢复。患者经保守治疗后症状缓解,突出物吸收率 59.2%。患者在接受治疗过程中绝对卧床 2 周,相对卧床 2 周,口服中药 117 剂,恢复工作时间 2 个月,6 个月吸收率 59.2%。《素问·调经论》曰,"人之所有者,血与气耳","血气不和,百病乃变化而生"。气血理论在吴门伤科诊疗中处于核心地位，其中黄芪、威灵仙、木瓜等作为促进突出椎间盘重吸收的专药，尤其适用于破裂型腰椎间盘突出症。本例中黄芪重用至60 g，意在"气化"上下功夫，其药理更在于强化免疫细胞和修复神经细胞的作用。对于患者气血亏虚症状明显，胃纳尚可者，可重用黄芪至60～120 g，旨在振奋元气，鼓动气血运行。《景岳全书》云："善补阳者，必于阴中求阳，则阳得阴助而生化无穷；善补阴者，必于阳中求阴，则阴得阳升而泉源不竭。"本例患者阳虚症状明显，根据中医基础理论，阴阳互根互用，故在消髓化核汤中佐用二至丸，意在阴中求阳。这是阴阳学说指导临床治疗的良好例子。

病例五十八 （男，45岁，病程1周，痹证，L5/S1大块型，2年6个月吸收率89.5%）

基本资料： 倪某，男，45岁，联系电话：1386209****。

初诊日期： 2012年1月12日。

主诉： 腰痛牵及右下肢1周。

病史： 患者在无明显诱因下出现腰痛及右下肢酸痛1周，肌肉紧张，不能活动。既往无外伤史。

查体： 腰椎生理曲度存在，L5/S1右侧棘旁压痛（＋），并放射至右下肢，直腿抬高试验左90°（－）、右75°（＋），双下肢肌力及皮肤感觉正常，跟膝腱反射存在，马鞍区皮肤感觉正常，指地距31 cm，JOA评分12分。舌淡，苔白，脉细弱。

MRI表现： L5/S1椎间盘巨大型突出。突出的椎间盘组织偏向右侧压迫硬膜囊。突出率75.9%。椎管最大层面面积3.6 cm²；突出物最大层面面积1.6 cm²，占椎管面积的44.4%（图3-58-1）。

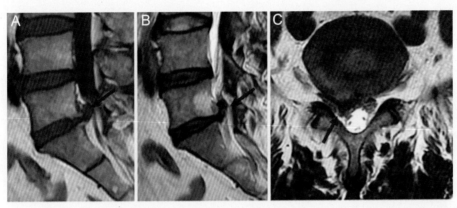

L5/S1椎间盘巨大型突出，突出率75.9%。椎管最大层面面积3.6 cm²；突出物最大层面面积1.6 cm²，占椎管面积的44.4%。A、B为MRI平扫矢状位像，突出物超过椎体后缘8 mm以上并向上移动，边缘毛糙、不整齐，Iwabuchi分型5型，椎体后缘黑线（Blackline）中断，椎间隙变窄；C为腰椎轴位像，显示突出物较大，压迫硬膜囊及神经根，位于椎管内偏右侧，硬膜囊不对称变形，椎管形态为椭圆型。

图3-58-1　2012年1月12日初诊MRI图像

诊断： L5/S1大块型腰椎间盘突出症（痹证）。

治法： 补气血，益肝肾，通络止痛。

处方：

① 独活寄生汤加减：

独　活 10 g	桑寄生 10 g	秦　艽 10 g
防　风 10 g	细　辛 3 g	川　芎 6 g
当　归 10 g	生地黄 10 g	炒白芍 10 g
桂　枝 6 g	茯　苓 10 g	川牛膝 10 g

共7剂，每日1剂，分2次饭后温服。

② 醋氯芬酸胶囊100 mg，1次/日，口服1周。

③ 绝对卧床休息1周。

④ 进行腰背肌功能锻炼。

二诊（2012年1月19日）

患者疼痛症状缓解，下肢仍有放射痛，纳差。

查体： L5/S1右侧棘旁压痛（＋），并放射至右下肢，直腿抬高试验左90°（－）、右75°（＋），双下肢肌力及皮肤感觉正常，马鞍区皮肤感觉正常，JOA评分14分。

处方：

① 停用独活寄生汤，改用消髓化核汤加味：

生黄芪 30 g	当　归 10 g	防　己 10 g
威灵仙 10 g	木　瓜 10 g	烫水蛭 6 g
白芥子 6 g	炒白术 10 g	川牛膝 10 g
猪　苓 10 g	茯　苓 10 g	陈　皮 6 g

<u>薏苡仁</u>10 g　　<u>生山楂</u>20 g

共 14 剂，每日 1 剂，分 2 次饭后温服。

② 绝对卧床休息 2 周。

三诊（2012 年 2 月 2 日）至四诊（2012 年 2 月 16 日）

患者续服二诊方，腰腿痛症状大部分缓解，略有下肢放射痛，可自行活动，纳可，二便调。四诊时查体：L5／S1 右侧棘旁压痛（±），右下肢放射痛（±），直腿抬高试验左 90°（−）、右 80°（−），双下肢肌力及皮肤感觉正常，马鞍区皮肤感觉正常。指地距 18 cm，JOA 评分 24 分。

处方：

① 消髓化核汤加味：

<u>生黄芪</u>30 g　　<u>当　归</u>10 g　　<u>防　己</u>10 g

<u>威灵仙</u>10 g　　<u>木　瓜</u>10 g　　<u>烫水蛭</u> 6 g

<u>白芥子</u> 6 g　　<u>川牛膝</u>10 g　　<u>猪　苓</u>10 g

<u>茯　苓</u>10 g　　<u>陈　皮</u> 6 g　　<u>薏苡仁</u>10 g

共 30 剂，每日 1 剂，分 2 次饭后温服。

② 相对卧床休息 2 周。

五诊（2012 年 3 月 16 日）

患者腰腿痛症状大部分缓解，无下肢放射痛，自行下床活动时疼痛不明显，纳可，二便调。查体：腰部无压痛，无双下肢放射痛，直腿抬高试验左 90°（−）、右 90°（−），双下肢肌力及皮肤感觉正常，马鞍区皮肤感觉正常，指地距 15 cm，JOA 评分 24 分。复查 MRI 显示突出物大部分重吸收，突出率 18.3％，吸收率 75.9％（图 3-58-2）。嘱患者停服中药。

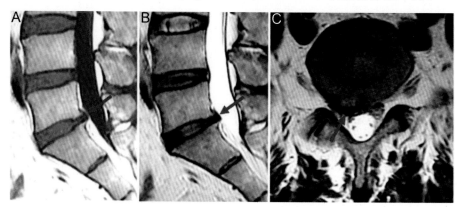

L5／S1 椎间盘轻度突出。突出物大部分重吸收，明显缩小，右侧神经根稍受压，硬膜囊无明显受压及变形。突出率 18.3％，吸收率 75.9％。突出物最大层面面积 0.7 cm²，占椎管面积的 19.4％。

图 3-58-2　2012 年 3 月 16 日第一次复查 MRI 图像

六诊（2014 年 7 月 22 日）

2 年后随访，患者症状几乎完全缓解，行走自如。查体：腰部无压痛，下肢放射痛不明显，直腿抬高试验左 90°（−）、右 90°（−），双下肢肌力及皮肤感觉正常，马鞍区皮肤感觉正常，指地距 12 cm，JOA 评分 28 分。第二次复查 MRI 显示突出物大部分重吸收，突出率 10.5％，吸收率 89.5％（图 3-58-3）。患者停药后症状未复发。

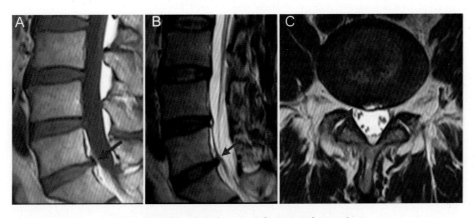

L5/S1椎间盘轻度突出，硬膜囊无明显受压及变形。

图 3-58-3　2014 年 7 月 22 日第二次复查 MRI 图像

七诊（2019 年 3 月 15 日）

7 年后随访，患者症状未复发，无明显不适，正常生活与工作。查体：腰部无压痛，无叩击痛，无下肢放射痛，直腿抬高试验左 90°（－）、右 90°（－），双侧下肢肌力及皮肤感觉正常，病理反射未引出，马鞍区皮肤感觉正常。指地距 10cm，JOA 评分 28 分。

按　语

初诊病史特点：男性，45 岁，痹证，无外伤病史，病程 1 周，无马尾神经压迫症状。

首次影像学特点：L5/S1 大块型，后纵韧带破裂，突出率 75.9%，Komori 改良分型 3 型，MSU 分型 3-B 型，椎管形态为椭圆型，Iwabuchi 分型 5 型，无 Modic 改变。

治疗特点：患者急性期疼痛较重，舌淡，苔白，脉细弱，气血不足，予独活寄生汤以补气血益肝肾。1 周后患者疼痛缓解伴有纳差，遂改用消髓化核汤加味，加入白术、生山楂以理气健脾；1 周后疼痛缓解即停用醋氯芬酸胶囊，以防消炎镇痛药物阻断突出物周围的炎性反应而影响重吸收。患者复诊时纳差情况得到缓解，单纯使用消髓化核汤治疗。经保守治疗后，患者症状明显缓解，突出物吸收率 75.9%。患者在接受治疗过程中绝对卧床 3 周，相对卧床 2 周。口服西药时间 1 周，口服中药 51 剂，恢复工作时间 2 个月，2 年 6 个月吸收率 89.5%。腰椎间盘突出症的急性期、缓解期各有其特色，故在辨病、辨证、辨型的基础上，还应注意辨期治疗。本病例的治疗层次清晰，急性期由于突出髓核周围炎性反应强烈，腰腿部活动明显受限，适当加入桂枝、细辛等温阳散寒止痛之品控制症状；邪去十之六七，处于缓解期，局部椎间盘炎性反应减弱，组织水肿明显缓解，神经受压情况好转，症状趋于平稳，酌情减少活血化瘀行气止痛类药物，重在益气健脾、滋补肝肾，以巩固临床疗效。保守治疗的目的在于尽快控制急性期症状，缓解疼痛，以便于观察是否出现重吸收或有缩小的转机。以中医药干预为主的保守治疗具有挑战性、风险性及不确定性，难度很大，还需要长期努力和深入研究。

病例五十九 （男，67 岁，病程 1 周，痿证，L4/L5 大块型，8 个月吸收率 83.1%）

基本资料： 沈某，男，67 岁，联系电话：1369524＊＊＊＊。

初诊日期： 2014 年 6 月 4 日。

主诉： 腰痛牵及右下肢，活动不利 1 周。

病史： 患者于 1 周前无明显诱因下出现腰部疼痛，活动不利，伴右下肢疼痛，咳嗽或打喷嚏时症状加重。查 CT 显示 L4/L5、L5/S1 椎间盘突出，经口服药物治疗后症状缓解不明显，遂入我院住院治疗，经地塞米松、甘露醇静滴 3 天后疼痛缓解。腰椎 MRI 显示 L4/L5 椎间盘游离型突出。

查体： 脊柱外观生理曲度变直，L4～S1 棘后棘旁压痛（＋）、叩击痛（＋），并向右下肢放射，直腿抬高试验左 75°（－）、右 20°（＋），右小腿外侧皮肤感觉减退，右侧足踇趾背伸肌力 IV 级，左下肢肌力正常，马鞍区皮肤感觉正常，指地距 45 cm，JOA 评分 14 分。舌红隐紫，苔黄腻，脉弦滑。

MRI 表现： L4/L5 椎间盘游离型突出。突出的椎间盘在椎管内中央偏右侧推压硬膜囊，右侧神经根受压。突出率 77.3%。椎管最大层面面积约 3.5 cm²；突出物最大层面面积约 1.1 cm²，占椎管面积的 31.4%（图 3-59-1）。

诊断： L4/L5 大块型腰椎间盘突出症（痿证）。

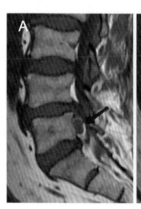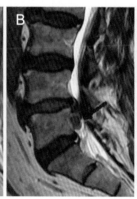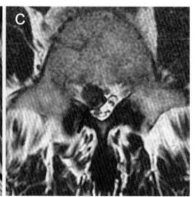

L4/L5 椎间盘游离型突出，突出髓核向下游离。突出率 77.3%。椎管最大层面面积约 3.5 cm²；突出物最大层面面积约 1.1 cm²，占椎管面积的 31.4%。A、B 为 MRI 平扫矢状位像，突出物超过椎体后缘 8 mm 以上，边缘整齐，脱出的椎间盘组织与母体椎间盘的连续性消失；C 为腰椎 MRI 平扫轴位像，显示突出物较大，压迫硬膜囊及神经根，位于椎管内偏右侧，硬膜囊不对称变形。

图 3-59-1　2014 年 6 月 4 日初诊 MRI 图像

治法： 益气化瘀、清热利湿。

治疗方案：

① 消髓化核汤合二妙散加减：

生黄芪 30 g	防　己 10 g	当　归 10 g
地　龙 10 g	水　蛭 6 g	木　瓜 20 g
威灵仙 30 g	白　术 10 g	白芥子 6 g
牛　膝 10 g	猪　苓 10 g	茯　苓 10 g
苍　术 10 g	黄　柏 10 g	

共 14 剂，每日 1 剂，分 2 次饭后温服。

② 地塞米松 5 mg，每日 1 次，静滴 3 天。

③ 20% 甘露醇注射液 100 mL，每日 1 次，静滴 3 天。

④ 卧床休息，避免久坐久站，进行腰背肌功能锻炼。

二诊（2014 年 06 月 30 日）

患者出院后复诊，诉腰痛症状较前好转，右下肢仍有疼痛、麻木感，无马尾神经症状，纳寐可，二便调。查体：L4/L5 棘后棘旁压痛（＋）、叩击痛（＋），右下肢放射痛（＋），直腿抬高试验左 70°（－）、右 40°（＋），右小腿外侧皮肤感觉减退，右侧足踇趾背伸肌力Ⅳ级，马鞍区皮肤感觉正常，指地距 15 cm，JOA 评分 21 分。舌苔黄腻明显好转。患者要求继续保守治疗。

处方：

① 消髓化核汤加减：

生黄芪 30 g	防　己 10 g	当　归 10 g
地　龙 10 g	水　蛭 6 g	白芥子 6 g
木　瓜 20 g	威灵仙 30 g	白　术 10 g
牛　膝 10 g	猪　苓 10 g	茯　苓 10 g

共 30 剂，每日 1 剂，分 2 次饭后温服。

② 谷维素 10 mg，每日 3 次，口服 4 周。

③ 甲钴胺 0.5 mg，每日 3 次，口服 4 周。

④ 相对卧床休息 4 周。

三诊（2014 年 7 月 28 日）至六诊（2014 年 10 月 27 日）

患者继续服用中药方治疗 4 个月后诉腰腿痛症状逐渐好转，右下肢皮肤麻木感仍存，较前明显好转，无明显疼痛不适。六诊时查体：L4／L5 棘后轻压痛，无下肢放射痛，直腿抬高试验左 80°

（－）、右 80°（－），右小腿外侧皮肤感觉稍减退，双下肢肌力正常，右侧足踇趾背伸肌力Ⅴ级，马鞍区皮肤感觉正常，指地距 10 cm，JOA 评分 23 分。六诊后患者停服药物治疗。

处方：

消髓化核汤加减：

生黄芪 30 g	防　己 10 g	当　归 10 g
地　龙 10 g	水　蛭 6 g	白芥子 6 g
木　瓜 20 g	威灵仙 30 g	白　术 10 g
牛　膝 10 g	猪　苓 10 g	茯　苓 10 g

共 120 剂，每日 1 剂，分 2 次饭后温服。

七诊（2015 年 2 月 1 日）

患者腰腿痛症状完全消失，右下肢麻木感消失。查体：L4／L5 棘后棘旁压痛（－），无下肢放射痛，直腿抬高试验左 80°（－）、右 80°（－），双下肢肌力及皮肤感觉正常，右小腿外侧麻木感消失，病理反射未引出，马鞍区皮肤感觉正常，指地距 10 cm，JOA 评分 25 分。复查腰椎 MRI 显示 L4／L5 椎间盘轻度突出，突出率 13.1％，吸收率 83.1％。突出物最大层面面积约 0.2 cm²，占椎管面积的 5.7％，突出物较初诊时明显缩小（图 3-59-2）。

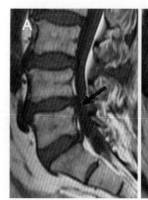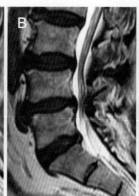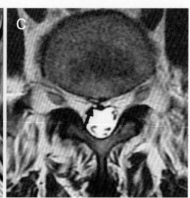

L4／L5 椎间盘轻度突出。突出率 13.1％，吸收率 83.1％。突出物最大层面面积约 0.2 cm²，占椎管面积的 5.7％，突出物较初诊时明显缩小。

图 3-59-2　2015 年 2 月 1 日复查 MRI 图像

八诊（2020 年 3 月 5 日）

6 年后随访，患者症状未复发，无明显不适，正常生活与工作。查体：腰部无压痛，无叩击痛，无下肢放射痛，直腿抬高试验左 90°（－）、右 90°（－），双侧下肢肌力及皮肤感觉正常，病理反射未引出，马鞍区皮肤感觉正常。指地距 5 cm，JOA 评分 27 分。

按 语

初诊病史特点：男性，67 岁，痿证，无外伤病史，病程 1 周，无马尾神经压迫症状。

首次影像学特点：L4／L5 大块型，后纵韧带破裂型，突出率 77.3％，Komori 改良分型 3 型，MSU 分型 3-AB 型，椎管形态为椭圆型，Iwabuchi 分型 2 型，无 Modic 改变。

治疗特点：患者急性起病，临床症状严重，急性期予地塞米松、甘露醇静脉用药以缓解急性期疼痛、麻木症状，症状有所好转即停用，口服谷维素、甲钴胺以营养神经。由于患者湿热症状较重，遂予消髓化核汤加二妙散，以益气化瘀、清热利湿。待湿热征象消除后改用消髓化核汤治疗。经输液及口服药物治疗后，患者急性期症状缓解。嘱患者绝对卧床，经保守治疗后，患者腰腿痛及麻木感等症状逐渐缓解，吸收率 83.1％。患者在接受治疗过程中绝对卧床 2 周，相对卧床 4 周，静脉输液 3 天，口服西药时间 6 周，口服中药 164 剂，恢复工作时间 2.5 个月，8 个月吸收率 83.1％。患者的影像学表现是髓核组织突出大，但未出现马尾损伤及进行性运动功能障碍等，故采取保守治疗，但须严密观察病情变化。临床上应首选积极的、正规的非手术疗法，如绝对卧床休息、腰围支具、中西药物、腰背肌锻炼等。临床上腰椎间盘突出症应与腰椎肿瘤相鉴别。后者多见于老年人，虽然腰腿疼痛也是腰椎肿瘤最常见的症状，但疼痛不因活动和体位改变而变化，疼痛呈持续性并逐渐加重，疼痛夜间加重，休息不缓解，影像学表现可有骨质破坏，且可累及脊椎附件，实验室检查可表现为肿瘤系列指标水平明显升高等。

病例六十（男，33岁，病程2年，痹证，L5/S1大块型，2年1个月吸收率82.2%）

基本资料：高某，男，33岁，联系电话：1515043****。

初诊日期：2013年2月20日。

主诉：腰痛反复发作2年，加重并牵及左下肢1周。

现病史：患者于2年前无明显诱因下出现腰痛，近1周腰痛加重牵及左下肢，左小腿牵痛、麻木，行走困难。患者病程日久，于各大医院就诊，医生均建议手术治疗。患者坚决拒绝手术，就诊时患者精神压力大，情志欠佳，舌暗红，苔白，脉濡。

查体：腰椎生理曲度存在，L5/S1棘突间及左侧棘旁压痛（＋）、叩击痛（＋），并放射至左下肢，直腿抬高试验左40°（＋）、右80°（－），左侧跟膝腱反射未引出，左小腿后外侧皮肤感觉减退，双下肢肌力正常，马鞍区皮肤感觉正常。指地距50cm，JOA评分9分。

MRI表现：L5/S1椎间盘巨大型突出。突出的椎间盘在椎管内偏向左侧推压硬膜囊，左侧神经根受压。突出率100.0%。椎管最大层面面积约3.9cm²；突出物最大层面面积约2.0cm²，占椎管面积的51.3%（图3-60-1）。

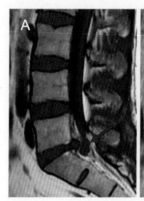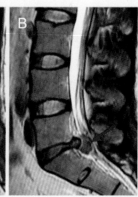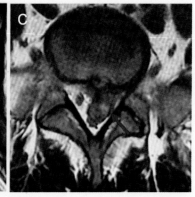

L5/S1椎间盘巨大型突出，突出率100.0%。椎管最大层面面积约3.9cm²；突出物最大层面面积约2.0cm²，占椎管面积的51.3%。A、B为MRI平扫矢状位像，突出物超过椎体后缘10mm以上，边缘整齐，脱出的椎间盘组织与母体椎间盘的连续性消失；C为腰椎平扫轴位像，显示突出物较大，压迫硬膜囊及神经根，位于椎管内偏左侧，硬膜囊不对称变形。

图3-60-1 2013年2月20日初诊MRI图像

诊断：L5/S1大块型腰椎间盘突出症（痹证）。

治法：疏肝解郁，益气逐瘀。

治疗方案：

① 消髓化核汤加减：

生黄芪30g	防 己10g	当 归10g
地 龙10g	水 蛭6g	白芥子6g
木 瓜20g	威灵仙30g	白 术10g
牛 膝10g	炙甘草6g	香 橼15g
佛 手15g		

共14剂，每日1剂，分2次饭后温服。

② 地塞米松5mg，20%甘露醇250mL，1次/天，静滴3天。

③ 绝对卧床休息。密切观察病情变化，如出现马尾神经损伤表现，立即手术治疗。

④ 辅助心理疏导。

二诊（2013年3月18日）

患者续服初诊方半个月，1个月后复诊诉腰腿痛有所好转，但症状反复，左下肢仍疼痛、麻木，活动不利，不能长时间站立。查体：L5/S1 棘间及左侧棘旁压痛（＋）、叩击痛（＋），并放射至左下肢，直腿抬高试验左 50°（＋）、右 80°（－），左侧跟膝腱反射未引出，左小腿后外侧皮肤感觉减退，双下肢肌力正常，马鞍区皮肤感觉正常，指地距 40 cm，JOA 评分 11 分。患者坚决拒绝手术，经心理疏导后，焦虑症状缓解，临床症状无进行性加重表现，无马尾神经损伤表现，继续保守治疗。

治法： 益气化瘀，通络止痛。

处方：

① 消髓化核汤加味：

生黄芪 30 g	防 己 10 g	当 归 10 g
地 龙 10 g	水 蛭 6 g	白芥子 6 g
木 瓜 20 g	威灵仙 30 g	白 术 10 g
牛 膝 10 g	炙甘草 6 g	陈 皮 6 g

共 7 剂，每日 1 剂，分 2 次饭后温服。

② 甲钴胺片 0.5 mg，每日 3 次，口服 1 周。

③ 迈之灵片 300 mg，每日 2 次，口服 1 周。

④ 绝对卧床休息 1 周。

⑤ 密切观察病情变化，如出现马尾神经损伤表现，立即手术治疗。

三诊（2013 年 3 月 25 日）

患者经治疗 1 周后疼痛稍改善，左下肢仍有酸痛、麻木感，双下肢肌力正常，马尾神经症状（－）。查体：L5/S1 棘后压痛（＋）、叩击痛（＋），伴左下肢放射痛，直腿抬高试验左 50°（＋）、右 80°（－），双下肢肌力正常，左小腿外侧皮肤感觉减退，马鞍区皮肤感觉正常。指地距 25 cm，JOA 评分 15 分。

处方：

① 消髓化核汤加味：

生黄芪 30 g	防 己 10 g	当 归 10 g
地 龙 10 g	水 蛭 6 g	白芥子 6 g

木 瓜 20 g	威灵仙 30 g	白 术 10 g
牛 膝 10 g	炙甘草 6 g	陈 皮 6 g

共 14 剂，每日 1 剂，分 2 次饭后温服。

② 甲钴胺片 0.5 mg，每日 3 次，口服 2 周。

③ 绝对卧床休息 2 周。

④ 密切观察病情变化，如出现马尾神经损伤表现，立即手术治疗。

四诊（2013 年 4 月 8 日）至八诊（2013 年 9 月 20 日）

患者每月复诊一次，继续服用消髓化核汤加减治疗共 5 个月，治疗过程中症状反复。八诊时，患者疼痛较初诊时缓解，可步行超过 200 m，无双下肢肌力下降，无马尾神经损伤表现。查体：L5/S1 棘后棘旁轻度压痛、叩击痛，伴左下肢放射痛，直腿抬高试验左 50°（＋）、右 90°（－），双下肢肌力正常，左小腿外侧皮肤感觉减退，病理反射未引出，马鞍区皮肤感觉正常，指地距 15 cm，JOA 评分 23 分。患者症状较前有所好转，服用中药治疗已半年，建议患者复查腰椎 MRI。患者继续服用中药治疗。

处方：

消髓化核汤加味：

生黄芪 30 g	防 己 10 g	当 归 10 g
地 龙 10 g	水 蛭 6 g	白芥子 6 g
木 瓜 20 g	威灵仙 30 g	白 术 10 g
牛 膝 10 g	炙甘草 6 g	陈 皮 6 g

共 150 剂，每日 1 剂，分 2 次饭后温服。

九诊（2013 年 10 月 8 日）至十五诊（2015 年 3 月 9 日）

患者每 2 个月复诊一次。隔日服用中药方共 6 个月后，十五诊时腰痛症状基本缓解，偶感腰酸，无双下肢放射痛，左下肢麻木感消失。查体：L5/S1 棘后棘旁无压痛，无下肢放射痛，直腿抬高试验左 80°（－）、右 90°（－），双下肢肌力及皮肤感觉正常，病理反射未引出，马鞍区皮肤感觉正常，指地距 5 cm，JOA 评分 26 分。复查腰椎 MRI 显示 L5/S1 椎间盘突出物大部分重吸收，突出率 17.8%，吸收率 82.2%。突出物最大层面面积约 0.3 cm²，占椎管面积的 7.7%，突出物明显重吸收（图 3-60-2）。

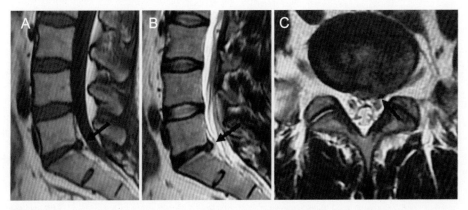

L5/S1 椎间盘轻度突出，突出率 17.8%，吸收率 82.2%。突出物最大层面面积约 0.3 cm²，占椎管面积的 7.7%。突出物明显重吸收。

图 3-60-2 2015 年 3 月 9 日复查 MRI 图像

处方：

消髓化核汤加味：

生黄芪 30 g	防 己 10 g	当 归 10 g
地 龙 10 g	水 蛭 6 g	白芥子 6 g
木 瓜 20 g	威灵仙 30 g	白 术 10 g
牛 膝 10 g	炙甘草 6 g	陈 皮 6 g

共 180 剂，每日 1 剂，分 2 次饭后温服。

按 语

初诊病史特点： 男性，33 岁，痹证，无外伤病史，病程 2 年，无马尾神经压迫症状。

首次影像学特点： L5/S1 大块型，后纵韧带破裂，突出率 100%，Komori 改良分型 2 型，MSU 分型 3-AB 型，椎管形态为三角型，Iwabuchi 分型 1 型，无 Modic 改变。

治疗特点： 患者病程较长，久医未愈，情志抑郁，配伍陈香橼、陈佛手，两药相须为用，疏肝解郁。患者服药 1 个月后疼痛有所减轻，心情好转明显，去陈香橼、佛手，给予患者消髓化核汤益气逐瘀。该患者初诊时 MRI 显示突出率 100%，经输液治疗后症状缓解，后症状加重复发。嘱患者绝对卧床，经保守治疗后症状逐渐缓解，2 年后 MRI 复查显示突出物明显重吸收，吸收率 82.2%。患者在接受治疗过程中绝对卧床 3 周，相对卧床 2 周，静脉输液 3 天，口服西药时间 3 周，口服中药 365 剂，恢复工作时间 4 个月，2 年 1 个月吸收率 82.2%。对于巨大腰椎间盘突出症患者，应尽量少用或短期使用消炎镇痛药物，因为抗炎的同时可能会削弱炎性细胞对突出物的吸收吞噬作用。可采用肌松剂、脱水剂、中药、理疗、针灸推拿、卧床休息等措施来镇痛。此外，香橼、佛手为姜宏教授喜用药对之一。香橼和佛手主入肝胆和脾胃两套脏腑和经络，有疏肝解郁、理气和中、燥湿化痰、止咳消胀、健脾和胃、解酒等多种功效。其主要作用是调和肝胆和脾胃两大系统的关系，简称调和肝脾，也就是调和木和土的关系。香橼、佛手能鼓舞生发肝气，芳香醒脾，疏肝解郁，能帮助脾胃代谢痰湿，推动开导被壅滞的气机，对于肝气郁结伴胃脘部不适患者尤为适用。

病例六十一　（女，33 岁，病程 1 周，痹证，L5/S1 大块型，3 年 10 个月吸收率 84.6%）

基本资料：张某，女，33 岁，联系电话：1525003****。

初诊日期：2012 年 6 月 16 日。

主诉：腰痛牵及右下肢疼痛、麻木 1 周。

现病史：患者 1 周前无明显诱因下出现腰痛牵及右下肢疼痛，伴右下肢麻木感。现右侧腰腿部疼痛剧烈，活动后加重，夜间难以入睡。舌红，苔薄白，脉弦。

查体：腰椎生理曲度存在，L5/S1 右侧棘旁压痛（+）、叩击痛（+），并向右下肢放射，直腿抬高试验左 70°（−）、右 45°（+），右小腿后外侧皮肤感觉减退，双侧下肢肌力正常，马鞍区皮肤感觉正常。指地距 35 cm，JOA 评分 16 分。

MRI 表现：L5/S1 椎间盘巨大型突出。突出的椎间盘在椎管内压迫右侧神经根。突出率 100%。椎管最大层面面积约 4.1 cm²；突出物最大层面面积约 1.0 cm²，占椎管面积的 24.4%（图 3-61-1）。

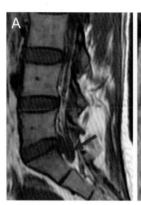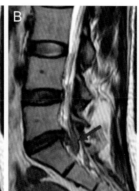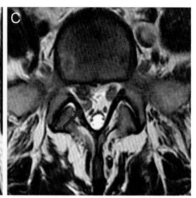

　　L5/S1 椎间盘巨大型突出，突出率 100%。椎管最大层面面积 4.1 cm²；突出物最大层面面积 1.0 cm²，占椎管面积的 24.4%。A、B 为 MRI 平扫矢状位像，显示突出物超过椎体后缘 10 mm 以上，Iwabuchi 分型 1 型；C 为 MRI 平扫轴位像，显示突出物较大，压迫硬膜囊，突出髓核呈等信号，位于椎管内偏右侧。

图 3-61-1　2012 年 6 月 16 日初诊时 MRI 图像

诊断：L5/S1 大块型腰椎间盘突出症（痹证）。

治法：益气化瘀，通络止痛。

处方：

① 消髓化核汤加减：

生黄芪 15 g	炙黄芪 15 g	当　归 10 g
防　己 10 g	威灵仙 30 g	木　瓜 20 g
水　蛭 6 g	地　龙 10 g	麸炒白术 10 g
猪　苓 10 g	茯　苓 10 g	薏苡仁 15 g
川牛膝 10 g		

共 14 剂，每日 1 剂，分 2 次饭后温服。

② 呋喃硫胺片 20 mg，3 次/日，口服 2 周。

③ 绝对卧床休息 2 周。

④ 密切观察病情变化，如出现症状进行性加重或马尾综合征，及时手术治疗。

二诊（2012 年 6 月 29 日）

患者腰腿痛症状无明显缓解，卧床无法自主翻身，右下肢放射痛及麻木感存在，夜寐不安，纳可，二便正常。查体：L4～S1 棘后棘旁压痛（+）、叩击痛（+），并向右下肢放射，直腿抬高试验左 70°（−）、右 40°（+），双下肢肌力正常，右下肢小腿外侧皮肤感觉较对侧减退，马鞍区皮肤感觉正常，病理反射未引出。指地距 30 cm，JOA 评分 16 分。患者临床症状较严重，疼痛无明显缓解，也无明显进行性加重表现，无马尾神经损伤症状。患者拒绝手术治疗，要求继续保守治疗。

处方：

① 消髓化核汤加减：

生黄芪 15 g	炙黄芪 15 g	当　　归 10 g
防　己 10 g	威灵仙 30 g	木　　瓜 20 g
水　蛭 6 g	地　龙 10 g	麸炒白术 10 g
猪　苓 10 g	茯　苓 10 g	薏苡仁 15 g
川牛膝 10 g	泽　兰 10 g	泽　　泻 10 g

共 14 剂，每日 1 剂，分 2 次饭后温服。

② 呋喃硫胺片 20 mg，3 次/日，口服 2 周。

③ 相对卧床 2 周。

④ 密切观察病情变化，如果症状加重或出现马尾综合征，及时手术治疗。

三诊（2012 年 7 月 15 日）

患者腰部疼痛缓解，右下肢放射痛及麻木感仍存在，双下肢肌力正常，夜间可入睡，无法长时间站立。查体：L4～S1 棘后棘旁压痛（＋）、叩击痛（＋），并向右下肢放射，直腿抬高试验左 80°（－）、右 50°（＋），双下肢肌力正常，右下肢小腿外侧皮肤感觉较对侧减退，马鞍区无麻木感，病理反射未引出，马鞍区皮肤感觉正常。指地距 25 cm，JOA 评分 19 分。

处方：

① 消髓化核汤加减：

生黄芪 15 g	炙黄芪 15 g	当　　归 10 g
防　己 10 g	威灵仙 30 g	木　　瓜 20 g
水　蛭 6 g	地　龙 10 g	麸炒白术 10 g
猪　苓 10 g	茯　苓 10 g	薏苡仁 15 g
川牛膝 10 g	泽　兰 10 g	泽　　泻 10 g

共 14 剂，每日 1 剂，分 2 次饭后温服。

② 密切观察病情变化，如果症状加重或出现马尾综合征，及时手术治疗。

四诊（2012 年 7 月 30 日）至七诊（2012 年 9 月 15 日）

患者每 2 周复诊一次，临床症状逐渐缓解。七诊时右下肢麻木感消失，腰腿痛症状基本缓解，无下肢放射痛，逐渐恢复工作。查体：腰部轻度压痛，无下肢放射痛，直腿抬高试验左 80°（－）、右 70°（－），双侧下肢肌力及皮肤感觉正常，右下肢麻木感消失，双侧下肢腱反射正常，病理反射未引出，马鞍区皮肤感觉正常。指地距 20 cm，JOA 评分 23 分。患者临床症状缓解，停服药物治疗。建议复查腰椎 MRI。恢复期指导患者进行腰背肌功能锻炼。

处方：

消髓化核汤加减：

生黄芪 15 g	炙黄芪 15 g	当　　归 10 g
防　己 10 g	威灵仙 30 g	木　　瓜 20 g
水　蛭 6 g	地　龙 10 g	麸炒白术 10 g
猪　苓 10 g	茯　苓 10 g	薏苡仁 15 g
川牛膝 10 g	泽　兰 10 g	泽　　泻 10 g

共 60 剂，每日 1 剂，分 2 次饭后温服。

八诊（2016 年 4 月 15 日）

3 年 10 个月后随访，患者诉劳累后偶发腰痛，无下肢麻木感，无下肢肌力减退，纳寐可，二便调。查体：腰部无压痛，无叩击痛，直腿抬高试验左 80°（－）、右 80°（－），双下肢肌力及皮肤感觉正常，马鞍区皮肤感觉正常，指地距 10 cm，JOA 评分 26 分。复查 MRI 显示 L5/S1 椎间盘突出物大部分重吸收，突出率 15.4%，吸收率 84.6%。突出物最大层面面积约 0.4 cm²，占椎管面积的 9.8%（图 3-61-2）。

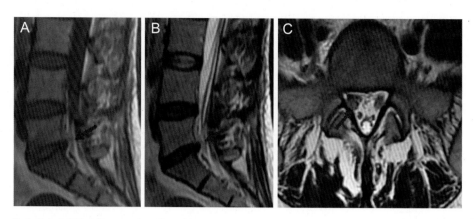

A、B、C为平扫MRI图像，L5/S1椎间盘髓核轻度突出。突出率15.4%，吸收率84.6%。突出物大部分重吸收，硬膜囊及神经根轻度受压。

图 3-61-2　2016 年 4 月 15 日复查 MRI 图像

九诊（2019 年 5 月 21 日）

7年后随访，患者腰腿痛症状完全缓解，久坐劳累后偶感腰痛，能正常工作与生活。查体：腰椎无压痛，无下肢放射痛，直腿抬高试验左90°（一）、右90°（一），双下肢肌力及皮肤感觉正常。马鞍区皮肤感觉正常。指地距10cm，JOA评分27分。

按　语

初诊病史特点： 女性，33岁，痹证，无外伤病史，病程1周，无马尾神经压迫症状。

首次影像学特点： L5/S1大块型，后纵韧带破裂型，突出率100%，Komori改良分型3型，MSU分型2-B型，椎管形态为三角型，Iwabuchi分型1型，无Modic改变。

治疗特点： 患者L5/S1椎间盘巨大型突出，初期症状较重。在患者能耐受的情况下，治疗过程中未应用消炎镇痛药物，单用消髓化核汤加减治疗。经3个月的保守治疗后，患者症状开始缓解，3年10个月后随访时突出物吸收率84.6%。患者在接受治疗过程中绝对卧床2周，相对卧床2周，口服西药时间4周，口服中药102剂，恢复工作时间2个月，3年10个月吸收率84.6%。腰椎间盘突出症的治疗主要取决于该病不同病理阶段和临床表现而采取相对应的治疗手段。多数腰椎间盘突出症经非手术治疗缓解后治愈，对于巨大型或游离型也不例外。突出物大小并不是决定治疗方案的依据。在患者能耐受的情况下，尽量少用或短期使用消炎镇痛药物。因为此类药物可抑制突出物周围的免疫炎症反应，而免疫反应恰恰是突出物发生重吸收的重要机制之一。鉴于目前治疗方法的多样化，对于腰椎间盘突出症急性期疼痛剧烈者，应该根据患者临床实际，科学决策，既不可错失手术时机，也不可过度手术。若在急性发作期疼痛剧烈，无法缓解，也可选用其他类型镇痛药物，如曲马多、哌替啶，1～3天症状缓解后即停药。

病例六十二（男，22岁，病程2月，痹证，L4/L5大块型，1年11个月吸收率87.4%）

基本资料： 高某，男性，22岁，联系电话：1876190****。

初诊日期： 2014年5月29日。

主诉： 腰痛2个月，症状加重伴双下肢麻木1周。

病史： 患者于2个月前打篮球时不慎扭伤腰部，致腰部疼痛、活动不利，当时卧床休息后缓解。1周前再次扭伤，致腰部疼痛牵及双下肢，伴双下肢麻木，行走困难。纳可，夜间翻身时疼痛，二便正常。

查体： L4/L5两侧棘旁压痛（＋）、叩击痛（＋），并向双下肢放射，直腿抬高试验左45°（＋）、右50°（＋），双侧小腿外侧皮肤感觉减退，双下肢肌力基本正常，马鞍区皮肤感觉正常，指地距46 cm，JOA评分12分。舌质红，苔黄腻，脉滑。

MRI表现： L4/L5椎间盘巨大型突出。突出的椎间盘在椎管中央推压硬膜囊，硬膜囊受压严重变形。突出率96.8%。椎管最大层面面积3.7 cm²；突出物最大层面面积2.5 cm²，占椎管面积的67.6%（图3-62-1）。

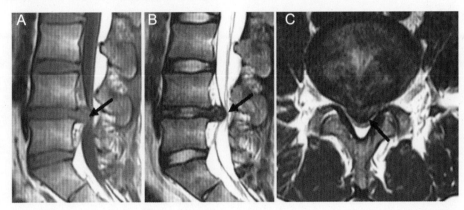

L4/L5椎间盘巨大型突出，突出率96.8%。椎管最大层面面积3.7 cm²；突出物最大层面面积2.5 cm²，占椎管面积的67.6%。A、B为MRI平扫矢状位像，突出物超过椎体后缘10 mm以上，边缘整齐，椎体后缘黑线（Blackline）中断，Iwabuchi分型1型；C为腰椎轴位像，显示突出物较大，压迫硬膜囊，位于椎管中央，硬膜囊严重受压变形，椎管形态为三角型。

图3-62-1　2014年5月29日初诊MRI图像

诊断： L4/L5大块型腰椎间盘突出症（痹证）。

治法： 益气化瘀，通络止痛。

处方：

① 消髓化核汤加味：

生黄芪30 g	威灵仙10 g	木瓜10 g
当归10 g	水蛭3 g	防己10 g
白芥子6 g	薏苡仁15 g	猪苓10 g
茯苓10 g	炒青皮6 g	陈皮6 g
制川乌6 g	制草乌6 g	制南星10 g

共14剂，每日1剂，分2次饭后温服。

② 甲钴胺片500 μg，3次/日，口服2周。

③ 醋氯芬酸胶囊100 mg，1次/日，口服2周。

④ 绝对卧床休息2周。

二诊（2014年6月12日）

患者腰腿痛症状稍有缓解，左小腿麻木缓解，右小腿仍感麻木，下地行走时双下肢放射痛。纳差，寐可，二便调。查体：L4/L5两侧棘旁压痛（＋）、叩击痛（＋），并向双下肢放射，直腿抬高试验左80°（＋）、右55°（＋），双侧小腿外侧皮肤感觉减退，左小腿麻木感较前好转，双下肢肌力正常。马鞍区皮肤感觉正常，指地距 38 cm，JOA 评分 13 分。

处方：

① 消髓化核汤加味：

生黄芪 30 g	威灵仙 10 g	木　瓜 10 g
当　归 10 g	水　蛭 3 g	防　己 10 g
白芥子 6 g	薏苡仁 15 g	猪　苓 10 g
茯　苓 10 g	炒青皮 6 g	陈　皮 6 g
制川乌 6 g	制草乌 6 g	制南星 10 g

共 14 剂，每日 1 剂，分 2 次饭后温服。

② 甲钴胺片 500 μg，3 次/日，口服 2 周。

③ 相对卧床休息 2 周。

三诊（2014 年 6 月 26 日）

患者腰腿痛及麻木症状缓解，可自行佩戴腰围下床活动，行走 100 m 以内无困难。查体：L4/L5 两侧棘旁压痛（±）、叩击痛（±），伴右下肢放射痛，直腿抬高试验左 80°（＋）、右 75°（＋），右小腿外侧皮肤感觉减退，左下肢麻木感消失，双下肢肌力正常，马鞍区皮肤感觉正常。指地距 30 cm，JOA 评分 15 分。

处方：

① 消髓化核汤加味：

生黄芪 30 g	威灵仙 10 g	木　瓜 10 g
当　归 10 g	水　蛭 3 g	防　己 10 g
白芥子 6 g	地　龙 10 g	猪　苓 10 g
茯　苓 10 g	炒青皮 6 g	陈　皮 6 g
薏苡仁 15 g		

共 14 剂，每日 1 剂，分 2 次饭后温服。

② 相对卧床休息 2 周。

四诊（2014 年 7 月 10 日）至十四诊（2014 年 12 月 12 日）

患者相对卧床休息 2 周后恢复正常生活，1 个月后恢复工作，腰腿痛症状有所反复，续服三诊方共 6 个月。十四诊时症状明显缓解，双下肢麻木感消失。查体：腰椎无明显压痛及放射痛，直腿抬高试验左 85°（－）、右 85°（＋），双下肢肌力及皮肤感觉正常，马鞍区皮肤感觉正常，指地距 20 cm，JOA 评分 24 分。予停服中药。嘱患者平日避免剧烈运动，避免久坐及搬重物等，适当进行腰背肌功能锻炼。

处方：

消髓化核汤加味：

生黄芪 30 g	威灵仙 10 g	木　瓜 10 g
当　归 10 g	水　蛭 3 g	防　己 10 g
白芥子 6 g	地　龙 10 g	猪　苓 10 g
茯　苓 10 g	炒青皮 6 g	陈　皮 6 g
薏苡仁 15 g		

共 150 剂，每日 1 剂，分 2 次饭后温服。

十五诊（2016 年 4 月 23 日）

16 个月后随访，患者症状未复发。查体：腰椎 L4/L5 局部压痛（－）、叩击痛（－），下肢放射痛消失，直腿抬高试验左 85°（－）、右 85°（－），双下肢肌力及皮肤感觉正常，马鞍区皮肤感觉正常，指地距 10 cm，JOA 评分 28 分。复查 MRI 显示突出物大部分重吸收，突出率 12.2%，吸收率 87.4%（图 3-62-2）。十五诊后患者未再复诊。

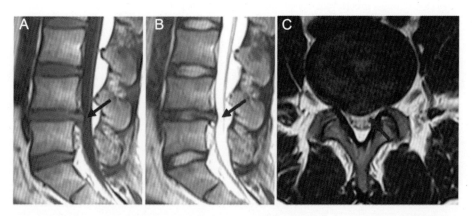

L4/L5 椎间盘突出，突出物明显缩小。突出率 12.2%，吸收率 87.4%。突出物最大层面面积 1.3 cm²，占椎管面积的 35.1%。

图 3-62-2　2016 年 4 月 23 日复查 MRI 图像

按 语

初诊病史特点：男性，22 岁，痹证，有打篮球外伤病史，病程 2 个月，无马尾神经压迫症状。

首次影像学特点：L4/L5 大块型，后纵韧带破裂，突出率 96.8%，Komori 改良分型 3 型，MSU 分型 3-AB 型，椎管形态为三角型，Iwabuchi 分型 1 型，无 Modic 改变。

治疗特点："急则治其标，缓则治其本"。患者 L4/L5 椎间盘巨大型突出，初期症状较重，伴有神经根受压后下肢麻木感，用消髓化核汤加乌星止痛汤，以增强活血、通络、止痛等功效，配合短期使用醋氯芬酸钠消炎镇痛，用甲钴胺营养神经。在患者能耐受的情况下，及时停用消炎镇痛药物，缓解期单纯使用消髓化核汤基本方进行治疗。经保守治疗后，患者症状明显缓解，突出物吸收率 87.4%。患者在接受治疗过程中绝对卧床 2 周，相对卧床 6 周，口服中药 192 剂，恢复工作时间 2 个月，1 年 11 个月吸收率 87.4%。《素问·逆调论》云："营气虚则不仁，卫气虚则不用，营卫俱虚则不仁且不用。"腰椎间盘突出症病因病机较为复杂，但其证可总概为正虚邪实，治宜扶正与祛邪兼顾。鉴于目前其治疗方法的多样化，对于腰椎间盘突出症急性期疼痛剧烈者，应该根据患者临床实际，科学决策，既不可错失手术时机，也不可过度手术。值得指出的是，中医的精髓是整体观念和辨证论治，单用一方一药不能解决所有的破裂型腰椎间盘突出症，但如果一人一方，则无规律可循，不利于日后临床科研，故多在消髓化核汤基础上进行加减治疗，时而舍证从症，时而舍症从证，抑或从禀赋体质等着手，从而为中医药治疗的安全性、有效性提供循证医学依据。

病例六十三 （女，44 岁，病程 3 年，痉证，L5/S1 大块型，5 个月吸收率 89.9%）

基本资料：刘某，女，44 岁，联系电话：1377183****。

初诊日期：2016 年 1 月 13 日。

主诉：腰痛 3 年，加重并牵及右下肢疼痛、麻木 1 周。

病史：患者于 3 年前无明显诱因下出现腰痛，症状反复发作，在外院行 CT 检查显示 L5/S1 巨大型腰椎间盘突出。外院医生建议手术治疗，患者拒绝手术，口服药物治疗后症状可缓解。近 1 周患者腰痛加重牵及右下肢麻木，行走及弯腰活动后症状加重，于是入院接受治疗。患者症状反复，正处于更年期，呈焦虑状态，经常唉声叹气，夜间睡眠不佳。舌红隐紫，苔薄白，脉细弦。

查体：腰椎生理曲度存在，L5/S1 棘突间及右侧棘旁压痛（＋）、叩击痛（＋），伴右下肢放射痛，直腿抬高试验左 80°（－）、右 30°（＋），双下肢肌力正常，右足跟及足底皮肤感觉减退，病理反射未引出，马鞍区皮肤感觉正常。指地距 40 cm，JOA 评分 15 分。

MRI 表现：L5/S1 椎间盘巨大型突出。突出的椎间盘在椎管内偏向右侧推压硬膜囊，右侧神经根受压。突出率 100.0%。椎管最大层面面积约 3.5 cm²；突出物最大层面面积约 1.8 cm²，占椎管面积的 51.4%（图 3-63-1）。

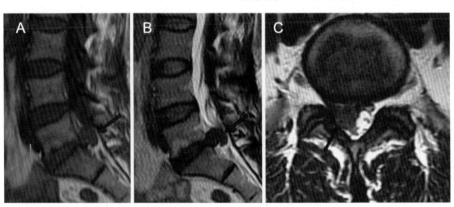

L5/S1 椎间盘巨大型突出，突出率 100.0%。椎管最大层面面积约 3.5 cm²；突出物最大层面面积约 1.8 cm²，占椎管面积的 51.4%。A、B 为 MRI 平扫矢状位像，突出物超过椎体后缘 10 mm 以上，边缘整齐，脱出的椎间盘组织与母体椎间盘的连续性存在；C 为腰椎平扫轴位像，显示突出物较大，压迫硬膜囊及神经根，位于椎管内偏右侧，硬膜囊不对称变形。

图 3-63-1　2016 年 1 月 13 日初诊 MRI 图像

诊断：L5/S1 大块型腰椎间盘突出症（痉证）。

治法：疏肝解郁，益气化瘀，理气止痛。

治疗方案：

① 消髓化核汤加减：

生黄芪 30 g	防 己 10 g	当 归 10 g
地 龙 10 g	水 蛭 6 g	木 瓜 20 g
威灵仙 30 g	白 术 10 g	白芥子 6 g
牛 膝 10 g	炙甘草 6 g	陈 皮 6 g
柴 胡 10 g	浮小麦 30 g	红 枣 10 枚

共 14 剂，每日 1 剂，分 2 次饭后温服。

② 地塞米松 5 mg，20% 的甘露醇 250 mL，1 次/天，静滴 3 天。

③ 卧床休息，避免久坐久站。密切观察病情变化，如果症状加重，及时手术治疗。

二诊（2016 年 2 月 8 日）

患者出院后 2 周复诊，诉腰腿痛症状反复，仍感右下肢疼痛、麻木，久坐劳累后明显，卧床休息时减轻。查体：L5/S1 棘后压痛（＋）、叩击痛（＋），并向右下肢放射，直腿抬高试验左 80°（－）、右 40°（＋），双下肢肌力正常，右足跟及足底皮肤感觉减退，病理征阴性，马鞍区皮肤感觉正常，指地距 35 cm，JOA 评分 17 分。患者腰腿痛症状反复，但无进行性加重表现，无马尾神经损伤表现。患者拒绝手术，要求继续保守治疗。

处方：

① 消髓化核汤加减：

生黄芪 30 g	防　己 10 g	当　归 10 g
地　龙 10 g	水　蛭 6 g	木　瓜 20 g
威灵仙 30 g	白　术 10 g	白芥子　6 g
牛　膝 10 g	炙甘草 6 g	陈　皮　6 g
柴　胡 10 g	浮小麦 30 g	红　枣 10 枚

共 30 剂，每日 1 剂，分 2 次饭后温服。

② 甲钴胺片 500 μg，每日 3 次，口服 1 个月。

③ 卧床休息 1 个月。

④ 密切观察病情变化，如出现症状进行性加重或马尾神经损伤症状，立即手术治疗。

三诊（2016 年 3 月 7 日）至五诊（2016 年 5 月 9 日）

患者每月复诊一次，治疗过程中腰腿痛症状逐渐好转。五诊时，患者腰腿痛症状基本缓解，右下肢足跟及足底部麻木感消失，无马尾神经损伤表现，大小便正常。查体：腰部轻度压痛，无叩击痛，无

下肢放射痛，直腿抬高试验左 80°（－）、右 60°（＋），双下肢肌力正常，右足跟及足底皮肤感觉正常，麻木感消失，马鞍区皮肤感觉正常，指地距 15 cm，JOA 评分 21 分。患者恢复正常工作。恢复期指导患者进行功能锻炼。续服二诊中药方 2 个月。

处方：

消髓化核汤加减：

生黄芪 30 g	防　己 10 g	当　归 10 g
地　龙 10 g	水　蛭 6 g	木　瓜 20 g
威灵仙 30 g	白　术 10 g	白芥子　6 g
牛　膝 10 g	炙甘草 6 g	陈　皮　6 g
柴　胡 10 g	浮小麦 30 g	红　枣 10 枚

共 120 剂，每日 1 剂，分 2 次饭后温服。

六诊（2016 年 6 月 26 日）

患者服用消髓化核汤加减共 5 个月后，腰腿痛症状完全缓解，右下肢麻木感消失，无不适主诉。查体：L5/S1 棘后棘旁无压痛，无下肢放射痛，直腿抬高试验左 80°（－）、右 80°（－），双下肢肌力及皮肤感觉正常，右足跟及足底部麻木感消失，病理反射未引出，马鞍区皮肤感觉正常，指地距 5 cm，JOA 评分 24 分。复查腰椎 MRI 显示 L5/S1 椎间盘轻度突出。突出率 10.1%，吸收率 89.9%。突出物最大层面面积约 0.2 cm²，占椎管面积的 5.7%，突出物较初诊时明显重吸收（图 3-63-2）。患者停服药物。恢复期指导患者进行腰背肌功能锻炼。

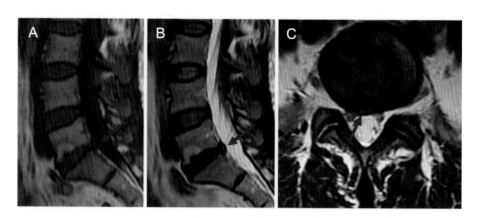

L5／S1 椎间盘轻度突出，突出率 10.1％，吸收率 89.9％。突出物最大层面面积约 0.2 cm²，占椎管面积的 5.7％。突出物较初诊时明显重吸收。

图 3-63-2　2016 年 6 月 26 日复查 MRI 图像

七诊（2020 年 1 月 5 日）

4 年后随访，患者腰腿痛症状未复发，无明显不适，正常生活与工作。查体：腰部无压痛，无叩击痛，无下肢放射痛，直腿抬高试验左 80°（－）、右 80°（－），下肢肌力及皮肤感觉正常，病理反射未引出，马鞍区皮肤感觉正常。指地距 10 cm，JOA 评分 28 分。

按 语

初诊病史特点： 女性，44 岁，痉证，无外伤病史，病程 3 年，无马尾神经压迫症状。

首次影像学特点： L5／S1 大块型，后纵韧带破裂，突出率 100％，Komori 改良分型 2 型，MSU 分型 3-AB 型，椎管形态为椭圆型，Iwabuchi 分型 2 型，Modic Ⅱ型改变。

治疗特点： 患者病程日久，久医不愈，初诊时情绪低落，不思饮食，喜悲伤欲哭，考虑患者为中年女性，遂配伍柴胡、陈皮，旨在抑肝扶脾。

配伍浮小麦 30 g、大枣 10 枚，取仲景"甘麦大枣汤"之妙义，养心柔肝解郁。该患者初诊时 MRI 显示突出率 100％，经输液及口服药物治疗后症状缓解，但后又出现症状反复，嘱患者绝对卧床休息。经保守治疗 3 个月后，患者症状逐渐缓解，5 个月后 MRI 复查显示突出物明显重吸收，吸收率 89.9％。患者在接受治疗过程中绝对卧床 2 周，相对卧床 2 周，静脉输液 3 天，口服西药时间 4 周，口服中药 164 剂，恢复工作时间 1.5 个月，5 个月吸收率 89.9％。妇女更年期临床表现各异，其病机多与脏燥病理相似，为"气郁化火，脏阴不足"。《内经》有云："肝苦急，急食甘以缓之。"《难经》则云："损其肝者益其中。"这也为我们从心因因素论治腰椎间盘突出症提供了新的思路。临证若见阵发性身热、脸赤、汗出，则可加麦冬以养心止汗；心烦不眠，可加百合、酸枣仁以养肝宁心；呵欠频作属于心肾两虚，可加山萸肉、党参以补养心肾。

病例六十四　（男，29 岁，病程 1 周，痉证，L5／S1 部分破裂型，4 年 6 个月吸收率 76.4％）

基本资料：何某，男，29 岁，联系电话：1309261＊＊＊＊。

初诊日期：2012 年 1 月 11 日。

主诉：左侧腰腿痛 1 周。

病史：患者于 1 周前无明显诱因下出现腰部疼痛牵及左下肢，活动受限，自觉夜间症状加重，伴有左下肢胀痛、刺痛。纳可，睡眠不佳，二便正常。

查体：腰椎生理曲度存在，L5／S1 左侧棘旁压痛（＋），并向左下肢放射，直腿抬高试验左 10°（＋）、右 70°（－），左跟腱反射较对侧减弱，双下肢皮肤感觉正常，双下肢肌力 V 级，马鞍区皮肤感觉正常，指地距 41 cm，JOA 评分 8 分。舌质淡紫，苔白，脉细涩。

MRI 表现：L5／S1 椎间盘巨大型突出。突出的椎间盘偏向左侧压迫硬膜囊，左侧神经根受压，左侧侧隐窝变窄，硬膜囊不对称变形。突出率 60.0％。椎管最大层面面积约 3.6 cm²；突出物最大层面面积约 1.2 cm²，占椎管面积的 33.3％（图 3-64-1）。

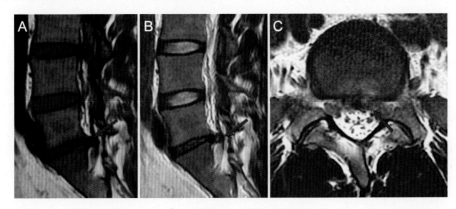

L5／S1 椎间盘巨大型突出，突出率 60％。椎管最大层面面积约 3.6 cm²；突出物最大层面面积约 1.2 cm²，占椎管面积的 33.3％。A、B 为 MRI 平扫矢状位像，突出物超过椎体后缘 8 mm 以上，边缘整齐，脱出的椎间盘组织与母体椎间盘相连，Iwabuchi 分型 1 型；C 为腰椎轴位像，显示突出物较大，压迫硬膜囊及神经根，游离髓核呈等信号，位于椎管内偏左侧，硬膜囊不对称变形，椎管形态为椭圆型。

图 3-64-1　2012 年 1 月 11 日初诊 MRI 图像

诊断：L5／S1 部分破裂型腰椎间盘突出症（痉证）。

治法：益气化瘀，通络止痛。

处方：

① 消髓化核汤加减：

生黄芪 30 g	防　己 10 g	当　归 10 g
水　蛭 6 g	威灵仙 30 g	木　瓜 20 g
白芥子 6 g	川　芎 6 g	炒白术 10 g
茯　苓 15 g	川牛膝 10 g	丹　参 10 g
乳　香 6 g	没　药 6 g	

共 14 剂，每日 1 剂，分 2 次饭后温服。

② 绝对卧床休息 1 周。

③ 进行腰背肌功能锻炼。

二诊（2013 年 1 月 7 日）

患者于 1 年前就诊后口服初诊方 2 周，1 年内未再复诊。此后腰腿痛反复发作，卧床休息后可缓解。此次腰腿痛又发作，呈被动屈曲体位，无法行走，遂由人送至我院。查体：L5／S1 左侧棘旁压痛并向左下肢放射，双下肢肌力及皮肤感觉正常，直腿抬高试验左 10°（＋）、右 60°（－），马鞍区皮肤感觉正常，JOA 评分 5 分。复查 MRI 显示 L5／S1 椎间盘巨大型突出，与初诊时相比，突出物增大，突出率72.9%（图3-64-2）。患者拒　　绝服用西药，拒绝手术治疗。

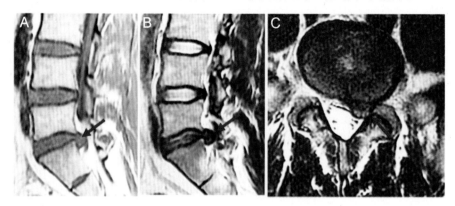

L5/S1椎间盘巨大型突出。突出物较前增大，突出率72.9%。突出物最大层面面积约1.5 cm²，占椎管面积的41.7%。

图3-64-2　2013年1月7日第一次复查MRI图像

处方：

① 消髓化核汤加减：

生黄芪30 g	防　己10 g	当　归10 g
水　蛭6 g	威灵仙30 g	木　瓜20 g
白芥子6 g	川　芎6 g	炒白术10 g
茯　苓15 g	川牛膝10 g	丹　参10 g
全　蝎3 g		

共14剂，每日1剂，分2次饭后温服。

② 绝对卧床休息2周。

三诊（2013年1月21日）至五诊（2013年2月25日）

患者就诊期间继续服用二诊方，约半月复诊一次，其间又相对卧床休息2周后，五诊时症状稍缓解，但仍感左下肢疼痛，行走200 m后疼痛加重。病程中未出现马尾神经压迫症状。

处方：

消髓化核汤加减：

生黄芪30 g	防　己10 g	当　归10 g
水　蛭6 g	威灵仙30 g	木　瓜20 g
白芥子6 g	川　芎6 g	炒白术10 g
茯　苓15 g	川牛膝10 g	丹　参10 g
全　蝎3 g		

共30剂，每日1剂，分2次饭后温服。

六诊（2013年3月10日）

患者服用二诊方共2个月后，腰腿痛明显缓解，纳可，二便调。查体：L5/S1左侧棘旁压痛（±），左下肢放射痛（＋），直腿抬高试验左60°（＋）、右70°（－），双下肢肌力及皮肤感觉正常，马鞍区皮肤感觉正常，指地距21 cm，JOA评分18分。复查MRI显示突出物未吸收，与2013年1月7日第一次复查时相仿（图3-64-3）。继续口服消髓化核汤1个月，适当进行床上腰背肌功能锻炼。

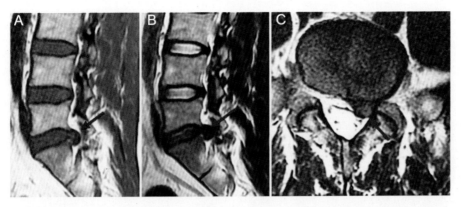

L5/S1 椎间盘突出，突出物与 2013 年 1 月 7 日第一次复查时基本相仿，无明显变化。

图 3-64-3　2013 年 3 月 10 日第二次复查 MRI 图像

处方：

消髓化核汤加减：

生黄芪 30 g	防　己 10 g	当　归 10 g
水　蛭 6 g	威灵仙 30 g	木　瓜 20 g
白芥子 6 g	川　芎 6 g	炒白术 10 g
茯　苓 15 g	川牛膝 10 g	丹　参 10 g
全　蝎 3 g		

共 30 剂，每日 1 剂，分 2 次饭后温服。

七诊（2013 年 4 月 5 日）

患者腰腿痛症状进一步缓解，日常生活无困难，劳累后感腰腿酸痛。查体：L5/S1 左侧棘旁压痛（±），左下肢放射痛较前好转，直腿抬高试验左 60°（＋）、右 70°（－），双下肢肌力及皮肤感觉正常，马鞍区皮肤感觉正常，指地距 21 cm，JOA 评分 22 分。遂停服中药，恢复正常工作。

八诊（2013 年 5 月 25 日）

6 周后复查，患者腰腿痛症状进一步好转，无下肢放射痛，纳寐可，二便调。查体：L5/S1 左侧棘旁压痛（±），无双下肢放射痛，直腿抬高试验左 70°（±）、右 80°（－），双下肢肌力及皮肤感觉正常，马鞍区皮肤感觉正常，指地距 12 cm，JOA 评分 25 分。第三次复查 MRI 显示突出物较前缩小，突出率 36.5%，吸收率 49.9%（图 3-64-4）。

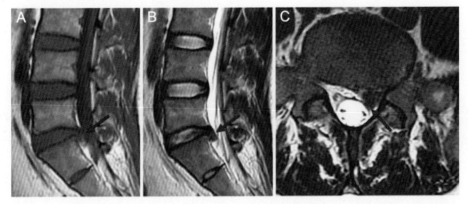

　L5/S1 椎间盘突出，突出物较前稍缩小，突出率 36.5%，吸收率 49.9%，突出物最大层面面积约为 1.1 cm²，占椎管面积的 30.6%。

图 3-64-4　2013 年 5 月 25 日第三次复查 MRI 图像

九诊（2016年7月1日）

3年后随访，患者一般情况良好，无异常不适。查体：腰部无压痛，无下肢放射痛，直腿抬高试验左80°（-）、右90°（-），双下肢肌力及皮肤感觉正常，马鞍区皮肤感觉正常，指地距15 cm，JOA评分29分。第四次复查MRI显示突出物大部分吸收，突出率17.2%，吸收率76.4%（图3-64-5）。九诊后患者未再复诊。

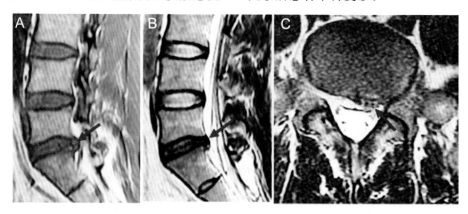

L5/S1椎间盘轻度突出。突出率17.2%，吸收率76.4%。突出物最大层面面积约0.9 cm²，占椎管面积的25%。与2013年1月7日第一次复查时相比，突出物明显缩小，硬膜囊无明显受压及变形。

图3-64-5 2016年7月1日第四次复查MRI图像

按 语

初诊病史特点：男性，29岁，痉证，无外伤病史，病程1周，无马尾神经压迫症状。

首次影像学特点：L5/S1部分破裂型，后纵韧带破裂，突出率60.0%，Komori改良分型2型，MSU分型2-B型，椎管形态为椭圆型，Iwabuchi分型1型，无Modic改变。

治疗特点：患者第一次就诊后口服中药方1周症状即缓解，1年内未再复诊。1年后腰腿痛复发，且突出物有所增大，拒绝手术及西药治疗，要求单纯中药治疗，遂予消髓化核汤加全蝎以增强通络止痛功效。初期患者症状缓解缓慢，2个月后突出物并未重吸收，但症状逐渐缓解，"症""像"不完全一致。继续服用消髓化核汤2个月后，症状基本完全缓解，突出物仅略有吸收。直到3年后随访，患者腰腿痛未复发，复查MRI显示突出物明显重吸收，吸收率76.4%。这在一定程度上说明保守治疗需要一定的时间，须耐心等待。患者在接受治疗过程中绝对卧床3周，相对卧床2周，口服中药88剂，恢复工作时间3个月，4年6个月吸收率76.4%。大量的临床试验数据表明，腰椎间盘突出症患者手术与保守治疗的长期疗效相似，因非手术治疗而出现灾难性加重（马尾综合征或肌力丧失）的风险很小。非手术治疗破裂型腰椎间盘突出症虽有潜在风险，但德国学者Juergen Kraemer指出，椎间盘突出的自然病程有随移位椎间盘组织自发性缩小和受累神经根的适应性而改变的特点，如果有足够的时间和耐心，症状会显著改善，有时甚至治愈。目前其治疗方法多样化，临床医生应该根据患者实际情况，仔细分析，认真评估，科学决策，制定个体化治疗方案，辨证施治，既不可错失手术时机，也不可过度手术。不管在急性期还是缓解期，绝对卧床休息是重要的"止痛药"之一。

病例六十五 （男，23岁，病程1年，痿证，L3/L4部分破裂型，4年6个月吸收率93.3%）

基本资料：毕某，男，23岁，联系电话：1396251****。

初诊日期：2012年10月6日。

主诉：腰痛牵及左下肢1年，加重1周。

病史：患者于1年前无明显诱因下出现腰部疼痛牵及左下肢，自服药物后症状缓解。1周前疼痛加剧，活动不利，甚至不能行走。无外伤史。

查体：腰椎生理曲度存在，L3/L4左侧棘旁压痛（＋）、叩击痛（＋），并向左下肢放射，直腿抬高试验左55°（＋），右90°（－），左踝背伸肌力IV级，左侧膝腱反射较右侧弱，双侧跟腱反射正常，双下肢皮肤感觉正常，马鞍区皮肤感觉正常，指地距20cm，JOA评分16分。舌淡红，苔薄，脉细。

MRI表现：L3/L4椎间盘突出。突出的椎间盘在中央偏左压迫硬膜囊。突出率76.8%。椎管最大层面面积约3.0 cm²；突出物最大层面面积1.9 cm²，占椎管面积的63.3%（图3-65-1）。

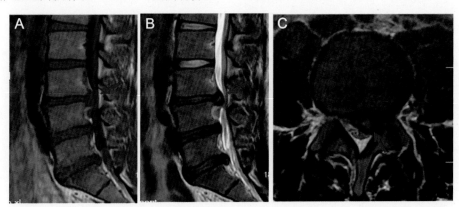

L3/L4椎间盘巨大型突出，突出率76.8%。椎管最大层面面积约3.0 cm²；突出物最大层面面积1.9 cm²，占椎管面积的63.3%。A、B为MRI平扫矢状位像，突出物超过椎体后缘10 mm；C为腰椎轴位像，显示突出物较大，位于椎管中央偏左压迫硬膜囊，椎管形态为三角型。

图3-65-1　2012年10月6日初诊MRI图像

诊断：L3/L4部分破裂型腰椎间盘突出症（痿证）。

治法：益气利水，活血化瘀。

处方：

① 消髓化核汤：

生黄芪20 g　　防 己10 g　　当 归10 g

白芥子 6 g　　川 芎15 g　　炒白术10 g

地 龙10 g　　水 蛭 6 g　　威灵仙10 g

木 瓜10 g

共14剂，每日1剂，分2次饭后温服。

② 甲钴胺片500 μg，口服，3次/日。

③ 绝对卧床休息2周。

二诊（2012年10月20日）

患者腰腿痛症状稍缓解，偶有左下肢牵痛，纳差，夜寐安，二便调。查体：腰部广泛压痛（＋）、叩击痛（＋），左下肢放射痛好转，直腿抬高试验左70°（＋）、右90°（－），左踝背伸肌力IV级，双侧跟膝腱反射正常，双下肢皮肤感觉正常，马鞍区皮肤感觉正常。指地距16cm，JOA评分18分。

处方：

① 消髓化核汤：

生黄芪20 g　　防 己10 g　　当 归10 g

白芥子 6 g　　川 芎15 g　　炒白术10 g

地　龙 10 g　　水　蛭 6 g　　威灵仙 10 g

木　瓜 10 g

共 14 剂，每日 1 剂，分 2 次饭后温服。

② 甲钴胺片 500 μg，3 次／日，口服 2 周。

③ 绝对卧床休息 2 周。

三诊（2012 年 11 月 3 日）

患者口服中药及甲钴胺片 1 个月后来门诊复诊，自觉腰腿痛症状部分缓解，左下肢牵痛不明显，稍有胃部不适，纳寐可，二便调。查体：腰部压痛（±），无双下肢放射痛，直腿抬高试验左 80°（－）、右 90°（－），左踝背伸肌力 V 级（恢复正常），双侧跟膝腱反射正常，双下肢皮肤感觉正常，马鞍区皮肤感觉正常。指地距 14 cm，JOA 评分 21 分。

处方：

① 消髓化核汤去水蛭，加茯苓 10 g、陈皮 6 g，以健脾和胃：

生黄芪 20 g　　防　己 10 g　　当　归 10 g

白芥子 6 g　　川　芎 15 g　　炒白术 10 g

地　龙 10 g　　威灵仙 10 g　　木　瓜 10 g

茯　苓 10 g　　陈　皮 6 g

共 14 剂，每日 1 剂，分 2 次饭后温服。

② 加强腰背肌功能锻炼，继续相对卧床休息 2 周。

四诊（2012 年 11 月 18 日）至八诊（2013 年 1 月 11 日）

患者腰腿痛症状逐渐缓解，续服三诊方 2 个月后，八诊时自诉腰腿痛不明显，劳累时偶有腰部酸痛，左下肢无牵痛，纳寐可，二便调。查体：腰部无压痛，无双下肢放射痛，直腿抬高试验左 80°（－）、右 90°（－），左踝背伸肌力 V 级，双侧跟膝腱反射正常，双下肢肌力及皮肤感觉正常，马鞍区皮肤感觉正常。指地距 10 cm，JOA 评分 27 分。

处方：

消髓化核汤加减：

生黄芪 20 g　　防　己 10 g　　当　归 10 g

白芥子 6 g　　川　芎 15 g　　炒白术 10 g

地　龙 10 g　　威灵仙 10 g　　木　瓜 10 g

茯　苓 10 g　　陈　皮 6 g

共 45 剂，每日 1 剂，分 2 次饭后温服。

九诊（2017 年 3 月 25 日）

初诊 4 年后随访，患者诉平时腰腿痛不明显，劳累时偶有腰部酸痛，左下肢无牵痛，正常生活无障碍。查体：腰部无压痛，无双下肢放射痛，直腿抬高试验左 80°（－）、右 90°（－），双下肢肌力及皮肤感觉正常，马鞍区皮肤感觉正常，指地距 10 cm，JOA 评分 28 分。复查 MRI 显示突出物大部分重吸收，突出率 5.2%，吸收率 93.3%（图 3-65-2）。

十诊（2019 年 9 月 21 日）

7 年后随访，患者症状未复发，无明显不适，正常生活与工作。查体：腰部无压痛，无叩击痛，无下肢放射痛，直腿抬高试验左 90°（－）、右 90°（－），双侧下肢肌力及皮肤感觉正常，病理反射未引出，马鞍区皮肤感觉正常。指地距 5 cm，JOA 评分 28 分。

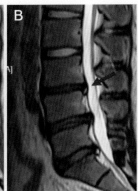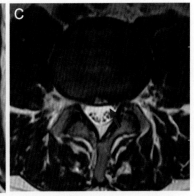

L3/L4 椎间盘突出物大部分重吸收，突出率 5.2%，吸收率 93.3%。突出物最大层面面积 0.3 cm²，占椎管面积的 10.0%。

图 3-65-2　2017 年 3 月 25 日复查 MRI 图像

按　语

初诊病史特点： 男性，23 岁，痿证，无外伤史，病程 1 年，左侧 L4 神经根受压，左踝背伸肌力下降，无马尾神经压迫症状。

首次影像学特点： L3/L4 部分破裂型，后纵韧带破裂，突出率 76.8%，Komori 改良分型 3 型，MSU 分型 3-AB 型，椎管形态为三角型，Iwabu-chi 分型 1 型，无 Modic 改变。

治疗特点： 患者 L3/L4 椎间盘突出较大，初诊时出现左踝背伸肌力下降，但无足下垂。患者坚持要求中医药保守治疗。予绝对卧床、口服消髓化核汤以缓解急性期症状，予甲钴胺营养神经以促进神经功能恢复。经治疗后，患者临床症状逐渐缓解。患者既往有胃炎病史，在用药过程中出现胃部不适，遂去地龙、水蛭等虫类药，加茯苓、陈皮以健脾和胃，之后胃部不适症状缓解。

患者口服消髓化核汤加减 3 个月后症状基本消失，未再来复诊。4 年后随访，患者未复发，MRI 显示突出物吸收率 93.3%。患者在接受治疗过程中绝对卧床 4 周，相对卧床 2 周，口服中药 87 剂，口服西药时间 1 个月，恢复工作时间 3 个月，4 年 6 个月吸收率 93.3%。现代研究证明，腰椎间盘突出重吸收有众多机制参与，如何有针对性地干预，触发或激活重吸收的有效途径和机制环节，使其从临床"少见现象"向"非少见现象"转化，需要未来在循证医学方面做更深入的研究。本例患者虽无明显马尾神经损伤症状，但出现左下肢肌力下降，根据现代医学理论，患者宜尽早手术治疗。然而该例患者经中医药综合保守治疗后，症状缓解，肌力基本恢复正常，并没有因采取非手术方法而出现灾难性或不可逆性损害，这也让我们重新审视破裂型腰椎间盘突出症的治疗指征和策略。

病例六十六 （男，48 岁，病程 1 天，痉证，L4/L5 大块型，2 年 2 个月吸收率 94.6%）

基本资料： 柳某，男，48 岁，联系电话：1526258＊＊＊＊。

初诊日期： 2015 年 5 月 2 日。

主诉： 腰痛牵及右下肢 1 天。

病史： 患者于 1 天前无明显诱因下出现腰痛伴右下肢疼痛，在我院住院治疗，经地塞米松、甘露醇静滴 3 天后疼痛缓解。腰椎 MRI 显示 L4/L5 椎间盘巨大型突出。

专科查体： 脊柱无侧弯畸形，腰椎生理曲度变直，L4~S1 棘后棘旁压痛（＋）、叩击痛（＋），并向右下肢放射，直腿抬高试验左 70°（－）、右 30°（＋），双侧跟膝腱反射正常，双下肢皮肤感觉正常，双下肢肌力正常，马鞍区皮肤感觉正常。指地距 20 cm，JOA 评分 17 分。舌红隐紫，苔黄腻，脉滑数。

MRI 表现： L4/L5 椎间盘巨大型突出。突出的椎间盘在椎管内中央偏右侧推压硬膜囊，右侧神经根受压。突出率 92.4%。椎管最大层面面积约 3.7 cm²，突出物最大层面面积约 1.2 cm²，占椎管面积的 32.4%（图 3-66-1）。

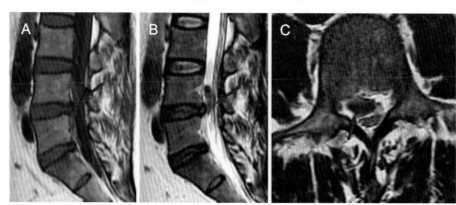

　　L4/L5 椎间盘巨大型突出，突出髓核向上游离。突出率 92.4%。椎管最大层面面积约 3.7 cm²；突出物最大层面面积约 1.2 cm²，占椎管面积的 32.4%。A、B 为 MRI 平扫矢状位像，突出物超过椎体后缘 8 mm 以上，边缘整齐，脱出的椎间盘组织与母体椎间盘的连续性消失；C 为腰椎平扫轴位像，显示突出物较大，压迫硬膜囊及神经根，位于椎管内偏右侧，硬膜囊不对称变形。

图 3-66-1　2015 年 5 月 2 日初诊 MRI 图像

诊断： L4/L5 大块型腰椎间盘突出症（痉证）。

治法： 益气化瘀，清热利湿。

处方：

①消髓化核汤加减：

生黄芪 30 g	防 己 10 g	当 归 10 g
地 龙 10 g	水 蛭 6 g	木 瓜 20 g
威灵仙 30 g	白芥子 6 g	牛 膝 10 g
猪 苓 10 g	苍 术 10 g	黄 柏 10 g

共 14 剂，每日 1 剂，分 2 次饭后温服。

② 地塞米松 5 mg，20%甘露醇 250 mL，1 次/天，静滴 3 天。

③ 卧床休息。密切观察病情变化，如症状加重，及时手术治疗。

二诊（2015 年 5 月 18 日）

患者出院后 2 周复诊，腰腿痛症状缓解，右下肢仍有牵痛，无马尾神经压迫症状，纳寐可，二便调。查体：L4/L5 棘后棘旁压痛（＋），叩击痛（＋），右下肢放射痛较前好转，直腿抬高试验左 70°（－）、右 45°（＋），双侧跟膝腱反射正常，双下肢肌力及皮肤感觉正常，马鞍区皮肤感觉正常。

指地距 15 cm，JOA 评分 20 分。

处方：

① 消髓化核汤加减：

生黄芪 30 g　　防　己 10 g　　当　归 10 g

地　龙 10 g　　水　蛭 6 g　　木　瓜 20 g

威灵仙 30 g　　白芥子 6 g　　牛　膝 10 g

猪　苓 10 g

共 30 剂，每日 1 剂，分 2 次饭后温服。

② 相对卧床休息 1 个月。

三诊（2015 年 6 月 8 日）至五诊（2015 年 8 月 10 日）

经服用中药方治疗 4 个月后患者腰腿痛症状消失。查体：L4／L5 棘后轻压痛（+），无下肢放射痛，直腿抬高试验左 80°（一）、右 80°（一），双下肢肌力及皮肤感觉正常，马鞍区皮肤感觉正常。指地距 10 cm，JOA 评分 24 分。予停服药物治疗，建议患者复查腰椎 MRI。恢复期指导患者进行腰背肌功能锻炼。

处方：

消髓化核汤加减：

生黄芪 30 g　　防　己 10 g　　当　归 10 g

地　龙 10 g　　水　蛭 6 g　　木　瓜 20 g

威灵仙 30 g　　白芥子 6 g　　牛　膝 10 g

猪　苓 10 g

共 90 剂，每日 1 剂，分 2 次饭后温服。

六诊（2017 年 7 月 10 日）

2 年后随访，患者无明显腰腿痛症状。查体：L4／L5 棘后棘旁压痛（一），无下肢放射痛，直腿抬高试验左 80°（一）、右 80°（一），双下肢肌力及皮肤感觉正常，病理反射未引出，马鞍区皮肤感觉正常，指地距 5 cm，JOA 评分 26 分。复查腰椎 MRI 显示 L4／L5 椎间盘轻度突出，突出率 5.0％，吸收率 94.6％。突出物最大层面面积约 0.1 cm²，占椎管面积的 2.7％，突出物明显重吸收（图 3-66-2）。

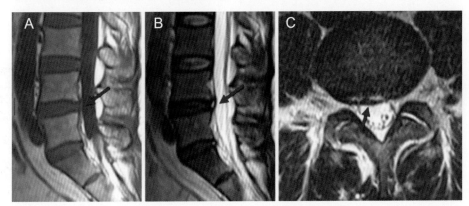

L4／L5 椎间盘轻度突出。突出率 5.0％，吸收率 94.6％。突出物最大层面面积约 0.1 cm²，占椎管面积的 2.7％。突出物较初诊时明显重吸收。

图 3-66-2　2017 年 7 月 10 日复查 MRI 图像

七诊（2019 年 8 月 1 日）

4 年 3 个月后随访，患者症状未复发，无明显不适，正常生活与工作。查体：腰部无压痛，无叩击痛，无下肢放射痛，直腿抬高试验左 90°（一）、右 90°（一），下肢肌力及皮肤感觉正常，病理反射未引出，马鞍区皮肤感觉正常。指地距 5 cm，JOA 评分 27 分。

按 语

初诊病史特点： 男性，48 岁，痉证，否认外伤病史，病程 1 天，无马尾神经压迫症状。

初诊时 MRI 分型： L4/L5 大块型，后纵韧带破裂，突出率 92.4%，Komori 改良分型 3 型，MSU 分型 3-AB 型，Iwabuchi 位移（＋），Iwabuchi 分型 1 型，无 Modic 改变。

治疗特点： 患者急性起病，临床症状严重，要求中药保守治疗。由于患者湿热症状较重，遂予消髓化核汤加二妙散，以益气化瘀、清热利湿。待湿热征象消除后去黄柏、苍术，用消髓化核汤治疗。该患者初诊时 MRI 显示突出率 92.4%，经卧床休息及口服药物治疗后症状缓解。嘱患者绝对卧床。经保守治疗后，患者症状逐渐缓解，2 年后 MRI 复查显示突出物明显重吸收，吸收率 94.6%。患者在接受治疗过程中绝对卧床 2 周，相对卧床 4 周，口服中药 134 剂，恢复工作时间 2 周，2 年 2 个月吸收率 94.6%。明代名医秦景明谓："湿热腰痛之证，内热烦热，自汗口渴，二便赤涩，酸痛沉重。"本例患者处于痉证急性期，多由于腰痛之因于湿热者，或因外感湿热时邪，或因厚味饮食、脾胃失和以致湿热内蕴所致，筋脉拘挛或肝郁气滞，经络不畅，肢节运动不利。临床上多表现为腰背部强直、活动受限、腰部及下肢肌张力增高、直腿抬高试验＜30°、腱反射亢进、踝髌阵挛等。临床上当与痹证、痿证相鉴别，方可全面准确地把握病情，对症下药，取得良效。临证酌加土茯苓、木瓜以渗湿舒筋，加强药效。热重烦痛、口渴尿赤者，加栀子、生石膏、忍冬藤、滑石以清热除烦；湿偏重，伴身重痛、纳呆者，加防己、萆薢、蚕沙、木通等除湿通络；兼有风象而见咽喉肿痛、脉浮数者，加柴胡、黄芩、僵蚕发散风邪；湿热日久兼有伤阴之象者，加二至丸。

病例六十七 （男，37 岁，病程 3 月，痉证，L5／S1 部分破裂型，3 年吸收率 79.0%）

基本资料： 郑某，男，37 岁，联系电话：1866250＊＊＊＊。

初诊日期： 2014 年 6 月 28 日。

主诉： 扭伤致腰痛牵及左下肢 3 个月，加重 1 周。

病史： 患者于 3 个月前不慎损伤腰部，休息后疼痛无好转。1 周前腰痛症状加重，伴左下肢疼痛、麻木，行动不利。纳可，夜寐尚可，二便调。

查体： 腰椎生理曲度存在，L5／S1 左侧棘旁压痛（＋）、叩击痛（＋），并向左下肢放射，直腿抬高试验左 25°（＋）、右 70°（－），左小腿后外侧皮肤感觉减退，左侧跟腱反射减弱，双下肢肌力正常，马鞍区皮肤感觉正常，指地距 31 cm，JOA 评分 11 分。舌红，苔黄腻，脉滑。

MRI 表现： L5／S1 椎间盘巨大型突出。突出的椎间盘在椎管中央偏左压迫硬膜囊。突出率 71.8%。椎管最大层面面积约 3.8 cm²，突出物最大层面面积约 1.7 cm²，占椎管面积的 44.7%（图 3-67-1）。

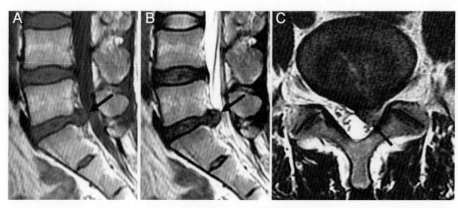

L5／S1 椎间盘巨大型突出，突出率 71.8%。椎管最大层面面积约 3.8 cm²；突出物最大层面面积约 1.7 cm²，占椎管面积的 44.7%。A、B 为 MRI 平扫矢状位像，突出物超过椎体后缘 8 mm 以上，边缘整齐，Iwabuchi 分型 1 型，椎体后缘黑线（Blackline）中断；C 为腰椎轴位像，显示突出物较大，压迫硬膜囊，突出髓核呈稍高信号，位于椎管中央偏左，椎管形态为椭圆型。

图 3-67-1　2014 年 6 月 28 日初诊 MRI 图像

诊断： L5／S1 部分破裂型腰椎间盘突出症（痉证）。

治法： 益气化瘀，清热利湿止痹痛。

处方：

① 消髓化核汤合四妙散加减：

生黄芪 20 g	炙黄芪 20 g	木　瓜 10 g
当　归 10 g	水　蛭 3 g	防　己 10 g
白芥子 6 g	炒白术 10 g	炒苍术 10 g
黄　柏 3 g	猪　苓 10 g	茯　苓 10 g
炒青皮 6 g	陈　皮 6 g	炒薏苡仁 15 g

共 14 剂，每日 1 剂，分 2 次饭后温服。

② 迈之灵片 300 mg，1 次／日，口服 2 周。

③ 呋喃硫胺片 50 mg，3 次／日，口服 2 周。

④ 绝对卧床休息 2 周。

⑤ 密切观察病情变化，如出现症状进行性加重或马尾综合征，及时手术治疗。

二诊（2014 年 7 月 14 日）

患者腰腿痛症状缓解不明显，行动不利，纳差，夜寐尚可。查体：L5／S1 左侧棘旁压痛（＋）、叩击痛（＋），并向左下肢放射，直腿抬高试验左

30°（＋）、右70°（－），左小腿后外侧皮肤感觉减退，双下肢肌力正常，马鞍区皮肤感觉正常，指地距30 cm，JOA评分12分。

处方：

① 消髓化核汤合四妙散加减：

生黄芪20 g	炙黄芪20 g	木　瓜10 g
当　归10 g	水　蛭3 g	防　己10 g
白芥子6 g	炒白术10 g	炒苍术10 g
黄柏3 g	猪苓10 g	茯　苓10 g
炒青皮6 g	陈　皮6 g	炒薏苡仁15 g
红景天30 g		

共30剂，每日1剂，分2次饭后温服。

② 醋氯芬酸胶囊100 mg，口服，1次／日。症状缓解即停用。

③ 相对卧床休息2周。

④ 进行腰背肌功能锻炼。

⑤ 密切观察病情变化。

三诊（2014年8月15日）至四诊（2014年9月5日）

患者口服醋氯芬酸胶囊1周后，腰腿痛逐渐减轻，遂停用。单纯口服二诊方去苍术、黄柏，纳

可，夜寐可。续服二诊方1个月，相对卧床休息1个月。

处方：

消髓化核汤加减：

生黄芪20 g	炙黄芪20 g	木　瓜10 g
当　归10 g	水　蛭3 g	防　己10 g
白芥子6 g	炒白术10 g	猪苓10 g
茯　苓10 g	炒青皮6 g	陈　皮6 g
炒薏苡仁15 g	红景天30 g	

共45剂，每日1剂，分2次饭后温服。

五诊（2014年9月21日）

患者腰腿痛症状较此前就诊时好转不明显，左小腿麻木稍好转，纳可，二便调。查体：L5／S1棘后左侧棘旁压痛（＋）、叩击痛（＋）、左下肢放射痛（＋），直腿抬高试验左40°（＋）、右70°（－），左小腿后外侧皮肤感觉减退，双下肢肌力正常，马鞍区皮肤感觉正常，指地距29 cm，JOA评分14分。第一次复查MRI平扫显示突出物较前未见明显缩小，突出率70％（图3-67-2）。建议患者手术治疗，患者坚持要求保守治疗。

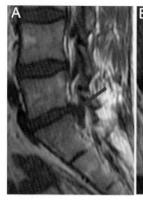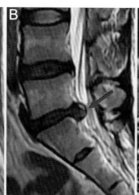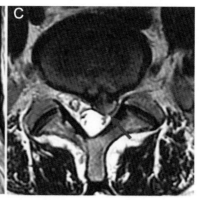

L5／S1椎间盘巨大型突出，突出物较前未见缩小。

图3-67-2　2014年9月21日第一次复查MRI图像

处方：

① 消髓化核汤加减：

生黄芪20 g	炙黄芪20 g	川　芎10 g
木　瓜10 g	当　归10 g	水　蛭6 g

防　己 10 g	白芥子 6 g	炒白术 10 g
赤　芍 10 g	茯　苓 10 g	延胡索 10 g
甘　草 6 g	炒薏苡仁 30 g	红景天 30 g

共 14 剂，每日 1 剂，分 2 次饭后温服。

② 相对卧床休息 2 周。

③ 适当进行腰背肌功能锻炼。

④ 密切观察病情变化。

六诊（2014 年 10 月 7 日）至九诊（2014 年 12 月 25 日）

患者每半月复诊一次，临床症状逐渐缓解，无马尾神经损伤表现，复诊期间又服用五诊方 2.5 个月。

消髓化核汤加减：

| 生黄芪 20 g | 炙黄芪 20 g | 川　芎 10 g |
| 木　瓜 10 g | 当　归 10 g | 水　蛭 6 g |

防　己 10 g	白芥子 6 g	炒白术 10 g
赤　芍 10 g	茯　苓 10 g	延胡索 10 g
甘　草 6 g	炒薏苡仁 30 g	红景天 30 g

共 90 剂，每日 1 剂，分 2 次饭后温服。

十诊（2015 年 1 月 13 日）

患者临床症状明显缓解，腰腿痛不明显，下肢麻木症状显著改善。查体：L5/S1 棘突棘旁无明显压痛，左下肢放射痛消失，直腿抬高试验左 75°（－）、右 80°（－），左下肢肌力正常，左小腿后外侧皮肤感觉较对侧稍减弱，马鞍区皮肤感觉正常，指地距 18 cm，JOA 评分 22 分。第二次复查 MRI 平扫显示突出物部分重吸收，突出率 40.7％，吸收率 43.3％（图 3-67-3）。十诊后患者停服中药。

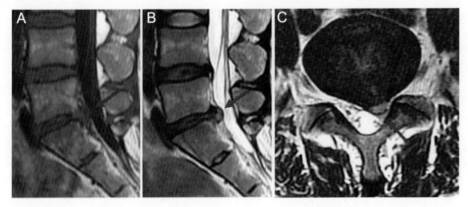

L5/S1 椎间盘突出。突出率 40.7％，吸收率 43.3％。突出物最大层面面积约 1.5 cm²，占椎管面积的 39.5％。突出物部分重吸收，硬膜囊及左侧神经根受压。

图 3-67-3　2015 年 1 月 13 日第二次复查 MRI 图像

十一诊（2017 年 7 月 13 日）

3 年后随访，患者无明显不适主诉。查体：L5/S1 棘突棘旁无压痛，无双下肢放射痛，直腿抬高试验左 80°（－）、右 90°（－），双下肢肌力及皮肤感觉正常，马鞍区皮肤感觉正常，指地距 12 cm，JOA 评分 27 分。第三次复查 MRI 平扫显示突出物明显重吸收，突出率 15.1％，吸收率 79.0％（图 3-67-4）。十一诊后患者病情未再复发。

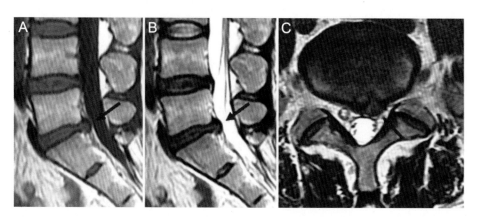

L5/S1椎间盘轻度突出。突出物较2014年6月28日初诊时明显缩小。突出率15.1%，吸收率79.0%。突出物最大层面面积约0.9 cm²，占椎管面积的23.7%。

图3-67-4　2017年7月13日第三次复查MRI图像

按　语

初诊病史特点： 男性，37岁，痉证，有外伤病史，病程3个月，无马尾神经压迫症状。

首次影像学特点： L5/S1部分破裂型，后纵韧带破裂，突出率71.8%，Komori改良分型3型，MSU分型3-B型，椎管形态为椭圆型，Iwabuchi分型1型，无Modic改变。

治疗特点： 患者急性起病，临床症状及体征较为严重，舌红，苔黄腻，脉滑，属风湿热痹，予消髓化核汤加四妙散进行治疗。早期患者疼痛缓解不明显，加服醋氯芬酸胶囊1周，中药方中合用身痛逐瘀汤行祛瘀止痛治疗。经3年保守治疗后，患者症状缓解，突出物吸收率79.0%。患者在接受治疗过程中绝对卧床2周，相对卧床2个月，口服西药时间3周，口服中药193剂，恢复工作时间2个月，3年吸收率79.0%。在保守治疗中，放任炎性因子的活跃作用，忽略其刺激神经根所致的疼痛效应，改用其他镇痛手段尤其是中医中药来替代，目前还难以被完全接受，因为它在颠覆传统和经典，但有深入研究及循证医学的支持。本例患者接受治疗3个月后疼痛未见明显好转，但患者坚持口服中药，依从性好，故最终出现了良好的转归预后。由此可见，患者选择保守治疗要有足够的耐心以及对医者的信任，这是治疗成功的基本保证。

病例六十八　（女，39岁，病程3周，痹证，L5/S1大块型，3个月吸收率88.2%）

基本资料：钱某，女，39岁，联系电话：1876288****。

初诊日期：2017年5月22日。

主诉：腰痛牵及左下肢3周，加重1天。

病史：患者3周前劳累后出现腰痛牵及左下肢，未予重视。1天前搬重物致左侧腰腿痛加重，左下肢麻木，行走活动不利，伴有胸部闪挫，胸闷不舒。纳可，二便调。

查体：腰椎生理曲度存在，L5/S1左侧棘旁压痛（＋）、叩击痛（＋），并向左下肢放射，直腿抬高试验左45°（＋）、右85°（－），左小腿后外侧皮肤感觉减退，左侧跟腱反射较对侧减弱，双下肢肌力Ⅴ级，马鞍区皮肤感觉正常，指地距59 cm，JOA评分11分。舌淡，苔白腻，脉涩。

MRI表现：L5/S1椎间盘巨大游离型突出伴Ⅱ型Modic改变，髓核向下游离。突出的椎间盘偏向左侧并压迫硬膜囊，左侧神经根受压。突出率90.8%。椎管最大层面面积3.6 cm²；突出物最大层面面积1.9 cm²，占椎管面积的52.8%（图3-68-1）。

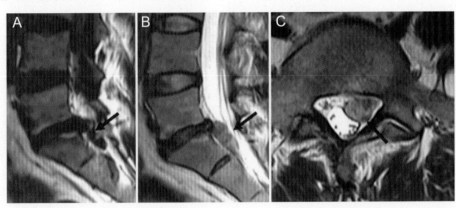

　　L5/S1椎间盘髓核游离型突出（髓核向下游离），突出率90.8%。椎管最大层面面积3.6 cm²；突出物最大层面面积1.9 cm²，占椎管面积的52.8%。A、B为MRI平扫矢状位像，突出物超过椎体后缘10 mm以上，并向下移动，边缘毛糙、不整齐，大块的椎间盘组织向下进入S1椎体后方，Iwabuchi分型1型，L5/S1椎间盘上下终板于T1WI及T2WI均呈高信号（Ⅱ型Modic改变）；C为腰椎轴位像，显示突出物较大，压迫硬膜囊及神经根，游离髓核呈稍高信号，位于椎管内偏左侧，脱垂的椎间盘压迫左侧S1神经根，硬膜囊不对称变形。

图3-68-1　2017年5月22日初诊MRI图像

诊断：L5/S1大块型腰椎间盘突出症（痹证）。

治法：益气化瘀，疏肝理气止痛。

处方：

① 消髓化核汤加减：

生黄芪30 g	当　归10 g	防　己10 g
威灵仙10 g	木　瓜10 g	水　蛭6 g
白芥子6 g	炒白术10 g	川牛膝10 g
猪　苓10 g	茯　苓10 g	陈　皮6 g
薏苡仁30 g	生山楂20 g	川楝子15 g
延胡索15 g		

共14剂，每日1剂，分2次饭后温服。

② 绝对卧床休息2周。

③ 适当加强腰背肌功能锻炼。

④ 密切观察病情变化，如出现症状进行性加重或马尾综合征，及时手术治疗。

二诊（2017年6月5日）

患者腰腿痛症状缓解不明显，左下肢牵痛，纳差，寐可，二便调。查体：L5/S1左侧棘旁压痛（＋）、叩击痛（＋），左下肢放射痛（＋），直腿抬高试验左60°（＋）、右85°（－），左小腿后外侧皮肤感觉减退，双侧跟膝腱反射存在，双下肢肌力正常，马鞍区皮肤感觉正常。指地距35 cm，JOA评分16分。

处方：

① 消髓化核汤加减：

生黄芪30 g	当 归10 g	防 己10 g
威灵仙10 g	木 瓜10 g	水 蛭 6 g
白芥子 6 g	炒白术10 g	川牛膝10 g
猪 苓10 g	茯 苓10 g	陈 皮 6 g
薏苡仁30 g	生山楂20 g	川楝子15 g
延胡索15 g		

共14剂，每日1剂，分2次饭后温服。

② 塞来昔布胶囊200 mg，每日1次，口服5天。

③ 相对卧床休息2周。

④ 适当进行腰背肌功能锻炼。

⑤ 密切观察病情变化。

三诊（2017年6月19日）

患者口服塞来昔布胶囊5天后疼痛缓解，即停药。相对卧床休息仅1周，即感腰腿痛及左下肢麻木、胸闷不舒等症状均逐渐缓解，恢复正常生活。纳可，寐可，二便调。查体：腰部压痛不明显，左下肢放射痛（＋），直腿抬高试验左60°（＋）、右85°（－），双下肢肌力正常，左小腿皮肤感觉正常，麻木感消失，双侧跟膝腱反射存在，马鞍区皮肤感觉正常。指地距35 cm，JOA评分16分。

处方：

① 消髓化核汤加减：

生黄芪30 g	当 归10 g	防 己10 g
威灵仙10 g	木 瓜10 g	水 蛭 6 g
白芥子 6 g	炒白术10 g	川牛膝10 g
猪 苓10 g	茯 苓10 g	陈 皮 6 g
薏苡仁30 g	生山楂20 g	

共14剂，每日1剂，分2次饭后温服。

② 适当进行腰背肌功能锻炼。

四诊（2017年7月1日）至五诊（2017年7月15日）

患者复诊期间继续服用三诊方，每半月复诊一次，临床症状持续好转。

处方：

消髓化核汤加减：

生黄芪30 g	当 归10 g	防 己10 g
威灵仙10 g	木 瓜10 g	水 蛭 6 g
白芥子 6 g	炒白术10 g	川牛膝10 g
猪 苓10 g	茯 苓10 g	陈 皮 6 g
薏苡仁30 g	生山楂20 g	

共30剂，每日1剂，分2次饭后温服。

六诊（2017年8月1日）

患者腰腿痛已不明显，可正常工作与生活，纳寐可，二便调。查体：腰部无压痛，无下肢放射痛，直腿抬高试验左70°（－）、右80°（－），双下肢肌力及皮肤感觉正常，马鞍区皮肤感觉正常，指地距9 cm，JOA评分27分。复查增强MRI显示突出物基本重吸收，突出率10.7％，吸收率88.2％（图3-68-2）。

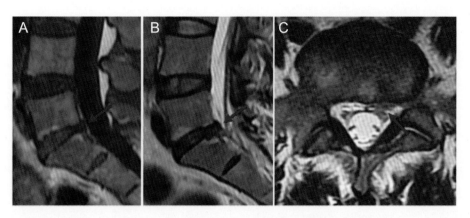

L5/S1椎间盘轻度突出。突出率10.7%，吸收率88.2%。突出物最大层面面积0.5 cm²，占椎管面积的13.9%。L5/S1椎间盘突出物明显缩小，Ⅱ型Modic改变无变化，硬膜囊无明显受压及变形。

图3-68-2　2017年8月1日复查MRI图像

七诊（2019年5月26日）

2年后随访，患者腰腿部无疼痛，无下肢放射痛，直腿抬高试验左90°（−）、右90°（−），下肢肌力及感觉正常，病理反射未引出，马鞍区皮肤感觉正常。指地距5 cm，JOA评分29分。

按　语

初诊病史特点： 女性，39岁，痹证，无外伤病史，病程3周，无马尾神经压迫症状。

首次影像学特点： L5/S1大块型，后纵韧带破裂，突出率90.8%，Komori改良分型3型，MSU分型3-AB型，椎管形态为椭圆型，Iwabuchi分型1型，Ⅱ型Modic改变。

治疗特点： 患者因搬重物致腰部闪挫起病，且伴有胸肋部闪挫损伤，胸闷不舒，初次就诊时临床症状严重。嘱患者绝对卧床休息，密切观察病情变化。急性期予消髓化核汤加金铃子散（川楝子、延胡索）行疏肝理气止痛之功，以改善胸腰部闪挫所致症状。经治疗后，患者症状逐渐好转，无进行性加重表现。1个月后去金铃子散，单纯使用消髓化核汤治疗，患者症状明显缓解，突出物吸收率88.2%。患者在接受治疗过程中绝对卧床2周，相对卧床3周，口服中药72剂，恢复工作时间3个月，3个月吸收率88.2%。患者胸肋部闪挫损伤，多伴有局部血瘀证，故加用金铃子散疏肝活血止痛。肝藏血，主疏泄，性喜条达而恶抑郁。肝郁气滞，疏泄失常，血行不畅，不通则痛，故见心腹胁肋诸痛；疼痛随情志变化而波动，故时发时止；金铃子（即川楝子）味苦性寒，善入肝经，疏肝气，泻肝火。延胡索辛苦而温，行气活血，长于止痛。临床上若外伤伴有大便难解，可合用复元活血汤以活血祛瘀、疏肝通络，疗效更佳。姜宏教授临证对于外伤扭挫致病者，喜用柴胡-大黄药对。大黄可以荡涤凝瘀败血，导瘀下行，推陈致新；柴胡疏肝行气，并可引诸药入肝经。两药合用，一升一降，以攻散胁下、腰部之瘀滞。

病例六十九 （女，30岁，病程4月，痉证，L5/S1部分破裂型，6年7个月吸收率83.3%）

基本资料：吴某，女性，30岁，联系电话：1390154＊＊＊＊。

初诊日期：2011年1月14日。

主诉：腰痛牵及左下肢4个月，加重1天。

病史：患者于4个月前无明显诱因下出现腰部疼痛牵及左下肢。1天前疼痛加剧，活动不利，甚至卧床不能翻身，站立不能行走，夜间难以入睡。

查体：腰椎生理曲度存在，L5/S1左侧棘旁压痛（＋）、叩击痛（＋），并放射至左下肢，直腿抬高试验左10°（＋）、右45°（＋），左小腿后外侧皮肤感觉减退，双下肢肌力正常，病理反射未引出，马鞍区皮肤感觉正常，指地距49 cm，JOA评分5分。舌淡，苔白腻，脉弦紧。

MRI表现：L5/S1椎间盘巨大型突出。突出的椎间盘为宽基底、偏向左侧，并压迫硬膜囊。突出率60.0%。椎管最大层面面积3.5 cm²；突出物最大层面面积1.2 cm²，占椎管面积的34.3%（图3-69-1）。

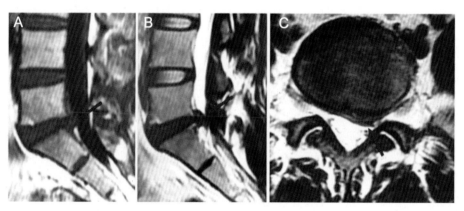

L5/S1椎间盘巨大型突出，突出率60.0%。椎管最大层面面积3.5 cm²；突出物最大层面面积1.2 cm²，占椎管面积的34.3%。A、B为MRI平扫矢状位像，突出物超过椎体后缘10 mm以上，边缘整齐，Iwabuchi分型5型，椎间隙变窄；C为腰椎轴位像，显示突出物压迫硬膜囊及左侧神经根，突出髓核呈等信号，位于椎管内偏左侧，硬膜囊不对称变形，椎管形态为椭圆型。

图3-69-1　2011年1月14日初诊MRI图像

诊断：L5/S1部分破裂型腰椎间盘突出症（痉证）。

治法：益气化瘀，温化寒湿。

处方：

① 消髓化核汤合小活络丸：

生黄芪20 g	炙黄芪20 g	防 己10 g
当 归10 g	川 芎15 g	炒白术10 g
地 龙10 g	水 蛭6 g	威灵仙10 g
木 瓜10 g	白芥子6 g	制川乌6 g
制草乌6 g	制南星10 g	乳 香6 g
没 药6 g		

共14剂，每日1剂，分2次饭后温服。

② 乙哌立松片50 mg，1次/日，口服2周。

③ 美洛昔康片7.5 mg，1次/日，口服2周。

④ 绝对卧床休息1周。

⑤ 密切观察病情变化，如出现症状进行性加重或马尾综合征，及时手术治疗。

二诊（2011年1月29日）

患者腰腿痛症状稍缓解，左下肢牵痛，纳差，寐可，大便质稀。查体：L5/S1左侧棘旁压痛（＋）、叩击痛（＋），并放射至左下肢，直腿抬高试验左30°（＋）、右50°（＋），左小腿后外侧皮肤感觉减退，双下肢肌力正常，马鞍区皮肤感觉正常。指地距 45 cm，JOA 评分 8 分。

处方：

① 消髓化核汤合小活络丸加减：

生黄芪 20 g　　炙黄芪 20 g　　防　己 10 g

当　归 10 g　　川　芎 15 g　　炒白术 10 g

地　龙 10 g　　水　蛭 6 g　　威灵仙 10 g

木　瓜 10 g　　白芥子 6 g　　炒白术 10 g

制川乌 6 g　　制草乌 6 g　　乳　香 6 g

没　药 6 g　　山　药 15 g

共 14 剂，每日 1 剂，分 2 次饭后温服。

② 乙哌立松片 50 mg，1 次/日，口服 2 周。

③ 绝对卧床休息 2 周。

④ 密切观察病情变化。

三诊（2011 年 2 月 15 日）

患者腰腿痛症状缓解，左下肢牵痛。患者病程较长，治疗 1 个月后临床症状改善不明显，伴有焦虑，自诉胁肋部胀痛，纳寐差，二便调。查体：L5／S1 左侧棘旁压痛（＋）、叩击痛（＋），并放射至左下肢，直腿抬高试验左 45°（＋）、右 60°（＋），左小腿后外侧皮肤感觉减退，双下肢肌力正常，马鞍区皮肤感觉正常。指地距 35 cm，JOA 评分 13 分。

处方：

① 消髓化核汤合小活络丸加减：

生黄芪 20 g　　炙黄芪 20 g　　防　己 10 g

当　归 10 g　　川　芎 15 g　　炒白术 10 g

地　龙 10 g　　水　蛭 6 g　　威灵仙 10 g

木　瓜 10 g　　白芥子 6 g　　炒白术 10 g

乳　香 6 g　　没　药 6 g　　制川乌 6 g

香　附 10 g　　炒苍术 10 g　　开心果 15 g

共 14 剂，每日 1 剂，分 2 次饭后温服。

② 相对卧床休息 2 周。

四诊（2011 年 3 月 1 日）至八诊（2011 年 5 月 3 日）

随访期间患者继续服用三诊方，每半月复查一次，临床症状逐渐缓解，焦虑感消失，无马尾神经损伤症状。6 周后恢复工作。

处方：

消髓化核汤合小活络丸加减：

生黄芪 20 g　　炙黄芪 20 g　　防　己 10 g

当　归 10 g　　川　芎 15 g　　炒白术 10 g

地　龙 10 g　　水　蛭 6 g　　威灵仙 10 g

木　瓜 10 g　　白芥子 6 g　　炒白术 10 g

乳　香 6 g　　没　药 6 g　　制川乌 6 g

香　附 10 g　　炒苍术 10 g　　开心果 15 g

共 75 剂，每日 1 剂，分 2 次饭后温服。

九诊（2011 年 5 月 20 日）

患者腰腿痛症状明显缓解，左下肢牵痛不明显，纳寐可，二便调。查体：L5／S1 棘后棘旁压痛（±），无双下肢放射痛，直腿抬高试验左 70°（－）、右 80°（－），双下肢皮肤感觉正常，左小腿麻木感消失，双下肢肌力正常，马鞍区皮肤感觉正常，指地距 21 cm，JOA 评分 23 分。患者临床症状明显缓解，腰腿痛不明显。予停服中药，嘱进行适当的腰背肌功能锻炼。

十诊（2012 年 1 月 13 日）

患者发病 1 年后复诊，腰腿痛症状完全缓解，下肢无牵痛，纳寐可，二便调。查体：腰部无压痛，无下肢放射痛，直腿抬高试验左 85°（－）、右 90°（－），双下肢肌力及皮肤感觉正常，马鞍区皮肤感觉正常，指地距 10 cm，JOA 评分 28 分。第一次复查 MRI 平扫显示突出物大部分重吸收，突出率 10.0％，吸收率 83.3％（图 3-69-2）。

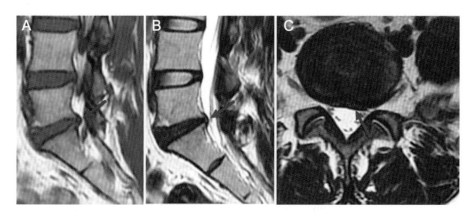

L5/S1 椎间盘轻度突出。突出物大部分重吸收，神经根及硬膜囊无明显受压及变形。突出率 10.0%，吸收率 83.3%。突出物最大层面面积 0.3 cm²，占椎管面积的 8.6%。

图 3-69-2 2012 年 1 月 13 日第一次复查 MRI 图像

十一诊（2014 年 3 月 1 日）

患者发病 3 年后复诊，无明显不适主诉，腰部及下肢无疼痛，纳寐可，二便调。查体：腰部无压痛，无下肢放射痛，直腿抬高试验左 90°（－）、右 90°（－），双下肢肌力及皮肤感觉正常，马鞍区皮肤感觉正常，指地距为 0，JOA 评分 27 分。第二次复查 MRI 平扫显示突出物与第一次复查基本一致（图 3-69-3）。

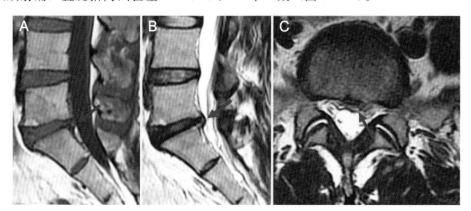

L5/S1 椎间盘轻度突出。与初诊时相比，突出物大部分重吸收，神经根及硬膜囊无明显受压及变形。

图 3-69-3 2014 年 3 月 1 日第二次复查 MRI 图像

十二诊（2014 年 9 月 29 日）

又 7 个月后患者再次复诊，无明显不适主诉，活动良好，纳寐可，二便调。查体：腰部无压痛，无下肢放射痛，直腿抬高试验左 90°（－）、右 90°（－）双下肢肌力及皮肤感觉正常，马鞍区皮肤感觉正常，指地距为 0，JOA 评分 27 分。第三次复查 MRI 平扫显示突出物大部分重吸收，与第一次复查基本一致（图 3-69-4）。

十三诊（2017 年 8 月 2 日）

患者发病 6 年后复诊，无明显不适主诉，腰部及下肢活动良好，纳寐可，二便调。查体：腰部无压痛，无下肢放射痛，直腿抬高试验左 90°（－）、右 90°（－），双下肢肌力及皮肤感觉正常，马鞍区皮肤感觉正常，指地距为 0，JOA 评分 28 分。第四次复查 MRI 平扫显示突出物大部分重吸收，与第一次复查相似，突出率 10.0%，吸收率 83.3%（图 3-69-5）。

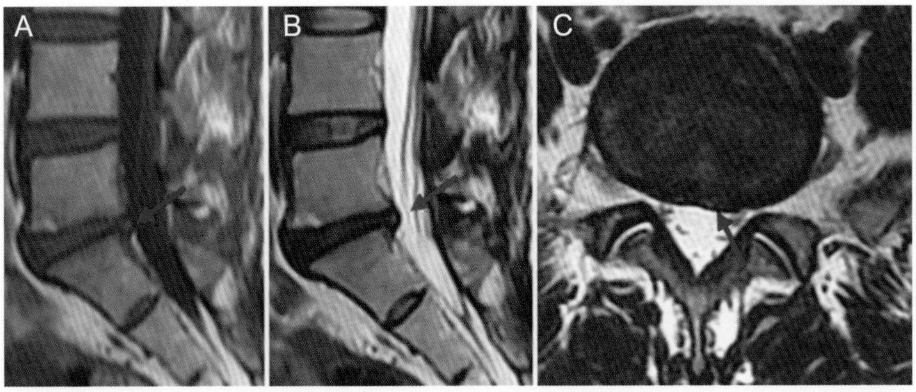

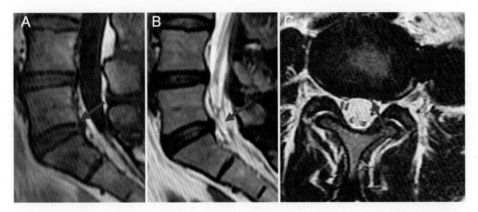

与初诊时相比，L5/S1椎间盘突出物大部分重吸收，神经根及硬膜囊无明显受压及变形。

图 3-69-4　2014 年 9 月 29 日第三次复查 MRI 图像

L5/S1椎间盘突出未复发。突出物大小与 2012 年 1 月 13 日第一次复查时基本相仿。

图 3-69-5　2017 年 8 月 2 日第四次复查 MRI 图像

按语

初诊病史特点： 女性，30 岁，痉证，无外伤病史，病程 4 个月，无马尾神经压迫症状。

首次影像学特点： L5/S1 部分破裂型，突出率 60.0％，Komori 改良分型 3 型，MSU 分型 2-A型，椎管形态为椭圆型，Iwabuchi 分型 5 型，无Modic 改变。

治疗特点： 患者急性发作期疼痛较甚，予以消髓化核汤合小活络丸益气化瘀、通络止痹痛，短期使用美洛昔康镇痛。三诊时患者出现焦虑情绪，胸部胀闷不适，取越鞠丸之意，加入香附 10g、炒苍术 10 g、开心果 15 g，服药后症状缓解。

经消髓化核汤保守治疗后，复查 MRI 显示突出物吸收率 83.3％，坚持中医药保守治疗。患者在接受治疗过程中绝对卧床 3 周，相对卧床 3 周，口服西药时间 4 周，口服中药 117 剂，恢复工作时间 1.5 个月，6 年 7 个月吸收率 83.3％。随着社会的发展，椎间盘疾病的发生率逐年增高，椎间盘疾病导致疼痛和功能障碍进而引发心理障碍的现象不容忽视，并且两者之间可以相互影响，循环往复，难以根治。医者有必要对该问题保持清醒的认识，深入探究，探索其中的机制，寻求有效的治疗方法，并结合患者的心理状态制定合理的医疗决策。中药常用方剂有逍遥散、越鞠丸、柴胡疏肝散等，随症加减。

病例七十 （女，52 岁，病程 3 天，痹证，L5/S1 部分破裂型，4 年吸收率 100%）

基本资料： 陈某，女，52 岁，联系电话：1301380＊＊＊＊。

初诊日期： 2013 年 9 月 8 日。

主诉： 腰痛牵及右下肢 3 天。

病史： 患者 3 天前无明显诱因下出现腰部刺痛感，并向右下肢放射，活动不利。纳可，夜间睡眠不佳，二便调。

查体： L5/S1 右侧棘旁压痛（＋）、叩击痛（＋），并向右下肢放射，直腿抬高试验左 70°（－）、右 45°（＋），双下肢皮肤感觉正常，双下肢肌力正常，马鞍区皮肤感觉正常，指地距 48 cm，JOA 评分 12 分。舌红隐紫，苔白，脉涩。

MRI 表现： L5/S1 椎间盘巨大型突出。突出的椎间盘在椎管右侧压迫硬膜囊，右侧神经根受压，硬膜囊不对称变形。突出率 73.4%。椎管最大层面面积约 3.4 cm²；突出物最大层面面积约 1.5 cm²，占椎管面积的 44.1%（图 3-70-1）。

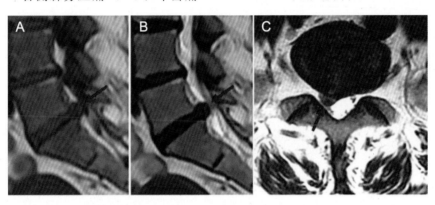

L5/S1 椎间盘巨大型突出，突出率 73.4%。椎管最大层面面积约 3.4 cm²，突出物最大层面面积约 1.5 cm²，占椎管面积的 44.1%。A、B 为 MRI 平扫矢状位像，突出物超过椎体后缘 8 mm 以上，边缘整齐，Iwabuchi 分型 1 型；C 为腰椎轴位像，显示突出物较大，压迫硬膜囊，游离髓核呈稍高信号，位于椎管右侧，硬膜囊不对称变形，椎管形态为椭圆型。

图 3-70-1　2013 年 9 月 8 日初诊 MRI 图像

诊断： L5/S1 部分破裂型腰椎间盘突出症（痹证）。

治法： 益气逐瘀，利水通络。

处方：

① 消髓化核汤加减：

生黄芪 30 g	当 归 10 g	防 己 10 g
威灵仙 30 g	木 瓜 10 g	白芥子 6 g
炒白术 10 g	川牛膝 10 g	猪 苓 10 g
茯 苓 10 g	陈 皮 6 g	薏苡仁 10 g
生山楂 20 g		

共 7 剂，每日 1 剂，分 2 次饭后温服。

② 乙哌立松片 50 mg，1 次/日，口服 1 周。

③ 依托考昔片 60 mg，1 次/日，口服 1 周。

④ 绝对卧床休息 1 周。

二诊（2013 年 9 月 15 日）

患者腰腿痛症状部分缓解，右下肢放射痛卧床时不明显，行走仍较困难，服药无明显不适，纳可，夜寐不佳，二便正常。查体：L5/S1 右侧棘旁压痛（＋），右下肢放射痛（＋），直腿抬高试验左 70°（－）、右 45°（＋），双下肢皮肤感觉正常，双下肢肌力正常，马鞍区皮肤感觉正常。指地距 30 cm，JOA 评分 14 分。

处方：

① 消髓化核汤加减：

生黄芪 30 g	当 归 10 g	防 己 10 g
威灵仙 30 g	木 瓜 10 g	白芥子 6 g

炒白术 10 g　　川牛膝 10 g　　猪　苓 10 g

茯　苓 10 g　　陈　皮 6 g　　薏苡仁 10 g

生山楂 20 g　　水　蛭 6 g

共 14 剂，每日 1 剂，分 2 次饭后温服。

② 乙哌立松片 50 mg，1 次/日，口服 2 周。

③ 依托考昔片 60 mg，1 次/日，口服 1 周。

④ 继续绝对卧床休息 2 周。

三诊（2013 年 9 月 29 日）

患者服药至第 3 周自觉腰腿痛症状缓解较为明显，绝对卧床 3 周后自行下地活动，疼痛无明显加重，夜间可入睡。查体：L5/S1 右侧棘旁压痛（＋），右下肢放射痛不明显，直腿抬高试验左 70°（－）、右 70°（＋），双下肢肌力及皮肤感觉正常，马鞍区皮肤感觉正常，JOA 评分 18 分。

处方：

① 消髓化核汤加减：

生黄芪 30 g　　当　归 10 g　　防　己 10 g

威灵仙 30 g　　木　瓜 10 g　　白芥子 6 g

炒白术 10 g　　川牛膝 10 g　　猪　苓 10 g

茯　苓 10 g　　陈　皮 6 g　　薏苡仁 10 g

生山楂 20 g

共 14 剂，每日 1 剂，分 2 次饭后温服。

② 相对卧床休息 2 周。

四诊（2013 年 10 月 13 日）至六诊（2013 年 11 月 13 日）

患者继续服用初诊方，每隔半月左右复诊，临床症状大部分缓解，无马尾神经损伤症状，时有右下肢牵痛。查体：L5/S1 棘后棘旁无压痛，无双下肢放射痛，直腿抬高试验左 80°（－）、右 70°（－），指地距 20 cm，JOA 评分 21 分。复查 MRI 显示突出物部分重吸收，突出率 60.5%，吸收率 17.6%（图 3-70-2）。

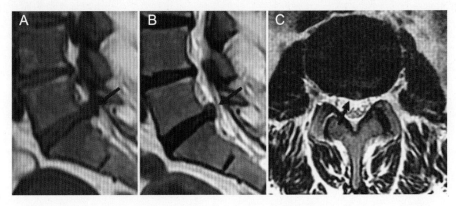

L5/S1 椎间盘轻度突出。突出物较前部分吸收。突出率 60.5%，吸收率 17.6%。突出物最大层面面积约 0.8 cm²，占椎管面积的 23.5%。

图 3-70-2　2013 年 11 月 13 日第一次复查 MRI 图像

处方：

消髓化核汤加减：

生黄芪 30 g　　当　归 10 g　　防　己 10 g

威灵仙 30 g　　木　瓜 10 g　　白芥子 6 g

炒白术 10 g　　川牛膝 10 g　　猪　苓 10 g

茯　苓 10 g　　陈　皮 6 g　　薏苡仁 10 g

生山楂 20 g

共 45 剂，每日 1 剂，分 2 次饭后温服。

七诊（2013 年 11 月 27 日）至十一诊（2014 年 2 月 6 日）

患者继续口服初诊方 3 个月，配合针灸、拔罐等治疗。治疗 12 周后恢复工作，症状基本改善，无马尾神经损伤症状，疲劳时右下肢仍牵痛。患者症状基本缓解后停服中药。

处方：

消髓化核汤加减：

生黄芪 30 g	当 归 10 g	防 己 10 g
威灵仙 30 g	木 瓜 10 g	白芥子 6 g
炒白术 10 g	川牛膝 10 g	猪 苓 10 g
茯 苓 10 g	陈 皮 6 g	薏苡仁 10 g
生山楂 20 g		

共 60 剂，每日 1 剂，分 2 次饭后温服。

十二诊（2017 年 8 月 8 日）

4 年后随访，患者诉早已无明显不适，腰部及下肢活动良好。查体：腰部无压痛，无双下肢放射痛，直腿抬高试验左 90°（－）、右 90°（－），双下肢肌力及皮肤感觉正常，马鞍区皮肤感觉正常，指地距 14 cm，JOA 评分 27 分。第二次复查 MRI 显示突出物大部分重吸收，突出率为 0，吸收率为 100.0％（图 3-70-3）。

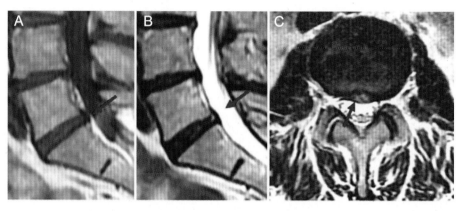

L5/S1 椎间盘无明显突出。与 2013 年 9 月 8 日初诊时相比，突出物明显缩小。神经根及硬膜囊无明显受压及变形。突出率为 0，吸收率为 100％。

图 3-70-3　2017 年 8 月 8 日第二次复查 MRI 图像

按 语

初诊病史特点：女性，52 岁，痹证，无外伤病史，病程 3 天，无马尾神经压迫症状。

首次影像学特点：L5/S1 部分破裂型，突出率 73.4％，Komori 改良分型 3 型，MSU 分型 3-B 型，椎管形态为椭圆型，Iwabuchi 分型 1 型，无 Modic 改变。

治疗特点：患者 L5/S1 椎间盘巨大型突出，初期症状较重，拒绝手术治疗，遂采用消髓化核汤基本方加减进行治疗，方中加用生山楂，可消食健胃、行气散瘀，更适于形体肥胖的腰椎间盘突出症患者；配合短期使用乙哌立松松弛骨骼肌，达到止痛效果。经保守治疗后，患者症状缓解，突出物吸收率 100％。患者在接受治疗过程中绝对卧床 3 周，相对卧床 2 周，口服西药时间 4 周，口服中药 140 剂，恢复工作时间 3 个月，4 年吸收率 100％。中医学历来强调整体观念、辨证论治，因而注重全身的体质特点，对症下药，达到局部和整体的统一，互相参合。消髓化核汤中诸药气味协同，君臣佐使分明，深刻体现了病症结合、扶正祛邪、三点相参的原则。既要重视靶点的变化，借鉴中医药现代化的研究成果转化运用，探究消髓化核汤的可及性，又要克服唯靶点论，把改善临床症状和体征作为主攻点，每每中的，药到病缓，彰显了中医药个体化治疗的特色优势。经过大量临床病例的随访研究，我们团队提出了治疗的三准原则，即选准患者、找准时机、用准合适的治疗方法，这样才可以获得较好的临床疗效。

病例七十一（男，36岁，病程2月，痿证，L4/L5大块型，2个月吸收率100.0%）

基本资料：唐某，男，36岁，联系电话：1363659＊＊＊＊。

初诊日期：2017年7月20日。

主诉：腰痛牵及左下肢2月余。

现病史：患者2个月前无明显诱因下出现腰部酸痛，伴左下肢牵痛，活动受限，大小便正常。舌质红，苔白腻，脉弦紧。

专科查体：腰椎外观生理曲度存在，无侧弯畸形，L4~S1棘后棘旁压痛（＋）、叩击痛（＋），并向左下肢放射，直腿抬高试验左70°（＋）、右80°（－），双侧"4"字试验（－），左侧足踇趾背伸肌力Ⅲ级，踝关节背伸、跖屈肌力Ⅴ级，左小腿外侧皮肤感觉较对侧减退，双侧下肢腱反射活跃，马鞍区无麻木感、皮肤感觉正常，指地距28 cm，JOA评分11分。

MRI表现：L4/L5椎间盘巨大型突出。突出物下挂，突出率75.4%。椎管最大层面面积约4.1 cm²；突出物最大层面面积约1.0 cm²，占椎管面积的24.4%（图3-71-1）。

诊断：L4/L5大块型腰椎间盘突出症（痿证）。

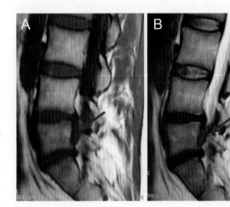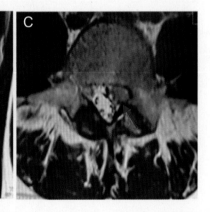

L4/L5椎间盘巨大型突出，突出率75.4%。椎管最大层面面积约4.1 cm²，突出物最大层面面积约1.0 cm²，占椎管面积的24.4%。A、B为MRI平扫矢状位像，显示突出物超过椎体后缘8 mm以上并下挂，Iwabuchi分型1型；C为MRI平扫轴位像，显示突出物较大，压迫硬膜囊，突出髓核呈等信号，位于椎管内偏左侧。

图3-71-1　2017年7月20日初诊时平扫MRI图像

治法：益气化瘀，通络止痛。

处方：

① 消髓化核汤加味：

生黄芪30 g	当　　归10 g	防　己10 g
威灵仙30 g	木　　瓜20 g	水　蛭6 g
白芥子6 g	麸炒白术10 g	猪　苓10 g
茯　苓10 g	炒薏苡仁30 g	川牛膝10 g

共14剂，每日1剂，分2次饭后温服。

② 绝对卧床休息2周；

③ 密切观察病情变化，如出现症状进行性加重或马尾神经损伤表现，及时手术治疗。

二诊（2017年8月5日）

2周后复诊，患者自诉腰部疼痛症状明显缓解，左下肢小腿外侧皮肤感觉麻木，夜寐安，大小便正常。查体：L4~S1棘后棘旁压痛（±）、叩击痛（±），并向左下肢放射，直腿抬高试验左80°（＋）、右80°（－），双侧"4"字试验（－），左侧足踇趾背伸肌力Ⅳ级，踝背伸、跖屈肌力正常，左小腿外侧皮肤感觉较对侧减退，双侧下肢腱反射仍活跃，马鞍区皮肤感觉正常。指地距20 cm，JOA评分13分。

处方：

① 消髓化核汤加味：

生黄芪 30 g　　当　　归 10 g　　防　己 10 g

威灵仙 30 g　　木　　瓜 20 g　　水　蛭 6 g

白芥子 6 g　　麸炒白术 10 g　　<u>猪　苓 10 g</u>

<u>茯　苓 10 g</u>　　<u>炒薏苡仁 30 g</u>　　川牛膝 10 g

共 14 剂，每日 1 剂，分 2 次饭后温服。

② 相对卧床休息 2 周。

③ 密切观察病情变化，如出现症状进行性加重或马尾神经损伤表现，及时手术治疗。

三诊（2017 年 8 月 19 日）至五诊（2017 年 9 月 17 日）

患者每 2 周复诊一次，服用初诊方剂 1 个月后，临床症状逐渐改善。五诊时复查，患者腰腿痛症状完全缓解，左下肢小腿外侧皮肤感觉恢复正常，左下肢肌力恢复正常，行动自如。查体：腰部无压痛，无叩击痛，无放射痛，直腿抬高试验左 90°（－）、右 90°（－），双侧下肢肌力及皮肤感觉正常，双侧下肢腱反射正常，病理反射未引出，马鞍区皮肤感觉正常，指地距 10 cm，JOA 评分 27 分。复查 MRI 显示椎间盘突出物完全重吸收，突出率为 0，吸收率 100%（图 3-71-2）。予停用药物治疗，恢复期指导患者进行腰背肌功能锻炼。

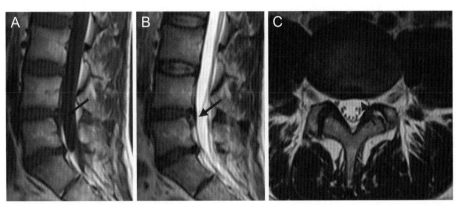

A、B、C 为平扫 MRI 图像，L4/L5 椎间盘髓核突出。突出率为 0，吸收率为 100%。突出物完全重吸收。

图 3-71-2　2017 年 9 月 17 日复诊时 MRI 图像

处方：

消髓化核汤加味：

生黄芪 30 g　　当　　归 10 g　　防　己 10 g

威灵仙 30 g　　木　　瓜 20 g　　水　蛭 6 g

白芥子 6 g　　麸炒白术 10 g　　<u>猪　苓 10 g</u>

<u>茯　苓 10 g</u>　　炒薏苡仁 30 g　　川牛膝 10 g

共 30 剂，每日 1 剂，分 2 次饭后温服。

六诊（2017 年 11 月 12 日）

2 个月后复诊，患者腰腿痛未复发，无明显不适症状，能正常生活与工作。查体：腰部无压痛，无叩击痛，直腿抬高试验左 90°（－）、右 90°（－），

双下肢皮肤感觉、肌力及腱反射正常，马鞍区皮肤感觉正常，指地距 5 cm，JOA 评分 27 分。恢复期嘱患者加强腰背肌功能锻炼。

七诊（2019 年 6 月 5 日）

2 年后随访，患者腰腿痛未复发，正常工作与生活。查体：腰部无压痛，无叩击痛，直腿抬高试验左 90°（－）、右 90°（－），双侧下肢肌力及皮肤感觉正常，双侧下肢腱反射正常，病理反射未引出，马鞍区皮肤感觉正常。指地距为 0，JOA 评分 29 分。

按　语

初诊病史特点：男性，36 岁，痿证，无外伤病史，病程 2 个月，无马尾神经压迫症状。

首次影像学特点：L4/L5 大块型，后纵韧带破裂，突出率 75.4%，Komori 改良分型 3 型，MSU 分型 2-B 型，椎管形态为三角型，Iwabuchi 分型 1 型，无 Modic 改变。

治疗特点：患者发病初期症状较重，伴肌力下降，在患者能耐受的情况下，未用消炎镇痛药物，单纯采用消髓化核汤加减进行治疗。患者服药 2 周后症状明显缓解，单纯使用消髓化核汤治疗 2 个月后症状几乎消失，复查 MRI 显示突出物完全消失，吸收率达 100%。患者在接受治疗过程中绝对卧床 2 周，相对卧床 2 周，口服中药 58 剂，2 个月吸收率 100.0%。医学的发展趋势表明，腰椎间盘突出症的治疗方法正在朝着尽量保持脊柱稳定要素的无创或微创技术方向发展。突出椎间盘的重吸收现象使我们对某种过早过度甚至扩大指征进行手术的现象予以反思。有趣的是，2016 年日本学者自噬研究成果获得诺贝尔奖，自噬现象再次成为研究热点。虽然没有有关自噬和椎间盘重吸收的直接研究成果报道，但是自噬在缺氧应激和应力反应下的一些结果可以借鉴。我们思考能否在一定条件下增加症状相关突出椎间盘重吸收的可能，降低预测重吸收的门槛，避免手术风险和不良预后。临床上尚有许多有症状的包容性的椎间盘突出病例，如何激发局部足够的新陈代谢反应是我们未来努力的方向。

病例七十二 （男，38 岁，病程 1 周，痹证，L4/L5 部分破裂型，9 个月吸收率 100%）

基本资料：杜某，男性，38 岁，联系电话：1811273＊＊＊＊。

初诊日期：2017 年 1 月 5 日。

主诉：腰痛伴右下肢疼痛 1 周。

病史：患者于 1 周前无明显诱因下出现腰痛，渐牵及右下肢，活动受限。

查体：腰椎生理曲度存在，L4/L5 右侧棘旁压痛（＋）、叩击痛（＋），并向右下肢放射，直腿抬高试验左 80°（－）、右 45°（＋），双侧跟腱反射存在，双下肢肌力及皮肤感觉正常，马鞍区皮肤感觉正常，指地距 20 cm，JOA 评分 12 分。舌红隐紫，苔薄，脉弦。

MRI 表现：L4/L5 椎间盘巨大型突出。突出的椎间盘偏向右侧压迫硬膜囊。突出率 68.3%。椎管最大层面面积约 3.6 cm²；突出物最大层面面积约 1.6 cm²，占椎管面积的 44.4%（图 3-72-1）。

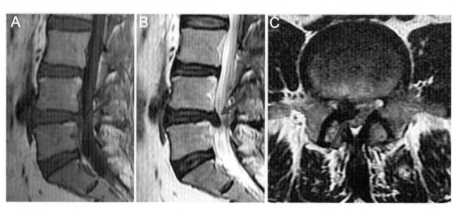

L4/L5 椎间盘巨大型突出，突出率 68.3%。椎管最大层面面积约 3.6 cm²；突出物最大层面面积约 1.6 cm²，占椎管面积的 44.4%。A、B 为 MRI 平扫矢状位像，显示突出物超过椎体后缘 8 mm 以上，Iwabuchi 分型 5 型；C 为腰椎轴位像，显示突出物较大，压迫硬膜囊及神经根，位于椎管内偏右侧，硬膜囊不对称变形，椎管形态为三角型。

图 3-72-1　2017 年 1 月 5 日初诊 MRI 图像

诊断：L4/L5 部分破裂型腰椎间盘突出症（痹证）。

治法：益气化瘀，活血通络。

处方：

① 消髓化核汤加减：

生黄芪 30 g	威灵仙 10 g	木　瓜 10 g
当　归 10 g	水　蛭 3 g	防　己 10 g
白芥子 6 g	川　芎 10 g	猪　苓 10 g
茯　苓 10 g	炒青皮 6 g	陈　皮 6 g
薏苡仁 15 g		

共 7 剂，每日 1 剂，分 2 次饭后温服。

② 绝对卧床休息 1 周。

二诊（2017 年 1 月 12 日）至六诊（2017 年 3 月 20 日）

患者服药 1 周后腰腿痛症状缓解，下肢仍有牵痛，服药第 4 周时症状明显缓解，恢复工作，在接受治疗过程中无马尾神经损伤症状。六诊时查体：L4/L5 棘后棘旁压痛（±）、叩击痛（±），右下肢放射痛（±），直腿抬高试验左 80°（－）、右 80°（－），双下肢肌力及皮肤感觉正常，马鞍区皮肤感觉正常。指地距 15 cm，JOA 评分 19 分。

处方：

① 消髓化核汤加减：

生黄芪 30 g	威灵仙 10 g	木　瓜 10 g

当　归 10 g　　水　蛭 3 g　　防　己 10 g

白芥子 6 g　　川　芎 10 g　　<u>猪　苓 10 g</u>

<u>茯　苓 10 g　　炒青皮 6 g　　陈　皮 6 g</u>

薏苡仁 15 g

共 63 剂，每日 1 剂，分 2 次饭后温服。

② 继续绝对卧床休息 1 周，相对卧床休息 2 周。

③ 密切观察病情变化。

七诊（2017 年 4 月 2 日）

患者腰腿痛症状大部分缓解，略有下肢放射痛，不影响正常活动。查体：L4/L5 棘后棘旁压痛（±）、叩击痛（±）、右下肢放射痛（±），直腿抬高试验左 80°（－）、右 80°（－），双下肢肌力及皮肤感觉正常，马鞍区皮肤感觉正常，指地距 10 cm，JOA 评分 21 分。患者停服中药后症状未复发。

消髓化核汤加减：

生黄芪 30 g　　威灵仙 10 g　　木　瓜 10 g

当　归 10 g　　水　蛭 3 g　　防　己 10 g

白芥子 6 g　　川　芎 10 g　　<u>猪　苓 10 g</u>

<u>茯　苓 10 g　　炒青皮 6 g　　陈　皮 6 g</u>

薏苡仁 15 g

共 14 剂，每日 1 剂，分 2 次饭后温服。

八诊（2017 年 10 月 6 日）

患者发病 9 个月后随访复诊，腰腿痛症状完全缓解，无下肢放射痛，自行活动时疼痛不明显。查体：腰部无压痛，无双下肢放射痛，直腿抬高试验左 90°（－）、右 90°（－），双下肢肌力及皮肤感觉正常，马鞍区皮肤感觉正常，指地距 10 cm，JOA 评分 25 分。复查 MRI 显示 L4/L5 巨大型椎间盘突出物完全重吸收，突出率为 0，吸收率为 100%（图 3-72-2）。

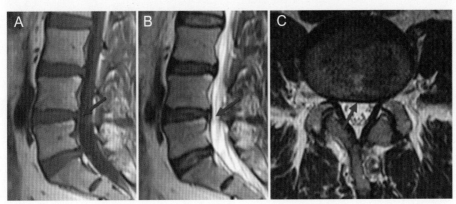

L4/L5 椎间盘无明显突出，硬膜囊无明显受压及变形，突出率为 0，吸收率为 100%。

图 3-72-2　2017 年 10 月 6 日复查 MRI 图像

九诊（2019 年 7 月 16 日）

2 年 6 个月后随访，患者腰部无疼痛，无双下肢放射痛，直腿抬高试验左 90°（－）、右 90°（－），双侧下肢肌力及皮肤感觉正常，病理反射未引出，马鞍区皮肤感觉正常。指地距 10cm，JOA 评分 27 分。

按　语

初诊病史特点：男性，38 岁，痹证，无外伤病史，病程 1 周，无马尾神经压迫症状。

首次影像学特点：L4/L5 部分破裂型，后纵韧带破裂，突出率 68.3%，Komori 改良分型 3 型，MSU 分型 3-AB 型，椎管形态为三角型，

Iwabuchi 分型 5 型。

治疗特点：患者发病初期疼痛能耐受，希望接受纯中医中药治疗，未用西药，严格绝对卧床休息 2 周，口服消髓化核汤后症状即明显缓解，后继续口服中药 3 个月。患者经保守治疗后症状明显缓解，突出物吸收率 100%。患者在接受治疗过程中绝对卧床 2 周，相对卧床 2 周，口服中药 84 剂，恢复工作时间 1 个月，9 个月吸收率 100%。对于巨大破裂型腰椎间盘突出症，临床上应多与腰椎肿瘤相鉴别。后者多见于老年人，虽腰腿疼痛也是腰椎肿瘤最常见的症状，但疼痛不因活动和体位改变而变化，疼痛呈持续性并逐渐加重，疼痛夜间加重，休息后不缓解；影像学表现可见骨质破坏，且可累及脊椎附件；实验室检查可表现为肿瘤系列指标水平明显升高等。大多数腰椎间盘突出症患者经中医药治疗后症状可得到缓解，部分患者出现影像学变化，但两者不一定成正比。在无马尾神经症状、无剧烈神经根性疼痛的情况下，一般病程越短、突出物体积越大、环状强化越厚，治疗后发生重吸收的概率越大，如何寻找其中的平衡点是对医者的挑战。

病例七十三 （男，43 岁，病程 10 年，痹证，L5／S1 部分破裂型，6 个月吸收率 83.1%）

基本资料：刘某，男，43 岁，骨科医生，联系电话：1399500＊＊＊＊。

初诊日期：2017 年 6 月 10 日。

主诉：腰背部酸痛不适 10 年，症状加重 1 周。

病史：患者于 10 年前开始出现腰背部酸痛不适，近 1 周来患者在部队训练后腰背部疼痛加重，无下肢放射痛，无下肢麻木等不适。

查体：腰椎生理曲度存在，L5／S1 棘旁压痛（＋），无下肢放射痛，直腿抬高试验左 90°（－）、右 90°（－），双下肢肌力及皮肤感觉正常，双侧膝腱反射存在，马鞍区皮肤感觉正常，JOA 评分 15 分。舌质淡红，苔薄白，脉实。

MRI 表现：L5／S1 椎间盘巨大型突出。突出的椎间盘为宽基底、偏向左侧，并压迫硬膜囊。突出率 62.3%。椎管最大层面面积 3.5 cm²；突出物最大层面面积 0.9 cm²，占椎管面积的 25.7%（图 3-73-1）。

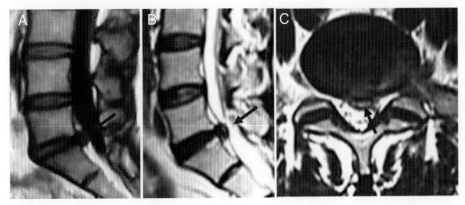

L5／S1 椎间盘巨大型突出，突出率 62.3%。椎管最大层面面积 3.5 cm²；突出物最大层面面积 0.9 cm²，占椎管面积的 25.7%。A、B 为 MRI 平扫矢状位像，突出物超过椎体后缘 8 mm，边缘整齐，Iwabuchi 分型 1 型；C 为腰椎轴位像，显示突出物较大，压迫硬膜囊，突出髓核呈稍高信号，位于椎管中央，椎管形态为椭圆型。

图 3-73-1　2017 年 6 月 10 日初诊 MRI 图像

诊断：L5／S1 部分破裂型腰椎间盘突出症（痹证）。

治法：益气化瘀，消髓化核。

处方：

① 消髓化核汤：

生黄芪 20 g	炙黄芪 20 g	防　己 10 g
当　归 10 g	川　芎 10 g	白　术 10 g
地　龙 10 g	威灵仙 10 g	水　蛭 6 g
木　瓜 10 g	白芥子 6 g	

共 14 剂，每日 1 剂，分 2 次饭后温服。

② 卧硬板床休息 2 周。

③ 进行腰背肌功能锻炼。

二诊（2017 年 6 月 24 日）至七诊（2017 年 9 月 10 日）

患者服用初诊方 1 个月后腰痛症状基本缓解，继续服用 2.5 个月，相对卧床休息 3 个月。服药期间配合进行腰背肌功能锻炼及理疗。患者服药 3 个月后症状完全缓解，停服中药。

处方：

① 消髓化核汤：

生黄芪 20 g	炙黄芪 20 g	防　己 10 g
当　归 10 g	川　芎 10 g	白　术 10 g
地　龙 10 g	威灵仙 10 g	水　蛭 6 g
木　瓜 10 g	白芥子 6 g	

共 75 剂，每日 1 剂，分 2 次饭后温服。

② 进行腰背肌功能锻炼。

③ 理疗。

④ 密切观察病情变化，如出现症状进行性加重或马尾神经损伤症状，及时手术治疗。

八诊（2018 年 1 月 5 日）

4 个月后随访，患者症状完全缓解，劳累时稍感腰酸痛。查体：腰部无压痛，无双下肢放射痛，直腿抬高试验左 90°（－）、右 90°（－），双下肢肌力及皮肤感觉正常，马鞍区皮肤感觉正常，JOA 评分 25 分。复查 MRI 显示突出物完全吸收，突出率为 10.5％，吸收率为 83.1％（图 3-73-2）。

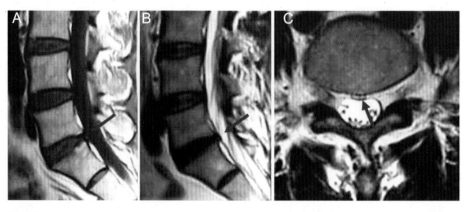

L5/S1 椎间盘轻度突出。突出物明显缩小，神经根及硬膜囊无明显受压及变形。突出率 10.5％，吸收率 83.1％。

图 3-73-2　2018 年 1 月 5 日复查 MRI 图像

九诊（2019 年 6 月 10 日）

2 年后随访，患者腰腿部症状未复发，腰部无明显疼痛，无下肢放射痛，直腿抬高试验左 90°（－）、右 90°（－），双下肢肌力及皮肤感觉正常。病理反射未引出，马鞍区皮肤感觉正常。指地距为 0，JOA 评分 27 分。

按　语

初诊病史特点：男性，43 岁，痹证，病程 10 年，高强度训练后病情加重，无马尾神经压迫症状。

首次影像学特点：L5/S1 部分破裂型，突出率 62.3％，Komori 改良分型 3 型，MSU 分型 2-A 型，椎管形态为椭圆型，Iwabuchi 分型 1 型，无 Modic 改变。

治疗特点：患者病程较长，本次为急性发作，急性期经严格卧床及中药治疗后症状逐渐好转，无进行性加重表现，突出物吸收率 83.1％。患者在接受治疗过程中相对卧硬板床 3 个月，口服中药 89 剂，6 个月吸收率 83.1％。《灵枢·本藏》云："血和则经脉流行，营复阴阳，筋骨劲强，关节清利矣。"故消髓化核汤中选用当归、川芎等活血通络之品。水蛭、地龙为血肉有情之品，具有动跃攻冲走窜之象，能入骨驱顽结之瘀血，旋转阳动之气。白芥子化痰、通络止痛，威灵仙祛风除湿、通络止痛，最终恢复机体正常生理状态。姜宏教授总结了长期临床经验，根据古方化裁而成治疗腰椎间盘突出症的专方——消髓化核汤。该方具有益气利水、逐瘀通络、消髓化核的功效，并以黄芪、威灵仙、水蛭、木瓜为促进髓核组织重吸收的专药。在辨病采用专方、专药论治的基础上结合辨型、辨证、辨期论治，可改善临床症状，促进突出的椎间盘重吸收。此外，提高腰椎间盘突出症病情发展预测的准确性，将有助于治疗方案的精准性、个体化。治疗方案要实现两大目标：患者利益最大化、医疗风险最小化，中医药治疗无疑是最好的选择之一。

病例七十四 （男，25 岁，病程 3 天，痉证，L5/S1 部分破裂型，4 年 8 个月吸收率 88.2%）

基本资料：马某，男，25 岁，联系电话：1891355＊＊＊＊。

初诊日期：2013 年 5 月 10 日。

主诉：外伤致腰痛牵及双下肢 3 天，加重 1 天。

病史：患者 3 天前运动时不慎受伤致腰部疼痛，活动受限。1 天前症状加重，腰部疼痛难忍，伴双下肢牵痛，活动受限。纳可，夜间疼痛，难以入睡，二便正常。

查体：腰椎生理曲度存在，L4～S1 两侧棘旁压痛（＋）、叩击痛（＋），并向双下肢放射，双下肢肌力及皮肤感觉正常，直腿抬高试验左 30°（＋）、右 60°（＋），左侧跟腱反射减弱，马鞍区皮肤感觉正常，指地距 37 cm，JOA 评分 8 分。舌红隐紫，苔白，脉弦涩。

MRI 表现：L5/S1 椎间盘巨大型突出。突出的椎间盘在椎管中央偏左压迫硬膜囊，硬膜囊变形。突出率 82.3%。椎管最大层面面积约 3.6 cm²；突出物最大层面面积约 1.8 cm²，占椎管面积的 50%（图 3-74-1）。

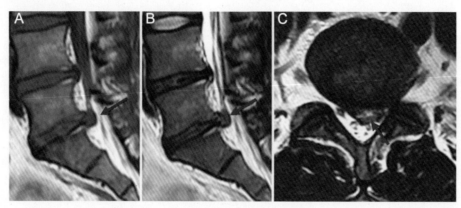

L5/S1 椎间盘巨大型突出，突出率 82.3%。椎管最大层面面积约 3.6 cm²，突出物最大层面面积约 1.8 cm²，占椎管面积的 50%。A、B 为 MRI 平扫矢状位像，突出物超过椎体后缘 8 mm 以上，边缘整齐，Iwabuchi 分型 1 型，椎体后缘黑线（Blackline）中断；C 为腰椎轴位像，显示突出物较大，压迫硬膜囊，游离髓核呈稍高信号，位于椎管中央偏左，椎管形态为椭圆型。

图 3-74-1　2013 年 5 月 10 日初诊 MRI 图像

诊断：L5/S1 部分破裂型腰椎间盘突出症（痉证）。

治法：活血化瘀，通络止痛。

处方：

① 消髓化核汤合小活络丸：

生黄芪 20 g	炙黄芪 20 g	防 己 10 g
当 归 10 g	川 芎 15 g	炒白术 10 g
地 龙 10 g	水 蛭 6 g	威灵仙 10 g
木 瓜 10 g	白芥子 6 g	连 翘 10 g
制川乌 6 g	制草乌 6 g	制南星 10 g
乳 香 6 g	没 药 6 g	

共 14 剂，每日 1 剂，分 2 次饭后温服。

② 乙哌立松片 50 mg，1 次/日，口服 2 周。

③ 迈之灵片 300 mg，1 次/日，口服 2 周。

④ 绝对卧床休息 2 周。

⑤ 密切观察病情变化，如出现症状进行性加重或马尾综合征，及时手术治疗。

二诊（2013 年 5 月 25 日）

患者口服中西药物第 2 天起疼痛缓解，逐渐能翻身活动，二诊时仍有腰痛及双下肢牵痛感，纳差，夜寐可，二便调。查体：L5/S1棘后棘旁压痛（＋）、叩击痛（＋），双下肢放射痛（＋），直腿抬高试验左40°（＋）、右70°（－），左侧跟腱反射减弱，双下肢肌力及皮肤感觉正常，马鞍区皮肤感觉正常。指地距25 cm，JOA评分10分。

处方：

① 消髓化核汤加减：

生黄芪20 g	炙黄芪20 g	防 己10 g
当 归10 g	川 芎15 g	炒白术10 g
地 龙10 g	水 蛭 6 g	威灵仙10 g
木 瓜10 g	白芥子 6 g	连 翘10 g

共14剂，每日1剂，分2次饭后温服。

② 迈之灵片300 mg，1次/日，口服2周。

③ 绝对卧床休息1周。

④ 密切观察病情变化。

三诊（2013年6月7日）至五诊（2013年7月4日）

患者复诊期间继续服用二诊方，每半月复诊一次，临床症状逐渐改善，未出现马尾神经损伤症状，相对卧床休息3周，8周后恢复工作。

处方：

① 消髓化核汤加减：

生黄芪20 g	炙黄芪20 g	防 己10 g
当 归10 g	川 芎15 g	炒白术10 g
地 龙10 g	水 蛭 6 g	威灵仙10 g
木 瓜10 g	白芥子 6 g	连 翘10 g

共45剂，每日1剂，分2次饭后温服。

② 相对卧床休息3周。

③ 密切观察病情变化。

六诊（2013年7月17日）

患者腰腿痛症状缓解，双下肢稍有牵痛感，纳差，难以入睡，二便调。查体：L5/S1棘后棘旁压痛（±）、叩击痛（±），双下肢放射痛（±），直腿抬高试验左50°（＋）、右70°（－），双侧跟膝腱反射存在，双下肢肌力及皮肤感觉正常，马鞍区皮肤感觉正常，指地距21 cm，JOA评分14分。第一次复查MRI平扫显示突出物大部分重吸收，突出率20.7％，吸收率70.1％（图3-74-2）。患者纳差，夜寐差。

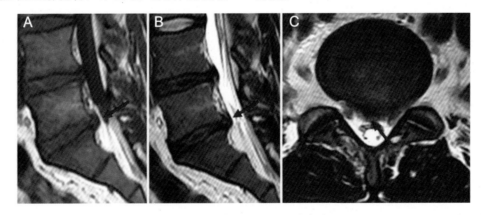

L5/S1椎间盘突出物大部分吸收。突出率20.7％，吸收率70.1％。突出物最大层面面积约1.5 cm²，占椎管面积的41.7％。

图3-74-2 2013年7月17日第一次复查MRI图像

处方：

① 消髓化核汤加减：

生黄芪20 g	炙黄芪20 g	防 己10 g
当 归10 g	川 芎15 g	炒白术10 g

地　龙 10 g　　威灵仙 10 g　　木　瓜 10 g

连　翘 10 g　　炙鸡内金 15 g　　夜交藤 30 g

共 14 剂，每日 1 剂，分 2 次饭后温服。

七诊（2013 年 8 月 2 日）至十诊（2013 年 10 月 15 日）

患者复诊期间继续服用六诊方，每半月复诊一次。随访期间患者腰腿痛症状时有反复发作，但总体状况逐渐改善，无马尾神经损伤症状，纳寐差情况逐渐好转，二便调。

处方：

消髓化核汤加减：

生黄芪 20 g　　炙黄芪 20 g　　防　己 10 g

当　归 10 g　　川　芎 15 g　　炒白术 10 g

地　龙 10 g　　威灵仙 10 g　　木　瓜 10 g

连　翘 10 g　　炙鸡内金 15 g　　夜交藤 30 g

共 90 剂，每日 1 剂，分 2 次饭后温服。

十一诊（2013 年 11 月 1 日）

患者腰腿痛症状明显缓解，活动良好，纳寐可，二便调。查体：腰骶部无压痛，无叩击痛，无双下肢放射痛，直腿抬高试验左 80°（－）、右 90°（－），双下肢肌力及皮肤感觉正常，马鞍区皮肤感觉正常，指地距 11 cm，JOA 评分 24 分。第二次复查 MRI 平扫显示突出物大部分重吸收，突出率 15.7％，吸收率 75.1％（图 3-74-3）。患者临床症状明显缓解。予停服中药，嘱患者加强腰背肌功能锻炼并密切观察病情变化。

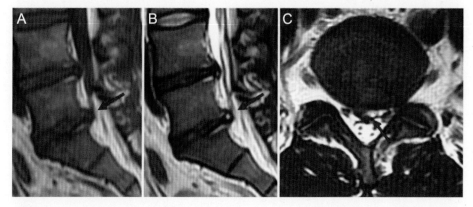

L5/S1 椎间盘轻度突出。突出率 15.7％，吸收率 75.1％。突出物最大层面面积约 1.1 cm²，占椎管面积的 30.6％。

图 3-74-3　2013 年 11 月 1 日第二次复查 MRI 图像

十二诊（2014 年 1 月 17 日）至十四诊（2018 年 1 月 16 日）

4 年随访期间患者病情未复发，无腰腿痛，下肢活动自如。停药后再次就诊 3 次，末次就诊时查体：腰椎无明显压痛，无下肢放射痛，直腿抬高试验左 90°（－）、右 90°（－），双下肢肌力及皮肤感觉正常，马鞍区皮肤感觉正常，指地距 5 cm，JOA 评分 29 分。第三次（图 3-74-4）、第四次（图 3-74-5）复查 MRI 平扫显示突出物与第二次复查时相仿，第五次复查 MRI 平扫显示突出物突出率 9.7％，吸收率 88.2％（图 3-74-6）。患者后来未再复诊。

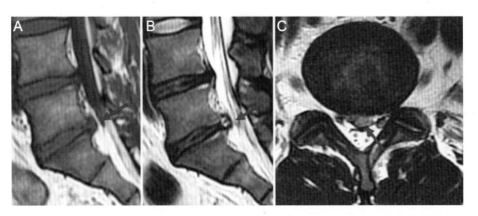

　　L5/S1椎间盘突出。突出物部分重吸收，神经根无受压，硬膜囊无明显受压及变形。突出率14.7%，吸收率82.1%。突出物最大层面面积约0.8 cm²，占椎管面积的22.2%。

图3-74-4　2014年1月17日第三次复查MRI图像

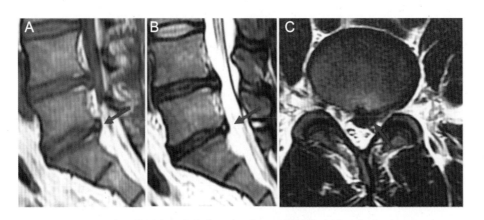

　　L5/S1椎间盘轻度突出，神经根及硬膜囊轻度受压变形。

图3-74-5　2015年6月3日 第四次复查MRI图像

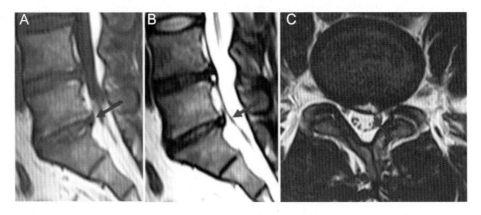

　　L5/S1椎间盘轻度突出。突出物较2013年5月10日初诊时明显缩小。突出率9.7%，吸收率88.2%。突出物最大层面面积约0.3 cm²，占椎管面积的8.3%。

图3-74-6　2018年1月16日 第五次复查MRI图像

按 语

初诊病史特点：男性，25岁，痉证，有外伤病史，病程3天，无马尾神经压迫症状。

首次影像学特点：L5／S1部分破裂型，后纵韧带破裂，突出率82.3％，Komori改良分型2型，MSU分型3-AB型，椎管形态为椭圆型，Iwabuchi分型1型，无Modic改变。

治疗特点：患者急性起病，临床症状及体征较为严重，要求保守治疗。予消髓化核汤加小活络丸以加强通络止痛功效，并予乙哌立松片缓解肌肉紧张，迈之灵片消肿止痛，绝对卧床休息。2天后疼痛症状缓解。二诊中药方去小活络丸，继续予消髓化核汤原方行益气化瘀、消髓化核等对症处理。患者急性症状逐渐缓解，病程中症状有所反复，长期口服中药期间注意使用鸡内金等调和脾胃。患者最终取得良好疗效，突出物吸收率88.2％。患者在接受治疗过程中绝对卧床3周，相对卧床3周，口服西药时间2周，口服中药177剂，恢复工作时间2个月，4年8个月吸收率88％。小活络丹之痹证乃风寒湿邪与瘀血痰浊阻滞经络所致。风寒湿邪侵入经络，日久不愈，气血不得宣通，营卫不畅，津凝为痰，血停为瘀，经络痹阻，肢体筋脉疼痛，麻木拘挛，屈伸不利。这些表现与腰椎间盘突出症症状、体征相一致。小活络丹常用于治疗慢性风湿性关节炎、类风湿关节炎、坐骨神经痛、急性软组织挫伤、骨质增生症及中风后遗症等属风湿痰瘀交阻于经络者。小活络丸原方设计为丸剂。丸者，缓也。腰椎间盘突出症之风湿痰瘀阻于经络，非短时所为，虽需峻利之品搜剔，但亦不可过猛，否则非但有形之邪难除，反易耗伤正气。当攻补兼施，缓图其效。

病例七十五 （男，46 岁，病程 2 年，痹证，L4/L5 部分破裂型，1 年 9 个月吸收率 91.5%）

基本资料： 周某，男，46 岁，联系电话：1380620＊＊＊＊。

初诊日期： 2016 年 6 月 14 日。

主诉： 腰痛反复 2 年，加重 1 周。

病史： 患者 2 年前开始出现腰痛，卧床休息后好转，未接受正规治疗。近 1 周患者腰痛加重，不能久坐久站，活动受限，大小便正常。舌质红，苔薄白，脉弦紧。

查体： 腰椎外观生理曲度存在，无侧弯畸形，L4～S1 棘后棘旁压痛（＋）、叩击痛（－），无下肢放射痛，直腿抬高试验左 70°（－）、右 60°（＋），双侧"4"字试验（－），双下肢肌力及皮肤感觉正常，马鞍区无麻木感、皮肤感觉正常，病理反射未引出，指地距 20 cm，JOA 评分 19 分。

MRI 表现： L4/L5 椎间盘巨大型突出，突出率 62.5%。椎管最大层面面积约 3.7 cm²，突出物最大层面面积约 1.1 cm²，占椎管面积的 29.7%（图 3-75-1）。

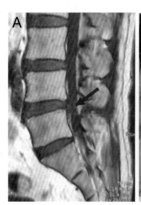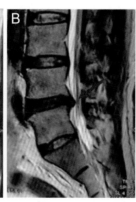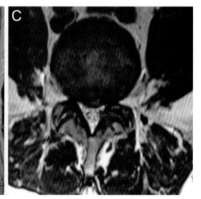

L4/L5 椎间盘巨大型突出，突出率 62.5%。椎管最大层面面积约 3.7 cm²，突出物最大层面面积约 1.1 cm²，占椎管面积的 29.7%。A、B 为 MRI 平扫矢状位像，显示突出物超过椎体后缘 8 mm 以上，Iwabuchi 分型 1 型；C 为 MRI 平扫轴位像，显示突出物较大，压迫硬膜囊，突出髓核呈等信号，位于椎管内中央。

图 3-75-1　2016 年 6 月 14 日初诊时普通 MRI 图像

诊断： L4/L5 部分破裂型腰椎间盘突出症（痹证）。

治法： 祛风除湿，通络止痛。

处方：

① 消髓化核汤合独活寄生汤加减：

生黄芪 15 g	炙黄芪 15 g	威灵仙 10 g
当　归 10 g	川　芎 15 g	炒白术 15 g
独　活 10 g	桑寄生 10 g	秦　艽 10 g
防　风 10 g	茯　苓 10 g	川牛膝 15 g
陈　皮 6 g	生甘草 6 g	

共 14 剂，每日 1 剂，分 2 次饭后温服。

② 相对卧床休息 2 周。

③ 注意保暖，避免寒湿刺激。

二诊（2016 年 6 月 29 日）

患者腰腿痛症状较前缓解，卧床 2 周后可正常下地行走，恢复工作，下肢肌力及皮肤感觉正常，纳寐可，二便调。查体：腰部轻度压痛、叩击痛，L4～S1 棘后棘旁压痛（±）、叩击痛（－），无下肢放射痛，直腿抬高试验左 80°（－）、右 70°（＋），双下肢肌力及皮肤感觉正常，马鞍区无麻木感，病理反射未引出，马鞍区皮肤感觉正常。指地距 16 cm，JOA 评分 21 分。

处方：

① 消髓化核汤加减：

生 黄 芪 15 g	炙黄芪 15 g	威灵仙 10 g
当 归 10 g	川 芎 15 g	炒白术 15 g
独 活 10 g	桑寄生 10 g	茯 苓 10 g
川 牛 膝 15 g	陈 皮 6 g	生甘草 6 g
炒薏苡仁 15 g	红景天 30 g	

共 14 剂，每日 1 剂，分 2 次饭后温服。

② 加强腰背肌功能锻炼。

三诊（2016 年 7 月 15 日）

患者腰部疼痛症状缓解，久坐劳累后仍感腰痛。查体：L4／L5 棘后棘旁压痛（±）、叩击痛（－），无下肢放射痛，直腿抬高试验左 80°（－）、右 70°（＋），双下肢肌力及皮肤感觉正常，马鞍区无麻木感，病理反射未引出，马鞍区皮肤感觉正常，指地距 15 cm，JOA 评分 23 分。续服二诊方 14 剂。嘱患者恢复期加强腰背肌功能锻炼。

处方：

消髓化核汤加减：

生 黄 芪 15 g	炙黄芪 15 g	威灵仙 10 g
当 归 10 g	川 芎 15 g	炒白术 15 g
独 活 10 g	桑寄生 10 g	茯 苓 10 g
川 牛 膝 15 g	陈 皮 6 g	生甘草 6 g
炒薏苡仁 15 g	红景天 30 g	

共 14 剂，每日 1 剂，分 2 次饭后温服。

四诊（2016 年 7 月 30 日）至六诊（2016 年 9 月 2 日）

治疗期间患者每 2 周复诊一次，续服二诊方

后，症状进一步缓解。六诊时症状已基本缓解，无明显不适主诉，工作、生活正常，行动自如。查体：腰部无压痛，无叩击痛，直腿抬高试验左 80°（－）、右 80°（－），双侧下肢肌力正常，双下肢皮肤感觉正常，双侧下肢腱反射正常，病理反射未引出，马鞍区皮肤感觉正常，指地距 15 cm，JOA 评分 25 分。予停服药物，建议复查腰椎 MRI。

处方：

消髓化核汤加减：

生 黄 芪 15 g	炙黄芪 15 g	威灵仙 10 g
当 归 10 g	川 芎 15 g	炒白术 15 g
独 活 10 g	桑寄生 10 g	茯 苓 10 g
川 牛 膝 15 g	陈 皮 6 g	生甘草 6 g
炒薏苡仁 15 g	红景天 30 g	

共 45 剂，每日 1 剂，分 2 次饭后温服。

七诊（2018 年 3 月 24 日）

1 年 9 个月后随访，患者腰痛完全缓解，未复发，工作、生活正常。查体：腰部无压痛，直腿抬高试验左 80°（－）、右 80°（－），双侧下肢肌力及皮肤感觉正常，双侧下肢腱反射正常，病理反射未引出，马鞍区皮肤感觉正常，指地距 10 cm，JOA 评分 27 分。复查腰椎 MRI 显示 L4／L5 椎间盘突出物大部分重吸收，突出率 5.3％，吸收率 91.5％，轴位显示突出物完全消失（图 3-75-2）。

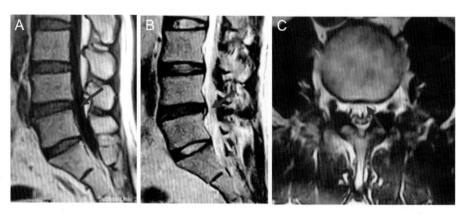

A、B、C 为平扫 MRI 图像，L4/L5 椎间盘髓核轻度突出。突出率 5.3%，吸收率 91.5%，突出物大部分重吸收，硬膜囊及神经根未见明显受压。

图 3-75 2   2018 年 3 月 24 日复诊时 MRI 图像

八诊（2019 年 4 月 25 日）

3 年后随访，患者腰腿痛未复发，工作、生活正常。查体：腰部无压痛，直腿抬高试验左 80°（－）、右 80°（－），双侧下肢肌力及皮肤感觉正常，双侧下肢腱反射正常，病理反射未引出，马鞍区皮肤感觉正常。指地距 10 cm，JOA 评分 29 分。

按 语

初诊病史特点： 男性，46 岁，痹证，无外伤病史，病程 2 年，无马尾神经压迫症状。

首次影像学特点： L4/L5 部分破裂型，后纵韧带破裂，突出率 62.5%，Komori 改良分型 2 型，MSU 分型 2-A 型，椎管形态为三角型，Iwabuchi 分型 1 型，无 Modic 改变。

治疗特点： 该患者初诊时腰痛反复，后症状加重，初诊时舌质红，苔薄白，脉弦紧，属腰椎间盘突出症寒湿证，予独活、秦艽、防风以祛风除湿、通络止痛。予消髓化核汤加减治疗 3 个月后，患者腰痛症状完全缓解。患者初诊时 MRI 显示突出率 62.5%，治疗后临床症状明显缓解，1 年 9 个月后复查 MRI 显示突出物基本消失，吸收率达 91.5%。患者在接受治疗过程中相对卧床 2 周，口服中药 87 剂，治疗期间正常工作，1 年 9 个月吸收率 91.5%。《备急千金要方》云："治腰背痛，独活寄生汤。夫腰背痛者，皆由肾气虚弱，卧冷湿地当风所得也，不时速治，喜流入脚膝，为偏枯冷痹，缓弱疼重，或腰痛挛，脚重痹，宜急服此方。"独活寄生汤在颈腰痛中应用广泛。本例患者影像学表现与临床症状不完全成正比，其可能的原因为：（1）患者处于急性发作期，或存在椎间盘源性腰痛，炎性介质释放较多而刺激神经根，引发剧烈疼痛；（2）患者本身疼痛阈值低，难以忍受轻微疼痛；（3）突出物虽小，但突出髓核恰好位于侧隐窝或压迫硬膜囊、神经根，引发症状；（4）影像学中的假阴性，如扫描层距宽、髓核与神经根粘连等。因此，单凭影像学检查结果不能作为手术的"金标准"。

病例七十六 （男，65 岁，病程半月，痹证，L4/L5 大块型，8 年 4 个月吸收率 89.5%）

基本资料：蒋某，男，65 岁，联系电话：1836254 ＊＊＊＊。

初诊日期：2009 年 12 月 18 日。

主诉：腰痛牵及右下肢疼痛半个月。

病史：患者半个月前无明显诱因下出现腰痛并放射至右下肢，休息后可缓解，活动后加重，行走困难。

查体：L4/L5 棘突及两侧棘旁压痛（＋）、叩击痛（＋），并向右下肢放射，直腿抬高试验左 70°（－）、右 40°（＋），双下肢肌力及皮肤感觉正常，双侧跟腱反射正常，马鞍区皮肤感觉正常，指地距 39 cm，JOA 评分 11 分。舌质红，苔黄腻，脉滑。

MRI 表现：L4/L5 椎间盘巨大型突出压迫硬膜囊及右侧神经根。突出率 100%。椎管最大层面面积约 3.4 cm²；突出物最大层面面积约 1.0 cm²，占椎管面积的 29.4%（图 3-76-1）。

诊断：L4/L5 大块型腰椎间盘突出症（痹证）。

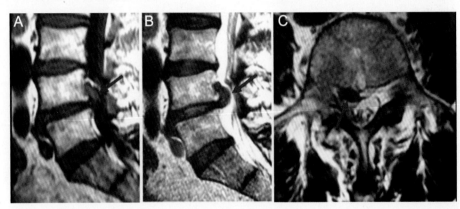

L4/L5 椎间盘巨大型突出，突出率 100%。椎管最大层面面积约 3.4 cm²；突出物最大层面面积约 1.0 cm²，占椎管面积的 29.4%。A、B 为 MRI 平扫矢状位像，显示突出物超过椎体后缘 10 mm，边缘整齐，脱出的椎间盘组织与母体椎间盘相连，Iwabuchi 分型 1 型；C 为腰椎轴位像，显示突出物压迫硬膜囊及右侧神经根，硬膜囊不对称变形，椎管形态为椭圆型。

图 3-76-1 2009 年 12 月 18 日初诊 MRI 图像

治法：益气化瘀，利水消肿。

处方：

① 消髓化核汤加减：

生黄芪 30 g	威灵仙 10 g	炒白术 10 g
木 瓜 10 g	当 归 10 g	水 蛭 3 g
防 己 10 g	白芥子 6 g	炒苍术 10 g
猪 苓 10 g	茯 苓 10 g	炒青皮 6 g
薏苡仁 15 g	陈 皮 6 g	

共 7 剂，每日 1 剂，分 2 次饭后温服。

② 绝对卧床休息 1 周。

二诊（2009 年 12 月 25 日）

患者腰腿痛症状缓解。查体：L4/L5 棘后两侧棘旁压痛（＋）、叩击痛（＋），右下肢放射痛（＋），直腿抬高试验左 70°（－）、右 45°（＋），双下肢肌力及皮肤感觉正常，马鞍区皮肤感觉正常，JOA 评分 13 分。

处方：

① 消髓化核汤加减：

生黄芪 30 g	威灵仙 10 g	炒白术 10 g
木 瓜 10 g	当 归 10 g	水 蛭 3 g
防 己 10 g	白芥子 6 g	炒苍术 10 g
猪 苓 10 g	茯 苓 10 g	炒青皮 6 g
薏苡仁 15 g	陈 皮 6 g	

共 7 剂，每日 1 剂，分 2 次饭后温服。

② 绝对卧床休息 1 周。

三诊（2010 年 1 月 2 日）至五诊（2010 年 2 月 3 日）

患者续服初诊方 6 周，腰腿痛症状大部分缓解，无下肢放射痛，自行下床活动时疼痛不明显。查体：L4/L5 棘后棘旁压痛（±）、叩击痛（－），双下肢放射痛（－），直腿抬高试验左 70°（－）、右 70°（－），双下肢肌力及皮肤感觉正常，马鞍区皮肤感觉正常，指地距 18 cm，JOA 评分 21 分。患者停服中药后症状未复发。建议复查腰椎 MRI，恢复期指导患者进行腰背肌功能锻炼。

处方：

消髓化核汤加减：

生黄芪 30 g　　威灵仙 10 g　　炒白术 10 g

木　瓜 10 g　　当　归 10 g　　水　蛭 3 g

防　己 10 g　　白芥子 6 g　　炒苍术 10 g

猪　苓 10 g　　茯　苓 10 g　　炒青皮 6 g

薏苡仁 15 g　　陈　皮 6 g

共 30 剂，每日 1 剂，分 2 次饭后温服。

六诊（2018 年 4 月 6 日）

8 年后患者随访复诊，无明显不适主诉，8 年间正常运动及生活，弯腰、久坐、劳累后偶有腰痛。查体：腰部无压痛，无下肢放射痛，直腿抬高试验左 90°（－）、右 90°（－），双下肢肌力及皮肤感觉正常，马鞍区皮肤感觉正常，指地距 10 cm，JOA 评分 26 分。复查 MRI 显示突出物基本吸收，突出率 10.5％，吸收率 89.5％（图 3-76-2）。

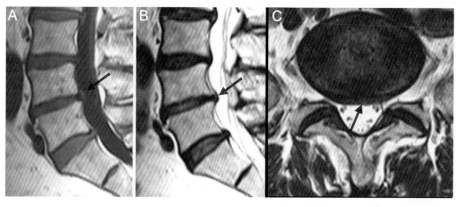

L4/L5 椎间盘轻度突出。突出物基本重吸收，神经根及硬膜囊无明显受压及变形。突出率 10.5％，吸收率 89.5％。突出物最大层面面积约 0.1 cm²，占椎管面积的 2.9％。

图 3-76-2　2018 年 4 月 6 日复查 MRI 图像

按　语

初诊病史特点： 男性，65 岁，痹证，无外伤病史，病程半个月，无马尾神经压迫症状。

首次影像学特点： L4/L5 大块型，后纵韧带破裂，突出率 100％，Komori 改良分型 3 型，MSU 分型 3-AB 型，椎管形态为椭圆型，Iwabuchi 分型 1 型，无 Modic 改变。

治疗特点： 患者 L4/L5 椎间盘巨大型突出，初期发病较急，予消髓化核汤基本方加减进行治疗。在患者能耐受的情况下，治疗过程中未应用消炎镇痛药物。经保守治疗后，患者症状缓解，突出物吸收率 89.5％。患者在接受治疗过程中绝对卧床 2 周，口服中药 44 剂，恢复工作时间 2 周，8 年 4 个月吸收率 89.5％。《内经》云："阴阳者，天地之道也，万物之纲纪，变化之父母，生杀之本始，神明之府也。治病必求于本。"阴阳辨证为中医学中最根本最基础的辨证方法。本例中舌苔是阴阳辨证的重要体现。临床见黄腻舌苔，以湿热辨之，治以清化，人皆知，而由气虚运化失司致湿阻不化所致者，则知者不多。本例存在舌红苔黄，脉滑口苦，小便黄，似为实证，予以苦寒燥湿药治之数月而未愈，苔仍如故。但细辨之，必有虚证一二，舌胖有齿痕，胸腹虚胀，喜温便溏等，予以燥湿健脾等对症治疗，诸证缓解，苔亦渐化，此为塞用之法。因此如何准确把握阴阳虚实的本质是治疗成功与否的关键所在。

病例七十七 （女，18岁，病程7月，痿证，L4/L5部分破裂型，1年6个月吸收率71.4%）

基本资料： 许某，女，18岁，联系电话：1394200****。

初诊日期： 2017年4月1日。

主诉： 腰痛牵及右下肢麻木7月余。

病史： 患者于7个月前因拎重物出现剧烈腰痛，在当地医院口服药物治疗后缓解。约半个月后在学校做仰卧起坐和跑步运动后，腰痛加重。查腰椎MRI显示L4/L5椎间盘巨大突出。近半年出现右下肢小腿及足趾麻木。患者曾就诊于北京积水潭医院，医生建议手术治疗；北京大学第三医院医生建议：如不影响生活，可以保守治疗。

查体： L4/L5右侧棘旁压痛（＋）、叩击痛（＋），并向右下肢放射，直腿抬高试验左80°（－）、右50°（＋），左小腿后外侧皮肤感觉减退，左足踇趾背伸肌力Ⅳ级，病理反射未引出，马鞍区皮肤感觉正常，指地距28 cm，JOA评分18分。舌紫暗，舌下有小瘀斑，苔白，脉弦。

MRI表现： L4/L5椎间盘巨大型突出。突出的椎间盘偏向右侧推压硬膜囊，右侧神经根受压，右侧侧隐窝变窄，硬膜囊不对称变形。突出率65.0%。椎管最大层面面积约3.5 cm²；突出物最大层面面积约1.1 cm²，占椎管面积的31.4%（图3-77-1）。

诊断： L4/L5部分破裂型腰椎间盘突出症（痿证）。

治法： 益气逐瘀，利水消肿。

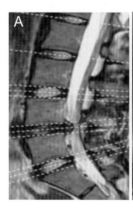 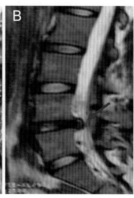 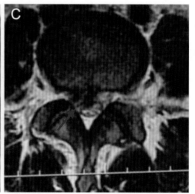

L4/L5椎间盘巨大型突出，突出率65.0%。椎管最大层面面积约3.5 cm²；突出物最大层面面积约1.1 cm²，占椎管面积的31.4%。A、B为MRI平扫矢状位像，突出物超过椎体后缘6 mm以上，边缘整齐，脱出的椎间盘组织与母体椎间盘的连续性存在，突出髓核呈等信号，Iwabuchi分型1型；C为MRI平扫轴位像，显示突出物较大，压迫硬膜囊及神经根，游离髓核呈等信号，位于椎管内偏右侧，硬膜囊不对称变形。

图3-77-1　2017年4月1日初诊MRI图像

处方：

① 消髓化核汤加味：

生黄芪30 g	当 归10 g	川 芎10 g
地 龙10 g	水 蛭6 g	木 瓜20 g
威灵仙30 g	白 术10 g	白芥子6 g
牛 膝10 g	炙甘草6 g	三 棱10 g
莪 术10 g	香 附10 g	

共14剂，每日1剂，分2次饭后温服。

② 绝对卧床休息2周。

③ 避免久坐久站，进行腰背肌功能锻炼。

④ 密切观察病情变化，如症状无缓解甚至加重，及时手术治疗。

二诊（2017年4月16日）

患者开始服中药时出现轻度腹泻，适应后未

再发生药物反应，续服上方1个月。

处方：

① 消髓化核汤加味：

生黄芪30 g	当 归10 g	川 芎10 g
地 龙10 g	水 蛭6 g	木 瓜20 g
威灵仙30 g	白 术10 g	白芥子6 g
牛 膝10 g	炙甘草6 g	三 棱10 g
莪 术10 g	香 附10 g	

共30剂，每日1剂，分2次饭后温服。

② 继续相对卧床休息1个月。

③ 密切观察病情变化。

三诊（2017年5月18日）至五诊（2017年8月12日）

患者服用中药方1个月后，腰痛症状开始缓解，右下肢麻木感消失，可自行活动，长时间活动时疼痛加重。舌淡红，苔白腻，脉细涩。查体：L4/L5右侧棘旁压痛（＋）、叩击痛（＋），右下肢放射痛（＋），直腿抬高试验左80°（－）、右60°（＋），双下肢皮肤感觉正常，左小腿麻木感消失，左足姆趾背伸肌力Ⅳ级，马鞍区皮肤感觉正常，指地距20 cm，JOA评分21分。邪去十之六七，初诊方去破血行气药物莪术、三棱后，

续服3个月。

处方：

① 消髓化核汤加味：

生黄芪30 g	当 归10 g	川 芎10 g
地 龙10 g	水 蛭6 g	白芥子6 g
木 瓜20 g	威灵仙30 g	白 术10 g
牛 膝10 g	炙甘草6 g	香 附10 g

共90剂，每日1剂，分2次饭后温服。

② 进行腰背肌功能锻炼。

③ 密切观察病情变化，如出现症状进行性加重或马尾神经损伤，立即手术治疗。

六诊（2017年8月22日）

患者腰腿痛症状大部分缓解，无下肢放射痛，右下肢麻木感消失，自行下床活动时疼痛不明显，纳可，二便调。查体：L4/L5棘后棘旁压痛（±）、叩击痛（－），双下肢放射痛（－），直腿抬高试验左90°（－）、右90°（－），双下肢肌力及皮肤感觉正常，左足姆趾背伸肌力Ⅴ级（恢复正常），马鞍区皮肤感觉正常，指地距12 cm，JOA评分24分。复查MRI显示L4/L5巨大型椎间盘突出物大部分重吸收（图3-77-2）。续服中药颗粒方1个月后停药。

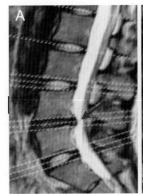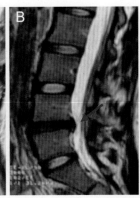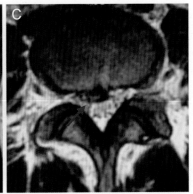

L4/L5椎间盘突出。突出率30.4%。突出物最大层面面积约0.5 cm²，占椎管面积的14.3%。

图3-77-2 2017年8月22日第一次复查MRI图像

处方：

消髓化核汤颗粒方：

生黄芪 10 g　　当 归 10 g　　木 瓜 10 g

白 术 10 g

共 30 剂，每日 1 剂，分 2 次饭后温服。

七诊（2018 年 8 月 29 日）

患者第二次复查 MRI 显示 L4／L5 巨大型椎间盘突出物大部分重吸收（图 3-77-3）。症状未复发，无明显腰腿痛症状，正常生活与工作。查体：腰部无压痛，无双下肢放射痛，直腿抬高试验左 90°（－）、右 90°（－），双下肢肌力及皮肤感觉正常，马鞍区皮肤感觉正常。指地距 6 cm，JOA 评分 28 分。

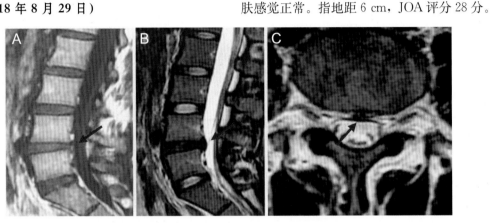

L4／L5 椎间盘突出，突出物明显缩小。突出率 18.6％，吸收率 71.4％。突出物最大层面面积约 0.2 cm²，占椎管面积的 5.7％。

图 3-77-3　2018 年 8 月 29 日第二次复查 MRI 图像

按 语

初诊病史特点：女性，18 岁，痿证，有外伤病史，病程 7 个月，无马尾神经压迫症状。

首次影像学特点：L4／L5 部分破裂型，后纵韧带破裂，突出率 65％，Komori 改良分型 2 型，MSU 分型 3-AB 型，椎管形态为三角型，Iwabuchi 分型 1 型，无 Modic 改变。

治疗特点：该患者初诊时症状及体征较重，MRI 显示突出率 65.0％。北京积水潭医院医生建议手术治疗，北京大学第三医院医生认为，可以保守治疗。患者辗转至我院要求保守治疗。患者因外伤致病，发病初期症状较重，患者拎重物后出现腰部疼痛剧烈，舌紫暗，舌下有小瘀斑，脉稍弦，当属局部骤然遭受暴力，导致血溢脉外，停聚于局部，形成瘀血，配伍三棱、莪术破血行气，佐以香附理气。患者遵医嘱绝对卧床及保守治疗 1 个月后，症状开始逐渐缓解，腰部疼痛明显好转，遂去三棱、莪术，单用消髓化核汤。加用炙黄芪可顾护正气，防止久用三棱、莪术导致生气亏虚。6 个月后 MRI 显示突出物吸收率 76.4％。患者在接受治疗过程中绝对卧床 2 周，相对卧床 4 周，口服中药 164 剂，恢复学习时间 2 周，1 年 6 个月吸收率 71.4％。《证治准绳》曰："夫人饮食起居一失其宜，皆能使血瘀滞不行，故百病由污血者多。"清代名医叶天士认为，"初病在气，久病在血"。两者都强调了瘀血是导致腰椎间盘突出症发生的一种重要致病因素，临床可表现为针刺样疼痛，特点是固定不转移、昼轻夜重、时轻时重等。临床上也可在辨证基础上选用身痛逐瘀汤加减进行治疗。

病例七十八（男，44 岁，病程 3 月，痿证，L5/S1 大块型，4 年 7 个月吸收率 100%）

基本资料： 沈某，男，44 岁，联系电话：1391357****。

初诊日期： 2014 年 2 月 18 日。

主诉： 腰痛牵及右下肢麻木 3 个月，加重 1 个月。

病史： 患者于 3 个月前无明显诱因下出现腰痛牵及右下肢小腿麻木，在太仓当地医院口服药物治疗后缓解。近 1 个月来，患者腰痛及右下肢麻木感加重，不能站立行走，无法起床。太仓医院医生建议手术治疗。患者平素畏寒怕冷明显。

查体： 腰椎生理曲度存在，L5/S1 右侧棘旁压痛（+），并放射至右下肢，直腿抬高试验左 60°（+）、右 30°（+），右小腿后外侧皮肤感觉减退，右踝关节跖屈肌力Ⅳ级，右踝关节背伸肌力正常，右足蹞趾背伸肌力正常，左下肢肌力正常，病理反射未引出，马鞍区皮肤感觉正常，指地距因患者疼痛剧烈而无法测量，JOA 评分 13 分。舌淡，苔白，脉弦。

MRI 表现： L5/S1 椎间盘突出。突出的椎间盘在椎管内偏向右侧推压硬膜囊，右侧神经根受压。突出率 85.0%。椎管最大层面面积约 3.8 cm²，突出物最大层面面积约 1.2 cm²，占椎管面积的 31.6%（图 3-78-1）。

诊断： L5/S1 大块型腰椎间盘突出症（痿证）。

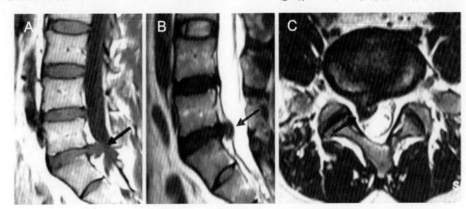

L5/S1 椎间盘巨大型突出，突出率 85.0%。椎管最大层面面积约 3.8 cm²，突出物最大层面面积约 1.2 cm²，占椎管面积的 31.6%。A、B 为平扫 MRI 矢状位像，突出物超过椎体后缘 8 mm 以上，边缘整齐；C 为平扫 MRI 轴位像，显示突出物较大，压迫右侧神经根。

图 3-78-1　2014 年 2 月 18 日初诊 MRI 图像

治法： 益气逐瘀，温阳通络止痛。

治疗方案：

① 消髓化核汤加减：

生黄芪 30 g	威灵仙 10 g	当　归 10 g
木　瓜 20 g	川　芎 10 g	地　龙 10 g
水　蛭 6 g	白　术 30 g	白芥子 6 g
牛　膝 10 g	薏苡仁 15 g	炙甘草 6 g
桂　枝 10 g	茯　苓 10 g	

共 14 剂，每日 1 剂，分 2 次饭后温服。

② 醋氯芬酸胶囊 100 mg，1 次/日，口服 1 周。

③ 迈之灵片 300 mg，2 次/日，口服 2 周。

④ 绝对卧床休息 2 周。

⑤ 密切观察病情变化，如出现症状进行性加重或马尾神经损伤表现，立即手术治疗。

二诊（2014 年 3 月 4 日）

患者服用中药及醋氯芬酸胶囊、迈之灵片 1 周后疼痛缓解，即停用醋氯芬酸胶囊，继续服用中药及迈之灵片。2 周后复诊时患者腰痛好转，未下地负重，生活起居均在床上，右下肢仍麻木，畏寒怕冷症状好转。查体：L5／S1 棘后右侧棘旁压痛（＋），并放射至右下肢，直腿抬高试验左 70°（＋）、右 40°（＋），右小腿后外侧皮肤感觉减退，右踝关节跖屈肌力 Ⅳ 级，病理反射未引出，马鞍区皮肤感觉正常。指地距 40 cm，JOA 评分 16 分。

处方：

① 消髓化核汤加减：

生黄芪 30 g	威灵仙 10 g	当 归 10 g
木 瓜 20 g	川 芎 10 g	地 龙 10 g
水 蛭 6 g	白 术 30 g	白芥子 6 g
牛 膝 10 g	薏苡仁 15 g	炙甘草 6 g
桂 枝 10 g	茯 苓 10 g	

共 30 剂，每日 1 剂，分 2 次饭后温服。

② 继续相对卧床 1 个月。

③ 迈之灵片 300 mg，2 次/日，口服 2 周。

④ 密切观察病情变化，如出现症状进行性加重或马尾神经损伤表现，立即手术治疗。

三诊（2014 年 4 月 1 日）

1 个月后复诊，患者诉腰痛症状加重，疼痛难以耐受，右下肢麻木感存在，卧床不能翻身，大小便正常。查体：L5／S1 棘后两侧棘旁压痛（＋）、叩击痛（＋），并放射至右下肢，直腿抬高试验左 70°（＋）、右 50°（＋），右小腿后外侧皮肤感觉减退，右踝关节跖屈肌力 Ⅳ 级，病理反射未引出，马鞍区皮肤感觉正常，指地距因患者疼痛而无法测量，JOA 评分 14 分。患者症状反复，疼痛剧烈，与患者进行沟通，建议手术治疗。患者拒绝手术。考虑患者双下肢肌力无进行性下降，无马尾神经损伤表现，同意继续保守治疗。

处方：

① 醋氯芬酸胶囊 100 mg，1 次/日，口服 2 周。

② 消髓化核汤：

生黄芪 20 g	炙黄芪 20 g	防 己 10 g
当 归 10 g	川 芎 15 g	白 术 10 g
地 龙 10 g	水 蛭 6 g	威灵仙 10 g
木 瓜 10 g	白芥子 6 g	

共 14 剂，每日 1 剂，分 2 次饭后温服。

③ 继续相对卧床半个月。

④ 密切观察病情变化，如出现症状进行性加重或马尾神经损伤表现，立即手术治疗。

四诊（2014 年 4 月 16 日）

2 周后复诊，患者诉腰腿痛稍好转，下地行走时仍疼痛，右下肢仍感麻木，夜寐欠安，大小便正常。查体：L5／S1 棘后右侧棘旁压痛（＋）、叩击痛（＋），并放射至右下肢，直腿抬高试验左 70°（＋）、右 40°（＋），右小腿后外侧皮肤感觉减退，右踝关节跖屈肌力 Ⅳ 级，病理反射未引出，马鞍区皮肤感觉正常，指地距未查，JOA 评分 17 分。医患沟通后，考虑患者无下肢肌力进行性加重表现，无马尾神经损伤表现，继续保守治疗。

处方：

① 消髓化核汤：

生黄芪 20 g	炙黄芪 20 g	防 己 10 g
当 归 10 g	川 芎 15 g	白 术 10 g
地 龙 10 g	水 蛭 6 g	威灵仙 10 g
木 瓜 10 g	白芥子 6 g	

共 30 剂，每日 1 剂，分 2 次饭后温服。

② 继续相对卧床 1 个月。

③ 密切观察病情变化，如出现症状进行性加重或马尾神经损伤表现，立即手术治疗。

五诊（2014 年 5 月 17 日）至七诊（2014 年 6 月 10 日）

患者每半个月复诊一次，腰腿痛症状逐渐缓解，七诊时腰痛明显好转，下地行走时仍感腰痛，右下肢仍存麻木感，夜寐安，夜间可入睡，大小便正常。查体：L5/S1 右侧棘旁压痛（±）、叩击痛（±），并放射至右下肢，直腿抬高试验左 70°（－）、右 50°（＋），右小腿后外侧皮肤感觉减退，右踝关节跖屈肌力Ⅳ级，右踝关节、右足跗趾背伸肌力正常，左下肢肌力及皮肤感觉正常，病理反射未引出，马鞍区皮肤感觉正常，指地距 30 cm，JOA 评分 20 分。患者继续服用三诊方 1 个月后疼痛、麻木感明显减轻。建议患者在当地医院复查 MRI。

处方：

① 消髓化核汤：

生黄芪 20 g	炙黄芪 20 g	防 己 10 g
当 归 10 g	川 芎 15 g	白 术 10 g
地 龙 10 g	水 蛭 6 g	威灵仙 10 g

木 瓜 10 g　　白芥子 6 g

共 45 剂，每日 1 剂，分 2 次饭后温服。

② 复查腰椎 MRI。

③ 密切观察病情变化，如出现症状进行性加重或马尾神经损伤表现，立即手术治疗。

八诊（2018 年 9 月 26 日）

4 年后随访，患者腰腿痛症状基本缓解，右下肢麻木感消失，恢复正常工作与生活。建议患者来我院复诊。查体：腰部无明显疼痛，无下肢放射痛，直腿抬高试验左 80°（－）、右 80°（－），双侧下肢肌力及皮肤感觉正常，马鞍区皮肤感觉正常，指地距 10 cm，JOA 评分 27 分。复查 MRI 显示 L5/S1 巨大型椎间盘突出物完全重吸收（图 3-78-2）。

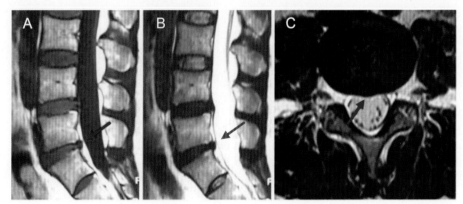

A、B、C 为平扫 MRI 图像，L5/S1 椎间盘无明显突出，吸收率 100%，突出物完全重吸收，硬膜囊无明显受压及变形。

图 3-78-2　2018 年 9 月 26 日复查 MRI 图像

按 语

初诊病史特点：男性，44 岁，痿证，无外伤病史，病程 3 个月，无马尾神经压迫症状。

首次影像学特点：L5/S1 大块型，后纵韧带破裂，突出率 85%，Komori 改良分型 2 型，MSU 分型 3-B 型，椎管形态为椭圆型，Iwabuchi 分型 1 型，无 Modic 改变。

治疗特点：患者以下肢麻木、痿软不用的症状为甚。脾主四肢肌肉，重用炒白术；时值冬日，患者面白舌淡，畏寒明显，配伍桂枝助阳化气。该患者初诊时症状及体征较重，1 个月后天气转暖，患者畏寒症状不明显，故减桂枝，以原方予患者，MRI 显示突出率 85.0%。当地医院建议患者进行手术治疗。患者发病初期症状较重，遵医嘱绝对卧床，经保守治疗半个月后症状开始逐渐缓解，4 个月后症状已大部分缓解。4 年后随访时复查 MRI 显示突出物吸收率 100%。患者在接受治疗过程中绝对卧床 4 周，相对卧床 6 周，口服西药时间 2 周，口服中药 133 剂，恢复工作时间 3 个月，4 年 7 个月吸收率 100％。《素问·六元正纪大论》曰："用寒远寒，用凉远凉，用温远温，用热远热。食宜同法。"在临证治疗中应四诊合参，三因制宜，应充分根据季节气候，患者的年龄、性别、体质、生活习惯等不同特点，来考虑治疗用药的原则。"三因制宜"治疗思想是在长期的医疗实践中形成的，强调了人与生存环境的协调统一，与《内经》学术原理中最具特色的整体观念一脉相承。《本草纲目》记载：白术可治风寒湿痹，颈强直，背反张，止汗除热消食。本例患者阳虚症状明显，故重用补土第一要药白术以燥湿健脾、益气化痰散寒。

病例七十九 （女，49 岁，病程 1 年，痹证，L5/S1 部分破裂型，5 年 3 个月吸收率 77.1%）

基本资料： 陆某，女，49 岁，联系电话：1381266 ＊＊＊＊。

初诊日期： 2012 年 3 月 29 日。

主诉： 腰痛牵及左下肢 1 年，加重 1 个月。

病史： 患者于 1 年前无明显诱因下出现腰部疼痛牵及左下肢，曾在门诊口服药物治疗后症状缓解。1 个月前患者受凉后疼痛加剧，弯腰及行走不利。无外伤史。

查体： 腰椎生理曲度存在，L5/S1 左侧棘旁压痛（＋）、叩击痛（＋），并向左下肢放射，直腿抬高试验左 60°（＋）、右 90°（－），双下肢肌力及感觉正常，双侧跟膝腱反射存在，马鞍区皮肤感觉正常，指地距 25 cm，JOA 评分 14 分。舌质淡紫，苔白，脉弦紧。

MRI 表现： L5/S1 椎间盘巨大型突出。突出物居中央偏左，边缘毛糙不齐，硬膜囊被挤压变形。突出率 60.2%。椎管最大层面面积约 3.1 cm²；突出物最大层面面积 1.0 cm²，占椎管面积的 32.3%（图 3-79-1）。

诊断： L5/S1 部分破裂型腰椎间盘突出症（痹证）。

治法： 益气利水，活血化瘀。

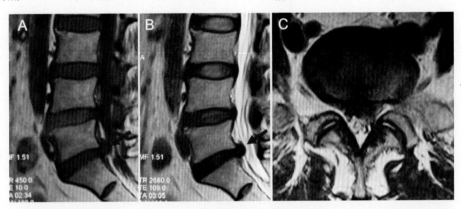

L5/S1 椎间盘髓核突出，突出率 60.2%，椎管最大层面面积约 3.1 cm²，突出物最大层面面积 1.0 cm²，占椎管面积的 32.3%。A、B 为 MRI 平扫矢状位像，突出物超过椎体后缘 8 mm，边缘毛糙，Iwabuchi 分型 1 型，无 Modic 改变；C 为腰椎轴位像，显示突出物较大，压迫硬膜囊及左侧神经根，硬膜囊变形，椎管形态为三角型。

图 3-79-1 2012 年 3 月 29 日初诊 MRI 图像

处方：

① 消髓化核汤加减：

生黄芪 30 g	防 己 10 g	当 归 10 g
水 蛭 6 g	威灵仙 30 g	木 瓜 20 g
白芥子 6 g	地 龙 10 g	炒白术 10 g
川牛膝 10 g	茯 苓 10 g	桂 枝 10 g
细 辛 3 g	秦 艽 10 g	制南星 10 g

共 14 剂，每日 1 剂，分 2 次饭后温服。

② 绝对卧床休息 2 周。

③ 美洛昔康片 7.5 mg，口服，1 次/日。

二诊（2012 年 4 月 12 日）

患者腰痛症状好转，下肢疼痛仍未缓解，夜间出汗较多，纳差，夜寐尚可，二便调。查体：L5/S1 棘后左侧棘旁压痛（＋）、叩击痛（＋），左下肢放射痛（＋），直腿抬高试验左 70°（＋）、右 90°（－），双下肢肌力及感觉正常，马鞍区皮肤感觉正常，指地距 35 cm，JOA 评分 12 分。

处方：

① 消髓化核汤加减：

生黄芪 30 g	防 己 10 g	当 归 10 g

水　蛭 6 g　　威灵仙 30 g　　木　瓜 20 g

白芥子 6 g　　地　龙 10 g　　炒白术 10 g

川牛膝 10 g　　茯　苓 10 g　　桂　枝 10 g

秦　艽 10 g　　瘪桃干 10 g　　浮小麦 10 g

共 14 剂，每日 1 剂，分 2 次饭后温服。

② 相对卧床休息 2 周。

三诊（2012 年 4 月 26 日）至八诊（2012 年 6 月 26 日）

患者疼痛逐渐缓解，汗出渐止，二诊方去浮小麦、瘪桃干，续服 2 个月，每半月复诊一次。八诊时查体：直腿抬高试验左 80°（−）、右 90°（−），指地距 10 cm，JOA 评分 25 分。2.5 个月时恢复工作，八诊后继续服用中药方 3 个月。

处方：

① 消髓化核汤加减：

生黄芪 30 g　　防　己 10 g　　当　归 10 g

水　蛭 6 g　　威灵仙 30 g　　木　瓜 20 g

白芥子 6 g　　地　龙 10 g　　炒白术 10 g

川牛膝 10 g　　茯　苓 10 g　　桂　枝 10 g

秦　艽 10 g

共 150 剂，每日 1 剂，分 2 次饭后温服。

九诊（2012 年 10 月 11 日）

初诊半年后随访，患者自诉无明显腰腿痛症状，左下肢牵痛不明显，纳寐可，二便调。查体：腰部无压痛，无双下肢放射痛，直腿抬高试验左 80°（−）、右 90°（−），双下肢肌力及皮肤感觉正常，马鞍区皮肤感觉正常，指地距 9 cm，JOA 评分 27 分。复查 MRI 显示突出物部分重吸收，突出率 43.8%，吸收率 27.2%（图 3-79-2）。

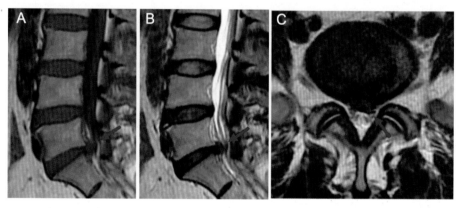

L5/S1 椎间盘突出物略有吸收，突出率 43.8%，吸收率 27.2%。突出物最大层面面积 0.9 cm²，占椎管面积的 32.1%。

图 3-79-2　2012 年 10 月 11 日第一次复查 MRI 图像

十诊（2017 年 7 月 1 日）

初诊 5 年后随访，患者自诉 5 年来偶有腰痛及左下肢牵痛，卧床休息后可缓解，纳寐可，二便调。查体：腰部无压痛，无双下肢放射痛，直腿抬试验左 80°（−）、右 90°（−），双下肢肌力及皮肤感觉正常，马鞍区皮肤感觉正常，指地距 5 cm，JOA 评分 28 分。复查 MRI 显示突出物大部分重吸收，突出率 13.8%，吸收率 77.1%（图 3-79-3）。

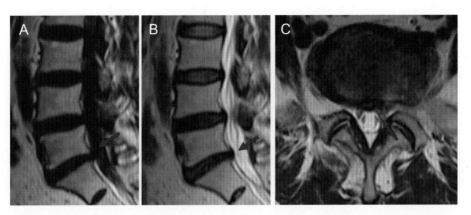

L5／S1 椎间盘突出物大部分吸收，突出率 13.8％，吸收率 77.1％。突出物最大层面面积 0.3 cm²，占椎管面积的 10.7％。

图 3-79-3　2017 年 7 月 1 日第二次复查 MRI 图像

十一诊（2019 年 3 月 11 日）

初诊 7 年后随访，患者自诉近年来工作生活中注意腰部休息，不从事重体力劳动，目前无明显腰痛症状。复查 MRI 显示突出物大部分吸收（图 3-79-4）。

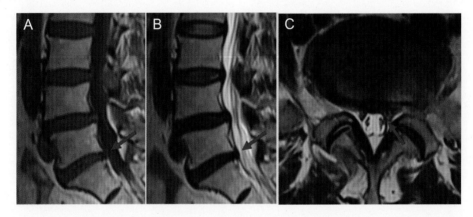

L5／S1 椎间盘突出物大部分吸收，突出物大小与 2017 年 7 月 1 日第二次复查时基本相仿。

图 3-79-4　2019 年 3 月 11 日第三次复查 MRI 图像

按　语

初诊病史特点： 女性，49 岁，痹证，无外伤史，病程 1 年，无马尾神经压迫症状。

首次影像学特点： L5／S1 部分破裂型，后纵韧带破裂，突出率 60.2％，Komori 改良分型 3 型，MSU 分型 3-AB 型，椎管形态为三角型，Iwabuchi 分型 1 型，无 Modic 改变。

治疗特点： 本例患者腰腿痛加重 1 个月，为受凉后疼痛加重，舌质淡紫，苔白，脉弦紧，证属风寒湿痹。遂予消髓化核汤去薏苡仁，加桂枝、

细辛、秦艽、制南星以增强散寒除湿止痛之效。二诊时患者汗出较多，去细辛、制南星，加瘪桃干、浮小麦固表敛汗。经治疗后患者腰腿痛症状逐渐好转。随访 7 年未有严重复发，突出物吸收率 77.1％。患者在接受治疗过程中绝对卧床 2 周，相对卧床 2 周，口服中药 178 剂，口服西药时间 2 周，恢复工作时间 2.5 个月，5 年 3 个月吸收率 77.1％。腰痛基本病机为筋脉阻滞，腰府失养，初为功能性损伤，后渐趋器质性病变，但无论是功能性的，抑或器质性的，皆与气机升降、气化密切相关。明代医家张景岳云：阳动而散，故化

气，阴静而凝，故成形。黄芪为补气第一要药。因此我们在临诊中，特别注意黄芪的使用。周围神经损伤后免疫系统会发生巨噬细胞聚集、淋巴细胞活化等一系列变化，而黄芪能够促进周围神经损伤的修复，这也是我们运用其治疗腰椎间盘突出症引起的根性疼痛的理论依据。黄芪的主要成分为黄芪多糖，它对机体免疫功能有广泛的调节作用，影响复杂的细胞因子网络。

病例八十 （女，34岁，病程3月，痹证，L5/S1大块型，5年吸收率73.3%）

基本资料：姜某，女，34岁，联系电话：1891551＊＊＊＊。

初诊日期：2014年4月29日。

主诉：腰痛牵及双下肢麻木3个月，加重1个月。

病史：患者于3个月前开始出现腰痛牵及双下肢疼痛、麻木，未予重视。近1个月来疼痛持续加重，双下肢麻木感加重，活动不利，卧床不能翻身。患者形体肥胖，自诉食多嗳气反酸。

查体：L5/S1双侧棘旁及周围广泛压痛（＋）、叩击痛（＋），并向双侧下肢放射，直腿抬高左50°（＋）、右40°（＋），双侧下肢小腿后外侧皮肤感觉减退，左下肢足底皮肤感觉减退，双侧下肢肌力正常，病理反射未引出，马鞍区皮肤感觉正常，指地距30 cm，JOA评分15分。舌红隐紫，苔白，脉弦滑。

MRI表现：L5/S1椎间盘巨大型突出。L5/S1突出的椎间盘偏中央偏左侧推压硬膜囊，左侧神经根受压，硬膜囊不对称变形。突出率92.0%。椎管最大层面面积约3.4 cm²，L4/L5突出物最大层面面积约1.5 cm²，占椎管面积的44.1%（图3-80-1）。

诊断：L5/S1大块型腰椎间盘突出症（痹证）。

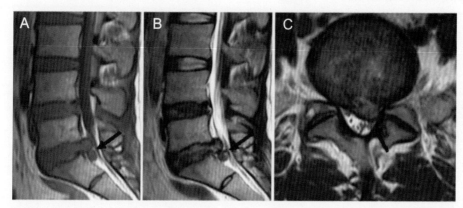

L5/S1椎间盘巨大型突出，突出率92.0%。椎管最大层面面积约3.4 cm²；突出物最大层面面积约1.5 cm²，占椎管面积的44.1%。A、B为平扫MRI矢状位像，突出物超过椎体后缘8 mm以上，边缘整齐，脱出的椎间盘组织与母体椎间盘的连续性消失；C为腰椎MRI平扫轴位像，显示突出物较大，压迫硬膜囊及神经根，位于椎管内偏左侧，硬膜囊不对称变形。

图3-80-1 2014年4月29日初诊MRI图像

治法：益气逐瘀，利水消肿。

治疗方案：

① 消髓化核汤加减：

生黄芪30 g	当 归10 g	川 芎10 g
地 龙10 g	水 蛭6 g	白芥子6 g
木 瓜20 g	威灵仙30 g	白 术10 g
牛 膝10 g	炙甘草6 g	山 楂15 g
神 曲15 g	炒麦芽15 g	

共14剂，每日1剂，分2次饭后温服。

② 谷维素10 mg，每日3次，口服2周。

③ 甲钴胺500 μg，每日3次，口服2周。

④ 绝对卧床休息2周。

⑤ 密切观察病情变化，如症状进行性加重或出现马尾神经损伤症状，及时手术治疗。

二诊（2014年5月13日）

患者服用中药方2周后腰腿痛症状减轻，双下肢仍感麻木，夜寐安，二便正常。查体：腰椎棘后棘旁轻度压痛、叩击痛，伴左下肢放射痛，直腿抬高试验左 60°（＋）、右 60°（＋），双侧下肢小腿后外侧皮肤感觉减退，左下肢足底皮肤感觉减退，双侧下肢肌力正常，病理反射未引出，马鞍区皮肤感觉正常，指地距 30 cm，JOA 评分 16 分。

处方：

① 消髓化核汤加减：

生黄芪 30 g	当 归 10 g	川 芎 10 g
地 龙 10 g	水 蛭 6 g	白芥子 6 g
木 瓜 20 g	威灵仙 30 g	白 术 10 g
牛 膝 10 g	炙甘草 6 g	山 楂 15 g
神 曲 15 g	炒麦芽 15 g	

共 30 剂，每日 1 剂，分 2 次饭后温服。

② 相对卧床休息 1 个月。

③ 密切观察病情变化，如出现症状进行性加重或马尾神经损伤症状，及时手术治疗。

三诊（2014 年 6 月 17 日）

患者续服中药方 1 个月后复诊，诉腰痛有所反复，伴左下肢放射痛，双下肢麻木症状无好转。平素月经不调，月经量少，色淡，夜寐欠安，大小便正常。查体：腰椎棘后棘旁压痛（＋）、叩击痛（＋），并向左下肢放射，直腿抬高试验左 50°（＋）、右 60°（＋），双侧下肢小腿后外侧皮肤感觉减退，左下肢足底皮肤感觉减退，双侧下肢肌力正常，病理反射未引出，马鞍区皮肤感觉正常，指地距 30 cm，JOA 评分 15 分。患者腰腿痛症状反复，麻木感无缓解，但目前无双下肢肌力下降，无马尾神经损伤表现。与患者沟通后，患者拒绝手术，要求继续保守治疗。

处方：

① 消髓化核汤合四物汤加减：

生黄芪 30 g	当 归 10 g	川 芎 10 g
地 龙 10 g	水 蛭 6 g	白芥子 6 g

木 瓜 20 g	威灵仙 30 g	白 术 10 g
牛 膝 10 g	炙甘草 6 g	山 楂 15 g
神 曲 15 g	炒麦芽 15 g	熟地黄 10 g
炒白芍 10 g		

共 30 剂，每日 1 剂，分 2 次饭后温服。

② 密切观察病情变化，如出现症状进行性加重或马尾神经损伤症状，及时手术治疗。

四诊（2014 年 7 月 15 日）至六诊（2014 年 9 月 16 日）

患者腰腿痛症状减轻，其余体征无明显变化，继续服用三诊方 2 个月后诉腰腿痛症状好转，疼痛明显减轻，双下肢仍有麻木感，夜寐可，纳可。查体：L5／S1 腰椎棘后棘旁压痛（±）、叩击痛（±），伴左下肢放射痛，疼痛感明显减轻，直腿抬高试验左 70°（＋）、右 80°（－），左下肢小腿后外侧及足底皮肤感觉减退，右下肢小腿后外侧麻木感消失，双侧下肢肌力正常，病理反射未引出，马鞍区皮肤感觉正常，指地距 15 cm，JOA 评分 24 分。予以继续服用三诊方 1 个月，建议患者复查腰椎 MRI。四诊后患者未定期复诊。

处方：

消髓化核汤合四物汤加减：

生黄芪 30 g	当 归 10 g	川 芎 10 g
地 龙 10 g	水 蛭 6 g	白芥子 6 g
木 瓜 20 g	威灵仙 30 g	白 术 10 g
牛 膝 10 g	炙甘草 6 g	山 楂 15 g
神 曲 15 g	炒麦芽 15 g	熟地黄 10 g
炒白芍 10 g		

共 90 剂，每日 1 剂，分 2 次饭后温服。

七诊（2019 年 4 月 15 日）

5 年后电话随访，患者诉腰腿痛症状大部分缓解，双下肢麻木感消失，恢复正常生活与工作。建议患者来我院复诊。查体：L5／S1 棘旁轻压痛，无叩击痛，无双下肢放射痛，直腿抬高试验左80°（－）、右80°（－），双下肢肌力及皮肤感觉正常，病理反射未引出，马鞍区皮肤感觉正常，指地距5 cm，JOA评分26分。复查腰椎MRI显示L5/S1巨大型椎间盘突出物大部分重吸收。突出率24.6％，吸收率73.3％。突出物最大层面面积约0.3 cm²，占椎管面积的8.8％，L5/S1椎间盘突出物较初诊时明显重吸收（图3-80-2）。

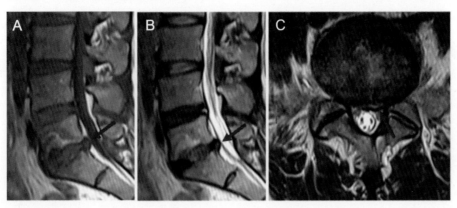

L5/S1椎间盘轻度突出，突出率24.6％，吸收率73.3％。突出物最大层面面积约0.3 cm²，占椎管面积的8.8％，突出物较初诊时明显重吸收。

图3-80-2　2019年4月15日复查MRI图像

按 语

初诊病史特点： 女性，34岁，痹证，无外伤病史，病程3个月，无马尾神经压迫症状。

首次影像学特点： L5/S1大块型，后纵韧带破裂，突出率92％，Komori改良分型3型，MSU分型3-AB型，椎管形态为椭圆型，Iwabuchi分型2型，无Modic改变。

治疗特点： 患者形体肥胖，平素多食多餐，配伍焦三仙健脾助运，助患者消除胃中积食。

该患者初诊时病程较短，MRI显示突出率92％。患者诉平素月经不调，予消髓化核汤配伍四物汤调整月经。患者遵医嘱绝对卧床，经保守治疗半个月后症状开始逐渐缓解，6个月后症状基本缓解，患者未进行影像学复查，5年后随访，

MRI复查显示突出物大部分重吸收，椎体终板Modic Ⅱ型改变，吸收率73.3％。患者在接受治疗过程中绝对卧床2周，相对卧床4周，口服西药时间2周，口服中药164剂，恢复工作时间6周，5年吸收率73.3％。"病来如山倒，病去如抽丝"。本例给我们的启示是：患者的自信心、坚持力及对医者的信赖都相当重要。只要没有进行性运动功能损害与马尾神经压迫症状，如果患者有意坚持保守治疗，可在严密观察下坚持保守治疗3～6个月。但也注意到不能因一味等待保守的成功，而错失手术时机。患者临床治疗策略的取向，更应注重有效解除腰骶神经根病的症状，而不仅仅单纯着眼于影像学治疗。此外针对女性体型偏胖、月经不调、痰湿症状明显者，临床尚可合用苍附导痰汤进行开痰散结、行气解郁治疗。

病例八十一（男，44岁，病程半年，痹证，L5/S1大块型，9个月吸收率85.0%）

基本资料：经某，男，44岁，联系电话：1526205****。

初诊日期：2018年10月23日。

主诉：腰痛牵及左下肢疼痛、麻木半年，加重2个月。

病史：患者半年前无明显诱因下出现腰部疼痛，近2个月来腰痛加重伴左下肢麻木，活动受限，卧床时疼痛减轻，站立时疼痛加重，大小便正常。在当地医院就诊，医生建议手术治疗。患者拒绝手术，来我院要求服用中药保守治疗。舌质红，苔白微腻，脉数。

查体：腰椎生理曲度存在，L5/S1左侧棘旁压痛（＋），并放射至左下肢，直腿抬高试验左40°（＋）、右80°（－），双侧下肢肌力正常，左下肢小腿外侧皮肤感觉减退，病理反射未引出，马鞍区皮肤感觉正常。指地距25 cm，JOA评分14分。

MRI表现：L5/S1椎间盘巨大型突出，突出物下挂，突出率87.5%。椎管最大层面面积约3.6 cm²，突出物最大层面面积约1.8 cm²，占椎管面积的50%（图3-81-1）。

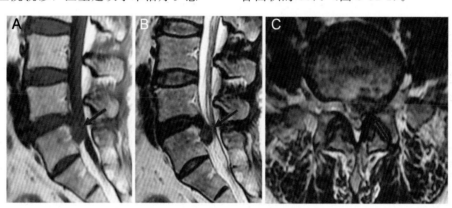

L4/L5椎间盘巨大型突出，突出率87.5%。椎管最大层面面积3.6 cm²，突出物最大层面面积1.8 cm²，占椎管面积的50%。A、B为MRI平扫矢状位像，显示突出物超过椎体后缘10 mm以上并下挂，Iwabuchi分型1型；C为MRI平扫轴位像，显示突出物较大，压迫硬膜囊，突出髓核呈等信号，位于椎管内偏左侧。

图3-81-1 2018年10月23日初诊时普通MRI图像

诊断：L5/S1大块型腰椎间盘突出症（痹证）。

治法：益气化瘀，通络止痛。

处方：

① 消髓化核汤加味：

生黄芪30 g	当 归10 g	防 己10 g
威灵仙15 g	木 瓜20 g	水 蛭6 g
地 龙10 g	麸炒白术10 g	茯 苓10 g
薏苡仁15 g	川牛膝10 g	盐杜仲10 g
姜半夏10 g		

共14剂，每日1剂，分2次饭后温服。

② 绝对卧床休息2周。

③ 如出现症状进行性加重或马尾综合征，及时手术治疗。

二诊（2018年11月8日）

患者服药后自觉腰腿痛症状缓解不明显，左下肢放射痛及麻木感仍存在，夜寐可，纳可，二便调。查体：与初诊时无明显变化，双侧下肢肌力正常，左下肢小腿外侧皮肤感觉减退，马鞍区皮肤感觉正常，继续服用初诊方14剂。

处方：

① 消髓化核汤加味：

生黄芪30 g	当 归10 g	防 己10 g

威灵仙 15 g　　木　瓜 20 g　　水　蛭 6 g

地　龙 10 g　　麸炒白术 10 g　　茯　苓 10 g

薏苡仁 15 g　　川牛膝 10 g　　盐杜仲 10 g

姜半夏 10 g

共 14 剂，每日 1 剂，分 2 次饭后温服。

② 如出现症状进行性加重或马尾综合征，及时手术治疗。

三诊（2018 年 11 月 23 日）至八诊（2019 年 2 月 11 日）

患者每 2～3 周复诊一次，继续服用初诊方，腰痛时作，症状反复，影响生活，左下肢放射痛减轻，左下肢仍有麻木感，大小便正常。八诊时，患者在当地医院复查 MRI 后来我院就诊，诉腰腿痛症状较前明显缓解，左下肢疼痛较前好转，但长时间站立或久坐后疼痛加重。查体：L5／S1 左侧棘旁压痛（＋），无叩击痛，无下肢放射痛，直腿抬高试验左 70°（＋）、右 90°（－），双侧下肢肌力正常，左下肢小腿外侧皮肤感觉减退，马鞍区皮肤感觉正常，指地距 15 cm，JOA 评分 21 分。复查 MRI 显示 L5／S1 椎间盘突出物较初诊时大部分重吸收，突出率 41.2％，吸收率 52.9％。突出物最大层面面积约 0.9 cm²，占椎管面积的 25％（图 3-81-2）。患者临床症状减轻，MRI 显示突出物重吸收，继续保守治疗，口服初诊方 4 个月后停服药物。恢复期嘱患者加强腰背肌功能锻炼。

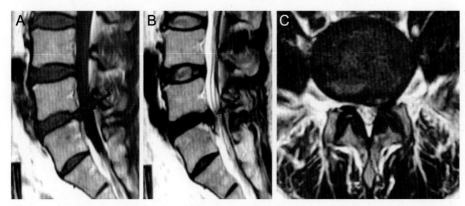

A、B、C 为平扫 MRI 图像，L4／L5 椎间盘髓核突出。突出率 41.2％，突出物最大层面面积 0.9 cm²，占椎管面积的 25％。突出物较前部分重吸收，硬膜囊及神经根轻度受压。

图 3-81-2　2019 年 2 月 11 日复诊时 MRI 图像

处方：

① 消髓化核汤加味：

生黄芪 30 g　　当　归 10 g　　防　己 10 g

威灵仙 15 g　　木　瓜 20 g　　水　蛭 6 g

地　龙 10 g　　麸炒白术 10 g　　茯　苓 10 g

薏苡仁 15 g　　川牛膝 10 g　　盐杜仲 10 g

姜半夏 10 g

共 180 剂，每日 1 剂，分 2 次饭后温服。

② 进行腰背肌功能锻炼。

九诊（2019 年 7 月 11 日）

自八诊后患者未来我院就诊，通过电话联系患者复诊。九诊时，患者症状基本缓解，偶感腰痛，无下肢放射痛，左下肢麻木感消失，恢复正常生活与工作。查体：L5／S1 棘后棘旁压痛（±），无下肢放射痛，直腿抬高试验左 80°（－）、右 90°（－），双侧下肢肌力及皮肤感觉正常，马鞍区皮肤感觉正常，指地距 10 cm，JOA 评分 25 分。复查 MRI 显示突出物较大部分重吸收，巨大型椎间盘突出消失。突出率 13.1％，吸收率 85.0％。突出物最大层面面积 0.6 cm²，占椎管面积的 16.7％（图 3-81-3）。

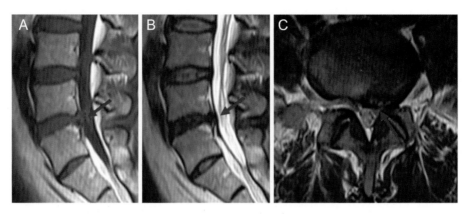

A、B、C为平扫MRI图像，L4/L5椎间盘髓核轻度突出。突出率13.1％，吸收率85.0％，突出物大部分重吸收，硬膜囊及神经根轻度受压。

图 3-81-3　2019 年 7 月 11 日复诊时 MRI 图像

按　语

初诊病史特点： 男性，44 岁，痹证，无外伤病史，病程半年，无马尾神经压迫症状。

首次影像学特点： L5/S1 大块型，后纵韧带破裂，突出率 87.5％，Komori 改良分型 3 型，MSU 分型 3-AB 型，椎管形态为三角型，Iwabu-chi 分型 2 型，无 Modic 改变。

治疗特点： 该患者初诊时 MRI 显示突出率为87.5％。患者急性期疼痛症状较甚，在当地医院朋友建议下来我院就诊。治疗初期患者症状缓解不明显，但无进行性加重表现，亦无马尾神经损伤表现，遂继续保守治疗。经治疗 4 个月后，患者在当地复查 MRI 显示突出物缩小，9 个月后复查

MRI 显示巨大型突出物消失，吸收率达 85％。患者在接受治疗过程中绝对卧床 2 周，口服中药 208剂，9 个月吸收率 85.0％。对于破裂型腰椎间盘突出症，现代医学多采用手术治疗，但是术后并发的一系列后遗症状不容忽视。鉴于我们以往保守治疗巨大破裂型腰椎间盘突出症有效成功的临床观察，存在不少巨大型或游离型突出患者拒绝手术而坚持保守治疗，最终避免手术之苦。这些患者的良性自愈转归，让我们有了新认识，增强了成功的信心。现将保守治疗策略之"一看二等三手术"与读者共享。具体内容为：（1）严密观察下，中西医积极正规保守治疗；（2）等待时机，不急于马上手术；（3）如果保守治疗无效或病情突然加重，则及时手术治疗。

病例八十二　（男，55 岁，病程 3 月，痹证，L4／L5 大块型，6 年 1 个月吸收率 100.0%）

基本资料：倪某，男，55 岁，联系电话：1391317＊＊＊＊。

初诊日期：2013 年 6 月 10 日。

主诉：腰痛牵及左下肢疼痛 3 个月，加重 1 周。

病史：患者于 3 个月前劳累后出现腰部疼痛牵及左下肢，伴左下肢麻木感。1 周前患者症状加重，活动不利，卧床不能翻身，站立不能行走。舌质红，苔白，脉弦数。

查体：腰椎生理曲度存在，L4／L5 左侧棘旁压痛（＋）、叩击痛（＋），并放射至左足背及足趾，左小腿外侧皮肤感觉较对侧减退，直腿抬高试验左 40°（＋）、右 80°（－），双下肢肌力正常，马鞍区皮肤感觉正常。指地距 45 cm，JOA 评分 17 分。

MRI 表现：L4／L5 椎间盘巨大游离型突出。髓核向上游离，大块椎间盘突出组织压迫硬膜囊。突出率 100%。椎管最大层面面积 3.7 cm^2；突出物最大层面面积 1.3 cm^2，占椎管面积的 35.1%。（图 3-82-1）。

诊断：L4／L5 大块型腰椎间盘突出症（痹证）。

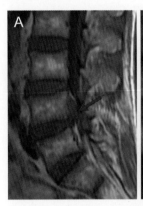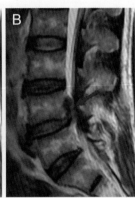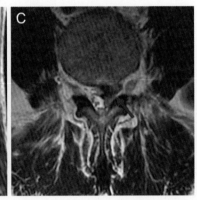

L4／L5 椎间盘巨大型突出，突出率 100%。椎管最大层面面积 3.7 cm^2；突出物最大层面面积 1.3 cm^2，占椎管面积的 35.1%。A、B 为 MRI 平扫矢状位像，显示突出物超过椎体后缘 10 mm 以上并向上游离，Iwabuchi 分型 1 型；C 为 MRI 平扫轴位像，显示突出物较大，压迫硬膜囊，突出髓核呈等信号，位于椎管内偏左侧。

图 3-82-1　2013 年 6 月 10 日初诊时 MRI 图像

治法：益气化瘀，通络止痛。

处方：

① 消髓化核汤加味：

生 黄 芪 30 g	当　归 10 g	防　己 10 g
威 灵 仙 15 g	木　瓜 20 g	水　蛭 6 g
地　龙 10 g	麸炒白术 10 g	茯　苓 10 g
炒薏苡仁 15 g	川 牛 膝 10 g	制川乌 6 g
制 草 乌 6 g	制 南 星 10 g	生甘草 6 g

共 7 剂，每日 1 剂，分 2 次饭后温服。

② 醋氯芬酸胶囊 100 mg，1 次／日，口服 1 周。

③ 呋喃硫胺片 20 mg，3 次／日，口服 1 周。

④ 相对卧床休息 1 周。如出现症状进行性加重或马尾综合征，及时手术治疗。

二诊（2013 年 6 月 18 日）

患者服药 1 周后自觉腰腿痛症状缓解，疼痛明显减轻，可自主翻身，站立行走或劳累后仍感腰痛，左下肢麻木仍存在，夜寐安，纳可，二便调。

查体：L4～S1 棘后棘旁压痛（＋）、叩击痛（＋），并向左下肢放射，直腿抬高试验左 50°（＋）、右 80°（－），双侧"4"字试验（－），双下肢肌力正常，左小腿外侧皮肤感觉较健侧减退，马鞍区无麻木感，病理反射未引出，马鞍区皮肤感觉正常。指地距 35 cm，JOA 评分 19 分。患者临床症状改善，无下肢肌力进行性减退表现，无马尾神经损伤表现，继续接受保守治疗。

处方：

① 消髓化核汤加味：

生黄芪 30 g	当　归 10 g	防　己 10 g
威灵仙 15 g	木　瓜 20 g	水　蛭 6 g
地　龙 10 g	麸炒白术 10 g	茯　苓 10 g
炒薏苡仁 15 g	川牛膝 10 g	制川乌 6 g
生甘草 6 g		

共 14 剂，每日 1 剂，分 2 次饭后温服。

② 呋喃硫胺片 20 mg，3 次/日，口服 2 周。

③ 相对卧床休息 2 周。

④ 密切观察病情变化，如出现症状进行性加重或马尾综合征，及时手术治疗。

三诊（2013 年 7 月 4 日）

患者服药 2 周后复诊，诉腰腿痛症状有所反复，腰痛牵及左下肢症状加重，左下肢仍感麻木，夜寐欠安，纳可，二便调。查体：L4～S1 棘后棘旁压痛（＋）、叩击痛（＋），并向左下肢放射，直腿抬高试验左 45°（＋）、右 80°（－），双侧"4"字试验（－），双下肢肌力正常，左小腿外侧皮肤感觉较对侧减退，病理反射未引出，马鞍区皮肤感觉正常，指地距 30 cm，JOA 评分 18 分。患者腰腿痛症状反复，无下肢肌力进行性减退，无马尾神经损伤正常。患者拒绝手术治疗，坚持保守治疗。

处方：

消髓化核汤：

生黄芪 20 g	炙黄芪 20 g	防　己 10 g
当　归 10 g	川　芎 15 g	白　术 10 g
地　龙 10 g	水　蛭 6 g	威灵仙 10 g

| 木　瓜 10 g | 白芥子 6 g |

共 14 剂，每日 1 剂，分 2 次饭后温服。

四诊（2013 年 7 月 19 日）

2 周后复诊，患者仍诉腰部疼痛，伴左下肢放射痛，左下肢麻木感仍存在，双下肢肌力正常，大小便正常。查体：L4～S1 棘后棘旁压痛（＋）、叩击痛（＋），并向左下肢放射，直腿抬高试验左 45°（＋）、右 80°（－），双侧"4"字试验（－），左下肢肌力正常，左小腿外侧皮肤感觉较对侧减退，病理反射未引出，马鞍区皮肤感觉正常。指地距 25 cm，JOA 评分 20 分。继续服用中药半个月，密切观察病情变化，如出现症状进行性加重或马尾综合征表现，及时手术治疗。

处方：

消髓化核汤：

生黄芪 20 g	炙黄芪 20 g	防　己 10 g
当　归 10 g	川　芎 15 g	白　术 10 g
地　龙 10 g	水　蛭 6 g	威灵仙 10 g
木　瓜 10 g	白芥子 6 g	

共 14 剂，每日 1 剂，分 2 次饭后温服。

五诊（2013 年 8 月 3 日）至七诊（2013 年 9 月 12 日）

患者每 2～3 周复诊一次，其间续服三诊方 1 个月，腰腿痛症状逐渐好转。七诊时腰腿痛减轻，左下肢麻木感减轻，夜寐安，二便调。查体：L4～S1 棘后棘旁压痛（±）、叩击痛（－），无下肢放射痛，直腿抬高试验左 70°（－）、右 80°（－），双侧下肢肌力正常，左小腿外侧皮肤感觉较对侧减退好转，双侧下肢腱反射正常，病理反射未引出，马鞍区皮肤感觉正常，指地距 20 cm，JOA 评分 24 分。予停服药物，建议复查腰椎 MRI。恢复期指导患者进行腰背肌功能锻炼。七诊后患者未主动来我院复诊。

处方：

消髓化核汤：

生黄芪 20 g	炙黄芪 20 g	防　己 10 g
当　归 10 g	川　芎 15 g	白　术 10 g
地　龙 10 g	水　蛭 6 g	威灵仙 10 g
木　瓜 10 g	白芥子 6 g	

共 40 剂，每日 1 剂，分 2 次饭后温服。

八诊（2016 年 8 月 3 日）

3 年后电话随访，患者诉腰腿痛症状基本缓解，无下肢放射痛，无麻木感，工作与生活正常，夜间正常入睡，大小便正常，但久坐或劳累后偶感腰痛牵及左侧臀部疼痛，左下肢小腿外侧皮肤

麻木感已完全消失。建议患者来我院复查 MRI。

九诊（2019 年 7 月 19 日）

6 年后电话随访，患者诉腰腿痛症状完全缓解，未复发，工作、生活正常。建议患者来我院复诊。查体：腰椎棘突棘后无压痛，无叩击痛，无下肢放射痛，直腿抬高试验左 90°（－）、右 90°（－），双侧下肢肌力正常，双下肢皮肤感觉正常，双侧下肢腱反射正常，病理反射未引出，马鞍区皮肤感觉正常，指地距 5 cm，JOA 评分 27 分。复查腰椎 MRI 显示 L4/L5 突出物完全重吸收，突出率为 0，吸收率为 100%（图 3-82-2）。

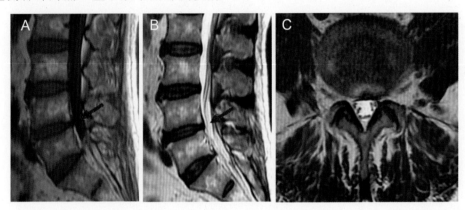

A、B、C 为平扫 MRI 图像，L4/L5 椎间盘髓核未见明显突出。突出率为 0，吸收率为 100%，硬膜囊及神经根未见明显受压。

图 3-82-2　2019 年 7 月 19 日随访时 MRI 图像

按　语

初诊病史特点：男性，55 岁，痹证，无外伤病史，病程 3 个月，无马尾神经压迫症状。

首次影像学特点：L4/L5 大块型，后纵韧带破裂，突出率 100%，Komori 改良分型 3 型，MSU 分型 2-AB 型，椎管形态为三角型，Iwabuchi 分型 2 型，无 Modic 改变。

治疗特点：患者 L4/L5 椎间盘巨大型突出，髓核向上游离，左侧神经根受压，出现疼痛、麻木，急性期疼痛较重，舌质红，苔白，脉弦数。

遂采用消髓化核汤加制川草乌、制南星以增强通络止痛功效，配合醋氯芬酸胶囊止痛。1 周后患者疼痛减轻即停用醋氯芬酸胶囊，以防消炎镇痛药物影响突出物重吸收过程。治疗期间患者症状有所反复，腰腿痛复发。考虑患者无下肢进行性肌力下降，无马尾神经损伤表现，医患沟通后决定继续保守治疗。在服用中药方 3 个月后，患者症状开始逐渐缓解，3 年后随访，患者症状基本好转，但未复查 MRI。6 年后随访，复查 MRI 显示突出物吸收率 100%。患者在接受治疗过程中相对卧床 2 周，口服西药时间 2 周，口服中药 89 剂，恢复

工作时间1个月，6年1个月吸收率100.0%。为了便于临床实际运用以及科研开发新药的需要，我们宗古方原意，减少药味数，加大药味量，研制了消髓化核汤的精简方：炙黄芪60 g，当归20 g，地龙10 g，木瓜20 g，威灵仙30 g。前期我们通过动物毒理试验研究发现，基础方和精简方在目前临床用量下，人口服是安全的。消髓化核汤

基础方的急性毒性可能主要涉及呼吸系统及中枢神经系统。其作用机制主要有以下方面：（1）增强自身免疫反应，使细胞合成活跃；（2）促进细胞炎性吞噬作用，加强基质降解；（3）改善神经根周围血液循环；（4）消除炎性水肿粘连，缓解机械性压迫。

病例八十三　（男，36 岁，病程 2 月，痹证，L4/L5 大块型，6 个月吸收率 79.5%）

基本资料：卫某，男，36 岁，联系电话：1381486****。

初诊日期：2018 年 2 月 8 日。

主诉：腰痛牵及左下肢 2 个月，加重 1 周。

病史：患者于 2 个月前无明显诱因下出现腰部疼痛牵及左下肢，自服药物后症状缓解。1 周前疼痛加剧，活动不利，甚至不能行走。无外伤史。

查体：腰椎生理曲度存在，L4/L5 左侧棘旁压痛（＋）、叩击痛（＋），并向左下肢放射，直腿抬高试验左 50°（＋）、右 60°（－），双下肢肌力及皮肤感觉正常，双侧跟膝腱反射正常，马鞍区皮肤感觉正常，指地距 30 cm，JOA 评分 12 分。舌红，苔薄，脉细涩。

MRI 表现：L4/L5 椎间盘呈向下游离型突出，压迫硬膜囊及左侧神经根。突出率 62.5%。椎管最大层面面积约 3.2 cm²；突出物最大层面面积 0.8 cm²，占椎管面积的 25%（图 3-83-1）。

诊断：L4/L5 大块型腰椎间盘突出症（痹证）。

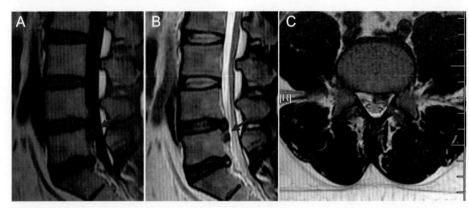

L4/L5 椎间盘髓核下挂，突出率 62.5%。椎管最大层面面积约 3.2 cm²；突出物最大层面面积 0.8 cm²，占椎管面积的 25%。A、B 为 MRI 平扫矢状位像，突出物超过椎体后缘 6 mm，边缘毛糙，Iwabuchi 分型 1 型，无 Modic 改变；C 为腰椎轴位像，显示突出物较大，压迫硬膜囊，突出髓核呈稍高信号，硬膜囊被挤向对侧，椎管形态为椭圆型。

图 3-83-1　2018 年 2 月 8 日初诊 MRI 图像

治法：益气利水，活血化瘀。

处方：

① 消髓化核汤加减：

生黄芪 20 g	防　己 10 g	当　归 10 g
白芥子 6 g	川　芎 15 g	炒白术 10 g
地　龙 10 g	水　蛭 6 g	威灵仙 10 g
木　瓜 10 g	猪　苓 10 g	茯　苓 10 g

共 14 剂，每日 1 剂，分 2 次饭后温服。

② 绝对卧床休息 2 周。

二诊（2018 年 2 月 22 日）

患者腰腿痛症状稍缓解，左下肢牵痛，仍无法正常工作，纳差，夜寐欠安，大小便正常。查体：L4/L5 左侧棘旁压痛（＋）、叩击痛（＋），并向左下肢放射，直腿抬高试验左 60°（＋）、右 80°（－），双下肢肌力及皮肤感觉正常，马鞍区皮肤感觉正常。指地距 25 cm，JOA 评分 15 分。

处方：

① 消髓化核汤加减：

生黄芪 20 g	防　己 10 g	当　归 10 g
白芥子 6 g	川　芎 15 g	炒白术 10 g
地　龙 10 g	水　蛭 6 g	威灵仙 10 g
木　瓜 10 g	猪　苓 10 g	茯　苓 10 g

共14剂，每日1剂，分2次饭后温服。

② 相对卧床休息2周。

③ 进行适当的腰背肌功能锻炼。

三诊（2018年3月8日）至七诊（2018年5月6日）

患者服初诊方1个月后，腰腿痛症状明显缓解，左下肢牵痛不明显，纳寐可，二便调。三诊时查体：L4/L5棘后左侧棘旁压痛（＋）、叩击痛（＋），双下肢放射痛（－），直腿抬高试验左70°（－）、右80°（－），双下肢肌力及皮肤感觉正常，马鞍区皮肤感觉正常，指地距15 cm，JOA评分21分。七诊时患者腰腿痛不明显，遂予停服中药，嘱其平时注意保护，加强腰背肌功能锻炼。之后患者进行针灸治疗。

处方：

① 消髓化核汤加减：

生黄芪20 g	防 己10 g	当 归10 g
白芥子 6 g	川 芎15 g	炒白术10 g
地 龙10 g	水 蛭 6 g	威灵仙10 g
木 瓜10 g	猪 苓10 g	茯 苓10 g

共60剂，每日1剂，分2次饭后温服。

② 加强腰背肌功能锻炼。

③ 针灸治疗。

八诊（2018年8月9日）

初诊半年后随访，患者无明显腰腿痛症状，仅劳累和阴雨天时感腰部酸痛，左下肢牵痛不明显，纳寐可，二便调。查体：腰部无压痛，无下肢放射痛，直腿抬高试验左80°（－）、右80°（－），双下肢肌力及皮肤感觉正常，马鞍区皮肤感觉正常，指地距5 cm，JOA评分27分。复查MRI显示突出物大部分重吸收，突出率12.8％，吸收率79.5％（图3-83-2）。患者未再复诊。

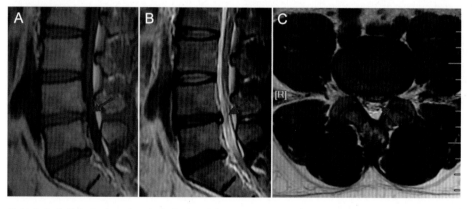

L4/L5椎间盘突出物部分重吸收，突出率12.8％，吸收率79.5％。突出物最大层面面积0.4 cm²，占椎管面积的12.5％。

图3-83-2　2018年8月9日复查MRI图像

按 语

初诊病史特点：男性，36岁，痹证，无外伤史，病程2个月，无马尾神经压迫症状。

首次影像学特点：L4/L5大块型，后纵韧带破裂，突出率62.5％，Komori改良分型3型，MSU分型3-AB型，椎管形态为椭圆型，Iwabuchi分型1型，无Modic改变。

治疗特点：患者L4/L5椎间盘突出，急性起病，疼痛尚可耐受，拒绝服西药及手术治疗，遂未予消炎镇痛药物，以防影响突出物重吸收过程。患者单纯服用中药方及卧床休息1个月后症状明显减轻，后继续服用消髓化核汤2个月，并接受针灸治疗，症状逐渐消失。半年后随访，突出物吸收率79.5%。患者在接受治疗过程中绝对卧床2周，相对卧床2周，口服中药88剂，恢复工作时间1个月，6个月吸收率79.5%。消髓化核汤为治疗破裂型腰椎间盘突出症的专病专方，其由防己黄芪汤及补阳还五汤化裁而成。前者针对肺脾气虚、气不化津、水湿内停之证，其路径与现代医学中促进髓核吸收、减轻神经根周围水肿相一致；后者将补气药与活血通络药配伍，振奋元气，鼓动血行，活血不伤血，消除疼痛、麻木、肌肉无力等症状。全方针对多靶点治疗，与近年来国内外腰椎间盘突出后重吸收的机制研究相吻合。

病例八十四（女，42 岁，病程 3 月，痿证，L5/S1 大块型，8 年 10 个月吸收率 56.3%）

基本资料： 张某，女，42 岁，联系电话：1361627＊＊＊＊。

初诊日期： 2011 年 1 月 13 日。

主诉： 腰痛牵及双下肢 3 个月。

病史： 患者于 3 个月前无明显诱因下出现腰部疼痛，伴双下肢牵痛，逐渐出现双下肢小腿部麻木感，甚至不能行走，疼痛影响睡眠。

查体： 腰椎生理曲度存在，L5/S1 左侧棘旁压痛（＋）、叩击痛（＋），并向双下肢放射，直腿抬高试验左 30°（＋）、右 30°（＋），右小腿后外侧及足跟外侧皮肤感觉减退，左小腿后外侧皮肤感觉减退，右侧跟腱反射较对侧减弱，双下肢踝关节跖屈肌力Ⅳ级，马鞍区皮肤感觉正常，指地距 45 cm，JOA 评分 9 分。舌质红，苔薄黄微腻，脉弦实。

MRI 表现： L5/S1 椎间盘巨大型突出。突出的椎间盘在椎管内偏向右侧，相邻终板伴Ⅱ型 Modic 改变。突出率 100%。椎管最大层面面积 3.4 cm²；突出物最大层面面积 2.1 cm²，占椎管面积的 61.8%（图 3-84-1）。

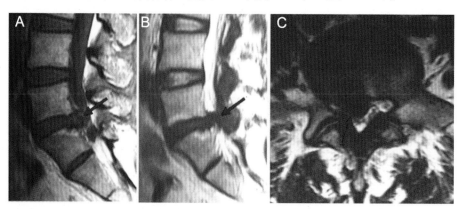

L5/S1 椎间盘巨大型突出，突出率 100%。椎管最大层面面积 3.4 cm²；突出物最大层面面积 2.1 cm²，占椎管面积的 61.8%。A、B 为 MRI 平扫矢状位像，显示突出物超过椎体后缘 10 mm，边缘整齐，Iwabuchi 分型 2 型，相邻终板伴Ⅱ型 Modic 改变；C 为腰椎轴位像，显示突出物巨大，压迫右侧神经根及整个硬膜囊，椎管形态为三角型。

图 3-84-1　2011 年 1 月 13 日初诊 MRI 图像

诊断： L5/S1 大块型腰椎间盘突出症（痿证）。

治法： 益气化瘀，通络止痛。

处方：

① 消髓化核汤合乌星止痛汤：

生黄芪 30 g	威灵仙 10 g	木　瓜 10 g
当　归 10 g	水　蛭 3 g	防　己 10 g
地　龙 10 g	猪　苓 10 g	茯　苓 10 g
炒青皮 6 g	陈　皮 6 g	薏苡仁 15 g
制川乌 6 g	制草乌 6 g	制南星 10 g

共 14 剂，每日 1 剂，分 2 次饭后温服。

② 依托考昔片 60 mg，1 次/日，口服 2 周。

③ 甲钴胺片 500 μg，3 次/日，口服 2 周。

④ 绝对卧床休息 2 周。

⑤ 密切观察病情变化，如出现症状进行性加重或马尾综合征，及时手术治疗。

二诊（2011 年 1 月 27 日）

患者腰腿痛症状稍缓解，夜间可入睡，翻身稍困难，下肢放射痛减轻。查体：L5/S1 左侧棘旁压痛（＋）、叩击痛（＋），并向双下肢放射，直腿抬高试验左 30°（＋）、右 30°（＋），右小腿后外侧及足跟外侧皮肤感觉减退，左小腿后外侧麻木感消失，右侧跟腱反射较对侧减弱，双下肢踝关节跖屈肌力Ⅳ级，马鞍区皮肤感觉正常，JOA评分13分。

处方：

① 消髓化核汤加减：

生黄芪30 g　　威灵仙10 g　　木　瓜10 g

当　归10 g　　水　蛭 3 g　　防　己10 g

地　龙10 g　　猪　苓10 g　　茯　苓10 g

炒青皮 6 g　　陈　皮 6 g　　薏苡仁15 g

共14剂，每日1剂，分2次饭后温服。

② 继续绝对卧床休息2周。

③ 密切观察病情变化。

三诊（2011 年 2 月 12 日）

患者腰腿痛症状稍缓解，下床活动时仍疼痛，右下肢麻木感减轻，纳可，二便调。查体：L5／S1棘后与左侧棘旁压痛（＋）、叩击痛（＋），双下肢放射痛（＋），右小腿后外侧及足跟外侧皮肤感

觉减退稍好转，直腿抬高试验左60°（＋）、右50°（＋），双侧跟膝腱反射存在，双下肢踝关节跖屈肌力Ⅳ级，马鞍区皮肤感觉正常。指地距40 cm，JOA评分14分。

处方：

① 消髓化核汤加减：

生黄芪30 g　　威灵仙10 g　　木　瓜10 g

当　归10 g　　水　蛭 3 g　　防　己10 g

地　龙10 g　　猪　苓10 g　　茯　苓10 g

炒青皮 6 g　　陈　皮 6 g　　薏苡仁15 g

共21剂，每日1剂，分2次饭后温服。

② 相对卧床休息3周。

四诊（2011 年 3 月 9 日）

患者腰腿痛症状进一步缓解，可自行活动，夜寐安。复查MRI显示L5／S1巨大型椎间盘突出物未见明显重吸收（图3-84-2）。建议患者手术治疗。患者拒绝手术，要求继续保守治疗。

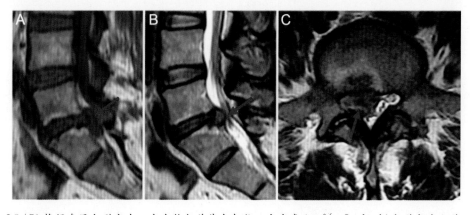

L5／S1椎间盘巨大型突出。突出物与前基本相仿，突出率100%，Iwabuchi分型变为1型。

图 3-84-2　2011 年 3 月 9 日第一次复查 MRI 图像

处方：

① 消髓化核汤加减：

生黄芪30 g　　威灵仙10 g　　木　瓜10 g

当　归10 g　　水　蛭 3 g　　防　己10 g

白芥子 6 g　　丹　参10 g　　红　花10 g

猪　苓10 g　　茯　苓10 g　　炒青皮 6 g

陈　皮 6 g　　薏苡仁15 g

共14剂，每日1剂，分2次饭后温服。

② 相对卧床休息2周，进行腰背肌功能锻炼。

③ 密切观察病情变化，如出现症状进行性加重或马尾神经损伤症状，及时手术治疗。

五诊（2011 年 3 月 24 日）至十二诊（2011 年 7 月 9 日）

患者症状较初诊时明显缓解，但长时间活动的情况下仍有下肢放射痛。查体：L5／S1 棘后棘旁压痛（±）、叩击痛（±），双下肢放射痛（±），直腿抬高试验左 70°（－）、右 60°（＋），双侧跟膝腱反射存在，右小腿后外侧皮肤感觉减退，双下肢踝关节跖屈肌力Ⅳ级，马鞍区皮肤感觉正常，指地距 15 cm，JOA 评分 21 分。患者可正常工作与生活，接受治疗共 6 个月后停服中药。

消髓化核汤加味：

生黄芪 30 g	威灵仙 10 g	木 瓜 10 g
当 归 10 g	水 蛭 3 g	防 己 10 g

白芥子 6 g	丹 参 10 g	红 花 10 g
猪 苓 10 g	茯 苓 10 g	炒青皮 6 g
陈 皮 6 g	薏苡仁 15 g	

共 120 剂，每日 1 剂，分 2 次饭后温服。

十三诊（2017 年 6 月 3 日）

6 年后随访，患者诉腰痛完全缓解，活动自如。查体：腰椎无明显压痛，无下肢放射痛，直腿抬高试验左 80°（－）、右 80°（－），双下肢肌力及皮肤感觉恢复正常，马鞍区皮肤感觉正常，指地距为 0，JOA 评分 27 分。第二次复查 MRI 显示突出物大部分重吸收，突出率 28.1％，吸收率 71.9％（图 3-84-3）。

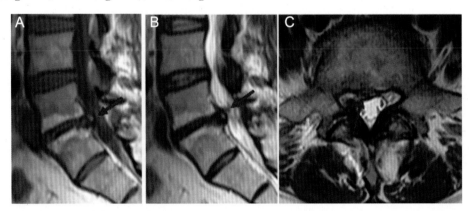

L5／S1 椎间盘突出。突出物大部分重吸收，硬膜囊轻度受压及变形，Modic 改变范围略增大，突出率 28.1％，吸收率 71.9％。突出物最大层面面积 0.5 cm²，占椎管面积的 14.7％。

图 3-84-3　2017 年 6 月 3 日第二次复查 MRI 图像

十四诊（2019 年 10 月 23 日）

8 年 10 个月后随访，患者近半年来劳累后反复腰痛，无下肢放射痛。查体：L5／S1 棘后压痛（＋），无双下肢放射痛，直腿抬高试验左 80°（－）、右 70°（＋），双下肢肌力及皮肤感觉正常，马鞍区皮肤感觉正常，指地距 10 cm，JOA 评分 23 分。复查 MRI 显示：突出率 43.7％，吸收率 56.3％，与第二次复查 MRI 相比，突出物所有增大（图 3-84-4）。予消髓化核汤基本方口服，嘱患者卧床休息，密切观察病情变化，如症状加重，及时手术治疗。

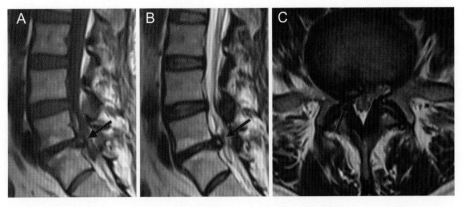

L5/S1 椎间盘突出较 2017 年 6 月 3 日第二次复查时增大，突出率 43.7%，吸收率 56.3%。

图 3-84-4　2019 年 10 月 23 日随访时 MRI 图像

十五诊（2019 年 11 月 7 日）至十八诊（2019 年 12 月 23 日）

患者继续服用消髓化核汤 2 个月，腰腿痛症状逐渐缓解。十八诊时，患者腰部疼痛症状缓解，无下肢放射痛。查体：腰椎轻度压痛，无叩击痛，无下肢放射痛，直腿抬高试验左 80°（－）、右 80°（－），双下肢肌力、皮肤感觉及腱反射正常，马鞍区皮肤感觉正常。指地距 10 cm，JOA 评分 25 分。

按　语

初诊病史特点：女性，42 岁，痿证，无外伤病史，病程 3 个月，无马尾神经压迫症状。

首次影像学特点：L5/S1 大块型，后纵韧带破裂，突出率 100%，Komori 改良分型 3 型，MSU 分型 3-AB 型，椎管形态为三角型，Iwabu-chi 分型 2 型，Ⅱ型 Modic 改变。

治疗特点：患者 L5/S1 椎间盘突出致下肢放射痛，突出物较大，伴双下肢皮肤感觉减退，疼痛甚。首诊时加入乌星止痛汤以增强通络止痛功效，患者服药后疼痛减轻，停用依托考昔片。初

诊方去制川草乌、制南星，续服 2 个月后患者症状改善，而复查 MRI 显示突出物未见明显重吸收。患者仍希望进行保守治疗，遂改用消髓化核汤加丹参、红花以增强活血祛瘀功效，患者续服该方 4 个月后症状大部分缓解，停用中药治疗。6 年后随访，患者不再有明显的腰椎间盘突出症复发症状，复查 MRI 显示突出物大部分重吸收，突出物吸收率 71.9%。8 年后随访，复查 MRI 显示突出物复发，腰腿痛加重，继续予以中药保守治疗 2 个月后，患者症状逐渐缓解。患者在接受治疗过程中绝对卧床 4 周，相对卧床 5 周，口服西药时间 2 周，口服中药 183 剂，恢复工作时间 6 个月，8 年 10 个月吸收率 56.3%。对本病例急性期，我们临床常加用姜宏教授之经验方乌星止痛汤，临床应用效果明显，但该方不宜久服，尤其是脾胃功能虚弱、基础疾病较多的患者，中病即止，或加用胃黏膜保护剂，抑或加用香砂六君子等中药方剂。值得一提的是，整体观念、辨证论治是中医学两大基本特点，临床上需要整体与局部相结合，舍脉取证或舍证取脉当灵活运用。

病例八十五（男，33 岁，病程 2 月，痹证，L5/S1 部分破裂型，4 年吸收率 68.0%）

基本资料： 胡某，男，33 岁，联系电话：1377188＊＊＊＊。

初诊日期： 2016 年 3 月 26 日。

主诉： 腰痛牵及右下肢 2 月余。

病史： 患者 2 个月前无明显诱因下出现腰部酸痛，伴右下肢牵痛，活动受限，大小便正常。舌淡胖，苔腻，脉滑。

查体： 腰椎外观生理曲度存在，无侧弯畸形，L4～S1 棘后棘旁压痛（＋）、叩击痛（＋），并向右下肢放射，直腿抬高试验左 80°（－）、右 50°（＋），双侧"4"字试验（－），双下肢肌力及皮肤感觉正常，马鞍区无麻木感，病理反射未引出，马鞍区皮肤感觉正常。指地距 25 cm，JOA 评分 18 分。

MRI 表现： L5/S1 椎间盘巨大型突出，突出率 66.9%。椎管最大层面面积约为 3.9 cm²，突出物最大层面面积约 1.0 cm²，占椎管面积的 25.6%（图 3-85-1）。

诊断： L5/S1 部分破裂型腰椎间盘突出症（痹证）。

治法： 益气化瘀，利湿止痛。

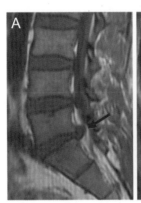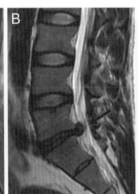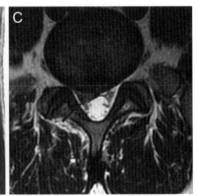

L5/S1 椎间盘巨大型突出，突出率 66.9%。椎管最大层面面积约 3.9 cm²，突出物最大层面面积约 1.0 cm²，占椎管面积的 25.6%。A、B 为 MRI 平扫矢状位像，显示突出物超过椎体后缘 8 mm 以上，Iwabuchi 分型 2 型；C 为 MRI 平扫轴位像，显示突出物较大，压迫硬膜囊，突出髓核呈等信号，位于椎管内偏右侧。

图 3-85-1　2016 年 3 月 26 日初诊时 MRI 图像

处方：

① 消髓化核汤加减：

生黄芪 10 g	当　归 10 g	防　己 10 g
威灵仙 15 g	木　瓜 20 g	水　蛭 6 g
地　龙 10 g	麸炒白术 10 g	猪　苓 10 g
茯　苓 10 g	炒薏苡仁 30 g	姜半夏 10 g
厚　朴 10 g		

共 14 剂，每日 1 剂，分 2 次饭后温服。

② 绝对卧床休息 14 天。

③ 密切观察病情变化，如出现症状进行性加重或马尾综合征，立即手术治疗。

二诊（2016 年 4 月 12 日）

患者腰痛症状缓解，右下肢放射痛明显减轻，夜寐可，纳可，二便正常。查体：L4～S1 棘后棘旁压痛（±）、叩击痛（±），并向右下肢放射，直腿抬高试验左 80°（－）、右 60°（＋），双下肢肌力及皮肤感觉正常，病理反射未引出，马鞍区无麻木感，马鞍区皮肤感觉正常。指地距 22 cm，JOA 评分 20 分。

处方：

① 消髓化核汤加减：

生黄芪 10 g	当　归 10 g	防　己 10 g

威灵仙 15 g	木　瓜 20 g	水　蛭 6 g
地　龙 10 g	麸炒白术 10 g	猪　苓 10 g
茯　苓 10 g	炒薏苡仁 30 g	厚　朴 10 g

共 14 剂，每日 1 剂，分 2 次饭后温服。

② 相对卧床休息 2 周。

③ 密切观察病情变化。

三诊（2016 年 4 月 28 日）

患者 2 周后复诊，腰部疼痛症状明显缓解，右下肢疼痛仍存在，夜寐正常，大小便正常。查体：L4～S1 棘后棘旁压痛（±）、叩击痛（±），并向右下肢放射，直腿抬高试验左 80°（－）、右 60°（＋），双下肢肌力及皮肤感觉正常，马鞍区皮肤感觉正常，病理反射未引出，指地距 20 cm，JOA 评分 21 分。患者临床症状明显缓解，逐渐恢复工作。予续服二诊方 14 剂。嘱患者恢复期加强腰背肌功能锻炼。

处方：

① 消髓化核汤加减：

生黄芪 10 g	当　归 10 g	防　己 10 g
威灵仙 15 g	木　瓜 20 g	水　蛭 6 g
地　龙 10 g	麸炒白术 10 g	猪　苓 10 g
茯　苓 10 g	炒薏苡仁 30 g	厚　朴 10 g

共 14 剂，每日 1 剂，分 2 次饭后温服。

② 加强腰背肌功能锻炼。

四诊（2016 年 5 月 14 日）至七诊（2016 年 7 月 2 日）

患者每 2 周复诊一次，继续服用中药汤剂治疗 2 个月。七诊时，患者腰腿痛症状基本缓解，右下肢无牵痛，下肢肌力及皮肤感觉正常，久坐或劳累后仍感腰部酸痛，行动自如。查体：L5/S1 棘后棘旁无压痛，无叩击痛，无下肢放射痛，直腿抬高试验左 80°（－）、右 80°（－），双侧下肢肌力正常，双下肢皮肤感觉正常，双侧下肢腱反射正常，病理反射未引出，马鞍区皮肤感觉正常，指地距 10 cm，JOA 评分 25 分。予停服药物治疗，建议复查腰椎 MRI。嘱患者恢复期加强腰背肌功能锻炼。七诊后患者未主动复诊。

处方：

消髓化核汤加减：

生黄芪 10 g	当　归 10 g	防　己 10 g
威灵仙 15 g	木　瓜 20 g	水　蛭 6 g
地　龙 10 g	麸炒白术 10 g	猪　苓 10 g
茯　苓 10 g	炒薏苡仁 30 g	厚　朴 10 g

共 60 剂，每日 1 剂，分 2 次饭后温服。

八诊（2020 年 4 月 8 日）

4 年后电话随访，患者诉腰腿痛基本好转，劳累后偶发腰痛，无下肢放射痛，无下肢麻木感，纳寐可，二便调。建议患者来我院复诊。查体：L5/S1 棘后棘旁无压痛，无叩击痛，直腿抬高试验左 80°（－）、右 80°（－），双侧下肢肌力正常，双下肢皮肤感觉正常，双侧下肢腱反射正常，病理反射未引出，马鞍区皮肤感觉正常，指地距 10 cm，JOA 评分 27 分。复查腰椎 MRI 显示突出物大部分重吸收。突出率 21.4%，吸收率 68.0%。突出物最大层面面积 0.3 cm²，占椎管面积的 7.7%（图 3-85-2）。

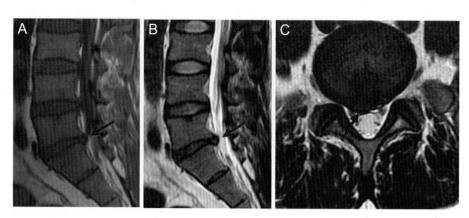

A、B、C 为平扫 MRI 图像，L5/S1 椎间盘髓核轻度突出。突出率 21.4%，吸收率 68.0%。突出物大部分重吸收，硬膜囊及神经根轻度受压。

图 3-85-2　2020 年 4 月 8 日随访时 MRI 图像

按 语

初诊病史特点：男性，33 岁，痹证，无外伤病史，病程 2 个月，无马尾神经压迫症状。

首次影像学特点：L5/S1 部分破裂型，后纵韧带破裂，突出率 66.9%，Komori 改良分型 2 型，MSU 分型 2-B 型，椎管形态为椭圆型，Iwabuchi 分型 2 型，无 Modic 改变。

治疗特点：患者 L5/S1 突出物较大，在患者能耐受的情况下，未使用消炎镇痛药物，缓解期单纯使用消髓化核汤加减方进行治疗。3 个月后患者症状大部分缓解，未复查 MRI。4 年后随访，患者腰腿痛症状明显缓解，复查 MRI 显示突出物吸收率 68.0%。患者在接受治疗过程中绝对卧床 2 周，相对卧床 2 周，口服中药 102 剂，恢复工作时间 1 个月，4 年吸收率 68.0%。患者为青年男性，体形偏胖，为痰湿型体质；"阳化气，阴成形"。湿为阴邪，其性重着黏滞，其性趋下，留滞于腰及下肢，痹阻经络，故加大化湿行气之力。腰椎 MRI 显示突出物体积大，临床当与腰椎肿瘤相鉴别。后者多见于老年人，腰腿疼痛是其最常见的症状，但疼痛不因活动和体位改变而变化，疼痛呈持续性并逐渐加重，疼痛夜间加重，休息后不缓解，可呈进行性消瘦；血清肿瘤指标水平高；影像学表现可有骨质破坏，且可累及脊椎附件。

第二节　颈椎间盘突出症重吸收病例4例

病例八十六 （女，53岁，病程1周，痿证，C4/C5大块型，6个月吸收率72.6%）

基本资料：姚某，女，53岁，联系电话：1386261****。

初诊日期：2017年12月12日。

主诉：颈痛牵及右上肢1周。

病史：患者于2017年12月12日至我院门诊就诊，自诉既往无外伤史，1周前无明显诱因下出现颈部疼痛牵及右上肢，轻度麻木，休息后缓解，劳动后加重，病情反复发作。

查体：颈椎生理曲度反弓，C4、C5后方压痛，向右肩部及右上肢放射，臂丛牵拉试验右侧（＋）、左侧（－），双上肢皮肤感觉正常，双手握力Ⅳ⁺级，双侧Hoffman征（－），生理反射存在。舌微白，苔腻，脉滑。

MRI表现：颈椎生理曲度变直，MRI平扫可见C4/C5椎间盘突出，硬膜囊轻度受压，未见游离髓核，MRI增强显示C4/C5后方较大突出物周围环形高信号（"牛眼征"阳性），突出率66.5%（图3-86-1）。

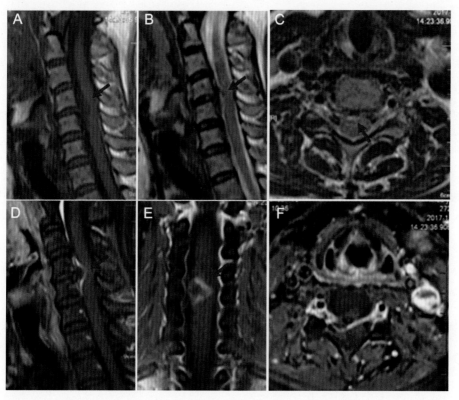

A、B为MRI平扫矢状位像，见颈椎生理曲度变直，C4/C5椎间盘向后突出，突出率66.5%，相应水平硬膜囊受压，相应脊髓节段信号未见明显改变；C为MRI平扫轴位像，C4/C5颈椎管前后径变窄；D、E、F分别为MRI增强矢状位、冠状位、轴位像，均显示突出物周围环状高信号，即牛眼征阳性。

图3-86-1　2017年12月12日初诊平扫及增强MRI图像

诊断：C4/C5 大块型颈椎间盘突出症（神经根型颈椎病，痿证）。

治法：益气化瘀，通络利湿止痛。

处方：

① 消髓化核汤合乌星止痛汤加减：

生黄芪 20 g　　炙黄芪 20 g　　防　己 10 g

当　归 10 g　　川　芎 15 g　　炒白术 10 g

地　龙 10 g　　水　蛭 6 g　　威灵仙 10 g

木　瓜 10 g　　白芥子 6 g　　连　翘 10 g

薏苡仁 10 g　　制川乌 6 g　　制草乌 6 g

制南星 10 g

共 14 剂，每日 1 剂，分 2 次饭后温服。

② 乙哌立松片 50 mg，1 次/日，口服 2 周。

③ 迈之灵片 300 mg，1 次/日，口服 2 周。

④ 绝对卧床休息 2 周。

⑤ 密切观察病情变化，减少低头工作时间，做颈部后伸练习。

二诊（2017 年 12 月 26 日）

患者服药后症状缓解，颈部疼痛不明显，右上肢麻木好转，舌质淡红，苔腻，脉滑。查体：臂丛牵拉试验右侧（±）、左侧（一），双上肢皮肤感觉正常，双手握力Ⅳ⁺级，双侧 Hoffman 征（一）。

处方：

① 消髓化核汤加减：

生黄芪 20 g　　炙黄芪 20 g　　防　己 10 g

当　归 10 g　　川　芎 15 g　　炒白术 10 g

地　龙 10 g　　水　蛭 6 g　　威灵仙 10 g

木　瓜 10 g　　白芥子 6 g　　连　翘 10 g

薏苡仁 10 g

共 14 剂，每日 1 剂，分 2 次饭后温服。

② 进行功能锻炼，密切观察病情变化。

三诊（2018 年 1 月 9 日）至七诊（2018 年 3 月 6 日）

患者随访期间续服二诊方，每半月复诊一次，复诊期间仍注意经常做颈部锻炼，减少低头工作时间。七诊时患者颈部疼痛及上肢麻木等症状明显好转。查体：臂丛牵拉试验右侧（±）、左侧（一），双上肢皮肤感觉正常，双手握力 V 级，双侧 Hoffman 征（一）。

① 消髓化核汤加减：

生黄芪 20 g　　炙黄芪 20 g　　防　己 10 g

当　归 10 g　　川　芎 15 g　　炒白术 10 g

地　龙 10 g　　水　蛭 6 g　　威灵仙 10 g

木　瓜 10 g　　白芥子 6 g　　连　翘 10 g

薏苡仁 10 g

共 74 剂，每日 1 剂，分 2 次饭后温服。

② 继续进行功能锻炼，密切观察病情变化。

八诊（2018 年 3 月 20 日）

患者自诉不慎感寒，颈项僵痛，右上肢轻度麻木不适，伴有胸闷不舒。查体：臂丛牵拉试验右侧（±）、左侧（一），双上肢皮肤感觉正常，双手握力 V 级，双侧 Hoffman 征（一）。治法：益气化瘀，舒筋止痛。

处方：

消髓化核汤合金铃子散加减：

生黄芪 20 g　　炙黄芪 20 g　　防　己 10 g

当　归 10 g　　川　芎 15 g　　炒白术 10 g

地　龙 10 g　　水　蛭 6 g　　威灵仙 10 g

木　瓜 10 g　　白芥子 6 g　　连　翘 10 g

薏苡仁 10 g　　制川乌 6 g　　制草乌 6 g

制南星 10 g　　片姜黄 10 g　　葛　根 30 g

川楝子 10 g　　延胡索 10 g

共 14 剂，每日 1 剂，分 2 次饭后温服。

九诊（2018 年 4 月 3 日）至十三诊（2018 年 5 月 29 日）

九诊时患者颈项僵痛缓解，右上肢麻木好转，无胸闷、胸痛。随访期间续服八诊方，每半月复诊一次，复诊期间仍注意经常做颈部锻炼，减少低头工作时间。十三诊时患者颈部及上肢麻木等症状基本消失。查体：臂丛牵拉试验右侧（－）、左侧（－），压顶试验（－），双上肢皮肤感觉正常，双手握力Ⅴ级，双侧 Hoffman 征（－）。

处方：

消髓化核汤合金铃子散加减：

生黄芪 20 g	炙黄芪 20 g	防　己 10 g
当　归 10 g	川　芎 15 g	炒白术 10 g
地　龙 10 g	水　蛭 6 g	威灵仙 10 g
木　瓜 10 g	白芥子 6 g	连　翘 10 g
薏苡仁 10 g	制川乌 6 g	制草乌 6 g
制南星 10 g	片姜黄 10 g	葛　根 30 g
川楝子 10 g	延胡索 10 g	

共 60 剂，每日 1 剂，分 2 次饭后温服。

十四诊（2018 年 6 月 12 日）

患者颈部疼痛及上肢麻木未再复发。复查颈部 MRI 平扫及增强显示颈椎生理曲度变直，部分重吸收，突出率 18.2％，吸收率 72.6％（图 3-86-2）。嘱患者停服中药，加强功能锻炼。

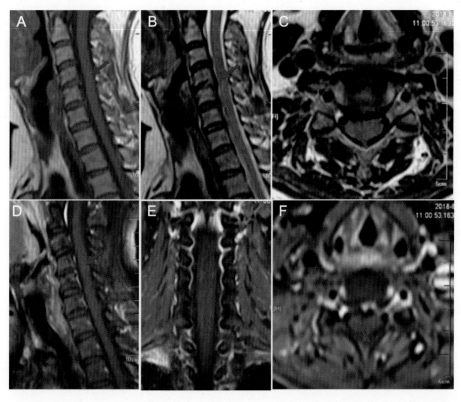

A、B 为 MRI 平扫矢状位像，显示颈椎生理曲度变直，C4/C5 椎间盘轻度向后突出，较前明显重吸收，突出率 18.2％，吸收率 72.6％，相应水平硬膜囊无明显受压；C 为 MRI 平扫轴位像，C4/C5 未见椎间盘突出；D、E、F 分别为 MRI 增强矢状位、冠状位、轴位像，均显示牛眼征消失。

图 3-86-2　2018 年 6 月 12 日复查 MRI 平扫及增强图像

十五诊（2019 年 12 月 2 日）

1 年 6 个月后随访，患者无明显不适主诉，无颈部疼痛及双上肢麻木感。查体：颈部无压痛，双侧臂丛牵拉试验（－），压顶试验（－），双上肢皮肤感觉正常，双手握力Ⅴ级，双侧 Hoffman 征（－）。

按　语

初诊病史特点：女性，53岁，痿证，病程1周，无脊髓型颈椎病症状。

首次影像学特点：C4/C5大块型，突出率66.5%，Komori改良分型2型，MSU分型3-AB型，椎管形态为椭圆型，Iwabuchi分型1型，无Modic改变。

治疗特点：患者颈痛牵及右上肢1周急性发作，病程日短，急性期患者疼痛剧烈，予以消髓化核汤加乌星止痛汤治疗。2周后患者疼痛减轻即去制川草乌、制南星。患者在接受治疗期间密切观察病情变化，未出现脊髓型颈椎病症状。八诊时患者不慎感寒，颈项僵痛，予以消髓化核汤合金铃子散加减治疗。经保守治疗后，患者症状明显缓解。患者在接治疗过程中绝对卧床2周，口服西药时间2周，口服中药176剂，6个月吸收率72.6%。此病例关键在于增强MRI的精准诊断，且诊断后又先试行保守治疗，并获成功，从而为本病的治疗积累了难得的宝贵资料，值得深入研究。此外，颈椎间盘突出是椎间盘退变的一种病理过程，退变一开始就预示该节段稳定程度减弱。退变不一定导致椎间盘突出，而椎间盘突出也不代表临床发病，仅预示临床上出现脊髓或神经根受压的病理基础。因此，不宜将颈椎间盘突出和颈椎病列为同种疾病。本例患者虽然影像学MRI显示髓核突出体积大，但并未出现椎间盘变性、下肢肌力减弱、踩棉感等不适，主要以根性症状为主，予以中医药保守治疗取得成功，因此把握好保守治疗指征及适应证是关键。

病例八十七　（男，44岁，病程3月，痿证，C5/C6大块型，11个月吸收率75.4%）

基本资料：陈某，男，44岁，联系电话：1862616＊＊＊＊。

初诊日期：2012年11月26日。

主诉：颈肩部疼痛牵及双上肢伴麻木、无力3个月。

病史：患者于3个月前长期低头看手机后出现颈肩部疼痛伴双侧上肢麻木、无力。近日症状稍加重，行走无踩棉感，胸部无束带感，食纳可，夜寐不佳。

查体：颈部生理曲度变直，颈后压痛（＋），C6水平感觉减退，双侧椎间孔挤压试验（＋），双侧神经根牵拉试验（＋），双手Hoffman征（＋），双上肢肌力Ⅳ级，膝反射、踝反射正常，双侧Babinski征（－）。舌红，苔黄腻，脉弦滑。

MRI表现：颈椎生理曲度变直，C5/C6椎间盘巨大突出。突出物超过椎体后缘8mm以上，边缘整齐；突出物较大，压迫硬膜囊；突出率75.9%（图3-87-1）。

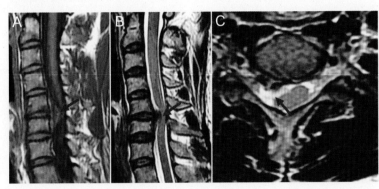

颈椎生理曲度变直，C5/C6椎间盘巨大突出。A、B为MRI平扫矢状位像，显示C5/C6椎间盘突出物超过椎体后缘8mm以上，边缘整齐；C为轴位像，显示突出物较大，压迫硬膜囊，突出率75.9%。

图3-87-1　2012年11月26日初诊MRI图像

诊断：C5/C6大块型颈椎间盘突出症（神经根型颈椎病，痿证）。

治法：益气逐瘀，清热利湿。

处方：

① 消髓化核汤加减合四妙丸：

生黄芪30g	当　归10g	防　己10g
威灵仙30g	木　瓜20g	烫水蛭6g
白芥子6g	川牛膝10g	猪　苓10g
茯　苓10g	薏苡仁10g	炒苍术10g
黄　柏10g	酸枣仁15g	

共14剂，每日1剂，分2次饭后温服。

② 乙哌立松片50mg，1次/日，口服2周。疼痛缓解即停药。

③ 甲钴胺片500μg，3次/日，口服2周。

④ 迈之灵片300mg，2次/日，口服2周。

⑤ 颈托固定。

二诊（2012年12月15日）

患者服药2周后疼痛明显缓解，二诊时颈部稍感疼痛，双上肢麻木，夜寐可，情况明显好转，舌质淡红，苔薄白，脉弦。查体：双侧椎间孔挤压试验（＋），双侧臂丛牵拉试验（＋），双上肢Hoffmann征（＋）。初诊方去黄柏、炒苍术、酸枣仁，加入天麻10g、葛根15g，以增强活血通络之效，续服14剂。

处方：

① 消髓化核汤加减：

生黄芪 30 g　　当　归 10 g　　防　己 10 g

威灵仙 30 g　　木　瓜 20 g　　烫水蛭 6 g

白芥子 6 g　　川牛膝 10 g　　猪　苓 10 g

茯　苓 10 g　　薏苡仁 10 g　　天　麻 10 g

葛　根 15 g

共 14 剂，每日 1 剂，分 2 次饭后温服。

② 甲钴胺片 500 μg，3 次/日，口服 2 周。

③ 颈托固定。

三诊（2012 年 12 月 30 日）至十诊（2013 年 4 月 10 日）

患者去除颈托，续服二诊方，每半月复诊一次，疼痛、麻木症状逐渐消失。十诊时患者颈部疼痛不明显，双上肢麻木较前明显减轻。查体：双侧椎间孔挤压试验（－），右侧臂丛牵拉试验（＋），右侧 Hoffmann 征（＋）。嘱患者减少低头工作时间，做适当的颈部后伸练习。

处方：

① 消髓化核汤加减：

生黄芪 30 g　　当　归 10 g　　防　己 10 g

威灵仙 30 g　　木　瓜 20 g　　烫水蛭 6 g

白芥子 6 g　　川牛膝 10 g　　猪　苓 10 g

茯　苓 10 g　　薏苡仁 10 g　　天　麻 10 g

葛　根 15 g

共 100 剂，每日 1 剂，分 2 次饭后温服。

② 嘱患者减少低头工作时间，做适当的颈部后伸练习。

十一诊（2013 年 4 月 25 日）至十四诊（2013 年 7 月 6 日）

患者继续隔日服用二诊方 3 个月，颈部疼痛、麻木症状完全消失。查体：颈后压痛不明显，双侧椎间孔挤压试验（－），右侧臂丛牵拉试验（－），右侧 Hoffmann 征（＋）。十四诊后患者停服中药。

处方：

消髓化核汤加减：

生黄芪 30 g　　当　归 10 g　　防　己 10 g

威灵仙 30 g　　木　瓜 20 g　　烫水蛭 6 g

白芥子 6 g　　川牛膝 10 g　　猪　苓 10 g

茯　苓 10 g　　薏苡仁 10 g　　天　麻 10 g

葛　根 15 g

共 42 剂，每日 1 剂，分 2 次饭后温服。

十五诊（2013 年 10 月 24 日）

1 年后随访，患者颈椎病未复发。查体：颈后压痛不明显，双侧椎间孔挤压试验（－），右侧臂丛牵拉试验（－），右侧 Hoffmann 征（±）。复查 MRI 平扫显示突出物明显重吸收，突出率 18.7％，吸收率 75.4％（图 3-87-2）。

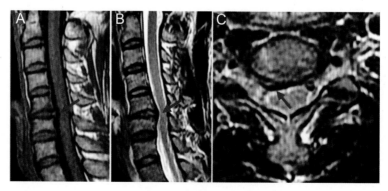

颈椎生理曲度变直，C5/C6 椎间盘突出物缩小，突出率 18.7％，吸收率 75.4％。

图 3-87-2　2013 年 10 月 24 日复查 MRI 图像

十六诊（2016 年 10 月 10 日）

4 年后随访，患者无颈部疼痛及双上肢麻木感，症状未复发。查体：颈部无明显压痛，双侧臂丛牵拉试验（－），双上肢皮肤感觉正常，双手握力Ⅴ级，双侧 Hoffman 征（－）。

按语

初诊病史特点：男性，44 岁，痿证，病程 3 月，无脊髓型颈椎病症状。

首次影像学特点：C5／C6 大块型，突出率 75.9％，Komori 改良分型 2 型，MSU 分型 3-AB 型，椎管形态为椭圆型，Iwabuchi 分型 1 型，无 Modic 改变。

治疗特点：患者颈肩部疼痛牵及双上肢麻木、无力 3 个月。初诊时舌红，苔黄腻，脉弦滑，证型属湿热证，予消髓化核汤加减合四妙丸治疗。2 周后待患者湿热症状好转，予以去四妙丸，加入天麻、葛根以增强活血通络之效。治疗期间密切观察病情变化，患者未出现脊髓型颈椎病症状。经保守治疗后，患者症状明显缓解。患者在接受治疗过程中颈托固定 1 个月，口服西药时间 4 周，口服中药 170 剂，11 个月吸收率 75.4％。患者颈椎间盘巨大型突出，脊髓压迫严重，但未出现脊髓型颈椎病症状。颈椎病缓解期及恢复期的预防是必不可少的。嘱患者枕头应能支撑颈椎的生理曲线，并保持颈椎的平直，亦可去枕平卧，卧硬板床；保护颈部，避免"挥鞭样"损伤；进行适当颈部功能锻炼，比如做"米"字操；注意颈部保暖，颈部受寒冷刺激会造成肌肉血管痉挛，加重颈部损伤。对于颈椎病的治疗，葛根必不可少。葛根，味甘、辛，性凉，归脾、胃经，常用于治疗外感发热头痛、项背强痛、口渴、消渴、麻疹不透、热痢、泄泻、高血压、颈项强痛等病症。葛根对于缓解肌肉痉挛有很好的效果，在《伤寒论》治疗痉证中的刚痉出现的"项背强直"用葛根汤来治疗也说明了这一点。此外，葛根还有一定的通经活络的作用，多数颈椎病都与感染风寒阻滞气血经络相关。《神农本草经疏》记载葛根"发散而升，风药之性也，故主诸痹"。可见，本例大量使用葛根意在解肌疏风通络。

病例八十八 （女，50 岁，病程 1 月，痹证，C5/C6 大块型，3 个月吸收率 77.4%）

基本资料： 曾某，女，50 岁，联系电话：1589555＊＊＊＊。

初诊日期： 2013 年 12 月 20 日。

主诉： 颈部不适伴双上肢麻木 1 个月。

病史： 患者长期低头工作，此次颈部疼痛不适 1 个月，伴双上肢麻木，头痛，纳差，嗳气，夜寐不佳。行走无踩棉感。

查体： 颈部生理曲度变直，双侧椎间孔挤压试验（＋），双侧神经根牵拉试验（＋），双手 Hoffman 征（－），膝反射、踝反射正常，双侧 Babinski 征（－）。舌质红，苔黄腻，脉细。

MRI 表现： 颈椎生理曲度变直，C5/C6 椎间盘巨大型突出，突出物超过椎体后缘 5 mm 以上，边缘整齐。突出物较大，压迫硬膜囊，突出率 48.3%（图 3-88-1）。

诊断： C5/C6 大块型颈椎间盘突出症（神经根型颈椎病，痹证）。

治法： 益气逐瘀，理气安神。

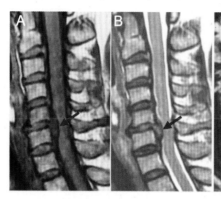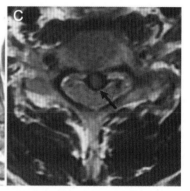

颈椎生理曲度变直，C5/C6 椎间盘巨大突出。A、B 为 MRI 平扫矢状位像，显示 C5/C6 椎间盘突出物超过椎体后缘 5 mm 以上；C 为颈椎轴位像，显示突出物压迫硬膜囊，突出率 48.3%。

图 3-88-1　2013 年 12 月 20 日初诊 MRI 图像

处方：

① 消髓化核汤加味：

生黄芪 30 g	当　归 10 g	防　己 10 g
威灵仙 30 g	木　瓜 20 g	烫水蛭 6 g
白芥子 6 g	炒白术 10 g	川牛膝 10 g
猪　苓 10 g	茯　苓 10 g	薏苡仁 10 g
姜厚朴 10 g	薄　荷 3 g	荆　芥 10 g
防　风 10 g	酸枣仁 15 g	

共 14 剂，每日 1 剂，分 2 次饭后温服。

② 甲钴胺片 500 μg，3 次/日，口服 2 周。

③ 迈之灵片 300 mg，1 次/日，口服 2 周。

④ 减少低头工作时间，注意做颈部后伸练习。

二诊（2014 年 1 月 11 日）

颈部疼痛好转，双上肢仍麻木，食纳可，夜寐安，情绪佳，舌质淡红，苔薄白，脉弦。查体：双侧椎间孔挤压试验（±），右侧臂丛牵拉试验（＋），双侧 Hoffmann 征（－）。

处方：

① 消髓化核汤加味：

生黄芪 30 g	当　归 10 g	防　己 10 g
威灵仙 30 g	木　瓜 20 g	烫水蛭 6 g
白芥子 6 g	炒白术 10 g	川牛膝 10 g
猪　苓 10 g	茯　苓 10 g	薏苡仁 10 g
姜厚朴 10 g	薄　荷 3 g	荆　芥 10 g

防　风 10 g　　天　麻 10 g　　葛　根 15 g

共 14 剂，每日 1 剂，分 2 次饭后温服。

② 甲钴胺片 500 μg，3 次／日，口服 2 周。

三诊（2014 年 1 月 27 日）至六诊（2014 年 3 月 9 日）

患者继续服用二诊方，每半月复诊一次，六诊时患者颈部疼痛、麻木感消失。查体：颈部压痛不明显，双侧椎间孔挤压试验（－），双侧臂丛牵拉试验（－），双上肢皮肤感觉正常，Hoffmann 征（－）。

处方：

消髓化核汤加味：

生黄芪 30 g	当　归 10 g	防　己 10 g
威灵仙 30 g	木　瓜 20 g	烫水蛭 6 g
白芥子 6 g	炒白术 10 g	川牛膝 10 g
猪　苓 10 g	茯　苓 10 g	薏苡仁 10 g
姜厚朴 10 g	薄　荷 3 g	荆　芥 10 g
防　风 10 g	天　麻 10 g	葛　根 15 g

共 60 剂，每日 1 剂，分 2 次饭后温服。

七诊（2014 年 3 月 21 日）

患者颈部疼痛、麻木感消失，恢复正常生活。查体：颈部压痛不明显，复查 MRI 平扫显示突出物明显重吸收，突出率 10.9%，吸收率 77.4%（图 3-88-2）。七诊后患者停服中药。

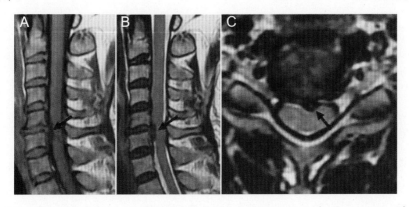

颈椎生理曲度变直，C5／C6 椎间盘突出物缩小，突出率 10.9%，吸收率 77.4%。

图 3-88-2　2014 年 3 月 21 日复查 MRI 图像

按　语

初诊病史特点：女性，50 岁，痹证，病程 1 个月，无脊髓型颈椎病症状。

首次影像学特点：C5／C6 大块型，突出率 48.3%，Komori 改良分型 3 型，MSU 分型 2-A 型，椎管形态为椭圆型，Iwabuchi 分型 1 型，无 Modic 改变。

治疗特点：患者颈部不适伴双上肢麻木 1 个月，病程日短，初诊时头痛，纳差，嗳气，夜寐不佳，舌质红，苔黄腻，脉细。予消髓化核汤加

姜厚朴以燥湿消痰、下气除满。薄荷清利头目、疏肝行气，荆芥、防风增强祛风解表作用，酸枣仁宁心安神。2 周后患者夜寐不佳症状改善后去酸枣仁，加入天麻、葛根以增强息风止痉、活血通络功效。治疗期间密切观察病情变化，患者未出现脊髓型颈椎病症状。经保守治疗后，患者症状明显缓解。患者在接受治疗过程中口服西药时间 4 周，口服中药 88 剂，3 个月吸收率 77.4%。颈椎病属中医学"痹证""痿证""项强""眩晕"等范畴。中医理论认为，颈椎病的病因无外乎外感风寒湿邪、慢性劳损、肝肾亏虚、气血不足、外伤、

畸形等方面。在内外致病因素的作用下，机体气血瘀滞，经络痹阻不畅，"不通则痛"，随之出现一系列的临床症状。"治上焦如羽，非轻不举"，颈椎位于上焦部位最高，而近于表，所以治上焦的病，宜用如羽毛那样轻清升浮之品，否则药过病所。因此，方中使用薄荷、防风、荆芥等轻清上浮之品，且用量较轻，以祛除在上在表之邪。

病例八十九 （男，43 岁，病程 1 月，痹证，C5/C6 大块型，1 年 1 个月吸收率 81.8％）

基本资料：刘某，男，43 岁，联系电话：1360613＊＊＊＊。

初诊日期：2019 年 4 月 25 日。

主诉：颈部疼痛伴双上肢麻木 1 个月。

病史：患者于 1 个月开始出现颈部疼痛牵及双上肢麻木、疼痛，双侧上肢肌力正常，行走无踩棉感，胸部无束带感。食纳可，夜寐安，二便调。

查体：颈部生理曲度变直，C5/C6 棘后压痛（＋），压颈试验（＋），双侧臂丛神经牵拉试验（＋），双手 Hoffman 征（－），双上肢肌力正常，肱二头肌、肱三头肌反射正常，双侧上肢皮肤感觉减退，病理反射未引出，双侧 Babinski 征（－），JOA 评分 13 分，舌质红，苔白，脉弦细。

MRI 表现：颈椎生理曲度变直，C5/C6 椎间盘巨大型突出。突出物超过椎体后缘 8 mm 以上，边缘整齐；突出物较大，压迫硬膜囊；突出率 80.3％（图 3-89-1）。

诊断：C5/C6 大块型颈椎间盘突出症（神经根型颈椎病，痹证）。

治法：益气逐瘀，通络止痛。

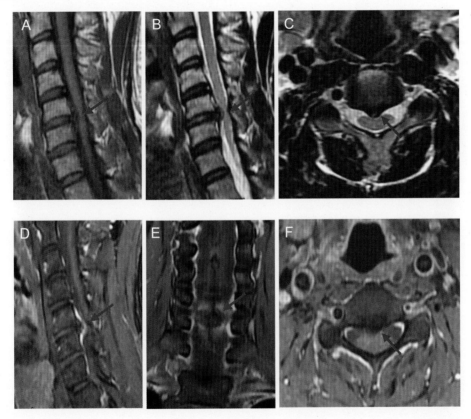

颈椎生理曲度变直，C5/C6 椎间盘巨大突出。A、B 为 MRI 平扫矢状位像，显示 C5/C6 椎间盘突出物超过椎体后缘 8 mm 以上，边缘整齐；C 为轴位像，显示突出物较大，压迫硬膜囊，突出率 80.3％。增强 MRI 显示颈椎间盘突出物周围部分环形强化，即牛眼征阳性。

图 3-89-1　2019 年 4 月 25 日初诊平扫及增强 MRI 图像

处方：

① 消髓化核汤加减：

生黄芪 30 g	当　归 10 g	防　己 10 g
威灵仙 30 g	木　瓜 20 g	烫水蛭 6 g
白芥子 6 g	川牛膝 10 g	猪　苓 10 g
茯　苓 10 g		

共14剂，每日1剂，分2次饭后温服。

② 甲钴胺片500 μg，3次/日，口服2周。

③ 颈托固定。

④ 密切观察病情变化，如出现症状进行性加重或脊髓型颈椎病表现，及时手术治疗。

二诊（2019年5月11日）

患者服药2周后疼痛稍缓解，麻木感无明显改善，双上肢仍有麻木感，夜寐可，舌质淡红，苔薄白，脉弦。查体：颈部生理曲度变直，C5/C6棘后压痛（＋），双侧臂丛神经牵拉试验（＋），双上肢 Hoffmann 征（一），双上肢肌力正常，肱二头肌、肱三头肌反射正常，双侧上肢皮肤感觉减退，病理反射未引出，双侧 Babinski 征（一），JOA 评分14分。初诊方加入天麻10 g、葛根15 g，以增强活血通络之效，续服14剂。

处方：

① 消髓化核汤加减：

生黄芪30 g	当 归10 g	防 己10 g
威灵仙30 g	木 瓜20 g	烫水蛭 6 g
白芥子 6 g	川牛膝10 g	猪 苓10 g
茯 苓10 g	天 麻10 g	葛 根15 g

共14剂，每日1剂，分2次饭后温服。

② 甲钴胺片500 μg，3次/日，口服2周。

③ 密切观察病情变化，如出现症状进行性加重或脊髓型颈椎病表现，及时手术治疗。

三诊（2019年5月25日）至五诊（2019年6月24日）

患者继续服二诊方，每半月复诊一次，疼痛症状明显好转，麻木症状逐渐减轻。五诊时患者颈部疼痛不明显，双上肢麻木感明显减轻。查体：颈部生理曲度变直，C5/C6棘后压痛（±），双侧臂丛神经牵拉试验（±），双上肢 Hoffmann 征（一），双上肢肌力正常，肱二头肌、肱三头

肌反射正常，双侧上肢皮肤感觉减退好转，病理反射未引出，双侧 Babinski 征（一），JOA 评分14分。患者临床症状缓解，无进行性加重表现，无脊髓型颈椎病表现，继续保守治疗。嘱患者减少低头工作时间，做适当的颈部后伸练习。

处方：

消髓化核汤加减：

生黄芪30 g	当 归10 g	防 己10 g
威灵仙30 g	木 瓜20 g	烫水蛭 6 g
白芥子 6 g	川牛膝10 g	猪 苓10 g
茯 苓10 g	天 麻10 g	葛 根15 g

共44剂，每日1剂，分2次饭后温服。

六诊（2019年7月10日）至十诊（2019年12月12日）

患者每月复诊一次，继续服用二诊中药方5个月。十诊时患者颈部稍疼痛，伴双侧上肢牵痛，双侧上肢麻木感减轻。查体：颈后压痛不明显，双侧臂丛神经牵拉试验（±），双上肢 Hoffmann 征（一），双上肢肌力正常，肱二头肌、肱三头肌反射正常，双侧上肢皮肤感觉减退好转，病理反射未引出，双侧 Babinski 征（一），JOA 评分15分。继续服用中药方1个月。

处方：

消髓化核汤加减：

生黄芪30 g	当 归10 g	防 己10 g
威灵仙30 g	木 瓜20 g	烫水蛭 6 g
白芥子 6 g	川牛膝10 g	猪 苓10 g
茯 苓10 g	天 麻10 g	葛 根15 g

共180剂，每日1剂，分2次饭后温服。

十一诊（2020年5月23日）

半年后随访，患者颈椎疼痛、麻木感消失，双上肢无牵痛。查体：颈后压痛不明显，双侧臂

丛牵拉试验（－），双侧 Hoffmann 征（－），双上肢肌力正常，肱二头肌、肱三头肌反射正常，双侧上肢皮肤感觉正常，无麻木感，病理反射未引出，双侧 Babinski 征（－），JOA 评分 16 分。复查 MRI 平扫显示突出物明显重吸收，突出率 14.6％，吸收率 81.8％（图 3-89-2）。

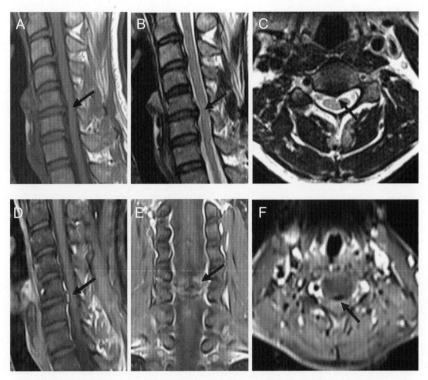

颈椎生理曲度变直，C5/C6 椎间盘突出物缩小，突出率 14.6％，吸收率 81.8％。

图 3-89-2　2020 年 5 月 23 日复查 MRI 图像

按　语

初诊病史特点： 男性，43 岁，痹证，病程 1 个月，无脊髓型颈椎病症状。

首次影像学特点： C5/C6 大块型，突出率 80.3％，Komori 改良分型 2 型，MSU 分型 2-A 型，椎管形态为椭圆型，Iwabuchi 分型 1 型，无 Modic 改变。

治疗特点： 患者颈部疼痛伴双上肢麻木 1 个月，病程日短，予消髓化核汤加减进行治疗。2 周后增予天麻、葛根以增强息风止痉、活血通络功效。治疗期间密切观察病情变化，患者未出现脊髓型颈椎病症状。经保守治疗后，患者症状明显缓解。患者在接受治疗过程中颈托固定 2 周，口服西药时间 4 周，口服中药 252 剂，1 年 1 个月吸收率 81.8％。颈肩腰腿痛为临床常见病，为脊柱不同部位病变所致。中医治疗注重整体观念、辨证论治，故"异病同治"，颈椎间盘突出症的治疗方，同样可以在消髓化核汤的基础上加减而成。突出物越大，髓核组织环状增强厚，发生重吸收的概率越大。在临床决策过程中应遵守"一等二看三治疗"的原则，以免过度手术。大多数患者都可经保守治疗缓解症状，甚至治愈疾病。

第三节 巨大型与游离型腰椎间盘突出症手术治疗病例5例

病例九十（极外侧型腰椎间盘突出症）

基本资料：王某，男，46岁，联系电话：1377199****。

主诉：腰骶部疼痛2个月，加重2天。

病史：患者于2015年7月8日住院治疗，自诉2个月前无明显诱因下出现腰骶部疼痛，以酸痛为主，以右侧为甚，严重时不能站立行走。腰椎MRI显示L4/L5极外侧型椎间盘突出，卧床休息后缓解。1个月前患者因腰痛住院治疗，经脱水抗炎止痛等对症治疗后，症状缓解出院。近日患者剧痛难忍，遂再次至我院就诊。诉腰痛牵及右下肢，伴活动受限。

查体：腰椎生理曲度变直，脊柱无侧弯畸形，S1～S2棘后及右侧棘旁压痛（＋）、叩击痛（＋），无下肢放射痛。直腿抬高试验左80°（－）、右45°（＋）。右足踇趾背伸肌力Ⅳ级，其余肌力正常，右侧膝腱反射消失、跟腱反射正常，病理反射未引出，足趾末梢血供及感觉可，指地距24 cm，JOA评分14分。

MRI表现：L4/L5极外侧型椎间盘突出。突出的椎间盘在椎管外偏向右侧。突出物最大层面面积1.8 cm²（图3-90-1）。增强MRI显示极外侧型椎间盘突出，牛眼征阳性（图3-90-2）。

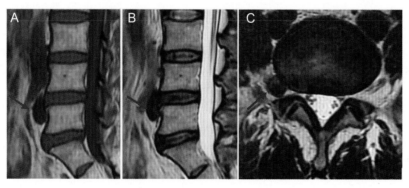

L4/L5极外侧型椎间盘突出。突出的椎间盘在椎管外偏向右侧。A、B为平扫矢状位像，突出物超过椎体前缘5 mm，并向下移动，突出髓核呈稍低信号，椎间隙正常；C为平扫轴位像，显示突出物在椎管外偏向右侧，硬膜囊及神经根无明显受压，突出物最大层面面积1.8 cm²。

图3-90-1 2015年5月27日初诊平扫MRI图像

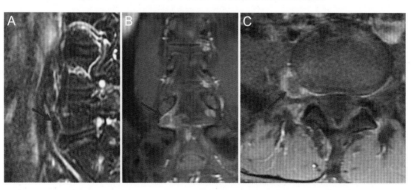

增强MRI显示L4/L5极外侧型椎间盘突出。B、C为腰椎增强冠状位及轴位像，清晰显示突出物边缘环状高信号，即牛眼征阳性。

图3-90-2 2015年6月12日增强MRI图像

主要治疗方法：患者腰椎间盘突出症诊断明确，完善术前检查后在腰麻下行 L4／L5 经椎间孔镜髓核摘除术，术中取出大块椎间盘组织并送病理科检验（图 3-90-3）。

复诊：患者腰腿痛症状缓解，长时间活动后稍感酸痛，下肢肌力恢复正常，皮肤感觉正常。复查 MRI 显示 L4／L5 极外侧型椎间盘突出，突出物缩小（图 3-90-4）。

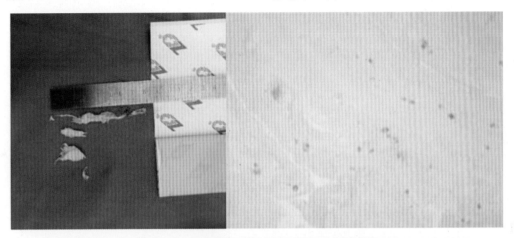

图 3-90-3　术中取出突出椎间盘组织及病理图片

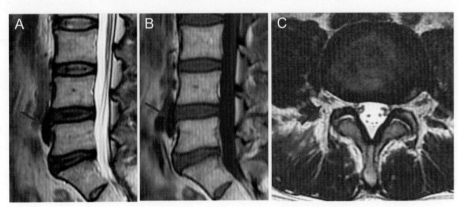

L4／L5 极外侧型椎间盘突出。突出物缩小，呈稍高信号，血肿可能性大。

图 3-90-4　2015 年 7 月 12 日术后复查 MRI 图像

按　语

初诊病史特点：男性，46 岁，病程 2 个月，无马尾神经损伤症状。

首次影像学特点：极外侧型突出，椎管无占位，无腰椎失稳，无 Modic 改变，无 HIZ 高信号，Iwabuchi 位移（＋），Pfirrmann 分级 3 级，Komori 改良分型 3 型，首次增强 MRI 显示牛眼征阳性。

治疗特点：该患者病程较短，初诊时症状较重，经静脉用药缓解后再发，建议患者行椎间孔镜手术。患者接受手术治疗。该病例为特殊类型极外侧型椎间盘突出，发病急，症状重，MRI 显示突出物大，急性期经药物治疗后症状反复，无进行性加重表现，采取椎间孔镜手术治疗，术中取出数块椎间盘碎块组织，术后恢复良好。

病例九十一（出现早期马尾神经损伤症状，椎间孔镜治疗）

基本资料： 刘某，女，28 岁，联系电话：1377601＊＊＊＊。

主诉： 腰痛 5 年，加重伴会阴部麻木、双下肢酸麻胀痛 1 个月。

病史： 患者于 2017 年 12 月 27 日至我院就诊。既往有腰痛病史 5 年，1 年前在外院就诊查腰椎 MRI 显示 L4／L5、L5／S1 椎间盘突出。1 个月前患者感腰痛加重，伴会阴部及双下肢麻木，遂来我院就诊，接受手术治疗。

查体： 腰椎生理曲度变直，L4／L5、L5／S1 棘后及左侧棘旁压痛（＋）、叩击痛（＋），并向左下肢放射，直腿抬高试验左 40°（＋）、右 80°（－），左侧"4"字试验（＋），左小腿前外侧、左足内侧皮肤感觉较对侧减退，左足底皮肤感觉较对侧稍减退，左姆背伸肌力Ⅳ级，鞍区皮肤感觉减退，双侧跟膝腱反射正常，病理征未引出。指地距 35 cm，JOA 评分 7 分。

MRI 表现： L4／L5 椎间盘巨大型突出。腰椎轴位像显示突出物较大，占满整个椎管，突出的椎间盘偏向左侧并推压硬膜囊，左侧神经根及硬膜囊受压，供体椎间隙变窄、髓核空虚，突出率 100％。椎管最大层面面积 3.8 cm²；突出物最大层面面积 2.6 cm²，占椎管面积的 68.4％（图 3-91-1）。

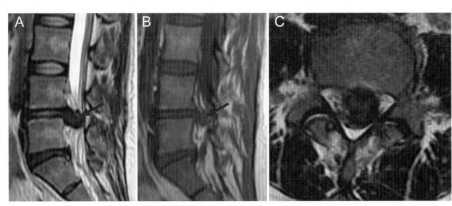

L4／L5 椎间盘巨大型突出。突出的椎间盘偏向左侧并推压硬膜囊，左侧神经根及硬膜囊受压。A、B 为平扫矢状位像，突出物超过椎体后缘 5 mm 以上，突出髓核呈稍低信号，供体椎间隙变窄、髓核空虚；C 为平扫轴位像，显示突出物较大，占满整个椎管，压迫硬膜囊，突出髓核呈低信号。椎管最大层面面积 3.8 cm²；突出物最大层面面积 2.6 cm²，占椎管面积的 68.4％。

图 3-91-1　2017 年 12 月 28 日初诊腰椎 MRI 图像（突出率 100％）

主要治疗方法： 患者腰椎间盘突出症诊断明确，完善术前检查后在局麻下行经皮脊柱内镜下髓核摘除术（L4／L5）。术中取出大块椎间盘突出组织，并送病理科检验（图 3-91-2）。

复诊： 患者腰腿痛症状完全缓解，活动良好，左侧腰腿部麻木感消失，会阴部皮肤感觉恢复正常。术后复查 MRI 显示腰椎间盘无明显突出（图 3-91-3）。

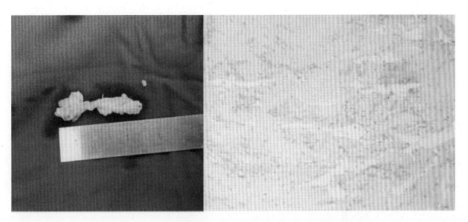

图 3-91-2　术中取出的大块椎间盘组织及其病理图片

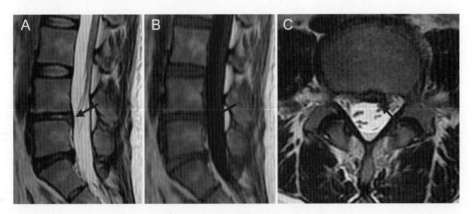

L4／L5 椎间盘髓核无明显突出。

图 3-91-3　2017 年 6 月 8 日椎间孔镜术后复查 MRI 图像

按　语

　　初诊病史特点：女性，28 岁，病程 5 年，存在马尾神经损伤症状。

　　首次影像学特点：后纵韧带破裂，突出率＞50％，无腰椎失稳，Komori 改良分型 3 型，Iwabuchi 位移（＋），MSU 分型 3-A 型，Pfirrmann 分级 4 级，无 Modic 改变。

　　治疗特点：该患者初诊时症状较重，存在马尾神经损伤症状，突出率 100％。建议患者行手术治疗，患者同意接受微创孔镜手术治疗。患者就诊时症状较重，存在马尾神经损伤症状，近期出现进行性加重表现。收住院后即行椎间孔镜手术治疗，术中取出整块的椎间盘突出组织。患者术后恢复良好，马尾神经损伤症状消失。

病例九十二 （急性马尾神经损伤，手术治疗）

基本资料：蔡某，男，24 岁，联系电话：1305280＊＊＊＊。

主诉：腰痛反复 1 年，加重牵及右下肢疼痛、麻木 2 天。

病史：患者于 2020 年 1 月 16 日以"腰椎间盘突出症"收入院。患者 1 年前无明显诱因下出现腰痛，未至医院就诊。2 天前患者感腰痛牵及右下肢剧烈疼痛、麻木，遂至我院门诊就诊，查腰椎间盘 CT 提示 L4／L5 椎间盘巨大型突出。

入院时查体：脊柱外观生理曲度存在，L4～S1 棘后及右侧棘旁压痛（＋）、叩击痛（＋）、右下肢放射痛（＋），直腿抬高试验右 20°（＋）、左 70°（－），右小腿后外侧、右足背及足底皮肤感觉减退。右足踝不能背伸，右足踇背伸肌力Ⅲ级，双侧"4"字试验（－）。右侧膝腱反射未引出，左侧膝腱反射亢进，双侧跟腱反射未引出。马鞍区无麻木，病理征未引出。

患者入院第一天夜间突发小便困难，伴马鞍区及肛周麻木，出现下肢肌力进行性下降。后加急行腰椎 MRI 检查，排除手术禁忌后急诊手术治疗。

MRI 表现：L4／L5 椎间盘髓核游离型突出（髓核向上游离），突出的椎间盘偏向右侧并推压硬膜囊，右侧神经根及硬脊膜严重受压。大块的椎间盘组织向上进入 L4 椎体后方。游离髓核位于椎管内偏右侧，硬膜囊不对称变形，突出率 100％。椎管最大层面面积 3.6 cm²；突出物最大层面面积 2.4 cm²，占椎管面积的 66.7％（图 3-92-1）。

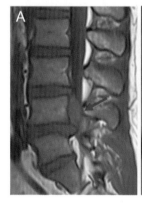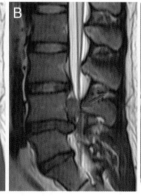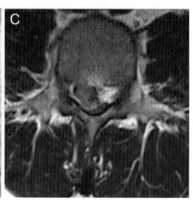

　　L4／L5 椎间盘髓核游离型突出（髓核向上游离）。突出的椎间盘偏向右侧并推压硬膜囊，右侧神经根及硬脊膜严重受压。大块的椎间盘组织向上进入 L5 椎体后方。A、B 为平扫 T1、T2 加权矢状位像，突出物超过椎体后缘 8 mm 以上，其中 B 图清晰显示椎体后缘黑线（Blackline）中断；C 为平扫轴位像，显示突出物较大，压迫硬膜囊及神经根，游离髓核呈等信号，位于椎管内偏右侧，硬膜囊不对称变形，突出率 100％。椎管最大层面面积 3.6 cm²；突出物最大层面面积 2.4 cm²，占椎管面积的 66.7％。

图 3-92-1　2020 年 1 月 17 日初诊 MRI 图像（突出率 100％）

主要治疗方法：患者腰椎间盘突出症诊断明确，完善术前检查后急诊在全麻下行 L4／L5 后路减压植骨融合内固定术。术中取出数块大块的椎间盘组织并送病理科检验（图 3-92-2、图 3-92-3）。

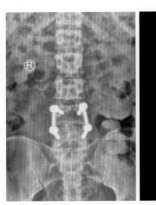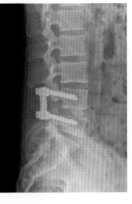

正位片　　　　　　　　　侧位片

图 3-92-2　2020 年 2 月 1 日腰椎术后正侧位片

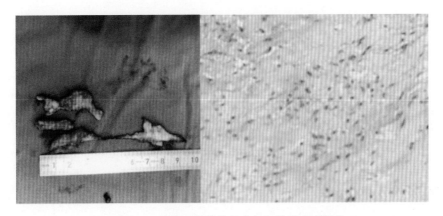

图 3-92-3　术中取出的椎间盘组织及其病理图片

随访：术后予以康复训练，患者下肢肌力逐渐恢复。一个半月后复查腰椎 MRI 显示巨大型突出物已取出，椎管未见明显占位（图 3-92-4）。3 个月后下肢肌力基本恢复，马鞍区无麻木感，生活能自理。查体：脊柱外观生理曲度存在，腰部前屈后伸活动稍受限，手术切口压痛（－），手术切口愈合良好，直腿抬高试验右 80°（－）、左 80°（－），右小腿后外侧、右足背及足底皮肤感觉减退。右侧臀大肌Ⅳ级，右侧髂腰肌肌力Ⅳ⁺级，股四头肌肌力Ⅳ⁺级，右胫前肌肌力Ⅳ级，踇背伸及跖屈肌力Ⅳ级，右侧膝腱反射未引出，左侧膝腱反射亢进，双侧跟腱反射未引出，病理征未引出。

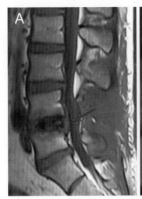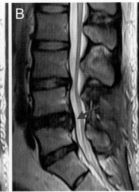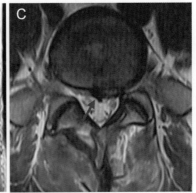

图 3-92-4　2020 年 3 月 17 日腰椎术后复查腰椎 MRI 图像

按 语

初诊病史特点：男性，24 岁，病程 1 年，入院第一天夜间出现马尾神经损伤症状。

首次影像学特点：后纵韧带破裂，突出率＞50％，无腰椎失稳，Komori 改良分型 3 型，Iwabuchi 位移（＋），MSU 分型 3-A 型，Pfirrmann 分级 3 级，无 Modic 改变。

治疗特点：该患者病程较长，突发病情加重，入院第一天即出现马尾神经损伤症状，影像学显示突出率达 100％，突出物几乎占满整个椎管，存在手术指征。该患者发病急，病程短，症状重，入院后即行 L4/L5 后路减压植骨融合内固定术。术中取出数块大块椎间盘组织，术后病情逐渐恢复，术后 3 个月恢复生活自理能力。

病例九十三 （左下肢肌力进行性下降，手术治疗）

基本资料： 张某，女，47 岁，联系电话：1377192＊＊＊＊。

主诉： 腰背痛 20 天，加重伴左下肢麻木、乏力 5 天余。

病史： 患者于 2020 年 2 月 5 日入院。20 天前患者无明显诱因下出现腰部疼痛不适，无下肢疼痛、麻木，劳累后腰痛症状加重，卧床休息后可缓解。5 天前患者弯腰起身时不慎扭伤，当即感腰痛明显加重，活动受限，伴左下肢麻木及乏力。患者自觉左下肢发凉，卧床休息后症状无缓解。

入院时查体： 脊柱外观生理曲度存在，腰背部压痛（±）、叩击痛（±），未向下肢放射，直腿抬高试验左 60°（±）、右 70°（－），左小腿后外侧、右足背及足底皮肤感觉稍减退，左足踝背伸肌力 I 级，跛背伸肌力 0 级，双下肢其他肌肉肌力及感觉可，马鞍区及肛周感觉无明显减退，双侧"4"字试验（－），双侧膝腱反射正常，左侧跟腱反射较对侧减弱，病理征未引出，JOA 评分 7 分。

急诊 MRI 表现： L5／S1 椎间盘髓核游离型突出（髓核向上游离），突出的椎间盘偏向左侧并推压硬膜囊，左侧神经根及硬脊膜严重受压。大块的椎间盘组织向上进入 L5 椎体后方。游离髓核位于椎管内偏左侧，硬膜囊不对称变形，突出率 100％。椎管最大层面面积 3.4 cm²；突出物最大层面面积 1.3 cm²，占椎管面积的 38.2％（图 3-93-1）。

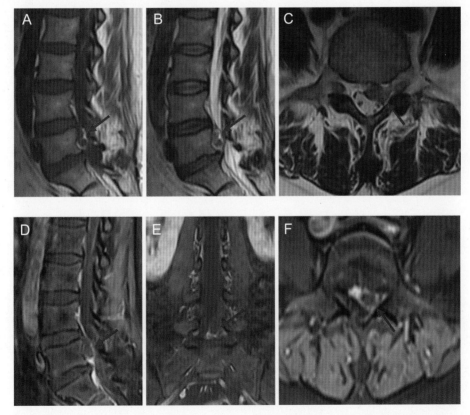

L5／S1 椎间盘髓核游离型突出（髓核向上游离）。突出的椎间盘偏向左侧并推压硬膜囊，左侧神经根及硬脊膜严重受压。大块的椎间盘组织向上进入 L5 椎体后方。A、B 为平扫 MRI T1、T2 加权矢状位像，突出物超过椎体后缘 8 mm 以上；C 为腰椎轴位像，显示突出物较大，压迫硬膜囊及神经根，位于椎管内偏左侧，硬膜囊不对称变形，突出率 100％。椎管最大层面面积 3.4cm²；突出物最大层面面积 1.3 cm²，占椎管面积的 38.2％。

图 3-93-1 2020 年 2 月 6 日腰椎平扫及增强 MRI 图像（突出率 100％）

主要治疗方法：患者腰椎间盘突出症诊断明确，左下肢肌力进行性下降，急诊完善术前检查后行L5/S1后路减压植骨融合内固定术。术中取出突出椎间盘组织并送病理科检验（图3-93-2、图3-93-3）。

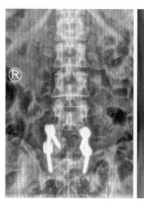
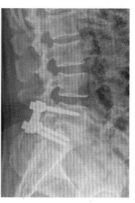

正位片　　　　　　　　侧位片

图 3-93-2　2020 年 2 月 22 日腰椎术后正侧位片图

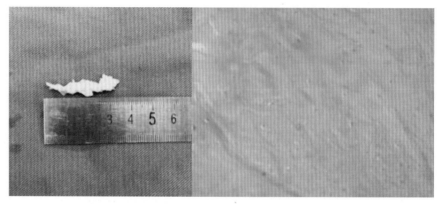

图 3-93-3　术中取出的突出椎间盘组织及其病理图片

随访：术后予康复训练以帮助患者病情恢复，1个月后复查腰椎 MRI 显示突出物已取出，椎管无明显占位（图3-93-4）。3个月后查体：腰背部切口愈合良好，直腿抬高试验左80°（－）、右85°（－），双下肢股四头肌肌力正常，左侧屈髋屈膝肌力Ⅳ级，踝背伸肌力Ⅳ＋级，踇背伸肌力Ⅳ＋级，跖屈肌力Ⅳ级，右下肢肌力正常，双侧下肢感觉无明显异常，双侧腱反射稍减退，马鞍区皮肤感觉正常，病理反射未引出。

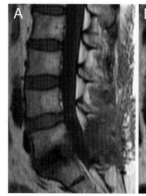
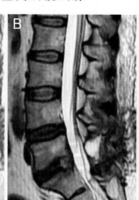
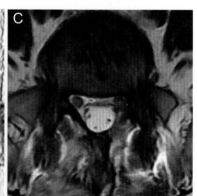

图 3-93-4　2020 年 3 月 12 日术后复查腰椎 MRI 图像

分级 3 级，无 Modic 改变。

按　语

初诊病史特点：女性，47 岁，病程 20 天，入院时左下肢不全瘫。

首次影像学特点：后纵韧带破裂，突出率＞50％，无腰椎失稳，Komori 改良分型 3 型，Iwabuchi 位移（＋），MSU 分型 3-AB 型，Pfirrmann

治疗特点：该患者病程较短，入院时即出现左下肢不全瘫，症状较重，影像学显示突出率达 100％，存在手术指征，急诊行 L5／S1 后路减压植骨融合内固定术。术中取出大块椎间盘组织，术后经康复训练，患者下肢肌力恢复良好，3 个月后患者生活能自理。

病例九十四 （急性马尾神经损伤，手术治疗）

基本资料：杜某，女，38岁，联系电话：1800620＊＊＊＊。

主诉：腰痛间断发作7年，加重并牵及双下肢4天。

病史：患者于2019年9月7日入院。7年前无明显诱因下出现腰痛，症状间断发作，时轻时重，劳累后加重，休息后好转，患者未予重视。4天前患者无明显诱因下腰痛再次发作，伴有双下肢疼痛，行走受限，无间歇性跛行，无足底踩棉感，无胸腹部、下肢束带感等，患者至我院急诊科就诊。查腰椎CT显示L3/L4、L4/L5、L5/S1椎间盘突出伴狭窄，腰椎骨质增生。由急诊科以"腰椎间盘突出症"收住入院。

入院时查体：腰椎居中，无侧弯畸形，L4～

S1棘突后压痛（＋）、叩击痛（＋），疼痛向双下肢放射，直腿抬高试验左45°（＋）、右30°（＋），双侧股神经牵拉试验（＋），双侧"4"字试验（－），双侧膝腱反射稍亢进，皮肤感觉及肌力正常，病理征未引出，马鞍区无麻木感。

患者入院后第二天夜间出现排尿困难，下肢疼痛、麻木症状加重，会阴部皮肤感觉麻木，双侧下肢踇背伸肌力Ⅲ级，左侧髂腰肌肌力Ⅱ级，右侧髂腰肌肌力Ⅲ级，双侧跟腱反射消失。患者病情进行性加重，出现马尾神经损伤表现，JOA评分6分。

急诊腰椎MRI表现：L3/L4巨大型椎间盘突出。突出的椎间盘居中并压迫硬膜囊，硬脊膜严重变形。突出率100％。椎管最大层面面积3.4 cm²；突出物最大层面面积2.6 cm²，占椎管面积的76.5％（图3-94-1）。

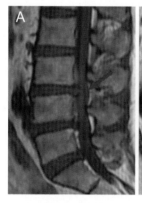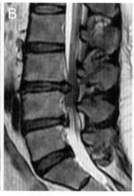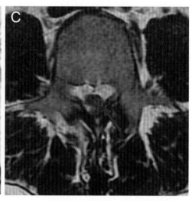

L3/L4椎间盘髓核巨大突出、L4/L5椎间盘突出。L3/L4突出的椎间盘在中央压迫硬膜囊，硬脊膜严重受压。A、B为平扫MRI T1、T2加权矢状位像，突出物超过椎体后缘10 mm以上；C为腰椎轴位像，显示突出的椎间盘居中并压迫硬膜囊，硬脊膜严重变形，突出率100％。椎管最大层面面积3.4 cm²；突出物最大层面面积2.6 cm²，占椎管面积的76.5％。

图3-94-1　2019年9月9日腰椎平扫MRI图像（突出率100％）

主要治疗方法：患者腰椎间盘突出症诊断明确，完善术前检查后急诊在全麻下行L3/L4、L4/L5后

路减压植骨融合内固定术。术中取出大块椎间盘突出组织并送病理科检验（图3-94-2、图3-94-3）。

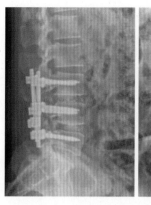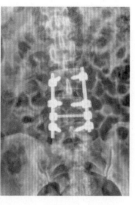

正位片　　　　　　　　　　侧位片

图 3-94-2　2019 年 9 月 25 日腰椎术后正侧位片

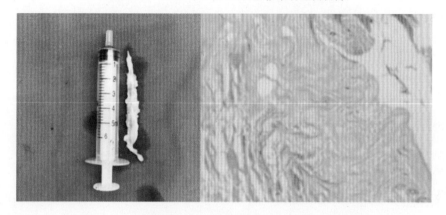

图 3-94-3　术中取出的大块椎间盘突出组织及其病理图片

随访： 术后予康复训练。5 个月后，患者下肢肌力基本恢复，马鞍区无麻木感，活动良好，生活能自理。

按 语

初诊病史特点： 女性，38 岁，病程 7 年，急性发作 4 天，入院后第二天夜间出现马尾神经损伤症状。

首次影像学特点： 后纵韧带破裂，突出率＞50%，无腰椎失稳，Komori 改良分型 2 型，Iwabuchi 位移（－），MSU 分型 3-A 型，Pfirrmann 分级 3 级，无 Modic 改变。

治疗特点： 该患者本次急性发作，突发马尾神经损伤症状，病程较短，影像学显示突出率达 100%，突出物几乎占满整个椎管，存在手术指征，入院后急诊行 L3／L4、L4／L5 后路减压植骨融合内固定术。术中取出大块椎间盘突出组织，术后经康复训练后病情恢复良好，生活能自理。

第四节 其他医院椎间盘突出症重吸收病例 10 例

我们借用其他医院专家学者们的临床资料，补充说明重吸收现象，为此，对这些专家深表感谢。

病例九十五 （江苏省中西医结合医院谢林教授提供）

张某，女，55 岁，腰痛伴双下肢疼痛 1 年，在江苏省中西医结合医院就诊。初诊时查体：L3～L5 两侧棘旁压痛，并向双下肢放射，直腿抬

高试验左 65°（＋）、右 75°（＋），双小腿足背内侧麻木，JOA 评分 9 分。MRI 显示 L4／L5 椎间盘破裂型突出，突出率 100％（图 3-95-1）。进行以口服中药和针灸治疗为主的中医药综合治疗共半年。复诊时查体：局部压痛、下肢放射痛消失，直腿抬高试验左 90°（－）、右 90°（－），下肢肌力及感觉正常。JOA 评分 23 分。复查 MRI 显示突出率 38.0％，吸收率 62.0％。随访 MRI 图像如图 3-95-2 所示。

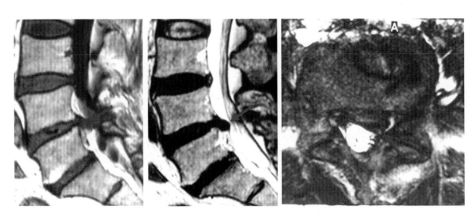

图 3-95-1　2009 年 3 月 16 日初诊 MRI 图像（突出率 100％）

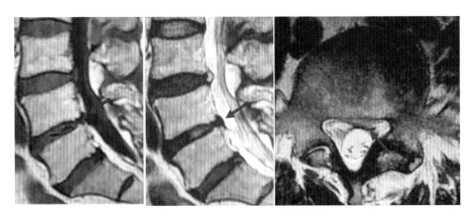

图 3-95-2　2012 年 2 月 28 日复查 MRI 图像（突出率 38.0％，吸收率 62.0％）

病例九十六　（无锡市中医医院骨伤科张亚峰教授提供）

尹某，女，30岁，患者于2015年7月初因腰痛伴双下肢麻木来无锡市中医医院就诊。查体：L5/S1棘间及其两侧压痛（＋）、叩击痛（＋），双侧放射痛（＋），直腿抬高试验左30°（＋）、右40°（＋）。双下肢姆背伸肌肌力：左Ⅲ级，右Ⅳ级；跖屈肌肌力：左Ⅳ级，右Ⅳ级。腰椎MRI显示L5/S1椎间盘变性、突出伴脱垂，突出率100%（图3-96-1）。建议患者手术治疗。患者拒绝手术治疗，在家中行卧床休息及口服消炎止痛药等保守治疗后，症状逐渐好转。2017年1月中旬复诊，患者诉腰痛症状不明显，偶有双下肢麻木感。查体：腰椎棘间及其两侧稍有压痛、叩击痛，未引出双下肢放射痛，直腿抬高试验左60°（－）、右60°（－）。双下肢姆背伸肌肌力：左Ⅳ级，右Ⅳ级；跖屈肌肌力：左Ⅴ级，右Ⅴ级。复查MRI显示L5/S1椎间盘突出物明显缩小，突出率33.0%，吸收率67.0%。随访MRI图像如图3-96-2所示。

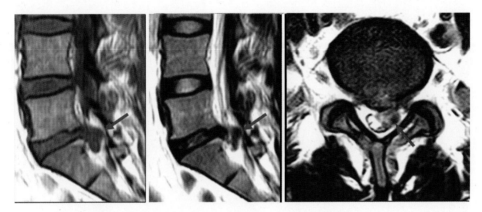

图3-96-1　2015年7月3日初诊MRI图像（突出率100%）

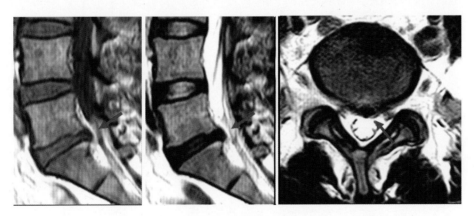

图3-96-2　2017年1月15日复查MRI图像（突出率33.0%，吸收率67.0%）

病例九十七 （苏州市昆山中医院戴德纯教授提供）

丁某，男，51 岁，因腰部酸痛伴左下肢酸麻一个半月来昆山中医院就诊，进行以推拿为主的中医药综合治疗共 2 个月，疗效较好。MRI 图像如图 3-97-1、图 3-97-2 所示。

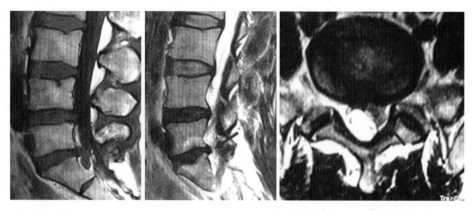

图 3-97-1　2009 年 3 月 16 日初诊 MRI 图像（L5/S1 椎间盘巨大破裂型突出）

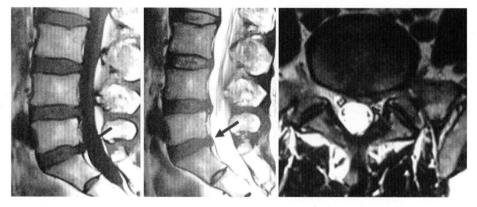

图 3-97-2　2009 年 5 月 20 日复查 MRI 图像（突出物部分重吸收）

病例九十八 （苏州市昆山中医院戴德纯教授提供）

余某，女，38 岁，因右腰臀部及右下肢疼痛 3 年，症状加重半月余就诊。初诊时查 MRI 显示 L4 / L5 椎间盘突出，突出率 61.0%（图 3-98-1）。予

以针灸、推拿治疗。半年后复诊时查体：局部压痛不明显，无下肢放射痛，直腿抬高试验左 70°（一）、右 70(一)°，JOA 评分 29 分。复查 MRI 显示突出物几乎完全重吸收，突出率 4.2%，吸收率 93.0%。随访 MRI 图像如图 3-98-2 所示。

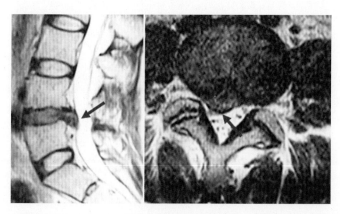

图 3-98-1　2014 年 4 月 12 日初诊 MRI 图像（突出率 61.0%）

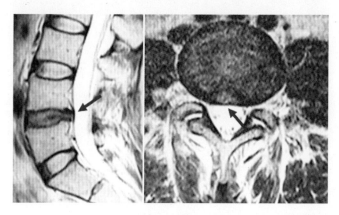

图 3-98-2　2014 年 7 月 30 日复查 MRI 图像（突出率 4.2%，吸收率 93.0%）

病例九十九（苏州市昆山中医院戴德纯教授提供）

张某，女，33岁，因腰痛伴左下肢疼痛、麻木1月余，症状加重1周就诊。初诊查MRI显示L5/S1椎间盘破裂型突出，突出率63.3%（图3-99-1）。予以针灸、推拿治疗，半年后复查MRI显示突出物大部分重吸收，突出率24.8%，吸收率60.9%。随访MRI图像如图3-99-2所示。

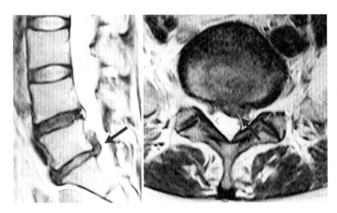

图 3-99-1　2015年6月15日初诊MRI图像（突出率63.3%）

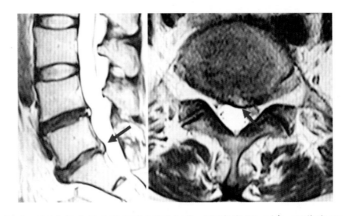

图 3-99-2　2015年9月9日复查MRI图像（突出率24.8%，吸收率60.9%）

病例一〇〇　（来源于北京大学第三医院党耕町教授在 2011 年苏州骨科高峰论坛暨唐天驷教授医学生涯六十余载暨八十华诞庆典上的演讲资料）

某女性患者，37 岁，因急性发作腰腿痛于 2010 年 5 月 5 日初诊，保守治疗 8 个月后痊愈。患者保守治疗前后 MRI 图像如图 3-100-1、图 3-100-2 所示。

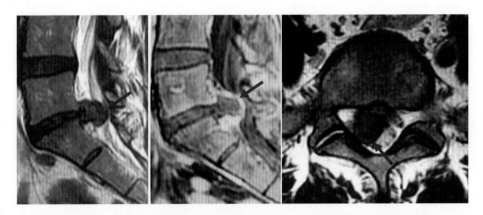

图 3-100-1　2010 年 5 月 5 日初诊 MRI 图像（L5/S1 椎间盘巨大破裂型突出）

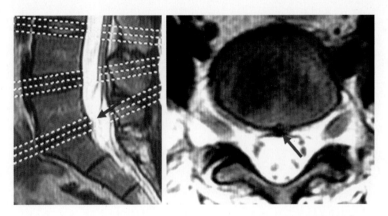

图 3-100-2　2011 年 1 月 31 日复查 MRI 图像（突出物大部分重吸收）

病例一〇一（来源于青岛大学医学院附属医院胡有谷教授在 2011 年苏州骨科高峰论坛暨唐天驷教授医学生涯六十余载暨八十华诞庆典上的演讲资料）

患者保守治疗前后 MRI 图像如图 3-101-1、图 3-101-2 所示。

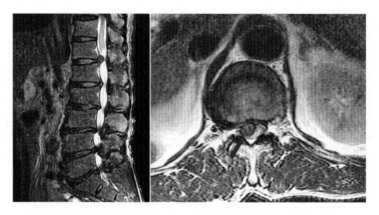

图 3-101-1　初诊 MRI 图像（T12/L1 椎间盘巨大型突出）

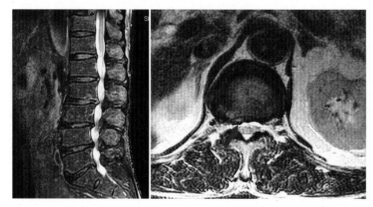

图 3-101-2　保守治疗 1 年后复查 MRI 图像（突出物完全重吸收）

病例一○二　（来源于青岛大学医学院附属医院胡有谷教授在 2011 年苏州骨科高峰论坛暨唐天驷教授医学生涯六十余载暨八十华诞庆典上的演讲资料）

患者保守治疗前后 MRI 图像如图 3-102-1、图 3-102-2 所示。

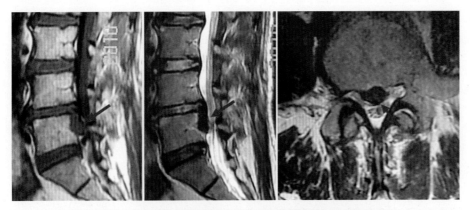

图 3-102-1　初诊 MRI 图像（L4/L5 椎间盘破裂游离型突出）

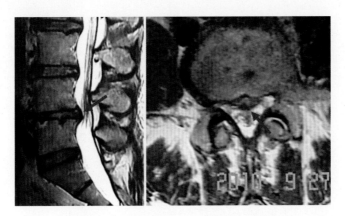

图 3-102-2　保守治疗 4 个月后复查 MRI 图像（突出椎间盘部分重吸收）

（来源于青岛大学医学院附属医院胡有谷教授在 2011 年苏州骨科高峰论坛暨唐天驷教授医学生涯六十余载暨八十华诞庆典上的演讲资料）

患者保守治疗前后腰椎 CT 图像如图 3-103-1 所示。

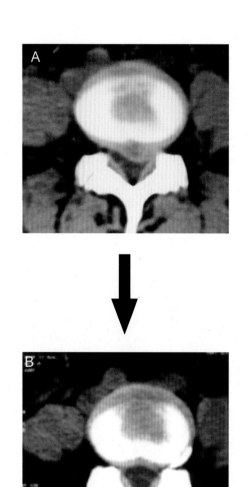

A. 保守治疗前；B. 保守治疗后。

图 3-103-1 L4/L5 椎间盘突出（未行手术治疗，1 年 2 个月后复查 CT 显示椎间盘突出消失）

病例一〇四 （南方医院中医正骨科李义凯教授提供）

陈某，女，34 岁，颈痛数年，逐渐出现典型的脊髓型颈椎病的症状，即一侧颈肩臂痛和下肢症状。MRI 检查显示 C5／C6 椎间盘突出，突出率 93.1％。要求患者立即进行手术治疗，但患者不愿手术，坚持接受牵引、推拿和药物治疗。半年后复查 MRI 显示突出物明显缩小，突出率 16.7％，吸收率 82.1％。患者的临床症状基本消失。患者保守治疗前后 MRI 图像如图 3-104-1、图 3-104-2 所示。

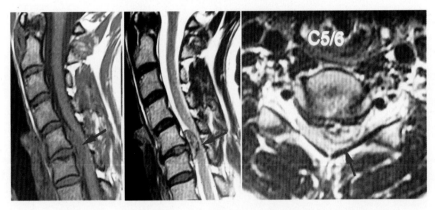

图 3-104-1　2015 年 3 月 7 日初诊 MRI 图像（突出率 93.1％）

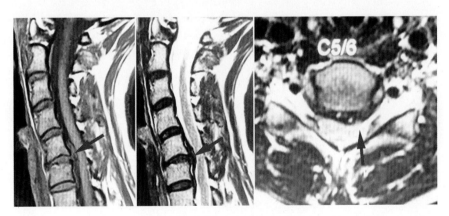

图 3-104-2　2015 年 11 月 16 日复查 MRI 图像（突出率 16.7％，吸收率 82.1％）

第五节　国际上关于腰椎间盘突出后重吸收的个案报道 12 篇

◎ 个案报道 1

Spine

SPONTANEOUS REGRESSION OF A LARGE LUMBAR DISC HERNIATION: REPORT OF AN ILLUSTRATIVE CASE

Konstantin V. Slavin, M.D., Ali Raja, M.D., John Thornton, M.D. and Franklin C. Wagner, Jr., M.D.
Department of Neurosurgery, University of Illinois at Chicago, Chicago, Illinois

A case of spontaneous regression of a large herniated disc at the lumbar level is presented. The disc regression correlated with clinical improvement and was documented on serial MRI studies. Although the phenomenon of spontaneous disappearance of decrease in size of herniated disc fragments is well known, the exact mechanism underlying this process remains unclear. This report discusses three possible explanations for disc regression: retraction into the intervertebral space, dehydration/shrinkage, and resorption due to inflammatory reaction. © 2001 by Elsevier Science Inc.

KEY WORDS
Lumbar disc, herniation, disc regression, MRI, nonoperative management.

巨大型腰椎间盘突出症自发性吸收：1 例个案报告

Konstantin V. Slavin，et al.
Department of Neurosurgery，University of Illinois at Chicago，Chicago，Illinois

本文介绍了 1 例巨大型腰椎间盘突出后自发性吸收的个案。患者 MRI 图像上发生了突出物的重吸收现象，临床症状也随之改善。虽然椎间盘突出后的重吸收现象已为大家所熟知，但这一过程的确切机制仍不清楚。本报告探讨了发生重吸收的三种可能机制：回纳到原椎间隙、突出物脱水固缩以及炎症反应引起的重吸收。

本文是 1 例由 L5/S1 水平的椎间盘突出引起腰椎神经根症状的病例，其临床症状的改善与突出椎间盘体积的减小显著相关，通过 MRI 扫描记录。

患者，23 岁，医学生，1999 年 5 月初诊，无明显诱因下出现腰背痛和右腿疼痛 1 个月。神经功能检查正常，双侧直腿抬高试验阳性，右脚背部有刺痛感。需要服用非处方止痛药来控制疼痛。3 周后行腰椎 MRI 检查，显示为 L4/L5 和 L5/S1 水平的退变椎间盘突出，L5/S1 椎间盘轻度突出，以及一巨大的突出物从 L5/S1 间隙向头部迁移（图 3-105-1A、图 3-105-1B），硬膜囊被压缩移位（图 3-105-1C）。

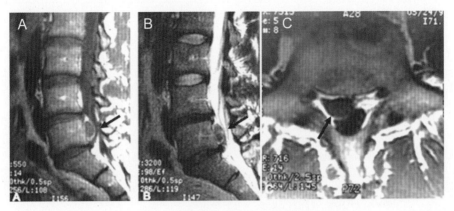

图 3-105-1　个案报道 1 病例初诊时 MRI 图像

经保守治疗后未能缓解疼痛，因此建议患者行手术治疗。患者无神经系统症状，拒绝手术。在接下来的 6 个月里，他的疼痛症状逐渐改善，最后无须任何药物，疼痛基本不明显。初诊后 7 个月再次行 MRI 检查，显示位于 L5 椎体后侧的椎间盘突出物完全消失，没有压迫硬膜囊的征象（图 3-105-2）。但 L5/S1 椎间盘空间的高度与其他水平相比仍然下降，与以前的 MRI 检查对比没有变化。

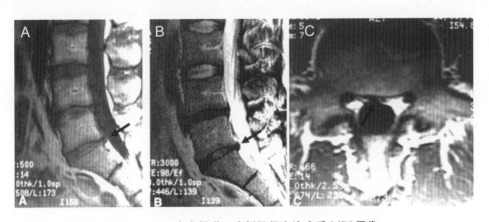

图 3-105-2　个案报道 1 病例经保守治疗后 MRI 图像

◎ 个案报道 2

SPINE Volume 27, Number 5, pp 549–553
©2002, Lippincott Williams & Wilkins, Inc.

Multiple Independent, Sequential, and Spontaneously Resolving Lumbar Intervertebral Disc Herniations

A Case Report

Alex Reyentovich, BS,* and William A. Abdu, MD, MS†

Study Design. A case report is presented.

Objective. To highlight the potential for spontaneous resolution of large extruded intervertebral lumbar disc herniations in a patient with three independent herniations.

Summary of Background Data. The most effective methods of treatment for lumbar intervertebral disc herniations remain in question. This is partly because the potential for intrinsic spontaneous resolution is not understood, and because many believe that large extruded lumbar intervertebral disc herniations require surgical intervention. This case report addresses both issues.

Methods. A case is reported and the literature is reviewed.

Results. In the patient described, multiple independent lumbar intervertebral disc herniations resolved spontaneously both clinically and radiographically with nonoperative treatment.

Conclusions. Not only is the question concerning the cause of disc herniation unresolved, but the best methods of treatment also are generally unclear. This case report documents a patient with the intrinsic capability not only to herniate multiple lumbar intervertebral discs, but also to resolve them clinically and anatomically. Extruded lumbar intervertebral disc herniations may be treated without surgery, as highlighted by this case report. The immunohistologic pathomechanism for resorption remains unclear. [Key words: lumbar intervertebral disc herniations, lumbar MRI, sciatica] Spine 2002;27:549–553

多个独立、顺序出现的腰椎间盘突出症的自发性吸收——1 例病例报告

Alex Reyentovich，et al.

Dartmouth Medical School，Hanover New Hampshire，USA

摘要 **目的** 强调一名患者 3 次腰椎间盘突出的自发性吸收的潜力。**背景资料** 目前对腰椎间盘突出症治疗最有效的方法仍然存在疑问。部分原因是自发性吸收的可能性并未被理解，许多

人认为巨大型腰椎间盘突出症需要手术干预。本案例报告对两个问题进行了分析。**方法**　报告了一个病例，并审查了文献。**结果**　所描述的这名患者，多次独立的腰椎间盘突出在临床和影像学上都是自发缓解的，并非采用手术治疗。**结论**　不仅椎间盘突出的原因问题尚未确定，而且最好的治疗方法也没有共识。本病例报告了自发性吸收的可能性，它可以在临床上和解剖学上解决这些问题。正如病例报告所强调的那样，巨大型腰椎间盘突出症可以不用手术治疗。但自发性吸收的免疫组织学机制尚不清楚。

患者在 3 年的时间里经历了 3 次大的、独立的和连续的腰椎间盘突出。正如磁共振成像（MRI）所证实的，每次突出物的自发性吸收与非手术治疗相一致。

本病例报告旨在记录这种多发性腰椎间盘突

出症自发性吸收过程，举例说明非手术治疗方法解决巨大型腰椎间盘突出的能力，用以证明非手术治疗复发性腰椎间盘突出症的可能性。

病例报告

患者，44 岁，男性医生，1996 年 5 月出现背部疼痛和左大腿后部疼痛。患者近 10 年内有间歇性腰痛病史。近期主要症状是背部疼痛和痉挛，并伴有左后大腿疼痛。没有麻木或括约肌功能障碍。神经系统检查显示左踇长伸肌肌力减弱。神经系统检查的其余部分，包括感觉功能、反射和直腿抬高试验都是正常的。在症状出现后大约 4 周时，行腰椎 MRI 检查显示 L4/L5 椎间盘椎管中央区偏左侧有巨大的突出，符合患者左侧 L5 神经根压迫症状（图 3-106-1）。

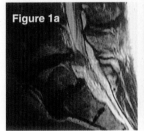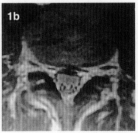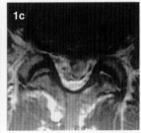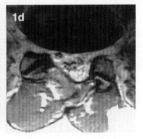

图 3-106-1　个案报道 2 病例初诊时 MRI 图像

在讨论了治疗方案后，继续进行医疗管理，其中包括口服类固醇药物治疗，然后是非甾体消炎药物治疗。在接下来的几周内，在工作的同时，患者的疼痛、痉挛和虚弱完全消失。

1996 年 9 月，患者再次出现腰痛以及右腿疼痛。他的左腿完全没有症状。被动保持于蹲位，臀部和膝盖弯曲。站立时保持屈曲约 45°的弯曲姿

势。神经系统检查结果正常，没有肌紧张现象。他仍要求非手术治疗。腰椎 MRI 表现为 L3/L4 椎间盘中等大小的中央偏右突出，与患者的 L4 神经根压迫症状一致（图 3-106-2）。此前的 L4/L5 椎间盘突出症已经完全吸收。经过几周的医疗管理后，右侧 L4 神经根压迫症状完全消失。

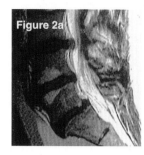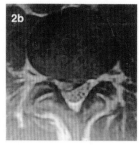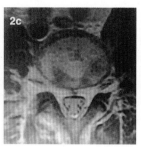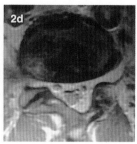

图 3-106-2　个案报道 2 病例第一次复发时 MRI 图像

1998 年 9 月，患者出现新发腰痛和右腿症状。这些症状与之前的右侧症状明显不同。表现为右脚足底的感觉减弱和腓肠肌肌力减弱，跟腱反射、直腿抬高试验均为阴性。症状持续数周后，行腰椎 MRI 检查显示椎管旁中央区有巨大的椎间盘突出，低于右侧 L5 椎弓根（图 3-106-3）。

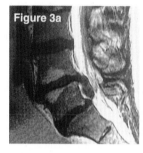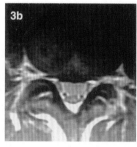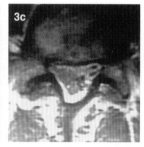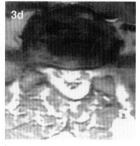

图 3-106-3　个案报道 2 病例第二次复发时 MRI 图像

这似乎是由 L4／L5 椎间盘突出进入椎间隙并向远端移位引起的。先前可见的 L3／L4 椎间盘突出物已完全吸收。经过几个星期的口服类固醇药物和非甾体消炎药治疗，患者症状完全消失。在撰写该案例报道期间，患者未再出现任何根性症状，只有右小腿痉挛和间歇性腰痛。

1999 年 10 月，患者虽然无明显症状，但进行了腰椎 MRI 检查，以观察腰椎间盘突出的椎管并评估椎间盘间隙和马尾神经。MRI 显示右侧 L5 椎弓根附近的椎间盘突出物完全吸收。在腰椎的任何水平都没有椎间盘突出物压迫神经根的证据（图 3-106-4）。

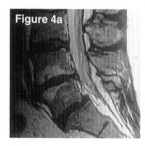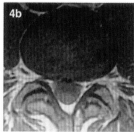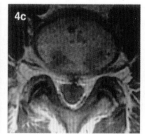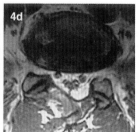

图 3-106-4　个案报道 2 病例临床痊愈后 MRI 图像

◎ 个案报道 3

J Neurosurg Spine 6:574–578, 2007

Spontaneous resorption in recurrent intradural lumbar disc herniation

Case report

TSUBASA SAKAI, M.D.,[1] TAKASHI TSUJI, M.D.,[1,2] TAKASHI ASAZUMA, M.D.,[1]
YOSHIYUKI YATO, M.D.,[1] OSAMU MATSUBARA, M.D.,[3] AND KOICHI NEMOTO, M.D.[1]

*Departments of [1]Orthopaedic Surgery and [3]Pathology, National Defense Medical College,
Tokorozawa, Saitama; and [2]Department of Orthopaedic Surgery, Keio University, Tokyo, Japan*

✓The authors report a case of spontaneous resorption of intradural disc material in a patient with recurrent intradural lumbar disc herniation and review magnetic resonance (MR) imaging and histopathological findings. Intradural lumbar disc herniation is rare, and most patients with this condition require surgical intervention due to severe leg pain and vesicorectal disturbance. In the present case, however, the recurrent intradural herniated mass had completely disappeared by 9 months after onset. Histological examination of intradural herniated disc tissue demonstrated infiltrated macrophages and angiogenesis within the herniated tissue, and Gd-enhanced MR images showed rim enhancement not only at the initial presentation, but also at recurrence.

The authors conclude that when rim enhancement is present on Gd-enhanced MR images, there is a possibility of spontaneous resorption even though the herniated mass may be located within the intradural space. Moreover, when radiculopathy is controllable and cauda equina syndrome is absent, conservative therapy can be selected.

KEY WORDS • intervertebral disc herniation • intradural lesion •
spontaneous regression • magnetic resonance imaging • rim enhancement

复发性硬膜囊内腰椎间盘突出症的自发性吸收——个案病例报道

Tsubasa Sakai，et al.

Departments of Orthopaedic Surgery and Pathology，Keio University，Tokyo，Japan

本文报道了 1 例硬膜囊内腰椎间盘突出症患者复发后突出物自发性吸收的病例，并回顾了磁共振成像（MRI）和组织病理学检查结果。硬膜囊内腰椎间盘突出是较为罕见的，由于严重的腿痛，大多数患者需要手术治疗。然而，本例复发性硬膜囊内椎间盘突出物在发病 9 个月后完全消失。椎间盘突出物的组织学检查显示突出组织内有浸润的巨噬细胞和血管生成，并且增强 MRI 显示在最初发作和复发时都表现出边缘增强。

作者的结论是，当增强 MRI 图像上存在边缘增强时，即使突出物可能位于硬囊膜内，依然存在自发性吸收的可能性。而且，当神经根症状可以控制并且没有出现马尾神经综合征时，可以选择保守治疗。

病例报告

病情回顾 患者，72 岁，女性，出现双侧大腿疼痛和行走障碍，诊断为脊柱肿瘤。入院时有严重的双腿疼痛。查体：感觉系统检查没有触觉和疼痛感减弱表现。运动系统检查显示双侧的髂腰肌、胫前肌和踇长伸肌肌肉无力（肌力 Ⅲ～Ⅳ级）。患者没有膀胱、直肠功能紊乱相关的主诉。MRI 显示 L2/L3 硬膜囊内椎间盘突出。增强图像显示边缘增强（图 3-107-1）。在 L2/L3 水平，脊髓造影表现出终板塌陷。根据这些发现，诊断为马尾神经内侧的腰椎间盘突出症或肿瘤。由于患者出现了运动麻痹和腿痛症状，所以选择了手术治疗。

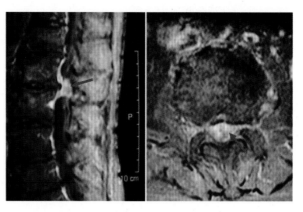

图 3-107-1　个案报道 3 病例初诊时 MRI 图像

术中和术后发现　突出物已完全穿透腹侧硬膜囊，但 L2/L3 椎间盘的组织牢固黏附在腹侧硬膜囊上（图 3-107-2A）。巨大、坚实的突出物包裹着丰富的血管，但其没有浸润到周围的组织。经冰冻切片检查后发现软骨组织并没有出现恶性肿瘤的迹象，遂切除了肿块，修复背侧硬膜囊并行 L2 90°旋转椎板成形术。随后经组织病理学检查显示存在椎间盘组织和浸润肉芽组织。组织中存在许多巨噬细胞和毛细血管（图 3-107-2B）。术后患者迅速恢复了神经功能，腿痛也得到了治愈。术后 MRI 显示没有残留肿块（图 3-107-3）。

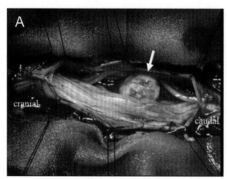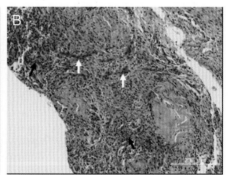

图 3-107-2　个案报道 3 病例术中所见

复发和解决方案　术后 9 个月，患者再次出现双侧大腿疼痛，此时增强 MRI 显示 L2/L3 水平硬膜囊内出现增强的椎间盘突出物（图 3-107-4）。诊断为硬膜囊内腰椎间盘突出症复发。结合 MRI 图像显示边缘增强和第一次手术时的术中发现，预计突出物可以自发性吸收。因为患者只出现大腿疼痛而并没有马尾神经综合征和运动障碍，所以选择了保守治疗。在复发后 3 个月的随访中，发现患者疼痛症状缓慢好转，MRI 图像显示椎间盘突出物吸收。复发 9 个月后，椎间盘突出物完全消失（图 3-107-5）。

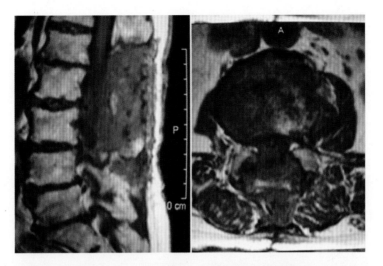

图 3-107-3 个案报道 3 病例术后 MRI 图像

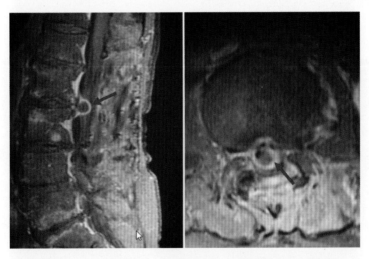

图 3-107-4 个案报道 3 病例术后 9 个月复发时 MRI 图像

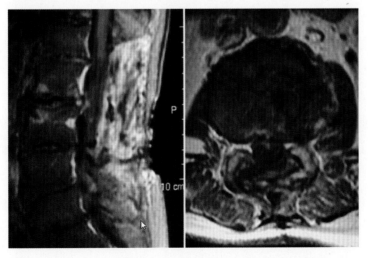

图 3-107-5 个案报道 3 病例复发 9 个月后 MRI 图像

◎ 个案报道 4

The Spine Journal 8 (2008) 397–403

Spontaneous resorption of intradural lumbar disc fragments

Ljubisa Borota, MD, PhD[a,*], Per Jonasson, MD[a], Armend Agolli, MD[b]

[a]Department of Radiology, Section of Neuroradiology, University Hospital of Northern Sweden, 90185, Umed, Sweden
[b]Section of Spinal Surgery, University Hospital of Northern Sweden, 90185 Umed, Sweden

Received 1 August 2006; accepted 10 November 2006

Abstract

BACKGROUND CONTEXT: Intradural disc herniation is relatively rare complication of the spinal degenerative process that occurs most frequently in the lumbar part of the spine. Both myelographic and magnetic resonance features of this entity have been described, and the mechanism of intradural herniation has already been proposed and generally accepted. In this article, we present a case of spontaneous resorption of an intradural, fragmented intervertebral disc. Spontaneous resorption of intradural disc fragments has not been previously reported.
PURPOSE: To discuss a possible mechanism of spontaneous resorption of the subdural disc fragments.
STUDY DESIGN: Case report and literature review.
METHODS: Radiological follow-up of a 46-year-old man with the intradural herniation of disc fragments.
CONCLUSION: The reaction generated by the meninges might lead to the complete resorption of intrathecally localized disc fragments. © 2008 Elsevier Inc. All rights reserved.

Keywords:　Intradural disc fragments; Spontaneous resorption

硬膜囊内腰椎间盘突出的自发性吸收

Ljubisa Borota，et al.

University Hospital of Northern Sweden，Umed，Sweden

摘要　背景　在腰部最常发生的退行性病变中，硬膜囊内椎间盘突出症是相对罕见的。本文介绍了一例自发性吸收的硬膜囊内腰椎间盘突出案例。并介绍了该实体的磁共振特征以及该硬膜囊内突出物吸收的可能机制。以前没有人报道过硬膜囊内腰椎间盘突出的自发性吸收现象。目的　讨论一种可能的硬膜囊内腰椎间盘突出自发性吸收的机制。研究设计　病例报告和文献回顾。方法　影像学检查随访一名 46 岁男性腰椎间盘突出症患者。结论　由脑膜产生的反应可能导致硬膜下的突出组织完全吸收。

关键词　硬膜囊内椎间盘突出物；自发性吸收。

患者，46 岁，男性，2004 年 11 月初就诊，诉腰痛和左腿坐骨神经痛 2 年，未经诊治，现腰痛突然加重。腰椎 CT 扫描显示 L4/L5 椎间盘钙化和 L4、L5 椎体后方局限性块状骨赘，这些骨赘向后延伸并占据椎管的前部，L3 至 L5 水平的几个切面硬膜囊内显示弥散分布的小真空区（图 3-108-1）。MRI 检查显示 L4/L5 椎间盘突出，其后的硬膜囊明显受压（图 3-108-2）。沿着 L4、L5 椎体终板的后部脊髓在 T1 和 T2 加权图像上呈高信号（图 3-108-2A、B）。几个不规则形状的软组织填充了 L3 至 L5

的硬膜囊前部。轴位像显示神经根被这些组织挤向后方和侧方（图 3-108-3 和图 3-108-5A、B）。碎片的信号强度与 T1 和 T2 加权像上的椎间盘一致。脊柱血管造影阴性，因此排除了伴随血管畸形。

经卧床休息、口服消炎药物和止痛药治疗后，患者疼痛缓解。后续 MRI 检查因故被推迟了数次，最后在 2005 年 8 月进行了后续 MRI 检查。MRI 显示沿终板的 L4 和 L5 椎体部突出物附着于椎间盘的硬膜，神经根向前移位并附着于硬膜囊

的前壁（图 3-108-4A、B）。初次 MRI 检查中的硬膜囊内的椎间盘突出物消失（图 3-108-4A、B 和图 3-108-5C、D）。由于左侧持续存在疼痛，且影像学图像显示左侧 L4 椎间孔狭窄，因此决定进行椎间盘切除术。术中显示硬膜囊牢固地附着在重度钙化的 L4 / L5 椎间盘上，遂摘除了部分椎间盘及部分骨骼肌和黄韧带。术后，患者因局部疼痛缓解和肌力改善而被转到康复机构。

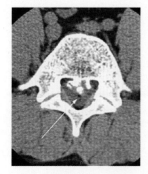

图 3-108-1　个案报道 4 病例腰椎 CT 图像

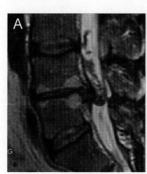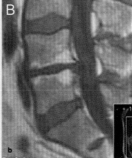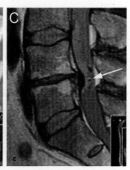

图 3-108-2　个案报道 4 病例初诊腰椎 MRI 图像

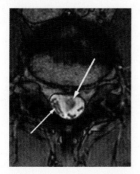

图 3-108-3　腰椎 MRI 轴位图像

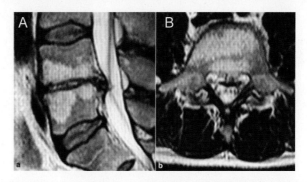

图 3-108-4　个案报道 4 病例经保守治疗后腰椎 MRI 图像

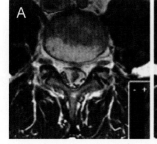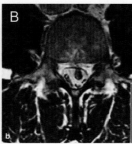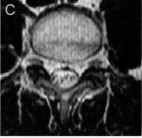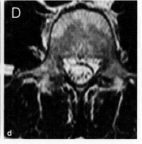

A、B 为初诊轴位图；C、D 为治疗后轴位图。

图 3-108-5　个案报道 4 病例保守治疗前后腰椎 MRI 图像

◎ 个案报道 5

CMAJ

PRACTICE

CLINICAL IMAGES

Spontaneous regression of a lumbar disk herniation

Michael J. Monument MD, Paul T. Salo MD

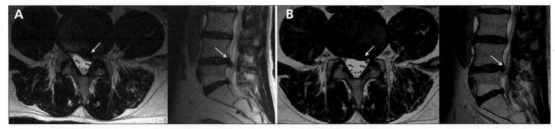

Figure 1: Axial and sagittal T_2-weighted magnetic resonance images of the lumbar spine of a 57-year-old man, (A) obtained shortly after an initial presentation for sciatica, showing a large paracentral L4–L5 disk herniation (arrows) compressing the traversing L5 nerve root, and (B) obtained six months later, showing significant resolution of the herniation (arrows).

A 57-year-old man was referred by his family physician to our spine clinic for assessment of left-sided leg pain of six months' duration. His history was significant only for a spontaneous onset of lumbar back pain noted immediately after awkward bending six months prior, followed two to three days later by severe leg pain, paresthesias and ankle weakness, consistent with an L5 radiculopathy. His initial leg pain had been so intense that he had briefly required a wheelchair for ambulation, despite high-dosage oral narcotics. Magnetic resonance imaging performed shortly after the onset of pain had shown a large left-sided paracentral disk herniation at the L4–L5 disk space, compressing the traversing L5 nerve root, that was consistent with the patient's symptoms (Figure 1A). While awaiting referral to our spine clinic, he underwent activity modifications, physiotherapy and a tapering course of oral narcotics.

At the time of assessment at our clinic, six months after the onset of symptoms, the patient no longer had leg pain or physical findings of nerve root tension. He did have residual left-sided grade 4 out of 5 weakness of his great toe extensor and ankle dorsiflexors. At that time, a second magnetic resonance imaging study showed substantial resolution of the herniated L4–L5 disk (Figure 1B).

Sciatica due to a herniated lumbar intervertebral disk is common and has an estimated point prevalence of roughly 5% in the general adult population.[1] Numerous prospective studies have reported excellent recovery of acute sciatica in the absence of significant, progressive neurologic deficits, unmanageable radicular pain or sphincter disturbance with nonoperative treatment, including mobilization, nonsteroidal anti-inflammatory drugs and physical therapy.[2-4] The spontaneous disappearance of intervertebral disk herniation is well documented, yet the exact mechanism of this process remains unresolved. Proposed mechanisms include mechanical retraction of the herniated nucleus, gradual dehydration and shrinkage of the disk, or enzymatic degradation of herniated disk material.[3-6] Regardless, the resolution of acute sciatica can be expected in greater than 50% of patients receiving nonoperative treatment,[2-4] supporting the rationale for nonoperative management in most patients.

Competing interests: None declared.

This article has been peer reviewed.

Affiliations: From the McCaig Institute for Bone and Joint Health, and the Division of Orthopaedic Surgery, Faculty of Medicine, University of Calgary, Calgary, Alta.

Correspondence to: Dr. Michael Monument, mjmonume@ucalgary.ca

CMAJ 2011. DOI:10.1503 /cmaj.091918

References

1. Heliövaara M, Makela M, Knekt P, et al. Determinants of sciatica and low-back pain. *Spine (Phila Pa 1976)* 1991, 16:608-14.
2. Weinstein JN, Tosteson TD, Lurie JD, et al. Surgical vs nonoperative treatment for lumbar disk herniation. The Spine Patient Outcomes Research Trial (sport): a randomized trial. *JAMA* 2006;296:2441-50.
3. Chou R, Loeser JD, Owens DK et al.; for the American Pain Society Low Back Pain Guideline Panel. Interventional therapies, surgery, and interdisciplinary rehabilitation for low back pain: an evidence-based clinical practice guideline from the American Pain Society. *Spine* 2009;34:1066-77.
4. Chou R, Qaseem A, Snow V, et al.; for the Clinical Efficacy Assessment Subcommittee of the American College of Physicians and the American Pain Society Low Back Pain Guidelines Panel. Diagnosis and treatment of low back pain: a joint clinical practice guideline from the American College of Physicians and the American Pain Society. *Ann Intern Med* 2007;147:478-91.
5. Komori H, Shinomiya K, Nakai O, et al. The natural history of herniated nucleus pulposus with radiculopathy. *Spine (Phila Pa 1976)* 1996;21:225-9.
6. Fager CA. Observations on spontaneous recovery from intervertebral disc herniation. *Surg Neurol* 1994;42:282-6.

腰椎间盘突出后自发性吸收个案报道

Michael J. Monument MD

The McCaig Institute for Bone and Joint Health，University of Calgary，Calgary，Alta

患者，男，57岁，左下肢疼痛6个月。患者6个月前不慎扭伤，当即自感腰背疼痛，无其他不适，2～3天后出现剧烈的下肢疼痛、感觉异常和脚踝无力等症状，符合L5神经根症状。起初，患者下肢疼痛剧烈，虽已大剂量服用麻醉药，但疼痛症状仍难以缓解，暂时仍须依靠轮椅移动。产生疼痛症状不久即行MRI检查，结果显示L4/L5巨大中央偏左侧椎间盘突出，并压迫左侧穿行的L5神经根，这也和患者的症状相符。随后进行了物理疗法，并逐渐减少口服麻醉药。患者出现症状6个月后进行了再次评估，没有下肢痛或神经根症状。踇伸肌和踝背屈肌肌力评分为IV级。这时再进行MRI检查显示L4/L5椎间盘突出物明显重吸收（图3-109-1）。

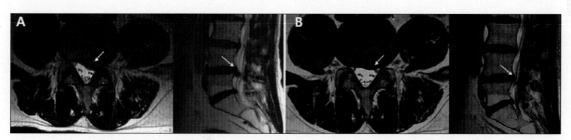

A. 初诊（治疗前）　　　　　　　　　B. 保守治疗6个月后

图 3-109-1　个案报道 5 病例腰椎 MRI 图像

◎ 个案报道 6

Coll. Antropol. 35 (2011) 1: 211–215
Case report

Spontaneous Regression of Intervertebral Disc Herniation-Case Reports

Saša Rapan[1], Gordan Gulan[2], Ivan Lovrić[3] and Savo Jovanović[1]

[1] »J. J. Strossmayer« University, Osijek University Hospital Center, Department of Orthopaedic Surgery, Osijek, Croatia
[2] University of Rijeka, School of medicine »Lovran« Clinic for Orthopaedic Surgery, Rijeka, Croatia
[3] »J. J. Strossmayer« University, Osijek University Hospital Center, Department of Traumatology, Osijek, Croatia

ABSTRACT

Lumbar disc hernia (LDH) is a common cause of low back pain and radicular leg pain. It is well known that the majority of LDH patients recover spontaneously. Since the advent of MRI, a spontaneous regression of fragment size of disc hernia occurs, as well as mitigation of subjective difficulties and neurological disorders. Therefore, surgical treatment is not always method of choice in this disease. Two cases of conservatively treated large disc extrusion which result in significant reduction of difficulties, with simultaneous reduction in fragment size of hernia which is documented by MR.

Key words: disc herniation, spontaneous regression

腰椎间盘突出后重吸收——个案报道 2 例

Saša Rapan，et al.

J. J. Strossmayer University，Osijek University Hospital Center，Department of Orthopaedic Surgery，Osijek，Croatia

背景介绍　腰椎间盘突出症是导致下腰痛及根性腰腿痛的常见原因，然而大多数患者的临床症状可以自发性改善。随着 MRI 检查的普及，国内外学者发现突出的椎间盘组织存在重吸收现象，并伴随着神经症状的改善。既往文献中有很多通过非手术治疗发生重吸收的报道，因此外科治疗并不是治疗腰椎间盘突出症的唯一方法。下面报道 2 例腰椎间盘突出症重吸收病例，2 例患者均通过保守治疗，最终突出组织重吸收，临床症状获得改善。

关键词　腰椎间盘突出症；重吸收。

病例 1

　　患者，27 岁，女性，腰部疼痛持续 3 个月，于 2006 年至达奥西耶克大学医院中心骨科就诊。首诊查体显示双侧直腿抬高试验（＋），无下肢运动功能障碍，步态无明显异常。给患者服用及注射消炎镇痛药治疗无效。MRI 检查显示 L4 / L5 椎间盘突出并压迫硬膜囊（图 3-110-1）。患者无神经功能损害征象，建议采取保守治疗，遂予休息、口服镇痛药及物理疗法等治疗，密切监测神经压迫症状。几个月后，患者症状减轻，间断服用消炎镇痛药。于2008年（首发症状出现12个月后）

复查MRI显示突出物明显吸收，无硬膜囊压迫征象，L4/L5椎间隙变窄（图3-110-2）。2年后再次复查MRI，可见相同征象（图3-110-3）。

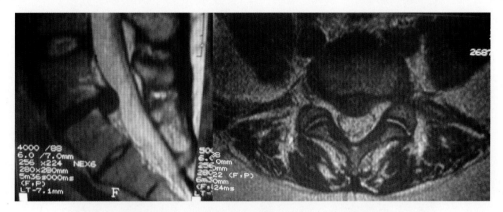

图 3-110-1　个案报道6病例1初诊时 MRI 图像

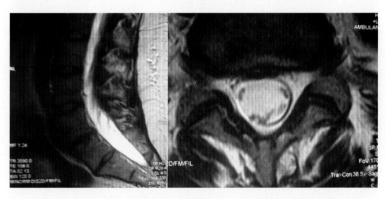

图 3-110-2　个案报道6病例1第一次复诊时 MRI 图像

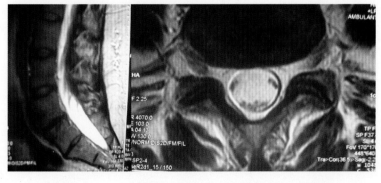

图 3-110-3　个案报道6病例1第二次复诊时 MRI 图像

病例2

患者，32岁，男性，腰部疼痛伴左下肢牵痛6个月，于2008年12月到达奥西耶克大学医院中心骨科就诊。患者左下肢牵痛，伴第一足趾刺痛。

MRI显示L5/S1椎间盘左外侧突出，压迫左侧S1神经根（图3-110-4）。患者由于个人原因推迟手术治疗，并开始进行保守治疗。1年后患者复诊，无明显不适主诉，MRI图像显示突出物吸收，无L5/S1椎间隙的丧失（图3-110-5）。

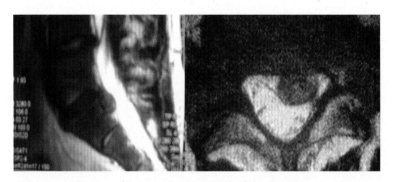

图 3-110-4　个案报道 6 病例 2 初诊时 MRI 图像

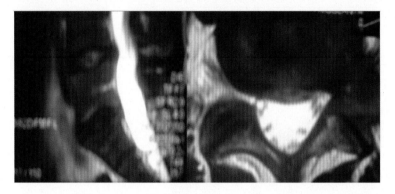

图 3-110-5　个案报道 6 病例 2 复诊时 MRI 图像

◎ 个案报道 7

ELSEVIER

The Spine Journal 13 (2013) 1160

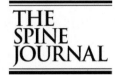

THE SPINE JOURNAL

IMAGES OF SPINE CARE

Spontaneous resorption of sequestrated lumbar disc fragment

A 44-year-old woman presented with a 1-month history of low back and left leg pain. On examination, there was weakness of left ankle dorsal flexion (4/5), an absent Achilles tendon reflex, and a positive, left straight leg raising test. Magnetic resonance imaging (MRI) showed a left-sided L5–S1 upmigrated and sequestrated disc fragment (Fig. 1). Surgical intervention was suggested, but the patient refused and, hence, was treated with bed rest and medications. Two weeks later, her complaints were relieved, but her neurologic deficits remained. At 6 months, her neurologic deficits had resolved. A repeat MRI showed disappearance of the previous L5–S1 sequestrated disc fragment (Fig. 2).

Ergun Karavelioglu, MD[a]
Olcay Eser, MD[b]
Mehmet Akif Sönmez, MD[b]
[a]Department of Neurosurgery
School of Medicine, Afyon Kocatepe University
Izmir Rd 8 km Afyonkarahisar, Turkey
[b]Department of Neurosurgery
School of Medicine, Balikesir University
Balikesir, Turkey

FDA device/drug status: Not applicable.
Author disclosures: *EK*: Nothing to disclose. *OE*: Nothing to disclose. *MAS*: Nothing to disclose.

腰椎间盘突出的自发性吸收

Ergun Karavelioglu，et al.

Department of Neurosurgery School of Medicine

患者，44 岁，女性，下腰痛伴左下肢疼痛 1 个月。体格检查：左踝背屈肌力减弱，跟腱反射消失，左侧直腿抬高试验阳性。MRI 显示 L5/S1 椎间盘左侧突出，椎间盘突出物上移（图 3-111-1）。建议患者接受手术治疗但遭到患者拒绝，因而采用卧床休息和药物治疗。两周后，患者的不适症状减轻，但神经压迫症状尚存，6 个月后神经压迫症状消除。复查 MRI 显示之前的 L5/S1 椎间盘碎片消失（图 3-111-2）。

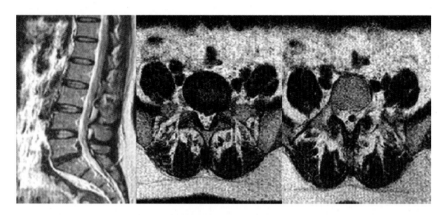

图 3-111-1　个案报道 7 病例初诊时 MRI 图像

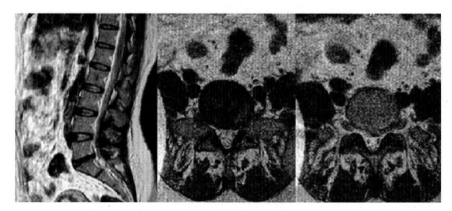

图 3-111-2　个案报道 7 病例复诊时 MRI 图像

◎ 个案报道 8

Contents lists available at ScienceDirect

Journal of Clinical Neuroscience

journal homepage: www.elsevier.com/locate/jocn

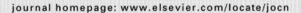
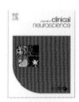

Review

Spontaneous regression of herniated lumbar discs

Eric S. Kim, Azeem O. Oladunjoye, Jay A. Li, Kee D. Kim *

Department of Neurological Surgery, University of California, Davis School of Medicine, 4860 Y Street, Suite 3740, Sacramento, CA 95817, USA

ARTICLE INFO

Article history:
Received 28 June 2013
Accepted 14 October 2013
Available online xxxx

Keywords:
Disc
Herniation
Lumbar
Regression
Spontaneous

ABSTRACT

The spontaneous regression of a lumbar herniated disc is a common occurrence. Studies using imaging techniques as well as immunohistologic analyses have attempted to explain the mechanism for regression. However, the exact mechanism remains elusive. Understanding the process by which herniated discs disappear in the absence of surgery may better guide treatment. Recent case reports, radiographic and immunohistologic studies show that the extent of extrusion of the nucleus pulposus is related to a higher likelihood of regression. To our knowledge, Patient 3 is the first report of spontaneous regression occurring within 2 months. This occurrence was discovered intraoperatively. We present three illustrative patients. Patient 1, a 53-year-old man, presented with a large L2–L3 disc herniation. His 2 year follow-up MRI revealed a complete regression of the extruded fragment. Patient 2, a 58-year-old man, presented with an L3–L4 disc herniation with cephalad migration of a free fragment. MRI 9 months later showed no free fragment but progression of a disc bulge. Intraoperative exploration during the L3–L4 microdiscectomy confirmed the absence of the free fragment. Patient 3, a 58-year-old woman, presented with a large L2–L3 disc extrusion with cephalad migration. An imaging study performed 2 months after the initial study revealed an absence of the free fragment. Our case reports demonstrate the temporal variance in disc regression. While the time course and extent of regression vary widely, the rapid time in which regression can occur should caution surgeons contemplating discectomy based on an MRI performed a significant period prior to surgery.

腰椎间盘突出自发性吸收

Eric S. Kim，et al.

Department of Neurological Surgery，University of California，Davis School of Medicine，Sacramento，USA

摘要　腰椎间盘突出症的自发性吸收是常见现象。学者们试图使用成像技术以及免疫组织学分析来解释自发性吸收的机制。但目前其机制仍然难以确定。了解非手术治疗时椎间盘突出自发性吸收的过程可以更好地指导治疗。放射学和免疫组织学研究表明，髓核突出的程度与自发性吸收的可能性有较高关联度。本文介绍 3 例患者。病例 1：53 岁，男性，L2／L3 椎间盘突出症，2 年后随访检查 MRI，显示突出物完全吸收。病例 2：58 岁，男性，L3／L4 椎间盘突出症，并且游离的突出物向头侧移动，9 个月后检查 MRI，显示没有游离组织，但椎间盘突出有所进展。在 L3／L4 微椎间盘切除术中探查证实没有游离突出物。病例 3：58 岁，女性，L2／L3 椎间盘突出，2 个月后行影像学检查，显示无游离突出物。这也是第一个在 2 个月内发生了自发性吸收的报告，该情况是在术中发现的。我们的病例报告显示了椎间盘吸收的时间差异。尽管吸收的时间和程度差异很大，但吸收可能发生的时间应该警示外科医生考虑是否行椎间盘切除术。

关键词 腰椎间盘突出；自发；吸收。

病例 1

患者，53岁，有C4椎体骨折史，后行手术治疗。2年后出现上臂、胸部和膈肌疼痛，怀疑由颈椎引起。后来患者出现夜间遗尿症状，腰椎MRI检查显示L2/L3巨大型腰椎间盘突出（图3-112-1）。在排除马尾神经综合征和其他神经系统缺陷后患者出院。

2年后，患者出现便秘、勃起功能障碍、尿潴留和尿不畅等表现，再次行腰椎MRI检查，显示没有腰椎间盘突出的证据，之前的突出物完全吸收（图3-112-2）。

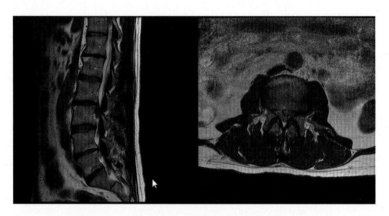

图3-112-1 个案报道8病例1初诊时MRI图像

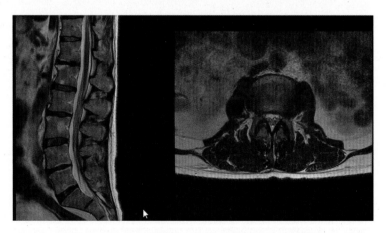

图3-112-2 个案报道8病例1复诊时MRI图像

病例 2

患者，58岁，男性，有腰背、腹股沟和大腿疼痛病史2年。左腿疼痛比右侧更严重。腰椎MRI显示L3/L4椎间盘突出，突出物位于中央偏左（图3-112-3）。

经硬膜外注射治疗后，腹股沟疼痛缓解。后来患者开始出现左侧股四头肌肌力减弱，疼痛向下肢和脚部放射。9个月后进行第二次MRI检查，显示游离的突出物消失（图3-112-4）。

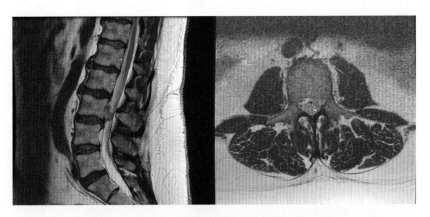

图 3-112-3　个案报道 8 病例 2 初诊时 MRI 图像

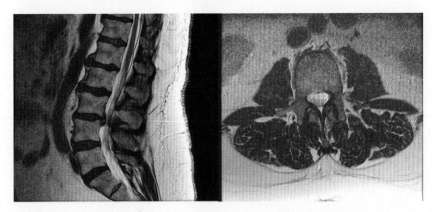

图 3-112-4　个案报道 8 病例 2 复诊时 MRI 图像

病例 3

患者，58 岁，女性，主诉腰部疼痛，并向大腿根部放射，腰痛比腿痛更严重。有尿急、夜尿多以及打喷嚏后排便不能自主控制等症状。腰椎 MRI 显示 L2 / L3 椎间盘突出，并向头侧移位，L2 和 L3 左侧神经根受压（图 3-112-5）。

2 个月后患者接受了 L2 / L3 椎间盘切除术，但术中未发现预期的椎间盘突出物。术后即刻行 MRI 检查证实没有椎间盘突出物（图 3-112-6）。术后患者的疼痛症状消失，尿急症状改善。

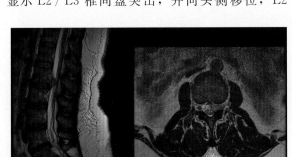

图 3-112-5　个案报道 8 病例 3 初诊时 MRI 图像

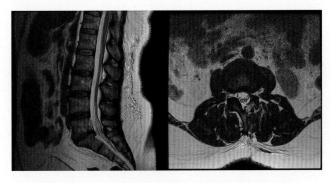

图 3-112-6　个案报道 8 病例 3 术后即刻 MRI 图像

◎ 个案报道9

Pain Physician: November/December 2014; 17:E783-E806

Spontaneous Resorption of a Large Lumbar Disc Herniation within 4 Months

TO THE EDITOR

A 48-year-old man presented in March 2013 with a 20-day history of low back and right leg pain with no obvious cause. There was no history of surgical trauma. Neurological examination showed no deficits. A straight leg-raising test was positive at 30° on the right side. The Japanese Orthopaedic Association (JOA) score for low back pain was 4 points (1). Magnetic resonance imaging (MRI) of the lumbar spine suggested the presence of a large intervertebral disc herniation at L4/L5, a typical site for this abnormality (Fig. 1). Surgery to remove the herniated disc was recommended, but the patient declined. Consequently, the patient was treated conservatively, which included bed rest, with steroidal anti-inflammatory drugs for 2 months and oral administration of Chinese medicine for 4 months. In July 2013, he was re-examined and had no complaints, with a JOA score of 28 points. A second MRI study showed com-

巨大型椎间盘突出后 4 个月内自发性吸收——个案报道

Jin-Tao Liu，et al.

Department of Orthopaedic Surgery，Suzhou Hospital of Traditional Chinese Medicine，Jiangsu，China

患者，男，48 岁，2013 年 3 月无诱因下发生下腰痛伴右下肢疼痛 20 天。患者无手术史，无神经症状。右侧直腿抬高试验 30°（＋），下腰痛 JOA 评分 4 分。腰椎 MRI 显示 L4／L5 存在巨大型椎间盘突出，形态不规则（图 3-113-1）。医生建议手术治疗，但被患者拒绝。因此，患者采取卧床休息、服用非甾体抗炎药 2 个月、口服中药 4 个月等保守治疗措施。患者于 2013 年 7 月复诊，诉无不适症状，JOA 评分 28 分。复查 MRI 显示 L4／L5 椎间盘突出物完全吸收（图 3-113-2）。

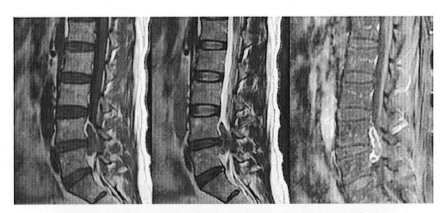

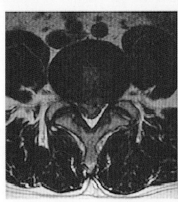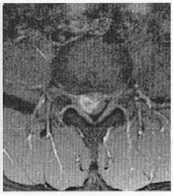

图 3-113-1　个案报道 9 病例初诊时 MRI 图像

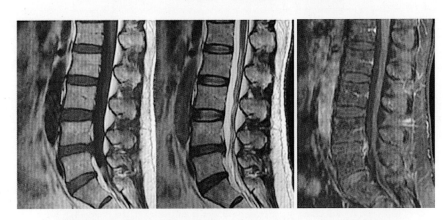

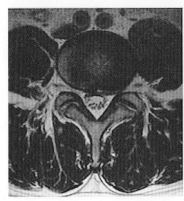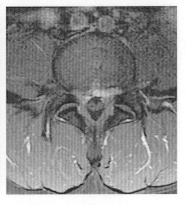

图 3-113-2　个案报道 9 病例复诊时 MRI 图像

◎ 个案报道 10

  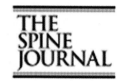

The Spine Journal 15 (2015) e57-e62

Case Report

Spontaneous regression of posterior epidural migrated lumbar disc fragments: case series

Kiyoshi Tarukado, MD[a,b,*], Ko Ikuta, MD[a], Yoshiaki Fukutoku, MD[a], Osamu Tono, MD[b], Toshio Doi, MD[b]

[a]Department of Orthopedic Surgery, Karatsu Red Cross Hospital, 1-5-1 Futago, Karatsu, Saga 874-8588, Japan
[b]Department of Orthopedic Surgery, Kyushu University Beppu Hospital, 4546 Tsurumihara, Tsurumi Beppu, Oita 874-0838, Japan

Received 1 November 2011; revised 27 June 2013; accepted 2 July 2013

Abstract

BACKGROUND CONTEXT: Posterior epidural migrated lumbar disc fragments is an extremely rare disorder. Surgical treatment was performed in all reported cases. To the best of our knowledge, there are no reported cases of the use of conservative treatment for posterior epidural migrated lumbar disc fragments.

PURPOSE: To report the possibility of a spontaneous regression of posterior epidural migrated lumbar disc fragments.

STUDY DESIGN: Case series.

METHODS: Four patients with posterior epidural migrated lumbar disc fragments were treated at Karatsu Red Cross Hospital between April 2008 and August 2010. Spontaneous regression of the posterior epidural migrated lumbar disc fragments with relief of symptoms was observed on magnetic resonance imaging (MRI) in three cases. Another patient underwent surgical treatment. The present and previously reported cases of posterior epidural migrated lumbar disc fragments were analyzed with respect to patient age, imaging features on MRI, the level of the lesion, clinical symptoms, treatment, and outcomes.

RESULTS: Conservative treatment was successful, and spontaneous lesion regression was seen on MRI with symptom relief in three cases.

CONCLUSIONS: Although posterior epidural migrated lumbar disc fragment cases are generally treated surgically, the condition can regress spontaneously over time, as do sequestrated disc fragments. Spontaneous regression of lumbar disc herniations is a widely accepted observation at present. Posterior epidural migrated lumbar disc fragments fall under the sequestrated type of disc herniation. In fact, the course of treatment for posterior epidural migrated lumbar disc fragments should be determined based on the symptoms and examination findings, as in cases of ordinary herniation. However, providing early surgical treatment is important if the patient has acute cauda equina syndrome or the neurologic symptoms worsen over time. © 2015 Elsevier Inc. All rights reserved.

Keywords: Posterior epidural migrated lumbar disc fragments; Conservative treatment; Spontaneous lesion regression

硬膜外腰椎间盘突出症的自发性吸收：病案系列

Kiyoshi Tarukado，et al.

Department of Orthopedic Surgery，Karatsu Red Cross Hospital，Saga，Japan

摘要　背景　硬膜外腰椎间盘突出症是一种极其严重的罕见疾病。在所有报道的病例中都进行了手术治疗。据我们所知，没有报道使用保守治疗硬膜外腰椎间盘突出症的病例。目的　报告

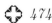

硬膜外腰椎间盘突出后突出物自行性吸收的可能性。研究设计　案例系列。方法　红十字会医院于 2008 年 4 月至 2010 年 8 月间，用磁共振观察到了 4 例硬膜外腰椎间盘突出，其中有 3 例临床症状缓解，突出物自发性吸收；另 1 例患者接受了手术治疗。此次和以前报道的硬膜外腰椎间盘突出症病例均有关于患者年龄、MRI 影像特征、病变水平、临床表现、治疗和结果的分析。结果　保守治疗成功，MRI 显示突出物自发性吸收，临床症状缓解 3 例。结论　硬膜外腰椎间盘突出症病例一般通过手术治疗，但随着时间的推移，突出物可能会自发性吸收。目前，腰椎间盘突出症的自发性吸收已被广泛接受。硬膜外腰椎间盘突出物属于隔离型椎间盘突出症。事实上，硬膜外腰椎间盘突出症的治疗应根据症状和检查结果确定。然而，如果患者存在马尾神经综合征或神经恶化症

状，那么早期手术治疗是必要的。

关键词　硬膜外腰椎间盘突出症；保守治疗；自发性吸收。

病例 1

患者，83 岁，男性，腰背痛和右大腿前部疼痛 1 个月。右侧 L3 局部皮肤麻木。患者无发热，临床实验室检查正常。MRI 显示 L2/3 水平右侧硬膜外腔有肿块。病灶在 T1 加权像上显示低信号等强度，在 T2 加权像上显示高信号和低信号。增强后病变表现为边缘增强。诊断为硬膜外腰椎间盘突出症。由于症状符合相应神经根症状，因此进行了保守治疗。在门诊随访期间，患者口服非甾体抗炎药（NSAIDs）后症状改善。约 1 个月后第二次就诊，所有症状均缓解，2 个月后在 MRI 图像上观察到病灶自发性吸收（图 3-114-1）。

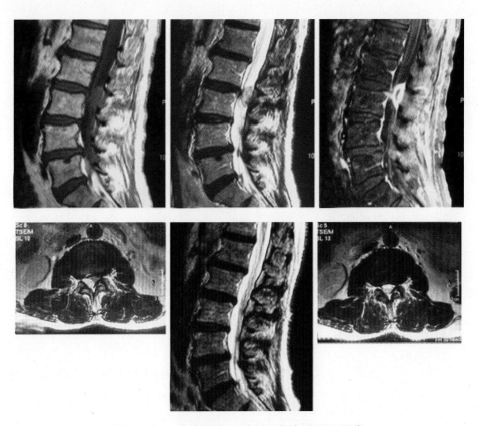

图 3-114-1　个案报道 10 病例 1 复诊时 MRI 图像

病例2

患者，62岁，男性，主诉左臀部和大腿前部疼痛，其次是腰痛。没有感觉或运动障碍。患者无发热，临床实验室检查正常。MRI显示左侧L2/L3椎间盘后部硬膜外病变，增强后病灶呈现边缘增强。诊断为硬膜外腰椎间盘突出症。由于症状符合相应的神经根症状，因此进行了保守治疗。在门诊随访期间，患者口服非甾体抗炎药后症状改善。4个月后，在MRI图像上观察到病变自发性吸收（图3-114-2），患者临床症状也随之缓解。

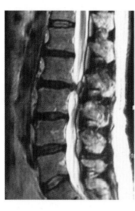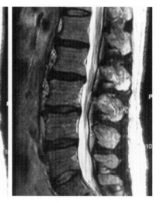

图3-114-2　个案报道10病例2复诊时MRI图像

病例3

患者，79岁，男性，主诉左腿疼痛。患者无发热，临床实验室检查正常。MRI显示左侧L4/L5椎间盘后硬膜外病变。诊断为硬膜外腰椎间盘突出症。给予保守治疗是因为症状与相应神经根症状一致，且症状在骶管阻滞和口服非甾体抗炎药后缓解。6个月后，在MRI图像上观察到病变自发性吸收（图3-114-3）。

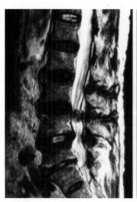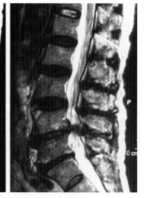

图3-114-3　个案报道10病例3复诊时MRI图像

病例4

患者，53岁，男性，主诉右腿感觉异常4个月。患者因抬起重物后出现急性腰背痛，双侧臀部疼痛和神经源性跛行。初诊前，在家中休息了5天。双腿均有麻木感，双足背屈肌肌力V级。没有膀胱或肠功能障碍。患者无发热，临床实验室检查正常。MRI显示L3/L4椎间盘后硬膜外病变，在 T1 加权像上显示低信号等强度，在 T2 加权像上显示高信号和低信号。诊断为硬膜外腰椎间盘突出症。因为在门诊随访期间症状恶化，遂行 L3／L4 椎间盘层切手术治疗。术中见肿块样病变明显压迫硬膜管并黏附硬膜。摘除肿块并行 L3／L4 椎间盘切除术，去除突出的椎间盘。术后患者的神经压迫症状迅速得到缓解（图 3-114-4）。

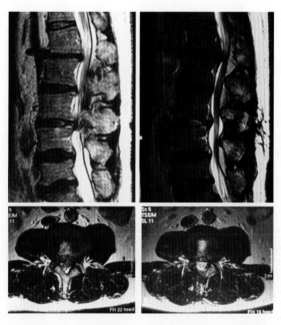

图 3-114-4　个案报道 10 病例 4 术后 MRI 图像

◎ 个案报道 11

The NEW ENGLAND JOURNAL *of* MEDICINE

IMAGES IN CLINICAL MEDICINE

Lindsey R. Baden, M.D., *Editor*

Resolution of Lumbar Disk Herniation without Surgery

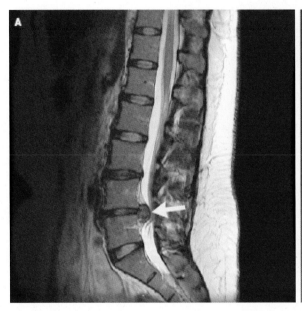
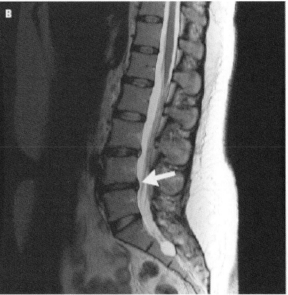

Jennifer Hong, M.D.
Perry A. Ball, M.D.

Dartmouth–Hitchcock Medical Center
Lebanon, NH
jennifer.hong@hitchcock.org

A 29-YEAR-OLD WOMAN PRESENTED TO THE SPINE CLINIC WITH NEW-onset pain in her right leg, accompanied by paresthesia. There were no bowel or bladder symptoms. Magnetic resonance imaging (MRI) of the lumbar spine revealed a lumbar disk herniation resulting in substantial spinal stenosis and nerve-root compression (Panel A, arrow). She elected conservative treatment with physical therapy and an epidural injection of glucocorticoids. A second MRI obtained at follow-up 5 months after presentation showed resolution of the herniation (Panel B, arrow). Lumbar disk herniation has an uncertain natural history. Data from clinical trials suggest that patients who have herniated lumbar disks have similar long-term outcomes whether they undergo surgery or elect conservative management. In addition, the risk of subsequent catastrophic worsening without surgery is minimal. This patient reported that she began to have back pain after playing volleyball several years before presentation, whereas the pain and paresthesia in her leg began 6 months earlier and were not associated with a precipitating event. Her clinical symptoms resolved, and she was discharged from the clinic, with follow-up recommended as needed.

DOI: 10.1056/NEJMicm1511194

非手术治疗腰椎间盘突出症（个案报道）

Lindsey R. Baden，et al.

Dartmouth Hitchcock Medical Center Lebanon，NH

患者，29 岁，女性，因右下肢疼痛伴感觉异常就诊。二便无异常。患者描述，几年前她打排球后出现腰背部疼痛，但近期出现的患肢疼痛及感觉异常并无明显诱因。腰椎 MRI 显示 L4／L5 椎间盘突出，压迫神经根并导致椎管狭窄（图 3-115-1A）。对患者采取保守治疗，予理疗及糖皮质激素膜外注射。随访 5 个月后第二次 MRI 检查显示突出组织已被吸收（图 3-115-1B）。患者临床症状明显缓解，离院休养。腰椎间盘突出症的自然病史目前还没有完全被阐明。有临床数据表明，对于腰椎间盘突出症的长期疗效而言，手术治疗方法与保守治疗方法并没有显著差异。此外，由于采取非手术治疗而导致病情加重的灾难性后果是微乎其微的。

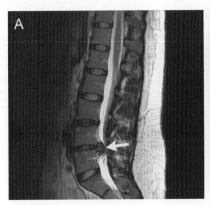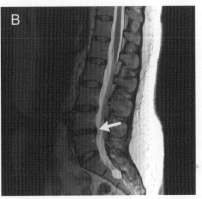

图 3-115-1　个案报道 11 病例初诊时（A）与复诊时（B）MRI 矢状位图像

◎ 个案报道12

Joint Bone Spine 84（2017）495

Available online at
ScienceDirect
www.sciencedirect.com

Elsevier Masson France
EM|consulte
www.em-consulte.com/en

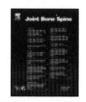

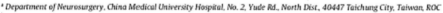

Images in rheumatology

Spontaneous resolution of a large lumbar disc herniation

 CrossMark

Jung-Ying Chiang [a,b], Der-Cherng Chen [a,b,*], Der-Yang Cho [a,c]

[a] *Department of Neurosurgery, China Medical University Hospital, No. 2, Yude Rd., North Dist., 40447 Taichung City, Taiwan, ROC*
[b] *China Medical University, 40447 Taichung City, Taiwan, ROC*
[c] *Graduate Institute of Immunology, China Medical University, 40447 Taichung City, Taiwan, ROC*

巨大腰椎间盘突出自发重吸收（个案报道）

Jung-Ying Chiang，et al.

Department of Neurosurgery，China Medical University Hospital，Taichung，Taiwen，China

患者，男，43岁，间歇下腰痛伴右下肢痛1个月。腰椎 MRI 显示 L4/L5 椎间盘突出并压迫右侧神经根（图 3-116-1A、B）。患者服药后疼痛很快消失，但17个月后复发。再行 MRI 检查显示 L4/L5 椎间盘突出物自发性吸收（图 3-116-1C、D）。自发性吸收的可能机制是突出物脱水后回缩至椎间盘间隙，炎症反应诱发重吸收发生。坐骨神经痛的发生机制复杂，例如前列腺素 E2 和炎症因子都是其诱因。这个病案说明，巨大型椎间盘突出可通过保守治疗来解决，但坐骨神经痛更可能会在影像显示无椎间盘突出的情况下复发。

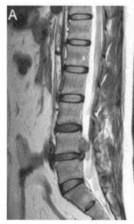
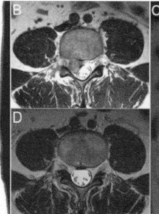
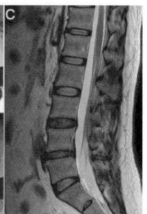

图 3-116-1　个案报道12病例初诊时（A、B）与复诊时（C、D）MRI 图像

第六节　国际上关于腰椎间盘突出后重吸收的样本报道 11 篇

◎ 样本报道 1

SPINE · VOLUME 15 · NUMBER 7 · 1990

The Natural History of Lumbar Intervertebral Disc Extrusions Treated Nonoperatively

JEFFREY A. SAAL, MD, JOEL S. SAAL, MD, and RICHARD J. HERZOG, MD

The purpose of this study was to evaluate the natural history of morphologic changes within the lumbar spine in patients who sustained lumbar disc extrusions. All patients in this study were treated nonoperatively for radicular pain and neurologic loss. The following questions were addressed: 1) Does perithecal or perineural fibrosis result when extrusions are not removed surgically, and 2) Do disc extrusions spontaneously resolve, and, if so, how rapidly? The study population consisted of 11 patients with extrusions and radiculopathy. All patients were successfully treated nonoperatively. All had a primary complaint of leg pain and all had positive straight leg raising reproducing their leg pain at less than or equal to 60°. Additionally, 87% had muscle weakness on a neurologic basis in a root level distribution corresponding to the site of disc pathology. Computed tomographic (CT) examinations were obtained on all patients at the inception of treatment. These studies were compared with follow-up MRI studies. The initial CT scans were evaluated for the following criteria: disc size and position, thecal sac effacement, nerve root enlargement or displacement, and evidence of central or intervertebral canal stenosis. In addition to the pathomorphology evaluated on the CT scans, follow-up MRI studies also evaluated disc hydration at the herniated and contiguous levels, and the presence of perithecal or perineural fibrosis. The following grading system was used to evaluate change in fragment size on the follow-up studies: Grade 1—0 to 50% decrease in size; Grade 2—50 to 75% decrease in size; Grade 3—75 to 100% decrease in size. Results on follow-up MRI examinations were as follows: 11% of the patients had Grade 1—2 residual fragments; 36% had Grade 2—4 fragments; and 46% had Grade 3—5 fragments. Associated morphologic changes were as follows: no patients had perithecal or perineural fibrosis, 1 patient had a progression of stenosis, and all patients had disc desiccation at the level of disc herniation with contiguous levels being normally hydrated. All patients had a decrease in neural impingement. The interval between the initial presentation and follow-up was a median of 25 months with a range of 8 to 77 months. [Key words: lumbar disc herniation, nonoperative treatment]

discs.[3,15] We have recently reported the favorable outcome of nonoperative therapy in patients with extruded discs and radiculopathy.[12] The current study intends to determine the fate of extruded lumbar discs treated nonsurgically.

The presence of disc extrusion has been considered by many to be an indication for prompt surgical treatment.[14] Spangfort's computer-assisted analysis of surgically treated disc herniations concluded that disc extrusions were best treated surgically. Although not documented, the concern that perithecal and perineural fibrosis will develop secondary to disc extrusions has commonly been used as an argument for prompt surgical treatment.[8] Moreover, there have been concerns regarding neurologic recovery if nuclear extrusions are left to deform the neural structures over a prolonged period.[4] However, there are no specific data to support these conclusions. Weber,[27] in his 10-year controlled follow-up study, documented the same neurologic recovery in groups treated surgically and nonsurgically. We recently reported that greater than 90% of the patients with disc extrusions and radiculopathy had a successful outcome when treated nonoperatively.[12] Our nonoperative study found also that neurologic deficit did not alter the favorable prognosis when extrusions were treated without surgery.

The purpose of this study was to evaluate the natural history of morphologic changes within the lumbar spine in patients who sustained lumbar disc extrusions. All patients in this study were treated nonoperatively for radicular pain and neurologic loss. The following questions were addressed: 1) Does perithecal or perineural fibrosis result when extrusions are not removed surgically; and 2) Do disc extrusions spontaneously resolve, and, if so, how rapidly?

MATERIALS AND METHODS

The study population consisted of a patient group previously evaluated in our nonoperative treatment trial. All of these patients had documented disc extrusions and radiculopathy. All had a primary complaint of leg pain and all had a positive straight leg raising reproducing their leg pain at less than or equal to 60°. Additionally, 87% had muscle weakness on a neurologic basis in a root level distribution corresponding to the site of disc pathology. All patients with disc extrusion from the previous study were contacted, and nine agreed to participate in the study and to undergo a follow-up imaging examina-

保守治疗腰椎间盘突出症的自然病史

Jeffrey A. Saal，et al.

San Francisco Spine Institute，California USA

本研究的目的是评估腰椎间盘突出症患者腰椎形态学变化的自然病史，所有患者都通过保守治疗的方法缓解其根性疼痛和神经症状，并解决如下问题：（1）当突出物没有通过手术切除时会不会导致周围神经纤维化？（2）椎间盘突出物是否发生重吸收？如果发生，那么如何才能促进重吸收？这项研究的对象为11例腰椎间盘突出伴有神经根症状的患者，所有患者都经保守治疗成功治愈。所有患者都有下肢痛，且直腿抬高试验都为阳性，当直腿抬高小于或等于60°时都会引起下肢痛。此外，87％的患者都有肌力减弱的情况，且力量减弱的肌肉与症状对应的神经分布相符。所有患者在治疗前都进行了CT检查，且将检查结果与后期随访的MRI检查结果进行比较，初期CT检查的评估标准为突出物的大小、位置、椎管占位情况、是否压迫神经根、椎间孔是否狭窄。除了在CT图像上评估病理形态外，还在随访的MRI研究中评估了是否存在周围神经纤维化。下面的分级用于评估随访期突出物的大小变化：1级——减小 0 ～ 50％，2级——减小 50％ ～ 75％，3级——减小 75％ ～ 100％。随访 8 ～ 77 个月，平均 25 个月。MRI随访结果：2例为1级，4例为2级，5例为3级。相关形态学改变如下：没有患者产生周围神经纤维化，1例患者椎管狭窄症状加重，所有患者的神经压迫症状都有缓解。

◎ 样本报道 2

SPINE Volume 21, Number 2, pp 225-229
©1996, Lippincott-Raven Publishers

The Natural History of Herniated Nucleus Pulposus With Radiculopathy

Hiromichi Komori, MD,* Kenichi Shinomiya, MD,* Osamu Nakai, MD,†
Isakichi Yamaura, MD,† Syuichi Takeda, MD,‡ and Kohtaro Furuya, MD*

Study Design. The present study retrospectively investigated the morphologic changes that occurred during conservative treatment of patients with unilateral leg pain resulting from herniated nucleus pulposus without significant lumbar canal stenosis.

Objectives. The results were correlated with clinical outcomes and extruding forms to determine which type of herniated nucleus pulposus had the greatest capacity for spontaneous regression and how rapidly such regression might occur.

Summary of Background Data. The study population consisted of 77 patients with radiculopathy. All patients complained primarily of unilateral leg pain, and 94% had positive tension signs. Additionally, 32% exhibited muscle weakness corresponding to the symptomatic nerve root.

Methods. All patients were studied more than twice using magnetic resonance imaging during conservative therapy at a mean interval of 150 days. Morphologic changes on magnetic resonance imaging fell into four categories, with herniated nucleus pulposus classified into three types using T1-weighted sagittal views. Each patient was reexamined on the same scanner; 53 patients were examined twice, and 24 patients were examined more than three times.

Results. Morphologic changes, with the exception of 13 false-negative cases, basically corresponded to clinical outcome. In half of the cases that showed some improvement at follow-up evaluation, improvement of clinical findings were seen before those observed on magnetic resonance imaging. Migrating herniated nucleus pulposus frequently presented an obvious decrease in size, and even disappearance in seven cases. The further the herniated nucleus pulposus migrated, the more decrease in size could be observed. The cases apparently corresponding to "protrusion" showed little or no change on follow-up magnetic resonance imaging. Regarding the mechanism of herniated nucleus pulposus disappearance, exposure to the vascular supply undoubtedly took a part, although many factors were suspected to have some influence.

Conclusion. Morphologic changes on magnetic resonance imaging mainly corresponded to clinical outcomes but tended to lag behind improvement of leg pain. Disappearance of herniate nucleus pulposus was seen frequently in the cases of migrating disc herniation, and it was presumed that exposure to the vascular supply had a lot to do with this phenomenon. [Key words: conservative treatment, herniated nucleus pulposus, magnetic resonance imaging, natural history]

神经根型椎间盘突出症的自然病史

Hiromichi Homori，et al.

Department of Orthopedic Surgery，Tokyo Medical and Dentel University，Tokyo，Japan

研究设计　回顾性研究了保守治疗期间发生因椎间盘突出导致的单侧腿部疼痛，但无明显腰椎管狭窄形态学改变的病例。

目的　结果与临床结局和突出物挤压形式相关，确定哪种类型突出的髓核具有最大的自发性吸收能力以及这种吸收可能发生的速度。

背景资料汇总　研究人群由 77 例神经根病患者组成。所有患者主诉单侧腿部疼痛，94％的患者有肌张力增高的迹象。此外，32％的患者表现出神经根相应区域的肌力减弱。

方法　所有患者在保守治疗期间均进行了两次以上的磁共振成像检查，前后两次检查的平均间隔时间为 150 天。磁共振成像的形态学改变分为四类，使用 T1 加权矢状切面将突出的髓核分为三类。每位患者在同一台扫描仪上复查。53 例患者接受了两次检查，24 例患者接受了三次以上的检查。

结果　除 13 例假阴性病例外，形态学变化与临床结果基本一致。在随访评估有临床症状改善的病例中，有一半的病例在磁共振成像检查前就观察到临床症状的改善。突出髓核的体积经常呈现明显减小，甚至有 7 例完全吸收。椎间盘突出物越大，体积减小就越多。随后的磁共振成像显然对应于"突出"的病例几乎没有或没有变化。关于突出髓核消失的机制，尽管许多因素被怀疑有一定的影响，但突出区域丰富的血管供应无疑是重要的影响因素之一。

结论　磁共振成像的形态学改变与临床结局相符，但往往落后于腿痛症状的改善。在巨大型椎间盘突出的病例中，经常见到椎间盘突出物吸收，推测这种现象与突出区域有丰富的血管供应有很大关系。

◎ 样本报道 3

SPINE Volume 21, Number 24S, pp 2S–9S
©1996, Lippincott–Raven Publishers

Natural History and Nonoperative Treatment of Lumbar Disc Herniation

Jeffrey A. Saal, MD, FACP

Lumbar disc herniation is a common condition with a favorable prognosis in the majority of circumstances. This article reviews the published scientific evidence regarding the impact of nonoperative care on this condition. The published studies are critiqued and evaluated on their relative strengths and weaknesses. The effect of time, medications, exercise, injection therapy, and manipulation are considered.

The literature regarding the natural history process of disc resorption is reviewed, including time frames and the proposed underlying mechanisms that may enhance or impede this process. The effect of inflammation on treatment effectiveness and decision-making is evaluated. The possible impact of various types and locations of lumbar disc herniation, coexisting anatomic factors, lumbar disc herniation material type, lumbar disc herniation material chemical factors, clinical characteristics, and patient-related factors are discussed.

Appropriate candidates for operative *versus* nonoperative care are discussed Conclusions are drawn from this literature review that will help guide management decisions. **Spine 1996;21:2S–9S**

腰椎间盘突出症的非手术治疗与自然病史

Jeffrey A. Saal，et al.

Physiatry Medical Group，Menlo Park，California，USA

摘要　腰椎间盘突出症是一种常见疾病，在大多数情况下预后良好。本文回顾了关于非手术治疗对这种情况的影响及其科学根据。从时间、药物、运动、注射疗法和操作的影响等因素考虑，以评估其相对优势和劣势。

回顾关于椎间盘吸收的自然过程的文献，包括时间框架和可能增强或阻碍该过程的基本机制。

评估炎症对治疗效果和决策的影响。并讨论腰椎间盘突出症各种类型和部位、解剖因素、腰椎间盘突出物组织类型、腰椎间盘突出物组织化学因素、临床特征和患者相关因素对椎间盘突出自然史可能产生的影响。

讨论了手术与非手术治疗的适应证。从这篇文献综述中得出的结论有助于指导临床治疗决策。

◎ 样本报道 4

SPINE Volume 25, Number 4, pp 475–480
©2000, Lippincott Williams & Wilkins, Inc.

Effect of the Transligamentous Extension of Lumbar Disc Herniations on Their Regression and the Clinical Outcome of Sciatica

Sang-Ho Ahn, MD, MS,* Myun-Whan Ahn, MD, PhD,† and Woo-Mok Byun, MD, MS‡

Study Design. Magnetic resonance imaging of symptomatic herniated lumbar discs was investigated longitudinally and prospectively for the presence of tear in the posterior longitudinal ligament (PLL).

Objectives. To clarify the effect of transligamentous extension through the PLL of herniated disc on its regression and to determine the factors contributing to a successful clinical outcome.

Summary of Background Data. Greater regression of the herniated fragment has been noted with larger initial disc herniations. The exposure of herniated disc materials to the epidural vascular supply through the ruptured PLL has been suspected to play a part in the mechanism of disappearance of the herniated nucleus pulposus. However, it had not been shown clinically.

Methods. Clinical outcomes and magnetic resonance images of 36 patients with symptomatic lumbar disc herniations, treated conservatively, were analyzed. Patients were divided into three groups: subligamentous, transligamentous, and sequestered herniations. The size of the herniated disc was measured by herniation ratio, which is defined as the ratio of the area of herniated disc to that of the thecal sac on the axial view. Factors associated with the natural regression of herniated disc and the successful clinical outcome were explored.

Results. Of the 36 herniated discs, 25 decreased in size. Ten (56%) of 18 subligamentous herniations, 11 (79%) of 14 transligamentous herniations, and all 4 (100%) sequestered herniations were reduced in size. The average decreases in herniation ratio of the subligamentous, transligamentous, and sequestered disc groups were 17%, 48%, and 82% respectively. The decrease in herniation ratio was related to the presence of transligamentous extension but was not related to the initial size of herniation. Successful outcome correlated with a decrease in herniation of more than 20%.

Conclusion. Transligamentous extension of herniated disc materials through the ruptured PLL is more important to its reduction in size than is the initial size of the herniated disc. Decrease in herniation ratio of more than 20% seems to correspond to successful clinical outcome. [Key words: disc, outcome, posterior longitudinal ligament, regression, subligamentous, transligamentous]

后纵韧带后型在腰椎间盘突出症的重吸收和坐骨神经痛预后中的影响

Sang-Ho Ahn，et al.

Departments of Rehabilitation Medicine，Yeungnam University，Taegu，Korea

摘要 **研究设计** 这是一项长期的前瞻性研究，该研究利用 MRI 分析了后纵韧带撕裂对有症状的腰椎间盘突出症患者的影响。**目的** 阐明后纵韧带后型对突出椎间盘重吸收的影响并确定促进吸收成功的临床预后因素。**背景信息** 曾有报道，巨大型椎间盘突出初期，其突出物重吸收明显，后纵韧带撕裂使暴露的椎间盘突出物得到更丰富的血供，这可能与其重吸收有关，但在临床上并没有明显的证据。**方法** 分析行保守治疗的 36 例腰椎间盘突出症患者的临床预后和磁共振成像图，根据突出物类型不同分为 3 组：韧带下型、后纵韧带后型、游离型。突出率以横截面上椎间盘突出面积占硬膜囊面积的比例来计算。探索影响突出椎间盘重吸收和吸收成功的预后因素。

结果　36个突出的椎间盘中，25个减小，其中18个韧带下型中有10个（56％）减小，14个后纵韧带后型中有11个（79％）减小，4个（100％）游离型全部减小。3组的平均减小率分别为韧带下型17％、后纵韧带后型48％、游离型82％。突出物的减小率与突出物是否突破后纵韧带有关，但与初期的突出物大小无关，突出物减小率超过20％皆预后良好。结论　对于影响突出物减小率的因素，在后纵韧带后型组中，突出物是否突破断裂的后纵韧带比初期椎间盘突出物的大小更有意义；减小率超过20％似乎预示着吸收成功的预后。

关键词　椎间盘；预后；后纵韧带；重吸收；韧带下型；后纵韧带后型。

◎ 样本报道 5

Neuroradiology (2004) 46: 916–922
DOI 10.1007/s00234-004-1232-0

DIAGNOSTIC NEURORADIOLOGY

Alessandra Splendiani
Edoardo Puglielli
Rosanna De Amicis
Antonio Barile
Carlo Masciocchi
Massimo Gallucci

Spontaneous resolution of lumbar disk herniation: predictive signs for prognostic evaluation

Abstract Spontaneous regression of lumbar disk herniation in patients who did not undergo surgery nor interventional therapy is reported in up to 70% of cases; however, no perspective study has clarified the possible predictive signs of a positive evolution. Aim of our study was to search for plan and contrast enhancement MRI signs able to define disk-herniation resolution. We enrolled 64 patients, affected by 72 lumbar disk herniations as per the classification proposed by the American Society of Neuroradiology (Nomenclature and Classification of Lumbar Disk Pathology 2001). MRI examinations were performed by 1.5-T magnet, using T1w SE sequences on sagittal and axial planes, before and after contrast, and T2w FSE ones on the same planes. The following parameters were considered: age, sex, level and size of disk herniation, its relationship to the spinal canal, clinical onset interval, type of disk herniation, herniated-material signal intensity on T2w sequences and its pattern of contrast enhancement. All the patients, conservatively treated, underwent clinical and MRI follow-up examination after 6 months. At MRI follow-up exams spontaneous regression of disk herniation was observed in 34.72% of cases. Among these, free fragments regressed in 100% of cases, herniations with high signal intensity on T2w sequences in 85.18%, herniations with peripheral contrast-enhancement in 83% of cases. Disk-herniation evolution did not show any relationship with location, size and level. Our study demonstrates that MRI, in addition to its high diagnostic value, offers predictive information about disk-herniation evolution.

Key words Lumbar disk herniation · Disk pathology · Disk extrusion · Disk free fragment · Magnetic resonance · Back pain · Sciatica

腰椎间盘突出后重吸收——转归的预测标志

Alessandra Splendiani, et al.

Department of Radiology，Ospedale S. Salvatore—Coppito，University of L'Aquila，Italy

摘要　据报道，70％的腰椎间盘突出症患者在非手术及介入治疗后出现重吸收现象。然而，目前还没有指标能够预测疾病的转归。本研究的目的是找到能够预测腰椎间盘突出转归的 MRI 征兆。本研究纳入 64 名患者，按照美国神经放射学会提出的分类（命名和腰椎间盘病变 2001 分类）方法诊断。采用 MRI（1.5T）检查，前后对比 SE 序列 T1WI 矢状面、轴面及 FSE 序列 T2WI。考虑以下参数：年龄、性别、椎间盘突出的程度和大小、突出物与椎管的关系、临床发病的频率、突出的类型、突出物在 T2WI 中的强度。所有患者均行保守治疗，6 个月后进行 MRI 随访检查。结果显示：34.72％的病例出现重吸收现象，其中游离型突出重吸收发生率为 100％；在 T2WI 序列中呈高信号的病例重吸收发生率为 85.18％；与突出物周围组织对比为增强信号的病例重吸收发生率为 83％。重吸收发生率与突出物的大小、水平、位置无关。结论：MRI 对腰椎间盘突出症的疾病进程具有相关预测作用。

关键词　腰椎间盘突出症；椎间盘病理学；椎间盘脱出；椎间盘游离；MRI；腰背痛；坐骨神经痛。

◎ 样本报道 6

ORIGINAL ARTICLE

Natural History of Patients with Lumbar Disc Herniation Observed by Magnetic Resonance Imaging for Minimum 7 Years

Tetsuo Masui, MD, Yasutsugu Yukawa, MD,† Shigeru Nakamura, MD,§ Gakuji Kajino, MD,§ Yuji Matsubara, MD,‡ Fumihiko Kato, MD,† and Naoki Ishiguro, MD**

Objective: The aim of this work was to elucidate the relation between the clinical course and morphologic changes of lumbar disc herniation on magnetic resonance imaging (MRI).

Methods: Twenty-one patients with lumbar disc herniation treated nonsurgically were followed for a minimum of 7 years and investigated with regard to their clinical outcome and the initial, 2-year, and final stage MRI findings. The space-occupying ratio of herniation to the spinal canal and the degree of disc degeneration were evaluated on serial MRI.

Results: The mean space-occupying ratio of herniation showed significant reduction both on the 2-year and on the final scans. Progression of degeneration of the intervertebral disc was seen in all patients at the final investigation. Comparing patients with and without symptoms, no factors were detected on the initial and 2-year MR images capable of distinguishing patients who were and were not destined to develop lumbago and/or sciatica in the future. Morphologic changes of lumbar disc herniation continued to occur even after 2 years.

Conclusions: Clinical outcome did not depend on the size of herniation or the grade of degeneration of the intervertebral disc in the minimum 7-year follow-up.

Key Words: lumbar disc herniation, conservative treatment, magnetic resonance imaging

腰椎间盘突出症患者不低于 7 年的自然病史 MRI 观察

Tetsuo Masui，et al.

Department of Orthopedic Surgery，

Nagoya University School of Medicine，Nagoya，Japan

摘要 **目的** 利用 MRI 阐述临床病程与腰椎间盘突出物形态学改变的关系。**方法** 对接受保守治疗的 21 例腰椎间盘突出症患者进行至少为期 7 年的随访，并对其在院、出院、出院两年及远期的 MRI 检查结果进行研究。利用 MRI 图像对突出物的占椎管大小和椎间盘的退变程度进行连续性评估。**结果** 椎管占用率的计算表明，2 年后至终期复查期间突出物显著减小。终期检查显示了所有患者椎间盘退变的进程。对比患者有无症状，通过初期至 2 年内的 MRI 图像并不能确定患者的腰痛是否会加重，也不能确定未来会不会发生坐骨神经痛。腰椎间盘突出物形态学的改变甚至在 2 年后也会继续发生。**结论** 在至少 7 年的随访中，椎间盘突出物的大小或椎间盘退变的程度并不能决定临床预后的结果。

关键词 椎间盘突出；保守治疗；磁共振成像。

◎ 样本报道 7

SPINE Volume 31, Number 11, pp 1247–1252
©2006, Lippincott Williams & Wilkins, Inc.

Determinants of Spontaneous Resorption of Intervertebral Disc Herniations

Reijo A. Autio, MD,*† Jaro Karppinen, MD, DMSc,‡§‖ Jaakko Niinimäki, MD,*
Risto Ojala, MD, DMSc,* Mauno Kurunlahti, MD, DMSc,*¶ Marianne Haapea, MSc,*
Heikki Vanharanta, MD, DMSc,# and Osmo Tervonen, MD, DMSc*

Study Design. A follow-up of disc herniation (herniated nucleus pulposus [HNP]) resorption on magnetic resonance imaging (MRI).

Objective. To assess the determinants of resorption of HNP.

Summary of Background Data. Neovascularization in the outermost areas of HNP, presenting as an enhancing rim in gadolinium diethylenetriamine pentaacetic acid MR images, is thought to be a major determinant of spontaneous resorption of HNP.

Methods. Patients with HNP-induced sciatica at baseline were rescanned at 2 months ($N = 74$) and after 12 months ($N = 53$). The volume of HNP (mm^3), thickness (mm) and extent (%) of enhancement, and the degree of HNP migration (Komori classification) were analyzed. Repeated measures analysis of covariance was used in statistical analysis.

Results. Significant resorption of HNP occurred from baseline to 2 months, although the resorption rate was more pronounced over the whole 1-year follow-up. Higher baseline scores of rim enhancement thickness, higher degree of HNP displacement in the Komori classification, and age category 41–50 years were associated with a higher resorption rate. Thickness of rim enhancement was a stronger determinant of spontaneous resorption than extent of rim enhancement. Clinical symptom alleviation occurs concordantly with a faster resorption rate.

Conclusions. MRI is a useful prognostic tool for identifying patients with HNP-induced sciatica with a benign natural course.

Key words: intervertebral disc herniation, gadolinium diethylenetriaminepentaacetic acid, enhancement, neovascularization, spontaneous resorption, magnetic resonance imaging. **Spine 2006;31:1247–1252**

椎间盘突出症自发性吸收的决定因素

Reijo A. Autio，et al.

Department of Diagnostic Radiology，Oulu University Hospital，Oulu，Finland

摘要　**研究设计**　随访椎间盘突出症在磁共振成像（MRI）图上的吸收现象。**目的**　评估椎间盘突出物吸收的决定因素。**背景资料**　在椎间盘突出物最外侧区域中的新血管形成被认为是椎间盘突出症自发性吸收的主要决定因素，在增强MRI图像中呈现边缘增强。**方法**　2个月后（$N = 74$）和12个月后（$N=53$），随访椎间盘突出症诱导的初始坐骨神经痛患者，重新扫描分析椎间盘突出物的体积（mm^3），增强的厚度（mm）和程度（％）以及椎间盘突出物突出程度（Komori分型）。在统计分析中使用重复的协方差分析。**结果**　椎间盘突出症的重吸收发生在初始随访至2个月，尽管在整个1年的随访期内吸收率更为显著。Komori分型中椎间盘的高度降低和41～50岁年龄段的基线分值越高，则吸收率越高。边缘增强的厚度是自发性吸收的巨大决定因素，而不是边缘增强的程度。临床症状减轻伴随着更快的吸收发生。**结论**　MRI是一种有效的预后判断工具，用于鉴别椎间盘突出症诱发的坐骨神经痛患者的良性自然病程。

关键词　椎间盘突出症；增强；新血管化；自发性吸收；磁共振成像。

◎ 样本报道 8

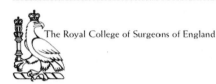

ORTHOPAEDICS

Ann R Coll Surg Engl 2010; **92**: 147–153
doi 10.1308/003588410X12518836438840

Conservatively treated massive prolapsed discs: a 7-year follow-up

RT BENSON[1], SP TAVARES[1], SC ROBERTSON[2], R SHARP[1], RW MARSHALL[1]

Departments of [1]Orthopaedics and [2]Radiology, Royal Berkshire Hospital, Reading, UK

ABSTRACT
INTRODUCTION The natural history of a lumbar hernia of the nucleus pulposus (HNP) is not fully known and clear indications for operative intervention cannot be established from the literature. Several studies have shown that the largest discs appear to have the greatest tendency to resolve. The aim of this study was to investigate whether massive prolapsed discs can be safely managed conservatively once clinical improvement has occurred.
PATIENTS AND METHODS Thirty-seven patients were studied by clinical assessments and serial magnetic resonance imaging (MRI) over 2 years. Patients had severe sciatica at first, but began to show clinical improvement despite the large disc herniations. Clinical assessment included the Lasegue test and neurological appraisal. The Oswestry Disability Index was used to measure function and changes in function. Serial MRI studies allowed measurement of volume changes of the herniated disc material over a period of time.

RESULTS Initial follow-up at an average of 23.2 months revealed that 83% had a complete and sustained recovery at the initial follow-up. Only four patients required a discectomy. The average Oswestry disability index improved from 58% to 15%. Volumetric analysis of serial MRI scans found an average reduction of 64% in disc size. There was a poor correlation between clinical improvement and the extent of disc resolution.
CONCLUSIONS A massive disc herniation can pursue a favourable clinical course. If early progress is shown, the long-term prognosis is very good and even massive disc herniations can be treated conservatively.

KEYWORDS
Intervertebral disc displacement – Discectomy – Magnetic resonance imaging – Natural history

保守治疗巨大型椎间盘突出症：7 年的随访

Rt Benson et al.

Departments of Orthopaedics and Radiology，Royal Berkshire Hospital，Reading，UK

摘要 **背景** 髓核突出的自然病程目前还没有完全被了解，相关文献也不能确定手术干预的明确指征。几项研究表明，椎间盘突出物越大，似乎解决的趋势也越好。这项研究的目的是调查一旦临床症状改善，是否可以保守、安全地治疗巨大型椎间盘突出症。**病例和方法** 通过临床评估和连续 MRI 对 37 例患者进行随访研究 2 年以上。

起初患者有严重的坐骨神经痛，但开始显示出临床症状改善。临床评估包括 Lasegue 检测和神经评估。Oswestry 功能障碍指数被用来衡量功能和功能的变化。连续 MRI 研究可以测量椎间盘突出物的体积变化。**结果** 平均 23.2 个月的初始随访结果显示，83％的患者在初始随访中有完全持续的好转。只有 4 名患者需要行椎间盘切除手术。

Oswestry功能障碍平均指数从 58％提高到 15％。MRI 扫描分析发现，椎间盘大小平均减小 64％。临床改善情况与椎间盘退变程度之间的相关性很差。结论 巨大型椎间盘突出症可以追求有利的临床过程。如果早期症状改善，则长期预后良好，甚至可以采取保守疗法治疗巨大型椎间盘突出症。

关键词 椎间盘突出；椎间盘切除术；磁共振成像；自然病史。

◎ 样本报道 9

Pain Physician 2016; 19:381-388 • ISSN 1533-3159

Retrospective Evaluation

Resorption of Massive Lumbar Disc Herniation on MRI Treated with Epidural Steroid Injection: A Retrospective Study of 28 Cases

Sung Jun Hong, MD, PhD, Dae Yu Kim, MD, Hyunju Kim, MD, Il Seok Kim, MD, Keun Man Shin, MD, PhD, and Sang Soo Kang, MD, PhD

From: Department of Anesthesiology and Pain Medicine, Kangdong Sacred Heart Hospital, Hallym University College of Medicine, 445, Gil-dong, Gangdong-gu, Seoul 134-701, Korea

Address Correspondence: Sang Soo Kang, MD, PhD Associate Professor Department of Anesthesiology and Pain Medicine, Kangdong Sacred Heart Hospital, Hallym University College of Medicine, 445, Gil-dong, Gangdong-gu, Seoul 134-701, Korea E-mail: kssege@naver.com

Disclaimer: There was no external funding in the preparation of this manuscript. Conflict of interest: Each author certifies that he or she, or a member of his or her immediate family, has no commercial association (i.e., consultancies, stock ownership, equity interest, patent/licensing arrangements, etc.) that might pose a conflict of interest in connection with the submitted manuscript.

Manuscript received: 07-08-2015 Revised manuscript received: 01-06-2016 Accepted for publication: 02-03-2016

Free full manuscript: www.painphysicianjournal.com

Background: Although herniated disc fragments may resolve spontaneously, the optimal treatment option for massive lumbar disc herniation (LDH) has not been determined.

Objective: To evaluate the extent of reduction in the size of massive LDH on magnetic resonance imaging (MRI) and the pain relief effect of transforaminal epidural steroid injection (TFESI) during the study period.

Study Design: Retrospective evaluation.

Setting: Hospital and ambulatory pain clinic, Korea.

Methods: After Institutional Review Board approval, we conducted a retrospective review of 28 patients who underwent at least 2 MRIs during the period from January 2012 to December 2014. The size of the herniated mass was determined from the ratio of the anterior-posterior diameter of the spinal canal (C-value) to the maximum anterior-posterior diameter of the herniated disc (H-value) on axial MRI (C-H ratio). We also analyzed visual analogue scale (VAS) scores at baseline (T0), 2 weeks after the first and second TFESI (T1, T2), and at the second follow-up MRI (T3).

Results: The mean C-value was 18.3 ± 2.9 mm. The mean H-value changed from 10.4 ± 1.9 mm to 4.5 ± 2.7 mm, and the mean C-H ratio changed from $58 \pm 1.0\%$ to $24 \pm 1.4\%$ ($P < 0.001$). Twenty-four of 28 patients demonstrated a reduction in the size of the herniation, and the mean reduction rate of the C-H ratio was 59%. In 4 patients, the LDH had not resolved on MRI, but the symptoms had diminished to such an extent that surgery was not required. The mean VAS score had significantly decreased at T1 and showed a continued decrease at the time of the last follow-up ($P < 0.001$).

Limitations: This is a retrospective study and only offers data for patients who chose not to undergo surgery. In addition, the timing of repeat MRI was not standardized.

Conclusion: The majority of cases of massive LDH demonstrated resolution at variable points between 3 and 21 months. TFESI could provide effective pain relief for patients with massive LDH in the interval without severe neurologic deterioration.

IRB approval: Kangdong Sacred Heart Hospital: IRB Number # 14-1-10

Key words: Lumbar disc herniation, magnetic resonance imaging, migration, regression, resorption, sequestration, transforaminal epidural steroid injection

Pain Physician 2016; 19:381-388

利用 MRI 观察采取硬膜外类固醇注射术治疗巨大型椎间盘突出重吸收的 28 例案例回顾性研究

Sung Jun Hong，et al.

Department of Anesthesiology and Pain

Medicine，Kangdong Sacred Heart Hospital，Seoul，Korea

摘要　背景　虽然腰椎间盘突出物可以自发性重吸收，但对于巨大型腰椎间盘突出症的最佳治疗方案仍不明确。目的　评估经椎间孔硬膜外类固醇注射术对巨大型腰椎间盘突出症重吸收及缓解疼痛的影响。研究设计　回顾性评价。患者选择　韩国的医院和非住院疼痛门诊患者。方法　经伦理审查委员会批准后，对 2012 年 1 月至 2014 年 12 月期间至少进行 2 次 MRI 检查的 28 例患者进行回顾性研究，突出物的大小是由轴位 MRI 图像上椎管的前后径（C 值）/突出物最大的前后径（H 值）来确定的（C-H 比率）。我们也分析了初期 MRI（T0）、第一次和第二次经椎间孔硬膜外类固醇注射术术后两周 MRI（T1，T2）和第二次随访 MRI（T3）。结果　平均 C 值为（18.3 ± 2.9）mm，平均 H 值从（10.4 ± 1.9）mm 降为（4.5 ± 2.7）mm，平均 C-H 比率从（58 ± 1.0）% 降为（24 ± 1.4）%（$P < 0.001$）。28 例患者中有 24 例的突出物减小，C-H 值的平均减小率为 59%，还有 4 例患者的 MRI 显示腰椎间盘突出并未发生重吸收，但患者的症状减轻，并不需要手术治疗。T1 的 VAS 平均评分显著降低，且在最后一次随访时仍在继续降低（$P < 0.001$）。局限性　这是一项回顾性研究，但只选择了未手术治疗的患者，而且复查 MRI 的时间并不标准。结论　大多数腰椎间盘突出症患者发生重吸收是在椎间盘突出后 3～21 个月之间。经椎间孔硬膜外类固醇注射术可以缓解巨大型椎间盘突出症患者的疼痛症状，且在此段时间内并不会发生严重的神经症状。

关键词　腰椎间盘突出症；磁共振成像；位移；消退；重吸收；游离；经椎间孔硬膜外类固醇注射术。

◎ 样本报道 10

Hindawi
Evidence-Based Complementary and Alternative Medicine
Volume 2017, Article ID 2147408, 10 pages
https://doi.org/10.1155/2017/2147408

Research Article

Long-Term Course to Lumbar Disc Resorption Patients and Predictive Factors Associated with Disc Resorption

Jinho Lee, Joowon Kim, Joon-Shik Shin, Yoon Jae Lee, Me-riong Kim, Seon-Yeong Jeong, Young-jun Choi, Tae Kyung Yoon, Byung-heon Moon, Su-bin Yoo, Jungsoo Hong, and In-Hyuk Ha

Jaseng Spine and Joint Research Institute, Jaseng Medical Foundation, Seoul, Republic of Korea

Correspondence should be addressed to In-Hyuk Ha; hanihata@gmail.com

Received 18 April 2017; Accepted 5 June 2017; Published 9 July 2017

Academic Editor: Gihyun Lee

The long-term course to lumbar intervertebral disc herniation (LDH) patients receiving integrative Korean medicine treatment and predictive factors associated with disc resorption were investigated. LDH patients who received integrative Korean medicine treatment from February 2012 to December 2015 and were registered in the "longitudinal project for LDH on MRI" were included. Disc resorption amount was measured 3-dimensionally with disc degeneration and modic change levels on baseline and follow-up MRIs. Patient characteristics, Korean medicine use, pain, symptom recurrence, and satisfaction were assessed through medical records and phone surveys. Of 505 participants, 19 did not show disc resorption, while 486 did. A total of 220 displayed resorption rates of ≥50%. LDH volume at baseline was $1399.82 \pm 594.96 \ mm^3$, and that on follow-up MRI was $734.37 \pm 303.33 \ mm^3$, indicating a 47.5% decrease ($p < 0.0001$). Predictive factors for disc resorption were disc extrusion, Komori migration classification, and LDH amount. Approximately 68.4% did not experience symptom recurrence over the 51.86 ± 19.07-month follow-up, and 90.3% were satisfied with Korean medicine treatment. The majority of LDH patients who improved after integrative Korean medicine treatment showed disc resorption within 1 year with favorable long-term outcomes. Predictive factors for disc resorption should be duly considered for informed decision-making. This trial is registered with ClinicalTrials.gov NCT02841163.

腰椎间盘吸收患者的长期疗程和与椎间盘吸收相关的预测因素

Jinho Lee，et al.

Jaseng Spine and Joint Research Institute，Jaseng Medical Foundation，Seoul，Korea

本文研究了接受中西医结合治疗的腰椎间突出症（LDH）患者的长期疗程，以及椎间盘重吸收相关的因素预测。纳入 2012 年 2 月至 2015 年 12 月期间接受韩药治疗的腰椎间盘突出症患者。在 MRI 图像上三维测量椎间盘再吸收量。通过医疗记录和电话调查评估患者的症状，在 505 名参与者中，只有 19 人没有显示椎间盘吸收，486 人显示有椎间盘吸收。总共 220 次显示的吸收率≥50％。初始腰椎间盘突出物体积为（1399.82±594.96）mm³，随访 MRI 时腰椎间盘突出物体积为（734.37±303.33）mm³，缩小了47.5％（$P<$ 0.0001）。在（51.86±19.07）个月的随访中，约68.4％的患者没有出现症状复发，90.3％的患者对韩药治疗满意。大多数患者在韩药综合治疗后症状得到改善，腰椎间盘突出症患者在1年内表现出椎间盘重吸收的具有良好的长期结果。应适当考虑椎间盘重吸收的因素，以做出明智的决策。

◎ 样本报道 11

DOI Number: 10.5958/2321-1024.2018.00022.3

Study of Spontaneous Resorption of Lumbar Disc Herniation, in Females of Maharashtra

Pramod Giridhar Kuchekar

Assistant Professor, Department of Orthopedics, Institute of Medical Science and Research Mayani, Khatav(Tq) Satara (Dist) Maharashtra

ABSTRACT

32 adult females aged about 42-50 years had spontaneous resorption of lumbar disc herniation were selected for study among them 10. (31.2%) had diabetes Mellitus, 8 (25%) had Hypertensive, and remaining 14 (43.7%) had no any abnormal Disease except herniation of lumbar disc and spontaneous resorption of lumbar disc herniation..All 32 patients were given conservative treatment (After MRI study) for the period of 2-3 months and observed that, all 32 patients had spontaneous resorption of lumbar disc herniation but they had mild exercise induced pain ,could be due to associated diseases .This study will be certainly helpful to the orthopedicin ,Radiologist before making an arrangement for spine surgery because if he has to continue the conservative treatment or go for surgery .sometimes spontaneous resoption of hernia may result into thickened disc which may compress the root, rami or branches of lumbar plexus which may alarm surgical emergencies.

马哈拉施特拉邦女性腰椎间盘自发性吸收的研究

Pramod Giridhar Kuchekar

Institute of Medical Science and Research Mayani，Khatav（Tq）Satara（Dist）Maharashtra

入选 32 例年龄 42～50 岁、腰椎间盘突出症发生自发性吸收的成年女性，其中 10 例（31.2%）有糖尿病，8 例（25%）有高血压，其余 14 例（43.7%）除腰椎间盘突出症、腰椎自发性吸收外，无其他疾病。32 例患者（经 MRI 检查后）均采取保守治疗，经 2～3 个月观察，32 例患者均发生腰椎间盘突出自发性吸收现象，但轻度活动均会导致腰椎间盘突出症引起的疼痛。多次进行脊柱 MRI 检查的目的是评估腰椎间盘突出的程度和严重性，为手术或进一步保守治疗提供依据。有些情况下，MRI 图像显示突出的椎间盘重吸收过程中的环状增强带显著增厚，可能导致对神经根及其分支、腰丛的更大压迫，此时有理由采取外科手术治疗以缓解症状。本研究要求进一步对突出椎间盘组织进行放射学和组织病理学研究，结论是椎间盘突出和过度重吸收两种状态，都需要关注防范。

下 篇

第四章
巨大型与游离型腰椎间盘突出症
非手术治疗与微创治疗研究

第一节　基于MRI分析判断的治疗策略

根据 MRI 或增强 MRI 观察分析可做出如下临床转归预测：① 突出的椎间盘周围出现环形强化（ring enhancement），即所谓的"牛眼征"（bull's-eye configuration），是提示容易被重吸收的重要指征；② 突出椎间盘的组织学成分分辨，如软的突出（髓核为主）较之纤维环和软骨终板的突出更容易发生重吸收；③ 中等或弥漫性突出者容易重吸收；④ 局限性突出不容易重吸收[1]；⑤ 突出物在椎管内游离母盘越远，越容易重吸收。

因此，对 MRI 诊断为髓核突出为主，突出物远离母盘游离至椎体后面，有环形信号增强，且是大椎管，其发生体积缩小的概率更大。因为环形信号增强，增强环变厚，提示着突出物是以水分为主的髓核，而缺乏增强则表明突出物中有较高比例的软骨终板[2]。对髓核突出为主者，可以首选保守治疗。但有一部分患者，保守治疗中症状明显缓解而影像学表现却无改变。对此，可选择手术治疗（所谓做影像学的手术），以消除后顾之忧和潜在风险；当然也可继续保守观察。

突出物是否被吸收与是否缩小并不是决定保守治疗成败的唯一因素。2013 年，荷兰莱顿大学医学中心神经外科的 Barzouhi 等在《新英格兰医学杂志》（ N Engl J Med，2013，368：999 — 1007）报道，保守或手术治疗前后 MRI 的变化，并不能作为临床疗效的评定标准。

Kraemer[3] 指出：根据增强 MRI 判断突出物含水量的多少，是选择最佳治疗方案及判定预后的决定性因素。对硬膜外腔内水合好的髓核游离物，首选保守治疗；对水合不好的软骨终板，应尽快手术。临床上如果没有主要的神经功能损伤而且疼痛只是中度的话，即使是很大的腰椎间盘突出，也不需要立刻进行手术。在年轻的患者中，突出物主要由髓核组织构成，更容易被重吸收。

突出物的重吸收有三大影响要素：突出物的组织成分、突出物的大小和突出物所在的位置。下列三个特征：① Iwabuchi 分型 1 型、5 型；② Komori分型 2 型、3 型；③ 突出的椎间盘周围出现环形强化，即所谓的"牛眼征"。若在 MRI 图像上出现上述特征之一，则发生重吸收的概率较高，可首选保守治疗。

巨大破裂型腰椎间盘突出症经保守治疗，有 20%～60% 的患者可出现重吸收现象而达到基本治愈[4-13]。

必须承认，巨大破裂型腰椎间盘突出症行非手术治疗是有潜在风险的，但 2002 年，比利时世纪医院骨科教授 Robert Gunzburg[14] 在他的专著中提出下列观点：

（1）腰椎间盘巨大破裂型突出患者，有可能出现突出髓核重吸收的现象，甚至是高吸收率（吸收超过70％）。

（2）突出髓核完全被吸收的情况更多见于巨大腰椎间盘突出的患者（因为研究表明，长入突出椎间盘内的血管和炎性细胞有可能将突出物视为异物而予以"定点清除"；突出髓核完全被吸收的情况更常见于巨大突出的患者）。

（3）较大的腰椎间盘突出本身并不是手术指征，而患者疼痛与根性症状才是主要的决定因素。应根据症状（腰背疼痛、运动神经损伤和是否有马尾症状）来思考非手术或手术策略（微创或单纯减压、短节段融合和长节段融合）。

（4）对巨大/游离型腰椎间盘突出症，如果没有对MR与临床结合起来进行综合分析判断，就不能采用保守治疗。

参考文献

[1] VAN GOETHEM JWM, VAN DEN HAUWE L, PARIZEL P M. 脊柱与脊髓影像诊断学[M]. 孟悛非,译. 北京：人民卫生出版社,2009：123-127,318-320.

[2] AMADOR A R, MEXIA M A, PRECIADO JLG, et al. Natural history of lumbar disc hernias：Does gadolinium enhancement have any prognostic value[J]. Radiologia, 2013, 55(5)：398-407.

[3] KRAEMER J. 椎间盘疾病[M]. 3版. 张佐伦, 孙慧,译. 济南：山东科学技术出版社,2014：294-297.

[4] HONG J, BALL P A. Resolution of lumbar disc herniation without surgery[J]. The New England Journal of Medicine, 2016, 374：1564.

[5] MING Z, LIU J T, JIANG H, et al. Incidence of spontaneous resorption of lumbar disc herniation：A meta-analysis[J]. Pain Physician, 2017,20：E45-52.

[6] 姜宏，施杞，王拥军. 腰椎间盘突出后的自然吸收与非手术疗法的探讨[J]. 颈腰痛杂志, 1999, 20(4)：315-317.

[7] YU P F,JIANG F D,LIU J T,et al. Outcomes of conservative treatment for ruptured lumbar disc herniation[J]. Acta Orthop Belg,2013,79(6)：726-730.

[8] YU P F, JIANG H, LIU J T, et al. Traditional chinese medicine treatment for ruptured lumbar disc herniation：clinical observations in 102 cases[J]. Orthop Surg, 2014, 6(3)：229-235.

[9] LIU J T, LI X F, YU P F, et al. Spontaneous resorption of a large lumbar disc herniation within 4 months[J]. Pain Physician, 2014, 17(6)：E803-806.

[10] 赵平. 腰椎间盘髓核脱出的回缩与吸收及临床评价[J]. 中国骨伤, 2013, 26(4)：314-318.

[11] 钟鸣，莫文，姜宏,等. 保守治疗腰椎间突出后突出物重吸收的研究进展[J]. 颈腰痛杂志, 2017, 38(1)：73-76.

[12] KERINER D S，HWANG S W，EASA J E，et al. An evidence-based clinical guideline for the diagnosis and treament of lumbar disc herniation with radiculopathy[J]. Spine J，2014，14(1)：180-191.

[13] 俞鹏飞，姜宏，刘锦涛. 破裂型腰椎间盘突出症非手术治疗后的转归[J]. 中国脊柱脊髓杂志，2015，25(2)：109-114.

[14] GUNZBURG R，SZPALSKI M. Lumbar disc herniation[M]. Philadelphia：Lippincott Williams & Wilkins，2002：84-91.

第二节 巨大型与游离型腰椎间盘突出症治疗策略探索

对于巨大型或特大型腰椎间盘突出，目前尚无明确界定方法，多数学者认为是指突出的椎间盘超过椎管矢状中线的50%及其以上，或突出物长径大于8.5 mm。

对于巨大破裂型腰椎间盘突出症，当前的主流观点是手术治疗，这是从矛盾的普遍性来认识问题，无疑是科学的、有证据的。但若从矛盾的特殊性来看，巨大破裂型腰椎间盘突出症行保守治疗仍有一定的可行性。

因为突出物的重吸收有三大影响要素：突出物的组织成分、突出物的大小和突出物所在的位置。若在MRI上出现这些矛盾的特殊性之一，如Iwabuchi分型1型、5型，Komori分型2型、3型，突出的椎间盘周围出现环形强化（即所谓的"牛眼征"），加上初次发作、病程短、年轻和大椎管等因素，特别是没有马尾神经压迫症状和进行性运动神经损伤症状，发生重吸收的概率较高，可首选保守治疗。

基于作者对椎间盘突出的自然转归研究与临床经验，寻找巨大破裂型腰椎间盘突出症患者的以上这些特殊临床现象，会给治疗策略带来不同的方向选择，从而减小做"影像学手术"的可能。现就以下问题进行临床治疗策略商榷。

（1）破裂型腰椎间盘突出症，如为巨大或游离的髓核突出，增强MRI有"牛眼征"或突出物有环形增强信号，其吸收的概率更大。对此，只要没有进行性运动功能损害（进行性神经功能缺损）与马尾神经压迫症状，可首选保守治疗观察3～6个月；如突出物较小，包容性好，后纵韧带未破裂，反而更难出现重吸收，对此，以保守治疗为主，无效者可考虑手术；如破裂型突出伴有Modic改变、突出物钙化、椎管狭窄、腰椎滑脱、病程超过1年，则大多不易出现重吸收，可考虑手术。

（2）保留炎症反应的病理生理过程（利于重吸收），抑制痛感觉和痛反应（着重改善临床症状）。对此，镇痛治疗中不用或少用非甾体消炎药。采用其他镇痛措施替代，如肌松剂、脱水剂、中医中药、针灸理疗，或酌情选用曲马多、艾司唑仑等。针灸有较好的即时镇痛效应。

注：

保守治疗中顺其自然，放任炎症介质对神经根的刺激，不用非甾体消炎药物而采用其他相应镇痛治疗措施予以替代，是一个有悖本病临床指南的"谬论"，挑战了传统的治疗原则。对此，需要重新考量部分破裂型腰椎间盘突出的自然转归、保守治疗的方法、保守治疗的适应证与禁忌证，以及保守治疗的风险与成功。

（3）在急性期或发作期，强调绝对卧床休息的重要性，这是腰痛的基础治疗，可缓解腰腿痛，减少药物的使用；充分认识心理治疗的辅助治疗作用。

（4）对于破裂型腰椎间盘突出症，如为巨大或游离的髓核突出，应慎用或禁用牵引、腰部推拿，但可采用臀部及下肢软组织松解推拿，以改善"疼痛-肌紧张-疼痛"的病理生理循环。

（5）只要没有进行性运动功能损害与马尾神经压迫症状，如患者有意坚持保守治疗，可在严密观察中用足保守治疗3～6个月。但也应注意不能因一味等待保守的成功而错失手术的良机。一旦症状持续加重或出现马尾神经损伤或进行性运动功能障碍，应及时手术。

（6）临床治疗策略的取向，更应注重有效解除腰骶神经根病的症状，而不是单纯着眼于针对影像学上的治疗。2013年，荷兰莱顿大学医学中心神经外科的Barzouhi等在《新英格兰医学杂志》（N Engl J Med，2013，368：999-1007）报道，他们对手术（170例）与保守治疗（97例）的腰椎间盘突出症患者进行MRI追踪随访1年后发现，无论手术与否，MRI并不能作为评估腰椎间盘突出症疗效优劣的手段。

（7）有时腰椎间盘破裂突出程度与临床症状轻重并非平行关系。注意腰椎间盘突出与腰椎间盘突出症是两个不同的临床概念。客观正视无症状或症状轻的巨大型腰椎间盘突出症的存在，对此应严密观察，减小其潜在风险。只有"症""像"一致，才需要治疗。

（8）破裂型突出在一定程度上可通过增强MRI表现进行诊断预测。对于一个有手术指征的巨大破裂型突出，而临床预测又有可能发生重吸收的病例，如何在手术与非手术之间寻找平衡点，如何与患者沟通，进行医疗决策，在非手术治疗期间保证安全和有效，值得深入研究。但如果选择保守治疗，患者知情同意尤为重要。

（9）2016年4月，《新英格兰医学杂志》（NEJM）影像专栏又发表了美国达特茅斯-希契科克医疗中心Jennifer Hong和Perry A. Ball的临床个案报道《非手术治疗腰椎间盘突出症》。该文报道了1名29岁的女性，数年前因打排球始起腰痛，半年前又出现小腿疼痛伴感觉异常，但大小便正常，MRI显示L4/L5椎间盘巨大突出，合并椎管狭窄和神经根受压，而她坚持保守治疗，5个月后当症状改善时复查MRI发现，巨大的椎间盘突出已经明显吸收。作者通过文献复习临床试验数据还认为，腰椎间盘突出症患者手术或保守治疗的长期疗效类似，因非手术而出现灾难性加重（马尾神经综合征或肌力丧失）的风险很小。并强调证据优先、循证医学、病人愈后和个体化的辨证施治，要有足够的证据支持手术是正确的选择[1]。

（10）巨大椎间盘突出重吸收的时间取决于突出组织的成分构成是髓核、纤维环还是软骨终板，取决于其在椎管内的位置（是否高度游离）。与髓核相比，纤维环和软骨终板吸收得要慢一些[2]。

（11）临床症状轻重取决于以下因素：突出物位于椎间孔或突出伴有椎管狭窄、侧隐窝狭窄，神经根受压症状较重；突出物游离于椎体后表面的凹陷处，神经根受压症状较轻[2]。

（12）MRI图像上的突出/游离髓核组织含水量是选择治疗方案及判断预后的重要因素。其中的"牛眼征"——内部髓核不再与椎间盘渗透系统相连，游离髓核体积会缩小，非手术成功率较高；而含水量低的、坚硬的软骨终板常会引起严重疼痛，不会随着时间推移而萎缩，须手术治疗。

参考文献

[1] HONG J，BALL P A. Resolution of lumbar disc herniation without surgery[J]. The New England Journal of Medicine，2016，374(16)：1564.

[2] KRAEMER J. 椎间盘疾病[M]. 3版. 张佐伦，孙慧，译. 济南：山东科学技术出版社，2014：156-157.

第三节　巨大型与游离型腰椎间盘突出症非手术治疗风险答疑解惑

目前，如对巨大型腰椎间盘突出症采用保守治疗，首先想到的就是风险系数与安全性的问题。这些问题集中在以下几个方面：

（1）巨大型腰椎间盘突出症保守治疗等待重吸收是否安全？

（2）巨大型腰椎间盘突出症患者经保守治疗后临床症状改善，这种改善是否可持续？

（3）巨大型腰椎间盘突出导致的临床症状经保守治疗后是否有复发趋势？

（4）巨大型腰椎间盘突出症保守治疗中，是否会出现不可接受的神经损害或存在发生马尾综合征的风险？

（5）保守治疗中，MRI复查时椎管内的巨大椎间盘发生变化，究竟是发生了重吸收还是仍然留在椎管内？

为了回答以上问题，下面分析一篇文献资料。2010年，英国的Benson RT[1]等报道了一组保守治疗7年的随访病例，他们纳入37例巨大椎间盘突出，其中2例因幽闭恐惧拒绝MRI复查而排除，最终得到35例巨大型腰椎间盘突出症患者7年后的完整随访资料。随访结果发现：① 临床症状变化：在最后随访中，4例做了微创手术，2例经常发作，29例获得持续的好转。② 突出物体积（MRI）变化：3例患者因MRI质量问题排除，剩余32例平均随访13.2月，都出现了突出组织体积缩小，平均缩小64%，Oswestry指数从58%改善至15%。③ MRI与症状的关系：MRI体积改变与临床症状改变的相关性不大。

结果解惑[1]：

（1）巨大型腰椎间盘突出症患者如果早期临床症状改善明显，保守治疗是安全的。

（2）在临床症状改善明显的巨大型腰椎间盘突出症患者中，83%的患者能得到持久改善。

（3）只有17%的巨大突出患者可能复发腰痛以及坐骨神经痛。

（4）对于巨大椎间盘突出，如果临床症状缓解明显，不会出现大的神经根损害或发生马尾损伤综合征的风险。

（5）巨大椎间盘突出一般都会出现体积减小，并且大部分在6个月内减小到原来的1/3。

必须承认，巨大破裂型腰椎间盘突出症行非手术治疗是有潜在风险的，但2002年，比利时世纪医院骨科教授Robert Gunzburg[2]在他的Lumbar Disc Herniation专著中提出："较大的椎间盘突出本身并不是手术指征，而患者疼痛的症状是主要的决定因素"；"腰椎间盘巨大破裂型突出患者有可能出现突出髓核重吸收的现象，甚至是高吸收率（吸收超过70%）。因为研究表明，长入突出椎间盘内的血管和炎性细胞有可能将突出物视为异物而予以'定点清除'"；"突出髓核完全被吸收的情况更常见于巨大突出的患者"。

2007年，英国Robert Jones and Agnes Hunt Orthopaedic医院的Cribb等[3]报道，对15例巨大型腰椎间盘突出症采用非手术治疗，病理分型均为脱出型，其中6例游离型MRI轴位扫描中，平均矢状位突出率＞66%，平均椎管占位率为66%（55%～80%）。经平均24个月（5～56个月）第二次复查MRI，除1例不变外，其余14例均显著缩小吸收，平均缩小80%（68%～100%）。1例患者尽管MRI复查显示椎间盘脱出明显缩小，但因持续性疼痛而行椎间盘切除术。所有患者均未发生马尾综合征。保守治疗成功的机制是：巨大破裂型椎间盘突出患者的免疫豁免效应丧失，椎间盘失去纤维环保护，巨噬细胞直接作用于突出椎间盘，进而对其进行吞噬溶解。作者认为，对巨大椎间盘突出采取保守治疗并不一定会引起并发症；手术治疗也难以避免并发症的发生[3]。

2015 年，Chun-Chieh 等[4]报道，他们经过对腰椎间盘突出症的系统回顾分析发现，在 1 年之内绝大多数患者的 MRI 表现变化如下：（1）突出物缩小率：游离型突出 96％，破裂型脱（挤）出 70％，未破裂型突出 41％，膨出型 13％；（2）突出物消失率：游离型突出 43％，未游离型突出 15％。作者认为，腰椎间盘突出症经非手术治疗后，突出组织可以出现回缩、缩小或消失[4]。

土耳其的 Çitişli 等[5]发文指出："The most important aspect is the application of the suitable conservative or surgical treatment to the right patient at the right time.（不管采取保守治疗还是手术治疗，最重要的是选择好合适的病人，把握好最佳的时机。）"我们把他的这一观点理解为"三准"，即选准患者、找准时机、用准合适的保守或手术治疗。只有这样才可获得较好的临床疗效。

参考文献

[1] BENSON R T, TAVARES S P, ROBERTSON S C, et al. Conservatively treated massive prolapsed discs：a 7-year follow-up[J]. Annals of the Royal College of Surgeons of England，2010，92(2)：147-153.

[2] GUNZBURG R, SZPALSKI M. Lumbar disc herniation ［M］. Philadelphia：Lippincott Williams & Wilkins，2002：84-91.

[3] CRIBB G L, JAFFRAY D C,CASSARPULLICINO. Observations on the natural history of massive lumbar disc herniation[J]. J Bone Joint Surg (Br)，2007：89-B：782-784.

[4] CHIU C C, CHUANG T Y, CHANG K H. The probability of spontaneous regression of lumbar herniated disc：a systematic review ［J］. Clinical Rehabilitation，2015,29(2)：184-195.

[5] ÇITIŞLI V, IBRAHIMOǧLU M. Spontaneous remission of a big subligamentous extruded disc herniation：Case report and review of the literature[J]. Korean Journal of Spine，2015，12(1)：19-21.

第四节　腰椎间盘突出症疗效评价与 MRI 的相关性研究

除了临床症状与体征评价体系（JOA 评分、ODI 指数）之外，MRI 表现是否可以作为腰椎间盘突出症的疗效评定标准，MRI 检查是否可以作为临床转归的预测手段，学术界观点不一。因为实际上，突出组织大小与临床症状、体征的轻重并非呈平行关系。毋庸置疑，MRI 具有影像学诊断价值，但作为疗效评定标准的价值有待探索，即不是唯一的疗效评定标准。

一、正方观点

美国约翰·霍普金斯（Johns Hopkins）大学神经外科的 Macki 等[1] 指出，高水平的 Gd 增强 MRI 检查应可作为游离型椎间盘重吸收的预测手段和疗效评定手段。

日本新潟大学骨科的 Kawaji 等[2] 观察了 65 例 Gd 增强 MRI 显示有"牛眼征"的巨大型腰椎间盘突出症患者，其中 21 例接受保守治疗，44 例接受手术治疗。保守治疗者在症状发作期和症状缓解时，分别做增强 MRI 前后对照检查，结果发现，环形强化部分体积从（0.488±0.208）cm³ 减小到（0.214±0.181）cm³。作者的结论是，增强 MRI 检查是预测腰椎间盘突出后重吸收的有效预测

手段[2]。

二、反方观点

当然也有观点认为，突出物是否被吸收、是否缩小并不是决定保守治疗成败的唯一判断标准。2013 年，荷兰莱顿大学医学中心神经外科的 Barzouhi 等[3] 在《新英格兰医学杂志》报道，保守或手术治疗前后 MRI 表现的变化并不能作为临床疗效的评定标准。英国的 Benson 等[4] 也持有同样的观点。

因为在临床上，还有部分无症状者仅为影像学上的腰椎间盘突出。此外，"症""影"不一、"症"重"影"轻、"症"轻"影"重现象也屡见不鲜。没有强有力的证据来说明两者有平行相关性。

三、疗效评定时间

目前，有关疗效评定的随访时间尚无统一规定。有人提出，短期（近期）随访是指治疗后 6～24 个月，中期随访是指治疗后 2～4 年，长期随访是指治疗后 4 年以上[5]。

参考文献

[1] MACKI M，HERNANDEZ M，BYDON M，et al. Spontaneous regression of sequestrated Lumbar disc herniations：Literature review[J]. Clinical Neurology and Neurosurgery，2014，120(5)：136-141.

[2] KAWAJI Y，UCHIYAMA S，YAGI E，et al. Three-dimensional evaluation of disc hernia and prediction of absorption by enhanced MRI

[J]. J Orthop Sci，2001,6(6)：498-502.

[3] BARZOUHI A E，VLEGGEERT-LANKAMP CLAM，LYCKLAMA G J，et al. Magnetic resonance imaging in follow-up assessment of sciatica[J]. N Engl J Med，2013，368：999-1007.

[4] BENSON R T，TAVARES S P，ROBERTSON S C，et al. Conservatively treated massive prolapsed discs：a 7-year follow-up[J]. Annals of the Royal College of Surgeons of England，2010，92(2)：147-153.

[5] 鲁玉来,刘晓光.腰椎间盘突出症[M].3 版. 北京：人民军医出版社,2014：564.

第五节　腰椎间盘突出症的非手术治疗和微创手术治疗及其策略

摘要： 随着影像学与微创技术的不断发展，腰椎间盘突出症的诊疗理念正在发生较大转变。其中，微创手术在临床上已广泛开展，首选非手术治疗的原则也受到了前所未有的挑战。本节从经皮椎间孔镜髓核摘除术、椎间盘镜下椎间盘切除术、介入技术及其非手术治疗的应用现状及前景进行探讨，旨在医患合作，选准患者，找准时机，用准方法，提高临床疗效。

关键词： 腰椎间盘突出症；微创手术；非手术治疗；策略；述评

目前，腰椎间盘突出症的治疗方法主要有三大类，即生理学治疗（卧床休息、牵引推拿、针灸理疗）、药物学治疗（中西药物内服外用）、手术学治疗（内镜、介入和开放）。微创手术主要包括内镜微创和介入微创两大类。

一、脊柱内镜椎间盘切除术

经皮脊柱内镜腰椎间盘髓核摘除术（percutaneous endoscopic lumbar discectomy，PELD）具有创伤小、恢复快、对脊柱稳定性影响小、疗效确切等优势，已逐渐成为脊柱微创治疗腰椎间盘突出症的主流技术[1-5]。

1997 年，Yeung 发明了 YESS（Yeung endoscopic spine system）技术，经后外侧椎间孔入路切除椎间盘髓核组织，成为最早的经皮内镜腰椎间盘切除术（PELD）[6]。2002 年，Hoogland 发明了 TESSYS（transforaminal endoscopic spine system）技术，由原先的间接髓核摘除改成直接髓核摘除，对椎间盘正常组织的破坏更少，比 YESS

技术有更广泛的适应证。2007 年，Hoogland 又对 TESSYS 的第一代产品 Joinmax 进行全面改进升级，发明了第二代椎间孔镜 MaxMoreSpine，它可更准确地定位，直达突出部位，提高了安全性和精确性，使椎间孔镜技术趋于成熟[7-9]，从而为治疗高度游离的或合并侧隐窝狭窄的、突出伴有钙化的腰椎间盘突出症创造了微创治疗的条件。PELD 采用的主要入路是后外侧椎间孔入路、椎板间隙入路和远外侧入路等；而针对某些特殊类型的腰椎间盘突出也可采取经髂骨、经对侧椎间孔的入路等[10-11]。

PELD 技术的快速发展同样也面临着一些传统开放手术遇到的问题。例如，PELD 属于有限椎间盘切除，那么对包容型（是指纤维环内层破裂，外层还完整）/未破裂型（后纵韧带完整）突出应该切除多少椎间盘组织，对非包容型/破裂型突出如何避免切除残留，内镜下怎样判断对受压神经根的减压是否充分，部分切除突出椎间盘组织对退变节段纤维环的破坏是否为日后复发再突出埋下了隐患，术中部分切除小关节突关节、黄韧带以及后纵韧带等组织对脊柱稳定性影响几何，术后 MRI 复查的必要性和复查时间，影像学检查显示的复发和症状复发之间是否相关等，这些问题均有待深入研究。

二、椎间盘镜下椎间盘切除术

1995 年，Smith 和 Foley 最早介绍了后路显微内镜腰椎间盘切除术（MED）[12]。MED 的实质是开放式腰椎间盘手术的微创化和内镜化的结合，但因受工作管道位置、管径的限制，器械在某些方向的操作受到了影响，故显露不够充分。并发症主要有术中出血、硬脊膜及神经根损伤等。有学者[13-14]通过临床对比研究发现，与椎间孔镜髓核摘除术相比，虽然两者临床疗效相仿，但椎间孔镜髓核摘除术更微创，出血量更少，住院时间更短，MED因而已退而求其次，渐成非主流微创术式。而以MED技术设备为基础发展起来的X-Tube、B-Twin技术在镜下行腰椎管减压、椎间融合及椎弓根钉内固定等，有望成为新的探索实践方向。

三、微创介入技术

微创介入手术主要包括经皮激光椎间盘减压术、臭氧注射疗法、化学溶核术、射频消融疗法、低温等离子切除、经皮椎间盘切吸治疗和腰椎间盘分流术等。其中，化学溶核术是经皮穿刺向椎间盘内或突出物附近注入木瓜酶或胶原酶，以促进髓核与纤维环溶解吸收，降低椎间盘内压力，解除对神经根的压迫，但有过敏反应、神经根损伤、硬膜外间隙感染甚至截瘫等并发症[13]。微创介入技术由于受到多方面条件的限制以及疗效的不确定性，临床上并没有得到广泛应用。

四、合理选择微创手术的相关性问题

1. 把握微创手术指征，合理选择治疗方法

随着内镜器械的不断改良、手术技术的日趋娴熟、入路选择的多样化以及椎间孔成形技术的发展，PELD已拥有了更为广泛的适应证。但正确的入路选择是PELD能否成功实施的关键。经皮内镜手术指征与非手术、开放手术等指征比较，其纳排标准，各家观点不一，存在模糊区域。特别是从事经皮内镜手术的队伍并不唯一，不同专业背景的医师都在开展施行此手术，如麻醉科、疼痛科等，但各自的关注点不尽相同。例如脊柱外科医生多关注突出的椎间盘，疼痛科医师更重视导致神经根受压的"靶点"。因此，凡施行此手术的医师都需要在掌握内镜技术及其手术指征的基础上，仔细阅读影像学资料，评估责任椎间盘、突出髓核的形态位置及其与受压神经根的关系、椎间孔形态大小、矢状面安全三角和髂峰高低等，权衡禁忌证、最佳适应证和相对适应证，再结合患者的心理状态、职业生涯和社会背景，综合考虑后定夺是否选择内镜微创或其他治疗方案。

2. 注意无症状的腰椎间盘突出

由于MRI或CT的普及应用，包括巨大型、游离型突出这些特殊类型的腰椎间盘突出的发现率和发生率也越来越高。影像诊断结合症状分析，一方面既有无症状的腰椎间盘突出，即寂静的椎间盘突出（silent disc herniation），突出的椎间盘与神经根"和平共处"，突出的椎间盘"无害化"。虽然无症不是病，但具有一定的潜在发病风险。发病风险受三种因素的影响：一是腰椎管容积的大小，二是神经根受压时的避让或适应，三是压迫速率的变化（onset rate compression），急性大的压迫患者症状严重，逐渐增大的突出压迫患者往往适应的比较好，症状表现不明显。另一方面，也有影像突出重而临床症状轻的腰椎间盘突出症。可见，突出程度及其大小并非完全决定着临床症状与体征的轻重。还有少数病例的影像学表现，存在着"体积放大假象"，故不能单纯盲目依赖高科技的影像学诊断去选择治疗方式，更需要我们有一个临床的判断力，去伪存真，透过现象看到本质。

3. 正视微创的某些局限性

微创手术成功率虽高，但难免发生症状残留、突出物残留、并发症及复发等问题。特别是对非

破裂型腰椎间盘突出症、包容性腰椎间盘突出症，其与传统的经典摘除手术相比，微创追求的是通道的最有效建立和手术靶点的精准处理，但术中对正常椎间盘和椎管的干扰依然难以避免。每种治疗方法都有自己的适应证，过犹不及。毋庸置疑，微创虽然小创，但仍是有创，并非生理性修复及重建，更不是根治性疗法。此外，术中 C 型臂 X 线透视或 CT 引导下定位带来的辐射及术中污染发生风险也不容忽视。经皮椎间孔镜手术的长期疗效，以及对术后腰椎的活动度、稳定性的影响及术后邻近节段椎间盘退变并发症的发生率等问题，尚须进行多中心、大样本的长期随访观察。

最近，对经皮脊柱内镜技术切除突出椎间盘的一些疑问也应运而生。例如，切除多少椎间盘组织疗效最好（存在争议），有限切除椎间盘是否只切除椎间盘区域内突出的和松动的组织[15-17]这些问题还有待循证医学深入观察，得出更为科学的阐述。对此，国内已有专家对未破裂型/包容型突出手术摘除后再行纤维环修补缝合术，以最大限度地保证椎间盘的修复与功能。此外，对微创手术的围手术期处理以及后期随访观察，也应同样予以重视。

五、腰椎间盘突出症的治疗策略

1. 注重临床转归预测，原则上首选非手术治疗

根据平扫或增强 MRI 可做某种临床转归预测：（1）突出的椎间盘周围出现环形强化（ring enhancement），即所谓的"牛眼征"（Bull's-eye configuration），是提示容易被重吸收的重要指征；（2）突出椎间盘的组织学成分分辨，如"软"的突出（以髓核为主）较之纤维环和软骨终板"硬"的突出更容易发生重吸收；（3）中等或弥漫性突出者

容易重吸收；（4）局限性突出不容易重吸收[18-21]；（5）突出物在椎管内的游离度相对于母盘游离越远，越容易重吸收。因此，对以髓核突出为主者，只要无进行性运动神经损伤或马尾综合征，可以首选非手术治疗。但有一部分患者在非手术治疗过程中症状明显缓解而影像学检查却无改变，对此，可选择微创或开放手术，以消除潜在风险；也可继续保守治疗，但应严密观察。因为有不同的研究表明，MRI 检查并不能作为评估腰椎间盘突出症疗效优劣的手段[22]。

腰椎间盘突出症非手术治疗的有效机制取决于两个方面，神经根受压的解除和神经根周围炎性反应的减轻。而影响突出物重吸收又有三大要素：突出物的组织成分、突出物的大小和突出物在椎管内所处的位置。例如，Iwabuchi 分型 1 型和 5 型及 Komori 分型 2 型和 3 型患者发生重吸收的概率较高，中医中药对其有一定的促进作用[23-25]。Kraemer（2014）指出，根据增强 MRI 判断突出物的含水量（氢离子的多寡）是选择最佳治疗方案及判定预后的决定因素。对硬膜外腔内水合信号高的髓核游离物，首选非手术治疗；对水合信号不高的软骨终板或纤维环，应尽快手术[20]。

在 SPORT（the spine patient outcomes research trial）研究中，手术较非手术治疗的症状改善更快，改善程度更高，特别对疼痛放射到膝关节以下有神经损伤症状的患者。但在非手术 SPORT 队列里，大约 60% 的有典型神经根病的患者首选非手术治疗后避免了手术治疗，因为其症状改善明显好于基线水平[26]。

2. 巨大/游离型腰椎间盘突出症非手术治疗的选择与风险探讨

有报道，巨大/游离型腰椎间盘突出症经非手

术治疗，有 20％～60％ 的患者可出现重吸收现象而达到基本治愈[27-30]。必须承认，巨大/破裂型腰椎间盘突出症行非手术治疗是有潜在风险的，但 2002 年，比利时世纪医院骨科教授 Gunzburg[28] 在他的专著中提出：（1）腰椎间盘巨大/破裂型突出患者有可能出现突出髓核重吸收的现象，甚至是高吸收率（吸收率超过 70％）；（2）突出髓核完全被吸收的情况更多见于巨大/游离型突出患者；（3）较大的腰椎间盘突出本身并不是手术指征，而患者疼痛的症状和神经功能损伤是主要决定因素。

当然，脊柱外科医师对巨大/游离型腰椎间盘突出症采用非手术治疗，大多数难以接受。但 Benson 等[29] 的研究指出，巨大/游离型突出的手术适应证仍存有争议，若非手术治疗后早期症状改善快，则长期预后较好。迄今为止，非手术治疗巨大/游离型腰椎间盘突出症成功的病例，已并非陆续的个案报告，近年来国内外更有不同的样本报告[15-17,23-25,33-34]，包括姜宏等用中医中药成功治疗的一组病例报告[23-25]。

腰椎间盘突出症非手术治疗无效后，选择手术是临床不二的铁律，但各种手术方式的指征仍缺乏公认的指南标准。临床治疗策略的取向更应注重有效解除腰骶神经根病的症状，而不是单纯着眼于针对影像学表现上的治疗。北美脊柱外科学会制定的《腰椎间盘突出症腰骶神经根病诊疗指南》（2014）中指出：（1）大部分腰椎间盘突出神经根病患者无论治疗与否，均能得到改善；（2）突出的椎间盘随着时间的推移通常会缩小或萎缩；（3）很多研究（但并非所有）显示随着突出椎间盘的缩小，临床功能逐渐改善[35]，这也为中医药治疗及其机制研究打开了一个新的探索领域，有待我们从"可遇不可求"向"可遇还可求"的方向去观察和发现，但也要注意问题的另一个方面，即不能一味等待非手术治疗的成功而失去手术治疗的最佳有利时机。

3. 应该正视的问题

肥胖、吸烟和心理等可作为明确的危险因素直接影响椎间盘手术的临床疗效[25,36]。不可否认，目前年轻的脊柱外科医生喜欢首选手术治疗，特别是微创和介入技术的不断发展，连疼痛科也被潜移默化。但是在目前，非手术治疗仍然承担了大多数腰椎间盘突出症患者初病阶段的治疗需求，且 70％～80％ 的病例均采用非手术治疗，特别是中医中药治疗方法；有的患者手术后仍须回归一段时间的非手术治疗，旨在改善残留症状、减少复发等。对此，我们要冷静思考当前业界内"泛微创化"和"扬术抑药"的某些倾向。要肯定中医中药在治疗多种类型的腰椎间盘突出症和腰椎手术失败综合征等方面仍发挥着巨大的优势与特色，但还有待规范化和科学化地去深入研究、总结与提高。

六、小结

对腰椎间盘突出症的诊治，应注意以下两个方面：一方面是人体自身的自愈能力（有各种解释和学说，包括当今流行的"细胞吞噬、细胞自噬和细胞自我溶解与重吸收"等）；另一方面需要认真研究磁共振的成像原理，影像的大小或程度更多地取决于氢离子多寡，即组织的水肿程度，此种影像放大效应很容易误导医生和患者。医学发展的方向也是利用当代最新科学技术让机体自我修复。因此，对每个病例均应客观分析，努力做到"症""影"结合，医患合作，同病异治，不可偏颇，能够用非手术治疗获得效果，当然就无须手术；能通过微创治疗消除病因，也比开放术式更有利于患者。

腰椎间盘突出症的治疗手段呈现多样性，各种手术方法不断改进、创新，但不管采取手术治疗还是非手术治疗，最重要的是选择好合适的患者，把握好最佳的治疗时机（The most important aspect is the application of the suitable conservative or surgical treatment to the right patient at the right time）[34]，即"三准"的精准治疗——选准患者、找准时机、用准合适的非手术或手术治疗，都可获得较好的临床疗效。当然，精准治疗建立在精准诊断的基础上，相信在不久的将来，功能磁共振（fMRI）的临床使用将会提供更好的诊断帮助。

参考文献

[1] 瞿群威，朱书秀，张军. 实用椎间盘微创治疗学 [M]. 北京：中国医药科技出版社，2010：392-410.

[2] 贾连顺. 脊柱外科学 [M]. 上海：第二军医大学出版社，2009：220-230.

[3] 李健. 脊柱微创外科手术学 [M]. 北京：人民卫生出版社，2009：7.

[4] 胡有谷，陈伯华. 腰椎间盘突出症 [M]. 4 版. 北京：人民卫生出版社，2011：593-620.

[5] KAMBIN P GELLMAN H. Percutaneous lateral discectomy of the lumbar spine a preliminary report [J]. Clinical Orthopaedics and Related Research，1983，174：127-132.

[6] YEUNG A T. Minimally invasive disc surgery with the Yeung endoscopic spine system（YESS）[J]. Surg Technol Int，1999，8：267-277.

[7] HOOGLAND T，SCHUBERT M，MIKLITZ B，et al. Transforaminal posterolateral endoscopic discectomy with or without the combination of a low-dose chymopapain：a prospective randomized study in 280 consecutive cases [J]. Spine，2006，31（24）：890-897.

[8] HOOGLAND T，VAN DEN BREKEL-DIJKSTRA K，SCHUBERT M，et al. Endoscopic transforaminal discectomy for recurrent lumbar disc herniation：a prospective，cohort evaluation of 262 consecutive cases [J]. Spine，2008，33：973-978.

[9] 李嵩鹏，白一冰，李义凯. 侧后路经皮脊柱内镜治疗腰椎间盘突出症的应用进展 [J]. 颈腰痛杂志，2014，35（3）：217-220.

[10] CHOI G，KIM J S，LOKHANDE P，et al. Percutaneous endoscopic lumbar discectomy by transiliac approach：a case report [J]. Spine，2009，34（12）：e443-446.

[11] KIM J S，CHOI G. Percutaneous endoscopic lumbar discectomy via contralateral approach [J]. Spine，2011，36（17）：e1173-1178.

[12] CHOY D S，ALTMAN P. Fall of intradiscal pressure with laser ablation [J]. J Clin Laser Med Surg，1995，13（13）：149-151.

[13] 凌华军，范磊，赖茂松，等. 椎间盘镜与椎间孔镜治疗腰椎间盘突出疗效比较的 Meta 分析 [J]. 中国内镜杂志，2017，23（3）：47-55.

[14] 李健. 脊柱微创外科手术学 [M]. 北京：人民卫生出版社，2009：7.

[15] RASOULI M R, RAHIMI-MOVAGHAR V, SHOKRANEH F, et al. Minimally invasive discectomy versus microdiscectomy/open discectomy for symptomatic lumbar disc herniation [J]. Cochrane Database Syst Rev, 2014, 9: CD010328.

[16] MA X L. A new pathological classification of lumbar disc protrusion and its clinical significance [J]. Orthop Surg, 2015, 7: 1-12.

[17] MCGIRT M J, AMBROSSI G L, DATOO G, et al. Recurrent disc herniation and long-term back pain after primary lumbar discectomy: Review of outcomes reported for limited versus aggressive disc removal [J]. Neurosurgery, 2009, 64: 338-344, discussion 344-335.

[18] VAN GOETHEM JWM, VAN DEN HAUWE L, PARIZEL P M. 脊柱与脊髓影像诊断学 [M]. 孟悛非, 译. 北京: 人民卫生出版社, 2009: 123-127, 318-320.

[19] AMADOR A R, MEXIA M A, PRECIADO JLG, et al. Natural history of lumbar disc hernias: Does gadolinium enhancement have any prognostic value [J]. Radiologia, 2013, 55 (5): 398-407.

[20] KRAEMER J. 椎间盘疾病 [M]. 3 版. 张佐伦, 孙慧译. 济南: 山东科学技术出版社, 2014: 294-297.

[21] HONG J, BALL P A. Resolution of lumbar disc herniation without surgery [J]. The New England Journal of Medicine, 2016, 374: 1564.

[22] BARZOUHI A, VLEGGEERT-LANKAMP CLAM, LYCKLAMA G J, et al. Magnetic resonance imaging in follow-up assessment of sciatica [J]. N Engl J Med, 2013, 368: 999-1007.

[23] 俞鹏飞, 姜宏, 刘锦涛. 破裂型腰椎间盘突出症非手术治疗后的转归 [J]. 中国脊柱脊髓杂志, 2015, 25 (2): 109-114.

[24] 姜宏. 腰椎间盘突出症——重吸收现象与诊疗研究 [M] (3 版). 南京: 江苏凤凰科学技术出版社, 2014: 253-269, 331-427.

[25] 姜宏, 俞鹏飞, 刘锦涛. 破裂型腰椎间盘突出症——MRI 分析/临床转归预测/治疗策略 [M]. 南京: 江苏凤凰科学技术出版社, 2017: 13-14, 78-111, 141-152, 164-201.

[26] LURIE J D, TOSTESON T D, TOSTESON A N, et al. Surgical versus nonoperative treatment for lumbar disc herniation: eight-year results for the spine patient outcomes research trial [J]. Spine (Phila Pa 1976), 2014, 39: 3-16.

[27] MING Z, LIU J T, JIANG H, et al. Incidence of spontaneous resorption of lumbar disc herniation: A meta-analysis [J]. Pain Physician, 2017, 20: E45-52.

[28] GUNZBURG R, SZPALSKI M. Lumbar disc herniation [M]. Philadelphia: Williams & Wilkins, 2002: 84-91.

[29] BENSON R T, TAVARES S P, ROBERTSON SC, et al. Conservatively treated massive prolapsed discs: a 7-year follow-up [J]. Annals of the Royal College of Surgeons of England, 2010, 92 (2): 147-153.

[30] CRIBB G L, JAFFRAY D C, CASSARPULLICINO.

Observations on the natural history of massive lumbar disc herniation [J]. J Bone Joint Surg (Br), 2007, 89-B: 782-784.

[31] MACKI M, HERNANDEZ M, BYDON M. Spontaneous regression of sequestrated Lumbar disc herniations: Literature review [J]. Clinical Neurology and Neurosurgery, 2014, 120 (5): 136-141.

[32] KAWAJI Y, UCHIYAMA S, YAGI E, et al. Three-dimensional evaluation of disc hernia and prediction of absorption by enhanced MRI [J]. J Orthop Sci, 2001, 6 (6): 498-502.

[33] MARTINEZ-QUIñONES J V, ASO-ESCARIO J, CONSOLINI F, et al. Spontaneous regression from intervertebral disc herniation. Propos of a series of 37 cases [J]. Neurocirugia (Astur), 2010, 21: 108-117.

[34] ÇITIŞLI V, I BRAHIMOǦLU M. Spontaneous remission of a big subligamentous extruded disc herniation: Case report and review of the literature [J]. Korean Journal of Spine, 2015, 12 (1): 19-21.

[35] KERINER D S, HWANG S W, EASA J E, et al. An evidence-based clinical guideline for the diagnosis and treament of lumbar disc herniation with radiculopathy [J]. Spine J, 2014, 14 (1): 180-191.

[36] PEARSON A, LURIE J, TOSTESON T, et al. Who should have surgery for an intervertebral disc herniation? Comparative effectiveness evidence from the spine patient outcomes research trial [J]. Spine, 2012, 37: 140-149.

第六节　腰椎间盘突出症的非手术治疗和微创手术治疗中存在的问题

摘要：腰椎间盘突出症是骨科临床常见病和多发病，非手术疗法以往一直被视为首选治疗方法。但随着脊柱微创手术技术的发展和推广，腰椎间盘突出症首选非手术治疗的原则受到了前所未有的挑战。面对腰椎间盘突出症，是否应首选非手术疗法？如何预测突出物的重吸收？如何处理巨大（或游离）型腰椎间盘突出症？微创介入技术、显微内窥镜技术、经皮椎间孔镜技术存在哪些问题？本文对腰椎间盘突出症非手术治疗和微创手术治疗中存在的这些问题进行了探讨。

关键词：椎间盘移位；外科手术，微创性；内窥镜检查；非手术治疗；述评

腰椎间盘突出症是一种骨科临床常见病和多发病，治疗方法众多，大体可分为非手术疗法和手术疗法两大类。非手术疗法包括卧床休息、牵引、推拿、针灸、功能锻炼、超短波治疗、微波治疗、低频脉冲电疗及药物治疗等。手术疗法包括开放手术和微创手术。非手术疗法以往一直被视为治疗腰椎间盘突出症的首选方法。手术的微创化、功能化和智能化是现代脊柱外科技术的标志[1]，随着脊柱微创手术技术的发展和推广，腰椎间盘突出症首选非手术治疗的原则受到了前所未有的挑战。本文就腰椎间盘突出症非手术治疗和微创手术治疗中存在的问题进行探讨，以期为广大临床医生诊治该病提供一些参考。

一、腰椎间盘突出症非手术治疗中存在的问题

1. 是否首选非手术疗法

目前，70%～80%的腰椎间盘突出症患者采用非手术治疗，特别是中医中药治疗。部分接受手术治疗的腰椎间盘突出症患者，术后也需要接受一段时间的非手术治疗，以改善残留症状，减少复发等。但不可否认，很多年轻的脊柱外科医师更倾向于采用手术治疗腰椎间盘突出症。随着微创技术的发展，腰椎间盘突出症首选非手术治疗的原则受到了前所未有的挑战。北美脊柱外科学会2014年发布的腰椎间盘突出症腰骶神经根病诊疗指南指出，大部分腰椎间盘突出神经根病患者无论治疗与否，症状均能得到改善；随着时间推移，突出椎间盘通常会出现萎缩；很多研究显示随着突出椎间盘的缩小，患者的腰部功能也逐渐得到改善[2]。因此，对于以髓核突出为主，无进行性运动神经损伤或马尾综合征的腰椎间盘突出症，应首选非手术治疗。

2. 突出物重吸收的预测

根据MRI或增强MRI可预测腰椎间盘突出症突出物能否被重吸收：① 突出的椎间盘周围出现环形强化，即牛眼征，提示突出椎间盘容易被重吸收；② "软"的突出（突出物以髓核为主）较之"硬"的突出（突出物以纤维环和软骨终板为主）更容易被重吸收；③ 中等或弥漫性突出容易被重吸收；④ 局限性突出不容易被重吸收[3-6]；⑤ 突出物游离越远越容易被重吸收。Kraemer[5]认为，根据增强MRI判断突出物的含水量（氢离子的多少），是选择治疗方案及判定预后的决定因素；突出物为水合信号高的髓核游离物时首选非手术治疗，突出物为水合信号不高的软骨终板或纤维环时应尽快手术。此外，突出物成分、大小及在椎管内所处的位置均可影响突出物的重吸收。如Iwabuchi1型、5型腰椎

间盘突出症，Komori 2 型、3 型腰椎间盘突出症，突出物被重吸收的几率较高[7-9]。

3. 巨大（或游离）型腰椎间盘突出症的非手术治疗

大多数脊柱外科医师难以接受对巨大（或游离）型腰椎间盘突出症采用非手术疗法治疗。但从文献报道来看，巨大（或游离）型腰椎间盘突出症经非手术治疗后，20%～60%可出现不同程度的重吸收现象而达到临床缓解或基本治愈[7-19]。Gunzburg 等[20]认为，突出髓核完全被吸收的情况多见于巨大（或游离）型腰椎间盘突出症，重吸收率达 70%；较大的腰椎间盘突出本身并不是手术指征，而患者疼痛的症状和神经功能损伤才是决定是否手术的主要因素。Benson 等[16]也认为巨大（或游离）型椎间盘突出的手术适应证仍存有争议，若经非手术治疗后早期症状改善快，则长期预后较好。但必须承认，巨大（或游离）型腰椎间盘突出症行非手术治疗是有潜在风险的，不能为等待非手术治疗的成功而错失手术治疗的最佳时机。临床医生应根据患者的具体情况进行具体分析和判断。

二、腰椎间盘突出症微创手术治疗中存在的问题

1. 微创介入技术

腰椎间盘突出症的微创介入技术包括经皮激光椎间盘减压术、臭氧注射疗法、化学溶核术[21]、射频消融疗法、低温等离子切除、经皮椎间盘切吸治疗和腰椎间盘分流术等。微创介入技术由于受到多方面条件的限制，以及疗效的不确定性，未能在临床推广。

2. 显微内窥镜技术

显微内窥镜腰椎间盘切除术[22]是开放式腰椎间盘切除术微创化和内窥镜化的结合。受工作管道位置和管径的限制，手术器械在某些方向的操作受到了影响，手术显露不够充分。该手术的并发症主要有术中出血、硬脊膜及神经根损伤。凌华军等[21,23]的研究表明，显微内窥镜技术和经皮椎间孔镜技术治疗腰椎间盘突出症的疗效相当，但后者的创伤更小、患者住院时间更短。因此，经皮椎间孔镜技术逐渐取代显微内窥镜技术成为主流的微创脊柱内窥镜技术[23-27]。

3. 经皮椎间孔镜技术

Yeung 于 1997 年发明了 YESS 技术，经后外侧椎间孔入路切除椎间盘髓核组织[28]。2002 年，Hoogland 发明了 TESSYS 技术，由原先的间接髓核摘除改进为直接髓核摘除，对椎间盘正常组织的破坏更少，比 YESS 技术有更广泛的适应证。2007 年，Hoogland 又对 TESSYS 的第 1 代产品 Joinmax 进行全面改进升级，发明了第 2 代椎间孔镜 MaxMoreSpine，定位更准确，可直达突出部位，提高了手术的安全性，使经皮椎间孔镜技术趋于成熟[29-30]。随着内窥镜器械的改良和手术技术的发展，经皮椎间孔镜技术的适应证不断扩大。在临床应用过程中，术者应严格把握适应证，仔细研读影像检查资料，评估责任椎间盘、突出髓核的形态位置及与受压神经根的位置关系、椎间孔形态、矢状面安全三角和髂嵴高度等，再结合患者的自身情况，确定是否需要采用经皮椎间孔镜技术。此外，随着技术的快速发展，经皮椎间孔镜技术也面临着和传统开放手术一样的问题。如对于包容型突出，应该切除多少椎间盘组织及如何避免切除残留？内镜下如何判断对受压神经根的减压是否充分？术中对退变节段纤维环的破坏是否会导致复发的风险增加？术中部分切除关节突关节、黄韧带及后纵韧带会对脊柱稳定性造

成怎样的影响？术后是否需要进行 MRI 检查以及何时进行检查？影像学检查显示的复发与症状复发之间是否有关？这些都有待采用循证医学的方法进行深入研究，得出更为科学的结论。

微创手术治疗腰椎间盘突出症的成功率虽高，但也存在症状残留、突出物残留、再复发等问题。微创虽然创伤小，但仍然有创，并非生理性修复及重建，更不是根治性疗法。与开放手术相比，微创手术成功的关键在于建立最有效的工作通道和精准处理手术靶点，但术中对正常椎间盘和椎管的干扰仍难以避免，术中 C 形臂 X 线机透视或 CT 引导定位带来的辐射及由此导致术中感染的风险也不容忽视。

三、小结

对腰椎间盘突出症进行诊治，应注意以下两个方面：一方面应重视人体自身的自愈能力；另一方面，MRI 上显示的突出物大小或程度，更多取决于局部氢离子的多寡，即组织的水肿程度，此种影像放大效应很容易误导医生和患者。因此，对于每一位患者的诊断都应做到"症""影"结合；在治疗上应根据诊断结果和患者的具体情况选择最合适的治疗方式，努力做到精准治疗，即选准患者、找准时机、用准治疗方式。当然，精准治疗建立在精准诊断的基础上，功能核磁共振的应用将给腰椎间盘突出症的精准诊断和治疗提供帮助。

参考文献

[1] 吴俊龙,张超,周跃.微创脊柱内镜技术的发展现状与展望[J].骨科,2016,7(1):65-68.

[2] KREINER D S,HWANG S W,EASA J E,et al. An evidencebased clinical guideline for the diagnosis and treatment of lumbar disc herniation with radiculopathy[J]. Spine J, 2014,14(1):180-191.

[3] VAN GOETHEM JWM,VAN DEN HAUWE L,PARIZEL P M. 脊柱与脊髓影像诊断学[M]. 孟悛非,译. 北京：人民卫生出版社, 2009:318-320.

[4] RAMOS AMADOR A，ALCARAZ MEXÍA M，GONZÁLEZ PRECIADO J L，et al. Natural history of lumbar disc hernias：does Gadolinium enhancement have any prognostic value？[J].Radiologia,2013,55(5):398-407.

[5] KRAEMER J. 椎间盘疾病[M]. 张佐伦,孙慧,译. 3 版.济南：山东科学技术出版社,2014: 294-297.

[6] HONG J，BALL P A. Images in clinical medicine. Resolution of lumbar disk herniation without surgery[J]. N Engl J Med,2016,374 (16):1564.

[7] 俞鹏飞,姜宏,刘锦涛.破裂型腰椎间盘突出症非手术治疗后的转归[J].中国脊柱脊髓杂志, 2015,25(2):109-114.

[8] 姜宏. 腰椎间盘突出症——重吸收现象与诊疗研究[M]. 3 版.南京：江苏凤凰科学技术出版社,2014:253-269.

[9] 姜宏,俞鹏飞,刘锦涛. 破裂型腰椎间盘突出症——MRI 分析/临床转归预测/治疗策略 [M]. 南京：江苏凤凰科学技术出版社,2017:

13-14.

[10] ZHONG M，LIU J T，JIANG H，et al. Incidence of spontaneous resorption of lumbar disc herniation：a Meta-Analysis[J]. Pain Physician，2017，20(1)：45-52.

[11] RASOULI M R，RAHIMI-MOVAGHAR V，SHOKRANE H F，et al. Minimally invasive discectomy versus microdiscectomy/open discectomy for symptomatic lumbar disc herniation[J]. Cochrane Database Syst Rev，2014，(9)：CD010328.

[12] MA X L. A new pathological classification of lumbar discprotrusion and its clinical significance[J]. Orthop Surg，2015，7（1）：1-12.

[13] MCGIRT M J，AMBROSSI G L，DATOO G，et al. Recurrent disc herniation and long-term back pain after primary lumbar discectomy：review of outcomes reported for limited versus aggressive disc removal [J]. Neurosurgery，2009，64（2）：338-344.

[14] MACKI M，HERNANDEZ-HERMANN M，BYDON M，et al. Spontaneous regression of sequestrated lumbar disc herniations：Literature review [J]. Clin Neurol Neurosurg，2014，120：136-141.

[15] KAWAJI Y，UCHIYAMA S，YAGI E. Three-dimensional evaluation of lumbar disc hernia and prediction of absorption by enhanced MRI[J]. J Orthop Sci，2001，6(6)：498-502.

[16] BENSON R T，TAVARES S P，ROBERTSON S C，et al. Conservatively treated massive prolapsed discs：a 7-year follow up [J]. Ann R Coll Surg Engl，2010，92(2)：147-153.

[17] MARTÍNEZ-QUIÑONES J V，ASO-ESCARIO J，CONSOLINI F，et al. Spontaneous regression from intervertebral disc herniation. Propos of a series of 37 cases[J]. Neurocirugia Astur，2010，21(2)：108-117.

[18] ÇITISLI V，İBRAHIMOĜLU M. Spontaneous remission of a big subligamentous extruded disc herniation：case report and review of the literature[J]. Korean J Spine，2015，12（1）：19-21.

[19] CRIBB G L，JAFFRAY D C，CASSAR-PULLICINO V N. Observations on the natural history of massive lumbar disc herniation [J]. J Bone Joint Surg Br，2007，89（6）：782-784.

[20] GUNZBURG R，SZPALSKI M. Lumbar disc herniation[M]. Philadelphia：LIPPINCOTT WILLIAMS&WILKINS，2002：84-91.

[21] 凌华军，范磊，赖茂松，等. 椎间盘镜与椎间孔镜治疗腰椎间盘突出疗效比较的 Meta 分析[J]. 中国内镜杂志，2017，23(3)：47-55.

[22] CHOY D S，ALTMAN P. Fall of intradiscal pressure with laser ablation[J]. J Clin Laser Med Surg，1995，13（3）：149-151.

[23] 李健. 脊柱微创外科手术学[M]. 北京：人民卫生出版社，2009：7.

[24] 瞿群威，朱书秀，张军. 实用椎间盘微创治疗学[M]. 北京：中国医药科技出版社，2010：310-392.

[25] 贾连顺，李健，林本丹. 脊柱外科学[M]. 上海：第二军医大学出版社，2009：220-230.

[26] 胡有谷，陈伯华. 腰椎间盘突出症[M]. 4 版.

北京：人民卫生出版社，2011:593-620.

[27] KAMBIN P，GELLMAN H. Percutaneous lateral discectomy of the lumbar spine a preliminary report[J]. Clin Orthop,1983,174 (174):127-132.

[28] YEUNG A T. Minimally invasive disc surgery with the yeung endoscopic spine system（YESS） [J]. Surg Technol Int,1999,8:267-277.

[29] HOOGLAND T，VAN DEN BREKEL-DIJKSTRA K，SCHUBERT M，et al. Endoscopic trans for aminal discectomy for recurrent lumbar disc herniation：a prospective，cohort evaluation of 262 consecutive cases[J]. Spine（Phila Pa 1976），2008,33(9):973-978.

[30] 李嵩鹏，白一冰，李义凯. 侧后路经皮脊柱内镜治疗腰椎间盘突出症的应用进展[J]. 颈腰痛杂志，2014,35(3):217-220.

（本节内容原载于《中医正骨》2018 年第 4 期，作者：姜宏）

第七节　要重视对腰椎间盘突出后重吸收现象的研究

关键词：腰椎间盘突出；重视；重吸收现象

腰椎间盘突出症（lumbar disc herniation, LDH）是临床上的常见病、多发病，学术界对本病的研究广泛而又深入，但又不断萌生出很多新问题悬而未决，如椎间盘突出后重吸收、椎间盘钙化、孤立性椎间盘吸收、椎间盘源性腰痛等。

一、研究突出椎间盘的重吸收有待重视

腰椎间盘突出症始终为临床医师面临的一大课题，从简而易治的，到多次手术却又无效的，种类繁多，且病情差别甚大，从而为骨科诊治技术的发展提供了一个新的领域，尤其是在椎间盘转归上的研究前景更为诱人。

1934年，Mixter和Barr在《新英格兰医学杂志》发表了《累及椎管的椎间盘破裂》的论文，首次提出腰椎间盘突出是腰腿痛的可能原因，从而开创了腰椎间盘突出症的手术治疗新局面。半个多世纪以来，手术一直是治疗腰椎间盘突出症的有效手段之一，并且手术术式也在不断改进发展之中。随着对本病研究的不断深入，人们已清楚地认识到，手术治疗并非根治性疗法和治愈性疗法，而且还会带来一些新的临床问题。迄今为止，腰椎间盘突出症的治疗仍以非手术疗法为主或临床首选。

1990年，Saal在Spine杂志发表了《腰椎间盘突出症非手术疗法的自然病程》，首次通过MRI和CT前后对比观察发现，腰椎间盘突出后不经外科手术治疗可以被自发性吸收（spontaneous resorption），这种重吸收并非以往所认识的那种复位或回纳。腰椎间盘突出后重吸收现象，为研究非手术疗法特别是中医中药治疗腰椎间盘突出症，打开了一扇新的大门。

为此，笔者1998年在《中华骨科杂志》，率先在国内发表了《腰椎间盘突出后的自然吸收及其临床意义》一文。近10年来，国内临床也有陆续报道，有些原来被认为有绝对手术指征的破裂型突出甚至是巨大破裂型突出的患者，经过中医中药等非手术治疗出现了重吸收而免于手术治疗。这既节省了患者的经济开支，又减少了患者的身心痛苦。

但事实并非如此简单，更深层次的问题仍有待我们去探索。因为对腰椎间盘突出后重吸收的研究，国内文献报道的数量要少于国外的文献报道。而且，一些随访资料表明，国内报道重吸收的发生率要低于国外的报道。为什么会出现重吸收？是髓核的吸收还是血肿水肿的吸收？它的机制？出现时间？中医药对重吸收的影响？甾体和非甾体类药物对吸收机制的影响？特别是如何通过有针对性的干预，触发或激活重吸收的有效途径和机制环节，使其从临床"少见现象"向"非少见现象"转化？目前还是问题多于答案。这其中的一个重要原因，可能源于我们对它的不重视或不认识。当然，对突出椎间盘重吸收的研究，具有挑战性和艰巨性。而科学研究的价值就在于，即使前面此路不通，但也要去探险求真，向"不知道"进军。即使无功而返，证明此路不通也是科学研究的目的之一。而多数新发现，往往正是在突破了大多数人认为的"山前无路"的思维模式中产生的。

二、研究突出椎间盘的重吸收意义重大

现有研究进展表明[1~6]，椎间盘突出后的重吸收有很多机制参与，其并非是一种机制在单独起作用。所以，我们要唯物地研究椎间盘突出后重吸收现象和机体内在本质的关系，进而不断揭示其事物内部联系的本质。笔者在大量的临床工作中，发现有一部分患者在接受中医药治疗后出现了突出椎间盘的重吸收现象，并且发生重吸收的概率和程度高于单纯服用西药者[5]。因此，在研究重吸收机制的基础上，积极寻找中医药促进重吸收的有效措施意义重大。如能以此促进重吸收，来达到缓解甚至治愈腰椎间盘突出症的目的，将对骨伤科临床产生巨大的影响。千百年来的临床实践证明，中医药治疗腰椎间盘突出症，多数病例可有很好的疗效。但有时仍存在着因病因病机不明、防治水平不高、治疗机制不清而致的疗效不甚理想等困惑与难点。对以往中医药治疗腰椎间盘突出症的疗效机制的分析，是否还有重吸收的作用，需要重新定位去认识思考，这也正是我们要不断探索与不断研究的目标。对中医药疗效机制的解释，不仅要认同于已知的，而更要探究于未知的，因为临床疗效的提高依赖于我们对未知的不断认识。

尽管我们对椎间盘疾病的认识在不断深入，并达到了一个崭新的临床高度，但不可否认，有关椎间盘突出后重吸收的问题，还是一个有争议的问题，甚至还是一个被忽视抑或被人还不屑一顾的问题。在很多全国性的骨科或骨伤科学术性会议上，也很少有人问津椎间盘重吸收的问题，这正需要我们在循证医学方面做更深入的研究。

近年来，国外对椎间盘突出后重吸收的问题依然关注。在 Robert Gunzburg 著述的 LUMBAR DISC HERNIATION（2002 年版）中，作者以第 2 章第 9 节的整节篇幅，通过大量保守治疗的完整病例，论述了腰椎间盘突出的自然转归及其重吸收的现象机制，并指出突出髓核完全重吸收的情况多见于巨大型突出的患者，即高吸收率（吸收超过 70%）的现象多见于巨大型突出和中等程度以上突出的患者，因为长入突出椎间盘组织内的细胞和血管可将突出物"定点清除"[6]。Sakai（2007）、Haro（2008）又分别在 J Neurosurg Spine 上报道了腰椎间盘硬膜内突出、胸椎间盘突出经保守治疗后出现重吸收的病例；Ergün（2009）在 Acta Neurochir 报道了腰 4、5 椎间盘巨大突出后重吸收的现象。突出椎间盘的重吸收问题，除了临床之外，涵盖了生理病理、生物力学、遗传衰老和免疫等诸多医学基础领域，而从这些方面紧密结合临床实际，选准 1~2 个研究点深入进行研究，将是今后的探索方向。

医学发展趋势表明，腰椎间盘突出症的治疗方法正在朝尽量保持脊柱稳定要素的无创或微创技术方向发展。突出椎间盘重吸收现象，也使手术疗法受到了前所未有的挑战，并使我们对某些过早、过度甚至扩大指征进行手术的现象予以反思——在选择手术疗法之前，是否让患者再"等一等"。当然，其前提条件是，不要以此耽误病情而失去手术治疗的有利时机。无论保守治疗、微创治疗，还是手术治疗，都应以患者的利益为最高出发点，严格指征，科学选择，不可偏移。

无疑，从中医骨伤科学术角度，重视对椎间盘突出后重吸收的研究与观察，对进一步提高现有中医药的疗效，弘扬中医特色和优势，以及更好地防治颈椎病、腰腿痛具有重要的临床意义。但以目前医学水平来看，腰椎间盘突出症出现重吸收现象，或许只是少数现象。然而，发生重

吸收也绝非孤立现象，对患者来说是机遇，对临床医师来说也是机遇。矛盾的特殊性存在于普遍性之中，机遇总是倾向于有准备者。我们要努力做到医患合作，中西结合，积极探寻并促成这种机遇的发生，变可遇不可求为可遇又可求……让我们共同用心去抓住这一次次可能出现的机遇吧！

参考文献

[1] 姜宏,崔全起,施杞.腰椎间盘突出的自然吸收与症状转归研究[J].中国中医骨伤科杂志,1999,7(5):54-55.

[2] SAAL J A,SALL J S,HERZOG K J. The natural history of lumbar in tervertebral disc extrusions treated nonoperatively[J]. Spine (Phila Pa 1976),1990,15(7):683-686.

[3] 刘锦涛,姜宏,徐坤林,等.非手术疗法对腰椎间盘突出后重吸收的影响[J].中国骨与关节损伤杂志,2010,25(11):978-980.

[4] 李晓春,姜宏,刘锦涛.腰椎间盘突出后再吸收的研究进展[J].中国脊柱脊髓杂志,2010,20(7):598-600.

[5] 刘锦涛,俞鹏飞,李晓春,等.姜宏教授治疗破裂型腰椎间盘突出症临床经验举隅[J].中国中医骨伤科杂志,2010,18(8):57-58.

[6] 姜宏.腰椎间盘突出症——重吸收现象与诊疗研究[M].南京:江苏科学技术出版社,2011:1-3.

（本节内容原载于《中国中医骨伤科杂志》2012年第3期,作者:姜宏）

第五章

附 录

第一节 "巨大型与游离型腰椎间盘突出症中医促进重吸收的诊疗技术及应用"专题研究项目介绍

一、主要技术内容

1. 巨大/游离型腰椎间盘突出症中医内治技术促进重吸收

（1）针对巨大/游离型腰椎间盘突出症中医病理特点，提出益气活血通督的治疗大法，研制消髓化核汤，临床应用 15 年。

（2）临床有效的消髓化核汤经急性毒理实验证实无毒副作用。

（3）建立大鼠破裂型椎间盘突出动物模型，证实椎间盘新生血管化、巨噬细胞吞噬、炎性反应、基质降解、自身免疫反应等为重吸收发生机制。

（4）开展益气活血方治疗作用的机理研究，证实该方能够通过促进新生血管长入、聚集炎性因子、启动免疫级联反应、激活 P38MAPK 信号通路介导细胞凋亡等机制促进突出椎间盘重吸收的发生，并正在进行突出物自噬与凋亡方面的实验研究。

（5）通过 400 余例资料完整的临床随访及 MRI 复查（1～12 年）发现，巨大/破裂型椎间盘突出经消髓化核汤治疗大多可以出现临床症状缓解、突出物重吸收现象，重吸收率接近 60％，完全吸收率达 26％。结果证实消髓化核汤治疗此病安全有效。

（6）对一部分腰椎间盘突出症经皮内镜术后出现残余症状或腰椎手术失败综合征的患者，在康复期运用益气活血通督中药治疗，结果患者临床症状缓解，并且促进术后残余突出物发生重吸收。

2. 巨大/游离型腰椎间盘突出症中医内治临床转归预测技术

（1）提出巨大/破裂型腰椎间盘突出首选中医内治的纳排标准。

（2）基于增强 MRI 建立巨大/破裂型腰椎间盘突出症临床转归预测方法，提高了中医内治技术的有效性和安全性。

3. 姜宏教授治疗巨大/破裂型腰椎间盘突出症临证经验总结

二、创新点

（1）证实了中医治疗的临床有效性、在椎间盘重吸收过程中的促进作用。

（2）对椎间盘突出后发生重吸收的机制率先做了系统性的研究。

（3）建立椎间盘重吸收大鼠模型，具有重复性好、稳定性高的优点，能够较好地模拟出重吸收的发生机制。

（4）建立巨大/游离型椎间盘突出症中医治疗临床转归评价方法，特别是对增强 MRI 突出物周围环状高信号的认识与评价，对临床具有重大指导意义。

（5）中医内治法干预腰椎间盘突出症术后患者，促进术后残余症状及突出物逐渐消失。

（6）证实巨大/游离型椎间盘突出是一种最易于发生重吸收的类型，对有手术指征的上述患者，如何进行中医治疗、如何规避风险进行了深入研究。

三、获得荣誉（科学技术奖）

（1）巨大破裂型腰椎间盘突出症中医内治康复技术促进重吸收的研究——2020 年中国康复医学会科学技术奖三等奖。

（2）益气逐瘀利水方治疗游离型腰椎间盘突出症的 MRI 观察及疗效机制——2019 年中华中医药学会科学技术奖三等奖。

（3）破裂型腰椎间盘突出症中医促进重吸收的诊疗技术及应用——2018 年中国中西医结合学会科学技术奖二等奖。

（4）腰椎间盘突出后重吸收的 MRI 观察及益气化瘀方促进重吸收的临床研究——2015 年度江苏中医药科学技术奖三等奖。

（5）益气化瘀散结法促进椎间盘突出后重吸收的研究——2013 年度江苏中医药科学技术奖二等奖。

（6）《腰椎间盘突出症——重吸收现象与诊疗研究》——2012 年度第 25 届华东地区优秀科技图书二等奖。

（7）消髓化核汤促进腰椎间盘突出后重吸收的临床应用——2012 年度苏州市医学新技术奖一等奖。

（8）利水化瘀散结法促进腰椎间盘突出后重吸收的研究——2011 年度江苏中医药科学技术奖三等奖。

四、课题立项

（1）2021 年度，国家自然科学基金项目（No. 82074467）：益气活血方调控 HIF-1α/BNIP3/Beclin-1 信号通路促进破裂型腰椎间盘突出重吸收的机制。

（2）2021 年度，国家自然科学基金青年项目（No. 82004393）：益气活血通督方调控 ROS 介导的氧化应激促进腰椎间盘突出髓核细胞过度自噬与凋亡的机制研究。

（3）2020 年度，江苏省自然科学基金项目（No. SBK2020022499）：基于 HIF-1α/BNIP3/Beclin-1 信号通路研究益气活血方调控破裂型椎间盘突出重吸收的机制。

（4）2019 年度，江苏省自然科学青年基金项目（No. BK20190191）：益气活血通督方调控破裂型腰椎间盘突出后重吸收过程中的自噬与凋亡机制研究。

（5）2019 年度，苏州市科技发展计划项目（No. SYSD2019218）：吴医益气通络法促进破裂型腰椎间盘突出重吸收关键技术的临床应用研究。

（6）2019 年度，苏州市科技发展计划项目（No. SYSD2019220）：消髓化核汤治疗巨大/游离型腰椎间盘突出症的影像学观察及临床研究。

（7）2016 年度，江苏省青年医学重点人才课题项目（No. QNRC2016253）：基于吴门医派络病理论治疗破裂型腰椎间盘突出症的临床及影像学研究。

（8）2015 年度，国家自然科学基金项目（No. 国自然 81473691）：益气活血方介导 P38MARK 信号转导通路促进腰椎间盘突出重吸收的机制。

（9）2014 年度，苏州市科技发展计划项目

(No.SYS201422)：益气活血方介导 P38MARK 信号转导通路促进腰椎间盘突出后重吸收的机制研究。

（10）2013 年度，江苏省中医药局基金项目（No.LZ13148）：消髓化核汤促进破裂型腰椎间盘突出后重吸收的临床研究及 MRI 观察。

（11）2011 年度，江苏省中医药局基金项目（No.LZ11146）：益气逐瘀利水方促进腰椎间盘突出后重吸收的细胞学研究及机理探讨。

（12）2009 年度，江苏省中医药局基金项目（No.LZ09120）：腰椎间盘突出后重吸收的 MRI 观察及益气化瘀方促进重吸收的临床研究。

（13）2008 年度，苏州市科技局课题（No.SS08040）：益气化瘀散结法促进椎间盘突出后重吸收的研究。

（14）2008 年度，苏州市科技局课题（No.YJS0942）：腰椎间盘突出后突出物三维影像测量方法研究及其临床应用。

五、发表论文

1. 中文论文 67 篇

[1] 戴宇祥，姜宏，俞鹏飞. 中药复方介导 p38 丝裂原活化蛋白激酶信号通路在腰椎间盘突出症中作用的研究现状 [J]. 中国临床药理学杂志，2020，36（02）：213-216.

[2] 冯秋香，姜宏，俞鹏飞. 肌电图在腰椎间盘突出症诊治中的应用进展 [J]. 颈腰痛杂志，2020，41（02）：250-252.

[3] 张葛，姜宏. 巨大型腰椎间盘突出症的治疗概述 [J]. 颈腰痛杂志，2020，41（03）：363-364.

[4] 戴锋，俞鹏飞，刘锦涛，等. 非手术治疗破裂型腰椎间盘突出症 5 年随访研究 [J]. 中国骨伤，2020，33（5）：414-419.

[5] 戴宇祥，姜宏. 基于内容分析法的腰椎间盘突出重吸收影响因素分析 [J]. 颈腰痛杂志，2019，40（05）：583-586.

[6] 戴宇祥，姜宏. 基于 CONSORT 及 STRICTA 评价浮针治疗腰椎间盘突出症 RCT 报告的质量研究 [J]. 时珍国医国药，2019，30（05）：1240-1244.

[7] 王青华，马智佳，姜宏. 运用吴门络病理论辨治巨大/游离型腰椎间盘突出症 [J]. 中医正骨，2019，31（10）：37-39＋44.

[8] 马智佳，姜宏，俞鹏飞. 消髓化核汤保守治疗 130 例巨大型腰椎间盘突出症的疗效分析 [J]. 中国骨伤，2019，32（03）：239-243.

[9] 董磊，姜宏. 巨大突出型腰椎间盘突出自发性重吸收 1 例 [J]. 临床骨科杂志，2019，22（01）：73.

[10] 刁志君，姜宏，刘锦涛，等. 益气活血方介导促炎因子促进破裂型腰椎间盘突出后重吸收的机制研究 [J]. 中国中医骨伤科杂志，2019，27（05）：1-6.

[11] 沈学强，姜宏. 巨大破裂型腰椎间盘突出症重吸收 30 例随访研究 [J]. 中国矫形外科杂志，2018，26（21）：1921-1926.

[12] 沈学强，姜宏. 姜宏教授辨治巨大游离型腰椎间盘突出症经验介绍 [J]. 中国中医骨伤科杂志，2018，26（07）：78-80.

[13] 沈学强，姜宏. 巨大游离型腰椎间盘突出后重吸收 1 例报道 [J]. 实用骨科杂志，2018，24（03）：284-286.

[14] 冯鸣，姜宏. 基于 MRI 上椎间盘突出程度预测腰椎间盘突出后重吸收的研究进展 [J]. 中医正骨，2018，30（11）：53-56＋63.

[15] 刁志君，姜宏，刘锦涛，等. 多配体蛋白聚

糖-4在椎间盘退变中的作用［J］. 中国脊柱脊髓杂志，2018，28（10）：944-948.

［16］刁志君，姜宏，刘锦涛，等. 基于基因芯片技术探索椎间盘退行性改变机制的研究进展［J］. 中国中医骨伤科杂志，2018，26（08）：79-83.

［17］刁志君，姜宏，刘锦涛，等. 炎症因子在椎间盘退变中的作用［J］. 中医正骨，2018，30（07）：32-35.

［18］刁志君，姜宏，刘锦涛. 细胞自噬对腰椎间盘突出后重吸收的意义［J］. 中国骨伤，2018，31（04）：386-390.

［19］徐铭，姜宏. 独活寄生汤治疗寒湿痹阻型腰椎间盘突出症的临床疗效及预后观察. 陕西中医，2018，39（2）：157-159.

［20］沈学强，姜宏. 细胞自噬与椎间盘退变关系的研究进展［J］. 中国中医骨伤科杂志，2017，25（08）：77-79＋82.

［21］戴锋，俞鹏飞，姜宏. 中医药保守治疗破裂型腰椎间盘突出症的临床疗效［J］. 现代医药卫生，2017，33（20）：3116-3113.

［22］王志强，姜宏. 姜宏教授中药治疗破裂型腰椎间盘突出症临床经验总结［J］. 颈腰痛杂志，2017，38（6）：528-530.

［23］钟鸣，莫文，姜宏，等. 保守治疗促进腰椎间盘突出后突出物重吸收的研究进展［J］. 颈腰痛杂志，2017，38（1）：73-76.

［24］尤君怡，姜宏，梁国强，等. 益气活血法对破裂型腰椎间盘突出症大鼠组织 MMP-3 和 MMP-7 蛋白表达的影响［J］. 广西中医药大学学报，2016，19（3）：1-4.

［25］周红海，姜宏，俞振翰. 益气活血方对非破裂型腰椎间盘突出退变髓核细胞 Col Ⅱ、

Aggrecan 及 TIMP-1 mRNA 的影响［J］. 南京中医药大学学报，2015，31（4）：368-371.

［26］俞鹏飞，姜宏，刘锦涛. 破裂型腰椎间盘突出症非手术治疗后的转归［J］. 中国脊柱脊髓杂志，2015，25（2）：109-114.

［27］刘锦涛，俞鹏飞，姜宏. 破裂型腰椎间盘突出症的保守治疗分析［J］. 颈腰痛杂志，2015，36（6）：475-478.

［28］朱宇，姜宏，俞鹏飞. 腰椎间盘突出后重吸收的研究进展［J］. 中国脊柱脊髓杂志，2014，24（12）：1124-1128.

［29］陶帅，姜宏，王铠，等. 破裂型与未破裂型腰椎间盘突出组织超微结构对比观察［J］. 临床骨科杂志，2014，（5）：604-607.

［30］俞振翰，姜宏，钱祥. 腰椎间盘突出后重吸收研究新进展［J］. 中国中医骨伤科杂志，2013，21（7）：70-72.

［31］陶帅，姜宏，李晓春，等. 腰椎间盘突出后重吸收的机制研究进展［J］. 现代中西医结合杂志，2013，22（1）：103-106.

［32］李晓春，刘锦涛，俞鹏飞，等. 姜宏教授用药对治疗腰椎间盘突出症临床经验举隅［J］. 颈腰痛杂志，2013，34（2）：156-158.

［33］陶帅，姜宏，李晓春，等. 基质金属蛋白酶与腰椎间盘退变的研究进展［J］. 颈腰痛杂志，2013，34（2）：162-164.

［34］吉万波，陆爱清，陶帅，等. "消髓化核汤"促进腰椎间盘突出症术后康复30例临床研究［J］. 江苏中医药，2013，（12）：30-31.

［35］姜宏. 要重视对腰椎间盘突出后重吸收现象的研究［J］. 中国中医骨伤科杂志，2012，20（3）：61-62.

[36] 俞振翰，姜宏，周红海. 腰椎间盘突出后的重吸收研究进展 [J]. 南京中医药大学学报，2012，28（4）：397-400.

[37] 韩松，姜宏，俞鹏飞. 消髓化核汤治疗青少年腰椎间盘突出症临床研究——附 23 例临床小结 [J]. 中国中医骨伤科杂志，2012，20（10）：35-37.

[38] 俞鹏飞，姜宏，刘锦涛. 消髓化核汤对腰椎间盘突出后重吸收影响的临床研究 [J]. 长春中医药大学学报，2012，28（2）：221-223，225.

[39] 韩松，姜宏. 青少年腰椎间盘突出后重吸收 2 例报道 [J]. 颈腰痛杂志，2012，33（2）：145-146.

[40] 俞鹏飞，姜宏，刘锦涛，等. 破裂型腰椎间盘突出的 MRI 表现及测量方法探讨 [J]. 颈腰痛杂志，2012，33（2）：130-132.

[41] 钱祥，姜宏，王拥军，等. MMP3、MMP7 在腰椎间盘突出组织中的表达及其临床意义 [J]. 中国中医骨伤科杂志，2012，20（8）：1-3.

[42] 李宇卫，姜宏，刘锦涛. 椎间盘突出后重吸收过程中相关指标的研究进展 [J]. 中国基层医药，2011，18（19）：2714-2715.

[43] 李晓春，姜宏，刘锦涛，等. 益气化瘀方促进破裂型腰椎间盘突出重吸收机制的探讨 [J]. 中国中医骨伤科杂志，2011，19（5）：7-9.

[44] 俞鹏飞，姜宏，刘锦涛，等. 腰椎间盘退变及突出动物模型研究进展 [J]. 中医正骨，2011，23（7）：33-35，38.

[45] 俞鹏飞，姜宏，刘锦涛. 腰椎间盘突出与 Modic 改变相关性的研究——附 95 例临床观察 [J]. 颈腰痛杂志，2011，32（6）：416-419.

[46] 李晓春，姜宏，刘锦涛，等. 血管内皮生长因子在突出椎间盘重吸收中的表达及其意义 [J]. 颈腰痛杂志，2011，32（2）：88-91.

[47] 李宇卫，姜宏，刘锦涛. 破裂型椎间盘突出动物模型形态结构及自身血管化的研究 [J]. 中国基层医药，2011，18（18）：2537-2538.

[48] 俞鹏飞，刘锦涛. 姜宏从痹、痉、痿论治腰椎间盘突出症经验 [J]. 河南中医，2011，31（5）：466-467.

[49] 李晓春，姜宏，刘锦涛，等. TNF-α 抑制剂对破裂型腰椎间盘突出重吸收影响的实验研究 [J]. 颈腰痛杂志，2011，32（4）：264-267.

[50] 李晓春，姜宏，刘锦涛. 腰椎间盘突出后再吸收的研究进展 [J]. 中国脊柱脊髓杂志，2010，20（7）：598-600.

[51] 李晓春，姜宏，刘锦涛，等. 腰椎间盘突出动物模型的研究进展 [J]. 颈腰痛杂志，2010，31（4）：299-301.

[52] 刘锦涛，姜宏，徐坤林，等. 破裂游离型腰椎间盘突出组织重吸收 2 例报告 [J]. 颈腰痛杂志，2010，31（2）：160，158.

[53] 刘锦涛，俞鹏飞，李晓春，等. 姜宏教授治疗破裂型腰椎间盘突出症临床经验举隅 [J]. 中国中医骨伤科杂志，2010，18（8）：57-58.

[54] 俞鹏飞，刘锦涛. 姜宏教授治疗破裂型腰椎间盘突出症经验 [J]. 湖南中医杂志，2010，26（5）：48-49.

[55] 刘锦涛，姜宏，徐坤林，等. 非手术疗法对腰椎间盘突出后重吸收的影响（附 30 例分析）[J]. 中国骨与关节损伤杂志. 2010，25（11）：978-980.

[56] 刘锦涛，姜宏，王拥军，等. 大鼠破裂型椎间

盘突出模型的建立及突出物重吸收机制的研究[J]. 中国骨伤，2010，23（5）：370-372.

［57］刘锦涛，姜宏，王拥军，等. 破裂性椎间盘突出重吸收机制的研究［J］. 中国骨与关节损伤杂志，2009，24（11）：991-993.

［58］姜宏，刘锦涛，惠祁华，等. 破裂型椎间盘突出动物模型重吸收过程中自身免疫反应的研究［J］. 颈腰痛杂志，2009，30（1）：21-23.

［59］徐坤林，姜宏，刘锦涛. 破裂型椎间盘突出动物模型中新生血管因子与炎性反应的研究［J］. 颈腰痛杂志，2009，30（4）：310-312.

［60］姜宏，刘锦涛，惠礽华，等. 黄芪对破裂型椎间盘突出重吸收动物模型的影响［J］. 中国骨伤，2009，22（3）：205-207.

［61］刘锦涛，姜宏. 腰椎间盘突出后自然重吸收的研究进展［J］. 颈腰痛杂志，2008，29（1）：67-69.

［62］姜宏，赵玉群，王拥军. 新生血管在腰椎间盘突出后自然缩小与吸收中的作用［J］. 中医正骨，2001，13（3）：52.

［63］陈家荣，姜宏. 穿破后纵韧带的腰椎间盘突出的研究动态［J］. 现代康复，2001，5（12）：81.

［64］姜宏，崔全起，施杞. 腰椎间盘突出症的自然吸收与症状转归研究［J］. 中国中医骨伤科杂志，1999，7（5）：54.

［65］姜宏，施杞，王拥军. 腰椎间盘突出后的自然吸收与非手术疗法的探讨［J］. 颈腰痛杂志，1999（4）：315.

［66］姜宏，施杞，郑清波. 腰椎间盘突出后的自然吸收及其临床意义［J］. 中华骨科杂志，1998（12）：755-757.

［67］姜宏. 腰椎间盘突出的自然吸收机制与手法治疗［J］. 辽宁中医杂志，1998（08）：34.

2. SCI 论文 7 篇

［1］DAI F，DAI YX，JIANG H，et al. Non-surgical treatment with XSHHD for ruptured lumbar disc herniation：a 3-year prospective observational study[J]. BMC Musculoskeletal Disorder，2020，21：690.

［2］LIU J T，ZHU Y，WANG Z Q，et al. Clinical research for whether the Traditional Chinese medicine could promote the resorption of lumbar disc herniation：a randomized controlled trial［J］. Medicine（Baltimore），2020，99(27)：e21069.

［3］ZHONG M，LIU J T，JIANG H，et al. Incidence of spontaneous resorption of lumbar disc herniation：a meta-analysis［J］. Pain Physician，2017，20(1)：E45-E52.

［4］ZHU Y，LIU J T，YANG L Y，et al. P38 mitogen-activated protein kinase inhibition modulates nucleus pulposus cell apoptosis in spontaneous resorption of herniated intervertebral discs：An experimental study in rats[J]. Mol Med Rep，2016，13(5)：4001-4006.

［5］YU P F，JING H，LIU J T，et al. Traditional Chinese medicine treatment for ruptured lumbar disc herniation：clinical observations in 102 cases[J]. Orthop Surg，2014，6(3)：229-235.

［6］LIU J T，LI X F，YU P F，et al. Spontaneous resorption of a large lumbar disc herniation within 4 months[J]. Pain Physician，2014，17(6)：E803-806.

[7] YU P F，JIANG F D，LIU J T，et al. Outcomes of conservative treatment for ruptured lumbar disc herniation［J］. Acta Orthop Belg，2013，79(6)：726-730.

六、出版专著

(1)《腰椎间盘突出症——重吸收现象与诊疗研究》，江苏科学技术出版社，2011年。

(2)《腰椎间盘突出症——重吸收现象与诊疗研究》(第二版)，江苏科学技术出版社，2012年。

(3)《腰椎间盘突出症——重吸收现象与诊疗研究》(第三版)，江苏科学技术出版社，2014年。

(4)《腰椎间盘突出症——重吸收现象与诊疗研究》(第四版)，江苏凤凰科学技术出版社，2016年。

(5)《破裂型腰椎间盘突出症——MRI分析/临床转归预测/治疗策略》，江苏凤凰科学技术出版社，2017年。

(6)《巨大/游离型腰椎间盘突出症非手术治疗的病例研究》，苏州大学出版社，2018年。

七、培养与围绕本专题研究已经毕业的骨伤科研究生情况

(1) 专业学位博士生3名。

(2) 科学学位硕士生9名。

(3) 专业学位硕士生21名。

(4) 新加坡研究生1名。

八、国家级继续教育成果推广情况

(1) 连续9年主办国家级继续教育学习班、江苏省中西医结合骨伤科学术年会：

① 2011年9月，2011年度学术会议在苏州市胥城大厦召开；

② 2012年11月，中西医结合治疗脊柱疾病新进展学习班暨全国中医骨伤科研讨会在苏州市维景国际大酒店召开；

③ 2013年11月，中西医结合治疗脊柱疾病新进展学习班暨全国中医骨伤科研讨会在苏州市维景国际大酒店召开；

④ 2014年11月，骨与关节疾病中西医结合治疗新进展学习班暨龚正丰全国名老中医骨伤学术经验研讨班在苏州市维景国际大酒店召开；

⑤ 2015年11月，江苏省中西医结合骨伤学术年会暨吴门医派葛氏伤科正骨手法龚正丰骨伤学术经验研讨班在苏州市苏苑饭店召开；

⑥ 2016年12月，江苏省中西医结合骨伤学术年会暨吴门医派葛氏伤科正骨手法龚正丰骨伤学术经验研讨班在苏州市胥城大厦召开；

⑦ 2017年12月，江苏省中西医结合骨伤学术年会暨吴门医派葛氏伤科正骨手法龚正丰骨伤学术经验研讨班在苏州市苏苑饭店召开；

⑧ 2018年9月，江苏省中西医结合骨伤学术年会暨吴门医派葛氏伤科正骨手法龚正丰骨伤学术经验研讨班在苏州市苏苑饭店召开；

⑨ 2019年12月，江苏省中西医结合骨伤学术年会暨吴门医派葛氏伤科正骨手法龚正丰骨伤学术经验研修班在苏州市苏苑饭店召开。

(2) 中华医学会第二十届骨科学术会议暨第十三届COA学术大会发言：中医药治疗巨大、游离型腰椎间盘突出症的疗效、风险与挑战——387例回顾性分析(2018年11月21—24日，福建厦门)。

(3) 中华医学会第二十一届骨科学术会议暨第十四届COA学术大会发言：增强MRI在巨大破裂型腰椎间盘突出症转归预测中的应用(2019年11月14—17日，上海)。

(4) 自2010年至今，姜宏教授在各种国家级继续教育学习班上授课共计200多次。

第二节 姜宏教授团队已发表的 SCI 论文的影印文本

Dai *et al. BMC Musculoskeletal Disorders* (2020) 21:690
https://doi.org/10.1186/s12891-020-03723-2

BMC Musculoskeletal
Disorders

RESEARCH ARTICLE   **Open Access**

Non-surgical treatment with XSHHD for ruptured lumbar disc herniation: a 3-year prospective observational study

Feng Dai[†], Yu Xiang Dai[†], Hong Jiang, Peng Fei Yu and Jin Tao Liu[*]

Abstract

Background: Lumbar disc herniation (LDH) is mainly caused by annular fiber disruption with a discrete leakage of nucleus pulposus pressing on a nerve, resulting in back pain and radiating pain. Most patients with LDH can be treated conservatively, but there are many different conservative treatments. Furthermore, most previous studies did not evaluate the long-term efficacy of these treatments and the prognosis. Therefore, an effective and safe therapeutic strategy is lacking for patients with LDH. In this study, we evaluated Xiao Sui Hua He decoction (XSHHD) in the treatment of LDH.

Methods: This was a rigorous prospective observational 3-year follow-up study. We recruited 69 participants with ruptured lumbar disc herniation (RLDH) between February 2014 and February 2016. Patients took XSHHD orally twice a day for 6 months. The primary outcome measurements were visual analogue scale (VAS) pain score, Oswestry disability index (ODI) and straight leg raising test (SLRT). The secondary outcome measurements was nucleus pulposus protrusion volume on magnetic resonance imaging (MRI). Clinical outcomes were measured at baseline (Visit 1), and at 3, 6, 12, and 36 months (Visit 2, 3, 4, and 5, respectively)..

Results: Sixty-three patients were followed-up for 3 years after treatment. SLRT and ODI after non-surgical treatment improved significantly compared with baseline ($P < .001$). There were no statistically significant differences at 6 months vs 36 months for SLRT and ODI. VAS scores (leg, back) after 3 years of treatment were statistically significantly different compared with baseline ($P < .001$; $Z = -6.93, -6.637$). The baseline protrusion volume was 2018.61 ± 601.16 mm^3, and the volume decreased significantly to 996.51 ± 387.42 mm3 at 36 months ($t = 12.863$; $P < .001$). The volume of protrusion resorption rate (VPRR) at 36 months was $47.24 \pm 23.99\%$, with significant resorption in 23 cases, partial resorption in 23 cases, no resorption in 15 cases, and increased volume in 2 cases.

Conclusions: This study showed that non-surgical treatment with XSHHD was effective, and the study clarified the natural outcomes in LDH.

Keywords: Ruptured lumbar disc herniation, Non-surgical treatment, Xiao sui Hua He decoction, Traditional Chinese medicine, Resorption, Natural outcome

* Correspondence: okdoctor@163.com
[†]Feng Dai and Yu Xiang Dai contributed equally to this work.
Department of Orthopedics, Suzhou TCM Hospital affiliated to Nanjing
University of Traditional Chinese Medicine, Suzhou 215009, Jiangsu Province,
China

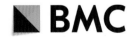

Dai *et al. BMC Musculoskeletal Disorders*　　(2020) 21:690

Background

Lumbar disc herniation (LDH) is mainly caused by annular fibers disruption with a discrete leakage of nucleus pulposus pressing on a nerve, resulting in back pain, radiating pain in the lower extremities, and paresthesia as the main manifestations of the disease. Many clinical guidelines, including the Prognosis Research Trial and meta-analyses, acknowledge the effectiveness of conservative treatment for patients with LD H[1–4].

Herbal medicine is one of the most important parts of traditional Chinese medicine (TCM), with a history of thousands of years of use. Currently, herbal medicine is widely used in the treatment of LDH as an alternative and complementary therapy to Western medicine in China.

According to whether the posterior longitudinal ligament is ruptured, LDH can be divided into ruptured and non-ruptured types. Ruptured lumbar disc herniation (RLDH) is one of the most commonly accepted surgical indications due to the large-sized and dissociative protrusions and patients' severe clinical symptoms. However, if RLDH can be controlled by drugs in the acute stage, resorption of the protrusions may occur after a period of time, and the clinical symptoms will also be alleviated. Even large nucleus pulposus protrusions can be absorbed spontaneously.

Some previous studies have evaluated non-surgical treatment (including herbal medicine) of RLDH,[5–7] but most have focused on short-term efficacy, with little mention of the long-term efficacy and prognosis of RLDH. We performed a rigorous prospective observational study designed to observe the near-term and midterm efficacy and the natural long-term outcomes of non-surgical treatment of RLDH. We also evaluated the efficacy and safety of herbal medicine in RLDH.

Materials and methods

Study design

This study was a rigorous prospective observational 3-year follow-up study.

Study time and institution

We enrolled 66 patients with single-segment RLDH from the outpatient clinic of Suzhou TCM Hospital affiliated to Nanjing University of Traditional Chinese Medicine. The recruitment period was 24 months and extended between February 2014 and February 2016. The inclusion criteria were: (1) age 18–60 years; (2) symptom duration: ≤ 6 months; (3) visual analogue scale (VAS) score ≥ 4/10; (4) MRI data consistent with the symptoms of single-segment RLDH, with an interrupted posterior margin of the "black line" (posterior longitudinal ligament)[8]; (5) unilateral lower extremity radiating pain; and (6) signed informed consent. Exclusion criteria were: (1) concurrent lumbar vertebral dysplasia, spinal stenosis, lumbar spondylolisthesis, tumor, fracture, or infection; (2) pregnancy, breastfeeding, or pregnancy intent; (3) mental illness; (4) concurrent cardiac insufficiency, or liver or kidney dysfunction; (5) congenital abnormalities or a history of lumbar surgery; and (6) cauda equina syndrome with progressive neurological dysfunction, such as bladder and bowel dysfunction or saddle anesthesia.

Interventions

Patients were instructed to take 120 mL Xiao Sui Hua He decoction (XSHHD) orally twice a day for 6 months. XSHHD was developed by Professor Jiang Hong, and was modified according to the Fang Ji Hang Qi decoction and Bu Yang Huan Wu decoction, which were the ancient Chinese prescriptions for thousands of years. XSHHD is widely used in the treatment of LDH in Suzhou TCM Hospital, and we performed a series of clinical and experimental studies to show that XSHHD is effective for LD H[6, 7, 9]. XSHHD is composed of the crude extracts of the herbs, *Astragalus mongholicus* (Huang Qi, 20 g), *Stephania tetrandra* (Fang Ji, 10 g), *Chinese angelica* (Dang Gui, 10 g), *Semen brassicae* (Bai Jie Zi,6 g), *Ligusticum wallichii* (Chuan Xiong, 15 g), *radix Clematidis* (Wei Lin Xian, 10 g), *fructus Chaenomeles lagenariae* (Mu Gua, 10 g), *white Atractylodes rhizome* (Bai Zhu, 10 g), *Pheretima* (Di Long, 10 g), and *Aulastomum gulo* (Shui Zhi, 6 g).

In the acute phase (within 2 weeks), patients were prescribed bed rest, and were permitted to use celecoxib temporarily, if necessary (Pfizer; 200 mg, twice a day). Rehabilitation training was increased during the remission stage, because this training can enhance the strength of the lumbar muscles, and prevent waist injury.

At baseline (Visit 1), all patients underwent MRI, and begin to take XSHHD. At 3, 6, and 12 months, patients visited the hospital again (Visit 2, 3, and 4, respectively) and underwent clinical examinations. At 36 months, the final visit (Visit 5) was performed as an outpatient consultation, and each patient underwent repeat MRI. During the follow-up, each patient visited the hospital within 3 days of the arranged time point. We made appointments for the patient at the outpatient clinic for the follow-up examinations, and recorded follow-up information and scores in a follow-up registration form. When serious adverse effects occurred, we provided immediate appropriate treatment, recorded the adverse effect, and stopped the medicine.

Main outcome measures

At Visits 1 and 5, back pain and sciatica were evaluated using VAS ranging from 0 to 1 0[10].

533

Dai *et al. BMC Musculoskeletal Disorders*   (2020) 21:690

At Visits 1–5, the symptoms of nerve root compression were measured by the straight leg raising test (SLRT),[11] which was performed with the patient in a supine position. The examiner gently raised the patient's leg by flexing the hip with the knee in extension, and the test was considered positive when the patient experienced pain in the lower limb in the same distribution as the lower radicular nerve roots (usually L5 or S1). The examiners recorded the angle at which the patient's leg was raised at the point of pain.

At Visits 1–5, spinal dysfunction was measured using the Oswestry disability index (ODI)[10]. The ODI improvement rate (OIR) at 36 months was calculated as follows: (Visit 1 ODI – Visit 5 ODI) / Visit 1 ODI) *100%.

Secondary outcome measures

The secondary outcome measurement was nucleus pulposus protrusion volume on MRI. The final visit of volume of protrusion resorption rate (VPRR) was calculated as follows: (Visit 1 protrusion volume – Visit 5 protrusion volume) / Visit 1 protrusion volume *100%. Disc herniation resorption was classified as follows:

·Significant Resorption: VPRR ≥60%
·Partial Resorption: VPRR ≥30% to < 60%
·None Resorption: VPRR ≥ – 20% to < 30%
·Increased: VPRR < – 20%.

Protrusion volume measurement was performed using a Siemens 1.5 T superconducting MRI unit (magnetoionic intensity: 0.35 Tes/a; spin-echo sequence; 11 layers scanned at the sagittal position; interlayer spacing: 1.25 mm; layer thickness: 5 mm). The image data were processed using picture archiving and communication systems (PACS). The volume of the protrusion was calculated by the method described by Auti o[12]. The T2WI sagittal image was taken from the PACS system. The posterior inferior margin of the upper vertebral body and the posterior superior margin of the lower vertebral body were used as the inner boundary; the posterior margin of the protrusion acted as the outer boundary; and the area of the protrusion was then calculated using software (Fig. 1). The volume of the protrusion (VP, mm^3) was calculated by the equation:

$$VP = (IS + LT) \times \sum_i^n AP_i$$

Where IS represents interlayer spacing, LT represents layer thickness, AP_i represents the area of the protrusions of layer i, and the total layer number is n.

Statistical analysis

Statistical analyses were performed using SPSS Statistics software (version 23.0). Continuous data are presented as mean ± standard deviation (SD), and categorical data are presented as frequencies. The comparison of SLRT and ODI was performed by the Friedman M test of the non-parametric test. Comparisons of protrusions volumes were performed by the paired t-test. VAS (leg, back) comparisons were performed by Wilcoxon's non-parametric test, and Spearman's correlation analysis was used to compare OIR and VPRR. $P < .05$ was considered statistically significant.

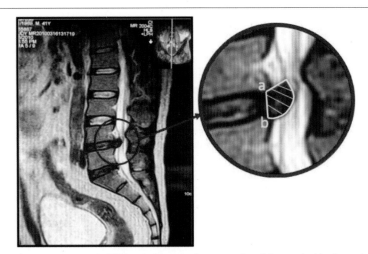

Fig. 1 Method of measuring the protrusion area: On T2WI sagittal images, the upper edge of the vertebral bodies and the vertebral body (**a**) after the edge (**b**) on the attachment marked the boundaries, and section in yellow indicates the protrusion

Dai *et al. BMC Musculoskeletal Disorders*　　(2020) 21:690

Ethical issues

This study was conducted in accordance with the Declaration of Helsinki (WMA) and the International Ethical Guidelines for Biomedical Research involving human subjects (CIOMS). This was study was reviewed and approved by the Ethics Committee of Suzhou Hospital of Traditional Chinese Medicine, and the approval number was 2017-LYP-013.

Results
Clinical results

Of 1031 patients screened, 69 participants were recruited, and 66 concluded 6 months' treatment and follow-up. Three patients received surgical treatment, among whom 2 patients had progressive pain seriously affecting work and life during the treatment, and 1 patient developed cauda equina syndrome during the treatment. The 66 patients constituted 46 males and 20 females, aged 18 to 58 years, with an average of 36.27 ± 9.97 years. Lesions were located at L3/4 in 4 cases, L4/5 in 27 cases, and L5/S1 in 35 cases. Patients underwent bed rest from 1 to 3.5 weeks, with an average of 2.19 ±

0.54 weeks. Patients took XSHHD from 8 weeks to 6 months, with an average duration of 16.86 ± 5.55 weeks. The study flow diagram is presented in Fig. 2.

SLRT and ODI values after non-surgical treatment (Visits 2, 3, 4, 5), improved significantly after treatment compared with baseline, and the differences were statistically significant ($P < .001$). VAS (leg, back) scores 3 years after treatment were statistically significantly different compared with baseline values ($P < .001$; Z = − 6.93, − 6.637) (Table 1).

Clinical efficacy

There was no statistically significant difference between Visit 5 and 3 for ODI (q = −.183; $P = .517$). However, a statistically significant difference was found in pair-wise comparisons at the other visit points ($P < .001$), indicating that non-surgical treatment with XSHHD was effective. The curative effect continued to improve from 3 months to 12 months, and thereafter, the curative effect gradually decreased. However, the overall clinical efficacy at 36 months was equivalent to that at 6 months.

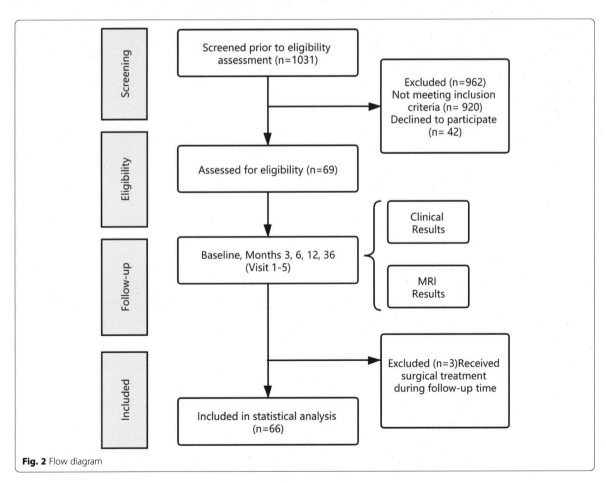

Fig. 2 Flow diagram

Dai *et al. BMC Musculoskeletal Disorders*   (2020) 21:690

Table 1 Comparisons between SLRT, VAS, ODI, and the ODI improvement rate (OIR), in degrees (°), score, percentage (%), and score, respectively.

Time	Baseline	3 months	6 months	12 months	36 months	P value
SLRT (mean ± S.D.)	30.16 ± 15.79	59.05 ± 11.74	68.10 ± 10.45	74.52 ± 10.03	69.76 ± 9.69	P < 0.001
ODI (mean ± S.D.)	40.19 ± 6.59	13.76 ± 4.73	8.83 ± 3.27	6.35 ± 2.88	9.95 ± 4.95	P < 0.001
OIR (mean ± S.D.)	–	–	–	–	75.05 ± 12.66	–
VAS-Leg (mean ± S.D.)	7.31 ± 1.02	–	–	–	1.45 ± 1.26	P < 0.001
VAS-Back (mean ± S.D.)	4.77 ± 0.94	–	–	–	1.97 ± 1.42	P < 0.001

S.D. standard deviation. The number of cases was 63

Clinical function

There was no statistically significant difference between Visit 5 and 3 for SLRT (q = – 214; *P* = .447). However, a statistically significant difference was found in pair-wise comparisons at the other visit points (*P* < .01), indicating that clinical function steadily improved from 3 months to 6 months, with the best function at 12 months. With longer follow-up function decreased, but was still significantly improved compared with baseline, which was consistent with the clinical efficacy.

MRI results

Comparisons of the MRI findings in the 63 patients between Visit 5 and baseline are shown in Table 2. The baseline protrusion volume was $2018.61 \pm 601.16 \, mm^3$, and the volume decreased significantly to $996.51 \pm 387.42 \, mm^3$ at 36 months(t = 12.863; *P* < .001). The VPRR at 36 months was 47.24 ± 23.99%, with significant resorption in 23 cases, partial resorption in 23 cases, no resorption in 15 cases, and increased volume in 2 cases (Table 2, Figs. 2 and 3).

Correlation analysis

After 36 months' treatment, the Spearman rank correlation analysis was performed on the 63 patients with VPRR and OIR. It was found that there was a positive correlation between the two (r = 0.682, *P* < .001), showing that the higher the improvement rate of ODI in patients was, the better the protrusion resorption rate (RR).

Discussion

In this study, the VPRR at 36 months was 47.24 ± 23.99%, with significant resorption in 23 cases, partial resorption in 23 cases, no resorption in 15 cases, and

increased volume in 2 cases. Resorption is common in RLDH, and this has great significance for the non-surgical treatment of the disease. In this study, the curative effects steadily improved from 3 months to 12 months after non-surgical treatment with XSHHD. With longer follow-up time, the effect decreased, but significant improvement remained compared with baseline. At the last follow-up, five patients had experienced recurrence and pain in the back and lower extremities, but all patients refused surgery and were willing to accept non-surgical treatment again. Furthermore, after 3 years' treatment, most patients reported no pain and had obvious improvement in their symptoms. These findings indicate that non-surgical treatment of RLDH with XSHHD is effective. Patients took XSHHD for less than 6 months, and with the complete metabolism and excretion from the body, the effect of XSHHD will be lost after that time. In this study, we evaluated the mid- and long-term follow-up of the disease (> 6 months after treatment), and the findings are considered the natural outcome of RLDH. Long-term, there is a certain recurrence rate with RLDH. In this study, after 1 year of treatment, patients' symptoms were slightly worse than before, but their overall condition was satisfactory, with no major adverse effects.

"Resorption" refers to the protrusion reduction or even disappearance without surgical intervention in LDH patients. Since Guinto et al. first discovered protrusion resorption on CT in 1984,[13] this phenomenon has received greater attention from clinicians. The mechanisms of resorption in RLDH mainly include: 1) Autoimmune response: After breaking through the posterior longitudinal ligament, the protrusion directly contacts the blood supply and is recognized as an antigen by the

Table 2 Comparisons of the MRI findings between baseline and 36 months

Time	PV	VPRR	Variation of the protrusion resorption (cases)			
			Significant	Partial	None	Increased
baseline	2018.61 (601.16)	–	–	–	–	–
36 Months	996.51 (387.42)	47.24 (23.99)	23	23	15	2

PV Protrusion volume (mm³); *VPRR* volume of protrusion resorption rate(%),
T statistics = 12.863, p-value < .001
The number of cases is 63

Dai *et al. BMC Musculoskeletal Disorders*　(2020) 21:690

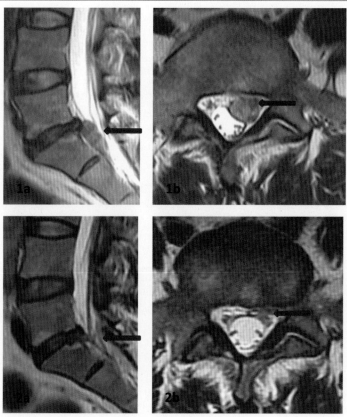

Fig. 3 Male patient, 41 years old, with low back pain with referred left leg pain for 3 weeks. MRI indicates that a huge ruptured lumbar disc herniation on the left at level L5/S1. 1a and b: The baseline volume of the protrusion is 3307.0 mm³. SLRT: left 15°, right 60°, JOA score: 49. 2a and b: The volume of the protrusion was 486.46 mm³ at the last follow-up. SLRT: left 70°, right 70°, JOA score: 5

immune system, thereby causing immune lysi s[14, 15]. 2) Vascularization: The protruding tissue directly enters the epidural space, stimulating the growth of new blood vessels and promoting the infiltration of macrophages as well as phagocytosi s[16, 17]. 3) Inflammatory reactions: Inflammatory cell infiltration secondary to the release of various inflammatory mediators and mononuclear macrophages promotes the resorption of the protrusion s[18, 19]. 4) Matrix degradation and apoptosis: The activity of matrix metalloproteinases (MMPs) and related cytokines (e.g., TNF, IL) increases thus, tissue degradation and apoptosis are promote d[20, 21]. 5) Tissue dehydration and hematoma absorptio n[22, 23].

Currently, RLDH is generally included in the clinical indications for surgery. However, non-surgical treatment is a definite option for patients without cauda equina syndrome whose life and work are not seriously affected. In a 2-year prospective randomized controlled trial conducted by Atlas et al.,[24] 924 patients achieved satisfactory results with non-surgical treatment. David et al .[25] found that the clinical symptoms of most non-surgical patients improved significantly after more than 5 years of follow-

up. After 8 years of follow-up, Lurie et al .[26] also found that both surgical (501 cases) and non-surgical (743 cases) treatment of LDH provided satisfactory results. Some specialists have pointed out that although the short-term efficacy of surgical treatment for LDH is better than non-surgical treatment, there is no statistical difference between the two approaches after 52 week s[27].

Many studies have shown that TCM can achieve good results in the treatment of LD H[28, 29]. In a 5-year follow-up of non-surgical treatment of LDH using herbal medicine, Shin et al .[30] found that patients' symptoms improved significantly, and their satisfaction rate was high. Professor Hong's XSHHD used in this study was prescribed and modified according to the ancient Chinese prescriptions. Modern pharmacological studies have shown that Huang Qi can improve the immune response, promote the proliferation of Schwann cells, accelerate axonal growth, and improve nerve regeneration repair functio n[31, 32]. Dang Gui can expand blood vessels, and promote blood circulation and the growth of new blood vessels in prominent tissue s[33]. Fang Ji is believed to have anti-inflammatory and analgesic effects,

Dai *et al. BMC Musculoskeletal Disorders*   (2020) 21:690

and to be involved in dehydration and relieving swelling, as well as muscle relaxation and regulating autoimmunity. Mu Gua and Wei Lin Xian decrease inflammatory reactions, promote regression of nerve root edema, and reduce connective tissue hyperplasia and adhesion formation. These drugs work together to relieve the clinical symptoms of LDH and promote resorption through some of the mechanisms described above.

Most of the patients in this study were satisfied with the treatment results, and no adverse effects or complications occurred during the study period. Our results showed that XSHHD is safe, and that non-surgical treatment with XSHHD is a feasible treatments for RLDH.

Conclusions

As a rigorous prospective observational 3-year follow-up study, all patients in this study were followed–up for clinical efficacy (ODI, VAS) and functional recovery (SLRT). Additionally, MRI examinations were performed at baseline and at the last follow-up. Our study proved that non-surgical treatment with XSHHD is effective, and we clarified the natural outcome of the RLDH. Owing to the small sample size and lack of a randomized control group in this study, it is difficult to compare the current treatment with other treatments. This study has limitations, and large-sample prospective randomized case–control studies are needed to further evaluate the efficacy of treatment with XSHHD.

Abbreviations

XSHHD: Xiao Sui Hua He decoction; TCM: Traditional Chinese medicine; LDH: Lumbar disc herniation; RLDH: Ruptured lumbar disc herniation; VAS: Visual analogue scale; ODI: Oswestry disability index; SLRT: Straight leg raising test; OIR: ODI improvement rate; VPRR: Volume of protrusion resorption rate; MRI: Magnetic resonance imaging; PACS: Picture archiving and communication systems; CRF: Case report form; SD: Standard deviation; MMPs: Matrix metalloproteinases; TNF: Tumor necrosis factor; IL: Interleukin

Acknowledgements

We thank Xiao Chun Li, MD, as a researcher active in designing and implementing this study. We also thank the staff of the Orthopedic Department of Suzhou TCM Hospital affiliated to Nanjing University of Traditional Chinese Medicine for their support in the study. We thank Jane Charbonneau, DVM, for editing the English text of a draft of this manuscript.

Consent for publications

Not applicable.

Authors' contributions

JL was responsible for designing and planning of the study. All authors were involved in preparing and planning of the data analyses. FD, YD, HJ, and PY performed the statistical analyses. FD and YD analyzed and interpreted the patient data with supervision and participation from HJ. FD drafted the first manuscript with contributions from the other authors. All authors read and approved the final manuscript.

Funding

This work was supported by Suzhou Science and Technology Commission Scientific Research Project of China (NO. sysd2017131). The funding body had no participation in the study's design, data collection, analyses, and manuscript writing.

Availability of data and materials

The datasets used and/or analyzed during the current study are available from the corresponding author on reasonable request.

Ethics approval and consent to participate

This study was conducted in accordance with the Declaration of Helsinki (WMA) and the International Ethical Guidelines for Biomedical Research involving human subjects (CIOMS). The Ethics Committee of Suzhou Hospital of Traditional Chinese Medicine approved the study under the number 2017-LYP-013. All patients gave written informed consent prior to participation.

Competing interests

The authors have no conflicts of interest, including specific financial interests and relationships and affiliations, relevant to the subject of this manuscript.

Received: 7 July 2020 Accepted: 15 October 2020
Published online: 19 October 2020

References

1. Kreiner DS, Hwang SW, Easa JE, et al. An evidence-based clinical guideline for the diagnosis and treatment of lumbar disc herniation with radiculopathy. Spine J. 2014;14:180–91.
2. el Barzouhi A, Vleggeert-Lankamp CL. Lycklama à Nijeholt GJ, Van der Kallen BF, van den Hout WB, Jacobs WC, Koes BW, Peul WC; Leiden-the Hague spine intervention prognostic study group. N Engl J Med. 2013;368:999–1007.
3. Rihn JA, Hilibrand AS, Radcliff K, Kurd M, Lurie J, Blood E, Albert TJ, Weinstein JN. Duration of symptoms resulting from lumbar disc herniation: effect on treatment outcomes: analysis of the spine patient outcomes research trial (SPORT). J Bone Joint Surg Am. 2011;93:1906–14.
4. Zhong M, Liu JT, Jiang H, Mo W, Yu PF, Li XC, Xue RR. Incidence of spontaneous Resorption of lumbar disc herniation: a meta-analysis. Pain physician. 2017;20:E45–52.
5. Yu PF, Liu JT, Ma ZJ, Zhong M, Li XC, Jiang H. Logistic regression analysis on the outcome predictive factors of ruptured lumbar disc herniation. Zhongguo Gu Shang. 2018;31:522–7.
6. Peng-Fei Y, Fang-Da J, Jin-Tao L, Hong J. Outcomes of conservative treatment for ruptured lumbar disc herniation. Acta Orthop Belg. 2013;79:726–30.
7. Yu PF, Jiang H, Liu JT, Li XC, Qian X, Han S, Ma ZJ. Traditional Chinese medicine treatment for ruptured lumbar disc herniation: clinical observations in 102 cases. Orthop Surg. 2014;6:229–35.
8. Matsubara Y, Kato F, Mimatsu K, Kajino G, Nakamura S, Nitta H. Serial changes on MRI in lumbar disc herniations treated conservatively. Neuroradiology. 1995;37:378–83.
9. Ma ZJ, Jiang H, Yu PF, Liu JT, Li XC. Analysis of clinical effect of Xiaosui Huahe decoction for the treatment of 130 patients with giant lumbar intervertebral disc herniation. Zhongguo Gu Shang. 2019;32:239–43.
10. Xie P, Feng F, Chen Z, He L, Yang B, Chen R, Wu W, Liu B, Dong J, Shu T, Zhang L, Chen CM, Rong L. Percutaneous transforaminal full endoscopic decompression for the treatment of lumbar spinal stenosis. BMC Musculoskelet Disord. 2020;21:546.
11. Camino Willhuber GO, Piuzzi NS. Straight Leg Raise Test. Treasure Island (FL): StatPearls. StatPearls Publishing; 2020.
12. Autio RA, Karppinen J, Niinimäki J, Ojala R, Kurunlahti M, Haapea M, Vanharanta H, Tervonen O. Determinants of spontaneous resorption of intervertebral disc herniations. Spine (Phila Pa 1976). 2006;31:1247–52.
13. Guinto FC Jr, Hashim N, Stumer M. CT demonstration of disk regression after conservative therapy. AJNR Am J Neuroradiol. 1984;5:632–3.
14. Habtemariam A, Grönblad M, Virri J, Seitsalo S, Ruuskanen M, Karaharju E. Immunocytochemical localization of immunoglobulins in disc herniations. Spine (Phila Pa 1976). 1996;21:1864–9.
15. Grönblad M, Habtemariam A, Virri J, Seitsalo S, Vanharanta H, Guyer RD. Complement membrane attack complexes in pathologic disc tissues. Spine (Phila Pa 1976). 2003;28:114–8.
16. Kobayashi S, Meir A, Kokubo Y, et al. Ultrastructural analysis on lumbar disc herniation using surgical specimens: role of neovascularization and macrophages in hernias. Spine (Phila Pa 1976). 2009;34:655–62.
17. Rätsep T, Minajeva A, Asser T. Relationship between neovascularization and degenerative changes in herniated lumbar intervertebral discs. Eur Spine J. 2013;22:2474–80.

Dai *et al. BMC Musculoskeletal Disorders*　　(2020) 21:690

18. Tsarouhas A, Soufla G, Katonis P, Pasku D, Vakis A, Spandidos DA. Transcript levels of major MMPs and ADAMTS-4 in relation to the clinicopathological profile of patients with lumbar disc herniation. Eur Spine J. 2011;20:781–90.

19. Hatano E, Fujita T, Ueda Y, Okuda T, Katsuda S, Okada Y, Matsumoto T. Expression of ADAMTS-4 (aggrecanase-1) and possible involvement in regression of lumbar disc herniation. Spine (Phila Pa 1976). 2006;31:1426–32.

20. Kato T, Haro H, Komori H, Shinomiya K. Sequential dynamics of inflammatory cytokine, angiogenesis inducing factor and matrix degrading enzymes during spontaneous resorption of the herniated disc. J Orthop Res. 2004;22:895–900.

21. Hegewald AA, Neumann K, Kalwitz G, Freymann U, Endres M, Schmieder K, Kaps C, Thomé C. The chemokines CXCL10 and XCL1 recruit human annulus fibrosus cells. Spine (Phila Pa 1976). 2012;37:101–7.

22. Liu Z, Li C, Meng X, Bai Y, Qi J, Wang J, Zhou Q, Zhang W, Zhang X. Hypoxia-inducible factor-lα mediates aggrecan and collagen Π expression via NOTCH1 signaling in nucleus pulposus cells during intervertebral disc degeneration. Biochem Biophys Res Commun. 2017;488:554–61.

23. Orief T, Orz Y, Attia W, Almusrea K. Spontaneous resorption of sequestrated intervertebral disc herniation. World Neurosurg. 2012;77:146–52.

24. Atlas SJ, Tosteson TD, Blood EA, Skinner JS, Pransky GS, Weinstein JN. The impact of workers' compensation on outcomes of surgical and nonoperative therapy for patients with a lumbar disc herniation: SPORT. Spine (Phila Pa 1976). 2010;35:89–97.

25. Kennedy DJ, Zheng PZ, Smuck M, McCormick ZL, Huynh L, Schneider BJ. A minimum of 5-year follow-up after lumbar transforaminal epidural steroid injections in patients with lumbar radicular pain due to intervertebral disc herniation. Spine J. 2018;18:29–35.

26. Lurie JD, Tosteson TD, Tosteson AN, Zhao W, Morgan TS, Abdu WA, Herkowitz H, Weinstein JN. Surgical versus nonoperative treatment for lumbar disc herniation: eight-year results for the spine patient outcomes research trial [published correction appears in Spine (Phila Pa 1976). 2015 Jan;40(1):E59]. Spine (Phila Pa 1976). 2014;39:3–16.

27. Peul WC, van Houwelingen HC, van den Hout WB, Brand R, Eekhof JA, Tans JT, Thomeer RT, Koes BW. Leiden-The Hague Spine Intervention Prognostic Study Group Surgery versus prolonged conservative treatment for sciatica. N Engl J Med. 2007;356:2245–56.

28. Luo Y, Huang J, Xu L, Zhao W, Hao J, Hu Z. Efficacy of Chinese herbal medicine for lumbar disc herniation: a systematic review of randomized controlled trials. J Tradit Chin Med. 2013;33:721–6.

29. Zhang B, Xu H, Wang J, Liu B, Sun G. A narrative review of non-operative treatment, especially traditional Chinese medicine therapy, for lumbar intervertebral disc herniation. Biosci Trends. 2017;11:406–17.

30. Shin JS, Lee J, Lee YJ, Kim MR, Ahn YJ, Park KB, Shin BC, Lee MS, Ha IH. Long-Term Course of Alternative and Integrative Therapy for Lumbar Disc Herniation and Risk Factors for Surgery: A Prospective Observational 5-Year Follow-Up Study. Spine (Phila Pa 1976). 2016;41:E955–63.

31. Jiang H, Liu JT, Hui RH, Wang YJ. An experimental study on the influence of radix astragali on the ressorption of ruptured disc herniation. Zhongguo Gu Shang. 2009;22:205–7.

32. Qi Y, Gao F, Hou L, Wan C. Anti-inflammatory and Immunostimulatory activities of Astragalosides. Am J Chin Med. 2017;45:1157–67.

33. Kil YS, Pham ST, Seo EK, Jafari M. Angelica keiskei, an emerging medicinal herb with various bioactive constituents and biological activities. Arch Pharm Res. 2017;40:655–75.

Publisher's Note

Springer Nature remains neutral with regard to jurisdictional claims in published maps and institutional affiliations.

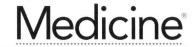

Study Protocol Clinical Trial

OPEN

Clinical research for whether the Traditional Chinese medicine could promote the resorption of lumbar disc herniation: a randomized controlled trial

Jintao Liu, PhD[a] ⓘ, Yu Zhu, PhD[a], Zhiqiang Wang, PhD[a], Pengfei Yu, PhD[a], Chunchun Xue, PhD[c], Hong Jiang, PhD[a,*], Xiaofeng Li, PhD[b,*], Dezhi Tang, PhD[b,*]

Abstract

Lumbar disc herniation (LDH) is a common, disabling musculoskeletal disorder. Magnetic resonance imaging has clarified the natural history of lumbar disc lesions and has documented that disc lesions can become smaller and can even be completely resorbed. Previous studies have confirmed that some traditional Chinese medicine (TCM) therapies can promote resorption of the protrusion. However, high-quality research evidence is needed to support the effectiveness of the protocol.

Objective: This clinical trial aims to establish whether TCM can promote the resorption of LDH and to assess the efficacy of such therapy for LDH, thereby evaluating its clinical effect.

Methods: The present study design is for a single-center, 2-arm, open-label randomized controlled trial. A total of 150 eligible LDH patients will be randomly assigned to either a TCM treatment group or a control group in a 1:1 ratio. Patients in the TCM group will be administered a TCM decoction for 4 weeks. Patients in the conventional drug control group will be instructed to take a specific daily dose of celecoxib. The primary outcome measure is the change from baseline in the volume of the protrusion, as assessed using MR images. Secondary outcome measures include visual analog scale pain scores and Japanese Orthopaedic Association scores assessed at 3 and 6 months.

Discussion: The design and methodological rigor of this trial will allow evaluation of the basic clinical efficacy and safety data for TCM in the treatment of patients with LDH. The trial will also assess whether TCM can promote the resorption of LDH. This research will therefore help provide a solid foundation for the clinical treatment of LDH and for future research in TCM therapy.

Trial registration: ChiCTR1900022377.

Abbreviations: JOA = Japanese Orthopedic Association, LDH = lumbar disc herniation, MRI = magnetic resonance imaging, TCM = traditional Chinese medicine, VAS = visual analog scale.

Keywords: Japanese Orthopedic Association score, lumbar disc herniation, magnetic resonance imaging, randomized controlled trial, spontaneous resorption, traditional Chinese medicine, visual analog scale

JL, YZ, and ZW contributed equally to this work and are co-first authors.

The present study was supported by the National Natural Science Funds of China (no. 81473691), the Jiangsu Science and Technology Bureau planning project (No. QNRC2016257), and The Fifth Batch of Gusu Health Personnel Project (No. GSWS2019066).

The authors declare that they agree to publish this protocol.

The authors have no conflicts of interest to disclose.

The datasets generated during and/or analyzed during the current study are available from the corresponding author on reasonable request.

[a] Suzhou Hospital of Traditional Chinese Medicine, Suzhou, Jiangsu, [b] Longhua Hospital, Shanghai University of Traditional Chinese Medicine, Shanghai, [c] Shanghai Traditional Chinese Medicine Hospital, PR China.

* Correspondence: Dezhi Tang, Longhua Hospital, Shanghai University of Traditional Chinese Medicine, Shanghai, 200032, PR China (e-mail: dztang702@126.com); Xiaofeng Li, Longhua Hospital, Shanghai University of Traditional Chinese Medicine, Shanghai, 200032, PR China (e-mail: lixiaofeng0409@163.com); Hong Jiang, Suzhou Hospital of Traditional Chinese Medicine, Suzhou, Jiangsu 215009, PR China (e-mail: doctorhong@yeah.net).

How to cite this article: Liu J, Zhu Y, Wang Z, Yu P, Xue C, Jiang H, Li X, Tang D. Clinical research for whether the Traditional Chinese medicine could promote the resorption of lumbar disc herniation: a randomized controlled trial. Medicine 2020;99:27(e21069).

Received: 29 May 2020 / Accepted: 3 June 2020

http://dx.doi.org/10.1097/MD.0000000000021069

Liu et al. Medicine (2020) 99:27

Medicine

1. Introduction

Lumbar disc herniation (LDH) is a common disease leading to lower back pain and neurological symptoms, including radiating pain in the lower extremities.[1] After other diseases have been ruled out, LDH is found in approximately 85% of patients suffering from lower back pain and radiculopathy.[2] The annual incidence of LDH is 5 per 1000 adults.[3] About 60-90% of LDHs can be treated conservatively alone.[4] Patients with obviously extruded discs or marked neurological deficits can be even successfully treated with the active conservative treatment.[5]

In 1984, Guinto et al. first reported a case of lumbar disc degeneration after conservative treatment.[6] Thereafter, many other researchers have reported similar findings regarding spontaneous regression of LDH.[7–11] Many studies have assessed the natural history of lumbar disc lesions. Such studies, based on magnetic resonance imaging (MRI) and computed tomography (CT)data, have documented that disc lesions can become smaller and can even completely resolve.[9,12,13] The phenomenon of LDH reabsorption is now recognized, and its overall incidence has reached 66.66% of LDH cases, according to a meta-analysis.[14]

In China, traditional Chinese medicine (TCM) is 1 of the main conservative treatments for LDH. Some studies have confirmed that some TCM therapies has a certain therapeutic effect on lumbar back pain caused by lumbar disc herniation and stimulates the resorption of herniated disc.[9,15–17] However, the limited quality and small number of subjects of the few trials that have been conducted have made it difficult to reach firm conclusions about these treatments. High quality research evidence is needed to support the effectiveness of TCM regimens. This study protocol was created to investigate whether TCM can promote the resorption of LDH, to judge the efficacy of TCM therapy for LDH, and to evaluate its clinical effects.

2. Methods

2.1. Study design

This clinical trial will be a randomized, controlled trial. Subjects will be enrolled at Suzhou Hospital of TCM. The Ethics Boards of Suzhou Hospital of TCM have approved this study. All study participants will give written informed consent before participation.

2.2. Ethics approval and consent to participate

The study is in compliance with the Declaration of Helsinki. Only clinicians holding the necessary qualifications are acting as principal investigators. The final amendments (version: April 06, 2019) and the consent form have been reviewed and approved by the Ethics Committee of Suzhou hospital of TCM (reference number: SZTCM2019-4-01). If there is any amendment to the protocol, approval must be again sought from the Ethics Committee. Written informed consent will be obtained from each participant before enrolment.

2.3. Inclusion criteria

In this trial, we refer to the literature[9,15–17] and set the inclusion criteria as follows:

(1) age 20 to 60 years;

(2) pain intensity ≥40 mm on the 100-mm pain visual analog scale (VAS) for lower back pain;

(3) having low back pain and/or radiating pain from the lower extremities caused by LDH (MRI scan confirmed lumbar disk herniation in our hospital in the previous 2 weeks);

(4) willing to participate in this study and giving informed consent;

(5) written consent provided to participate in 2 follow-up MRI scans (at 3 months and 6 months).

2.4. Exclusion criteria

In this trial, we refer to the literature[9,15–17] and set the exclusion criteria as follows:

(1) red flag signs that may indicate cauda equina syndrome, such as bladder and bowel dysfunction or saddle anesthesia;

(2) a history of spinal surgery;

(3) having serious chronic diseases that could interfere with the outcomes;

(4) pregnant or planning to become pregnant during the study;

(5) having other diseases that the researchers believe render the subject unsuitable for the study;

(6) patients whose MRI scans were low resolution or unsuccessful.

2.5. Recruitment

Participants will be recruited through advertisements in local newspapers, bulletin boards, and on the websites of local medical centers. All patients will be screened initially to establish a baseline assessment of selection criteria. If the inclusion criteria are met and the informed consent form is signed, the patient will be submitted for randomization.

2.6. Randomization

In this trial, participants will be randomly assigned to either the TCM group or the control group in a 1:1 ratio using a random number generator (SPSS 16.0, SPSS Inc, Chicago, IL).

2.7. Blinding

Because the study will be an open-label clinical trial, both patients and clinicians will know which treatment is being administered, and patients are required to cooperate with their physicians prior to treatment. The assessment of clinical efficacy will be carried out by telephone by a clinical assessor who will be masked to the treatment assignment. During the data collection and analysis stages, the clinical researchers, assessors, and statisticians will not share study information.

2.8. Intervention

This study will be conducted in accordance with the requirements outlined in the Declaration of Helsinki, and with the approval of the appropriate Institutional Review Boards. Each participant will sign the written informed consent form before undergoing any examination or study procedure, in compliance with Good Clinical Practice. Eligible patients will be randomized into 1 of the 2 groups: the TCM treatment group and the control group. Follow-up will be carried out by telephone inquiry and outpatient reexamination, which will be performed 3 and 6 months after the first visit. VAS and Japanese Orthopedic Association (JOA) scores will be recorded at each follow-up visit. MRI investigations will be performed on the first visit and at the 3-month

Liu et al. Medicine (2020) 99:27

www.md-journal.com

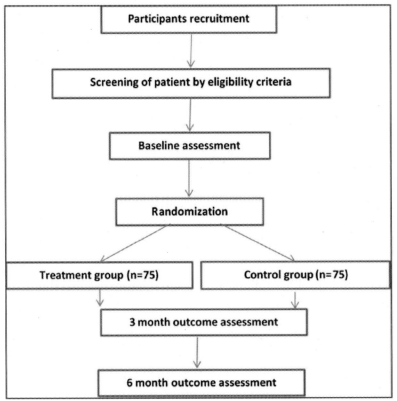

Figure 1. Flowchart for participant identification, inclusion, study design, interventions, assessments, and follow-up.

and final follow-up to calculate the volume of the protrusion (Fig. 1).

2.9. TCM treatment group

(1) Absolute bed rest is required for 4 weeks. Once permitted to ambulate, the patient is to wear a girdle for 4 to 8 weeks.

(2) The patient is to take the following TCM preparation: (raw *Astragalus* 20 g, roasted *Astragalus* 20 g, Radix *Stephaniae tetrandrae* 10 g, *Angelica sinensis* 10 g, *Ligusticum wallichii* 10 g, Rhizoma *Atractylodis macrocephalae* 10 g, *Lumbricus* 10 g, leech 6 g, Radix Clematidis 10 g, pawpaw 10 g, and *Brassica alba* Boiss. 6 g decocted in 500 ml water and taken orally at a dosage of 300 mL/d for 4 weeks.

(3) The patient is to perform the following exercises for 12 to 24 weeks:

   I. 20 to 30 repetitions of 5-point support, in which the patient assumes a supine position and raises the abdomen and pelvis as high as possible for 3 s while supporting the body with the head, elbows, and feet. These actions are to be carried out 3 times a day.

   II. 10 to 20 repetitions of swallow style, in which the patient assumes a prone position with the hands behind the back and raises the head and chest for 3 to 5 s while pushing the thighs back. These actions are carried out 3 times a day.

2.10. Control group

Patients in the control group receive 4 weeks of normal conservative treatment. Intervention measures fall into 4 sections:

(1) Health education. Patients are invited to receive LDH health education twice a week in an outpatient setting; the health education is designed exclusively to inform patients about the natural course of their illness and the expectation of successful recovery, irrespective of the initial intensity of their pain. Patients will be educated to avoid some bad habits that aggravate the disease, such as remaining in the sitting position for a long time and carrying heavy loads. Patients are encouraged to participate in social activities.

(2) Absolute bed rest is required for 4 weeks. Once ambulation is permitted, the patient is to wear a girdle for 4 to 8 weeks.

(3) For the first 4 weeks, if the pain is not relieved, the patient may take 0.1 g b.i.d. of celecoxib.

(4) The patient is to perform the following exercises for 12 to 24 weeks:

   1. 20 to 30 repetitions of 5-point support, in which the patient assumes a supine position and raises the abdomen and pelvis as high as possible for 3 s while supporting the body with the head, elbows, and feet. These actions are carried out 3 times a day.

   2. 10 to 20 repetitions of swallow style, in which the patient assumes a prone position with the hands behind the back and raises the head and chest for 3 to 5 seconds while

Liu et al. Medicine (2020) 99:27

Medicine

pushing the thighs back. These actions are repeated 3 times a day.

2.11. Indications for surgery

Surgery will be indicated if:

(1) after the termination of all interventions, conservative treatment with the TCM regimen for 3 to 6 months has been ineffective (Japanese Orthopaedic Association scores <16); or

(2) the patient experiences exacerbation or progression of radicular symptoms or cauda equina neurological signs at any stage during the treatment period.

2.12. Outcome measures
2.12.1. Primary outcome measure

2.12.1.1. Changes in protrusion size.
MR images were assessed to measure changes in protrusion size. A 1.5-T MRI system (Siemens, Erlangen, Germany) was used with a spin-echo sequence. Eleven sections were scanned on T1- and T2-weighted sagittal views with an interlamellar spacing of 1.25 mm and a section thickness of 5 mm. The image data were scanned and processed by Picture Archiving and Communication Systems. The volume and resorption rate of the protrusion were calculated according to the method described by Autio.[18] MRI scans were performed on the first visit, the second visit, and the final follow-up to calculate the volume of the protrusion (ie, baseline and 3- and 6-month follow-up). T2-weighted sagittal view MR image showing how the resorption rate is calculated.[16] The internal boundary of the protrusion is the line connecting the posterior inferior margin of the upper centrum and the posterior superior margin of the lower centrum. The external boundary is the protrusion edge. A proficient MRI operator can determine the area of the protrusion, as shown in the right panel. The volume of

the protrusion (mm^3) = (inter-section spacing + section thickness) (mm) $\times \Sigma$ area of the protrusion in each section (mm^2). The resorption rate = (volume of protrusion before treatment—volume of protrusion after treatment/volume of protrusion before treatment) $\times 100(\%)$. Representative images are shown in Figure 2.

2.13. Secondary outcome measures
2.13.1. VAS pain score.
The primary efficacy endpoint of the study will be the VAS, which is a pain score ranging from 0 mm (no pain) to 100 mm (worst pain ever experienced). Operationally, the VAS score is usually a horizontal line, 100 mm in length, anchored by word descriptors at each end. Patients mark the point on the line representing the current pain level. The VAS score is then determined by measuring in millimeters from the left-hand end of the line to the point that the patient marked.[19] The VAS score will be measured during each assessment visit (at baseline and 3-and 6-month follow-up).

2.13.2. JOA score.
The JOA score indicates the severity of clinical symptoms. The improvement in JOA score is calculated according to the following equation:[16] Improvement according to JOA score (%) = (score after completion of treatment − score before treatment)/ (29 − score before treatment) × 100 (the maximum possible score is 29). An improved JOA score ≥75% was classified as excellent, 50% to 75% as good, 25% to 50% as fair, and <25% as poor. The JOA score will be measured during each assessment visit (ie, at baseline and 3- and 6-month follow-up).

2.13.3. Sample size calculation.
The required sample size was calculated using G*Power 3 software, developed by the Institute for Experimental Psychology (Heinrich-Heine University, Germany). For this trial, it was determined prospectively that α =0.05 and 1-β =0.90. Consistent with a previous trial on massage for LDH, a total of 150 participants will be included in

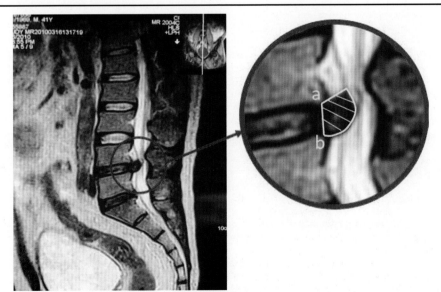

Figure 2. Representative MR image to calculate the resorption rate. MR = magnetic resonance.

Liu et al. Medicine (2020) 99:27

this trial (75 in each group) to compensate for an anticipated dropout rate of 15%.

2.14. Data analysis

Statistical analysis will be performed using SPSS 16.0. Measured data such as JOA scores and the volume of the protrusion will be compared using Student t-test for matched data; whereas enumerated data, such as the improvement in the JOA score, will be compared using the chi-squared test or Fisher exact probability test. $P < .05$ will be considered significant for all statistical tests.

3. Discussion

LDH commonly occurs in patients 20 to 40 years of age and results in acute symptoms of shooting and intractable pain in the low back and/or lower extremities.[20] However, the prognosis of these patients is usually very good. Moreover, 70% of LDH patients have been reported to be free from sciatica at approximately 6 months after the first onset.[20] Ultimately, conservative treatment may be the best option when radiculopathy is acceptable and cauda equina syndrome is absent.[14,21]

MRI studies have clarified the spontaneous resorption process of herniated discs, which is a major cause of the reduction of symptoms in LDH patients.[20,22] Recent advances in MRI techniques have facilitated the examination of nerve tract fibers and the identification of symptomatic nerve tissue. The LDH resorption process has been demonstrated using sequential MRI, and this resorption process may be the reason for the relatively good prognosis in cases of LDH.[23]

Mechanisms relating to spontaneous disc regression have been described in the literature. The first mechanism used to explain spontaneous disc regression is that the signal intensity of the nucleus pulposus at the initiation of the hernia is higher than that in the original nucleus, and then decreases with time. The hydration of the nucleus pulposus at the initiation of the herniation is then rapidly followed by dehydration.[24] The second mechanism is the resorption theory. The nucleus pulposus with hernia is considered to be a foreign body by the immune system, and the inflammatory process starts with neovascularization. The nucleus pulposus with hernia is then eliminated by enzymatic catabolism and phagocytosis.[25,26] The third mechanism proposes that enzymatic degradation and phagocytosis of cartilaginous tissue occurs as a result of the disc regression inflammatory reaction and neovascularization of disc herniation.[27,28] The vascular supply may play a major role in resorption of the disc material. The vascular mechanism of resorption involves a local reaction around the disc fragments, the proliferation of blood vessels, and the migration of the phagocytes to the disc material; matrix proteinases and increased cytokine levels play a role in the spontaneous regression process.[29,30] If the above mechanisms can be activated through drugs, in particular TCM, this will undoubtedly both alleviate the suffering of patients and increase social benefits.

Some studies have reported the effectiveness of herbal medicine, which is the most popular form of complementary and alternative medical therapy for the treatment of LDH, either used alone or concomitantly with usual care.[9,15,16] The limited quality and small sample sizes of the few trials that have been conducted to date have made it difficult to reach firm conclusions about TCM treatments. Well-designed randomized controlled trials are needed to examine the efficacy of TCM treatments for LDH. The purpose of the study planned here is to evaluate the basic clinical efficacy and safety data of TCM in the treatment of patients with LDH. The study should also help to establish whether TCM promotes the resorption of LDH.

Author contributions

Conceptualization: Jintao Lliu, Yu Zhu and Zhiqiang Wang
Data curation: Pengfei Yu, Chunchun Xue
Formal analysis: Chunchun Xue, Xiaofeng Li
Investigation: Hong Jiang, Zhiqiang Wang
Methodology: Pengfei Yu, Dezhi Tang
Project administration: Jintao Lliu, Hong Jiang
Resources: Jintao Lliu, Hong Jiang, Zhiqiang Wang
Software: Chunchun Xue, Zhiqiang Wang
Supervision: Xiaofeng Li, Dezhi Tang
Validation: Jintao Lliu, Yu Zhu
Visualization: Pengfei Yu, Zhiqiang Wang
Writing – original draft: Chunchun Xue, Xiaofeng Li
Writing – review & editing: Jintao Lliu, Yu Zhu, Zhiqiang Wang

References

[1] Kreiner DS, Hwang SW, Easa JE, et al. An evidence-based clinical guideline for the diagnosis and treatment of lumbar disc herniation with radiculopathy. Spine J 2014;14:180–91.
[2] Peul WC, van Houwelingen HC, van den Hout WB, et al. Surgery versus prolonged conservative treatment for sciatica. N Engl J Med 2007;356:2245–56.
[3] Han L, Zhao P, Guo W, et al. Short-term study on risk-benefit outcomes of two spinal manipulative therapies in the treatment of acute radiculopathy caused by lumbar disc herniation: study protocol for a randomized controlled trial. Trials 2015;16:122.
[4] Chiu CC, Chuang TY, Chang KH, et al. The probability of spontaneous regression of lumbar herniated disc: a systematic review. Clin Rehabil 2015;29:184–95.
[5] Cowperthwaite MC, van den Hout WB, Webb KM. The impact of early recovery on long-term outcomes in a cohort of patients undergoing prolonged nonoperative treatment for lumbar disc herniation: clinical article, Journal of neurosurgery. Spine 2013;19:301–6.
[6] Guinto FCJr, Hashim H, Stumer M. CT demonstration of disk regression after conservative therapy. AJNR Am J Neuroradiol 1984;5:632–3.
[7] Martinez-Quinones JV, Aso-Escario J, Consolini F, et al. Spontaneous regression from intervertebral disc herniation. Propos of a series of 37 cases. Neurocirugia (Asturias, Spain) 2010;21:108–17.
[8] Apfel CC, Cakmakkaya OS, Martin W, et al. Restoration of disk height through non-surgical spinal decompression is associated with decreased discogenic low back pain: a retrospective cohort study. BMC Musculoskelet Disord 2010;11:155.
[9] Kim J, Moon BH, Lee J, et al. Long-term course to lumbar disc resorption patients and predictive factors associated with disc resorption. Evid Based Complement Alternat Med 2017;2017:1–0.
[10] Seo JY, Roh YH, Kim YH, et al. Three-dimensional analysis of volumetric changes in herniated discs of the lumbar spine: does spontaneous resorption of herniated discs always occur? Eur Spine J 2016;25:1393–402.
[11] Hong J, Ball PA. Images in clinical medicine. resolution of lumbar disk herniation without surgery. N Engl J Med 2016;374:1564.
[12] Oligane H, Rongo J, Agarwal V, et al. Spontaneous regression of a large calcified thoracic disk extrusion. Skeletal Radiol 2018;47:1177–82.
[13] Brauge D, Madkouri R, Clément R, et al. What are the possibilities of spontaneous resorption of a thoracic disc herniation occupying more than 20% of the spinal canal in the asymptomatic subject? Comparative study, Journal of Clinical Neuroscience 2017;44:S0967586817306756.
[14] Zhong M, Liu JT, Jiang H, et al. Incidence of spontaneous resorption of lumbar disc herniation: a meta-analysis. Pain Physician 2017;20:E45–52.
[15] Yuan WA, Huang SR, Guo K, et al. Integrative TCM conservative therapy for low back pain due to lumbar disc herniation: a randomized controlled clinical trial. Evid Based Complement Alternat Med 2013;2013:309831.

Liu et al. Medicine (2020) 99:27

Medicine

[16] Yu PF, Jiang H, Liu JT, et al. Traditional Chinese medicine treatment for ruptured lumbar disc herniation: clinical observations in 102 cases. Orthopaedic surgery 2014;6:229–35.

[17] Yang M, Feng Y, Pei H, et al. Effectiveness of Chinese massage therapy (Tui Na) for chronic low back pain: study protocol for a randomized controlled trial. Trials 2014;15:418.

[18] Autio RA, Karppinen J, Niinimaki J, et al. Determinants of spontaneous resorption of intervertebral disc herniations. Spine 2006;31:1247–52.

[19] Liu JT, Tang DZ, Li XF, et al. Golden plaster for pain therapy in patients with knee osteoarthritis: study protocol for a multicenter randomized, double-blind, placebo-controlled trial. Trials 2013;14:383.

[20] Haro H. Translational research of herniated discs: current status of diagnosis and treatment. J Orthop Sci 2014;19:515–20.

[21] Kim ES, Oladunjoye AO, Li JA, et al. Spontaneous regression of herniated lumbar discs. J Clin Neurosci 2014;21:909–13.

[22] Peng-Fei Y, Fang-Da J, Jin-Tao L, et al. Outcomes of conservative treatment for ruptured lumbar disc herniation. Acta Orthopædica Belgica 2013;79:726–30.

[23] Liu JT, Li XF, Yu PF, et al. Spontaneous resorption of a large lumbar disc herniation within 4 months. Pain Physician 2014;17:E803.

[24] Macki M, Hernandez-Hermann M, Bydon M, et al. Spontaneous regression of sequestrated lumbar disc herniations: literature review. Clin Neurol Neurosurg 2014;120:136–41.

[25] Murai K, Sakai D, Nakamura Y, et al. Primary immune system responders to nucleus pulposus cells: evidence for immune response in disc herniation. Eur Cell Mater 2010;19:13–21.

[26] Geiss A, Larsson K, Rydevik B, et al. Autoimmune properties of nucleus pulposus: an experimental study in pigs. Spine 2007;32:168–73.

[27] Kawaguchi S, Yamashita T, Yokogushi K, et al. Immunophenotypic analysis of the inflammatory infiltrates in herniated intervertebral discs. Spine 2001;26:1209–14.

[28] Shamji MF, Setton LA, Jarvis W, et al. Proinflammatory cytokine expression profile in degenerated and herniated human intervertebral disc tissues. Arthritis Rheum 2010;62:1974–82.

[29] Haro H, Kato T, Komori H, et al. Vascular endothelial growth factor (VEGF)-induced angiogenesis in herniated disc resorption. Journal of orthopaedic research: official publication of the Orthopaedic Research Society 2002;20:409–15.

[30] Gronblad M, Virri J, Seitsalo S, et al. Inflammatory cells, motor weakness, and straight leg raising in transligamentous disc herniations. Spine 2000;25:2803–7.

Reference number to be mentioned by correspondence : ORTHO/3699-YU-JIANG-

Acta Orthop. Belg., 2013, **79**, 00-00

ORIGINAL STUDY

Outcomes of conservative treatment for lumbar disc herniation

Peng-fei Yu, Fang-Da Jiang, Jin-Tao Liu, Hong Jiang

From Suzhou Hospital of Traditional Chinese Medicine, Suzhou, China and Duke University, Durham, NC, USA

The authors set up a prospective study of the effect of conservative treatment on a ruptured lumbar disc in 89 patients, between June 2008 and June 2010. Seventy-two patients (81%) improved, while the other 17 (19%) needed surgery. The JOA score (best possible result : 29) was found to be significantly improved in the 72 patients of the conservative group, at 1 month, 3 months, 6 months, 1 year and 2 years (t-test : p < 0.001). At final follow-up, after 2 years, 84.7% of the patients in the conservative group had a good or excellent result. However, if the 17 surgical cases were included, this proportion dropped to 68.5% The volume of the protrusion decreased significantly in the 72 patients of the conservative group : from 1422.52 ± 539.10 mm³ to 1027.35 ± 585.51 mm³ (paired t-test : p < 0.001). There was a definite correlation, in the conservative group, between the final resorption rate on the one hand and the percentage of combined excellent and good results on the other hand (72 cases ; Spearman rank correlation coefficient : r 0.01 = 0.470, p < 0.001).

Keywords : lumbar spine ; disc herniation ; conservative treatment ; surgery ; resorption.

INTRODUCTION

Guinto *et al* (4), using computed tomography, were first to observe resorption of a herniated disc after conservative treatment. Autio *et al* (1) and Cribb *et al* (2), confirmed these findings with MRI.

This research was supported by grants from the Jiangsu Bureau of Traditional Chinese Medicine (NO.LZ0912).

MATERIALS AND METHODS

Demographics

This prospective study included 89 patients with herniation of a ruptured lumbar disc, who accepted conservative treatment between June 2008 and June 2010 in the Traumatology Department of Suzhou hospital for traditional Chinese medicine. Inclusion criteria were : back pain with sciatica, positive straight leg raising test, MRI-confirmed ruptured lumbar disc (interruption of "black line" or posterior longitudinal ligament) on sagittal T1- or T2- weighted images (9), and complaints consistent with the MRI findings. Exclusion criteria : pregnancy, liver or kidney dysfunction, previous spinal surgery, scoliosis, spinal cord disease, tuberculosis, tumour, and cauda equina syndrome with progressive nerve damage. There were 38 females and 51 males. Their average age was 39.5 years (range : 16 to 60 years). The mean duration of complaints was 17.6 months

■ Peng-fei Yu, MS, Resident.
■ Jing-tao Liu, MD, Staff orthopaedic surgeon.
■ Hong Jiang, MD, PhD, Professor.
 Department of Orthopedics and Traumatology, Suzhou Hospital of Traditional Medicine, Suzhou, China.
■ Fang-da Jiang, BS, Research assistant.
 Department of Biology, Duke University, Durham, NC 27708, USA.
 Correspondence : Hong Jiang, Suzhou Hospital of Traditional Chinese Medicine, Department of Orthopedics and Traumatology, 889 W Zhong Rd Canglang New District, Suzhou 215009, China. E-mail : honghong751@126.com
 © 2013, Acta Orthopædica Belgica.

P. YU, F. JIANG, J. LIU, H. JIANG

(range : 3 days to 10 years). The VAS for back pain was > 7 points in 64 out of 89 patients. The straight leg raising test was limited to 30° or less in 61 out of 89 patients. Aetiology : heavy physical labour (52/89) ; trauma (61/89). MRI was performed 2 to 6 times in a mean period of 6.11 months (range : 2 to 24 months). All patients were followed up for 2 years.

Treatment

All patients took celecoxib 200 mg/day for 1 to 2 weeks. Bed-rest was maintained for 3 to 4 weeks. This period was reiterated, if necessary, up to 3-6 months. Muscle strengthening exercises were started within pain limits, and adjusted to the patients' condition. Abdominal setting was executed as follows : the patient, in the supine position, with the knees flexed, raised the buttocks off the mattress, leaning on head, elbows and feet (five-point support). This exercise was repeated 3 times a day, in groups. The lumbar muscles were strengthened in the prone position, hands behind the back ; chest and extended legs were raised off the mattress for 3 to 5 seconds (swallow style) ; this was done once a day, also in groups. Operative treatment was chosen if the Japanese Orthopaedic Association (JOA) score (best possible score : 29) improved less than 25% after 3 to 6 months, if symptoms worsened progressively, or if a cauda equina syndrome became imminent.

Clinical outcome score

The JOA Back Pain Evaluation Questionnaire was used : a score of 29 was the best possible result. Improvement $\geq 75\%$ was seen as excellent, improvement $\geq 50\%$ as good, improvement $\geq 25\%$ as fair, improvement $< 25\%$ as poor.

Measuring protrusion

A SIEMENS 1.5T MRI scanner was used (spin-echo sequence, 11 sagittal sections T1- and T2-weighted, 1.25 mm interval, 5 mm collimation). The data were managed with the Picture Archiving and Communication System (PACS). The volume and the resorption rate of the protrusions were calculated.

Statistical analysis

The data were analyzed with IBM SPSS Statistics 20.0 software. Continuous data such as JOA scores and volume of protrusions were analyzed with a t-test or a nonparametric (Mann-Whitney U) test. Categorical data such as combined excellent and good rates of JOA scores were analyzed with a chi-square test or a Fisher exact test.

RESULTS

All 89 patients were followed up for two years. Seventy-two patients (81%) responded well to the conservative treatment (Fig. 1). However, 17 patients (19%) switched to operative treatment : 9 because the conservative treatment had no effect (JOA score remained < 16), 3 because a cauda equina syndrome developed, and 5 because clinical symptoms worsened after an initial improvement. Surgery took place after a mean period of 5.1 months (range : 3 to 8 months).

The JOA score improved significantly in the subgroup of 72 patients who responded well to conservative treatment : this was noted at 1 month, 3 months, 6 months, 1 year and 2 years (t-test : p < 0.001) (Table I). Also the categorical variables (excellent, good, fair, poor) improved significantly at each time point (chi-square test : p < 0.001) (Table I). There was no significant difference between the average JOA score before and after one year of follow-up ; a plateau was reached after one year. At final follow-up, after 2 years, 84.7% had a good or excellent result. However, if the 17 surgical cases were included, this proportion dropped to 69%.

The volume of the protrusion decreased significantly (Fig. 2) in the 72 patients with positive response to conservative treatment : from 1422.5 ± 539.1 mm³ to 1027.4 ± 585.5 mm³ (72 cases ; paired t-test : p < 0.001).

There was a definite correlation (Table II) in the subgroup of 72 patients with positive response between the final resorption rate on the one hand and the percentage of combined excellent and good results on the other hand (72 cases ; Spearman rank correlation coefficient : r 0.01 = 0.470, p < 0.001). However, excellent or good clinical results were almost as frequent in the 57 patients with partially resorbed hernia (19), unchanged hernia (35) or increased hernia (3) as in the 15 with completely

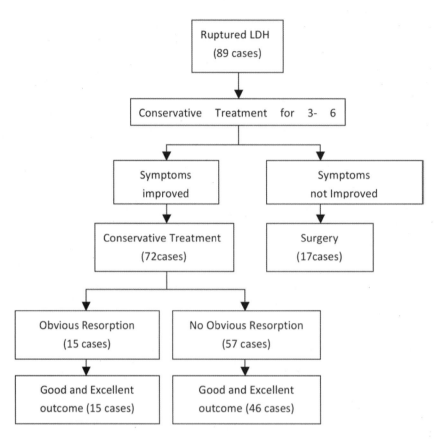

Fig. 1. Treatment flow chart

resorbed hernia (15) : 80.70% versus 100%. This difference was not significant (Fisher exact probability test : p = 0.105).

DISCUSSION

Mechanism of resorption

Autio *et al* (*1*), and Splendiani *et al* (*14*) found that neovascularization in the outermost areas of a hernia, presenting as an enhancing rim on gadolinium enhanced MRI images, might be a major determinant of spontaneous resorption. Indeed, neovascularization means contact with blood circulation. Kobayashi *et al* (*7*) came to similar findings with ultrastructural analysis.

In a general sense, 4 mechanisms of resorption have been described : (1) ingrowth of new blood vessels, as mentioned ; (2) phagocytosis (*12,17*) ; (3) resorption of inflammatory oedema or haematoma (*13,10,17*) ; (4) tissue degradation and apoptosis (*5,6*).

Conservative treatment : a fair alternative

This study confirms the statement of Weinstein *et al* (*16*) that conservative treatment has an acceptable outcome, although inferior to the outcome obtained with surgery. Indeed, a rate of 84.7% of good or excellent results is inferior to the rate of +/– 95% mostly obtained with surgery. Thus conservative treatment may be a good option for patients who are

4   P. YU, F. JIANG, J. LIU, H. JIANG

Table I. — Effect of conservative treatment on the JOA score (72 non-surgical patients)

Follow-up time	Number of cases (non-surgical)	JOA score	Excellent result	Good result	Fair result	Poor result	Excellent and good results
Before treatment	72	11.68 ± 4.31*	–	–	–	–	–
After 1 month	72	19.83 ± 2.98*	7	22	33	10	40.28%
After 3 months	72	21.92 ± 2.71*	12	46	10	4	80.56%
After 6 months	72	23.63 ± 2.82*	26	34	11	1	83.33%
After 1 year	72	24.10 ± 2.94*	30	30	12	0	83.33%
After 2 years	72	24.19 ± 3.03*	29	32	11	0	84.72%

JOA = Japanese Orthopaedic Association questionnaire for low back pain : 29 = best possible result.
* = $p < 0.001$.

Table II. — Relation between resorption of protrusion and treatment effect at 2 year follow-up

Resorption rate (RR)	Number of cases	Excellent result	Good result	Fair result	Poor result	Excellent and good results combined*
Obvious resorption (RR ≥ 50%)	15	13	2	0	0	100%
Partial resorption (20% < RR ≤ 50%)	19	8	10	1	0	94.74%
Resorption unchanged (–20% < RR ≤ 20%)	35	7	20	8	0	77.15%
Volume increased (RR ≤ –20%)	3	1	0	2	0	33.33%

* = $p < 0.001$.

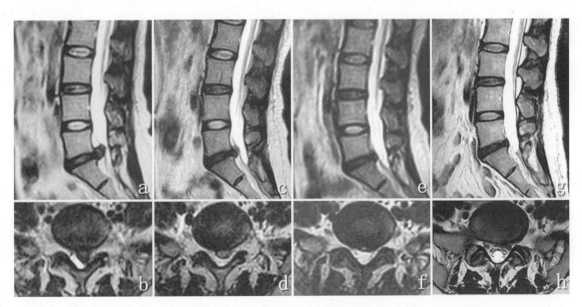

Fig. 2. MRI scan of a 51-year-old female : left hernia L5S1, 1693.02 mm³. Important resorption down to 781.55 mm³ over a 20 month period

reluctant to undergo surgery, or who have any contra-indication for surgery. However, the use of NSAIDs (non-steroidal anti-inflammatory drugs) should be limited, as they inhibit the function of phagocytes and inflammatory cells, which initiate resorption of the hernia. The patients should be followed up very strictly so as to avoid a cauda equina syndrome.

Limitations

The current study had several limitations : small sample size, short follow-up time, and MRI scans performed at different time points. Moreover, resorption and outcome in the surgical group were not studied.

Acknowledgements

The authors thank all the orthopaedic surgeons of the department who provided information to the registry since 2008.

REFERENCES

1. **Autio RA, Karppinen J, Niinimäki J et al.** Determinants of spontaneous resorption of intervertebral disc herniations. *Spine* 2006 ; 31 : 1247-1252.
2. **Cribb GL, Jaffray DC, Cassar-Pullicino VN.** Observations on the natural history of massive lumbar disc herniation. *J Bone Joint Surg* 2007 ; 89-B : 782-784.
3. **Doita M, Kanatani T, Harada T, Mizuno K.** Immunohistologic study of the ruptured intervertebral disc of the lumbar spine. *Spine* 1996 ; 21 : 235-241.
4. **Guinto FC Jr, Hashim H, Stumer M.** CT demonstration of disk regression after conservative therapy. *AJNR Am J Neuroradiol* 1984 ; 5 : 632-633.
5. **Ha KY, Koh IJ, Kirpalani PA et al.** The expression of hypoxia inducible factor-1 alpha and apoptosis in herniated discs. *Spine* 2006 ; 31 : 1309-1313.
6. **Haro H, Komori H, Kato T et al.** Experimental studies on the effects of recombinant human matrix metalloproteinases on herniated disc tissues – how to facilitate the natural resorption process of herniated discs. *J Orthop Res* 2005 ; 23 : 412-419.
7. **Kobayashi S, Meir A, Kokubo Y et al.** Ultrastructural analysis on lumbar disc herniation using surgical specimens : role of neovascularization and macrophages in hernias. *Spine* 2009 ; 34 : 655-662.
8. **Komori H, Shinomiya K, Nakai O et al.** The natural history of herniated nucleus pulposus with radiculopathy. *Spine* 1996 ; 21 : 225-229.
9. **Matsubara Y, Kato F, Mimatsu K et al.** Serial changes on MRI in lumbar disc herniations treated conservatively. *Neuroradiology* 1995 ; 37 : 378-383.
10. **Mochida K, Komori H, Okawa A et al.** Regression of cervical disc herniation observed on magnetic resonance images. *Spine* 1998 ; 23 : 990-997.
11. **Pfirrmann CW, Metzdorf A, Zanetti M, Hodler J, Boos N.** Magnetic resonance classification of lumbar intervertebral disc degeneration. *Spine* 2001 ; 26 : 1873-1878.
12. **Saal JA, Saal JS, Herzog RJ.** The natural history of lumbar intervertebral disc extrusions treated nonoperatively. *Spine* 1990 ; 15 : 683-686.
13. **Slavin KV, Raja A, Thornton J, Wagner FC Jr et al.** Spontaneous regression of a large lumbar disc herniation : report of an illustrative case. *Surg Neurol* 2001 ; 56 : 333-336.
14. **Splendiani A, Puglielli E, De Amicis R et al.** Spontaneous resolution of lumbar disk herniation : predictive signs for prognostic evaluation. *Neuroradiology* 2004 ; 46 : 916-922.
15. **Toyone T, Takahashi K, Kitahara H et al.** Visualisation of symptomatic nerve roots. Prospective study of contrast-enhanced MRI in patients with lumbar disc herniation. *J Bone Joint Surg* 1993 ; 75-B : 529-533.
16. **Weinstein JN, Lurie JD, Tosteson TD et al.** Surgical vs nonoperative treatment for lumbar disk herniation : the Spine Patient Outcomes Research Trial (SPORT) observational cohort. *JAMA* 2006 ; 296 : 2451-2459.
17. **Yoshida M, Nakamura T, Sei A et al.** Intervertebral disc cells produce tumor necrosis factor alpha, interleukin-1beta, and monocyte chemoattractant protein-1 immediately after herniation : an experimental study using a new hernia model. *Spine* 2005 ; 30 : 55-61.

Letters to the Editor

Spontaneous Resorption of a Large Lumbar Disc Herniation within 4 Months

TO THE EDITOR

A 48-year-old man presented in March 2013 with a 20-day history of low back and right leg pain with no obvious cause. There was no history of surgical trauma. Neurological examination showed no deficits. A straight leg-raising test was positive at 30° on the right side. The Japanese Orthopaedic Association (JOA) score for low back pain was 4 points (1). Magnetic resonance imaging (MRI) of the lumbar spine suggested the pres-

ence of a large intervertebral disc herniation at L4/L5, a typical site for this abnormality (Fig. 1). Surgery to remove the herniated disc was recommended, but the patient declined. Consequently, the patient was treated conservatively, which included bed rest, with steroidal anti-inflammatory drugs for 2 months and oral administration of Chinese medicine for 4 months. In July 2013, he was re-examined and had no complaints, with a JOA score of 28 points. A second MRI study showed com-

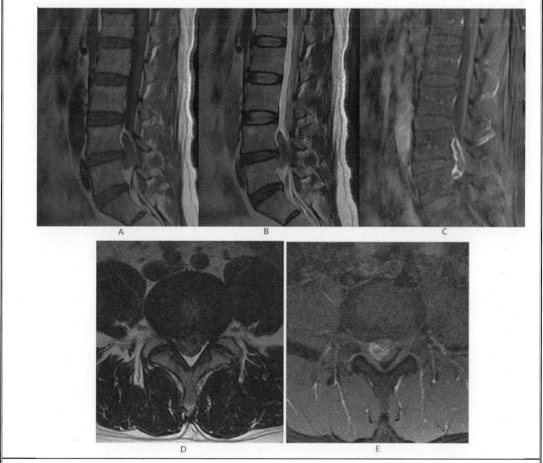

Fig. 1. *T1-weighted (A), T2-weighted (B), gadolinium-enhanced (C), and axial (D, E) MRI scans show a large extruded disc fragment with caudal migration located at L4/L5 in March 2013*

Pain Physician: November/December 2014; 17:E783-E806

plete disappearance of the extruded fragment that had been located at L4/L5 (Fig. 2).

Conclusions

Key, in 1945, was the first to report spontaneous resorption of extruded herniated disc material. His report was followed by others that demonstrated this phenomenon at various regions of the spine (2). Recent advances in MRI technology have facilitated follow-up of intervertebral disc herniation regarding spontaneous resorption and its correlation with alleviation of neurological symptoms (3). Most patients suffering from radiculopathy caused by intervertebral disc herniation heal spontaneously, without surgical intervention. Since Guinto et al (4) first presented a case of spontane-

ous resorption of a lumbar herniated disc demonstrated by computed tomography (CT) in 1984, an increasing number of similar cases have been described (5,6). The spontaneous disappearance of intervertebral disc herniation is well documented, yet the exact mechanism of this process remains unresolved.

Komori et al (7) reported that the more the herniated nucleus pulposus migrated, the greater was the subsequent decrease in size. Henmi et al (8) noted that large protruded disc fragments diminished more than small fragments. They thought it may be due to the larger disc fragments having more water content, especially in patients younger than 40 years of age. Several studies have reported the ratio of spontaneous resorption of herniated discs. Recently, a large study was re-

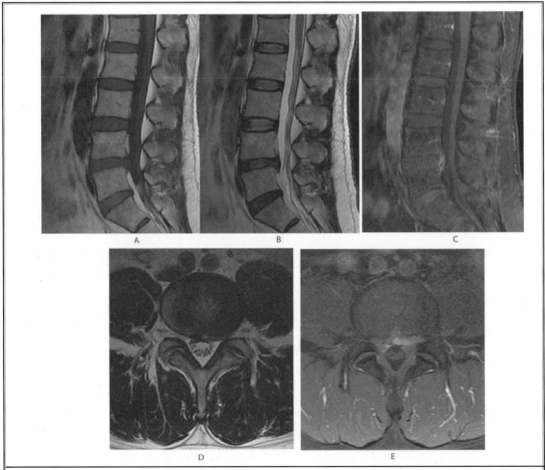

Fig. 2. *T1-weighted (A), T2-weighted (B), gadolinium-enhanced (C), and axial (D, E) MRI scans obtained 4 months after the initial MRI show the absence of the disc fragment at L4/L5 in July 2013*

Letters to the Editor

ported by Autio et al (9) in which 68 of 160 enrolled patients (42.5%) documented by lumbar MRI had a diminished volume of herniated lumbar discs 2 months after their occurrence. In other studies, the occurrence of spontaneous resorption of herniated lumbar discs was around 35% – 63%, on average, over a period of 6 months to one year (7,9).

The differential diagnosis of these epidural lesions includes cysts, abscesses, tumors, and hematomas. Cysts demonstrate a low-intensity signal on T1-weighted MRI and a very high-intensity signal on T2-weighted MRI. Patients with abscesses and infection have a fever, and clinical laboratory test results show abnormal values indicating inflammatory reactions. Tumors exhibit various intensities on T1- and T2-weighted MRI (10). However, tumors typically do not show improvement during their natural course. Komori et al (11) found that a herniated mass that exhibited rim enhancement on gadolinium-enhanced MRI scans disappeared or markedly decreased in 75% – 100% of cases. Autio et al (9), in fact, suggested performing gadolinium-enhanced MRI for these patients to predict the possibility of spontaneous regression of their herniated discs.

Various theories exist to explain the mechanism behind spontaneous resorption of these disc fragments. Three popular mechanisms have been described in the literature. The first mechanism involves dehydration and shrinkage of the herniated nucleus pulposus (12). The second mechanism proposes that the herniated disc may retract back into the intervertebral disc space. Theoretically, retraction occurs when the herniated disc protrudes through the annulus fibrosus without separating from it. The third mechanism proposes that enzymatic degradation and phagocytosis of the sequestrated disc material occurs as the result of an inflammatory reaction and neovascularization (13). Once the nucleus pulposus sequestrates into the epidural vascular space of the spine, it is recognized as a foreign body by the autoimmune system and an inflammatory reaction is induced that leads to neovascularization, enzymatic degradation, and macrophage phagocytosis (13). Subsequently, production of matrix proteinases and increased cytokine levels play a role in the spontaneous regression process (14).

Although orthopedic surgeons and neurosurgeons are gradually recognizing the phenomenon of spontaneous regression of disc herniation, it is still a relatively unknown phenomenon to internists and general surgeons who sometimes encounter patients with back pain. Our case shows that large lumbar herniated discs can indeed be resorbed spontaneously. Conservative treatment should be considered when cauda equina syndrome and progressive motor weakness are absent during the acute stage of a lumbar herniated disc. The treatment protocols and options have been gradually changing. For such patients, we suggest that treatment be conservative during the initial course of the disease. Surgical intervention should be limited to those who still have moderate to severe neurological deficits or intractable low back and leg pain after 6 weeks of conservative treatment (15).

Jin-Tao Liu, MD
Department of Orthopaedic Surgery
Suzhou Hospital of Traditional Chinese Medicine
Jiangsu, China
Longhua Hospital
Shanghai University of Traditional Chinese Medicine
Shanghai, China

Xiao-Feng Li, MD
Longhua Hospital
Shanghai University of Traditional Chinese Medicine
Shanghai, China

Peng-Fei Yu, MD
Department of Orthopaedic Surgery
Suzhou Hospital of Traditional Chinese Medicine
Jiangsu, China

Xiao-Chun Li, MD
Department of Orthopaedic Surgery
Suzhou Hospital of Traditional Chinese Medicine
Jiangsu, China

Qiang Qian, MD
Department of Orthopaedic Surgery
Suzhou Hospital of Traditional Chinese Medicine
Jiangsu, China

Guan-Hong Liu, MD
Department of Orthopaedic Surgery
Suzhou Hospital of Traditional Chinese Medicine
Jiangsu, China

Zhen-Han Yu, MD
Department of Orthopaedic Surgery
Suzhou Hospital of Traditional Chinese Medicine
Jiangsu, China

Pain Physician: November/December 2014; 17:E783-E806

Qi-Han Ma, MD
Department of Orthopaedic Surgery
Suzhou Hospital of Traditional Chinese Medicine
 Jiangsu, China

De-Zhi Tang, MD
Longhua Hospital
Shanghai University of Traditional Chinese Medicine
Shanghai, China
E-mail: dztang702@126.com

Hong Jiang, MD
Department of Orthopaedic Surgery
Suzhou Hospital of Traditional Chinese Medicine,
889 Wuzhongxi Road
Suzhou, Jiangsu 215009, China.
E-mail: doctorhong@yeah.net

References

1. Toyone T, Takahashi K, Kitahara H, Yamagata M, Murakami M, Moriya H. Visualisation of symptomatic nerve roots. Prospective study of contrast-enhanced MRI in patients with lumbar disc herniation. *The Journal of Bone and Joint Surgery British Volume* 1993; 75:529-533.

2. Key JA. Intervertebral disk lesions are the most common cause of low back pain with or without sciatica. *Annals of Surgery* 1945; 121:534.

3. Keskil S, Ayberk G, Evliyaoglu C, Kizartici T, Yucel E, Anbarci H. Spontaneous resolution of "protruded" lumbar discs. *MIN* 2004; 47:226-229.

4. Guinto FC, Jr., Hashim H, Stumer M. CT demonstration of disk regression after conservative therapy. *AJNR* 1984; 5:632-633.

5. Autio RA, Karppinen J, Kurunlahti M, Haapea M, Vanharanta H, Tervonen O. Effect of periradicular methylprednisolone on spontaneous resorption of intervertebral disc herniations. *Spine* 2004; 29:1601-1607.

6. Matsumoto M, Chiba K, Ishikawa M, Maruiwa H, Fujimura Y, Toyama Y. Relationships between outcomes of conservative treatment and magnetic resonance imaging findings in patients with mild cervical myelopathy caused by soft disc herniations. *Spine* 2001; 26:1592-1598.

7. Komori H, Shinomiya K, Nakai O, Yamaura I, Takeda S, Furuya K. The natural history of herniated nucleus pulposus with radiculopathy. *Spine* 1996; 21:225-229.

8. Henmi T, Sairyo K, Nakano S, Kanematsu Y, Kajikawa T, Katoh S, Goel VK. Natural history of extruded lumbar intervertebral disc herniation. *JMI* 2002; 49:40-43.

9. Autio RA, Karppinen J, Niinimaki J, Ojala R, Kurunlahti M, Haapea M, Vanharanta H, Tervonen O. Determinants of spontaneous resorption of intervertebral disc herniations. *Spine* 2006; 31:1247-1252.

10. Tarukado K, Ikuta K, Fukutoku Y, Tono O, Doi T. Spontaneous regression of posterior epidural migrated lumbar disc fragments: case series. *The Spine Journal* 2013. [Epub ahead of print]

11. Komori H, Okawa A, Haro H, Muneta T, Yamamoto H, Shinomiya K. Contrast-enhanced magnetic resonance imaging in conservative management of lumbar disc herniation. *Spine* 1998; 23:67-73.

12. Slavin KV, Raja A, Thornton J, Wagner FC, Jr. Spontaneous regression of a large lumbar disc herniation: Report of an illustrative case. *Surgical Neurology* 2001; 56:333-336; discussion 337.

13. Geiss A, Larsson K, Rydevik B, Takahashi I, Olmarker K. Autoimmune properties of nucleus pulposus: An experimental study in pigs. *Spine* 2007; 32:168-173.

14. Tsarouhas A, Soufla G, Katonis P, Pasku D, Vakis A, Spandidos DA. Transcript levels of major MMPs and AD-AMTS-4 in relation to the clinicopathological profile of patients with lumbar disc herniation. *European Spine Journal* 2011; 20:781-790.

15. Weinstein JN, Tosteson TD, Lurie JD, Tosteson AN, Hanscom B, Skinner JS, Abdu WA, Hilibrand AS, Boden SD, Deyo RA. Surgical vs nonoperative treatment for lumbar disk herniation: The Spine Patient Outcomes Research Trial (SPORT): A randomized trial. *JAMA* 2006; 296:2441-2450.

229

TRADITIONAL CHINESE MEDICINE IN ORTHOPAEDICS

Traditional Chinese Medicine Treatment for Ruptured Lumbar Disc Herniation: Clinical Observations in 102 Cases

Peng-fei Yu, MD, Hong Jiang, MD, Jin-tao Liu, MD, Xiao-chun Li, MD, Xiang Qian, MD, Song Han, MD, Zhi-jia Ma, MD

Department of Orthopaedics and Traumatology, Suzhou Hospital of Traditional Chinese Medicine, Suzhou, China

Objective: To explore the therapeutic effects of a traditional Chinese medicine (TCM) regimen on patients with ruptured lumbar disc herniation, including assessing its effects on prognosis and protrusion size.

Methods: From June 2008 to December 2011, 102 patients with ruptured lumbar disc herniation who chose conservative treatment with TCM as their first choice were followed up for 2 years to assess their final surgical rate, improvement according to Japanese Orthopaedic Association (JOA) scores, and to calculate the volume and rate of resorption of their protrusions by magnetic resonance imaging (MRI).

Results: (i) Eighty-three of the 102 patients (81.37%) experienced partial or complete relief; the remaining 19 (18.63%) eventually needed surgery. (ii) In the 83 patients who underwent conservative treatment, rates of excellent JOA scores at 3 months, 6 months, 1 year and 2 years were 79.52%, 81.93%, 81.93% and 83.13% respectively; differences between these and pretreatment scores are all statistically significant ($P < 0.01$). (iii) The volume of protrusion in the patients who chose conservative treatment decreased from 1433.89 ± 525.49 mm^3 (mean $\pm$ SD) to 1002.01 ± 592.95 mm^3, which is statistically significant ($t = 6.854$, $P < 0.01$). The average resorption rate was $27.25\% \pm 32.97\%$; in 20 patients (24.10%) the resorption rate was >50%. The remaining 63 patients had no obvious resorption; their excellent rate was 77.77%. The difference in rate of achieving an excellent outcome differed significantly between those who did and did not have resorption of their protrusions ($P = 0.018$).

Conclusion: Conservative treatment with a TCM regimen is effective for ruptured lumbar disc herniation and can promote resorption of the protrusion; however, patients who develop specific indications for surgery during such treatment should undergo surgery in a timely manner.

Key words: Intervertebral disc displacement; Lumbar vertebra; Posterior longitudinal ligament; Resorption; Traditional Chinese Medicine

Introduction

Magnetic resonance imaging (MRI) has become the most important imaging technique for diagnosing lumbar disc herniation. Lumbar disc herniation can be subdivided into the categories of ruptured or non-ruptured according to the continuity of the posterior longitudinal ligament on MRI[1].

Ruptured lumbar disc herniation with large or sequestered protrusions produces serious symptoms. Many clinicians routinely offer operative treatment as the first choice when MRI shows huge ruptured protrusions, rather than assessing clinical signs and symptoms and considering trying conservative treatment. We therefore lack reports of research describing

Address for correspondence Hong Jiang, MD, Department of Orthopedics and Traumatology, Suzhou Hospital of Traditional Chinese Medicine, 18 Yang-su Road, Gusu District, Suzhou, Jiangsu Province, China 215009 Tel: 86-512-6787-2787; Fax: 86-512-6522-2220; Email: yupengfei86@163.com

Disclosure: The authors have no conflicts of interest, including specific financial interests and relationships and affiliations relevant to the subject of this manuscript. This research was founded by the Jiangsu Bureau of Traditional Chinese Medicine (NO.LZ13418).
Received 3 June 2014; accepted 7 July 2013

Orthopaedic Surgery 2014;6:229-235 · DOI: 10.1111/os.12120

long-term follow-up and prognosis with conservative treatment of this disease. Many clinical guidelines and the Spine Patient Prognosis Research Trial acknowledge the effectiveness of conservative treatment for patients with lumbar disc herniation, including those with protrusions[2-4]. Ruptured lumbar disc herniation is included in the categories of "lumbago", "paralysis" and so on in traditional Chinese Medicine (TCM). In China, the symptoms of many patients with ruptured protrusions are relieved, sometimes completely, by conservative treatment with TCM: as has been shown in the present clinical study. Follow-up with MRI has shown that some patients have imaging evidence of excellent therapeutic effects on protrusion resorption.

In this study, 102 patients with ruptured lumbar disc herniation whose first choice was conservative treatment with a TCM regimen were observed, and the rate of surgery, therapeutic effects of conservative treatment and changes in protrusion size analyzed.

Materials and Methods

General Data

From June 2008 to December 2011, data on 102 patients with ruptured lumbar disc herniation whose first choice was conservative treatment with a TCM regimen and who attended the Suzhou Hospital of Traditional Chinese Medicine were studied. Inclusion criteria were as follows: (i) radicular leg pain and positive straight-leg raising test and Lasegue sign accompanied by decreased muscle strength and paresthesiae in the corresponding parts of the legs[2]; (ii) ruptured lumbar disc herniation diagnosed by MRI (the "black line" on T_2 weighing sagittal views being disconnected and appearing distorted or lumpy, indicating the presence of a large or free protrusion with coarse and irregular edges)[5]; and (iii) the locations of the protruded segment and the symptoms being consistent. Exclusion criteria were as follows: (i) pregnancy, liver and kidney disease; (ii) rheumatism and immune system diseases such as combined rheumatic arthritis and ankylosing spondylitis; (iii) previous spinal surgery, scoliosis, spinal cord injury, tuberculosis, tumor, and cauda equina syndrome accompanied by impairment of nerve function; and (iv) osteoporotic fracture of lumbar vertebra, serious spinal deterioration, lumbar spondylolisthesis, protrusion of multiple segments, all causing symptoms.

Two to six MRI examinations were performed during the 2–24 months after commencing treatment. The initial and most recent of these were compared, the average interval between them being 6.17 ± 10.74 months. All 102 patients attended for ongoing follow-up for over 2 years. They comprised 64 male and 38 female patients aged 16–60 years, (mean $\pm$ SD 38.66 ± 12.01 years). The locations of the protrusions were as follows: L_{3-4} (5 cases), L_{4-5} (44 cases) and L_5S_1 (53 cases). The duration of disease ranged from 3 days to 10 years, (mean $\pm$ SD 16.44 ± 22.87 months; the duration was less than 1 year in 47 cases and over 1 year in 55.

Treatment Schedule

Schedule of Conservative Treatment with TCM

1. Absolute bed rest is required for 3–4 weeks. Once permitted to ambulate, the patient is to wear a girdle for 4–8 weeks.
2. The patient is to take the TCM preparation Xiaosui Huahe decoction (raw *Astragalus* 20 g, roasted *Astragalus* 20 g, *Radix Stephaniae Tetrandrae* 10 g, *Angelica sinensis* 10 g, *Ligusticum wallichii* 10 g, *Rhizoma Atractylodis Macrocephalae* 10 g, *Lumbricus* 10 g, leech 6 g, *Radix Clematidis* 10 g, pawpaw 10 g and *Brassica alba boiss* 6 g) decocted in water and taken orally for 8–16 weeks[6].
3. The patient is to perform the following exercises for 12–24 weeks: (i) five point support, in which the patient assumes a supine position and raises the abdomen and pelvis as high as possible while supporting the body with the head, elbows and feet for 3 seconds, then repeats this action 20–30 times on three occasions each day; and (ii) swallow style, in which the patient assumes a prone position with the hands behind the back and raises the head and chest while pushing the thighs back for 3–5 seconds, then repeats this action 10–20 times on three occasions each day.
4. For the first 1–2 weeks after an acute episode, if the pain is not relieved by the oral TCM prescription, the patient may take 0.1 g b.i.d. of celecoxib.

Indications for Surgery

Surgery was considered indicated when (i) conservative treatment with the TCM regimen for 3–6 months had been ineffective (Japanese Orthopaedic Association [JOA] scores <16 or improvement rate <25%); (ii) the patient experienced exacerbation or progression of radicular symptoms or cauda equina neurological signs at any stage during the treatment period; or (iii) reexamination by MRI showed that the size of the protrusion had not changed or increased.

Operative Procedures

Simple resection of the nucleus pulposus, decompression and fixation and fusion or non-fusion and internal fixation were performed, the choice of procedure depending on the patient's age, underlying cause of the lesion and physiology of the lumbar vertebrae.

Means of Evaluation

Clinical Therapeutic Effect

This was evaluated by JOA scoring[7] and calculated according to the following equation: Improvement according to JOA score (%) = (score after completion of treatment − score before treatment)/(29 − score before treatment) × 100 (the maximum possible score is 29). An improvement according to JOA score ≥75% was classified as excellent, 50%–75% as good, 25%–50% as fair and <25% as poor.

Measuring the Protrusion

Changes in protrusion size on MRI were assessed using a Siemens (Erlangen, Germany) 1.5T magnetic resonance

231

ORTHOPAEDIC SURGERY
VOLUME 6 · NUMBER 3 · AUGUST, 2014

TRADITIONAL CHINESE MEDICINE IN ORTHOPAEDICS

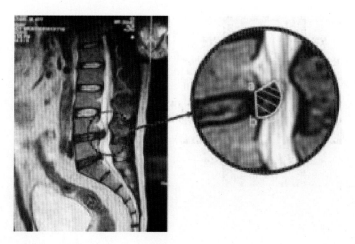

Fig. 1 T_2 weighted sagittal view MR image showing how the resorption rate is calculated. The internal boundary of the protrusion is the connecting line between the posterior inferior margin of the upper centrum and the posterior superior margin of the lower centrum. The external boundary is the protrusion edge. A proficient MRI operator can determine the area of the protrusion, as shown in the right panel. The volume of the protrusion (mm^3) = (inter-section spacing + section thickness) (mm) $\times$ Σ area of the protrusion in each section (mm^2). The resorption rate = (volume of protrusion before treatment—volume of protrusion after treatment/volume of protrusion before treatment) $\times$100(%).

imager with an spin-echo sequence. Eleven sections were scanned on T_1 and T_2 weighted sagittal views, with an interlamellar spacing of 1.25 mm and section thickness of 5 mm. The image data was scanned and processed by Picture Archiving and Communication Systems. The volume and resorption rate of the protrusion were calculated according to the method described by Autio[8]. This is illustrated in Figure 1.

Follow-up

Follow-up were performed by telephone inquiry and outpatient reexamination, which was performed 3, 6, 12 and 24 months after the first visit, and JOA scoring recorded on each occasion. MRI was performed on the first visit and the final follow-up to calculate the volume of the protrusion. All patients completed the required follow-up.

Statistical Analysis

Statistical analysis was performed with SPSS Statistics 20.0 software. Measurement data such as JOA scores and volume of protrusion were compared by Student's t-test for matched data; whereas enumeration data such as improvement according to JOA score were compared by the X^2 test or Fisher exact probability test. $P < 0.05$ was considered significant for all statistical tests.

Results

Symptoms improved in 83/102 patients who elected to receive conservative treatment with the TCM therapy regimen, the therapeutic effects in the remaining 19 patients 18.63% were unsatisfactory and they eventually required surgery (Figs 2,3). Surgery was indicated in 11 of these patients because of failure to achieve improvement in symptoms after 3–6 months of conservative treatment (JOA score <16 or

improvement according to JOA score <25%); five patients had initial symptomatic improvement but then had acute relapses with exacerbation and progression of symptoms; and the remaining three patients relapsed with fatigue and cauda equina syndrome. The time between commencing TCM treatment and surgery was 3–8 months (5.04 ± 1.85 months). In all patients who continued conservative treatment with the TCM regimen, JOA scores at 3 months, 6 months, 1 year and 2 years after commencing treatment were compared with those before treatment by Student's t-test inspection for matched data; all these differences were statistically significant (Table 1).

In the 83 patients who continued with conservative treatment with the TCM regimen, MRI showed that protrusion resorption occurred in some patients. The volume of the protrusion decreased from 1433.89 ± 525.49 mm³ before treatment to 1002.01 ± 592.95 mm³ at the end of treatment; this difference was statistically significant (t = 6.854, $P < 0.01$). The rate of resorption of protrusions was 27.25% ± 32.97%. Table 2 shows the relationships between degree of protrusion resorption and improvements according to JOA scores. Obvious resorption was >50% in 20/83 patients (24.10%) who continued conservative treatment and 100% of these patients had excellent therapeutic effects during the 2-year follow-up. The remaining 63 patients had no obvious resorption; their excellent rate was 77.77%. The difference in rate of achieving an excellent outcome differed significantly between those who did and did not have resorption of their protrusions ($P = 0.018$).

Discussion

Resorption after Ruptured Lumbar Disc Herniation

Decrease in size or disappearance of nucleus pulposus protrusions associated with lumbar disc herniation without excision

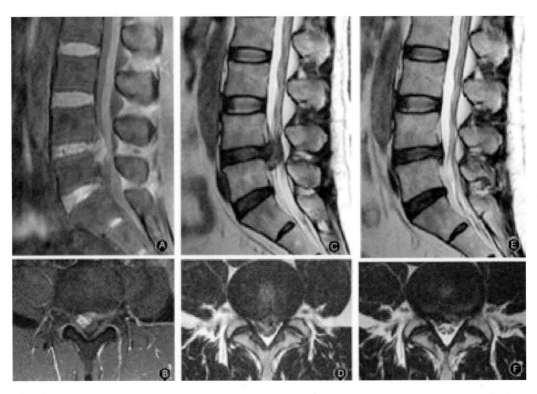

Fig. 2 MR images from a 48-year-old man who presented with pain in the waist and lower right extremity for 20 days. He was unable to sleep or turn over because of the pain. He had received treatment with dexamethasone and mannitol in other hospitals; this was ineffective. Physical examination on the first visit in our hospital showed $L_{4,5}$ left paraspinal muscle tenderness radiating into the left lower extremity. Straight-leg raising test, left 60°, right 10°; JOA score 5. (A, B) The volume of the protrusion is 2030.00 mm³, enhanced MRI indicates that the protrusion is high signal. After conservative treatment with the TCM regimen for 4 months, radiating pain in lower extremity had resolved, straight-leg raising test, left 90°, right 90°. (C, D) MRI shows L_{4-5} huge ruptured protrusion. (E, F) Reexamination by MRI shows that most of the protrusion has been resorbed; the volume is now 507.50 mm³, the resorption rate is therefore 75.0%, JOA score 27. He remained free of relapse at the 2 years follow-up.

or other interventions to dissolve the nucleus pulposus is referred to as resorption. In 1984, Guinto *et al.* used CT to follow-up patients with lumbar disc herniation undergoing conservative treatment; they were the first to report the phenomenon of resorption of protruded lumbar disc tissue[9]. In 1998, Jiang *et al.* were the first in China to report on the mechanism and clinical significance of this phenomenon[10]. Subsequent research has shown that possible mechanisms for resorption of lumbar disc herniation include the following: (i) immune and phagocytosis of inflammatory cells[11–14]; (ii) growth of new vessels[12,15,16]; (iii) dehydration of tissue or absorption of hematoma[13,17]; (iv) degradation of tissue and apoptosis of cells[18]; and (v) spontaneous regression[13]. Phagocytosis of inflammatory cells and growth of new vessels are the key factors in resorption. Rupture of the posterior longitudinal ligament offers an opportunity for the protrusion to come into contact with the epidural blood supply, which provides favorable conditions for resorption of protrusion.

This phenomenon also provides a theoretical basis for initially choosing conservative treatment for ruptured lumbar disc herniation.

TCM Therapy as the First Choice for Ruptured Lumbar Disc Herniation

In the last ten years, a number of scholars from China and other countries have reported that ruptured lumbar disc herniation is prone to undergoing resorption and that conservative treatment can achieve good therapeutic effects. These studies have provided more evidence and a basis for conservative treatment of this disease[8,19–21]. In their book *Lumbar Disc Herniation*, Gunzburg and Szpalski explain the mechanism(s) for the natural favorable prognosis and resorption of lumbar disc herniation, using many illustrative cases in which treatment was conservative[22]. They point out that complete resorption of protruded nucleus pulposus most often occurs in patients with huge protrusions. High resorption rates (>70%)

233

ORTHOPAEDIC SURGERY
VOLUME 6 · NUMBER 3 · AUGUST, 2014 | TRADITIONAL CHINESE MEDICINE IN ORTHOPAEDICS

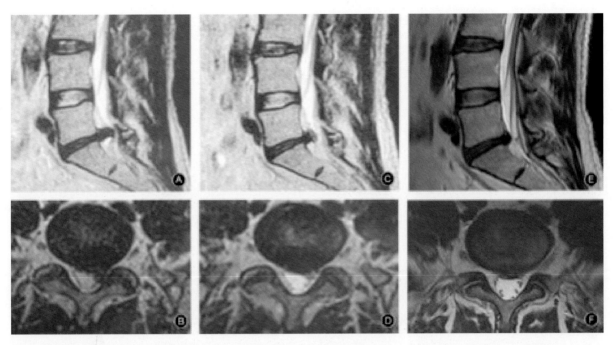

Fig. 3 MR images from a 47 year-old man who presented with cute pain in the left waist and lower extremity caused by sprain 3 days previously. On physical examination: he had lost lumbar curvature and had obvious L_5-S_1 left paraspinal muscle tenderness, straight-leg raising test, left 15°, right 70°, with normal muscle strength and sensation in both lower extremities. (A, B) Lumbar MRI shows L_5S_1 ruptured protrusion of volume 1918.35 mm^3; JOA score 5. The pain in his waist and lower extremities resolved after conservative treatment with the TCM regimen for 2 months, when physical examination showed obvious improvement in L_5S_1 paraspinal muscle tenderness; straight-leg raising test, left 75°, right 90°. (C, D) MRI shows the protrusion has resorbed, its volume now being 1026.67 mm^3; JOA score 24. (E, F) After treatment for 19 months, his straight-leg raising become normal, and the protrusion had resorbed further, its volume now being 653.66 mm^3, the resorption rate is therefore 65.93%; JOA score 28.

occur mainly in patients with huge and medium-sized protrusions because the cells and blood vessels growing into the protruded lumbar disc can "eliminate the protrusion in a targeted manner"[22]. In our study, 68.29% of patients in whom resorption did not occur nevertheless achieved outcomes classified as excellent according to improvements in JOA scores. The mechanisms may have involved resolution of nerve root edema as well as changes in the deformation or displacement of the protrusion. Although large protrusions were still visible on MRI, they were no longer causing symptoms; however, these patients are at huge risk of relapse and exacerbation and therefore require long-term follow-up. Lebow *et al.* have shown that, 2 years after resection of the nucleus pulposus, about a quarter of patients have MRI evidence of (asymptomatic) lumbar disc herniation to the same extent as that before surgery[23]. This further indicates that the extent of protrusion

Duration of follow-up	n	JOA score [mean ± s.d.]	Treatment effect (n)				Excellent and good rate (%)
			Excellent	Good	Fair	Poor	
Before treatment	83	11.65 ± 4.25	—	—	—	—	—
3 months	83	22.13 ± 2.79	18	48	13	4	79.52
6 months	83	23.66 ± 2.83	32	36	14	1	81.93
1 year	83	24.11 ± 2.96	36	32	15	0	81.93
2 years	83	24.22 ± 3.06	35	34	14	0	83.13

TABLE 1 Changes in JOA scores and improvement according to JOA scores at the indicated times during treatment

234

ORTHOPAEDIC SURGERY
VOLUME 6 · NUMBER 3 · AUGUST, 2014 | TRADITIONAL CHINESE MEDICINE IN ORTHOPAEDICS

TABLE 2 Relationship between resorption of protrusion and treatment effect

Resorption rate	Cases	Treatment effect* (cases)				Excellent and good rate (%)
		Excellent	Good	Fair	Poor	
Obvious resorption (≥50%)	20	18	2	0	0	100
Partial resorption (20%–50%)	22	8	13	1	0	95.45
Essentially unchanged (−20% to 20%)	38	8	19	11	0	44.73
Increase (≤−20%)	3	1	0	2	0	33.33

*Treatment effect 2 years after initiating treatment.

seen on MRI is not always in direct proportion to the patients' symptoms or prognosis. In conclusion, whether or not resorption occurs, conservative treatment is a rational first choice for ruptured lumbar disc herniation and most patients will benefit. In the case of obvious resorption, the therapeutic effects will be excellent.

Mechanism for TCM Xiaosui Huahe Decoction's Beneficial Effects in Ruptured Lumbar Disc Herniation

The prescription of "Xiaosui Huahe decoction" used in our group's research is in line with ancient prescriptions of *Radix stephaniae Tetrandrae* and *Astragalus* decoction for invigorating yang to assist recuperation. Originating from the *Synopsis of Golden Chamber*, *Tetrandra* and *Astragalus* decoction is mainly used for symptoms of lung and spleen deficiency, failure of qi to transform fluid and internal stagnation of fluid-damp type; it is a representative of classical prescriptions for tonifying qi and promoting diuresis. In terms of modern medicine, its path is consistent with that of promoting nucleus pulposus resorption and relieving nerve root edema. Decoctions that invigorate yang to assist recuperation were first recorded in *Correction of the Errors of Medical Works* by Wang Qingren in the Qing Dynasty. This book presents Wang's creative specialized perceptions for treating hemiplegia and a flaccidity syndrome caused by qi deficiency and blood stasis. In this prescription, qi-tonifying drugs and preparations for promoting blood circulation to remove meridian obstruction are compatible; these inspire vigor, promote and invigorate and smooth blood circulation and are aimed at eliminating such symptoms as numbness, pain and muscle weakness.

In this prescription, roasted *Astragalus* roots tonify middle-Jiao and Qi, which nourishes Qi to promote blood circulation and eliminate stagnation without impairing healthy energy. Because they are the sovereign medicine in this prescription, *Astragalus* roots should be put in a prominent position. *Radix Stephaniae Tetrandrae* dispels wind, eliminates dampness and induces diuresis to alleviate edema. *Angelica*

sinensis promotes blood circulation to remove blood stasis and smooth blood circulation. *Brassica alba boiss* is good at warming cold phlegm, promoting qi circulation and eliminating stagnation; it is particularly good at eliminating phlegm between the skin and membranes. The aforesaid medicines were commonly used as ministerial drugs. As "a medicine for notifying qi and blood", *Ligusticum wallichii* can assist *Angelica sinensis* to invigorate the blood circulation and remove stasis, and also promotes qi circulation to relieve pain. *Atractylodis Macrocephalae* tonifies the spleen, eliminates dampness and induces diuresis to alleviate edema. Pawpaw dispels dampness and dredges collaterals, nourishes the liver and is spasmolytic. It assists *Radix Stephaniae Tetrandrae* to induce diuresis. *Radix clematidis* has two functions here. First, this medicine softens hardness to dissipate stagnation and can dissolve bone (for example, a fish bone in the throat). Because it is similar to its image, it can also "dissolve" protruded nucleus pulposus. Second, with its nature of pungent taste with dispersing effect as well as moving and fleeing effects, it can guide various drugs to collaterals. It reduces irritation. Leech and *Lumbricus* both assist *Brassica alba boiss* to reduce phlegm, dissipate stagnation and dredge collaterals; they are both adjuvants. Using a combination of these various drugs can eliminate exogenous pathogenic factors, remove dampness, eliminate phlegm stagnation and smooth qi-blood circulation. This results in relief of pain and the resolution of symptoms. The protrusion may also be resorbed.

In our study, there was MRI evidence that resorption of obvious protrusion occurred in 20 (24.1%) patients who chose conservative treatment; all these patients had excellent resolution of symptoms.

Acknowledgements

The authors thank all of the orthopedic and traumatology specialists in our department who have been providing information to our registry since 2008.

Orthopaedic Surgery
Volume 6 · Number 3 · August, 2014

Traditional Chinese Medicine in Orthopaedics

References

1. Wong DA, Transfeldt E. Macnab's Backache, 4th edn. Philadelphia, PA: Lippincott Williams & Wilkins, 2007; 79.

2. Atlas SJ, Tosteson TD, Blood EA, Skinner JS, Pransky GS, Weinstein JN. The impact of workers' compensation on outcomes of surgical and nonoperative therapy for patients with a lumbar disc herniation: SPORT. Spine (Phila Pa 1976), 2010, 35: 89–97.

3. Rihn JA, Hilibrand AS, Radcliff K, et al. Duration of symptoms resulting from lumbar disc herniation: effect on treatment outcomes: analysis of the Spine Patient Outcomes Research Trial (SPORT). J Bone Joint Surg Am, 2011, 93: 1906–1914.

4. Kreiner DS, Hwang SW, Easa JE, et al. An evidence-based clinical guideline for the diagnosis and treatment of lumbar disc herniation with radiculopathy. Spine J, 2014, 14: 180–191.

5. Matsubara Y, Kato F, Mimatsu K, Kajino G, Nakamura S, Nitta H. Serial changes on MRI in lumbar disc herniations treated conservatively. Neuroradiology, 1995, 37: 378–383.

6. Jiang H. Lumbar Disc Herniation: Resorption and Treatment, 2nd edn. Nanjing: Jiangsu Science and Technology Publishing House, 2012: 153.

7. Toyone T, Takahashi K, Kitahara H, Yamagata M, Murakami M, Moriya H. Visualisation of symptomatic nerve roots. Prospective study of contrast-enhanced MRI in patients with lumbar disc herniation. J Bone Joint Surg Br, 1993, 75: 529–533.

8. Autio RA, Karppinen J, Niinimäki J, et al. Determinants of spontaneous resorption of intervertebral disc herniations. Spine (Phila Pa 1976), 2006, 31: 1247–1252.

9. Guinto FC Jr, Hashim H, Stumer M. CT demonstration of disk regression after conservative therapy. AJNR Am J Neuroradiol, 1984, 5: 632–633.

10. Jiang H, Shi Q, Zheng QB. The spontaneous resorption and clinical value of lumbar disc herniation. Zhonghua Gu Ke Za Zhi, 1998, 18: 755–757 (in Chinese).

11. Yoshida M, Nakamura T, Sei A, Kikuchi T, Takagi K, Matsukawa A. Intervertebral disc cells produce tumor necrosis factor alpha, interleukin-1beta, and monocyte chemoattractant protein-1 immediately after herniation: an experimental study using a new hernia model. Spine (Phila Pa 1976), 2005, 30: 55–61.

12. Kobayashi S, Meir A, Kokubo Y, et al. Ultrastructural analysis on lumbar disc herniation using surgical specimens: role of neovascularization and macrophages in hernias. Spine (Phila Pa 1976), 2009, 34: 655–662.

13. Slavin KV, Raja A, Thornton J, Wagner FC Jr. Spontaneous regression of a large lumbar disc herniation: report of an illustrative case. Surg Neurol, 2001, 56: 333–337.

14. Zhu Y, Ohba T, Ando T, et al. Endogenous TGF-β activity limits TSLP expression in the intervertebral disc tissue by suppressing NF-κB activation. J Orthop Res, 2013, 31: 1144–1149.

15. Komori H, Shinomiya K, Nakai O, Yamaura I, Takeda S, Furuya K. The natural history of herniated nucleus pulposus with radiculopathy. Spine (Phila Pa 1976), 1996, 21: 225–229.

16. Ratsep T, Minajeva A, Asser T. Relationship between neovascularization and degenerative changes in herniated lumbar intervertebral discs. Eur Spine J, 2013, 22: 2474–2480.

17. Orief T, Orz Y, Attia W, Almusrea K. Spontaneous resorption of sequestrated intervertebral disc herniation. World Neurosurg, 2012, 77: 146–152.

18. Ha KY, Koh IJ, Kirpalani PA, et al. The expression of hypoxia inducible factor-1alpha and apoptosis in herniated discs. Spine (Phila Pa 1976), 2006, 31: 1309–1313.

19. Splendiani A, Puglielli E, De Amicis R, Barile A, Masciocchi C, Gallucci M. Spontaneous resolution of lumbar disk herniation: predictive signs for prognostic evaluation. Neuroradiology, 2004, 46: 916–922.

20. Cribb GL, Jaffray DC, Cassar-Pullicino VN. Observations on the natural history of massive lumbar disc herniation. J Bone Joint Surg Br, 2007, 89: 782–784.

21. Yu PF, Jiang FD, Liu JT, Jiang H. Outcomes of conservative treatment for ruptured lumbar disc herniation. Acta Orthop Belg, 2013, 79: 726–730.

22. Gunzburg R, Szpalski M. Lumbar Disc Herniation. Philadelphia, PA: Lippincott Williams & Wilkins, 2002; 67–69.

23. Lebow RL, Adogwa O, Parker SL, Sharma A, Cheng J, McGirt MJ. Asymptomatic same-site recurrent disc herniation after lumbar discectomy: results of a prospective longitudinal study with 2-year serial imaging. Spine (Phila Pa 1976), 2011, 36: 2147–2151.

MOLECULAR MEDICINE REPORTS 13: 4001-4006, 2016

p38 mitogen-activated protein kinase inhibition modulates nucleus pulposus cell apoptosis in spontaneous resorption of herniated intervertebral discs: An experimental study in rats

YU ZHU[1,2*], JIN-TAO LIU[2*], LI-YAN YANG[3], WEN-PEI DU[3], XIAO-CHUN LI[2],
XIANG QIAN[2], PENG-FEI YU[2], JIAN-WEN LIU[3] and HONG JIANG[2]

[1]Graduate School of Shanghai University of Traditional Chinese Medicine, Shanghai 201203;
[2]Department of Orthopaedic Surgery, Suzhou Hospital of Traditional Chinese Medicine, Suzhou,
Jiangsu 215009; [3]State Key Laboratory of Bioreactor Engineering and School of Pharmacy,
East China University of Science and Technology, Shanghai 200237, P.R. China

Received May 27, 2015; Accepted March 9, 2016

DOI: 10.3892/mmr.2016.5039

Abstract. The present study was performed to investigate the role of p38 mitogen-activated protein kinase (MAPK) in the resorption of herniated intervertebral discs in 30 rats. In the non-contained and p38 MAPK inhibition (p38i) groups, two coccygeal intervertebral discs (IVDs) were removed and wounded prior to relocation into the subcutaneous space of the skin of the back. In the contained group, the cartilage endplates maintained their integrity. Furthermore, SB203580 was injected intraperitoneally into the p38i group, whereas saline was injected into the other two groups. In the non-contained group, the weight of the relocated IVDs decreased to a greater extent over time when compared with the contained and p38i groups. Phosphorylated p38, tumor necrosis factor-α, and interleukin-1β were observed to exhibit higher expression levels in the non-contained group compared with the contained and p38i groups, at weeks 1 and 4 post-surgery. The expression level of caspase-3 and the densities of apoptotic disc cells were significantly higher in the non-contained group compared with the contained and p38i groups at 4 weeks post-surgery. In conclusion, p38 MAPK induces apoptosis in IVDs, while also accelerating the resorption of the relocated IVDs. Thus, p38 MAPK may be important in spontaneous resorption of IVDs.

Introduction

Intervertebral disc (IVD) herniation is the major cause of chronic sciatica and lower back pain (1). However, these severe symptoms can be noticeably relieved in 70% of lumbar disc herniation patients within 6 weeks of onset, while certain patients demonstrate a decrease in the size, or disappearance, of the herniated disc by magnetic resonance imaging (MRI) and computed tomography (CT) (1-3). This natural resorption is more likely to occur in extruded types, particularly in the sequestered type, as the herniated disc is more easily exposed to the epidural vascular supply by the presence of a tear in the posterior longitudinal ligament (PLL) (1,4,5). The mechanism of spontaneous resorption is associated with numerous factors. It has been shown that infiltrating macrophages and newly formed vessels promote the progression of spontaneous herniated disc resorption (6). Tumor necrosis factor-α (TNF-α) and interleukin-1β (IL-1β), which are released from macrophages after the onset of disc herniation, are crucial in herniated disc resorption (7,8).

The apoptosis of IVD cells is increased more in non-contained disc herniation than in contained disc herniation, in which the herniated nucleus pulposus penetrates the PLL and is exposed to the epidural space (9). p38 mitogen-activated protein kinase (MAPK) is hypothesized to be closely associated with inflammation and apoptosis (10,11). Furthermore, increasing evidence suggests that activated p38 MAPK induces apoptosis in the herniated disc (12,13). However, the association between p38 MAPK and apoptosis in herniated disc resorption remains to be clarified, thus the present study hypothesized that the induction of herniated disc apoptosis by p38 MAPK activation may be significant in spontaneous resorption.

In the current study, the occurrence of apoptosis in disc cells and the expression level of caspase-3 was examined in a rat model of IVD herniation. In addition, the expressions of

Correspondence to: Dr Hong Jiang, Department of Orthopaedic Surgery, Suzhou Hospital of Traditional Chinese Medicine, 889 Wuzhongxi Road, Suzhou, Jiangsu 215009, P.R. China
E-mail: doctorhong@yeah.net

Dr Jian-Wen Liu, State Key Laboratory of Bioreactor Engineering and School of Pharmacy, East China University of Science and Technology, 130 Meilong Road, Shanghai 200237, P.R. China
E-mail: liujanwen@163.com

*Contributed equally

Key words: intervertebral disc herniation, spontaneous resorption, p38 mitogen-activated protein kinase, apoptosis

TNF-α, IL-1β, p38 MAPK, and P-p38 (phosphorylated p38) was investigated. These data may provide further insight into the underlying mechanism of spontaneous resorption of lumbar disc herniation.

Materials and methods

Animals and materials. All experiments were approved by the Institutional Animal Care and Use Committee (School of Pharmacy, East China University of Science and Technology; Shanghai, China). A total of 30 male Sprague-Dawley rats, (weight, 230-300 g) were obtained from the Shanghai Laboratory Animal Center Laboratory Animal Co., Ltd. (Shanghai, China). SB203580 (a p38 MAPK inhibitor) was obtained from Selleck Chemicals Co., Ltd. (Houston, TX, USA). The following antibodies were used: Rabbit anti-human polyclonal IL-1β (1:1,000; 13082-1-AP; Proteintech Group, Inc., Chicago, IL, USA) and polyclonal rabbit anti-human P-p38 (1:1,000; GWB-ASB336; GenWay Biotech, Inc., San Diego, CA, USA), rabbit anti-human polyclonal p38 MAPK (1:1,000; 33149; Signalway Antibody Co., Ltd., Maryland, MD, USA), rabbit anti-human polyclonal TNF-α (1:1,000; 17590-1-AP; Proteintech Group, Inc.) and rabbit anti-human polyclonal caspase-3 (1:1,000; 19677-1-AP; Proteintech Group, Inc.).

Animal model. The 30 rats were divided into control and p38i (p38 MAPK inhibition) groups in a 2:1 ratio. The rats were housed separately in plastic cages in a pathogen-free environment. The rats were fed sterile feed (Shanghai SLAC Laboratory Animal Co., Ltd., Shanghai, China) and were maintained under a 12 h light/dark cycle. The control group was subdivided equally into contained and non-contained groups according to different processing of the discs. Two coccygeal IVDs, containing the nucleus pulposus, annulus fibrosus and adjacent cartilage endplates, were obtained under 40 mg/kg intraperitoneal pentobarbital (Sigma-Aldrich, St. Louis, MO, USA) from the rat tail. In the non-contained group, the cartilage endplates were punctured with a needle and the harvested disc material was weighed using the FA1004B Millionth Sophisticated Analytical Balance (Shanghai Precision Instrument Co., Ltd., Shanghai, China) prior to autografting into the back muscle of the rat. In the contained group, the discs were placed into the back directly after noting the weight. In the p38i group, rats with autografted non-contained discs were injected into the peritoneum, with 10 mg/kg SB203580, daily from days 1 to 28 after surgery. In the other two groups, rats received an injection of the same quantity of saline. Five rats from each group were sacrificed by overdose with pentobarbital sodium (200 mg/kg) for harvested disc material at weeks 1 and 4 post-surgery.

Tissue processing. After recording the weight of the harvested discs, one tissue specimen from each rat was prepared for histological observation, immunohistochemistry and terminal deoxynucleotidyl transferase dUTP nick end labeling (TUNEL) staining. All samples were fixed in 10% neutral buffered formalin (YiYan Biological Technology, Ltd., Shanghai, China) at room temperature overnight and embedded in paraffin (YiYan Biological Technology, Ltd.). The tissue specimens were sliced into 5 mm-thick paraffin sections in the axial plane, using a microtome (BZ-600; BZ Technology Co., Ltd., Daventry, UK).

Hematoxylin and eosin (H&E; Qianchen Biological Technology Co., Ltd., Shanghai, China) staining was used according to the standard method and the morphology of the harvested discs was examined under a microscope (170BN; Wincom Company Ltd., Changsha, China). The remaining tissue specimens were prepared for western blot by mechanically pulverizing the tissue with a pestle and mortar on ice and homogenizing in phosphate-buffered saline (PBS; Sigma-Aldrich).

Western blot analysis. Protein concentrations were determined using the bicinchoninic acid assay (Thermo Fisher Scientific, Inc., Waltham, MA, USA). Proteins (50 μg) were resolved in 10% sodium dodecyl sulfate-polyacrylamide gels (Beyotime Institute of Biotechnology, Shanghai, China), then transferred onto nitrocellulose membranes (GE Healthcare Life Sciences, Uppsala, Sweden). The membrane was blocked with 5% nonfat milk in Tris-buffered saline (Cell Signaling Technology, Inc., Danvers, MA, USA) for 1 h at room temperature and incubated with the IL-1β, TNF-α, p38 and P-p38 primary antibodies in dilution buffer (Beyotime Institute of Biotechnology) overnight at 4°C. The membranes were incubated with the goat anti-rabbit polyclonal secondary antibody (1:10,000; 110806; Jackson ImmunoResearch Laboratories, Inc., West Grove, PA, USA), alkaline phosphatase (AP; Roche Diagnostics, Basel, Switzerland), conjugated with AP containing nitro-blue tetrazolium chloride/5-bromo-4-chloro-3-indolyl-phosphate [Meryer (Shanghai) Chemical Technology Co., Ltd., Shanghai, China] at room temperature for 10-20 min, and imaged using enhanced chemiluminescence (GE Healthcare Life Sciences, Piscataway, NJ, USA). The X-ray films (Kodak, Rochester, NY, USA) were scanned, and then the intensity of each signal density was measured and analyzed using ImageJ software, version 1.48 (National Institutes of Health, Bethesda, MD, USA). β-actin served as the internal control for protein loading.

Immunohistochemical staining. The tissue specimens were dewaxed with xylene (Qianchen Biological Technology Co., Ltd.) and rehydrated using a graded alcohol series. The endogenous peroxidase reactions were quenched with 3% H_2O_2 (Qianchen Biological Technology Co., Ltd.) for 10 min at room temperature. Then, nonspecific binding was blocked with 5% normal bovine serum albumin [Meryer (Shanghai) Chemical Technology Co., Ltd.] for 1 h at room temperature. The specimens were washed three times with PBS after incubation with the anti-caspase-3 primary antibodies overnight at 4°C. After incubation for 2 h with fluorescent-labeled secondary antibodies, the specimens were washed another three times with PBS. Subsequently, for marker staining, the specimens were incubated with streptavidin-horseradish peroxidase [Meryer (Shanghai) Chemical Technology Co., Ltd.] at room temperature for 2 h and subsequently immersed in 3,3'-diaminobenzidine tetrachloride (Roche Diagnostics) in the dark for 5-10 min. After counterstaining with hematoxylin, the specimens were dehydrated with a graded series of alcohol and examined under a light microscope (LB202; Leader Precision Instrument Co., Ltd., Dongguan, China).

TUNEL staining. The tissue specimens were rehydrated and endogenous peroxidase reactions were quenched (as mentioned above) and incubated with proteinase K (Roche Diagnostics)

MOLECULAR MEDICINE REPORTS 13: 4001-4006, 2016

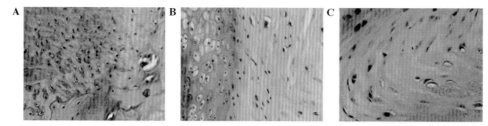

Figure 1. Hematoxylin and eosin-stained sections were examined under a microscope four weeks after surgery (magnification, x200). (A) Numerous newly formed vessels and macrophages were observed in the relocated discs in the non-contained group and, in particular, the morphological structure was clearly destroyed, exhibiting disordered annulus fibrosus and shrinking of the nucleus pulposus tissue. (B) In the p38 inhibition group, the disc structure exhibited mild morphological alterations, and newly formed vessels and macrophages were observed in the relocated discs. (C) There was almost no change in the structure of the relocated discs in the contained group, furthermore, newly formed vessels and infiltrated macrophages were not observed.

for 15 min at 37°C. The tissue specimens were then incubated with Equilibration Buffer (Roche Diagnostics) for 10 min prior to incubation with BrightGreen Labeling Mix (Roche Diagnostics) and TUNEL (Roche Diagnostics), for 1 h in the dark. Subsequent to three washes with distilled water, the tissue specimens were examined for apoptosis under a fluorescence microscope (LF302; Leader Precision Instrument Co., Ltd.).

Statistical analysis. Differences in the weight of the relocated discs were determined by one-way analysis of variance, followed by the Bonferroni post hoc test for multiple comparisons. Differences between any two groups were analyzed using the unpaired Student's *t*-test or the Mann-Whitney test as appropriate and P<0.05 was considered to indicate a statistically significant difference. SPSS software, version 18.0 (SPSS, Inc., Chicago, IL, USA) was used for statistical analysis.

Results

Histological changes. H&E-stained sections were examined under a microscope. As shown in Fig. 1, morphological changes in the annulus fibrosus and eosinophilic staining were not observed in contained disc tissues, but were apparent in the p38i group and were more evident in the non-contained group. The extracellular matrix and collagen fibers were disordered in the non-contained group, and were accompanied by neovascularization and inflammatory cell infiltration, including the presence of macrophages in the relocated discs.

Weight change. The weight of relocated discs was examined prior to disc cell relocation and following sacrifice. The weight in the non-contained group decreased significantly at week 4 compared with week 1 and the time of surgery (P<0.05). However, in the contained and p38i groups (Fig. 2), there was no significant difference in disc weight between any of the three time-points. This indicated that the weight of the relocated disc in the non-contained group decreased more markedly than the other two groups as time progressed.

TNF-α and IL-1β expression levels. The expression levels of TNF-α and IL-1β were observed in the three groups by western blot analysis (Fig. 3). The expression levels of TNF-α and IL-1β were markedly higher in the non-contained and p38i groups compared with the contained group at week 1, however,

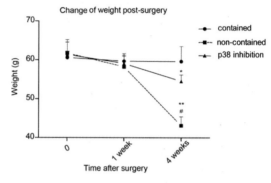

*P<0.05,**P<0.01 (compared with contained group)
#P<0.05 (compared with p38 inhibition group)

Figure 2. Change in weight of relocated discs. At the time of surgery, and at weeks 1 and 4 post-surgery, the weight of each relocated disc was measured. In the non-contained group, the weight gradually decreased, and a significant difference was observed when compared with the contained and p38 inhibition groups at week 4. This difference was also observed between the p38 inhibition and contained groups. *P<0.05, **P<0.01 vs. contained; #P<0.05 vs. p38 inhibition.

at week 4 the difference was reduced. In the p38i group, the expression levels of TNF-α and IL-1β decreased gradually over time.

Activation of p38 MAPK. A high expression level of P-p38 was observed in the non-contained group, indicating that p38 phosphorylation was significantly suppressed by p38i. However, there was almost no difference in the expression intensity of non-P-p38 between all three groups at weeks 1 and 4 (Fig. 3).

Apoptosis of nucleus pulposus cells. TUNEL staining was performed to detect the presence of apoptotic cells in the relocated discs. As shown in Fig. 4, the apoptotic percentage differed between each group and was highest in the non-contained group. Apoptosis in the p38i group was less than that in the non-contained group, however, was more than in the contained group.

Caspase-3 expression. Immunohistochemical staining was performed to evaluate the expression of caspase-3

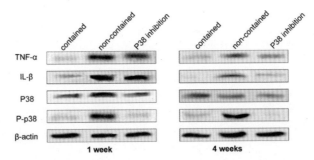

Figure 3. Western blots were generated and probed for TNF-α, IL-1β, p38 MAPK, and p-p38 MAPK at weeks 1 and 4. In the non-contained group, TNF-α, IL-1β, and p38 MAPK exhibited high expression levels, which were not observed in the contained group. The expression level of p38 MAPK was inhibited in the presence of SB203580, indicating that TNF-α and IL-1β promoted p38 expression in this condition. Additionally, the expression levels of TNF-α and IL-1β were suppressed by SB203580 treatment. TNF-α, tumor necrosis factor-α; IL-1β, interleukin-1β; MAPK, mitogen-activated protein kinase; P, phosphorylated.

Figure 4. Relocated discs in the (A) non-contained (B) p38 inhibition and (C) contained groups were stained for apoptosis using the terminal deoxynucleotidyl transferase dUTP nick end labeling method; green fluorescence indicates apoptotic disc cells. The apoptotic percentage was highest in the non-contained group, followed by the p38 inhibition group, and the lowest was observed in the contained group. Arrows indicate apoptotic cells (magnification, x200).

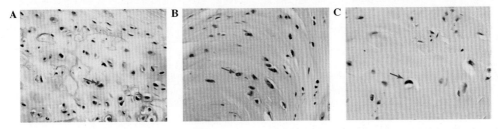

Figure 5. Typical appearance of immunoreactive cells for proteinases (magnification, x200). Immunohistochemical staining for caspase-3 in the (A) non-contained, (B) p38 inhibition and (C) contained groups. Caspase-3 immunoreactivity is indicated by brown-yellow staining (indicated by red arrows).

in the relocated discs. Caspase-3 staining demonstrated different trends in the three groups (Fig. 5). The majority of the caspase-3-positive disc cells were observed in the non-contained group disc tissue. The expression of caspase-3 in the p38i group was higher than in the contained group.

Discussion

With developments in imaging techniques, such as MRI and CT, there has been an increase in the reporting of the disappearance or decreases in size of herniated IVDs (14). Regression is more significant in extruded and sequestrated herniated discs. Disc migration is a subtype of disc extrusion, where the herniation is exposed to the epidural space, as well as transligamentous herniation. Komori *et al* (1) identified that

the complete resolution rate was higher in a migration group when compared with a non-migration group (41 vs. 0%). Various hypotheses have been proposed to explain the mechanism by which spontaneous resorption occurs. One hypothesis is that, in disc bulges and protrusions, the herniation may retract back into the parent disc (15,16). A second is that dehydration promotes disc regression due to a higher MRI T2 signal intensity, as higher regression rates have previously been reported (17,18). Disc herniation into the epidural space causes an inflammatory reaction and neovascularization, resulting in the absorption of the herniated disc by phagocytosis and enzymatic degradation (19). In addition to these hypotheses, the apoptosis of disc cells has received greater attention, as evidence indicates that a higher degree of apoptotic disc cells is present in non-contained discs when compared with

MOLECULAR MEDICINE REPORTS 13: 4001-4006, 2016

contained discs, suggesting that apoptosis of disc cells may be another mechanism in spontaneous resorption (20).

In the current study, an experimental rat model of disc resorption was proposed, which was modified based on a previously described method (21,22). The changes in disc weight and morphological structure indicated that this model appropriately simulated the sequestrated type of human disc herniation, in which spontaneous resorption is most likely to occur. In the non-contained model, newly formed vessels and macrophages easily infiltrated into the exposed disc tissues when the cartilage endplate was punctured with a needle. However, the infiltration was not obvious in the contained model, as the disc tissue is isolated from the blood supply and immune system. The decrease in weight of the relocated IVD may indicate spontaneous regression *in vivo* (8,23), thus this decrease demonstrated that the needle puncture model adopted was effective, simple and practical in the mechanistic investigation of spontaneous regression by simulating extruded and sequestrated intervertebral disc herniation.

The MAPK signaling pathway family acts as a major kinase pathway, which regulates numerous physiological activities in cells, such as inflammation, metabolic balance, and apoptosis (24). Previous studies have demonstrated that when the IVD was relocated *in vivo*, the autografts induced TNF-α and IL-1β mRNA upregulation, rapidly followed by macrophage infiltration (25). The phosphorylation of p38 MAPK, an important component of the MAPK family, was closely associated with the secretion and accumulation of proinflammatory factors. p38 MAPK can be activated by TNF-α and IL-1β through numerous signaling pathways, such as apoptosis-stimulating kinase and transforming growth factor-β-activated kinase (26-28). P-p38 MAPK in nucleus pulposus cells was markedly increased after cells were exposed to TNF-α or IL-1β, and the mRNA expression levels of TNF-α and IL-1β were downregulated by p38 inhibition (29,30). Furthermore, IL-1β and TNF-α may stimulate herniated disc nucleus pulposus cells to produce prostaglandin E2, IL-6 and matrix metalloproteinase-3 (MMP-3), which were closely associated with disc degeneration, but were decreased when p38 MAPK was inhibited. In a previous study, p38 MAPK inhibition increased the ratio of tissue inhibitor of metalloproteinases metallopeptidase inhibitor 1 to MMP-3 *in vitro* when activated by IL-1β or TNF-α, subsequently influencing the degradation of the extracellular matrix of nucleus pulposus cells (29).

In the present study, the expression levels of TNF-α and IL-1β were observed after the IVD was implanted in the non-contained group, accompanied by the high expression level of P-p38 MAPK. However, in the contained group, these proinflammatory factors were almost undetectable, which may have been due to the resulting isolation between the relocated disc, and the now segregated blood supply. Furthermore, P-p38 MAPK was expressed at a moderately low level. In addition, the current study demonstrated that the P-p38 MAPK was suppressed significantly by SB203580 in the p38i group. It has been previously shown that p38 MAPK is activated by TNF-α and IL-1β secretion from macrophages or IVD tissue when the herniated disc penetrates the PLL (31).

p38 MAPK induces apoptosis through various signaling pathways. Cai *et al* (12) found that the phosphorylation of

Bim$_{EL}$, a member of the Bcl-2 family, on Ser-65 may be a common regulatory point for cell death induced by the c-Jun N-terminal kinase and p38 MAPK signaling pathways. Hsu *et al* (32) proposed that receptor engagement activates p38α to promote apoptosis by the induction of Fas ligand (FasL) expression. In addition, p38 MAPK activation induces the activation of caspases, such as caspase-3, and apoptosis via the Fas-mediated death pathway (33). Regarding disc cells, Rannou *et al* (13) suggested that p38 MAPK signaling is crucial in the process of annulus fibrosus cell apoptosis during mechanical overload. Apoptotic cells are induced by the Fas-mediated death pathway, in which p38α MAPK activation increases the expression of Fas and FasL proteins, as well as caspase activation (33). In herniated discs, the apoptosis of disc cells following herniation differs depending on the type of herniation, which is higher in non-contained discs when compared with contained discs (9). When IVD cells undergo apoptosis, they are phagocytosed by macrophages and disc cells, including neighboring cells within cell clusters (34).

The present study found that the expression ratio of apoptotic cells and caspase-3 in the non-contained group was significantly higher than that of the contained group, however, this advantage was suppressed by p38 MAPK inhibition. Thus, following activation by TNF-α and IL-1β, P-p38 MAPK induces apoptosis of disc cells via a mechanism that remains unknown.

In conclusion, p38 MAPK was found to be involved in the process of spontaneous resorption by the induction of apoptosis in disc cells in a rat model of IVD herniation. To the best of our knowledge, this finding is the first direct evidence of the involvement of p38 MAPK in spontaneous resorption of IVDs.

Acknowledgements

The present study was supported by the National Natural Science Funds of China (grant no. 81473691).

References

1. Komori H, Shinomiya K, Nakai O, Yamaura I, Takeda S and Furuya K: The natural history of herniated nucleus pulposus with radiculopathy. Spine (Phila Pa 1976) 21: 225-229, 1996.
2. Yu PF, Jiang FD, Liu JT and Jiang H: Outcomes of conservative treatment for ruptured lumbar disc herniation. Acta Orthop Belg 79: 726-730, 2013.
3. Haro H: Translational research of herniated discs: Current status of diagnosis and treatment. J Orthop Sci 19: 515-520, 2014.
4. Maigne JY, Rime B and Deligne B: Computed tomographic follow-up study of forty-eight cases of nonoperatively treated lumbar intervertebral disc herniation. Spine (Phila Pa 1976) 17: 1071-1074, 1992.
5. Ahn SH, Ahn MW and Byun WM: Effect of the transligamentous extension of lumbar disc herniations on their regression and the clinical outcome of sciatica. Spine (Phila Pa 1976) 25: 475-480, 2000.
6. Minamide A, Tamaki T, Hashizume H, Yoshida M, Kawakami M and Hayashi N: Effects of steroid and lipopolysaccharide on spontaneous resorption of herniated intervertebral discs: An experimental study in the rabbit. Spine (Phila Pa 1976) 23: 870-876, 1998.
7. Haro H, Crawford HC, Fingleton B, Shinomiya K, Spengler DM and Matrisian LM: Matrix metalloproteinase-7-dependent release of tumor necrosis factor-alpha in a model of herniated disc resorption. J Clin Invest 105: 143-150, 2000.

4006　　ZHU *et al*: p38 MAPK INHIBITION MODULATES NP CELL APOPTOSIS IN SPONTANEOUS RESORPTION OF IVDs

8. Yoshida M, Nakamura T, Sei A, Kikuchi T, Takagi K and Matsukawa A: Intervertebral disc cells produce tumor necrosis factor alpha, interleukin-1beta and monocyte chemoattractant protein-1 immediately after herniation: An experimental study using a new hernia model. Spine (Phila Pa 1976) 30: 55-61, 2005.

9. Ha KY, Koh IJ, Kirpalani PA, Kim YY, Cho YK, Khang GS and Han CW: The expression of hypoxia inducible factor-1alpha and apoptosis in herniated discs. Spine (Phila Pa 1976) 31: 1309-1313, 2006.

10. Lee JC, Laydon JT, McDonnell PC, Gallagher TF, Kumar S, Green D, McNulty D, Blumenthal MJ, Heys JR and Landvatter SW: A protein kinase involved in the regulation of inflammatory cytokine biosynthesis. Nature 372: 739-746, 1994.

11. Xia Z, Dickens M, Raingeaud J, Davis RJ and Greenberg ME: Opposing effects of ERK and JNK-p38 MAP kinases on apoptosis. Science 270: 1326-1331, 1995.

12. Cai B, Chang SH, Becker EB, Bonni A and Xia Z: p38 MAP kinase mediates apoptosis through phosphorylation of BimEL at Ser-65. J Biol Chem 281: 25215-25222, 2006.

13. Rannou F, Lee TS, Zhou RH, Chin J, Lotz JC, Mayoux-Benhamou MA, Barbet JP, Chevrot A and Shyy JY: Intervertebral disc degeneration: The role of the mitochondrial pathway in annulus fibrosus cell apoptosis induced by overload. Am J Pathol 164: 915-924, 2004.

14. Cvetanovich GL, Hsu AR, Frank RM, An HS and Andersson GB: Spontaneous resorption of a large cervical herniated nucleus pulposus. Am J Orthop (Belle Mead NJ) 43: E140-E145, 2014.

15. Teplick JG and Haskin ME: Spontaneous regression of herniated nucleus pulposus. Am J Roentgenol 145: 371-375, 1985.

16. Sari H, Akarirmak U, Karacan I and Akman H: Computed tomographic evaluation of lumbar spinal structures during traction. Physiother Theory Pract 21: 3-11, 2005.

17. Splendiani A, Puglielli E, De Amicis R, Barile A, Masciocchi C and Gallucci M: Spontaneous resolution of lumbar disk herniation: Predictive signs for prognostic evaluation. Neuroradiology 46: 916-922, 2004.

18. Henmi T, Sairyo K, Nakano S, Kanematsu Y, Kajikawa T, Katoh S and Goel VK: Natural history of extruded lumbar intervertebral disc herniation. J Med Invest 49: 40-43, 2002.

19. Rätsep T, Minajeva A and Asser T: Relationship between neovascularization and degenerative changes in herniated lumbar intervertebral discs. Eur Spine J 22: 2474-2480, 2013.

20. Park JB, Kim KW, Han CW and Chang H: Expression of fas receptor on disc cells in herniated lumbar disc tissue. Spine (Phila Pa 1976) 26: 142-146, 2001.

21. Meng W, Yonenobu K, Ariga K, Nakase T, Okuda S, Obata K and Yoshikawa H: Localization of cathepsins G and L in spontaneous resorption of intervertebral discs in a rat experimental model. J Musculoskelet Neuronal Interact 2: 171-176, 2001.

22. Geiss A, Larsson K, Rydevik B, Takahashi I and Olmarker K: Autoimmune properties of nucleus pulposus: An experimental study in pigs. Spine (Phila Pa 1976) 32: 168-173, 2007.

23. Zhou G, Dai L, Jiang X, Ma Z, Ping J, Li J and Li X: Effects of human midkine on spontaneous resorption of herniated intervertebral discs. Int Orthop 34: 103-108, 2010.

24. Muthuswamy R, Jenkins F, Bovbjerg D and Kalinski P: Synergistic induction of cancer-related immunosuppression by β2-adrenergic stress mediators and P38MAPK inflammatory pathway. J Immunother Cancer 1 (Suppl 1):191, 2013.

25. Takada T, Nishida K, Maeno K, Kakutani K, Yurube T, Doita M and Kurosaka M: Intervertebral disc and macrophage interaction induces mechanical hyperalgesia and cytokine production in a herniated disc model in rats. Arthritis Rheum 64: 2601-2610, 2012.

26. Kimura N, Matsuo R, Shibuya H, Nakashima K and Taga T: BMP2-induced apoptosis is mediated by activation of the TAK1-p38 kinase pathway that is negatively regulated by Smad6. J Biol Chem 275: 17647-17652, 2000.

27. Ichijo H, Nishida E, Irie K, ten Dijke P, Saitoh M, Moriguchi T, Takagi M, Matsumoto K, Miyazono K and Gotoh Y: Induction of apoptosis by ASK1, a mammalian MAPKKK that activates SAPK/JNK and p38 signaling pathways. Science 275: 90-94, 1997.

28. Suzuki K, Hino M, Kutsuna H, Hato F, Sakamoto C, Takahashi T, Tatsumi N and Kitagawa S: Selective activation of p38 mitogen-activated protein kinase cascade in human neutrophils stimulated by IL-1beta. J Immunol 167: 5940-5947, 2001.

29. Studer RK, Aboka AM, Gilbertson LG, Georgescu H, Sowa G, Vo N and Kang JD: P38 MAPK inhibition in nucleus pulposus cells: A potential target for treating intervertebral disc degeneration. Spine (Phila Pa 1976) 32: 2827-2833, 2007.

30. Kakutani K, Pichika R, Yoshikawa T, *et al*: P38 MAPK inhibition has a positive effect on human and rabbit intervertebral disc degeneration: SP49 (C)/Spine Journal Meeting Abstracts. LWW 131, 2010.

31. Cheng X, Ni B, Zhang Z, Liu Q, Wang L, Ding Y and Hu Y: Polyol pathway mediates enhanced degradation of extracellular matrix via p38 MAPK activation in intervertebral disc of diabetic rats. Connect Tissue Res 54: 118-122, 2012.

32. Hsu SC, Gavrilin MA, Tsai MH, Han J and Lai MZ: P38 mitogen-activated protein kinase is involved in Fas ligand expression. J Biol Chem 274: 25769-25776, 1999.

33. Liu WH, Cheng YC and Chang LS: ROS-mediated p38alpha MAPK activation and ERK inactivation responsible for upregulation of Fas and FasL and autocrine Fas-mediated cell death in Taiwan cobra phospholipase A (2)-treated U937 cells. J Cell Physiol 219: 642-651, 2009.

34. Jones P, Gardner L, Menage J, Williams GT and Roberts S: Intervertebral disc cells as competent phagocytes in vitro: Implications for cell death in disc degeneration. Arthritis Res Ther 10: R86, 2008.

Pain Physician 2017; 20:E45-E52 • ISSN 2150-1149

Systematic Review

 # Incidence of Spontaneous Resorption of Lumbar Disc Herniation: A Meta-Analysis

Ming Zhong, MD[1,2], Jin Tao Liu, MD[2], Hong Jiang, MD, PhD[2], Wen Mo, PhD[1], Peng-Fei Yu, MD[2], Xiao Chun Li, MD[2], and Rui Rui Xue, MD[1]

From: [1]Longhua Hospital, Shanghai University of Traditional Chinese Medicine, Shanghai, China; [2]Department of Orthopaedic Surgery, Suzhou Hospital of Traditional Chinese Medicine, Jiangsu, China

Address Correspondence:
Hong Jiang, MD, PhD
Department of Orthopaedic Surgery, Suzhou Hospital of Traditional Chinese Medicine
889 Wuzhongxi Rd
Suzhou, Jiangsu 215009, China
E-mail: doctorhong@yeah.net

Disclaimer: This study was supported by the National Natural Science Funds of China (Grant #81473691).
Conflict of interest: Each author certifies that he or she, or a member of his or her immediate family, has no commercial association (i.e., consultancies, stock ownership, equity interest, patent/licensing arrangements, etc.) that might pose a conflict of interest in connection with the submitted manuscript.

Manuscript received: 05-25-2016
Revised manuscript received: 06-28-2016
Accepted for publication: 08-16-2016

Free full manuscript: www.painphysicianjournal.com

Background: Lumbar disc herniation (LDH), a common disease, is often treated conservatively, frequently resulting in spontaneous resorption of the herniated disc. The incidence of this phenomenon, however, remains unknown.

Objective: To analyze the incidence of spontaneous resorption after conservative treatment of LDH using computed tomography and magnetic resonance imaging.

Study Design: Meta-analysis and systematic review of cohort studies.

Setting: The work was performed at The Suzhou Hospital of Traditional Chinese Medicine, Shanghai University of Traditional Chinese Medicine.

Methods: We initiated a search for the period from January 1990 to December 2015 using PubMed, Embase, and the Cochrane Library. Two independent reviewers examined the relevant reports. The references from these reports were also searched for additional trials using the criteria established in the PRISMA statement.

Results: Our results represent the pooled results from 11 cohort studies. The overall incidence of spontaneous resorption after LDH was 66.66% (95% CI 51% − 69%). The incidence in the United Kingdom was 82.94% (95% CI 63.77% − 102.11%). The incidence in Japan was 62.58% (95% CI 55.71% − 69.46%).

Limitations: Our study was limited because there were few sources from which to extract data, either in abstracts or published studies. There were no randomized, controlled trials that met our criteria.

Conclusions: The phenomenon of LDH reabsorption is well recognized. Because its overall incidence is now 66.66% according to our results, conservative treatment may become the first choice of treatment for LDH. More large-scale, double-blinded, randomized, controlled trials are necessary to study the phenomenon of spontaneous resorption of LDH.

Key words: Lumbar, disc herniation, spontaneous resorption, conservative treatment, incidence, country, meta-analysis, systematic review, observational studies, study designs

Pain Physician 2017; 20:E45-E52

L umbar disc herniation (LDH) is the most common type of degenerative discogenic disease. It is mainly treated surgically or with conservative measures (1-3). Studies of acute LDH have found that 2 and 5 years after diagnosis there was little difference between patients who underwent surgery and those who did not (4-5). The literature has shown that conservative treatment of LDH has unique advantages, with the clinical symptoms of most patients diminished or even completely gone within a few weeks (6).

Pain Physician: January 2017; 20:E45-E52

Since 1990 magnetic resonance imaging (MRI) and computed tomography (CT) have provided evidence that conservative treatment allows resorption of the herniated disc (7-8). Although there have been numerous reports on this phenomenon, and researchers dedicated to determining how the resorption takes place, there has been little if any research on its incidence.

The aim of the present study was to analyze the incidence of spontaneous resorption after LDH, as observed by MRI and/or CT, with conservative treatment in a meta-analysis of cross-sectional studies. We searched a large quantity of relevant references and selected several publications in accordance with our requirements. We then assessed the quality of the studies (risk of bias) using the Quality Assessment of Diagnostic Accuracy Studies (QUADAS-2) tool and finally selected 5 studies and utilized the RevMan Version 5.3.5 software for the meta-analysis (9). Subgroup analyses were also performed at various follow-up times.

METHODS

Literature Search Strategy

Two of the authors independently performed a literature search in December 2015 without restriction to regions, publication types, or languages. The primary sources were the electronic databases of PubMed, Embase, and the Cochrane Library. The following MeSH terms and their combinations in English were searched in the [Title/Abstract]: lumbar disc herniation, herniated lumbar disc, LDH, conservation, conservative, non-operation, spontaneous regression, resorption, absorption. The related article function was also used to broaden the search. The computer search was supplemented with manual searches of reference lists of all retrieved studies, review articles, and conference abstracts. When multiple reports describing the same population were published, the most recent or complete report was used.

Inclusion and Exclusion Criteria

We selected all peer-reviewed cohort studies on LDH with conservative treatment published from January 1990 to December 2015 that used MRI or CT as a measure to assess the size of the lumbar disc protrusion. The number of LDH patients and the number of resorptions had to be displayed in the outcomes. Reports that failed to provide sufficient information for the data analysis were excluded. Two of the authors independently screened the titles and abstracts of the articles that were retrieved and applied the selection criteria to identify the relevant material to be read in full. The reviewers' selections were compared and, in cases of disagreement, decisions were made by consensus. The reviewers independently read the complete articles and applied the selection criteria to determine whether the studies would be included in the meta-analysis. The selections were again compared and, in cases of disagreement, decisions were made by consensus.

Quality Assessment

Articles that met the selection criteria were assessed by the authors independently for quality (risk of bias) using the QUADAS-2 tool (10). In accordance with the QUADAS-2 user guidelines (11), items were modified for this study (12). In domain 1 (Patient selection), the item "Was a case–control design avoided?" was omitted. In domain 2 (Index test), the items "Were the index test results interpreted without knowledge of the results of the reference standard?" and "If a threshold was used, was it pre-specified?" were substituted with the item "Was the method of imaging tests described?". This substitution was made because we included articles regardless of the technique used to test for LDH. In domain 3 (Reference standard), the items "Is the reference standard likely to correctly classify the target condition?" and "Were the reference standard results interpreted without knowledge of the results of the index test?" were omitted. In domain 4 (Flow and timing), the item "Was there an appropriate interval between index test and reference standard?" was omitted, and the item "Did all patients receive the same reference standard?" was substituted with the item "Were all patients tested with MRI or CT?". In accordance with the QUADAS-2 guidelines, articles were assessed for each item according to the following rating scale: high risk of bias, low risk of bias, or unclear. We also graded each study based on the Oxford Centre for Evidence Based Medicine Table (13).

Data Extraction

Relevant data were extracted from the selected studies using a standard form that included information about the following items: country, age of patients, length of follow-up, method of imaging test, number of LDH patients tested with MRI or CT, and number of LDH patients with spontaneous resorption according to MRI or CT results.

Statistical Analysis

Data analysis was conducted using RevMan Version 5.3.5 software provided by the Cochrane Collaboration. For categorical variables analyses, results were expressed as numbers with percentages. Also for categorical variables, weighted risk ratios and their 95% confidence intervals (CIs) were calculated using RevMan 5.3.5 software according to the inverse variance method. Heterogeneity was quantified using a χ^2 heterogeneity statistic and by means of an I^2 statistic for each analysis. A fixed-effects model was used if there was no evidence of heterogeneity between studies. If there was evidence of heterogeneity, a random effects model was used for the meta-analysis.

RESULTS

The literature search initially yielded 779 relevant trials from PubMed, Embase, and the Cochrane Library. We deleted 304 articles because of duplicate data. Review of the references found 2 other articles. After reading the titles and abstracts, 13 articles (14-26) were selected for complete reading. Two studies of these articles reported by Autio et al (16,17) were excluded because they did not count the number of the patients with spontaneous resorption. Thus, the remaining 11 trials were used in the meta-analysis. The study selection process and reasons for exclusion are summarized in Fig. 1.

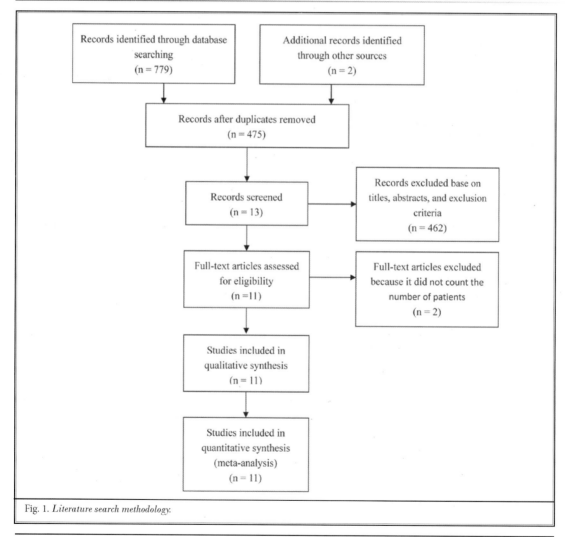

Fig. 1. *Literature search methodology.*

570

Pain Physician: January 2017; 20:E45-E52

The 11 trials selected represented a total of 587 LDH patients managed conservatively, 380 of whom experienced resorption. The studies accepted for the meta-analysis are shown in Table 1.

Two reviewers independently assessed the methodological quality of the included trials with the QUADAS-2 tool. The outcomes are summarized in Table 2. No significant publication bias was found, and significant heterogeneity between these studies was observed.

Our meta-analysis showed that the overall incidence of spontaneous resorption after LDH was 66.66% (95% CI 55.12% – 78.21%) as shown in Fig. 2 in the forest plot. The funnel plot shows that the publication bias was minimal, and we were able to evaluate the overall rate of absorption with the meta-analysis (Fig. 3). In all, 11 articles were from United Kingdom, Japan, France, Korea, and Italy, although most were from the United Kingdom and Japan. The meta-analysis showed that

Table 1. *Study characteristics.*

Study	Number of LDH Patients Tested by MRI or CT	Number with Spontaneous Resorption	Country	Measure Method	Age Range (years)	Review Time	Therapy
Ahn et al (14)	36	25	Korea	MRI or CT	17–74		Bed rest, oral steroids, NSAIDS, massage, physical therapy
Autio et al (15)	74	68	UK	MRI	19–78	3–28 weeks	Conservative
Bozzao et al (18)	69	45	Rome	MRI	23–65	6–15 months	Conservative
Bush et al (19)	111	71	UK	CT	17–72	12 months	Prescribed analgesics, NSAIDs, bed rest, manual techniques
Cribb et al (20)	15	14	UK	MRI	24–73	5–56 months	Conservative
Delauche-Cavallier et al (21)	21	14	France	CT	20–64	6–27 months	Conservative
Iwabuchi et al (22)	34	21	Japan	MRI		Every 3 months	Conservative
Komori et al (23)	77	49	Japan	MRI	18–86	2–40 months	Conservative
Komori et al (24)	48	32	Japan	Gd-MRI	20–75	3–6 months	Conservative
Splendiani et al (25)	72	25	Italy	MRI	21–68	–	Conservative
Yukawa et al (26)	30	16	Japan	MRI	14–69	2–40 months	Conservative

Table 2. *Modified QUADAS-2.*

Study	Was a consecutive or random sample of patients enrolled?	Did the study avoid inappropriate exclusions?	Was the method of imaging tests described?	Were all patients tested with MRI or CT?
Ahn et al (13)	Yes	Yes	Yes	Yes
Autio et al (14)	Unclear	Yes	Yes	No
Bozzao et al (17)	Yes	Yes	Yes	Yes
Bush et al (18)	Yes	Yes	Yes	Yes
Cribb et al (19)	Yes	Yes	Yes	Yes
Delauche-Cavallier et al (20)	Yes	Yes	Yes	Yes
Iwabuchi et al (21)	Yes	Yes	Yes	Yes
Komori et al (22)	Yes	Yes	Yes	Yes
Komori et al (23)	Yes	Yes	Yes	Yes
Splendiani et al (24)	Unclear	Yes	Yes	Yes
Yukawa et al (25)	Yes	Yes	Yes	No

QUADAS-2, Quality Assessment of Diagnostic Accuracy Studies.

Incidence of Reabsorption of LDH

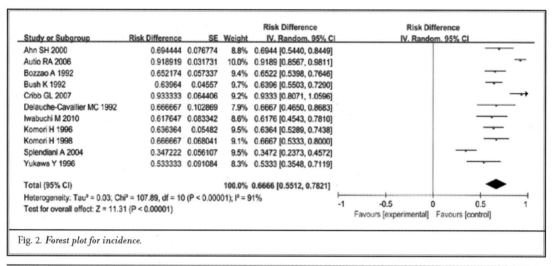

Fig. 2. *Forest plot for incidence.*

the incidence of spontaneous resorption in the United Kingdom was 82.94% (95% CI 63.77% – 102.11%) (Fig. 4), whereas the incidence in Japan was 62.58% (95% CI 55.71% – 69.46%) (Fig. 4).

The sensitivity analysis showed that I2 changed from 91% to 0% after removing 3 articles (15,20,25) that were of low quality. The incidence of spontaneous resorption after LDH changed from 66.66% to 64.20% (Figs. 3,5). Thus, the outcome changed very little, showing that the consolidated result was credible.

Discussion

Spontaneous regression of disc herniation at repeat epidurography has been described since 1945 (27). In 1990, an article was published in Spine in which Saal et al (7) first identified the phenomenon of spontaneous resorption as observed by MRI and CT. This phenomenon showed us that LDH could be treated conservatively.

LDH is a common disease with a high recurrence rate (28,29). It has a serious impact on quality of life. There is a general consensus among contemporary orthopedists that, for most patients with LDH, an initial trial of conservative treatment is preferable to surgical intervention. MRI and CT have proved to be excellent tools for following up patients with LDH who undergo conservative treatment. In most studies, however, patients were followed up with MRI or CT because of persisting symptoms after conservative treatment (30-32). Thus, it is difficult to research those measured by MRI or CT.

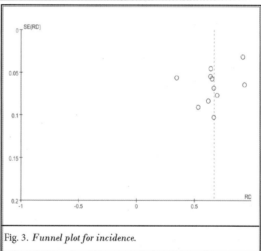

Fig. 3. *Funnel plot for incidence.*

We collected the articles for the meta-analysis without language limitation. After analyzing the selected literature, we found that the overall incidence of LDH reabsorption was around 66.66%. In Japan, the resorption rate was 62.58%, which is close to the average level. In the United Kingdom, the incidence was much higher, at 82.94%. The medical standards of the countries may have an impact on the incidence of LDH reabsorption with conservative treatment. The United Kingdom, as a developed country, has an excellent health care system. Conservative treatment could reduce complications, lighten the suffering, reduce the

Pain Physician: January 2017; 20:E45-E52

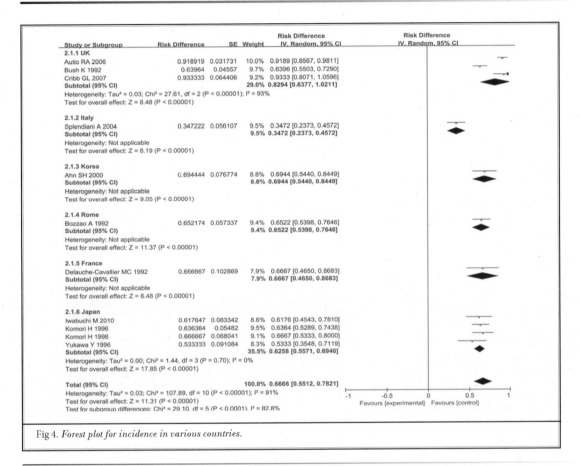

Fig 4. *Forest plot for incidence in various countries.*

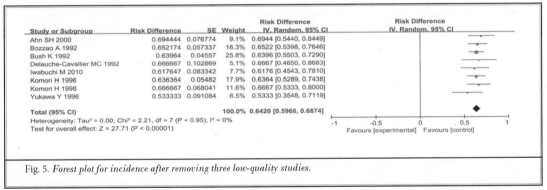

Fig. 5. *Forest plot for incidence after removing three low-quality studies.*

economic burden for patients, and elevate their quality of living (5,33,34).

Because the overall incidence of spontaneous resorption after LDH is high, more research is needed on spontaneous regression after LDH with conservative treatment.

Limitations

Our study was limited because there were few sources from which to extract data, either in abstracts or published studies. There were no randomized, controlled trials that met our criteria. Obvious confounding variables were the use of different inclusion and exclusion criteria and the treatment modalities employed. A random-effects model was therefore chosen to account for this heterogeneity.

CONCLUSIONS

Whether LDH should be treated conservatively or surgically remains a source of controversy. The phenomenon of LDH reabsorption has been recognized, and its overall incidence has reached 66.66%, according to our results. Conservative treatment may therefore become the first choice for treating LDH. The cost reduction thereby achieved should benefit patients and society. Research on spontaneous resorption is still sparse. Future studies with a similar design in prospective, randomized, controlled trials are required to study the phenomenon of spontaneous resorption of LDH.

Acknowledgment

This study was supported by the National Natural Science Funds of China (grant number 81473691).

REFERENCES

1. Freeman BJ, Ludbrook GL, Hall S, Cousins M, Mitchell B, Jaros M, Wyand M, Gorman JR. Randomized, double-blind, placebo-controlled, trial of transforaminal epidural etanercept for the treatment of symptomatic lumbar disc herniation. *Spine* 2013; 38:1986-1994.

2. Kamper SJ, Ostelo RW, Rubinstein SM, Nellensteijn JM, Peul WC, Arts MP, van Tulder MW. Minimally invasive surgery for lumbar disc herniation: A systematic review and meta-analysis. *Eur Spine J* 2014; 23:1021-1043.

3. Oliphant D. Safety of spinal manipulation in the treatment of lumbar disk herniations: A systematic review and risk assessment. *J Manip Physiol Ther* 2004; 27:197-210.

4. Lurie JD, Tosteson TD, Tosteson AN, Zhao W, Morgan TS, Abdu WA, Herkowitz H, Weinstein JN. Surgical versus nonoperative treatment for lumbar disc herniation: Eight-year results for the spine patient outcomes research trial. *Spine* 2014; 39:3-16.

5. Matsumoto M, Chiba K, Ishikawa M, Maruiwa H, Fujimura Y, Toyama Y. Relationships between outcomes of conservative treatment and magnetic resonance imaging findings in patients with mild cervical myelopathy caused by soft disc herniations. *Spine* 2001; 26:1592-1598.

6. Gautschi OP, Stienen MN, Schaller K. [Spontaneous regression of lumbar and cervical disc herniations - a well established phenomenon]. *Praxis* 2013; 102:675-680.

7. Saal JA, Saal JS, Herzog RJ. The natural history of lumbar intervertebral disc extrusions treated nonoperatively. *Spine* 1990; 15:683-686.

8. Haro H. Translational research of herniated discs: Current status of diagnosis and treatment. *J Oorthop Sci* 2014; 19:515-520.

9. Higgins JPT, Green S (editors). *Cochrane Handbook for Systematic Reviews of Interventions Version 5.1.0* [updated March 2011]. The Cochrane Collaboration, 2011.

10. Whiting PF, Rutjes AW, Westwood ME, Mallett S, Deeks JJ, Reitsma JB, Leeflang MM, Sterne JA, Bossuyt PM. QUADAS-2: A revised tool for the quality assessment of diagnostic accuracy studies. *Ann Intern Med* 2011; 155:529-536.

11. QUADAS-2 manual. University of Bristol, Bristol, UK, 2011. www.bris.ac.uk/qudas/quadas-2/.

12. Sobanski V, Dauchet L, Lefevre G, Lambert M, Morell-Dubois S, Sy T, Hachulla E, Hatron PY, Launay D, Dubucquoi S. Prevalence of anti-RNA polymerase III antibodies in systemic sclerosis: New data from a French cohort and a systematic review and meta-analysis. *Arthritis Rheum* 2014; 66:407-417.

13. OCEBM Levels of Evidence Working Group. The Oxford Levels of Evidence 2. *Oxford Centre for Evidence-Based Medicine*. www.cebm.net/index.aspx?o=5653

14. Ahn SH, Ahn MW, Byun WM. Effect of the transligamentous extension of lumbar disc herniations on their regression and the clinical outcome of sciatica. *Spine* 2000; 25:475-480.

15. Autio RA, Karppinen J, Niinimaki J, Ojala R, Kurunlahti M, Haapea M, Vaharanta H, Tervonen O. Determinants of spontaneous resorption of intervertebral disc herniations. *Spine* 2006; 31:1247-1252.

16. Autio RA, Karppinen J, Kurunlahti M, Haapea M, Vanharanta H, Tervonen O. Effect of periradicular methylprednisolone on spontaneous resorption of intervertebral disc herniations. *Spine* 2004; 29:1601-1607.

17. Autio RA, Karppinen J, Niinimäki J, Ojala R, Veeger N, Korhonen T, Hurri H, Tervonen O. The effect of infliximab, a monoclonal antibody against TNF-alpha, on disc herniation resorption: A randomized controlled study. *Spine* 2006; 31:2641-2645.

18. Bozzao A, Gallucci M, Masciocchi C, Aprile I, Barile A, Passariello R. Lumbar disk herniation: MR imaging assessment of natural history in patients treated without surgery. *Radiology* 1992; 185:135-141.

19. Bush K, Cowan N, Katz DE, Gishen P. The natural history of sciatica associated with disc pathology. A prospective study with clinical and independent radiologic follow-up. *Spine* 1992; 17:1205-1212.

20. Cribb GL, Jaffray DC, Cassar-Pullicino VN. Observations on the natural history of massive lumbar disc herniation. *J Bone Joint Surg Br* 2007; 89:782-784.

21. Delauche-Cavallier MC, Budet C, Laredo JD, Debie B, Wybier M, Dorfmann H, Ballner I. Lumbar disc herniation. Computed tomography scan changes after conservative treatment of nerve root compression. *Spine* 1992; 17:927-933.

22. Iwabuchi M, Murakami K, Ara F, Otani K, Kikuchi S. The predictive factors for the resorption of a lumbar disc herniation on plain MRI. *Fukushima J Med Sci* 2010; 56:91-97.

23. Komori H, Shinomiya K, Nakai O, Yamaura I, Takeda S, Furuya K. The natural history of herniated nucleus pulposus with radiculopathy. *Spine* 1996; 21:225-229.

24. Komori H, Okawa A, Haro H, Muneta T,

Yamamoto H, Shinomiya K. Contrast-enhanced magnetic resonance imaging in conservative management of lumbar disc herniation. *Spine* 1998; 23:67-73.

25. Splendiani A, Puglielli E, De Amicis R, Barile A, Masciocchi C, Gallucci M. Spontaneous resolution of lumbar disk herniation: Predictive signs for prognostic evaluation. *Neuroradiology* 2004; 46:916-922.

26. Yukawa Y, Kato F, Matsubara Y, Kajino G, Nakamura S, Nitta H. Serial magnetic resonance imaging follow-up study of lumbar disc herniation conservatively treated for average 30 months: Relation between reduction of herniation and degeneration of disc. *J Spinal Disord* 1996; 9:251-256.

27. Key JA. The conservative and operative treatment of lesions of the intervertebral discs in the low back. *Surgery* 1945; 17:291-303.

28. Shan Z, Fan S, Xie Q, Suyou L, Liu J, Wang C, Zhao F. Spontaneous resorption of lumbar disc herniation is less likely when modic changes are present. *Spine* 2014; 39:736-744.

29. Haro H, Domoto T, Maekawa S, Horiuchi T, Komori H, Hamada Y. Resorption of thoracic disc herniation. Report of 2 cases. *J Neurosurg Spine* 2008; 8:300-304.

30. Lutman M, Girelli G. [Spontaneous regression of lumbar disk hernia]. *Radiol Med* 1991; 81:225-227.

31. Macki M, Hernandez-Hermann M, Bydon M, Gokaslan A, McGovern K, Bydon A. Spontaneous regression of sequestrated lumbar disc herniations: Literature review. *Clin Neurol Neurosurg* 2014; 120:136-141.

32. Martinez-Quinones JV, Aso-Escario J, Consolini F, Arregui-Calvo R. [Spontaneous regression from intervertebral disc herniation. Propos of a series of 37 cases]. *Neurocirugia (Astur)* 2010; 21:108-117.

33. Monument MJ, Salo PT. Spontaneous regression of a lumbar disk herniation. *CMAJ* 2011; 183:823.

34. Orief T, Orz Y, Attia W, Almusrea K. Spontaneous resorption of sequestrated intervertebral disc herniation. *World Neurosurg* 2012; 77:146-152.

第三节　本书作者与支持鼓励本研究的专家合影

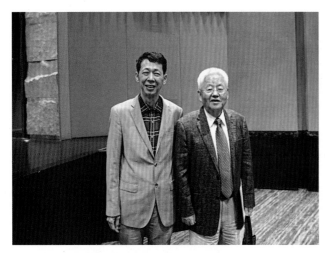

中国工程院院士邱贵兴教授与姜宏主任
（2016 年 10 月，上海）

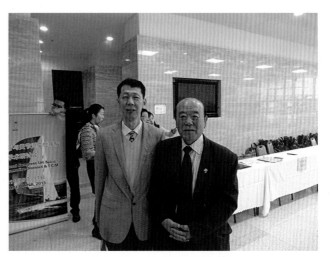

上海长征医院原骨科主任贾连顺教授与姜宏主任
（2013 年 10 月，上海龙华医院）

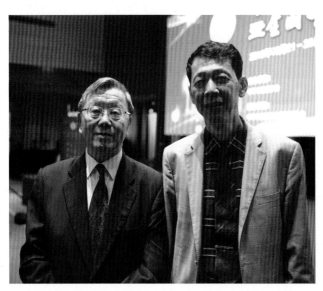

上海中医药大学专家委员会主任委员施杞教授与姜宏主任
（2016 年 11 月，上海）

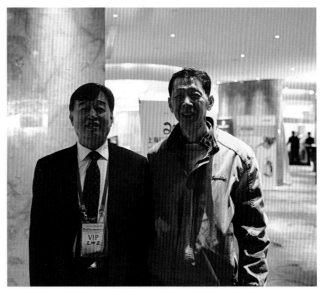

西安交通大学附属第二医院骨科主任王坤正教授与姜宏主任
（2018 年 1 月，上海）

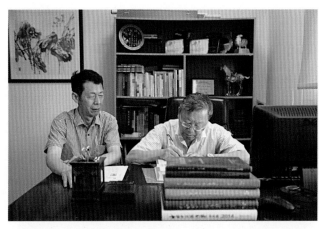

施杞教授在他办公室与姜宏主任一起商讨骨伤学术问题
（2015 年 8 月，上海）

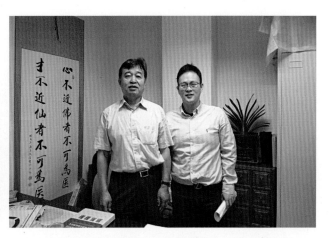

西安交通大学附属第二医院骨科主任王坤正教授与
俞鹏飞医师合影（2018 年 5 月，西安）

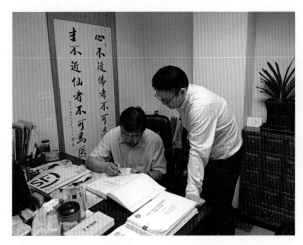

王坤正教授为本书作序

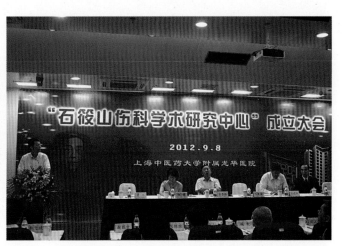

姜宏在上海龙华医院做学术演讲

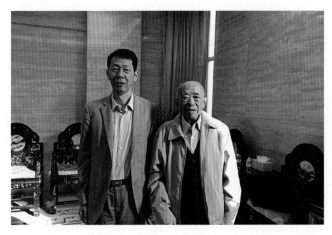

石仰山国医大师与姜宏主任
（2014 年 10 月 25 日，上海龙华医院）

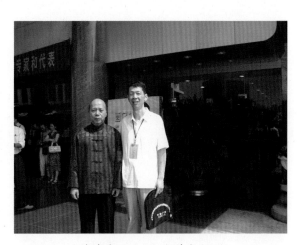

韦贵康国医大师与姜宏主任
（2007 年 6 月 2 日，广州）

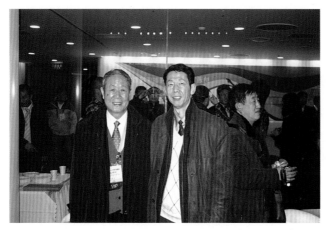

党耕町教授与姜宏主任
（2011 年 12 月 2 日，国家会议中心）

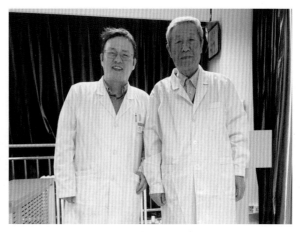

党耕町教授与俞鹏飞
（2019 年 11 月 18 日，北医三院）

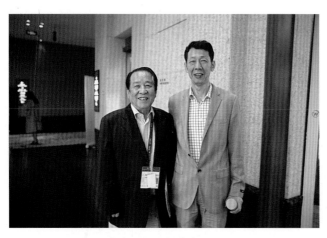

唐天驷教授与姜宏主任
（2016 年 10 月 16 日，苏州）

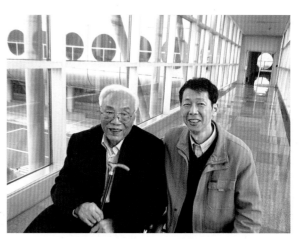

颜德馨国医大师与姜宏主任
（2009 年 11 月 22 日，在厦门机场登机廊桥过道内）

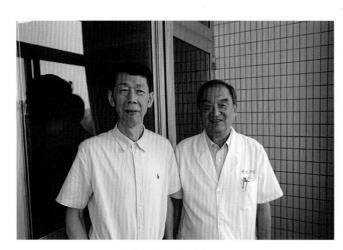

胡有谷教授与姜宏主任
（2018 年 8 月 8 日，青岛大学附属医院）

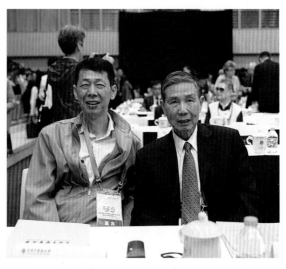

刘嘉湘国医大师与姜宏主任
（2016 年 5 月 28 日，上海）

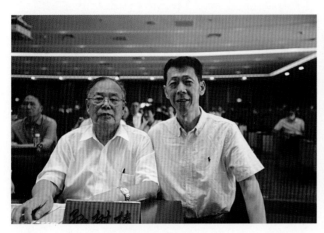

孙树椿教授与姜宏主任
（2017 年 8 月 19 日，江苏泰州）

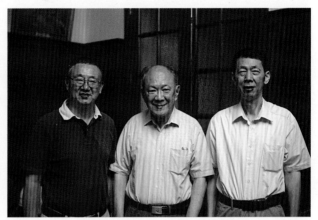

石印玉教授（中）、李义凯教授与姜宏主任
（2016 年 6 月 25 日，上海科学会堂）

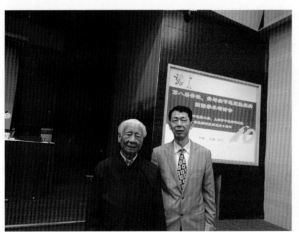

杨志良教授与姜宏主任
（2013 年 11 月 10 日，上海）

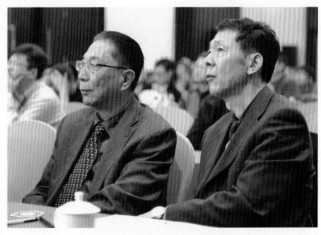

龚正丰主任与姜宏主任
（2015 年 11 月 28 日，苏州）

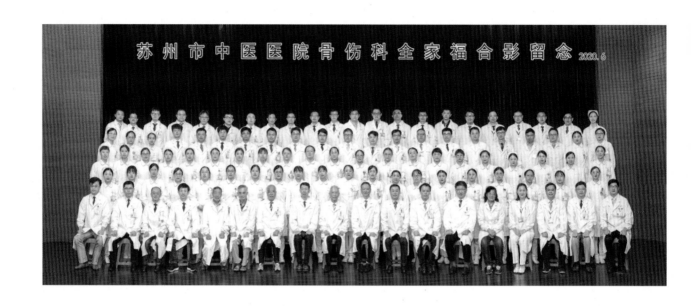

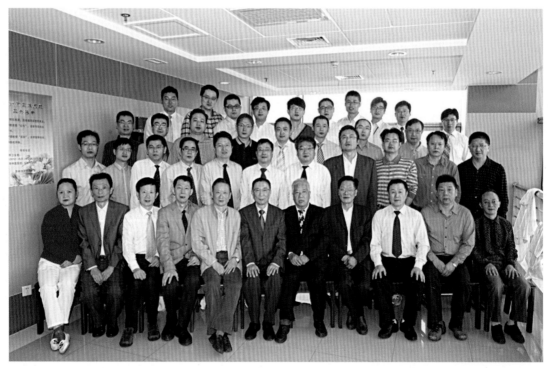

国家卫健委重点临床专科——苏州市中医医院骨伤科团队

后 记

这两年来，经我们认真总结，充实资料，增删内容，多次修改，《巨大／游离型腰椎间盘突出症中西医结合治疗的病例研究》（第二版）即将付梓，我才感如释重负。

却顾所来径，苍苍横翠微。

在编写是书过程中，我常回想起我国著名肝胆外科专家吴孟超院士的大师风范，尤其是他对自己的得意门生、号称肝胆外科"一把刀"的赵一涛的勉励："一把刀、一台手术，只能救一个人，但一片基础研究的华盖能庇佑更多人。"是的，为医者，不仅要做一名合格的医生，同时还要力争成为医学科学的拓荒者。

在研究椎间盘疾病的过程中，永远存在着错与对的问题，但并非完全绝对化的"非此即彼"，或许对中有错，错中有对。以有知探索无知，错误永远难免；以一组病例报告寻找事物的本质所在，显然说服力还不够。但是，风景永远在探索未知的路上。

在此，我要衷心感谢邱贵兴院士和施杞教授再次为本书第二版作序，他们在给予鼓励肯定的同时，也为我们指出了今后要努力的方向。

回首多年来，我们的临床研究荣幸地得到了邱贵兴、党耕町、唐天驷、胡有谷、施杞、韦贵康、赵定麟、贾连顺、王坤正、肖鲁伟、石印玉和张春才教授的大力支持与积极肯定，他们曾分别为我的多部专著作序推荐，勉励指导，催吾奋进。我感到，受人敬仰的这些骨科老前辈，他们对临床的敬业、对学术的执着，他们的医德医术再现了希波克拉底誓言、孙思邈"大医精诚"思想境界和白求恩精神，并不断激励着我砥砺前行。

要衷心感谢中国教育学会原会长顾明远教授和国医大师韦贵康教授的题词，这让我十分荣幸，永远铭记。我要仰望他们的谆谆教诲，更上层楼。

感谢我的团队和我的同事们，感谢读者的阅读与批评。

姜 宏

E-mail：honghong751@126.com

2020 年 4 月 25 日识于苏州市中医医院